健康社会工作手册

Handbook of Health Social Work

北京大学医学出版社

Peking University Medical Press

健康社会工作手册

HANDBOOK OF HEALTH SOCIAL WORK

主 编 ［美］Sarah Gehlert
Teri Arthur Browne

译 者 季庆英

北京大学医学出版社
Peking University Medical Press

JIANKANG SHEHUI GONGZUO SHOUCE

图书在版编目（CIP）数据

健康社会工作手册/（美）格勒特（Gehlert，S.），
（美）布朗（Browne，T. A.）主编；季庆英译. —北京：
北京大学医学出版社，2012.7
　ISBN 978-7-5659-0360-1

　Ⅰ. ①健…　Ⅱ. ①格… ②布… ③季…　Ⅲ. ①健康教
育—社会工作—手册　Ⅳ. ①R193-62

中国版权图书馆 CIP 数据核字（2012）第 032379 号

北京市版权局著作权合同登记号：图字：01-2009-1520

健康社会工作手册

译　　者：季庆英

出版发行：北京大学医学出版社（电话：010-82802230）

地　　址：（100191）北京市海淀区学院路 38 号 北京大学医学部院内

网　　址：http：//www. pumpress. com. cn

E - mail：booksale@bjmu. edu. cn

印　　刷：北京佳信达欣艺术印刷有限公司

经　　销：新华书店

责任编辑：靳新强　张立峰　　责任校对：金彤文　　责任印制：张京生

开　　本：787mm×1092mm　1/16　印张：42　字数：1052 千字

版　　次：2012 年 7 月第 1 版　2012 年 7 月第 1 次印刷

书　　号：ISBN 978-7-5659-0360-1

定　　价：208. 00 元

版权所有，违者必究

（凡属质量问题请与本社发行部联系退换）

主编介绍

Sarah Gehlert 博士，美国芝加哥大学社会服务管理学院副院长、副教授，心理生物学院副教授。在美国国立卫生研究院资助中心担任健康差异的跨学科研究项目的首席研究员兼主任；同时也是该中心四个互助研究项目之一的项目负责人。Gehlert 博士是健康差异研究的核心领导，同时在疾病预防控制中心资助用以奖励健康促进卓越人才的项目中担任芝加哥中心的社区核心领导。她在芝加哥大学癌症研究中心的内部咨询委员会任职。在 1992 年至 1998 年间，Gehlert 博士主导了芝加哥大学母子健康培训项目；1997 年到 2001 年，她又成为了国立精神研究所资助的一个项目的首席研究员，该项目以社区为背景，对城乡女性的生理、心理健康做了研究。她还是芝加哥 "华盛顿公园儿童义诊" 指导委员会、大芝加哥地区癫痫基金会专业顾问委员会和美国癫痫基金会顾问委员会成员。Gehlert 是社会工作和研究总会的副董事长。她是《社会工作研究》的顾问编辑，兼《社工实践研究》编委。Gehlert 博士从事健康社会工作已有 8 年。

Teri Arthur Browne Tairy，社会工作硕士（MSW），执业社工师（LSW），芝加哥大学社会工作学院博士研究员，教授健康护理专业课程。自 1995 年起从事肾脏学社会工作者的工作，是美国肾脏基金会肾脏学社会工作主席。她是《肾病学社会工作杂志》的联合主编，是末期肾病网 9/10 病人领导委员会（Patient Leadership Committee of the End Stage Renal Disease Network 9/10)、公共卫生社会工作组织国家联合会、三年医疗保险和贫困医疗补助中心肾移植技术专家团委员会、国家健康协会全国肾病教育项目成员。在开展肾病学工作之前，Browne 已经在纽约从事了 7 年的艾滋病病毒测试顾问工作和注册强奸犯罪调查顾问工作。

译者简介

    季庆英　上海交通大学医学院医学学士，香港大学社会工作硕士。上海交通大学医学院附属上海儿童医学中心副院长、副研究员，香港大学、复旦大学社会工作机构督导。多年从事医务社会工作实务，在全国率先创立医务社会工作部门，参与发起和创建中国首个医务社会工作专科分会；着力实践与国际接轨的医务社会工作，探索本土医务社会工作模式，将社会工作理念融入医疗服务，不懈努力地在健康领域推广社会工作。参与著书《医务社会工作导论》，《中国社会工作发展报告（1998—2008）》。

原著者名单

Terry Altilio, MSW, ACSW
Beth Israel Medical Center
New York, New York

Wendy Auslander, PhD
Washington University
St. Louis, Missouri

Shantha Balaswamy, PhD
Ohio State University
Columbus, Ohio

Candyce S. Berger, PhD
Stony Brook University
Stony Brook, New York

Nancee M. Biank, MSW, LCSW
Wellness House
Chicago, Illinois

Penny Block, MA
Block Center for Integrative
   Cancer Care
Evanston, Illinois

Rebecca Brashler, MSW, LCSW
Rehabilitation Institute of Chicago
Chicago, Illinois

Teri Arthur Browne, MSW, LSW
University of Chicago
Chicago, Illinois

Kevin Burke, PhD
Walden University
Minneapolis, Minnesota

Jay Cayner, MSW
University of Iowa Hospitals
   and Clinics
Iowa City, Iowa

Yvette Colón, MSW, ACSW, BCD
American Pain Foundation
Baltimore, Maryland

Julie S. Darnell, MHSA, MA
University of Chicago
Chicago, Illinois

Sadhna Diwan, PhD
San Jose State University
San Jose, California

Luba Djurdjinovic, MS
Genetic Counseling Program, Ferre
   Institute, Inc.
Binghamton, New York

Malitta Engstrom, PhD
University of Chicago
Chicago, Illinois

Iris Cohen Fineberg, PhD
University of California, Los Angeles
Los Angeles, California

Stacey Freedenthal, PhD
University of Denver
Denver, Colorado

Les Gallo-Silver, MSW, ACSW, CSW-R
Cancer Care, Inc.
New York, New York

Sarah Gehlert, PhD
University of Chicago
Chicago, Illinois

Susan Hedlund, MSW, LCSW
Cancer Care Resources
Portland, Oregon

Edward F. Lawlor, PhD
Washington University
St. Louis, Missouri

Colleen A. Mahoney, MA
University of Chicago
Chicago, Illinois

Jeanne C. Marsh, PhD
University of Chicago
Chicago, Illinois

Christopher Masi, MD, PhD
University of Chicago
Chicago, Illinois

**Shirley Otis-Green, MSW,
    ACSW, LCSW**
City of Hope National Medical Center
Burbank, California

John S. Rolland, MD
Chicago Center for Family Health
Chicago, Illinois

Marjorie R. Sable, DrPH
University of Missouri
Columbia, Missouri

Deborah R. Schild, PhD
University of Michigan
Ann Arbor, Michigan

**Jared Sparks, MSW, LCSW-BACS,
    DCSW**
Tulane University
New Orleans, Louisiana

Susan Taylor-Brown, PhD
Nazareth College
Rochester, New York

Allison Werner-Lin, PhD
New York University
New York, New York

译者前言

我们正处于社会快速发展时期，人类健康事业大力发展和医疗技术不断进步，人们的健康观念和生活方式都发生着改变。人们对健康的需求显示多元性，人们不仅要求没病，还需要更健康；不仅希望得到好的医疗服务，还希望得到心理的慰藉。社会对卫生保健的要求也显得多视角，不仅要治病，也需要防病，还需要有高质量的生活环境和生活品质。医疗卫生事业的内涵和外延在不断地扩大。这些都提示我们，先进医疗技术以外的医疗保障制度、社会支持系统和医学人文关怀显得尤为重要。

医务社会工作正面临着前所未有的发展契机。一是社会发展的大背景搭建了舞台；二是政府宏观政策的支持提供了良好保障；三是随着医疗卫生改革的深入，医疗主体的公益性，医疗服务的公平性、可及性及优质性对医院管理提出了更高的要求。有着贯彻社会政策、传递社会福利、促进社会和谐、维持社会稳定、培养人文情怀等作用的社会工作也得到前所未有的重视。党的十六届六中全会明确提出要"培养一支宏大的社会工作人才队伍"；《中共中央、国务院关于深化医药卫生体制改革的意见》也提出"构建健康和谐的医患关系，重视医务人员人文素养培养和职业素质教育……开展医务社会工作"的要求。相信在不久的将来，我国的医务社会工作将进入蓬勃发展阶段。

作为服务于医疗领域的一线社会工作者，我们虽然已在理论研究和实务模式方面做了初步的实践和探索，但是，理论上的欠缺和实践经验的相对不足有时会使发展陷入瓶颈。国际上医务社会工作百余年的宝贵经验和成熟模式值得我们推崇和借鉴。翻译此书的目的在于为医务社会工作者们提供一本值得学习和参照的书籍。翻译医务社会工作方面的书籍确实是一件非常艰苦的工作，它除了需要社会工作专业知识和良好的文学功底外，还需要有足够的医学知识。

很高兴在翻译此书时得到作者 Sarah Gehlert 博士热情洋溢的祝福和支持并作序。翻译此书得到诸多同仁的大力支持和帮助。他们有来自于一线的社会工作者和医务人员，也有来自高校的老师。特别要感谢的是蒋亦凡、陈玉婷、王承思、张一奇、刘晓芳、张安翱，在翻译过程中付诸了很大的努力和才智，在这里对他们的贡献表示感谢！

真诚地希望此书能为社会工作实务领域提供参考和借鉴。尽管在翻译过程中我们竭尽全力，但是难免存在不足之处，还望读者给予指正。

季庆英

2012 年 5 月 4 日

Preface to the Chinese Version of the Handbook of Health Social Work

Health problems do not stop at national boundaries, but instead diseases occur in all parts of the world. Cancer, heart disease, and premature birth, for example, are distributed around the world, on all continents, although they may occur at different rates of prevalence in different locations. Yet, no matter on which continent they occur, major diseases present many of the same challenges for the individuals who experience them and the families, groups, and communities of which those individuals are a part.

Addressing the challenges that come with disease is not easy. It requires specialized knowledge of the symptoms, information about available treatment, and knowledge of techniques to ensure that individuals and families cope effectively. Chronic diseases have become increasingly common in the face of recent medical advances, necessitating coping with and adapting to disease over long periods of time.

For all of the above reasons, health social workers around the world face similar challenges in their efforts to help individuals, families, and communities to function in the face of disease. In the age of evidence-based practice, we know that some methods and treatments are more effective than others in assisting individuals and families to manage disease more effectively.

The *Handbook of Health Social Work* was designed as a tool for health social workers to achieve the goals developed over 100 years ago when the subspecialty of health social work was first established, namely to discover social factors in the health problems of patients and influence those social factors in such a way as to further the patient's health care. The initial outline for the Handbook came from classes that I taught in the School of Social Service Administration at the University of Chicago and continue to teach at the George Warren Brown School of Social Work at Washington University in St. Louis. Teri Browne, my co-editor and former doctoral student who now is an assistant professor in the College of Social Work at the University of South Carolina, and I were thrilled to learn that the Handbook was being used by our colleagues in China and that it would be translated into the

Chinese.

We hope that health social workers in China find the Handbook useful in their work. Many issues such as ethical dilemmas, pain management, and dealing with substance use are also faced by health social workers in China. We would very much like to hear from you, learn from your experiences, and develop shared approaches to the problems and challenges that we all face in trying to assist individual, families, and communities cope with disability, illness, and disease in both countries. I hope that the translation of the *Handbook of Health Social Work* into Chinese will lead to an increased communication between health social workers in the United States and China so that together we can develop new ways of achieving our shared goal of discovering social factors in the health problems of patients and influencing those social factors in such a way as to improve health care on a more global level. I look forward to increased communication and collaboration between health social workers in the United States and China.

Sarah Gehlert, PhD
E. Desmond Lee Professor of Racial & Ethnic Diversity
Washington University in St. Louis (USA)

主编前言

本书对社会工作在卫生保健和健康机构中的历史、角色、结构和现实操作问题，以及现代社会工作在健康机构中的实际操作问题作了综合有效的阐述。本书源于卫生保健方面的社会工作实践在发展最初的 100 年中，一个有关历史根源及演变的验证。社会工作人员会在工作中碰到许多实际操作问题，本书就导致社会工作人员在工作中碰到实际操作问题的原因和在这些问题下职业的发展和进步轨迹，以及在大环境下出现的健康问题等联系起来，给社会工作人员答疑解惑。根据社会和公共卫生政策在普遍的政治经济环境下所形成的基础，作者建立了生物-心理-社会健康社会工作的综合概念，是在人类健康、行为、心理功能背景下研究得出的。

当我们在构思和传承当前的卫生保健和社会工作传统时，有无数的社会工作角色、功能和模式被检验。医学和生物-心理模式的关键性差别和共性会被测试。伦理问题、职业道德标准、社会工作研究以及健康保健的使用、生育权利、遗传问题和因政府方面的政策（如：管理医疗保健）而产生的实际矛盾等现实问题也会被审视。这也为今天的社会工作的挑战奠定了基础，提供了驾驭的工具，还为明天的技术革新、健康事业的发展提供有力的保障。

本书的编者们来自社会工作者所在的各大医疗机构。他们提供了专业的尖端信息，包括一些工作的基本原理，在护理机构、医院或社区机构中为孩子、老年人和家庭提供最好的生理或心理的咨询服务。本书提供了团队发展、沟通、数据管理、协商、问题处理、生物-心理模式的面谈和干预的专业技巧。编者将医疗机构中的社会工作角色定义为一个可变的代理者、咨询者、协商者、服务提供者、管理人员以及领导者。这本手册为社会工作者在卫生保健机构中工作提供了牢固的基础知识，同时也为社会工作的战略、政策、项目和实际操作的发展提供了积极的、实用的指南。

《健康社会工作手册》为社会工作专业人员提供了很好的资料，让学生或刚涉足这一行业的人员在实践初期更加得心应手。它将目前的社会工作实践融入社会、时代背景，提供了前沿的实践信息，并将实践和理论相结合。对于社会工作教育者、行政管理人员、学生和社会工作专业人员，这本书是"必读之书"。不管是教育者、行政管理人员、政策制订者、问题解决者、领导还是临床医生，只要读过这本书，就会为成为社会工作者这一角色做好充分的准备。

Jay Cayner

主编致谢

　　这本手册得以出版汇集了许多人的智慧和精力。首先，我最想感谢的是 Jerrod Liveoak，他是一个很有天赋的年轻人，帮我们编辑此书并作了大量组织工作。没有他的协助，我们根本不可能完成这本书。另外，John Wiley & Sons 行为科学部的 Isabel Pratt 和 Tracey Belmont 也在全程给予我们很大的支持和帮助。本书汇集了 29 位投稿者的心血，他们对我们的编辑、校对也很有耐心，这其中有我们的朋友，也有名声在外的专家，能一起合作相当荣幸。还要感谢赞助者 Roy Wilson 和 Lyle Browne，对于我们一些不成熟的想法也会给予反馈，提出宝贵意见。最后我还要感谢社会工作学院校长 Jeanne Marsh，感谢她对我们的鼓励和对我们工作的大力支持。

导　言

在几年前的一次学院会议中，其他专业的同事提及卫生保健领域社会工作者的"低水平技能"。她主要是把"低水平技能"区别于精神健康机构中的社会工作者具有的"高级别能力"。针对她的评价，我广泛寻求佐证后说明，卫生保健领域的社会工作者必须尽快具备快速评估案主情况、在有限时间内设计出最佳干预计划的能力。我认为这些过程是很有挑战性的，他们至少要具备其他发展较完善的领域的社会工作者同样的能力才能胜任。

随着卫生保健的日益复杂，社会工作者们需要了解更多的知识。如今美国联邦政府倾向于讨论结构复杂的健康问题，如艾滋病和癌症，这意味着对于社会、心理和生物层面的因素的共同关注尤甚（参见 Singer & Ryff, 2001）。作为深谙其意并身为"卫生保健小组"的一员，社会工作者必须充分具备上述三个层面的知识，这样才能与其他组员有的放矢地探讨，工作能有所建树。另外，社会工作者必须对这些因素是如何在个体、家庭、组群、社区和社会中运用有着清醒的认识，以保证工作行之有效。

这本《健康社会工作手册》的著成是为了让学生在现今卫生保健环境中工作时有备无患。因为在这种新环境下，不同学科领域的服务提供者之间的合作之紧密前所未有。美国的卫生保健从"多学科"发展到"学科合作"，最终目的是"跨学科"的融合。然而在"多学科"的环境中，不同学科的专家为同一个项目工作却各持己见，从自己专业的视角看待卫生保健，事后共享知识。虽然"学科合作"小组工作配合更加紧密，但每个学科仍旧在自己的领域内运作。因为学科合作的方法很难提供一个足够宽广的保健视野来掌控他们固有的复杂性。"跨学科"团队开始成为一种典范。这当中，健康专家们为维系工作的紧密联系必须发展出一套共通的语言，并且共享各独立学科的理论。如果缺乏这种新颖的、更加相互依赖的方法，小组就会让人们联想起盲人摸象：仅得一肢，以为全体。要描述像人类免疫缺陷病毒/获得性免疫缺陷综合征这类复杂的健康问题，我们必须识别出"大象"的整体。

这本《健康社会工作手册》把健康领域的社会工作者看做活跃的问题解决者。他们必须从大量有关的信息中取材，来处理个体、家庭、组群、社区和社会面临的问题。本书作者和设计者考虑到这种处理的方法。章末练习被设计用来启发讨论，并且帮助读者消化理解书中提供的信息。本书前言和后记分别由 Jay Cayner 和 Candyce Berger 写成。他们二人皆为健康社会工作领域的开拓者，并为该学科建设贡献良多。

本书分为三个部分。第一部分，卫生保健社会工作的建立，为我们提供了社会工作者在卫生保健领域运作的基础和核心信息。"卫生保健领域社会工作的源起"一章探讨了构建卫生保健社会工作发展的根本原因，以及伴随其时间进程来决定任何可能发生的原则和实务上的改变。"社会工作的角色和卫生保健机构"谨慎概括了现今社会工作者在卫生保健机构中扮演的诸多角色。"卫生保健领域的伦理与社会工作"，除了提供一个伦理决策的架构外，也考虑了社会工作者在从个案实务到政策发展等多种卫生保健领域直接面临的若干重要问题。

因为社会工作在美国和世界其他地区的公共健康领域扮演了不可或缺的角色，"公共卫生与社会工作"一章帮助读者了解公共健康的前景。该章向读者介绍了初级、次级和三级卫生保健的概念，并涉及从包括全球健康和疾病分布图在内的常用、广泛视角来看待保健。"健康政策和社会工作"一章提供了临床和行政之间相互作用的基本信息，以及卫生保健领域的政策问题。本书未能涵盖所有可能的健康政策和考虑，但提供了一个有关最适合的政策和问题的概述。因为个体和家庭并非独立运作而是社区的一部分，第一部分主要包括了健康和社区因素之间关系的概述。"社区与健康"回顾了具有深远影响的可靠信息，并且提供了社区因素的相关知识是如何联系并包含在卫生保健领域的社会工作活动之有关信息中。

第二部分题目是"健康社会工作实践：关键性因素和内容"。虽然社会工作者在卫生保健机构所面对的案例和问题涉及广泛，某些重要问题一直是必须要考虑的。这一部分的七章描述了在处理案例或者寻求医疗保健问题的答案时应该考虑的重要问题，尽管它们可能现在并非是这些案例和问题的最佳答案。未能考虑到诸如宗教、性别或物质滥用方面的问题可能会导致对案例和健康问题的片面理解。例如，Matsunaga 和同事（1996）能够理解夏威夷当地妇女之所以不愿参加乳腺癌筛查计划是因为她们独特的健康信仰，尽管她们的乳腺癌患病率很高。

"健康行为理论"概述了五个能够帮助引导卫生保健领域社会工作实务和调查的关键理论和方法。实践表明了它们在特定情况下的作用。身心健康之间复杂的相互作用在"生理和心理健康：相互作用、评估和干预"一章中详细介绍。这一章仔细概括了怎样评估精神健康担忧、回顾了各种干预方法。因为沟通是有效提供卫生保健服务的核心，题为"卫生保健中的沟通"的一章提供了一个基础架构来理解医疗保健沟通的动力；回顾了改善沟通的介入；考虑到了文化、性别、种族和其他对于患者和服务提供者之间沟通的重要因素；以及提供了翻译及使用指导方针。本章也传达了医疗保健小组能动性和社会工作者在小组中的地位。

"宗教、精神信仰和健康"一章回顾了宗教和精神信仰影响健康的途径和个人及团体对卫生保健的回应。将宗教和精神信仰的考虑融入实务中的方法也在本章中被提及。第十一章"家庭、健康与疾病"提供了一个理解家庭结构和健康动力之间的相互作用，并且传达了对于卫生保健领域社会工作实务和政策的联系。第十二章"人类的性欲与身体亲密行为"传达了性和健康之间的关系，并提供了在实务和政策层面把性和其他亲密行为纳入考量的方法。作者的观点是：和其他实务领域相比，卫生保健领域的社会工作者更容易面对性和其他亲密行为问题。

因为物质使用在当今相当广泛，且能对健康产生负面影响并对治疗有所反应，所以社会工作者从实践和政策层面认真考虑这个议题是很重要的。"健康社会工作实务中的物质滥用问题"（第十三章）详细列举了认真考虑物质使用和滥用的重要性，并且给出了融合实践和政策的指导原则。

第三部分题为"健康社会工作：部分领域的实践"，共有九章，由具有丰富实践经验、学术造诣深厚的社会工作者撰写。选择哪些领域纳入这部分是很困难的，而这个名单也无意穷尽所有可能的领域。我们的目标是详尽地提供各种各样优秀社会工作实践的例子，使读者对卫生保健中的社会工作得以大体把握。举例而言，第十四章"医疗保健机构中的老年社会工作"，列举了老年人社会工作实践中最重要的问题和社会工作者可能面对的挑战。第十五章"社会工作实践和残疾人问题"，仔细对社会工作实践与残障个人及群体加以安排，并对实践提出了建议。在提供了有关终末期肾病及其社会心理后遗症的背景知识之后，第十六章"肾病学社会工作"回顾了肾病学社会工作者利用的循证社会工作干预、政策、项目、资源和组织。第十七章"肿瘤学社会工作"，同样评估了癌症患者和家人所面临的社会心理问题。实践所需考虑的问题及针对干预的建议都包含在其中。

慢性病问题在第十八章"社会工作与慢性病：糖尿病、心脏病和获得性免疫缺陷病"中得到论述。慢性病状况对社会工作者提出了诸如改善患者依从性等一系列挑战。作者列举了这些挑战，并为实践提供了建议。第十九章"社会工作和遗传学"，考量了社会工作在帮助患者和患者家庭学习和做出决定时所扮演的角色。第二十章"临终关怀"讨论了社会工作者如何有效帮助患者和家庭处理患者临终这一问题。

对急性和慢性病痛的控制，越来越成为卫生保健社会工作者的主要工作领域。第二十一章"疼痛管理与姑息治疗"使读者了解疼痛对患者行为和功能产生的后果，并且回顾社会工作者在疼痛控制和姑息治疗中所起到的作用。至于补充治疗和替代治疗，则在最后一章"常规医疗环境中的替代医学、补充医学和整合医学"中得到了评估。作者提供了美国补充治疗和替代治疗应用程度的信息，并给出了人们应用这些方法的理由。她对众多治疗的案例及其历史作出了评估，并强调了社会工作者熟悉补充治疗和替代治疗的重要性。

我们编撰《健康社会工作手册》，目的就是为社会工作者提供充分的信息，使他们能够积极地寻求问题解决之道，而不是仅遵循既有的方法和惯例。本书的第一部分着眼于让社会工作专业的学生学习医疗保健中社会工作实践和政策的基础知识；第二部分，偏重于培养他们在践行相关知识时的批判性思维；第三部分，则是讲解在不同的领域处于不同医疗条件下具体进行社会工作实践的方法。

我们同样希望本书对专业教育也有所帮助，能够让那些已经在实践的人了解学习一些相关问题，譬如疼痛处理和替代疗法——这些问题他们可能在校读书时没有接触过，毕业后也并无机会继续学习。此外，本书还提供了有关医疗保健各领域中循证实践的丰富、珍贵的信息。

当今的医疗保健社会工作者面临着一系列的挑战，有些是新兴的，有些则一直伴随着这个专业而存在。我们希望这本《健康社会工作手册》能够成为读者的有力工具，帮助他们更好地处理在工作中所遇到的来自个人、家庭、团体、社区和社会的医疗保健需求。

参考文献

Matsunaga, D. S., Enos, R., Gotay C. C., Banner, R. O., DeCambra, H., Hammond, O. W., et al. (1996). Participatory research in a native Hawaiian community: The Wai'anae Cancer Research Project. *Cancer, 78*, 1582–1586.

Singer, B. H., & Ryff, C. D. (Eds.). (2001). *New horizons in health: An integrative approach* (Committee on Future Directions for Behavior and Social Sciences Research at the National Institutes for Health, National Research Council). Washington, DC: National Academy Press.

目　录

第一部分

卫生保健社会工作的建立

THE FOUNDATIONS OF
SOCIAL WORK IN HEALTH CARE

第一章

卫生保健领域社会工作的源起

SARAH GEHLERT

本章撰写之时适逢美国首位医务社会工作者 Garnet Pelton 工作 100 周年（他从 1905 年起受聘于马萨诸塞州综合医院）。100 周年是一个较合适的时间节点来回顾卫生保健领域社会工作（social work in health care）的发展历程，并且评估在过去的 100 年中，医务社会工作领域先贤们的理念与视野被实现的程度。Ida Cannon（1952）是受雇于马萨诸塞州综合医院的第二位社会工作者，在那里工作长达 40 年之久。她写道："不论何时何地，最优秀的社会工作实践，都是在不断地变化着的。在随着知识不断积累的过程中，建立起指导原则以及新的（社会）工作技巧。她的态度随着社会观念的变化而转变。"（p. 9）那么，卫生保健领域社会工作的指导原则在过去的一个世纪中发生了怎样的变化呢？

本章关注的是这门专业从 19 世纪的起源到目前的发展历史。对这门专业的理念和实践的纵向检验能获得对专业理念跨越时空的发展更为完整、精确的认识，这要比仅仅对一些由历史事件，例如颁布主要的医疗政策的时间点进行抽样分析所能收获的更多。

一　本章目标

- 讨论美国首个医院社会工作部门成立的历史基础。
- 描述促成美国首个医院社会工作部门成立的力量和人物。
- 明确从首个医院社会工作部门成立到现在，医院社会工作指导原则发生了何种变化。
- 明确从首个医院社会工作部门成立到现在，卫生保健社会工作的技术和方法的变化。

经常参考本书的其他章节可以了解目前卫生保健领域社会工作的概念框架。

二、卫生保健领域社会工作的历史基础

卫生保健领域社会工作的起源来自于几项变化：（1）美国 19 世纪到 20 世纪初期人口构成

的变化；（2）人们对于疾病治疗观念的变化，包括在何地治疗；（3）对社会和心理因素对健康影响的观点的变化。这三种密切相关的现象使卫生保健社会工作在这一领域的出现迫在眉睫。

开始于19世纪中期的一些事件导致大量移民涌入美国。在1820年至1924年之间总共有3500万～4000万欧洲移民涌入美国。开始于1894年的加利福尼亚的淘金热和1862年的《宅地法》（Homestead Act）增加了对移民的吸引力。

1816年到1914年之间大概有550万德国移民因政治或经济原因来到美国。超过80万人在1866年到1873年这7年间来到美国，当时正是奥托·冯·俾斯麦（Otto von Bismark）的统治时期。19世纪40年代，爱尔兰的土豆饥荒导致了200万农民在那10年移民美国境内，随后的10年又有几乎100万爱尔兰移民入境美国。1820年到1990年之间，主要出于经济原因，超过500万意大利移民来到美国，其中从1901年到1921年间，移民数量到达了峰值。1870年到1913年之间，美国出现波兰移民潮。那些1890年前到达的移民主要是出于经济原因，而那些之后到达的移民主要是出于经济和政治原因移民到美国。1921年波兰移民再现高潮，1年内有超过50万波兰移民涌入美国。1880年到1913年之间，200万犹太人离开俄罗斯和东欧国家。

美国竭力适应（大量）移民带来的挑战。1892年，艾利斯岛移民站正式建立，开始接受大量进入美国的移民。到1907年，每年有超过100万移民通过艾利斯岛移民站进入美国。大规模的移民潮对美国，特别是美国主要安置移民的东北部城市提出了新的卫生保健的挑战。Rosenberg（1967）写道：1865年，纽约有723 587名居民，其中90%居住在曼哈顿岛南半部。当时纽约超过2/3的人住在廉价公寓。移民刚到纽约时，事故经常发生，基础卫生和食物供给等条件都很差。与伦敦婴儿死亡率1/6相比，纽约婴儿死亡率高达20%。（Rosenberg，1967）。此外，大部分移民英语水平有限，或是几乎不会说英语以及长期处于贫困状态等都为移民带来了诸多挑战。移民固有的健康信念和习惯与当时美国的主流观念也存在着很大的差别。

17世纪末和18世纪初，患者通常在家庭中接受照顾。一些简易搭建的建筑在流行病传染期间用于安置病人（O'Conner，1976，p. 62）。这些建筑首先出现于独立战争前，并且一般在大城市运行。随着美国人口增长，社区层面的贫民收容所得到发展，被用于照顾身体或心理患者、年老患者、孤儿或游民。和流行病肆虐时期建立的简易建筑不同，贫民收容所持续运作。第一个贫民收容所于1713年由William Penn在费城开设，只向贵格会（Quaker）教徒开放。第二间贫民收容所于1728年开设，面向公众，由费城教会济贫助理向省议会筹资建立。其他大城市紧随其后，纽约市济贫院（后来改名叫贝勒维医院）于1736年开设，新奥尔良于1737年开设了圣约翰医院（Commission on Hospital Care，1947）。虽然称作医院，但实际上圣约翰医院是被归类为贫民所，因为它主要为那些无家可归的穷人提供服务。

到18世纪中期，贫民收容所将病人与其他居民隔离。起先他们被分开隔离在单独的楼层、单独的部门，或是收容所的其他建筑里。随着部门面积的扩大，它们逐渐从公共医院中分离出来，成为独立的收容所。随着因病而在家外接受专业的收费服务的发展，医院逐渐盛行。

1751年到1840年之间，很多志愿医院建立起来，这些医院的经费来源于公众或是私人捐助以及病人的付款（O'Conner，1976）。1751年，第一家志愿医院在费城建立，由本杰明·富兰克林（Benjamin Franklin）和托马斯·邦德（Thomas Bond）医生筹集赞助，并得到费城议会的资金支持。纽约医院于1791年开始接收病人，马萨诸塞州总医院于1821年开始接收病人。1817年，贵格会教会（Quakers）开设了第一家心理医院，该医院从1834年开始接收需要照顾的精神疾病病患。

第三种类型的医疗机构是诊所，在 18 世纪晚期开始出现。诊所独立于医院，资金来自遗产或是志愿捐助。其原本目的是为贫民所的成员提供药物。然而当时，医生适时也会到病人家出诊。最早成立的四家诊所先后的时间和地点是：1786 年费城（仅供贵格会教徒使用），1795 年纽约，1796 年波士顿，1801 年巴尔的摩。

（一）19 世纪公共卫生改革的成就

19 世纪后半叶，我们看到了医院和诊所改革方面的尝试，其中很多是由女医生所领导的。Elizabeth Blackwell 医生，曾经由于她的性别而使得很多医院拒绝雇佣她，1853 年，她在纽约东部开设了专门服务于女性和儿童的诊所。纽约东部有大量欧洲移民入境，并且变得越来越拥挤。Blackwell 医生的诊所提供家访服务，到 1857 年时，该医院为病人提供了一些床位的保障。这间诊所，也就是后来的纽约妇幼诊所，在 1865 年时为 334 位美国黑人和白人提供家访服务（Cannon，1952）。随后的一年中，一位名叫 Rebecca Cole 的黑人医生受雇成为"卫生巡视员"。家访时，Cole 医生会谈论一些诸如卫生保健、如何选择及烹饪食物的话题，并且了解和关注于（患者及其家人）教育和工作相关的问题。1890 年，Robert Hoe 女士为纽约妇幼诊所提供资金支持，在 Annie Daniels 医生的督导下，雇用一位全职的家庭访问员。Daniels 医生的做法就像当时社会工作者们，包括 1889 年在芝加哥创立赫尔馆（Hull House）的 Jane Addams 一样保存了有关家庭的规模、收入、生活支出的记录。

第一个在纽约和 Blackwell 医生一起工作的住院医师是 Marie Zakrzewska，她去了波士顿并于 1859 年成为新英格兰女性医学院（New England Female Medical College）的首位妇产科教授。Zakrzewska 医生 1862 年在波士顿成立了一间诊所以及有 10 个床位的病房——新英格兰妇幼医院。这是波士顿的第一家同时也是美国的第二家由女性内科和外科医生负责运作的医院（成立时间在纽约妇幼诊所之后）。和纽约妇幼诊所一样，新英格兰妇幼医院也以提供家访为其服务特色，并且更加关注（患者的）社会状况。多年来，家访曾经是护士与医生接受培训的一部分。

1890 年，Henry Dwight Chapin 博士——一位纽约妇幼诊所的内科医生，他在纽约研究医院和女性医学院教课并开设了一个项目。参与到该项目中的志愿者探访患儿家庭并汇报（情况），以确保医嘱得到恰当执行。1894 年，他任命一位女医生承担该工作，但很快由一位护士接替这位医生的工作。Chapin 的努力促成了养护机构的诞生，养护机构为那些家长没有能力提供良好照料的病童或者正在康复的孩子提供照料服务（Romanofsky，1976）。他在 1902 年成立了名为"Speedwell"的团体以鼓励家庭寄养。Speedwell 和后来在纽约医院中的社会工作部紧密联系。

约翰·霍普金斯（Johns Hopkins）医院和巴尔的摩（Baltimore）慈善协会之间在世纪之交的合作为如何整合社会工作和医疗的各种思潮提供了温床。有 4 个人在医院正式建立社会工作服务方面具有举足轻重的地位：Mary Richmond、Mary Wilcox Glenn、Jeffrey Brackett 和 Russell Sage 基金会负责人 John Glenn 医生，他们积极地讨论如何将社会工作运用到医疗实践的领域。

（二）伦敦的医院施赈人员

1895 年，伦敦出现了第一位社会工作者，当时称为医院施赈人员，受雇于皇家免费医院。当时恰逢皇家免费医院（Royal Free Hospital）和伦敦慈善组织通过 Loch 的努力正开展合作。Loch 是一个信仰坚定的人，并且在皇家外科学院（Royal College of Surgeons）的秘书部门服务了 3 年。1875 年，他被任命为伦敦慈善组织会社的干事，这一经历使他对健康的社会层面产生了极大兴趣。在慈善组织协会的医疗委员会工作期间，Loch 注意到病人谎报其状况以获得免费照顾的情况日益增长。1874 年，皇家免费医院委托慈善组织协会筛查病人，以确定有多少病人确是穷人。他们发现只有 36% 的人真正适合接受服务。Loch 认为，申请服务的个人应该由"受过良好教育并且能充分考虑病人处境和情况的人"进行筛查（Cannon，1952，p.13）。Loch 为任命一位医院社会服务员努力了很多年。1885 年，他在医疗公积金协会进行宣传，并于 1891 年在上议院委员会作证。1895 年，Mary Stewart 受雇于皇家免费医院，成为第一位医院社会服务员。在担任这个职务之前，Mary Stewart 在伦敦慈善组织协会工作了很多年。她的这份工作被安排在医院入口处，因为她的首要职责是检查利用医院诊所服务的申请和接受那些被认为有资格接受照顾的人。她的第二职责是给病人提供转介服务以及决定何人能接受诊所服务（Cannon，1952）。

Stewart 前三个月的工作是由伦敦慈善组织会社赞助的。虽然所有的人都认为她的工作是有效的，但慈善组织会社在皇家免费医院同意支付部分薪水之前，不愿意再和她续约。最终，医院两位医生同意支付 Stewart 一年薪水的一半，慈善组织协会支付另一半。从那时起，社会服务员就成为英国医院的一部分。到 1905 年，7 所其他医院雇用了社会服务员。

1906 年，医院社会服务员联合会（后来成为医院社会服务员学会）承担了培训医院社会服务员的工作。医院社会服务员学会负责拓展医院社会服务员的工作职责，包括诸如疾病预防等工作。它前几年的运作就初见成效，发展了准爸爸课程、患传染病女青年旅社以及其他项目（Cannon，1952）。

（三）美国第一个社会服务部门

在 Mary Stewart 作为首个社会工作者被伦敦皇家免费医院雇用 10 年后，Garnet Pelton 开始在马萨诸塞州总医院诊所担任社会工作者。Pelton 在任期 6 个月后患病，她的职位由 Ida Cannon 接替。Ida Cannon 担任这一职位长达 40 年，她描述了"英国医院社会服务员和我国医务社会工作者之间的特殊伙伴关系"（Cannon，1952，p.20）。她也描述了她自己 1907 年在伦敦圣托马斯医院与一位名叫 Anne Cummins 的社会服务员一起访问的情况。

Garnet Pelton、Ida Cannon 和 Richard Cabot 医生是马萨诸塞州总医院社会工作部成立的核心人物。Pelton 及其在医院短期的工作经历相对较少被记录在案。Cannon（1952）简要描述了 Pelton 在马萨诸塞州总医院的护理训练，以及她对丹尼森安置屋（Denison House Settlement）的贡献。当在安置点的时候，她把叙利亚移民从波士顿南端社区带到医院接受治疗。Richard Cabot 医生 1905 年 10 月 2 日雇佣 Pelton 在马萨诸塞州总医院工作。她在马萨诸塞州总医院门诊走廊角落里的一张办公桌前工作，6 个月后因肺结核离职。当时，穷人在门诊部接受肺结核治疗，因为他们承担不起各类诊疗费用。Pelton 是否因门诊工作而感染肺结核仍然存在着争议。无论如何，Cabot 医生负责了她的治疗，起先在纽约州的萨拉纳克，后来在北卡罗来纳州的阿什维尔。

Ida Cannon 接任了 Pelton 的职位，她出版了两本医务社会工作专著以及若干份医务社会工作报告。有关 Ida Cannon 生平履历的信息很多。Cannon 出生于密尔沃基的一个富人家庭。她在圣保罗城乡医院受训成为一个护士，并在那当了两年护士。在那之后，她在明尼苏达大学学习社会学，在听了 Jane Addams 的一堂讲座后，对社会工作产生了兴趣。在进入西蒙斯社会工作学院之前，她在圣保罗慈善会担任访问护士，并在那工作了三年。Cannon 通过她的兄长，一位在哈佛大学接受教育的生理学家，认识了 Richard Cabot，那时 Cabot 正在马萨诸塞州总医院筹划社会服务。她在 1906 年受雇代替了 Pelton 的工作，在 1907 年从西蒙斯社会工作学院毕业后开始在医院的全职工作，并且在 1914 年被任命为社会服务部门首任主管，最后于 1945 年从马萨诸塞州总医院退休。

Richard Cabot 医生是一位多产的作者，他多年坚持研究（参见 Dodds，1993；O'Brien，1985）。Cabot 是一位哈佛毕业的外科医生，为美国医院建立社会工作以及其他助人专业做出了重要的贡献。19 世纪 90 年代至 20 世纪 30 年代期间，他活跃于专业领域，当时是非常讲究专业性的（参见 Flexner，1910），而医学是所谓专业的一个标准。

Cabot 的祖父 Samuel（1784—1863）在 19 岁那年通过海上贸易赚到了人生第一笔财富。Samuel Cabot 和 Eliza Perkins 结婚，她是波士顿最成功商人的女儿，并且最终 Samuel 继承了岳父的公司。Samuel 被认为是一位实干的人，他相信实干和刻苦工作，偏爱商业胜过文化（Evison，1995）。

Cabot 的父亲 James（1821—1903），曾在欧洲学习哲学，接受哲学背景训练，后在哈佛大学教授哲学，同时也是 Ralph Waldo Emerson 的朋友和一名传记作者。他认为自己是一位先验论者，宣称"超越经验（的知识）包含那些超越了固有观念和传统信仰（的知识），因为他们能够被明智的人接受"（Cabot，1887，p. 249）。先验论者们对他们父辈的重商主义提出了质疑，特别是对奴隶制提出了批评。在 James Elliott Cabot 40 岁的时候，南北战争爆发。这场战争爆发的部分原因是这代人的这种情绪。Cabot 的母亲 Elizabeth 深陷于抚养 7 个孩子的重担之中，但也和她的丈夫一样，拥有先验论者对于固有观念和传统信仰的怀疑。Elizabeth Cabot 说过："我们女性之中很少有人拥有自己的精神世界。她认为，女性需要除了教育、家务或是迎合社会利益之外的自己的精神生活"（Cabot，1869，p. 45）。O'Brien 称 Elizabeth Cabot 是一位拥有"温暖母性和深刻信仰"以及"不懈的慈善精神"的人（O'Brien，1985，p. 536）。

南北战争使国家遭受创伤，并催生了新的保守主义和唯物主义的诞生。1859 年和 1936 年出版的达尔文的《物种起源》使人们开始崇尚科学方法，对美国新移民数量增长越来越关注，从而带来了整个社会从 James Elliott Cabot 理想主义向现实主义的转变。在社会达尔文主义思潮影响下，慈善被认为是幼稚的或是对其接受者具有潜在危害。在 Richard Cabot 出生的 1868 年，社会普遍弥漫这种后先验主义的气氛。

Richard Cabot 这一代和他父辈的紧张关系使他形成了自我的视野。他持一种基于实用主义哲学的强烈的中间立场，在两种截然相反的观点中寻求中立。他认为两种截然相反的观点之间的交流能够产生更伟大的真理，而不是考虑两者之间对错与否。他的整个事业都是担当口译者或是笔译者的角色，以寻求区别于两个极端的中间立场。

Cabot 最初在哈佛大学学习哲学，后来改学医学。他排斥哲学家，因为他们只是观察而不行动，这一观点源于哲学家 John Dewey。Evison（1995，p. 30）写道，"行动支配着他；Jane Addams 和 Teddy Roosevelt 对于他更有吸引力，因为他们做实事"。Cabot 认为人们在解决问题的过程中积累知识，即便是在假设未被证实的情况下。在他之前的 Jane Addams 一样，也认为人们能从失败中学习。

Cabot 的学士论文采用流行病学方法检验基督教科学治愈性的效果（Dodds，1993）。

1892 年他从医学院毕业，当时 19 世纪 70～80 年代的胚芽理论（germ theory）占据主导，技术和实验室分析的作用非常突出。Cabot 跟随这一潮流，在实验室研究中完成了研究生学习，并且获得了 Dalton 血液研究的奖学金项目。他拒绝了在马萨诸塞州总医院担任首席细菌学家的职位，在他完成研究生学习四年后的 1898 年，他接受了威望远低于前一职位的门诊部工作。

当病人病情被认为是不利或是无望好转时，病人被安排在马萨诸塞州总医院的门诊部接受治疗，而不是在病房（Evison，1995，p. 183）。因为没有治疗诸如肺结核、斑疹伤寒、糖尿病等疾病的手段，患这些病的病人通常在门诊接受治疗，特别是那些贫困的病人。配给的药物大部分是镇痛剂（抗生素直到 20 世纪 40 年代才被发现）。很多病人都是有语言沟通障碍的移民，呈现感染诸如斑疹伤寒这类疾病。1893 年的经济萧条使这样的情况雪上加霜，那段时间是最艰难的。

Cabot 描述了他首次到门诊部门时医生接诊病人时的速度有多快：像一些医生所说的"跑出诊所"（Evison，1995）：一位医生摇摇铃，示意病人进房间；在病人走进房间的过程中，医生便会大声喊出他们的问题；当病人走到他面前时他已写好处方；然后他会摇铃示意下一个病人进来。

Cabot 开始发现，在生理问题背后常常还有社会和心理问题，单纯的病理疾病是很罕见的（Cabot，1915）。他认为，不考虑所谓的非躯体（心理和社会）因素是不能使病人们康复的。他举了一个案例：

> 一天早晨，当我在门诊部工作时，我遇到了一系列棘手的人的问题……那个早上我偶然意识到那些来向我求助的人大多数都是在浪费时间。首先我面对的是一个糖尿病病例。药物的治疗对于糖尿病病情改善实际上没有太大的效果，反而，（平时注重良好的）饮食却可以有效地缓解该病的症状。我们设计出适合这类病人的一套精细的食谱。将其印制成简要的便笺本，便于我们撕下来可以马上给病人提供我们知道的关于这种疾病的最详实的知识。我记得我从便笺上撕下一页递给病人，感到很满足，因为有我们帮病人们准备好了这些资料，他们就不需要自己花时间和精力去记了。我问一位病人注意事项……她查询便笺纸看看她应该吃些什么，她看见了芦笋、抱子甘蓝，以及一两种其他食物。她让我意识到了这些食物她根本无力购买。换言之，我们在建议她做她不可能完成的事情（Cabot，1911，p. 308 - 309）。

Cabot 首次接触社会的工作来自于他和 Jane Addams 的关系。1887 年，他在哈佛大学选修了 Francis Greenwood Peabody 的"伦理理论和社会改革"的课程。听这门课的很多人之后都和 Cabot 一样在波士顿救助儿童会工作（Boston Children's Aid Society），1896 年 Cabot 在该协会担任主任。也就是在那里，他接触到了个案讨论会的方法。

Cabot 从他理性中心主义的视角考察医学和社会工作之间的关系。他认为这两个专业都各自拥有着另一个专业十分需要的元素。对于医学而言拥有的是经验主义，而对社会工作而言拥有的是广博度。Cabot 认为医生过分关注经验主义视角，从而使得他们的视野变得太过狭隘，忽视了健康的社会和心理因素。社会工作者有医生缺乏的广博度，但过于依赖好的动机。他们需要变得更加科学化、系统化，以确保这个专业使用的方法是有效的，并且进一步能够发展出指导专业工作的理论基础。社会工作和医学专业可以通过彼此地交流而从中获益。

Cabot 开始着手在门诊机构就医和治疗过程的改革。他雇用了 Garnet Pelton 完成以下三个任务：（1）在帮助医疗社会化的同时，对此给予批评；（2）在医生和患者及其家庭之间充当翻译；（3）提供社会和心理因素方面信息。Cabot 描述批评角色时说道："从根本上说她不是在那里充当一个批评者，但她的作用远胜于一般批评者，因为她会成为组织的一部分，从内部进行批判，我认为这种批判性反思是最有价值的"（Cabot，1912，p. 51 - 52）。Pelton 将每个案例都记录在案。在 Pelton 之前，马萨诸塞州总医院门诊部门没有保存来访患者的记录。

Cabot 将社会工作者视为医学信息的翻译者，他们将这些信息用患者及其家属能够理解的方式传达给他们。他说："社会工作者，……需要确保患者知道什么事情已经做好了，以及还需要做什么事情。没有其他人做这些翻译解释和说明的工作；医院中也没有任何人的主要职责是做这些工作的"（Cabot，1912，p. 50）。

Cabot 也将社会工作者视为患者及其家庭和医生之间的翻译者。Ida Cannon 描述了社会工作者是如何向医生提供患者的社会和心理信息的：

> 尽管社会工作者必须了解案主的身体情况，但是这只是社会工作者必须考虑的一个因素。因为医生认为患病器官不是孤立的，可能影响整个身体。就好像医生并非单独、孤立地看待病人的患病器官，而是考虑到对于整个身体系统的影响，医务社会工作者并非将病人仅仅视为一个孤立的、不幸的病床上的人，而是一个因为疾病而处于弱势地位的家庭或社区中的一员。医生和护士寻求改善患者的总体生理健康水平，使其能够战胜疾病。社会工作者则探索如何排除患者环境中或心理状态上的障碍，保障治疗的有效性，同时帮助案主获得自我恢复的能力（Cannon，1923，p. 14 - 15）。

Cabot 认为，社会工作是最适合这种角色，因为护理学"已经失去了自称为一门专业的资格，因为他们现在所做的只不过是将医生的指令化为行动而已"（Evison，1995，p. 22）。他以诊断和"治疗困难的本质"来定义社会工作专业性，正如他看到的在心理健康领域的专业性一样。

医院开始并没有支持雇用 Pelton，因此 Cabot 用自己的钱来支付她每月的工资。为了使医院管理者 Frederic Washburn 相信让 Pelton 加入是好事情，Cabot 以文件记录证明雇佣 Pelton 是值得的。他计算发现医院已经在一个有肠胃问题的婴儿身上花了 120 美元，因为这个孩子的家庭没有能力提供医生开出的营养品，她的母亲在一段很短的时间内带孩子来医院四次。Cabot 不想让管理者将社会工作的基本角色看作是阻止滥用医院服务，而应该是通过提供更加有效的治疗从而节省开销。他将医务社会工作者和医院社会服务员区分开来。

1906 年，在 Garnet Pelton 去纽约萨拉纳克湖（Saranac Lake）接受肺结核治疗期间，Ida Cannon 接替了她的工作。Cannon 在 1914 年被任命为首任社会工作主管。她的职位级别与医院内科、外科主任相同。Cannon 在马萨诸塞州总医院发展了社会工作者训练课程，包括医学教育。Cannon 雇用 Harriett Bartlett 成为社会工作部的第一位教育督导。在她任期内开始的其他项目包括面向患者和职员的低价午餐中心；一个调查结核病社会相关性的委员会，（该委员会）实施了美国对结核病的第一次全面分析；有社会工作者参与的跨学科的医疗团队；为精神病患者提供的泥塑课程。Cannon 和 Cabot 一起发展了社会工作干预有效性的评估系统，以及包括这些信息的医疗记录。

Cannon 对医院社会工作的看法不同于 Pelton 及 Cabot 的激进观点，他们早年一起工作时经常发生意见不合。Cannon 认为社会工作者应该适应医疗体制而不是像 Cabot 主张的医学的批评者或是改革者。尽管如此，Cabot 在 1917 年接受医疗储备公司委员会主管的聘用之前，一直和 Cannon 一起工作着。他在 1918 年回到马萨诸塞州总医院门诊，但不久之后，他再次离开，于 1919 年前往哈佛大学担任社会伦理系的系主任。在他离开医院前不久，医院委员会的主管们投票决定社会服务部成为医院永久的一部分，并且全额支付它运作所需的资金。在那之前，Cabot 用他自己的薪水支付了多达 13 位社会工作者的费用。

Ida Cannon 在 1919 年被任命为新的社会工作部主管。她于 1945 年从马萨诸塞州总医院退休。那时，医院已经雇用了 31 位社会工作者。几位马萨诸塞州总医院的社会工作者到其他医院的社会工作部担任主管，例如 Mary Antoinette Cannon（费城大学医院）和 Ruth T. Boretti（罗彻斯特大学药学和牙医学学院纪念医院）。

三、医院社会工作部门的发展

1961 年，Bartlett 将卫生保健领域的社会工作发展描述成螺旋式发展。"在这期间，不确定和流动与明晰和控制交替出现"（Bartlett，1961，p. 15）。她说，在前 30 年内，社会工作的发展是直线式的，从一个医院发展到另一个医院。方法是很简单的，因为医院的社会工作"几乎独自肩负着将社会维度观点带入医院的责任"（p. 15）。

马萨诸塞州总医院的成功最终引起了美国医院协会（American Hospital Association）和美国医学协会（American Medical Association）的注意。约翰·霍普金斯医院雇用了资深的 Helen B. Pendleton，她在 1907 年就成为慈善组织协会的首位社会工作者。和马萨诸塞州总医院的 Garnet Pelton 一样，Pendleton 在这个职位上只工作了几个月。这个职位空缺了 4 个月，然后 Helen 的职位被一位护理学硕士所取代。在约翰·霍普金斯医院，社会工作者起先在存储外科手术器材的房间内工作。他们不能进入护士主导的病房（Nacman，1990）。另一方面，社会工作者拥有医生和护士的医疗记录，负责审批所有的免费医疗照顾和超过一周的医药处方（Brogen，1964）。像马萨诸塞州总医院一样，这个部门得到发展，到了 1931 年拥有 31 名职员。

1911 年，Garnet Pelton 在 John M. Glenn——Russell Sage 基金会首任主管和卫生保健领域社会工作的极力倡议者的请求下，完成了一项对美国医院社会服务的调查。调查覆盖了 14 个城市的 44 个社会工作服务部门（其中有 17 个机构在纽约）。这些机构的工作重点都关注为病人提供协助（Cannon，1952）。

纽约拥有美国近 40％的医院社会服务部门，在 1912 年召开了这一领域的首次大会，即纽约医院社会工作大会。这个会议在 1912 年到 1933 年间定期举行。《医院社会服务》（Hospital Saial Service）季刊记载了大会的调查研究结果，集中反映各种医院社会工作服务部门的发展情况。

到 1913 年，有 200 所美国医院拥有社会工作者。Ruth Emerson1918 年离开马萨诸塞州总医院，在芝加哥大学建立了社会服务部。Edith M. Baker 在 1923 年离开马萨诸塞州总医院，在华盛顿大学圣路易斯分校建立了社会服务部。

四、医务社会工作领域的专业化

医疗社会工作的首个训练课程在 1912 年开始。Cannon（1932）写道，这类课程的发展很慢，并且缺乏协调，直到 1918 年美国医院社会工作者协会（American Association of Hospital Social Workers）在堪萨斯城成立后才改观。这个协会雇用一位受过教育的干事，协会有两项目标：促进和协调医院社会工作者培训，加强社会工作学院和实务工作者之间的沟通。虽然美国医院社会工作者协会是首个卫生保健领域社会工作者的全国性机构，但在圣路易斯、波士顿、费城、密尔沃基和纽约等地的地区性组织比它更早成立，Stites（1955）指出，在美国医院社会工作者协会成立之前，卫生保健领域的医疗社会工作者有一段时间整合参与到全国社会工作会议中（正式名称是全国慈善和感化机构会议，National Conference of Charities and Corrections）。1918 年首届美国医院社会工作者协会最热门的话题是该协会的发展方向应该更加接近社会工作还是医学。30 位签署协会首个章程的女性中有 8 位是研究生毕业的护士。

美国医院社会工作者协会在 1928 年出版了一项针对 60 家医院社会工作部门的 1000 个案例的研究，根据这份报告：

> 通过测量工作频率，社会工作者对医疗照顾的主要贡献是：（1）确保提供足够的信息从而使得对于患者的整体健康问题有充分的了解；（2）向患者自己、他的家庭和社区福利机构解释清楚患者所面临的健康问题；（3）动员多种手段帮助案主及其家人缓解由于疾病带来的压力等。简单地说，这项研究中所考察到的医务社会工作者的常规职能为：发现与每个病人健康问题相关联的社会因素，并且通过影响和改变这些因素而使得患者可以获得更好的医疗照顾（美国医院社会工作者协会，1928，p.28）。

这个描述与马萨诸塞州总医院的 Cannon 和 Cabot 对医院社会工作的构想大致上吻合。

1929 年出版的对社会工作学院的调查（Cannon，1932）列出了 10 个提供正规医疗社会工作课程的学校和 18 个正在计划开设医疗社会工作课程的学校：

- 芝加哥大学（The University of Chicago）
- 纽约社会工作学院（The New York School of Social Work）
- 杜兰大学（Tulan University）
- 华盛顿大学（Washington University）
- 印第安纳大学（The University of Indiana）
- 密苏里大学（The University of Missouri）
- 西蒙斯学院（Simmons College）
- 西储大学（Western Reserve University）
- 宾夕法尼亚社会和健康工作学院（The Pennsylvania School of Social and Health Work）
- 美国天主教社会工作学院（The National Catholic School of Social Work）

总体而言，医院社会工作当时被认为是硕士及以上学历级别的职业。那年第二个调查是向各大医院社会服务部门主管寄去问卷，要求他们询问部门工作人员的学历和个人工作经历。在 596 名回答者中，70％接受了至少一门社会工作概论课程，其中 48％的人在 1899 年和 1930 年之间获得了学位或证书。有趣的是，38％的回答者已经完成了至少一门护理课程，其中 86％的人获得了护理专业证书或学位。这项调查列出了医务社会工作者的 6 项活动：

(1) 医疗情景下的个案管理；

(2) 获取数据；

(3) 健康教育；

(4) 随访；

(5) 调整费用；

(6) 医疗转介，将患者转移至康复院、公共卫生机构或医疗机构。

1954 年，在美国医务社会工作者协会和其他 6 个专业组织合并成为全国社会工作者协会的前一年，2500 人参与了年度会议。美国医务社会工作者协会是所有社会工作会员组织中最大的。目前，全国关注卫生保健领域中的社会工作专业机构中最大的是卫生保健领导者协会（Society for Leadership in Health Care），拥有 1300 名会员（2005）。这个组织成立于 1965 年，20 世纪 90 年代更名为卫生保健协会工作行政人员学会（Society for Social Work Administrators in Health Care），隶属于美国医院协会。目前其他的全国性组织还包括美国家庭卫生保健社会工作者网络（American Network of Home Health Care Social Workers）、肿瘤社会工作协会（Association of Oncology Social Work）、肾病社会工作者委员会（Council of Nephrology Social Workers）、全国妇产科社会工作者协会（National Association of Perinatal Social Workers）和移植社会工作者学会（Society for Transplant Social Workers）。

五、医疗社会工作的界定

1934 年，美国医务社会工作者协会（原美国医院社会工作者协会）出版了由 Harriet Bartlett（1934）准备的一份报告。这份报告将医务社会工作定义为关注疾病与社会适应不良的一种特殊形式的个案工作。Bartlett（在报告中）写道："社会工作者职能中很重要的一部分是关注由于医学治疗而直接带来的社会层面的问题。从这个意义上说，社会工作者促进并延伸了医学治疗"（p. 99）。该定义重点强调了克服影响健康的社会层面障碍，"为那些因长期疾病而脱离正常生活的人提供工作或相关的经验，以补偿他由于疾病而失去的，并且让他感觉他仍是世界上有用的人"（p. 99）。

美国医务社会工作者协会 1934 年的报告中同时也强调了一些问题。它们包括：（1）整合与融入心理学概念，强调这一点是希望可以帮助社会工作者更好与更多地了解案主的整体动机，以及由于疾病而产生的各类动机等；（2）功能性疾病与精神疾病的问题，特别是注重器官性病变与人格特质联系的影响；（3）思维方法论的问题，必须平衡考量人格研究与考虑个人所处的社会环境因素。

随着精神病学和精神分析在美国的出现，人格特质和社会环境究竟哪个更加重要的争执越发激烈。虽然在欧洲，19 世纪 80 年代和 90 年代这仍然很流行，但美国的医院起先并没有采用心理治疗。1907 年精神病学的课程在医学院出现，2 年后弗洛伊德首次访问美国。

医学界精神病学和精神分析的出现对卫生领域的社会工作有两个主要影响。首先，精神病学出现在医学界的同时也带入了其他的专业，例如精神病学家和社会科学家。他们的出现意味着社会工作专业并非唯一的关注健康和社会与心理层面的专业，社会工作在医疗情境下首次受到了巨大的挑战。

精神病学在医学中出现的第二个影响是精神分析理论对社会工作者的影响，如何在卫生保健领域个案中运用"以人为中心"的观点。关注人格还是关注社会环境的困惑直到精神病社会工作从医务社会工作中分离出去之后才结束。这两种专业的分离一般要追溯到 1919 年，尽管马萨诸塞州总医院直到 1930 年才成立精神病社会服务部门，但是在第一次世界大战期间，史密斯学院就已经为美军提供精神病治疗与救助（Grinker，MacGregor，Selan，Klein & Kohrman，1961）。史密斯学院社会工作培训学院副院长 Mary Jarrett 在 1919 年社会工作大会的演讲中提出一个更偏向精神分析手法的个案工作：

> 精神病学观点在个案工作中的一个副产品对于那些工作强度过大的社会工作者来说是十分有价值的，那便是精神病学观点为社会工作者带来的工作上的便利。社会工作最大的导致工作者枯竭的因素可能便是对于案主状况的不了解。对人格更加精确的认识不仅减少了工作者的担忧和劳累，同时也为我们保留了更多的精力运用到治疗当中……另一个（精神病学观点带来）的好处便是减少甚至是消除工作者的不耐烦。没有时间浪费在对不肯合作的家庭主妇、固执的撒谎者、反复过失少女的烦恼、愤怒……我知道有些社会工作者会用怀疑的眼光来看待那些经过仔细基础研究而得出的人格理论，因为他们害怕工作者的全部兴趣会转向分析，而忽视治疗。我相信这种害怕已成为社会工作中的某种无端恐惧（p.592）。

Jarrett 所希望传达的是，对于人格的关注使得社会工作者更容易获知案主的问题，从而节省治疗时间。

Abraham Flexner 在 1915 年全国慈善和感化会议上的发言中提到了另一个社会工作专业比较偏好精神分析理论的原因，他认为社会工作不是一项职业。Flexner 将职业定义为：（1）包含了最基础（但也是最本质）的智力活动；（2）有很高的个人责任；（3）从科学和学习中获取原始资料；（4）加工这些获得的原始材料使其变得明确，并且具有可操作性；（5）获得可以在教育层面交流的技巧；（6）倾向于自我组织；（7）动机上保持一贯的利他性。他说虽然社会工作有职业精神，但它不能满足作为一项职业的所有标准，因为它的成员没有很强的个人责任，它也缺乏书面知识体系和可交流的教育性技巧。Flexner 的话对这一领域有深远的影响。一些社会工作者将医学视作一种用来衡量专业性的模范标准，并且认为关注个体（内在）的方法论相比关注社会和环境因素的方法论更加专业。

Nacman（1990）写道，到 20 世纪 40 年代，心理社会信息得到越来越多医务社会工作者的应用，并将其用于医学诊断和治疗计划。用 Ida Cannon 的话来说，与这样的应用相反，"排除这些患者环境或是心理态度上对于成功治疗的障碍，让患者自己帮助自己获得康复"（Cannon，1923，p.14-15）。Helen Harris Perlman 的著作对将信息主要用于医学诊断的趋势提出了相左的看法，强调社会科学概念甚过精神病学概念，重新聚焦于对社会和环境因素的关注。通过 20 世纪 50 年代的社区心理健康和公共健康运动（参见本书第四章部分）以及 20 世纪 60 年代的民权运动都加强了人们对环境的关注。

六、卫生保健领域的社会工作：超越医院环境

第二次世界大战和《社会保障法案》（Social Security Act）通过之后，卫生保健领域的社会工作开始从医院基础上向外扩展。社会工作项目在美国陆军、海军和退伍军人中开展。20世纪60年代中期出台的老年医疗保健制度（Medicare）、贫困医疗补助制度（Medicaid）、《社会保障法案》第十八章和第十九章为原本可能无法接受治疗的人群提供了保障。这两个项目进一步增加了社会工作服务的需求。

卫生保健领域的社会工作者人数随着工作环境的多样化而增加。20世纪60年代至70年代，卫生保健领域的社会工作者人数几乎翻了一番（Bracht，1974）。到了1971年，社会工作者广泛受雇于各种机构。当年的一份老年医疗保健制度报告指出，11567位社会工作者在6935家医院工作，2759名在4829家院外短期护理机构工作，316名社会工作者在2410家家庭健康机构中工作（U. S. Department of Health、Education，and Welfare，1976）。在美国的一些州和地区健康部门和诸如国防部等联邦部门中也能找到社会工作者。社会工作者踏上了崭新的卫生保健舞台，例如预防性和应急性的服务。针对适应各类新机构和新领域的挑战，社会工作加入了更多的干预技巧。基于行为、认知、家庭系统、危机干预和小组工作理论的工作技巧均相继形成。由于卫生开销方面正以令人担忧的速度增长，联邦政府开始采取措施控制花费。1967年颁布的"医疗利用审查办法"（utilization review）要求老年医疗保健制度服务的提供者证明他们为病人使用的医疗花费是必需的、合理的。1972年，国会通过《同行标准审查法案》（Peer Standards Review Act，PSRO），要求同行对医疗账目进行审查，以保障服务是恰当的。

无论是"医疗利用审查办法"，还是《同行标准审查法案》，都没有像预期那样有效。控制开销的另一项尝试是历史悠久的全国工人预支付卫生保健工作，首次采用是1929年在奥克拉荷马州埃尔克市的农村农民合作社。这些安排中最知名的是"恺撒（Kaiser）永久健康计划"（Kaiser Permanente Health Plan）。1973年，尼克松政府通过了《保健组织法案》（Health Maintenance Organization，HMO）。这项法案从联邦支持调拨款中支出3.75亿美元用于发展保健组织。起先，雇主发现通过保健组织为雇员提供保险更为便宜。近年来，州政府在医疗补助制度中采用了管理式医疗（managed care）。到1993年，70%有健康保险的美国人被纳入某种形式的管理式医疗中。Cornelius（1994，p. 52）指出了管理式医疗对于社会工作者（专业性）的影响，"社会工作者如果成为管理式医疗的代理人，在企业制定的条款指导下，而不依据对患者需求的评估服务公众……如果社会工作者不按照规章进行操作，会导致案主无法获得保险，社会工作者无法得到工作补贴，金钱成为软硬兼施的手段"（p. 52）。

另一个主要的费用削减政策对医院医疗产生了深远影响。预付系统建立于1983年，它设立了一套拥有500个诊断相关组群（diagnostic-related groups，DRGs）、每个组拥有自己单独的费用指标，这替代了传统的医院治疗追溯式付款方式。支付比率的设定建立在疾病性质、接受治疗的程序、医院是否是教学机构、当地工资水平和医院的地理位置的基础之上（Reamer，1985，p. 86）。这种标准化的目的在于促进医院更有效率。

在DRGs之下，患者入院更晚，出院更早（Dobrof，1991）。这主要在两个方面影响医院社会工作：住院是系统失败的结果，需要竭力避免；因此，只有那些病得十分严重的病人才会被收入病房。同样，每一个病人医院只能获得特定的经费补贴，因此，对于医院来说，

将病人在病房里留的时间越短越好。因为进入病房的患者十分严重，但是他们在病房停留的时间（相比原来）更短了，所以医院所提供的综合性治疗也就更少了。虽然医院对社会工作者进行裁员的程度有所争议（参见 Coulton，1988），但这个时期医院的许多社会工作专业的劳动力都被减少或重新分配。一些被并入其他部门，另一些形成了自治，还有情况就是，社会工作者和专业人士按照服务被组织在一起而不是按照部门。

很明显，医院社会工作者和患者相处的机会更少，因为患者在医院的时间减少。社会工作者的大部分时间被用来帮助患者及其家庭在家中或其他康复机构中进行准备，例如院外短期护理机构。Dobrof（1991，p. 44）指出："社会工作者因此面临着更多的个案数量，这些个案案主的病情更加严重，对于家庭和护理院照顾的需求也更加强烈"（p. 44）。

HMOs 和 DRGs 都对社会工作者在卫生保健领域的实务工作造成影响。HMOs 限制了社会工作者在他们自己对案主评估的基础上开展实务工作的能力。DRGs 限制了社会工作者在医院和患者一起工作的时间，强制他们将重点放在出院计划上。这限制了社会工作者实现那些专业创始人所制定的准则，如 Bartlett 的"关注由医学治疗本质直接引起的社会问题"，或 Cannon 的"消除那些干扰成功治疗的障碍"（1923，p. 14 - 15）。

新的技术开发出来以应对治疗时间的限制。任务中心个案工作（Reid & Epstein，1972）强调治疗的目标，发展了一系列简短治疗技术（参见 Mailick，1990）。社会工作者帮助调整了干预理论，使之适用于医疗机构，例如从认知理论中借鉴而来的压力理论（参见 Blythe & Erdahl，1986）。

Claiborne 和 Vandenburgh（2001）为社会工作定义了一个新的角色，即疾病管理者。随着的绝症患者在确诊后存活的时间越来越长，例如癌症，他们的生活质量成为了一个新的受到关注的话题。癌症的幸存者以前被认为是无生存希望的，现在需要帮助他们学习如何继续生活。那些有长期健康问题的患者，如风湿性关节炎，需要获得如何在这种条件下生活的指导。作为准则，疾病管理被称为"一个整合协调一系列服务的团队，服务于让病人保持最佳功能和生活质量"（Claiborne & Vandenburgh，2001，p. 220）。这些团队常常跨机构运作。Claiborne 和 Vandenburgh 将社会工作者视为疾病管理团队的关键成员，是因为他们具备在保健制度和管理式医疗机构中穿梭工作的能力。本书的第八章和第十八章将会探讨长期病患的心理健康议题。

七、技巧和方法的演变

卫生保健领域社会工作的实务工作环境一直变化着。从 1905 年到 1930 年为止，医务社会工作者几乎全在医院中工作。Harriet Bartlett（1957）将那个时期的变化描述为线性的，社会服务部门的数量不断增加，他们对于社会和心理领域的主张没有受到其他学科的挑战。然而，随着精神病学治疗的出现，精神病学家和社会科学家这类专业人士开始在医院工作，社会工作者首次必须为自己的角色而参与竞争。

线性发展时期紧接着进入一个之前无法想象的情境。联邦政府开始在 20 世纪 60 年代后期加强费用围堵政策，为卫生保健领域的社会工作者带来挑战，同时也为专业的成长带来了极大的灵活性和创造性。70 年来，社会工作在卫生保健领域经历了与其他学科的竞争，自始至终没有能够定义一个属于自己的领域（参见 Lister，1980），这使社会工作者有准备在变化的卫生保健环境中保持多元性。他们都很好地适应了这些变化的环境。

在当前社会工作者开展实务工作的卫生保健环境下，Ida Cannon 和 Richard Cabot 会持什么观点呢？那时的人口变化为卫生保健领域的沟通带来困难，Cabot 认为社会工作者是（信息、术语）翻译者或是理解者角色的观点似乎在 1905 年很先进，同样在现在也很突出。2000 年，1/10 的美国居民，超过 2840 万人在国外出生（Lollock，2001）。这些人中不包括那些国外出生，但生活在美国而没有享受合法居留权的人。

目前国外出生的 10% 的美国居民堪比在 1890 年到 1910 年之间 15% 的比例，那时 Mary Stewart 受雇于伦敦，Garnet Pelton 和 Ida Cannon 受雇于波士顿。到了 2000 年，国外出生人口的百分比比之前的 10 年更高。根据美国人口普查局的记录，在 20 世纪 50 年代，7% 的人口在美国之外出生，到 20 世纪 70 年代有 5%，到了 20 世纪 90 年代有 8%（Lollock，2001）。

正如本书第九章指出的那样，沟通是提供良好的卫生保健服务的关键。当服务者和患者来自不同的种族、民族或不同的社会经济地位阶层时，医疗会遇到更多困难。医学会的一份报告（2002）揭示了美国健康机构医生对于不同病人所体现出的不公平行为。研究者（参见 Johnson，Roter，Power & Cooper，2004）记录了白人医生在对待非洲裔美国人和白人患者时运用不同的沟通方式。但是，这种偏见不仅出现在医生之中。虽然过去的实证研究关注焦点在于医生的行为，现在因为服务提供者能为患者提供的服务时间在减少，相应的处理心理问题的机会也在减少，这可能导致偏见的增加（Burgess，Fu & von Ryn，1990）。显然，在 1905 年首先由 Richard Cabot 定义的翻译者和理解者的角色在今天的卫生保健领域仍然重要。同样的，那种认为在卫生保健领域专业中社会工作者是协助患者、家庭与服务提供者双向信息沟通的最佳人选的观点仍然正确。

Cannon 有句名言：社会工作者将患者视为“属于一个家庭或社区的一员，那个家庭或社区因他的病患而有所改变”（Cannon，1923，p. 15），在面对当前的疾病管理挑战时似乎也是恰当的。Cannon 在诸如抗生素、化疗和放射性疗法等治疗手段发展之前就发表著作关注患者的病后生活质量，那时当患者有长期健康问题时不能生存很久。她的观点在今天越来越多的患者面临长期疾患而继续生活的情况下似乎更加突出。

Cabot 相信社会工作者应该更加科学化和系统化，这一观点因 20 世纪 60 年代晚期和 70 年代早期出现的社会工作研究而获得证实。Cabot 和 Cannon 会为卫生保健领域证据为本的实务模式和研究与实务的积极结合而感到大为振奋。现在，卫生保健领域背景的社会工作者带领研究团队，担任重要职位，如在全国健康学会和其他联邦机构中担任项目主管。

虽然，他们起先不同意社会工作者承担批评者或医院社会化代理人的角色，但是 Cabot 和 Cannon 都一定会对那些在全美国医院、医疗照顾机构和学会中担任管理者的社会工作者数量增长而感到很感动。

Ida Cannon 说过，最优秀的社会工作实务“是一项不断改变的活动，从不断积累的知识中逐渐建立起指导原则，而在技巧上不断变化”（1923，p. 9）的观点至今仍然是正确的。卫生保健领域的社会工作已经经过了 100 年的发展，期间克服了看似不可克服的困难。尽管如此，它的指导原则在今天依然有效，就像 1905 年时一样。

八、学习练习推荐

学习练习 1.1

建立马萨诸塞州总医院首个社会服务部的人（Ida Cannon，Garnet Pelton 和 Richard Cabot）都是美国白人，来自经济宽裕的家庭。Cabot 来自于一个大户人家。Cannon 的父亲是明尼苏达州一名铁路管理者。Pelton 能够在世纪之交接受护理训练，表明她拥有很丰富的社会资源。随后的一个世纪卫生保健领域的社会工作吸收了许多不同种族、民族和社会经济背景的人。如果有的话，你认为卫生保健领域社会工作创立者的狭隘背景会如何影响它的指导原则和方法？随着时间的推移，卫生保健领域社会工作从业人员的多样性是否已经对该领域社会工作的指导原则和技术产生了可论证的影响？

学习训练 1.2

英国首位医院社会服务员（Marry Stewart）和美国首位医院社会工作者（Garnet Pelton)都是女性，她们的受雇都受到在医学界有具有影响力的男性支持（Charles Loch 和 Richard Cabot）。卫生保健领域社会工作的发展应归功于谁？何种程度上你认为卫生保健领域社会工作的发展归功于 Loch 和 Cabot 的远见？Loch 和 Cabot 是否可被视为医院中社会工作发展的催化者更胜于被视为是先锋人士？何种程度上你认为卫生保健领域社会工作的发展归功于像 Pelton、Cannon 和 Stewart 这样女性的远见和努力？卫生保健领域的社会工作最终会在缺少男性视野的条件下自我发展吗？

参考文献

Bartlett, H. M. (1934). *Medical social work: A study of current aims and methods in medical social case work.* Chicago: American Association of Medical Social Workers.

Bartlett, H. M. (1957). *Fifty years of social work in the medical setting: Past significance/future outlook.* New York: National Association of Social Workers.

Bartlett, H. M. (1961). *Analyzing social work practice.* Silver Spring, MD: National Association of Social Workers

Blythe, B. J., & Erdahl, J. C. (1986). Using stress inoculation to prepare a patient for open-heart surgery. *Health and Social Work, 11,* 265–274.

Bracht, N. (1974). Health care: The largest human service system. *Social Work, 19,* 532–542.

Brogen, M. S. (1964). Johns Hopkins Hospital Department of Social Service, 1907–1931. *Social Service Review, 38,* 88–98.

Burgess, D. J., Fu, S. S., & von Ryn, M. (1990). Why do providers contribute to disparities and what can be done about it? *Journal of General Internal Medicine, 19,* 1154–1159.

Cabot, E. D. (1869, December 8). *Letters of Elizabeth Cabot, Boston: Vol. 2. From Mrs. Twistleton's death to the beginning of her son Edward's illness, 1862 to 1885* (SN, 1905, chap. 1, p. 46). Retrieved March 13, 2005, from http://ocp.hul.harvard.edu/ww.

Cabot, J. E. (1887). *A memoir of Ralph Waldo Emerson.* Boston: Houghton Mifflin.

Cabot, R. C. (1911). Social service work in hospitals. *Chicago Medical Recorder, 33,* 307–321.

Cabot, R. C. (1912). Humanizing the hospitals. In S. Breckenridge (Ed.), *The child in the city* (pp. 41–52). Chicago: Chicago School of Civics and Philanthropy.

Cabot, R. C. (1915). *Social service and the art of healing.* New York: Moffat, Yard and Company.

Cannon, I. M. (1923). *Social work in hospitals: A contribution to progressive medicine.* New York: Russell Sage Foundation.

Cannon, I. M. (1932). Report on the subcommittee on medical social service. In White House Conference on Child Health and Protection (Eds.), *Hospitals and child care: Section 1. Medical service* (pp. 131–272). New York: Century Company.

Cannon, I. M. (1952). *On the social frontier of medicine.* Cambridge, MA: Harvard University Press.

Claiborne, N., & Vandenburgh, H. (2001). Social workers' role in disease management. *Health and Social Work, 26,* 217–225.

Commission on Hospital Care. (1947). *Hospital care in the United States.* New York: Commonwealth Fund.

Cornelius, D. S. (1994). Managed care and social work: Constructing a context and a response. *Social Work in Health Care, 20,* 47–63.

Coulton, C. (1988). Prospective payment requires increased attention to quality of post hospital care. *Social Work in Health Care, 13,* 19–30.

Darwin, C. (1936). *The origin of species by means of natural selection: Or, the preservation of favored races in the struggle for life and the descent of man and selection in relation to sex.* New York: The Modern Library.

Dobrof, J. (1991). DRGs and the social workers role in discharge planning. *Social Work in Health Care, 16,* 37–54.

Dodds, T. A. (1993). Richard Cabot: Medical reformer during the Progressive Era (1890–1920). *Annals of Internal Medicine, 119,* 417–422.

Evison, I. S. (1995). *Pragmatism and idealism in the professions: The case of Richard Clarke Cabot, 1869–1935.* Unpublished doctoral dissertation, University of Chicago, IL.

Flexner, A. (1910). *Medical education in the United States and Canada: A report to the Carnegie Foundation for the Advancement of Teaching.* New York: Carnegie Foundation for the Advancement of Teaching.

Flexner, A. (1915). *Is social work a profession?* Paper presented at the meeting of the National Conference of Charities and Corrections, Baltimore, MD.

Grinker, R. R., MacGregor, H., Selan, K., Klein, A., & Kohrman, J. (1961). Early years of psychiatric social work. *Social Service Review, 35,* 111–126.

Jarrett, M. C. (1919). The psychiatric thread running through all social case work. *Proceedings of the National Conference of Social Work.* Chicago: University of Chicago Press.

Johnson, R. L., Roter, D., Powe, N. R., & Cooper, L. A. (2004). Patient race/ethnicity and quality of patient-physician communication during medical visits. *American Journal of Public Health, 94,* 2084–2090.

Lister, L. (1980). Role expectations of social workers and other health professionals. *Health and Social Work, 5,* 41–49.

Lollock, L. (2001). The foreign born population of the United States: March 2000. *Current Population Reports* (pp. 20–534). Washington, DC: U.S. Census Bureau.

Mailick, M. D. (1990). Short-term treatment of depression in physically-ill hospital patients. In K. W. Davidson & S. S. Clarke (Eds.), *Social work in health care: Handbook for practice* (pp. 401–413). New York: Haworth Press.

Nacman, M. (1990). Social work in health settings: A historical review. In K. W. Davidson & S. S. Clarke (Eds.), *Social work in health care: Handbook for practice* (pp. 7–37). New York: Haworth Press.

O'Brien, L. (1985). "A bold plunge into the sea of values": The career of Dr. Richard Cabot. *New England Quarterly, 58*, 533–553.

O'Conner, R. (1976). American hospitals: The first 200 years. *Journal of the American Hospital Association, 50*, 62–72.

Reamer, F. G. (1985). Facing up to the challenge of DRGs. *Health and Social Work, 10*, 85–94.

Reid, W. J., & Epstein, L. (1972). *Task-centered casework.* New York: Columbia University Press.

Romanofsky, P. (1976). Infant mortality: Dr. Henry Dwight Chapin and the Speedwell Society 1890–1920. *Journal of the Medical Society of New Jersey, 73*, 33–38.

Rosenberg, C. E. (1967). The practice of medicine in New York a century ago. *Bulletin of the History of Medicine, 41*, 223–253.

Stites, M. A. (1955). *History of the American Association of Medical Social Workers.* Washington, DC: American Association of Medical Social Workers.

U.S. Department of Health, Education, and Welfare. (1976). *Medicare, 1971: Participating providers.* Office of Research and Statistics (Social Security Administration Publication No. SSA 76-11706). Washington, DC: U.S. Government Printing Office.

第二章

社会工作的角色和卫生保健机构

TERI ARTHUR BROWNE

随着时间的推移，健康社会工作者的角色必然要变化，以适应联邦政府、州政府和当地的政策，健康与疾病的趋势，以及其他健康照顾专业角色的变化。就如在第一章中所谈论的，社会工作的基本功能仍然保留着，今天社会工作者的角色体现了这样一种责任，即通过生理-心理-社会途径，实施全人干预和照顾。

健康社会工作者服务于不同领域，并承担着多重角色，如：健康照顾的策划、提供和评估等。社会工作者推动组织体系和专业之间的连结，从而改善个体和群体的卫生保健。以上角色可以出现在很多情形和不同的途径，以及多学科间合作的不同层面中。健康社会工作者应当了解这些要素，以最有效地为个体和社区提供服务。

一、本章目标

- 为公共卫生及其专业人士阐述生理-心理-社会模式。
- 界定健康团队中社会工作者的角色。
- 概括健康社会工作者在提供和设计卫生保健服务中的任务。
- 讨论与团队工作有关的专业问题和所面临的挑战，以及对于有效合作的建议。

二、卫生保健社会工作的生理-心理-社会模式

在今天，卫生保健服务领域内不断被推荐的模式是生理-心理-社会模式。Engel（1977）指出，生理-心理-社会模式满足了患者的生物、社会、环境、心理和行为需求。这使得最初仅仅关注疾病的生物起因的传统医学模式得到了发展。生理-心理-社会模式考虑到了造成疾病的非医学性决定因素同"纯粹的生物因素"的协同。例如，在为糖尿病患者制订治疗计划时，生理-心理-社会模式的服务会重视患者购买推荐药物的能力，而不是像以前的医学模式

那样仅仅关注于患者的实验室结果和生理状况。Lindau、Laumann、Levinson 和 Waite（2003）的互交式生理-心理-社会模式扩展了 Engel 的模式，使之包含了总体健康状况而不仅限于疾病本身，并考虑到社会网络和文化环境对健康的重要作用。在本章中，"生理-心理-社会"一词意指提供健康服务的一种途径，它提出了健康的心理层面和社会层面，并且将行为和环境因素纳入治疗之中。

认为生理-心理-社会因素与健康相关的干预，要求通过运用多学科专业团队，在不同环境下处理医学问题。除社会工作者之外，专业人士还可以包括医生、助理医生和住院医生、护士和护理从业者、营养师、心理治疗师、病人照顾者、家庭健康助理、物理治疗师、职业治疗师和语言治疗师、行政人员、牧师和药剂师等。

（一）医学模式的局限性：与健康相关的心理-社会议题

在 Engel 的生理-心理-社会模式被认识之前，Nason 和 Delbanco（1976）建议医学服务的提供者应关注病人的生理-心理-社会问题，并呼吁在卫生保健团队中加入社会工作者。健康社会工作者直接处理了个体的社会、行为、情绪和社会支持网络问题，并能够发展、执行相关政策和活动，进行符合个体心理-社会需求的研究。

在个体层面，病人也许会因发展性残障、较低的文化水平，或者语言、听力与视觉障碍而不能理解所患的疾病和治疗建议。许多医学状况和治疗过程是十分复杂的，社会工作者也许会应病人及其家属的要求解释这些问题。社会经济的弱势地位将极大地影响病人接受医学治疗。如果她缺乏足够的健康保险、往返就诊地点的交通费用、应有的处方报销，或者购买营养品和特殊食物的能力，她的健康将会受到影响。病人也许需要来自许多机构的服务，如：食物发放、家政服务或物理治疗。对于病人，尤其是那些有社会、心理或医疗负担的病人来说，疏理和调整社区服务会使他们变得困惑或难以接受。环境因素同样也直接地影响到个体的社会功能和健康状况（见第四章和第六章，关于环境因素如何影响健康和功能）。

情绪问题可以由健康问题引起（见第八章）。在一个重要的医疗过程后，如"心脏手术"，病人的焦虑可能会上升（Ben-Zur，Rappaport，Ammar & Uretzky，2000）。在患有心脏血管系统疾病的病人中，发现未经疏导的情绪抑郁将提高心脏疾病发生的风险程度（Monster，Johnsen，Olsen，McLaughlin & Sorenson，2004）。抑郁病人的治疗动机将会降低。如果他没有得到很好地诊治，那么他的生理状况必然较差（Livneh，2000）。对于慢性病患者来说，有效的应对措施、足够的自信和乐观的情绪将有助于改善他们的生活质量（Rose，Fliege，Hildebrandt，Schirop & Klapp，2002）。

病人的社会支持网络将明显地影响到他们的健康状况。如在第十一章中所讨论的，家人将在健康危机时提供重要的支持和援助，亦可成为有效治疗的障碍。例如，一位乳腺癌患者非常困惑，因为其丈夫不支持医生关于双乳切除术的建议，甚至由于对必要的手术犹豫不决而使自己的健康进一步受到危害。家庭结构和社会支持的可获得性将对病人一生的健康带来影响（Thompson，Auslander，& White，2001）。

反之，疾病也可能恶化已存在的心理-社会问题，如一名有着糟糕婚姻的妇女患病后，丈夫不能帮助她应对疾病和治疗反而离她而去，使得她将失去基本的社会支持。这将使她可能失去赶赴医疗诊治地点的交通工具，并使她无法应对角色的调整和失落情绪，以上这些都将消极地影响到她的健康。

相对没有良好支持性家庭成员的孩子来说，一个拥有支持性良好的家庭成员的孩子将更好地应对医疗问题和更好地适应住院生活。同样地，一位心脏手术后的康复妇女，如果拥有能帮助其处理家事和照顾小孩的邻居或家人的话，她将比那些没有帮助的病人更好地康复，或更有可能参与每周一次的心脏病康复治疗。如上所述的心理-社会因素，虽然出现在医院和医生办公室之外，但将极大地影响个体保持健康的能力。

许多寻求医学照顾的个体同样也有 Rehr（1982）所说的"社会疾病和问题"。这些疾病和问题本质上更多地是心理-社会性的，而不是生理性的，如：虐待儿童或老人、暴力（包括性侵害和家庭暴力）、物质滥用、其他如"切割"和食欲过盛等有害行为、自杀尝试等。所有这些因素都需要社会工作的关注和干预，从而改善个体的生理-心理-社会状况，进而改善健康状况。

美国当前的卫生保健环境更强调成本的控制（参见第五章），如通过缩短住院天数、简化的医疗干预和提供人力成本更少的综合服务来实现。如数十年之前，病人可以在医院停留数周以从髋关节置换手术和肾脏移植中康复。许多以前在医院住院进行的外科手术如今被安排在医院门诊实施。长时间的住院方式如今已被摒弃，取而代之的是固定医疗程序的支付原则，因此，接受髋关节置换手术和肾脏移植的病人手术后没几天就将被要求出院。

住院天数缩短的趋势和对于医院门诊治疗的高依赖性将加剧病人的心理-社会问题。Bateman 和 Whitaker（2002）称医疗机构需要社会工作者，部分是由于他们可以提供出院计划，将病人与必要的家庭健康服务挂钩。笔者同时建议，社会工作者应在初级照顾机构中扮演重要角色，以解决预防层面的医疗问题从而降低发病率和对于住院治疗的需求（见 Box 2.1）。

随着对医疗成本控制的强调，社区健康项目呈现上升趋势。针对疾病预防或健康问题，社会工作者在一些项目（如产前照顾与癌症筛查等）中进行合作并日复一日地发挥作用。

资料 2.1

健康社会工作人物简介

Mildred Williamson，社会工作硕士，博士，美国芝加哥库克县健康服务局流动性和社区健康网络项目和研究部主任。在此职位上，她创造了基于社区需求的健康项目。之前她曾是芝加哥沃得朗健康中心和库克县医院妇女和儿童艾滋病病毒感染项目的行政人员。Williamson 从当地、州、联邦政府和私人健康研究基金会得到经费来源。她是疾病预防和控治中心顾问委员会成员及其艾滋病预防和关怀理事会的理事，也是芝加哥两个 HIV 相关组织（愿景屋、家庭和儿童艾滋病网络）理事会的理事。Williamson 目前担任儿童、青年和家庭艾滋病联盟委员会理事。这个全国性的组织是在她帮助之下于 1994 年成立的，主要对象是艾滋病病毒感染者家庭以及以青年为主的照顾人员、倡导者和消费者。在 1997 年至 2001 年期间，她曾担任该组织理事会主席。

（二）健康机构和社会工作者在团队中的地位

许多机构都提供直接的健康服务，如公立及私立医院、门诊诊所、社区健康中心、流动手术中心、医生诊室、流动照顾点、专业护理机构、军事机构、矫正机构、学校和健康维护组织。一些中心的照顾被运用于特殊的疾病，如肾衰竭（透析中心）、癌症（化疗中心）、艾滋病病毒感染/艾滋病（社区健康门诊），或解决多种健康问题的多功能组织。

另一些实务机构也许处理紧急医疗需求（包括出院病人服务和特别服务）或长期医疗需求。在那里，病人被接收入院并在一段时间内接受服务。间接的健康服务，如项目和政策策划、健康项目，也许会由多学科团队中的专业人士监督，包括地方、州立和联邦机构、社区组织、政府部门或学校和研究部门。不管在微观还是宏观层面，健康问题被认为贯穿人的一生，从产前照顾和婴儿照顾直至老年照顾和临终关怀。

无论是临床还是宏观的层面，对于所有社会工作者来说健康是一个被关注的实务领域，他们在其中扮演着重要的角色。2004 年，22％的社会工作者是医务和公共卫生社会工作者（美国劳工部，U. S. Department of Labor，2004）。在美国，由于每一个州有不同的社会工作者执业原则设置，因此每个州在健康照顾领域的社会工作规范标准也不同。同样地，健康组织对于如何推荐和规范卫生保健队伍纳入社会工作者的标准也各不相同。如同在第一章中所介绍的，社会工作者被纳入医疗机构已有超过一个世纪的历史，这对于生理-心理-社会模式和健康服务的实施是极其关键的。

有证据显示，对于病人来说，除医师外，包含有社会工作者和护士的健康照顾模式往往比单纯的只含有医师的模式能得到更好的结果；同样的证据显示，社会工作者和护士的干预成本更低。例如，Sommers、Marton、Barbaccia 和 Randolph（2000）进行了一项关于多学科团队初级照顾模式的有效性实证研究。在这项研究中，实验组接受来自医生、注册护士和社会工作者的初级照顾服务，而对照组只接受医生的服务。研究发现接受多学科团队服务的实验组在住院治疗、再次入院和医生后续跟进治疗等方面的发生率要明显低于对照组，并且他们参与社会活动的比率也更高。研究者估计这种多学科模式至少在每个病人身上节省了90 美元（包括额外人员支出），这还没有包括因就医次数减少节省下来的费用。

三、健康团队中社会工作者的角色

社会工作者在理想的卫生保健模式设计和实施中起关键作用。社会工作者在临床通过接触病人、家属以及他们在整个医疗机构的角色来发挥作用。他们所在的健康团队包含了临床病人照顾专业人士和项目计划及执行的行政人员。健康社会工作的任务适应了社会工作的专业性目标，包括帮助案主解决问题，应对生活压力；为个体提供资源、服务、机会；推进有效的人性化服务体系；发展和改善社会政策（Gambrill，1997）。

（一）实践传递：社会工作者作为卫生保健服务的一个组成部分

范围广泛的健康社会工作任务存在于临床病人照顾机构中。这些任务包括对于病人及其社会支持网络的干预、与多学科团队的合作、与社区和权力机构的服务协调、为病人的需求向政府部门呼吁，以及在健康设施方面的督导和管理。在临床病人照顾机构中，健康社会工作者的活动包括对于病人状况的细致的评估和对干预服务的设计和执行。

1. 健康社会工作评估 社会工作者为个体和其社会支持网络成员的优势和需求进行评估，以发现个体照顾的现有资源和潜在困难。这些工作对于实务机构来说都是有针对性的，并且受到组织性、条约性要求和机构所提供服务类型的影响。例如，在一家医院中，也许所有的社会工作部门都用同一种标准的评估工具。肿瘤科的社会工作者也许用的是针对癌症病人特殊需求的标准化工具，而康复科的社会工作者可能运用不同种类的评估工具。疾病特征评估工具详见本书第十六章附录。这样的评估工具不仅局限于对疾病的评估，社会工作者也帮助健康照顾团队评估病人的心理和社会问题，如家庭暴力（Danis，2003）和妨碍达到健康照顾质量目标的社会经济障碍等。

2. 健康社会工作干预　在细致的需求评估的基础上，社会工作者提供援助，发展和实施干预以适应病人的特殊需求。在此过程中，社会工作者可能根据病人的文化程度、人生发展阶段和语言、视觉、听觉障碍等条件，以特有的方式向病人合理地解释疾病和治疗方法，以及应对措施。在服务提供者和病人之间促进交流是健康社会工作者的一个关键角色，将在第九章中进一步讨论（见资料 2.2）。

社会工作者对于当地和联邦政府权力部门的适当要求是熟悉的，能帮助病人及其家属取得更多资源和学习怎样取得资源。社会工作者是拥有"评估社会服务需求和保证社区基础服务协调必要知识"的专业人士（Berkman，1996，p.545）。健康社会工作者能通过个案管理充当病人及其家属和服务及其他资源之间的桥梁，以帮助他们去获取资源。

不仅如此，健康社会工作还具有增强社会机构对于人类需求的责任意识和增强个体的社会功能的双重目标（Dhooper，1994）。健康社会工作者运用临床技巧帮助病人及其家属应对疾病和治疗。许多诊断，如肌萎缩性（脊髓）侧索硬化症（Amyotrophic Lateral Sclerosis，ALS），对于病人是难以接受的。ALS 是一种十分痛苦、最终将致命的进行性的神经肌肉疾病。病人被诊断为 ALS 后可能会出现抑郁、愤怒和恐惧。健康社会工作者受训为病人提供咨询，以帮助其应对诊断，为其因疾病体验而产生的失落情绪提供辅导服务、鼓励他接受医学治疗，从而最大限度地提高生活质量。

资料 2.2

健康社会工作人物简介

Kay Ammon，社会工作硕士，注册临床社会工作者，持证社会工作者，是加利福尼亚州圣乔斯的 Santa Clara Valley 医学中心儿童重症监护室社会工作者。在为危重病儿及他们的家庭服务的过程中，Ammon 安排这些家庭参观监护室，了解这里有强大的高超技术力量，并与他们讨论相关政策和治疗过程。她向那些病儿和家属提供情感支持、哀伤辅导、愧疚与焦虑应对、临终关怀、相关信息、资源推荐和链接。作为服务于许多西班牙家庭的一名说西班牙语的健康照顾服务提供者，她认为自己是这些家庭和健康照顾队伍之间的"关键桥梁"。她为病人家属翻译那些难以理解的医学说明并安排家庭照顾会议。她也帮助家属们理解复杂的医学术语和出院建议。

此外，医生给出的治疗建议往往令病人较难跟进。一个小男孩被诊断患有糖尿病后也许需要每天几次测量血糖、在学校里自己注射胰岛素，并且十分麻烦地避免甜食。他也许会因为这些建议与他理想的生活状态相冲突而选择不按要求去做。健康社会工作者能帮助他接受这种突如其来的因糖尿病治疗而造成的干扰，提供支持性辅导，帮助他找到应对不同治疗的方法。她也可能和学校的护士合作，帮助小男孩在学校的医务室里测量血糖和自己注射胰岛素。与在公共场所相比，这里能极大地保护他的隐私。另外一项生活干预也许是社会工作者

与男孩的家长讨论在家里和聚会上的饮食和点心的种类，以保证这些食物适合其饮食要求。一些儿童或青少年从同辈和同学那里得到对于疾病的误解和偏见。这种情况下，社会工作者可以在班级里为男孩的同伴提供一个消除对于疾病的任何迷惑和误解的教育性讲座。这样可以使他们熟悉疾病、消除对于疾病的神秘感，并了解小男孩独特的饮食习惯和为什么他必须在上课期间注射胰岛素。

对于年长者，卫生保健社会工作者能够提供夫妻和家庭辅导。一对夫妇因为自己刚出生的女儿夭折而悲伤不已，前来向医院社会工作者寻求哀伤辅导。社会工作者可以在一个父亲做完下肢截肢术后和整个家庭讨论他们的应对措施。同样，用于临终关怀的干预通常要求召开家庭会议，并且运用一系列的理论和以实证为基础的干预手段。健康社会工作者通常对病人及其家属使用支持性小组，以提供一系列健康问题的教育和支持。

其他专业人士可能将病人转介给健康社会工作者。病人也许会由于出现影响治疗效果的心理问题而被转介。例如，社会工作者不会去见急诊室里所有的患者，而会被要求去见那些性侵害和家庭暴力的受害者，或通过转介帮助受害者取得合适的服务。同样，在初级照顾机构工作的社会工作者可能会被要求只去见那些被确定有心理需求的病人及其家属，如拒绝医嘱或因缺少医疗保险而无力购买必须药品的失明病人。

相反地，一些社会工作者会在他们工作的特殊机构中会见每一个病人。例如，移植科的社会工作者对每个病人的心理状况进行评估，这些心理状态会影响病人的移植需求。评估的目的是帮助整个团队明白病人是否可以接受治疗计划。社会工作者致力于解决可能对一个成功的移植手术产生干扰的病人的心理问题，而这些问题必须在病人手术前解决。策划移植手术的同时，社会工作者为病人提供个案管理服务。此服务包括了社区资源推荐、经济咨询、家庭和照顾者准备，以及移植后照顾者角色教育。

当前，社会工作的一个普遍趋势是让病人、病人家属和社区成员积极地参与到健康团队中，或使他们成为项目的建议者。这个趋势寓意着病人在他们的健康照顾计划中拥有和专业人士一样的话语权。由 Sarah Gehlert（社会工作硕士，博士）领导的芝加哥大学多学科健康差异性研究中心，是人口健康与健康差异性研究发展中心的联邦多点联合项目的一部分。每一个项目邀请作为利益相关者的社区人士以及与健康相关的生理、社会、心理专业的科学调查人员参与其中。Gehlert 的队伍包含了由 503 名社区居民组成的 49 个深度焦点小组，用以测定社区居民对于乳腺癌及其治疗的理念、关注点和态度。社会工作者在临床实务、管理和研究层面的角色是在此过程中帮助健康照顾团队与社区人士和服务对象合作，以及在整个过程中为社区人士和服务对象呼吁。

通过健康照顾及管理的角色，社会工作者确信健康的社会环境在病人照顾和项目计划中得以表述。Miller 和 Rehr（1983）指出健康照顾社会工作者是健康照顾体系和服务对象之间的协调者。这也包含了在体制层面为照顾推广的改善而呼吁。

（二）社会工作作为卫生保健设计的一个部分

专业社会工作具有增强个体的社会功能和增强社会机构对于人类需求的责任意识的双重目标（Dhooper，1994）。健康社会工作的广泛使命存在于非直接病人照顾机构，如社区、依托大学的机构及政府部门。这些使命包括卫生保健社会工作、政策发展、项目策划、社区教育和筛查或研究。在这些宏观层面，社会工作者与其他专业人士及政策制订者、民选官员、大学院校、行政人员和社区人士一起合作。

健康社会工作者设计和实施社区健康项目和提案。如一名社会工作者可能与一个团队一起筹划一个关于产前照顾的项目。社会工作者要考虑产前照顾的心理障碍，如产前诊室里缺乏儿童照顾等，这必须包括在提案中。社会工作者可能也会根据不同的健康问题给个人、小组和社区提供教育。健康社会工作者被纳入到预防服务中，如健康筛查和预防接种。他们可以识别需要服务的个人，并通过外展项目向他们提供资源联接（见资料2.3）。

资料2.3
健康社会工作人物简介

Rose Popovich，社会工作硕士，注册临床社会工作者，是卫生保健社会工作领袖学会2001年度Ida M. Cannon杰出领袖奖的获奖者。Popovich是印第安纳波利斯社区医院家庭医疗项目的一名实务管理者。这一项目为门诊病人提供包括孕产妇、儿童、家庭医疗和学校健康照顾服务，参与的医生和员工超过30人。Popovich说她的社会工作背景对于她创建社区健康项目至关重要，这帮助她更好地理解她所服务的人群的需求。

Popovich同时致力于卫生保健社会工作组织联合会的工作。联合会成员包括以下组织的代表：美国个案管理协会、美国家庭健康照顾社会工作者网络、美国公共健康协会、肿瘤社会工作者协会、儿童肿瘤社会工作者协会、州与地区公共卫生社会工作者协会、肾病社会工作理事会、社会工作教育理事会、国家儿童医院及相关机构协会、国家围产期社会工作者协会、国家社会工作者协会、国家临终关怀及姑息治疗专业理事会、卫生保健社会工作领袖学会和退伍军人健康管理局。联合会有例会制度，因此社团成员可以相互交流自己的兴趣、信息和自己在不同健康照顾实务机构中的日常工作等。

在一个更为广泛的层面，许多社会工作者被纳入到一些研究中，那些研究能够直接和间接地影响政策、社区和公共健康以及直接临床实践。按照惯例，健康社会工作者要对他们提供的服务保证质量，测评结果，以跟踪社会工作干预对缓解心理-社会问题的影响。社会工作者同时也在社区和大学院校层面进行个体的或与个体相关的一般健康照顾问题的研究。社会工作者在大型的基金会组织中有着重要的话语权，如国家健康委员会，并保证和研究与心理-社会的相关性。

四、一项关于社会工作专业人士的调查

正如在本章中所讨论的，社会工作者的角色是多样的，他们渴望总体上争取病人的健康和幸福感，以及更大规模地提供社区和公共服务，以实现积极的健康状态为目标。在今天的社会工作领域，社会工作者有着无数的机会去影响病人的个人生活质量、社区的健康及社会大众的健康。对于今天准备进入这个领域的社会工作者来说，应当描述一下当今社会工作者面临的各种机会和责任，思考专业对工作领域的真实贡献。

（一）个案管理与病患权益倡导

Jennifer Schlinger，社会工作硕士，注册临床社会工作者，是美国北达科他卑斯麦克

MedCenter One 健康系统一家医院的社会工作者。她原先在医院的康复部门工作，并在日常工作中与医生、物理治疗师与职业治疗师、口腔科医师和其他专业人士合作。虽然她的大多数病人是成年人，但有时候她也为儿童服务，也为来到康复部门的所有病人提供服务。病人接受医学治疗、被施以康复手术或处于危险期时，他们被限制最多住院 6 个星期。Schlinger 在日常工作中实施个案管理以帮助病人计划他们的出院和安排后续治疗。这对于生活在没有当地家庭健康或其他健康照顾服务可用的农村地区的病人来说是一个挑战。Schlinger 花费大量的时间为病人们进行呼吁，特别是为那些被限制一年只能得到 30 天康复服务的病人呼吁。Schlinger 帮助病人们争取权益、取得社会资源、创造和培育社会支持网络。她成为病人和医疗系统及社区组织之间的桥梁。

健康社会工作者也可以在实务机构中作为督导员，提供临床督导，或成为社会工作部门与他们所在机构或组织的行政之间的沟通者。Sharon Mass，社会工作硕士，医学博士，是洛杉矶 Cedars-Sinai 医学中心个案管理与临终服务主任。在此职位上，她监管着超过 110 名由医生、护士、社会工作者、数据分析师和行政支持人员组成的多学科团队。她是美国个案管理协会理事会的创始人之一，并在个案管理与临终关怀领域发表文章。她是南加利福尼亚大学社会工作学院的副教授，并且从她所从事的工作中得到很多奖项。Mass 参加健康照顾服务的日常管理和医务人员会议，代表社会工作和个案管理服务部为病人呼吁。在医院内，她督导社会工作执照备考生，指导社会工作者的专业发展。她同时活跃于各种争取病人权利的委员会和制度评论委员会。

（二）需求评估：照顾的第一步

一些社会工作者在他们工作的机构中会见所有的病人。Jeff Harder，社会工作硕士，注册临床社工，是西雅图华盛顿大学医学中心的一名移植科社会工作者。在他工作的肾脏和胰腺移植项目中，Harder 为所有将进行肾脏和胰腺移植手术的病人进行心理-社会评估。必要时，Harder 会帮助病人及其照顾者寻求资源，如提供移植后出院病人接受后续门诊治疗时需要的当地住所。他为病人提供关于移植手术后预期结果的咨询和教育，以及出院计划。他也协助病人及其家属处理应对措施、提供信息、推荐资源和进行未来需求评估，并提供患者职业康复辅导。对于以往接受过移植手术的病人，当他们失去保险或出现返职困难时他会提供持续协助。

（三）需求为本的服务：从需求层面对案主进行帮助

一些健康社会工作者在健康照顾机构中只会见那些需要服务的病人。此外，另一些健康社会工作者可能是自由职业者。如：Mary Raymer，社会工作硕士，学院注册社会工作者，是一名精神病社会工作者和执业婚姻与家庭治疗师，接触晚期病人及其家属 25 年。作为一名早期的临终关怀带头人，她是国家临终关怀和姑息治疗组织社会工作组的领导，也是社会工作临终教育项目的组织者之一。她拥有自己私人的实务工作，以处理复杂性哀伤反应、压力和末期疾病见长。她实务工作的大部分对象是需要哀伤应对辅导的个人和家庭。

（四）公共卫生社会工作

Marvin R. Hutchinson，社会工作硕士，临床执照独立社会工作者，是南卡罗来纳健康部门公共卫生社会工作部主任。他定期参加立法、政策和项目会议（保证程序进行中的心理-社会重点）和监管公共卫生社会工作项目。他的员工包括地区公共卫生社会工作主任和州政府项目中的公共卫生社会工作咨询师，这些咨询师是他通过工作发展而来的，这些公共卫生社会工作者中超过 225 名具有硕士水平。这些社会工作者供职于整个州范围内的临床、社区和管理岗位，如：孕产妇健康、儿童健康、计划生育、肺结核治疗、学校健康、儿童康复服务、艾滋病服务和家庭健康服务。Hutchinson 同时任教于南卡罗来纳大学社会工作学院。他指导暴力与主动性自杀预防服务，并监管社会工作硕士和公共卫生硕士的实习项目。他为机构间的员工、本州、本地区、国内和国际会议提供工作坊和文章。此外，Hutchinson 任职于国家层面的委员会（代表州与地区公共卫生社会工作者协会、全国老龄理事会、公共卫生基金会和全国社会工作者协会）和与学校健康、暴力、体制等综合相关焦点问题有关的立法理事会。他得到了"美国卫生局局长公共卫生服务"奖励，并成为 2005 年度南卡罗来纳州美国社会工作协会的社会工作者。

（五）多层面干预：多样化的责任

社会工作者可在个体和系统层面上展开健康照顾干预。Patricia Ann Gibson，社会工作硕士，美国社会工作师学会会员，是北卡罗来纳州沃克福瑞斯大学医学院的广泛性癫痫症项目（Wake Forest University School of Medicine in North Carolina）的主任。她是多家神经学组织的成员，包括美国癫痫学会（American Epilepsy Society）、癫痫基金会（Epilepsy Foundation）、国际癫痫办公署（International Bureau of Epilepsy）和国际癫痫大会（International Epilepsy Congress），并且在其中屡获殊荣。Gibson 同时也在全国结节症和硬化症协会的专业顾问委员会任职。1976 年，她为癫痫患者开设并持续运作了全国信息咨询电话。她与患者及其家属讨论他们所关心的事。在得知病人无力为他们的孩子提供医疗服务后，她花费了 8 年时间在北卡罗来纳发展成立了癫痫医疗基金，并通过多种渠道募集资金（包括红辣椒烹饪比赛、庭院义卖和设置在办公室内的小吃销售点）。Gibson 会见病人，包括个人、家庭和小组，开展教育和咨询。她大部分的时间花在演讲和举办工作坊、学术会议和研讨会上。这些工作包括给小学和初中学生、家长、医生、护士、医学生、医院和社区癫痫组织提供教育，并举办一些全国性学术会议，如：癫痫管理的趋势、儿科神经病研讨会和国际癫痫照顾研讨会。在这些训练中，她为癫痫治疗呈现了一种复合型的途径。

Rick Russo，社会工作硕士，临床社会工作者，是纽约晚期肾脏病（ESRD）网络（End Stage Renal Disease Network of New York）的客户关系和社区发展协调人，是另一个服务于临床患者和社区层面服务的健康社会工作者的例子。他的主要工作是在工作坊中为分析部门的员工讲述病人面临挑战的状态和提高员工对于病人需求的敏感性。在 ESRD 网络，Russo 也为肾脏病患者和他们的家庭提供援助、协助 ESRD 病人的康复推广，并推动州病人顾问委员会的工作，帮助肾透析病人表达自己的想法，鼓励他们参与自己的疾病照顾。

（六）行政和社会工作在卫生保健设计中的作用

社会工作者通过在临床机构中的行政角色在卫生保健服务设计方面发挥重要作用，并指导社会工作者和其他的专业人士。Polly Jones，社会工作硕士，营销科学硕士（MSM），注册临床社工，健康照顾质量专家（CPHQ），是印第安纳州波林顿健康促进会（Ascension

Health in Burlington）负责临床工作质量的主任。她负责该机构 70 多所附属医院的委派项目的协调，包括教育活动、个人辅导、质量改善活动和推进卫生保健组织资格鉴定联合委员会（Joint Commission on Accreditation of Health Care Organization）每年的系统调查。她同时监管所有医院的项目和计划。在此岗位上，她呼吁当地的相关活动、项目和团队中应纳入社会工作者，以体现社会工作者的专业性。日常工作中，她往来于国内的医院并与各学科人士在各种项目中展开合作。作为一名项目管理者，她推动团队间的互动并促进病人的治疗效果。她报告说，她运用小组动力学、理论演变和系统工作的知识开展的社会工作训练具有巨大价值。Jones 经常演讲和发表各种主题的关于健康社会工作的文章，她同时也是 2005 年健康照顾社会工作领袖学会的主席。作为这个组织的主席，她和国内社会工作界的领袖们建立了合作网络，为无数卫生保健机构的社会工作者提供教育、倡导和其他支持。

（七）填补医疗保健的空白：社会工作的无尽责任

如前所述，社会工作者有时具有医疗保健的特殊责任。此外，无论如何，社会工作者还扮演着机构内所设定的众多角色。Douglas Kirk，社会服务管理硕士（MSSW），注册临床社会工作者，是威斯康星州麦迪逊退伍军人医院精神健康特别个案管理的项目主任。他在医院里和那些需要精心精神健康管理的退伍军人一起工作。Kirk 这样描述他的形式多样的工作：

> "每一天，我也许会陪同我的案主做肝炎医学检查，帮助患者和医生之间互相理解（不是所有的医生都对精神疾病患者有耐心的）。接着，我也有可能在电话里劝说地方检察官使用监外观察而不是监禁，并帮助检察官明白对于精神病患者来说使用监禁可能产生相反的作用，或在集体家庭里讲解如何处理那个人的下肢水肿。稍后，我也许会向另一位病人演示如何使用洗衣机，并观察最近增加的药量是否在其身上出现了副作用。利用洗衣服的时间，我们也会讨论如何处理他的噪音。然后，我们会重新安排他的预算，以便他有更多的钱用于周末的娱乐活动。晚些时候，我可能会和一位病人的家属会面，他们为了病人倾尽全力，但却反而使病人止步不前。我帮助他们看到他们的儿子有技能、有优势，这比他的精神疾病更重要。我也许会带着那个病人去商店，以便教他如何更多独立购物，吃得更有营养。在这之前，我为一位独自生活的脱水病人清洗了在地板上的排泄物，拥抱了另一位度过了特别孤独的一天的病人，并花时间在一个严重的精神病患者身上，他希望使用自己的权利以降低用药量，却遭受到痛苦的结果"（personal communication，March 25，2005）。

在处理每一个个案中，Kirk 面对着一系列非同寻常的责任，而这些责任被归入健康社会工作者的专业责任之内。在这种角色中，他必须全方位地工作，为病人提供更好的照顾，解决一位病人的微观需求和另一位病人的宏观问题，以保证其所接受的治疗是适当的，并且保障了他/她的最大利益。

Dawn Romano，社会工作硕士，注册社会工作硕士（LMSW），注册临床社会工作者，是美国密苏里州堪萨斯市仁爱儿童医院和诊所的一名临床社会工作督导。她是另外一个承担着大量任务的社会工作者的例子。她的日常临床工作包括对病人及其家属的危机干预、儿童虐待和忽视评估及创伤辅导。作为一名督导,她监管着医院的社会工作者、提供儿童虐待指导和临床督导。她在众多委员会中任职,包括创伤和家庭暴力委员会。她的主要工作是为儿童虐待和忽视评估,她与儿童及其家庭会面以对儿童的虐待和忽视状况做出心理和社会评估。她与她的团队一起完成热线报告,并与儿童保护服务机构一起评估儿童的直接安全。她在儿童虐待和忽视调查报告中对执法官员提出建议、为家庭提供支持和教育,并为家庭寻求社区支持服务。Romano 也是医院创伤紧急反应团队的成员。这个团队中有牧师和护士督导,她则是社会工作者的代表。此团队为那些因交通事故、枪击事件、溺水、坠落、自杀和其他灾难导致孩子受伤的家庭提供危机干预、教育、情感支持和哀伤辅导。她也从事个案管理服务。

五、多学科途径:与其他专业人士合作

在对许多健康机构的描述中,社会工作者是与其他健康照顾专业人士相互合作的。社会工作者参与的团队可以是多学科的(每一个专业工作者负责自己相应的部分,很少有互动)、学科间合作的(专业人士与其他人员互动提供服务,但保持清晰的专业界限及其独特的术语和干预方向),或跨学科合作的(在专业人士间紧密合作,包括在策划一个项目或干预计划中分享共同的学术语言和手法)。

团队合作的水平由于各个健康机构及其标准和实务工作的不同而不同。在某种情况下,与其他专业人士的合作可能是间接的。比如,医生在病人的病历中看到社会工作的注释,但却从不直接和社会工作者讨论对病人的照顾。社会工作者也许作为咨询者在健康机构中按日计酬,而不是团队中的积极一员。在个别情况中,专业人士在日常工作中可能直接地相互合作、协商病人的问题、作为团队一起探访病人、在小组会议和小组反馈的基础上制订所有的照顾计划决定、在工作过程中与所有成员享有同等的话语权。

(一)专业协作的挑战

在健康机构中,专业合作会受到挑战。即使团队时常互动,专业人士也可能在照顾计划制订过程中不具有同等的话语权,专业角色也可能不清晰,专业视角和伦理也可能互相冲突。团队合作的执行显著不同。在照顾计划会议中,非必要时,社会工作者是被动的观察者,而非积极的参与者。作为选择,社会工作者也可以组织举办这样的会议。

对健康社会工作者来说,工作场所的变化带来了明显的挑战。卫生保健服务越来越重视降低医疗花费和减少住院天数。包括辅导服务和社区教育在内的其他专业部门逐渐缩小或消失(Sulman, Savage & Way, 2001)。对于健康社会工作的另一个挑战是与其他专业人士的合作被历史性地纳入了社会工作的规则。这在个案管理中尤为明显,要与护士和其他专业人士一起实施个案管理活动。医院的社会工作部门正在被以护士为核心的个案管理部门取代,护理专业人员正在愈来愈多地督导健康社会工作者(Alveo, 2001; Globerman, White & McDonald, 2003)。在一项出院计划者的研究中,Holliman, Dziegielewski 和 Teare 发现护士个案管理者往往比社会工作个案管理者得到更多报酬。作者发现私立医院更喜欢雇佣护士作为出院计划者,虽然联邦和州立医院更喜欢雇佣社会工作者作为出院计划者。

团队合作可能由于角色和任务的模糊而造成障碍,而不同的原则也可能使他们无法明白对方的用语和程序。健康专业人士具有独特的训练、教育和对于实务工作的视角。医生、护士和社会工作者（与多学科团队内的其他成员一起）观察和概括病人的问题，以及通过各自的视角提出解决问题的方案。Carlton 这样描述："社会工作是一种在目的、逻辑和基本原理上都与其他专业不同的专业"（1984，p. xiii）。Rolland 声称：

> 不同学科的临床工作者带来了他们各自对于家庭、疾病和残障的不同观点和责任。医生和护士拥有充足的医疗技术信息。他们需要运用技术眼光从医学治疗角度去帮助病人，而用这种眼光去审察一片心理-社会的森林是有困难的。如果他们能够转换视角，他们通常会难以决定在医学森林之中哪些树是心理-社会层面的重点。他们也许会难以得到关于糖尿病的 1001 个真相，并从"失调"的心理-社会意义中提取到其本质（1994，p. 20 - 21）。

社会工作者在训练中以及在伦理上具有为病人呼吁的责任。这可能导致多学科关系的紧张，因为病人和家属的一些行为不能很好地迎合政策和健康照顾机构或协会的程序，而这些行为会使专业人士烦恼不已。医生和护士也许会为一个婴儿的父母感到恼火，因为他们的孩子放在重症监护室，而他们只在深夜去探访。他们也许会观察父母是否存在失职，因为他们并没有在白天花时间和病孩待在一起，而却每次在深夜探访时把孩子弄醒。不同于强调以员工的需求去调整超越"常规的"探访时间，社会工作者会告诉自己的团队，孩子父母有着特殊的工作时间，从而排除在白天对孩子进行探访的可能性。社会工作者也会为这些父母呼吁，指出尽管他们是否必须在白天工作，而事实上，孩子的父母每天都会进行探访，花费好几个小时在病孩身上，并且是真正的深爱着孩子的父母。社会工作者也会在非传统家庭的问题出现时扮演重要角色。在医疗团队不认为同性性伴侣是合法的情况下，社会工作者能够建议将他们纳入照顾计划。

（二）对健康社会工作的建议

可以提出许多建议，使健康团队的合作最大化。在健康机构中的专业差异可以被重新设计成资源而不是负担。健康的生理-心理-社会模式要求不同专业的人都持有最有效地提供健康服务传播的观点。Cowles（2003，p. 21）列出了团队合作最大化中最为本质的特殊目标：

- 角色的清晰和灵活性
- 相互尊重和信任
- 在团队规范、价值、承诺和目标上的一致性
- 平等的态度；同等重要的感觉
- 团队连结和互相依赖感，而非自治
- 开放的交流和分享
- 灵活的领导和决策；分享权力
- 个体需求基础上的灵活的成员组成
- 固定的核心成员
- 团队感和专业身份感
- 协商和达成一致的能力

- 聚焦目标和目标清晰
- 团队会议要有记录
- 对于任务和保持团队功能的关注
- 系统的视角

　　健康社会工作者需要知道，案主通常不会特别地向卫生保健系统提出社会工作服务需求。相反，他们会提出包含有生理-社会成分需求在内的医疗需求。同样，熟悉生理-心理-社会照顾模式中的生理特性是社会工作者的责任。社会工作者必须增强有关的医疗常识和术语知识，以便和病人及其家属讨论问题时能更具专业性，并能全程参与健康照顾团队的工作。

　　健康社会工作者能支持和强化团队中其他成员的角色，而并非和他们明争暗斗，并且可以向团队中的其他成员提供有心理-社会问题的教育（Nason & Delbanco，1976）。Globerman、White、Mullings 和 Davies（2003）建议社会工作者可以通过主动的角色定位和宣传他们的独特角色与使命来缩小与团队中其他成员的角色冲突，持续性地更新与实务领域相关的知识，并且对其他专业人士表示认可。他们同时建议社会工作者评估和追踪他们提供的服务所产生的影响。以上这些使社会工作者可以确定他们所专长的领域、建立团队中的合适地位、并且显示他们对于健康照顾的独特贡献的有效性。社会工作者应该在质量保证和持续性质量改善方面扮演积极角色。

　　正如 Kayser、Hansen 和 Groves（1995，p. 498）指出的，"要从医院管理方获取资源和委派任务，为病人提供综合性的服务，社会工作部门需要不断地收集实证资料，社会工作者是为此经过最好的训练和以成本最有效方式推广服务的专业人士。"这对于如今健康组织对医疗费用进行限制、并对医疗成本提出更高要求的管理式医疗时代是尤其真实的（Segal，2002）。如果社会工作者能显示他们通过减少住院天数来降低医疗成本、提高病人的满意程度和生活质量、降低发病率和死亡率，他们就能在健康组织中拥有地位。社会工作者也需要用技巧来提升自己，以便更有效地为病人提供短期服务或特别干预。

　　Simmons（1989）回顾了健康照顾机构中社会工作服务的财政优势，并指出社会工作通过几种途径来保障机构的资源。他们通过实现病人与保险间的资源链接来提高病人的偿付能力、通过有效的出院计划和提供门诊资源来减少住院天数、通过外展服务和项目计划以及调解病人与服务提供者之间的冲突来增加供给、通过新项目和服务的开发来增进收入、通过参与支持团队成员的就业援助项目来改善医疗团队的生产力。

　　健康社会工作者也必须为他们自己成为健康团队中的积极成员而呼吁。Lee（2002）和 Globerman（1999）提议健康社会工作者用文字对其他专业人士和服务对象介绍自己的角色、提供关于社会工作活动和角色的团队训练、展示社会工作服务有效证据，并通过志愿成为任务团队的一分子而成为健康机构的出色成员。社会工作者必须记录对病人及其家庭的干预。如果社会工作者受限于高成本负担和时间的话，那么简短而快速的模式能达成目标。

　　卫生保健提供模式的变革和机构的约束影响着健康团队中的所有成员。正如他们帮助案主应对疾病、治疗和疾病所带来的变化，社会工作者能运用这些技巧来帮助健康团队适应医院和项目的架构（Globerman，1999）。社会工作者能在同事遇到挑战性的情况时给他们提供专业的支持，如当病人死亡时（Robert，1989）。这样的努力能使健康社会工作者最大地减少与团队中其他成员的角色冲突，并且很好证明社会工作是有效的。

六、全人关怀：社会工作的主要角色

健康社会工作扮演着多种角色，在不同机构中工作，并在临床与行政层面承担着广泛的任务。社会工作在健康照顾的生理-心理-社会模式中具有重要的功能。正如 Romano（1981）所说，"社会工作占据了一个独特的地位：它立足于健康和心理健康，手牵社会科学，内藏临床干预技巧，心中装着对社会上残障人士生活质量问题的承诺"（1981，p. 15）。虽然财政的、组织上的和专业的挑战存在于与健康相关的生理、社会、心理因素紧密结合的健康服务中，但社会工作却是健康团队的重要组成部分，这个团队旨在通过影响健康的不同层面的变量对综合途径进行阐述和产生重要影响（Keefler，Duder & Lechman，2001）。

七、学习练习推荐

学习练习 2. 1

通过运用本章中所述的健康社会工作人物简介，对照和对比健康照顾机构中不同的角色——什么是健康社会工作者真正做的事？这些角色的相似之处是什么？不同点是什么？临床社会工作者与行政和政策层面的社会工作者之间的不同点和相似点是什么？

学习练习 2. 2

运用本章中的信息，讨论社会工作者和健康照顾团队其他成员的不同点。什么是最基本的不同之处？社会工作能给病人的照顾带来什么独特之处？不同专业的不同伦理守则是什么？在健康机构中这些不同者是如何证明自己的（从微观和宏观层面上）？举例说明专业挑战和冲突。社会工作者应如何最有效地在团队、机构或政策部门与其他专业人士展开合作？作为社会工作者，你如何通过一个案例来证明，为什么个案管理或病人教育是你的工作内容而不是其他人的？（你也可以结合第一章的内容和社会工作的历史课程来考虑这些问题。）

八、资料推荐

国家社会工作协会（National Association of Social Work）（http：//www. Socailworkers. org）拥有健康社会工作的丰富资源，包括健康实务部分、关怀健康社会工作组织的社会工作高峰会议、与社会工作和不同健康照顾机构（如癌症和临终）相关的继续教育项目（可用于网络）和为不同健康机构而设的社会工作说明。

（一）为社会工作者提供的其他资源

美国个案管理协会 American Case Management Association（http：//www. acmaweb. org）

美国肺科协会 American Lung Association (http：//www. lungusa. org)

社会工作研究发展协会 Institute for the Advancement of Social Work Research (http：//
www. iaswresearch. org)

美国家庭健康照顾社会工作者网络 American Network of Home Health Care Social
Workers (http：//www. homehealthsocialwork. org)

美国公共健康协会 American Public Health Association (http：//www. apha. org)

肿瘤社会工作协会 Association of Oncology Social Work (http：//www. aosw. org)

小儿肿瘤社会工作者协会 Association of Pediatric Oncology Social Workers (http：//
www. aposw. org)

州（地区）公共健康领域社会工作者协会 Association of State and Territorial Public
Health Social Workers (http：//www. astho. org)

肾脏社会工作理事会 Council of Nephrology Social Work (http：//www. kidney. org/
professionals/CNSW/index. cfm)

社会工作教育理事会 Council on Social Work Education (http：//www. cswe. org)

癫痫病基金会 Epilepsy Foundation (http：//www. epilepsyfoundation. org)

国家儿童医院及相关机构协会 National Association of Children's Hospitals and Related
Institutions (http：//www. childrenshospitals. net)

国家围产期社会工作者协会 National Association of Perinatal Social Workers (http：//
www. napsw. org)

国家临终关怀与姑息治疗专业人员理事会 National Council of Hospice and Palliative
Professionals (http：//www. nhpco. org/templates/1/homepage. cfm)

国家多发性硬化症协会 National Multiple Sclerosis Society (http：//www. nation-
almssociety. org)

卫生保健社会工作领导力协会 Society for Social Work Leadership in Health Care (http：//
www. sswlhc. org)

移植社会工作者协会 The Society for Transplant Social Workers (http：//www. trans-
plantsocialworker. org/index. cfm)

退伍军人健康管理机构 Veterans Health Administration (http：//www. 1. va. gov/ so-
cialwork)

（二）国际社会工作组织

澳大利亚社会工作者协会 Australian Association of Social Workers (http：//www.
aasw. asn. au)

英国社会工作者协会 British Association of Social Workers (http：//www. basw. co. uk)

加拿大社会工作者协会 Canadian Association of Social Workers (http：//www. casw-
acts. ca)

国际社会工作者联盟 International Federation of Social Workers (http：//www. ifsw. org)

爱尔兰社会工作者协会 Irish Association of Social Workers (http：//iasw. eire. org)

参考文献

Alveo, G. (2001). Change in social work service in the VA system. *Continuum, 21*(1), 8–14.

Bateman, N., & Whitaker, T. (2002). The employment outlook for social workers. *National Association of Social Workers Intersections in Practice, 1,* 7–9.

Ben-Zur, H., Rappaport, B., Ammar, R., & Uretzky, G. (2000). Coping strategies, life style changes, and pessimism after open-heart surgery. *Health and Social Work, 25*(3), 201–209.

Berkman, B. (1996). The emerging health care world: Implications for social work practice and education. *Social Work, 41*(5), 541–551.

Carlton, T. O. (1984). *Clinical social work in health settings.* New York: Springer.

Cowles, L. A. (2003). *Social work in the health field: A care perspective.* Binghamton, NY: Haworth Press.

Danis, F. S. (2003). The criminalization of domestic violence: What social workers need to know. *Social Work, 48*(3), 237–246.

Dhooper, S. (1994). *Social work and transplantation of human organs.* Westport, CT: Praeger.

Engel, G. L. (1977). The need for a new medical model: A challenge for biomedicine. *Science, 196*(4286), 129–136.

Gambrill, E. D. (1997). *Social work practice: a critical thinker's guide.* NY, NY: Oxford University Press.

Globerman, J. (1999). Hospital restructuring: Positioning social work to manage change. *Social Work in Health Care, 28*(4), 13–30.

Globerman, J., White, J., & McDonald, G. (2003). Social work in restructuring hospitals: Program management five years later. *Health and Social Work, 27*(4), 274–283.

Globerman, J. White, J. J. Mullings, D., & Davies, J. M. (2003). Thriving in program management environments: the case of social work in hospitals. *Social Work in Health Care, 38*(2), 1–18.

Holliman, D., Dziegielewski, S. F., & Teare, R. (2003). Differences and similiarites between social work and nurse discharge planners. *Health and Social Work, 28*(4), 224–231.

Kayser, K., Hansen, P., & Groves, A. (1995). Evaluating social work practice in a medical setting: How do we meet the challenges of a rapidly changing system? *Research on social work practice, 5*(4), 485–500.

Keefler, J., Duder, S., & Lechman, C. (2001). Predicting length of stay in an acute care hospital: The role of psychosocial problems. *Social Work in Health Care, 33*(2), 1–16.

Lee, J. S. (2002). Social work services in home health care: Challenges for the new prospective payment system era. *Social Work in Health Care, 35*(3), 23–36.

Lindau, S. T., Laumann, E. O., Levinson, W., & Waite, L. J. (2003). Synthesis of scientific disciplines in pursuit of health: The interactive biopsychosocial model. *Perspectives in Biology and Medicine, 46*(3, Suppl.), S74–S86.

Livneh, H. (2000). Psychosocial adaptation to cancer: The role of coping strategies. *Journal of Rehabilitation, 66*(2), 40–49.

Miller, M. S., & Rehr, H. (1983). *Social work issues in health care.* Englewood Cliffs, NJ: Prentice-Hall.

Monster, T. B., Johnsen, S. P., Olsen, M. L., McLaughlin, J. K., & Sorenson, H. T. (2004). Antidepressants and risk of first-time hospitalization of myocardial infarction: A population-based case-control study. *American Journal of Medicine, 117,* 732–737.

Nason, F., & Delbanco, T. (1976). Soft services: A major, cost-effective component of primary medical care. *Social Work in Health Care, 1*(3), 297–308.

Rehr, H. (1982). Social work and medicine at Mount Sinai: Then and now. In H. Rehr (Ed.), *Milestones in social work and medicine* (pp. 2–59). New York: Prodist.

Roberts, C. S. (1989). Conflicting professional values in social work and medicine. *Health and Social Work, 14,* 211–218.

Romano, M. (1981). Social worker's role in rehabilitation: A review of the literature. In J. Brown, B. Kirlin, & S. Watt (Eds.), *Rehabilitation services and the social work role: Challenge for change* (pp. 13–21). Baltimore: Williams & Wilkins.

Rose, M., Fliege, H., Hildebrandt, M., Schirop, T., & Klapp, B. F. (2002). The network of psychological variables in patients with diabetes and their importance for quality of life and metabolic control. *Diabetes Care, 25*(1), 35–42.

Segal, S. P. (2002). Introduction: Pt. 3. *Social Work in Health Care, 35*(1/2), 351–358.

Simmons, W. J. (1989). Benefits of social work in hospitals. In B. S. Vourlekis & C. G. Leukefeld (Eds.), *Making our case: A resource book of selected materials for social workers in health care* (pp. 36–39). Silver Spring, MD: National Association of Social Workers.

Sommers, L. S., Marton, K. I., Barbaccia, J. C., & Randolph, J. (2000). Physician, nurse, and social worker collaboration in primary care for chronically ill seniors. *Archives of Internal Medicine, 160*(12), 1825–1833.

Sulman, J., Savage, D., & Way, S. (2001). Retooling social work practice for high volume, short stay. *Social Work in Health Care, 34*(3/4), 315–332.

Thompson, S. J., Auslander, W. F., & White, N. H. (2001). Influence of family structure on health among youths with diabetes. *Health and Social Work, 26*(1), 7–14.

U.S. Department of Labor. (2004). *Occupational outlook handbook 2004–2005 Edition: Social Workers.* Retrieved April 03, 2005, from http://www.bls.gov/oco/ocos606.htm.

第三章

卫生保健领域的伦理与社会工作

JARED SPARKS

如果这就是世界一切可能性中最好的，那么其他又是怎么样的呢？

伏尔泰（Voltaire），1759/2003

当面对18世纪疾病肆虐的严酷现实的时候，法国作家和哲学家伏尔泰描述了他怀疑人们能忍受如此恶劣条件的感情。即使是现在，科技手段提高了社会对生物学和人类健康的认知水平，人类依旧在面对尚未解决的现代健康问题和伦理困境时感到震惊和脆弱。

今天，通过基因咨询和干预，生命越来越受到人类发明的影响。随着一个人经历他或她的成长阶段，他们必须要在可获得的各种健康服务中做出选择。这在生命的终点阶段会尤为困难。

本章目的是在一个变化的卫生保健环境中，促成对医务社会工作伦理的讨论和理解。为此，文章回顾了一些伦理的哲学基础，对社会工作伦理的历史和决策、理论框架，以及其他特殊的议题展开讨论。

一、本章目标

- 在历史和文化背景中讨论社会工作伦理、医学伦理，以及生物伦理学的发展。
- 定义伦理术语和理论，因为它们与社会工作伦理守则有关。
- 概括和卫生保健领域社会工作伦理相关的决策模型和理论应用。
- 讨论与双重关系（dual relationships）、管理式医疗（managed care）和研究伦理（research ethics）相关的特定伦理议题。
- 简述21世纪以及更远的未来的伦理挑战。

二、社会工作领域伦理议题概述

本书的每章及其相伴的社会工作实务领域存在着重要的伦理相关事务和议题。社会工作者在处理这些议题、回应这些问题方面扮演重要角色。在健康社会工作领域，实务工作者为患者提供治疗、出院信息和各种出院方案，在一个跨学科的团队中为患者维权，在伦理委员会中担任职务，为政策颁布提供意见。这些经历为社会工作者们提供了获得临床/宏观健康社会工作领域中伦理知识的重要机会。对于相关伦理事务的了解有助于清晰地定位一个职务，并且在工作中做出成绩。当今的社会工作者比历史上任何时候都需要了解卫生保健领域社会工作的伦理困境，以及社会工作伦理是如何在实际中被运用来处理这些伦理困境的。

社会工作者和其他卫生保健专业人员可能倾向于认为他们是互不相干的同质性群体，每个专业都有独特的价值、信念体系。所有的社会工作者可能都对健康社会工作伦理体系和观点有所认识。然而实际上不是所有人都真正意义上知道健康社会工作的伦理体系。18 世纪法国作家狄德罗（Diderot）在他的著作《达朗伯之梦》（D'Alembert's Dream）中赞扬了不同个体理解能力的不同。

因为我们之中没有任何两个人是完全相同的，我们从未准确理解过别人，或被别人准确理解过。总是有一个"或多或少"的元素——我们平时讲话时常常没有完全表达或者过分表达事情的真实程度。我们发现人们有如此之多不同的观点，"我们没有注意到的比我们注意到的多出千倍，所幸的是我们无法注意到"（Diderot，1769，p. 222）。

Diderot 揭示了如果人们可以完全准确理解其他人经验和完全准确解释某种现象可能会带来的后果。我们应当庆幸人的生活经历各不相同。在健康社会工作伦理研究中，很多情况下，（团队工作者们）不需要花很多时间达成伦理共识。当然，情况并不总是这样的，社会工作者对于不同的意见也要持尊重的态度。

在整个职业生涯中，大部分社会工作者会遇到这样的情况，即没有一个十分理想的解决方案来解决他们在工作中面临的问题，因为每种方法都有自身的缺陷。Proctor、Morrow-Howell 和 Lott（1933，p. 166）进一步将伦理困境定义为"当一个社会工作者不能坚守专业价值或是坚守一项伦理时却需要与另一项伦理相悖。"

Reamer（1987，p. 801 - 809）提出了社会工作领域可能产生伦理困境的 8 个重要领域：(1) 保密原则；(2)（交流过程中信息的）真实性；(3) 案主自决；(4) 法律、政策和法规；(5) 举报；(6) 有限资源分配；(7) 个人价值观和专业价值观；(8) 伦理决策。在本章中将会对以上的一些领域进行阐述。

考虑伦理困境时，并不一定要马上得出一个不会改变的"正确"决定。价值观存在于思辨性的回顾和讨论之中。通过伦理讨论的过程，最后的决定会变得更加完整，或者会产生新的决定。就算没有新的伦理决定产生，至少工作团队会认为所做出的决定是经过团队成员仔细讨论，并且不是个人所决定的。

伦理守则为实务提供了一些直接指导。Lowenberg 和 Dolgoff（1996）定义了伦理守则之所以存在的其他四项原因，它们是：

(1) 保护公众。

(2) 保护专业（自我约束是一项职业的标志，理想中要比政府参与更加有效）。

（3）防止内部纷争。

（4）保护工作者远离法律诉讼（指导工作者为什么要采取某一套特定的行动，其背后的理念是能在法律层面保护工作者）。

在讨论包含这些伦理原则目的的个案之前，本书首先清晰地回顾社会工作伦理的哲学基础。这样的回顾可能不是综合性的。本书鼓励读者和自己的经历联系在一起，从而对社会工作伦理有更加完整的理解，在实务工作中更好地运用伦理守则。

三、伦理学术语和理论

一些社会工作学院提供社会工作伦理课程。实际上，一些州已经立法要求开设执证社会工作者持续的伦理学教育。毫无疑问，将伦理学内容纳入课程大纲要求有必要的指导。全国社会工作协会（NASW）的伦理守则中提供的术语为我们的回顾提供了坚实的基础。本章中使用的很多词汇需要明确的定义和区分，因为类似价值观、道德，甚至伦理学，这些术语经常被混淆使用，虽然它们在社会工作实务和伦理守则中表达的是不同方面。

（一）价值观

对价值观的讨论是专业伦理研究的基础。把价值观与社会工作伦理联系在一起时，价值观有其特殊的含义。价值观存在于个人、专业和社会背景中。解释这个概念常引起混乱，因为根据不同的哲学分支和社会理论家，这个概念存在多种定义。进一步而言，这个概念还受到各种政治观点的影响，他们都宣称对价值观的理解更为正确。尽管争论如此之多，价值观在伦理守则中有特殊的、重要的含义。

"价值观"一词来自拉丁文 valere，意为"有价值的、强壮的"（Angeles，1992）。《Harper Collins 词典》（1992，p. 329）将价值观定义为"有价值的；使某事物成为值得向往的、有意义的、有用的，或具有某种利益的品质特性"，或"卓越的；被高度尊重的、赞扬的，或是一种良好品质。"由于价值观与人类行为有关，Rokeach（1973，p. 23）提供了这样的定义："一种持续的信念，即面对一种相对或相反的做法或最终存在状态，对个人或社会而言更为可取的一种特定做法或最终存在状态。"价值观指出什么是正确的。在专业领域，价值观彰显了一个专业与其他专业区分开来的独特性和优势性。

作为一种专业，社会工作持有如下核心价值观：服务、社会公正、人的尊严和价值、人际关系的重要性、诚实正直、能力（NASW，2000）。根据 Reamer（1995，p. 3）的说法，"社会工作在诸多专业中是受到价值基础影响最大的专业之一。"

在尝试确认、理解和评论伦理困境之前，健康社会工作者需要检视他们自己的价值观。每个人都有自己的价值观，受到家庭、朋友、文化和以前的生活经验所影响。这些价值观会影响工作者对于伦理困境的看法，以及实务工作者是否能接受专业价值观。理解个人价值观基础的不同对于实务工作者在工作中与持有不同价值观的案主开展互动具有特殊和重要的意义。Hodge（2003）在一篇文章中用数据显示，硕士学历的社会工作者的"价值观更倾向于劳动阶级和中产阶级案主。"

（二）道德

"道德"一词起源于拉丁文 moralis，指的是风俗、习惯或个性。道德被定义为"良好表现的行为准则和标准"（Lowenberg & Dolgoff，1996，p. 22）。道德包括了被广泛接受的关于正确与错误的概念和主张。尽管道德在美国社会工作协会的伦理守则中没有被特别强调，但是他们在工作者发展专业和个人价值过程中有十分重要的影响。

（三）法律

"法律"也可从多方面定义。一些定义指出法律能够防止权威或个人的权力滥用。另外的定义更倾向于社会控制和福利，而其他的定义更强调确保社会公正。

法律、伦理和价值观都有独特的意义。单单通过一项法律不会改变个人根深蒂固的对于特定议题的信念和看法。例如，通过禁止协助自杀的法律不会改变个人对于自杀的看法。仅仅遵守法律并不保证社会工作者在专业行为中不违反工作伦理。当通过的法律有失公平时，社会工作者有义务在法庭申诉社会不公正。例如，全国社会工作者协会积极参与了影响卫生保健的立法，其中包括处方药的覆盖面等。

（四）原则和标准

"原则"一词在伦理守则中可以被认为是价值观形成的过程。自主原则提供了一个理想的优先顺序即指导人们先做什么，后做什么。原则指导社会工作实务（Reamer，1995），并且为更为细化的标准提供了参考。"标准"一词在伦理守则中更加具体地指出社会工作者在面临不同情况时该如何表现。

（五）伦理

"伦理"一词来源于希腊语 ethos，指的是个人的性格和性情（Angeles，1992）。伦理的定义也有多个方面。对本章而言，伦理将分成三个分支：元伦理学、规范伦理学和应用伦理学。

1. 元伦理学（**Metaethics**） 元伦理学关注问题诸如：某事真实的意义是什么？"好"和"坏"的真实意义是什么？元伦理学指研究"方法、语言、逻辑结构、寻求并证明道德决定的原因和知识"的学科（Angeles，1992，p. 183）。

2. 规范伦理学（**Normative Ethics**） 与元伦理学不同，规范伦理学关注的是道德、价值观、原则或是可能引起困境的标准。在发展规范伦理学来回应这些困境时，一些价值观和原则可能是相关的。全国社会工作者协会（NASW）2000 年的伦理守则同时指出，会出现价值观、标准和原则相矛盾的情境。在这些情境中，两位理性的、有经验的实务工作者可能对临床情境做出不同的伦理判断。

3. 应用伦理学（**Applied Ethics**） 应用伦理学是伦理学的第三个分支，关注的是规范伦理学（一系列道德、价值观、原则和标准的体系）在特殊情境中的应用。这将是实际的伦理决策阶段。社会工作者需要考虑伦理标准是否合法、符合案主自决的原则，或者是否需要呼吁修改法律。

伦理学可以被定义为包含以下三个概念：元伦理学、规范伦理学、应用伦理学。也就是说，伦理学可以被定义为：（1）关注建立在伦理基础之上的、论证人类操守的一个哲学分支；（2）关于道德、价值观、原则和标准的框架；或者（3）从特定框架中衍生出来的实际决策过程。在卫生保健社会工作领域，Joseph 和 Conrad（1989）提供了伦理行为的定义："与生物医学伦理选择有关的社会工作者的专业行为"（p. 23）。以下将讨论健康社会工作者在临终关怀中可能遇到的伦理问题。

（六）死亡的权利

死亡权利的争论在 2005 年重现于 Terri Schiavo 的案例中，她的丈夫违背了她父母的意愿，将她的鼻饲管和氧气管拔除。这个案例正好提供了伦理困境如何产生的一个例证。Schiavo 的案例不是第一个引起全国关注的例子。两位女性，Karen Quinlan 和 Nancy Cruzan 也正面临有关她们死亡权利的法律案件。两位女性都遭受脑损伤，再也不能清楚表达她们的意愿。Karen Quinlan 活了 10 年后她的呼吸机最终被移走。Nancy Cruzan 的父母赢得了一场旷日持久的官司，最后拔除了她的鼻饲管和氧气管。Nancy Cruzan 在她的食鼻饲被拔除 2 周后去世。Quinlan 和 Cruzan 都在 20 世纪 80 年代去世。在更多的争论中，Terri Schiavo 在她的鼻饲管被拔除后于 2005 年 3 月 31 日去世。这些案例全都反映了这个国家在基本的道德、伦理和宗教信仰上的不同。它们全都对卫生保健领域的社会工作者积极获取患者意愿，并努力将案主直接意愿，进行书面化而努力提出了新的要求。

当对上述挑战性的情况进行回应时，实务工作者首先需要检视他们自己面对患者意愿时的价值观。社会工作者的价值观可能和患者不同，并且对形成有意义的决策产生影响。根据一项对 110 名临终关怀社会工作者的研究，Csikai（2004）指出，尽管有 34% 的社会工作者被他们的患者问及过协助自杀，但是实际工作中，案主与患者最少讨论的话题恰恰就是这些类型的话题，包括安乐死、协助自杀、患者的自杀想法等。社会工作者在任何情况下都必须处理患者所关心的问题。在社会工作者的价值观和患者的价值观冲突的情况下，需要将患者转介。

在面对患者提出死亡要求时，社会工作者的第一反应是要仔细评估抑郁问题，以及其他任何可能出现的药物反应。当然，有可能出现在仔细考虑各种选择之后，患者依然选择死亡。然而，这也可能是案主希望再次确认，她会得到照顾，不会成为家庭的负担或被遗弃（Csikai，1999）。她可能也会考虑她人生的其他选择。一旦这些问题被充分探讨，患者可能会放弃安乐死或者是协助自杀。

在社会工作者认为自杀是错误的情况下，他们会使用元伦理学（作为工具）来证明。元伦理学中的问题分析包含了为何这是错的，以及这是否在所有情况中都是错的问题。对自杀的定义会影响一切随后的对话。元伦理学会讨论为什么对于一个遭受痛苦的患者自杀是错误的。元伦理学也关注自杀究竟是什么问题。在有医生协助的情况下究竟算不算自杀？医生给有行为能力的患者某些药物或提供结束生命的其他方式时，这是否属于自杀？当医生给患者注射其要求的致死剂量的阿片类止痛剂时，自杀是否在某种程度上和自愿的安乐死有所区别？上述的医疗行为是否属于自杀？

和元伦理学相比，规范伦理学关注的是确定可能引起伦理困境的道德、价值观、原则或标准。在 Bouvia 的案例中（参见资料 3.1），一个规范伦理学困境便出现了：个人是否应该支持协助自杀或安乐死。规范伦理学也关注行程一个超越道德、价值观、原则和标准整之外合成框架，用以指导具体的协助自杀或安乐死的案例。

资料 3.1

Bouvia 个案

Elizabeth Bouvia 的案例是一个引发死亡权利伦理困境的突出案例。1983 年，Bouvia 女士被送入加州 Riverside 总医院的精神科病房，因为她有轻生的想法（Munson，2000）。Bouvia 女士战胜了生活中的许多困难。尽管她有脑损伤，但是从 18 岁以来，她独自生活，获得了学士学位，并且继续攻读社会工作硕士学位。由于无法完成实习，她中止了这项学习（Pence，2004）。在医院期间，她身体大部分瘫痪，只能部分使用她的一只手臂。她只能说话和吞咽喂给她的食物。Bouvia 女士还有持续的关节疼痛。她是清醒的，能够表达她在想些什么以及她的个人意愿。

在治疗期间，她做出了决定希望绝食而死。她的医生不同意这项决定，并且告诉她，这个想法已经变成了对她自己的一个威胁，医生也因此有义务确保她每天通过鼻饲管进食。她通知了当地媒体，最终在美国公民解放联合会的帮助下，起诉了医院。法官裁定她有权自杀，但只能在没有协助的情况下实施。她一直通过鼻饲管进食，直到 1986 年，那时她又回到了法庭，要求只进食液体食物。法庭同意了她的请求。然而，她很快就同意了不仅吃液体食物。接下来的几年，她试图吃食物，然后又表达了要使自己挨饿的意愿。她一度流露出觉得饥饿而死时间太长，希望能有更快速的方法结束她的生命。最终，Bouvia 女士被送到了由医疗补助提供的 24 小时私人看护室。

根据医学观点，善行和无害的原则在医疗实践中运用。善行的原则要求实务工作者"做有益的事情"。无害的原则要求实务工作者"不伤害"。依照社会工作伦理守则，价值观问题可以是人的尊严和价值。自主和自决的原则看似也有关系。然而，正如前面所讨论的，承诺对案主履行义务的伦理标准使得社会工作者有这些法律义务阻止安乐死或协助自杀。并且在这样的案例中也会评估案主的自主权是否高于生命权。

大量的哲学理论存在于每一部伦理守则中，来指导和影响最后的决定。过去很多年，社会工作和医疗都受到很多哲学理论的影响。现代医学作为一项专业，比社会工作更多受到实证模式的影响。实证主义认为现实是存在着的，并且基于固定的规律而表现出来，因此（如果掌握了规律，这些现实就）能够被理解（Guba，1990）。在这个概念框架中，科学是一种机制，（通过这种机制）我们能够确定事物的发展，并且最终使其有利于我们。这种思潮源自 17 世纪末期的启蒙运动，并持续整个 18 世纪，当时世界越来越被视为一个精密的整体，并且最终能够被认识和受到人类的控制（Spurlin，1984）。

有时健康社会工作可被视为与实证主义方法竞争的一项专业。实证主义导致了医学在当今社会的地位。然而，很难认为社会工作没有重视建构主义模式。和一个精密的整体相比，建构主义认为社会不是"一个系统、一个机械体或是一个有机体"（Parton，2003，p.5）。它是一个基于观察者和被观察者合作建立的符号体系，共同创造意义。

对卫生保健领域的社会工作而言，建构主义关注实务工作者（在思想上）跨越限定的工作环境，通过患者自己的描述来理解他/她，以便对患者有充分的认识，如她的经历如何、她的愿望如何。按照建构主义，社会工作者的工作从"患者所处的地方开始"，不是在社会工作者或者社会工作者希望患者进行改变的地方开始。如果社会工作者理解患者对于自己疾病和治疗的认识，他们可能提供更好的服务。

四、基础规范伦理学

伦理学的理论关注行动的结果，其他则更加关注确认原则、标准和规则，在人们做出最后决定前给予指导。因此，大多数的规范伦理学理论归入义务论的或目的论的范畴。

（一）义务论和目的论

义务论基础在于伦理价值观、标准，或原则决定什么样的行动是正确的，而不考虑行为所带来的后果。例如，按照保密的原则，义务论会认为社会工作者在任何情况下都不能违反原则。

目的论更加关注行为的后果，而不是价值观、原则或标准。"目的论"来自希腊文 telos，指的是结果或目的（Angeles，1992，p. 369）。例如，目的论的保密原则更加关注如果该原则被违反会发生什么。

义务论和目的论经常冲突，一项伦理守则中的价值观、原则和标准也是如此。一个例子就是 1976 年加州大学 Tarasoff 与校务委员会的案例（Kagle & Kopels，1994）。这个案例中，一个患者告诉他的加州大学的心理医生他自己有杀人倾向，目标是 Tatiana Tarasoff。患者甚至告诉医生他自己的计划。心理医生通知了校园警察，拘留了患者一段时间，并让其远离 Tarasoff。

随后，这位心理医生的督导告诉他将此案例的记录销毁。按照法律，销毁记录是非法的。但是根据全国社会工作者协会的标准，保留案主记录却是明显违反了关于案主记录、禁止欺骗等原则。几个月后，患者谋杀了 Tatiana Tarasoff。Tarasoff 的父母最终成功控告了大学。加州高级法院指认学校有保护的责任，这优先于案主的隐私和保密原则。

这就是"保护的职责"和"警告的职责"之间的冲突。本案例中义务论要求遵守保密的伦理标准，而不管结果是什么。很明显法庭强调结果比违反保密原则更为重要。目的论关注保护潜在的受害者，最终生命被挽救在这个案例中是更加重要的。

尽管义务论和目的论形成了伦理困境，其他如实用主义、康德伦理学、照顾伦理学和美德伦理学都能在健康社会工作领域应用。

1. 功利主义　功利主义受到英国哲学家 Jeremy Bentham 和 John Stuart Mills 的强烈影响。这个理论的重点在于效用。效用指一个人应该做的事情，并由此给最多的人或作为一个整体的社区带来最大的幸福。决定好或者坏的是功利主义中的目的论。

功利主义有两种主要分支：行为功利主义和规则功利主义。行为功利主义主要关注结果。一个经典的例子是纳粹在第二次世界大战期间进行的试验。这些"试验"违反了许多伦理原则，导致了许多人的痛苦和死亡。一个行为功利主义者的主要问题是，"研究能否提供有用的数据？"行为功利主义者坚称数据应该用于特定的人类健康、治疗或是疾病，因为这些数据有价值。

然而，规则功利主义主张建立伦理标准框架以确定何种程序是最好的。研究伦理被认为是基石。纳粹的试验明显违反了伦理。面对这些试验，一个规则功利主义者会认为使用这些数据害大于益，禁止使用违反伦理获得的数据。

2. 义务伦理学（康德伦理学, *Kantian Ethics*）　和最功利主义的思想相比，特别是行为功利主义，义务伦理学与其完全不同。这个概念由德国哲学家伊曼努尔·康德（Immanuel Kant）提出，他认为一项行为的结果和决定好坏与否没有关系。康德认为只有行为遵守特定的标准、属于某一范畴的绝对命令时，它们才是正确的。决定何为范畴内的绝对命令的方法是提问，"如果每个人实施某种特殊的行为，是否每个人都能受益？"

康德认为基本上有两种义务——完全的和不完全的。完全的义务指的是不允许的义务、防止做某些事情的义务，如偷窃、撒谎、杀生。这些义务在操守中基本是"黑和白"。不完全义务没有明确的定义。他们是被授权的义务，如成为一个好人。这些义务很难定义清楚，因为在每个具体案例中，他们都有不同的表现形式。

3. 照顾伦理学 Gilligan（1982）关注所谓的男女之间道德伦理差异的研究将康德的观点带给了一个新的群体。她相信差异确实存在，但这种差异并不一定呈现某一方的道德优越性。Gilligan认为和权利、公正伦理学相比，女性更注重照顾伦理学。照顾伦理学认为一个更偏向建构主义的方法能被用于和患者及其家庭的交谈。Carse（1991）确定了医疗情境中的7种照顾伦理学的应用：

（1）原则主义和制度化规则的转变，更加注重和患者之间的互动关系；
（2）在理解他人过程中，强调自我意识；
（3）在伦理学话语中放置价值观，而不是过分强调结果；
（4）在卫生保健领域关注性别差异；
（5）在伦理审问中特别重要地强调关系的本质和动力；
（6）承认道德矛盾的存在；
（7）考虑一个人在伦理决策中应该形成何种本质和美德。

4. 美德伦理学 "美德"一词来自希腊文 arete，译为卓越的（Lacey，1996）。照顾伦理学和美德伦理学都被视为"没有原则的理论"，因为它们不是建立在具体的原则基础上（Munson，2000）。尽管照顾伦理学在实际应用中可能使用原则来指导具体行动，美德伦理学在实际运用中所运用的原则更少。美德伦理学指的是特定个人的正面品质。Carse（1991）认为美德伦理学的价值在于发展和其他职业相比更好的专业性。

美德伦理学可能是有问题的。例如，对于一个有美德的医生应具备何种品质，每个人的观点都不同，可能包括耐心、同情和理智。对一个有美德的社会工作者应该具备何种品质，更加难以达成一致，特别是在某些特殊的实务工作领域，其中就包括健康领域的社会工作。例如，一名在个案管理部门的医院社会工作者可能被认为是有美德的，因为她能够快速控制患者成本。另一名医院社会工作者可能被认为是有美德的，因为他为长期住院的精神病患者倡导权利。

五、医学伦理学、社会工作伦理和生物伦理学的发展

（一）医学伦理学

"如果一个人未获特许而隐瞒了一个以上的精神病患者，他将被处以500英镑的罚款"（Percival，1803，p. 69）。

西方的医学伦理学可以追溯到公元前477年的"希波克拉底（Hippocrates）誓言"。但

是本书中将以 1803 年 Thomas Percival 的伦理守则作为回顾的起点。尽管这部守则的语言和观点看似过时，但它暗示了现代困境。例如，医疗机构的执照和评级，对当今实务工作者仍有启示的意义。

　　Pervical 是 18 世纪晚期、19 世纪早期英国的一位医生。除了是一位医生，他还是为中产阶级撰写道德故事的作家。人们在曼彻斯特当地的医院寻求他的帮助解决纠纷。他也很了解引起英国社会动荡的广泛社会压力，如纺纱作坊的引进、英国的奴隶贸易和对待穷人的方式（Baker，Porter & Porter，1993）。他对主要社会议题的关注可以在他的《医学伦理学》（Medical Ethics）（1803）中找到。不幸的是，这本书的批评者认为该书包含更多的职业成规而不是专业伦理。虽然有批评，但这本书即使按照今天的标准也包含了令人信服的广泛议题，如遗弃、强奸、医疗事故和慈善目标。公平地说，这部医疗和社会工作双重守则的著作包含了贸易礼仪和更多基于价值观的思考。Percival 的著作最终在 19 世纪早期以原著摘要的版本传入美国，并且影响了美国医学协会（AMA）1847 年制定的第一部伦理守则。

（二）社会工作伦理

　　Abraham Flexner 曾经质疑社会工作本质上是否是一项专业，这点可能为制定社会工作单独的伦理守则提供了某些动力。Flexner 是当时医学教育界最有影响的人物之一，他引发了教育如何构想和实施的许多转变（Bonner，2002）。1915 年，纽约慈善会出版了一本书，Flexner 在其中他的文章里评论了社会工作："社会工作是不是一项专业？"在这篇文章中，他提出了成为一项专业的必备标准。按照 Flexner 的说法，社会工作还不具备成为一项专业的标准；然而，Flexner 指出，某种程度上，社会工作成为一项专业比法律和医学要容易。按照 Flexner 的说法，成为一项专业最为重要的一个要求是应该有"精神"或价值观：

> 长久以来，专业都被人们认为是逐利与自私的。从该层面来说，法律和医学和商业贸易没有什么特别大的区别。……长远来看，一项专业首要和不可或缺的是拥有专业精神，如果社会工作认同这一点的话，这个专业是最满足这一点的专业之一（p. 24）。

　　在 Flexner 的报告之后，社会工作领域很快开展了伦理的讨论。Reamer（1998）确定了社会工作伦理守则发展的 5 个明确阶段：道德时期、价值观时期、伦理学理论和决策时期、伦理标准和风险管理时期（p. 488）。

　　社会工作的道德时期从 19 世纪晚期持续到 20 世纪 50 年代。接受社会工作服务的个人常被认为是有缺陷的。在 20 世纪早期，社会工作者开始关注社会公平。由于社会的广泛影响，贫穷、疾病和教育机会等受到关注。社区文化教育运动反映了这种关注，它为美国的新移民提供基本技能学习，以更好融入他们的新国家。

　　Mary Richmond 在 20 世纪 20 年代参与制订早期的社会工作伦理守则（Reamer，1987）。这可能是道德时期终结的开始。这个时期出现了适应社会工作伦理需求的文章，1923 年，美国家庭社会工作组织促进（American Association for Organizing Family Social Work，AAOFSW）开始制订伦理守则（Lowenberg & Dolgoff，1996）。美国社会工作者协会 1947 年采用了一部正式的伦理守则，这正是在美国医学协会的守则被采用的 100 年后（Reamer，1999）。AAOFSW 在 1955 年与其他团体合并，成立了全国社会工作者协会（National Association of Social Workers，NASW）。NASW 在 1960 年出版了第一部伦理守则，包含了 15 个"我"的陈述，如"我尊重我服务对象的私有权"。在社区文化教育运动衰落之后不久，社会工作更加关注发展区别于其他职业的知识基础和实务领域。在 20 世纪 40 年代和 50 年代，社会工作进入价值观时期（持续到 20 世纪 80 年代），从关注对案主的道德转移到确定伦理标准和指导。

20 世纪 80 年代社会工作进入伦理学理论和决策时期。对于医学和社会工作团体，这个阶段主要受到发展规范伦理学回应生物伦理学困境的影响。Lowenberg、Dolgoff（1996）和 Reamer（1995）撰文强调伦理学理论和决策模型在解决卫生保健领域和社会公平议题中的重要性。这个时期，对不当医疗的关注导致引入管理式医疗，推动了伦理守则发展。

根据 Reamer（1998），社会工作伦理现在处于一个伦理标准和风险管理时期。20 世纪 90 年代到 21 世纪初期经历了一系列公共丑闻事件。企业不断出现账目上的非伦理行为。天主教因不正当性关系遭到公众围攻。并且由于一些新的国土安全考虑，对于保密和隐私的关注持续增长。社会工作扮演了为因强势团体的权力滥用受害人代言的角色。准确理解伦理原则使实务工作者更加容易确定和发现不良操守。

近期由于大型企业、机构和政府的权力滥用，使得越来越有必要为社会工作实务领域设立更为清晰的标准以适应辨别伦理情境，例如当社会工作者和患者建立双重关系时。为了应对伦理挑战情形的行为标准可能是排他性的，社会工作者必须持续更新他们的知识基础和学习决策技巧，不仅保护他们的案主免受伤害，也保护他们自己不违反法律。考虑到这是一个风险社会和充满挑战性的实务工作领域，很多社会工作伦理专家认为社会工作者应该缴纳不当治疗保险。尽管如此，最新的社会工作伦理守则中依然存在指导实务的伦理标准。1999年修正版的 NASW 伦理守则明确指出了社会工作的任务和价值观基础。这部守则最好、最新，反映了社会工作理论和实务领域的前沿。

（三）生物伦理学

在 20 世纪 40 年代晚期和 50 年代早期，医学发展技术层面有很大的进步（Jonsen，1998）。1949 年，脊髓灰质炎疫苗被发现。1950 年，抗高血压药物被发现。1952 年，治疗精神分裂症的精神科药物得到发展。那时的医疗伦理学获得完善，并且保障了这一职业获得尊重。也许是出于自满的情绪，当时的医学认为对伦理困境的全面回顾和分析看似没有必要。这点从 20 世纪 50 年代医疗伦理守则的减少就可以看出。1957 年，改进版的伦理守则缩减到 10 条陈述，到了 1966 年只剩下 7 条。

这种自我满足到了 20 世纪 60 年代才消退，因为生物技术引入了不可预见的难题。Albert Jonsen 将生物伦理学的诞生时间追溯到血液透析技术产生的时刻。这是一种能够通过外部进入人体血液循环系统的（慢性长期）血液透析技术。它标志着首次将一种终末疾病——晚期肾病从 100％的致死率转变为 100％能够通过机械治疗。和它相关的伦理问题是随后发展的透析选择委员会（Dialysis Selection Committees）带来的。这些委员会必须决定采用何种非医疗标准来决定每个病人的生死。这引起了个人社会价值的争论。在社会上，20世纪 60 年代和 70 年代是一个自我觉醒和实践主义发展成长的时期。尼克松政府的"水门事件"丑闻和不受大众欢迎的越南战争使得公众对于伦理和社会正义越来越重视。生物技术的使用和现实生命的困境使得公众看到一种似乎不可能发生的伦理情境。

20 世纪 60 年代也目睹了美国和其他一些国家表达生物伦理学议题的一些会议。这些会议承认并回顾了这些领域中的困境，如基因、生育和移植。除了透析外，心脏移植已成为可行的干预手段。会议的讨论最终导致伦理学术论文的产生。随着这些资料积累，一些生物伦理学中心开始收集这些资料，进一步的生物伦理学探讨得到发展。其中的一些中心包括 Hastings、乔治敦的肯尼迪伦理学会（Kennedy Institute of Ethics at Georgetown）和健康与人类价值协会（Society for Health and Human Values）。

随着生物伦理学中心的发展，生物伦理学领域的对话扩展到政府层面。例如，1968 年 Mondale 听证会提出了一些重要的问题，如临终议题、行为控制、人类参与的试验。最终，听证会导致了存在至今的全国生物伦理学委员会的诞生。2003 年，该委员会由 17 位总统指定人员组成。这些人员包括科学家、医生、伦理学家、社会学家、律师和神学家。这个委员会的目的是为总统提供咨询从而制订政策。

在接下来要讨论的研究伦理部分要讲到的 Tuskegee 事件于 1972 年 7 月首次见诸媒体。这主要是由一位名叫 Peter Bruxton 的社会工作者披露的。在他受雇开展性病患者服务工作后，从同事处得知这个研究。他试图通过和督导沟通，在体系内进行干预。最终，他成为一名"告密者"，并在 1972 年通过媒体披露了这项研究（Jones，1981）。部分是由于对公众不满的回应，1974 年全民生物医学和行为研究保护委员会成立。该机构正如它的名字一样，这个委员会的目标是发展保护研究参与者，并且为他们的具体行为提供指导。

这标志着首个关注伦理学，并为政策、立法提供建议的政府部门的发展。全民生物医学和行为研究保护委员会由 12 位来自科学、法律、伦理学和公众的成员组成。它的任务是出版医学研究的指导方针，其中一个例子就是 1975 年的"胎儿研究建议"（Recommendation on Research with the Fetus）。随后又有其他几个重要文件：1975 年"囚犯参与研究"（Research involving Prisoners）的报告和 1979 年"机构审查委员会报告和建议"（Report and Recommendations on Institutional Review Boards）。最后，1979 年全国委员会（National Commission）发行了 Belmont 努力完善的确定指导研究的基本伦理原则的报告。在委员会中工作的 Albert Jonsen 写道：

> 作为委员会成员我参与制定了那份（Belmont）报告。今天，我怀疑它作为一份提供严格伦理分析的报告。我怀疑它是一项美国道德主义的产物，由一群议员推动，让公众看到原本混乱的生物医学研究有明确的原则规范。（Jonsen，1991，p. 125）

从他对委员会的解说来看，预示着为死亡权利寻找明确的指导方针的困难。在 Belmont 的报告之后，1979 年医学、医学生物学和行为研究伦理问题总统委员会（President's Commission for the Study of Ethical Problems in Medicine and Biomedical and Behavioral Research）成立。这个委员会比全民生物医学和行为研究保护委员会（National Commission for the Protection of Human Subjects）承担更多责任和工作。它探讨诸如如何定义死亡的议题。这个委员会最重要的文件之一是"放弃维持生命治疗决定"，指出有行为能力的病人比别人更有权决策。在 1983 年解散之前，这个委员会建议伦理委员会需要在涉及生命和死亡照顾的困境中有发言权，并且复审了代理人权限时间（即一个病人的代理人究竟在什么时间段是能代表病人传达其意愿）的概念。这些委员会得到特殊的授权，并在一段特殊时期获得任命。

洛斯阿拉莫斯（Los Alamos）国家实验室（美国原子弹生产中心）、美国国家核实验室（Lawrence Livermore 国家实验室）和能源实验室部门在 1983 年开始建设单染色体的 DNA 克隆库，标志着人类基因组绘制工作的开端。人类基因组计划自 1990 年开始，直到 2003 年 4 月，人类基因组绘制完成。

全国生物伦理学咨询委员会于 1995 年成立，总统生物伦理学委员会 2001 年成立，2003 年两个委员会都重申了人类基因组研究的含义。除了政府以委员会的形式有所预见之外，人类基因组计划自身也发展了伦理学项目。这是全世界最大的生物伦理学项目，成为世界上其他项目的参考。

六、决策模式

社会工作者需要在不同的环境中做出重要决定。对社会工作决策而言，最直观的环境之一就是卫生保健政策或伦理委员会。管理式医疗的出现可能某种程度上改变了社会工作（在伦理讨论中的地位），但是从历史上说，组织团体认为社会工作专业的建议是重要的（Mulvey，1997）。随着这些决策变得更加透明并且受到（他人）监察，建立一个规范、信息有效的决策变得越来越重要。这和 Goldmeier（1984）在刚过去的阶段认为的，一种"不关注系统基础伦理规则，而是根据每个案例分别进行伦理判断"这种趋势恰恰相反。

发展一个良好的伦理决策是一项令人望而生畏的工作，目前存在多种指引做出决策的模型。这些模型假设了多种几何图形、一些方程、一些三角、一些二维平面和三维空间。然而，重要的不是这些模型的存在，而是元素的数量和其之间联系的复杂性。好的决策模型包含了多种因素和变量，不一定以方程或直线的形式出现。做一个好的模型。实务工作者必须考虑许多因素，例如：

- 个人价值观和机构的、制度的和社会的影响。
- 伦理学理论和决策模型。
- 社会工作理论、研究和实务标准。
- 社会工作伦理守则，以及其他职业守则。
- 相关的机构政策。
- 联邦和州政府的法律、法规。
- 对患者的影响，在某些案例中，对实务工作者的影响（如在告密的案例中）。

确认和关注所有这些因素具有很大挑战性。例如，Mattison（2000）指出，确认社会工作的特殊标准可能在某种程度上和确认未定义的实务标准一样难。同时，健康领域的多数社会工作者不是孤立地工作，他们是跨学科团队的一部分。在考虑机构影响的同时，与卫生保健团队中其他人员的关系，以及他们所持观点对需要进行伦理决策的社会工作者也具有很大影响（Landau，2000）。

在社会工作者对困境有所了解之后，社会工作首先要查询社会工作伦理守则，以确定那些可能和解决问题有关系的价值观、原则和标准。除此之外，社会工作者还需要弄清获得反馈的来源。这可能来自同事、机构委员会、当地的社会工作考核人员、专业社会工作组织（如 NASW），或者法庭。

决策模型通常有相同的组成部分。有时它们可能在一些基础上有所区别，如不同准则的优先性排序等。这种情况下，模型可能反映不同学派思潮的差异，很多情况下，卫生保健领域的治疗模型和治疗理论各不相同。Murdach（1995），Lowenberg 和 Dolgoff（1996），Mattison（2000），Jonsen、Seigler 和 Winslade（1997），Netting、Kettner 和 McMurtry（1993）都回顾了和卫生保健领域社会工作实务相关的不同的决策模型和方法。

根据 Netting 等人的研究（1993，p. 411 - 412），决策的步骤如下：

- 确定问题。
- 探索变量。
- 从他人获得反馈。
- 评估应对困境的价值观。
- 评估困境。
- 确认和考虑可能的替代方法。
- 考虑每种方法的利弊。
- 做出决策。

完成上述最后一项任务的部分困难在于决策实际上是用一个原则评估另一个原则，或者要对一系列的原则进行排序（例如自由高于幸福）。Reamer（1990）建议对原则进行比较，以决定哪个更加重要。例如，"一个人获得自由的权利优先于他或她获得幸福的权利"Reamer，1990，p. 63。然而，当患者的决定会继续其自我伤害行为时，这样的排序会允许酒精成瘾者继续酗酒。在考虑以上的原则之外，Reamer 也提出了工作者的实务需要基于"案主自决，知情同意"的基础，并且不能"伤害他人"（p. 63）。然而，在这个例子中，本体论对自由的考虑优先于目的论的考虑，例如对家庭、朋友、工作和长期健康（例如肝硬化）的影响。换言之，保护个人自由的原则可能被认为比强制某人采取健康的生活方式更为重要。

Lowenberg 和 Dolgoff（1996，p. 414）提出了一种原则排序。据此，个人应该能够：

- 满足基本生活需求。
- 接受公平和平等的治疗。
- 不受伤害或伤害最小化。
- 创造良好生活质量。
- 保护隐私和保密。
- 了解事实。
- 有可获取的信息。

七、健康社会工作伦理相关的特殊议题

（一）双重关系

双重关系可以简要定义为一种违背实务工作者和患者之间应有的关系。该领域禁止双重关系早在希波克拉底时代就出现了。"无论至于何处，遇男遇女，贵人奴婢，我义之惟一目的，为病家谋利益，并检点吾身，不做害人及恶劣行为，尤不做奸诱之事。"（希波克拉底誓言，公元前 400 年）。

在检视对 NASW 守则的违犯案例之后，Strom-Gottfried（2000）发现违犯最多的是双重关系。最多的是性关系和其他非性关系的双重关系。目前对双重关系的定义很多。Craig（1991）将其描述成为"含糊不清的关系，其目标和界限适应于满足咨询者的需求"（p. 49）。Hill 和 Mamalakis（2001）将双重关系定义为"治疗师和案主之间同时发生的，或连续发生的超越治疗关系的关系"（p. 200）。

早期对双重关系议题的著作关注双重关系中的绝对禁忌，例如实务工作者和案主发生性行为。显然，实际中存在许多非性行为的双重关系。最近，一些范例被用于考虑何时双重关系是合适的。Reamer（2003a）最近将双重关系划分为跨越界限的和边缘侵犯的。

跨越界限的双重关系在有些案例中是被认可的，但仍有争议。一个例子可能是一名医院社会工作者和现任或前任患者同在集资委员会（Fund-Raising Board）中服务。社会工作者参与到这件事情中是否合适，很大程度上取决于社会工作者对潜在的伦理环境进行合适判断的能力，有的会警示社会工作者完全避免这些潜在的危险和损害名誉的情形。

另一方面，会有人认为，不和患者合作对患者弊大于利。最近，路易斯安那州的社会工作认证专家在对肾病学社会工作者做伦理学演讲时建议，无论情况如何，要克制陷入双重关系中。这种观点在现在看来似乎陈旧而又危言耸听，因为如果社会工作者和患者之间潜在的合作受到了影响，那将使患者处于更加危险的情况之中。例如，委员会或规划理事会对这种合作进行阻止，这可能意味着社会工作者和患者不能进行对话以找到患者的需求。

在这个例子中，如何进行原则和标准的排序？是否这种滑坡论点最终会剥夺潜在有益的互动？滑坡的比喻在伦理学领域非常重要。它也可以称之为"薄边缘楔形或楔形论点"（Pence，2004，p. 111）。根据 Pence 的观点，这些论点在开始或结束生命的伦理困境中非常突出。尽管这些概念的应用比较口语化，但它确实提出了一些重要的伦理考量，例如概念的或经验主义的轨迹。概念性的——在这个领域允许双重关系的发生是否会导致确定不合适关系的明确标准的减少？或者经验主义的——人类本性是否最终会滥用这些情况？Lazarus 对此回应说："一种最坏的违反专业的行为就是允许当前的风险管理原则取代人道干预"（1994，p. 260）。

对潜在双重关系合适性的考虑，和那些在农村的社会工作者特别相关，他们可能遇上多层双重关系。为了确保内容的准确性，本章作者通过电话联系了路易斯安那州立社会工作检查委员会（LSBSWE）、NASW 和肾病学社会工作者委员会（CNSW），征询他们的意见。另外也查阅了 NASW 的伦理守则。没有一个委员会明确地反对所有双重关系。然而，州立委员会建议，应该建立指导方针，以关注双重关系这个议题。

另一种双重关系，即边缘侵犯双重关系，明显是不恰当的。这些包括"剥削的、操纵的、欺骗的或强制的"行为（Reamer，2003a）。2000 年全国社会工作者协会的伦理守则禁止社会工作者陷入"对当前案主或前案主具有潜在剥削或潜在伤害风险的双重或多重关系"（Standard，1.06）。

当社会工作者作为团队或委员会的一员为案主提供服务时，很有可能会产生不良的双重关系。如果社会工作者对情况的变化不够敏感，委员会的角色会变质，一些不恰当的结果可能产生。例如，这样的关系可能变成同事或朋友的关系，甚至可能变成性关系，可能患者会认为他更能接近社会工作者，从而利用工作者更多时间表达对治疗的关注。这种跨越服务者/患者的关系、和卫生保健提供者的接触可能越来越成为一个问题，因为社会工作者的案主越来越多，相应的时间越来越少。

如果社会工作者不够小心，保密议题也会成为一个问题。例如，可以想象，如果一个患者病了，而理事会其他成员向社会工作者打听他的详细病情，社会工作者可能会在关系中滥用权力，掩盖患者在理事会或是在其卫生保健环境中的声音。进一步而言，社会工作者和患者可能因为经济或其他目的操纵决策和可获取的资源。

和患者一起服务于理事会也可能有其他潜在的危险，用一个简单的风险管理策略去权衡这种关系的利益和其潜在的代价不足以进行证明。将功利主义用于本例，似乎两种行为都是可辩护的。行为功利主义者考虑和关注的是潜在的利益优先于风险。规则功利主义者或康德伦理学者可能会认为如果这些规则不予维护，对这个专业会造成更多的伤害。

在双重关系上的辩论对服务的提供者可能也是适用的。例如，Hardinia（2004）指出临床直接社会工作实务实质上和社区社会工作不同。考虑到这个，一些人会认为社区工作不可避免比医疗社会工作需要更多伦理合作。在卫生保健领域的社会工作确实是这样吗？Strom - Gottfried（2003）提供数据说明个体实务工作者比机构中的社会工作者有更高的伦理违反率。这是对1986—1997年全国社会工作者协会存档的901个伦理投诉中的894个进行回顾的结果。因为研究过程中的数据采集存在质疑，所以需要更多的相关项目来解释这个结果。一个可能的解释是在类似医院的社会工作部门情境中有更多的监管、更少有机会导致违规，而私人实务领域则相反。其他的解释可能是这两种患者与社会工作者的关系是不同的，非精神治疗情境中更容易导致违规。

当不恰当的双重关系确实产生的时候，这种关系对于工作者与案主之间关系的本身没有很大的影响，但是对于工作者的内在心理活动有很大的影响。Schoener（1995）认为和患者有性关系或其他不恰当关系的临床医生可能会有内在心境或人格障碍。此外，Simon（1999）指出极端恶性的损伤和能力低下可能是引发不恰当的双重关系的原因。

（二）管理式医疗和违规报告制度

同本书第五章探讨的一样，管理式医疗极大地改变了美国卫生保健服务系统的格局。Neuman（2000）描述了一种新的环境，减少对卫生保健提供者的偿付、分散服务、减少职员认证和评定以及照顾标准的出台。下文将具体阐述这些条件是如何增加伦理违规的可能性的。

在管理式医疗情境中，可能的滥用行为会更频繁出现，如夸大患者症状以换取更多的偿付。实务工作者这么做可能是出于好意。精神病医院为了确保扩大治疗需求，也许对病人的诊断会从适应障碍升级到严重精神疾病方面，可能会鼓励雇员从网络服务提供者那里寻求治疗机会。这些提供者，特别是在卫生保健领域，可能是同事、卖方或者是患者的客户。这就可能使雇员和提供者之间形成潜在的双重关系。

从历史上看，管理式医疗可能会通过保密、言论限制、协议条款等威胁知情同意。言论限制的条款阻止社会工作者或其他实务工作者探讨对第三方支付服务的限制，或者探讨对特定照顾机构指定以外的选择（Strom-Gottfried，1998）。社会工作，特别是通过NASW，是最早具体关注保密条款与案主知情同意冲突的专业之一。

在依赖外界服务资源的卫生保健领域中，保密也可能受到更多威胁。电子数据的使用和从一个部门向另一个部门传递数据可能会产生伦理风险。然而，这更多属于技术功能而不是管理式医疗。随着电子数据的大规模使用，这些数据已成为电脑黑客和其他犯罪者的目标。最近有案例，数以万计的个人信用信息被犯罪者盗取。不难想象这也会发生在个人卫生保健信息上。个人的卫生保健信息不当使用可能影响个人的受雇潜力、经济和人际关系。

管理式医疗和其他卫生保健情境中的实务工作者可能有机会亲眼目睹违反伦理的实践。这时他们要做的一个决定就是是否通知官方。违规报告是指通知官方违反照顾标准的有害行为或机构中违反伦理的实务现象。从微观角度而言，可以向督导报告同事违反 NASW 伦理守则、法律或机构政策的行为。从宏观角度而言，这包括实务工作者对机构外人士通报机构的问题。尽管最普遍的处理方式是按照机构的规章形式，但是（容忍这些违规的行为）会带来（对案主）不好的结果。比如说，在公司工作环境中的复仇等。

如果问题是由管理层制定的政策所导致的，而且已经引起管理层的注意但并无改变，可能需要在机构之外寻求改变。例如，当地的媒体，或者美国公民自由联盟，过去都接触过举报者。然而，Reamer（1992，p. 162）指出，知会官方机构内部或外部违反伦理的情况，实务工作者需要考虑：

- 伤害的严重程度和不端行为的严重程度。
- 错误行为证据的质量。
- 这个决策对同事和机构的影响。
- 行动的多样性选择。

认识到世界上没有完美的机构这一点很重要，如果雇员每次遇到问题都举报，他们一定做不好自己的工作。如果社会工作者遇到涉及同事或机构的问题，应该直接和同事商议问题，或是遵守机构命令。社会工作者应该对事件作详尽的文字记录，尽力解决问题。

NASW 的伦理守则包含了可参考的、恰当地报告违犯情况的情境。然而，对这种困境封锁的、刻板的回应，如同在其他伦理困境中所遇到的，并不一定是正确的。报告过程中的决策应该是反映性的、有序的和可记录的。在采取的任何方式中，文档记录是必须的。这也是对社会工作者的保护，特别是涉及法律诉讼的时候。

必须仔细考虑报告者任何指控可能带来的影响。它可能毁坏共同工作者的名誉，影响机构的使命。如果发生服务被中断甚至终止，可能会对案主带来极大的不利。最后，要慎重考虑其他选择。有一些政府层面提供的大纲会保护那些汇报潜在错误的个人，即使是这样，汇报者从一开始就冒着很大风险。这可能会导致毁坏社会工作的声誉。同时，当确实有对他人造成伤害的时候，要采取所有合理的措施弥补这一情况。

八、社会工作研究的伦理

社会科学的伦理是情境伦理。（Humphreys，1975，p. 170）

这段引自 Humphreys 的话在某种道德程度上是模棱两可的，不同的人会有不同的解读。幸运的是，当今对于伦理的分析存在一定的（规则）保护，伦理被用来满足一些其他的目的（Lacey，2003）。例如，所有大学和卫生保健机构都应该有制度审查委员会（Institutional Review Boards，IRBs），提供针对潜在研究伤害的保护措施，确保研究不会伤害参与者。IRBs 确保知情同意、保密、数据存储政策和其他安全措施。

不幸的是，在这些安全措施存在的情况下依然存在问题。研究进行时，社会工作者可能因为不同的原因违犯伦理。最为可能的动机之一是研究者认为通过违反规则，从研究对象获取信息带来的益处胜过对研究参与者造成的伤害。从一个很好地合乎伦理的研究中越轨，不管看起来多么无辜，或者多么被迫，对研究者、参与者和社会都会有严重后果。在研究领域，最重要的包括：

- 自愿参与或知情
- 对伤害者无害或是没有不正当行为
- 匿名和保密
- 防止欺骗
- 分析和报告
- 公正和慈善

很多人将研究伦理的发展追溯到纽伦堡法案。第二次世界大战之后的 1946 年，美国、法国、英国和苏联参与了长达 8 个月的针对 16 名德国医生反人类罪行的审判。这些医生参与了因犯不知情情况下的研究，导致了极大的痛苦和死亡。纳粹德国战争期间的一些研究包括射杀囚犯来研究伤口，有目的给囚犯注射活体病毒来研究疾病。

纽伦堡法案针对这些罪行作出了回应。在纽伦堡法案中，案主自决是关注的重点。总体而言，纽伦堡法案确认了 10 条原则保护研究参与者。这是研究伦理学的一大进步，尽管这些原则并不总是被遵守。某种意义上，这标志着一个恶性循环的开端，研究中存在各类（伦理）危机，新的法律被制定来处理危机，然后类似的（新的）导致伦理危机的情况再次出现。

美国也有这种现象。在 1929 年，美国公众健康服务机构和密西西比、田纳西、乔治亚、阿拉巴马、北卡罗来纳、弗吉尼亚州的健康部门参与了被称之为 Tuskegee 的研究，目标是控制梅毒。1932 年，乔治亚州 Macon 郡约 400 名非洲裔美国人的梅毒治疗被停止。事实上，那时的种族主义观点将非洲裔美国人排斥在外。这标志着一项长达 40 年研究的开端，而不顾抗生素已在 20 世纪 40 年代用于治疗梅毒（Jones，1981）。这项研究在 20 世纪 70 年代被视为一个滥用研究对象的例子向公众公布。

纳粹独裁和 Tuskegee 研究的共同点是将弱势人群用作研究对象，他们通常是被剥夺公民权者、少数民族和妇女。在这两个案例中，对研究伦理的主要违犯是缺乏自愿参与。

Millgram 的服从行为研究提供了一个违犯"对参与者无害"原则的例子（Miller，1986）。Millgram 在 20 世纪 60 年代早期开始这项研究。他研究服从行为现象。在这项研究中，他通过报纸广告招募参与者。他告知参与者假设他们是可以通过电击学生作为严厉惩罚的老师。一个人扮演学生的角色，他的手上连接电线。老师被指示对学生的每个不正确回答给予电击。然后，老师被指示极大地提高电压。扮演学生者对每次电击都会有回应。

虽然心绪烦乱，老师还是持续提高电压，甚至电压计显示达到了严重危险程度，老师依然按指示执行。整个实验过程中，当控制电击时，老师显然经历了心理创伤，然而他们仍然听从了 Millgram 的命令。对 Millgram 的一个公认批评是他过于依据结果来调整方法，或者仅仅关注于目的论的考虑。这个实验确实得到了一些有价值的信息。对一些人而言，这解释了为何在权威的命令下会有暴力行为，例如德国纳粹。这仍然被认为是严重违反研究伦理，这包含多方面的考虑，如可能对于参与者造成长久的心理创伤。

凯米洛特计划（Camelof Plan）是 20 世纪 50 年代美国政府调查拉丁美洲政府如何被推

翻和尝试重建政权的（Howoritz，1967）。潜在的目标是获取信息，以获知政府如何在动荡的政治气候中控制局面和发展。这类研究有明显的问题。尽管这类例子来自宏观实务领域，它可用于说明政治研究领域的错误行为，这立即招来了对公义和善行的质疑。

这也适用于目的模糊的研究。健康领域的社会工作者应牢记，危险在于研究的真实本性，而这并不总是显现在表面。健康社会工作者在他们自己或是机构的研究中需要努力仔细考虑之前提到的研究问题。很多社会工作者，特别是那些在教学医院中工作的，可能参与研究，也可能让患者参与研究。了解资金来源和研究前提会有助于社会工作者践行对案主的价值观，以及更好为他们提供信息。

九、21世纪的伦理学挑战

如同本章出现的一些例子一样，伦理学挑战也有所发展，要求新的解决方法。在21世纪以及之后，伦理学探讨必然会和科学研究相关联。随着科学提供了宽广的、模糊的伦理学选择，健康社会工作有义务为个人和现存的文化发出声音。健康社会工作者直接为患者提供照顾、服务于伦理委员会、形成政策，都需要具备能力，重新注意考虑伦理问题和人际问题。从微观和宏观的观点来看，这是具有挑战性的，因为新的卫生保健伦理困境具有深刻的社会意义。

引人注目的健康困境可能引起潜在的理性的讨论和行动。这些困境可以凝聚提升患者福利的呼声。一个不充足的、非个人化的卫生保健行业对这个国家伦理指导下的健康照顾威胁更大。然而，健康社会工作者能够反映这些变化。通过对专业使命、价值观和伦理的全面理解，健康社会工作者有能力避免失去目标。对目标有明确的认识，健康社会工作者就能够协助让卫生保健的伦理往更适合患者的方向改变。

十、学习练习推荐

（一）学习训练 3.1

假设一个名叫 Spencer 的前足球后卫成了 NFL 的播音员。Spencer 是一个器官移植接受者，以异性恋为傲。在准备 NFL 周一晚间节目时，他接到来自捐赠给他心脏的人的家庭的电话。捐赠者的母亲从报纸获得了移植消息，并推断 Spencer 就是那个接受了她孩子心脏的人。她打电话到电视台，不知怎样说服了 Spencer 的一个同事给了她电话号码。Spencer 在和她通话后被深深震撼了，立即电话询问了移植中心。他和捐赠者的母亲计划见面和交谈。但是，这位母亲的一些话语使得 Spencer 认为捐赠者是女性。这对他是一个很大的打击，因为移植的医生对他保证捐赠者是一位男性。他让移植的社会工作者确认捐赠者的性别。社会工作者和医生查询了捐赠者的表格，发现捐赠者实际上是男性。然而，虽然捐赠者生理上是男性，但他长年摄取女性激素，并且像一位女性一样生活——捐赠者是一位变性人。显然，社会工作者不能通过电话透露这些信息。按照元伦理学，对这项细节的疏忽是否是个谎言？实际上，毕竟那个人可能有男性基因型。按照规范伦理学或是应用伦理学，社会工作者该做些什么以帮助接受移植者继续感觉他和他的新心脏是一体的？更进一步而言，社会工作者应该采取任何措施吗？

（二）学习训练 3.2

David 在一个营利医院的精神科工作。在 David 生活的州，社会工作执照的相关要求几年前发生了改变。新的规定要求所有社会工作者都有执照。在过去的几年里，他和他的同事George 一直是好朋友。这所医院是跨学科的，由精神病学家、心理学家、有执照的专业咨询师和其他人组成。George 和 David 恰好是部门里仅有的两名社会工作者。George 是一位非常认真负责的实务工作者，并保持良好的记录。因为他会两种语言，他的服务更加有价值。

David 有雄心某天担任管理的职责，近期他成为所在州经过认证的社会工作督导。他接受的部分训练包括回顾州的社会工作规则、标准和程序。在他接受训练期间，他发现在他州里的社会工作者在这些规则、标准和程序之下有这么一项义务，向州立委员会揭发没有执照而从事实务工作的同事。老师进一步指出，这不需要和社会工作者面质，而要立即告知州立委员会。

David 记得 George 抱怨过没有通过社会工作考试，决定要 George 再试一次，以遵守州的规定。更进一步，David 发现老年医疗保健制度要求实务工作领域的执照，而恰好他就在这个审批部门。David 试图以友谊的方式，鼓励他的同事再次参加考试。George 抱怨他不能通过考试，他去了社会工作学院获得了社会工作硕士学位，但还是不能获得执照。David 几个月都没有直接讨论这个话题。然而，他们的关系变得越来越不稳定。最终，David 开始考虑他未能报告同事没有执照的责任。

如果有的话，David 做错了什么？他下一步该怎么办？从照顾伦理学的观点来看，George 有做错什么吗？从义务论的观点来看，值得为 George 的行为辩护吗？

（三）学习训练 3.3

Merlin 和 Deanne 6 岁的儿子 Mickey 是儿童医院的一名癌症患者。尽管付出了很大努力，儿科肿瘤学家通知 Merlin 和 Deanne，儿子的癌症在继续扩散。对这个家庭的建议是他们应考虑让 Mickey 加入一项研究计划，采用试验性的药物。如果他被选择接受新的药物，Mickey 状况得到改善的机会也极小。Merlin 和 Deanne 只接受过很少的正规教育，平时总是听从医生的建议，便马上同意了。考虑到他们儿子微小的生存可能性，Merlin 和 Deanne决定最好不要告诉 Mickey 治疗和预后的细节。

本案例中的家庭能够做到知情同意吗？在对非专业人士解释治疗选择时存在哪些问题？康复的机会优先于有意义的知情同意吗？知情同意是否应该包括孩子？面对这种情况时，持义务论观点的社会工作者应该怎么做？在回答这些问题时，请确认使用社会工作伦理决策模型。在处理伦理困境的同时时描述要采取的步骤。

十一、推荐资料

美国生物伦理学杂志（The American Journal of Bioethics）（http：//www. bioethics. net）

安乐死信息（Euthanasia Information）（http：//www. euthanasia. com）

Hastings 中心（The Hastings Center）（http：//www. thehastingscenter. org）

肯尼迪伦理学会（Kennedy Institute of Ethics）（http：//www. georgetown. edu/research/nrcbl）

全国社会工作协会伦理守则（National Association of Social Work Code of Ethics）（http：//www. naswdc. org/pubs/code）

全国人类基因组研究会（National Human Genome Research Institute）（http：//www. genome. gov）

全国健康协会生物伦理学资源（National Institute of Health's Bioethics Resources）（http：//www. nih. gov/sigs/bioethics）

总统生物伦理学理事会（The President's Council on Bioethics）（http：//www. bioethics. gov）

参考文献

Angeles, P. (1992). *The Harper Collins dictionary of philosophy* (2nd ed.). New York: HarperCollins.

Baker, R., Porter, R., & Porter, D. (Eds.). (1993). *The codification of medical morality* (Vols. 1–2). Boston: Kluwer Academic.

Bonner, T. (2002). *Iconoclast: Abraham Flexner and a life in learning*. Baltimore: Johns Hopkins University Press.

Carse, A. (1991). The voice of care: Implications for bioethical education. *Journal of Medicine and Philosophy, 16*, 5–28.

Craig, J. (1991). Preventing dual relationships in pastoral counseling. *Counseling and Values, 36*, 49–54.

Csikai, E. (1999). Euthanasia and assisted suicide: Issues for social work practice. *Journal of Gerontological Social Work, 31*(3/4), 49–63.

Csikai, E. (2004). Social workers' participation in the resolution of ethical dilemmas in hospice care. *Health and Social Work, 29*(1), 67–76.

Diderot, D. (1966). *D'Alembert's dream*. New York: Penguin.

Flexner, A. (1915). Is social work a profession? *Studies in Social Work, 4*, 1–24.

Gilligan, C. (1982). *In a different voice*. Cambridge, MA: Harvard University Press.

Goldmeier, J. (1984). Ethical styles and ethical decisions in health settings. *Social Work in Health Care, 10*(1), 45–60.

Guba, E. (1990). *The paradigm dialogue*. Newbury Park, CA: Sage Publications.

Hardinia, D. (2004). Guidelines for ethical practice in community organization. *Social Work, 49*(4), 595–604.

Hill, M., & Mamalakis, P. (2001). Family therapists and religious communities: Negotiating dual relationships. *Family Relations, 50*, 199–208.

Hodge, D. (2003). Value differences between social workers and members of the working and middle classes. *Social Work, 48*(1), 107–119.

Horowitz, I. (1967). *The rise and fall of project Camelot*. Cambridge, MA: Massachusetts Institute of Technology.

Humphreys, L. (1975). *Tearoom Trade: Impersonal Sex in Public Places*. Hawthorne, NY: Aldine Transaction.

Jones, J. (1981). *Bad blood: The Tuskegee syphilis experiment*. New York: Free Press.

Jonsen, A. (1991). American moralism and the origin of bioethics in the United States. *Journal of Medicine and Philosophy, 16*, 113–130.

Jonsen, A. (1998). *The birth of bioethics*. Oxford, England: Oxford University Press.

Jonsen, A., Seigler, M., & Winslade, W. (1997). *Clinical ethics* (5th ed.). New York: McGraw-Hill.

Joseph, M., & Conrad, A. (1989). Social work influence on interdisciplinary ethical decision making in health care settings. *Health and Social Work, 2*, 22–30.

Kagan, S. (1998). *Normative ethics*. Boulder, CO: Westview Press.

Kagle, J., & Koples, S. (1994). Confidentiality after Tarasoff. *Health and Social Work, 19*(3), 217–222.

Lacey, A. (1996). *A dictionary of philosophy* (3rd ed.). London: Routledge.

Lacey, H. (1996). Philosophy of science and ethics. *Ethics, 2*(2), 111–120.

Landau, R. (2000). Ethical dilemmas in general hospitals: Social workers' contribution to ethical decision making. *Social Work in Health Care, 32*(2), 75–92.

Lazarus, A. (1994). How certain boundaries and ethics diminish therapeutic effectiveness. *Ethics and Behavior, 4*, 255–261.

Lowenberg, F., & Dolgoff, R. (1996). *Ethical decisions for social work practice* (5th ed.). Itasca, IL: Peacock Press.

Mattison, M. (2000). Ethical decision making: The person in the process. *Social Work, 45*(3), 201–212.

Miller, A. (1986). *The obedience experiments: A case study of controversy in social science*. New York: Praeger.

Mulvey, B. (1997). Synopsis of a practical guide: Guidelines for ethics committees. *Journal of Florida Medical Association, 84*(8), 506–509.

Munson, R. (2000). *Intervention and reflection: Basic issues in medical ethics* (6th ed.). Belmont, CA: Wadsworth/Thompson Learning.

Murdach, A. (1995). Decision making situations in health care. *Health and Social Work, 20*(3), 187–191.

National Association of Social Workers. (2000). *Code of ethics of the National Association of Social Workers*. Washington, DC: NASW Press.

Netting, F., Kettner, P., & S., McMurty. (1993). *Social work macro practice* (3rd ed.). Needham Heights, MA: Allyn & Bacon.

Neuman, K. (2000). Understanding organizational re-engineering in health care. *Social Work in Health Care, 31*(1), 19–33.

Parton, N. (2003). Rethinking professional practice: The contributions of social constructionism and the feminist ethics of care. *British Journal of Social Work, 33*(1), 1–16.

Pence, G. (2004.) *Classic cases in medical ethics* (4th ed.). New York: McGraw-Hill.

Percival, T. (1803). *Medical ethics*. Manchester, England: S. Russel.

Pumphrey, M. (1959). *The teaching of values and ethics in social work education*. New York: Council on Social Work Education.

Proctor, E., Morrow-Howell, N., & Lott, C. (1993). Classification and correlates of ethical dilemmas in hospital social work. *Social Work, 38*(2), 166–176.

Reamer, F. (1987). Values and ethics. In *Encyclopedia of social work* (18th ed., pp. 801–809). Silver Spring, MD: NASW.

Reamer, F. (1990). *Ethical dilemmas in social service* (3rd ed.). New York: Columbia University Press.

Reamer, F. (1995). *Social work values and ethics*. New York: Columbia University Press.

Reamer, F. (1998). The evolution of social work ethics. *Social Work, 43*(6), 488–497.

Reamer, F. (1999). *Social work values and ethics* (2nd ed.). New York: Columbia University Press.

Reamer, F. (2003a). Boundary issues in social work: Managing dual relationships. *Social Work, 48*(1), 121–133.

Reamer, F. (2003b). *Social work malpractice and liability* (2nd ed.). New York: Columbia University Press.

Rokeach, M. (1973). *The nature of human values*. New York: Free Press.

Schoener, G. (1995). Assessment of professionals who have engaged in boundary violations. *Psychiatric Annals, 25,* 95–99.

Simon, R. (1999). The natural history of therapist sexual misconduct identification and prevention. *Forensic Psychiatry, 22,* 31–47.

Spurlin, P. (1984). *The French enlightenment in America.* Athens: University of Georgia Press.

Strom-Gottfried, K. (1998). Informed consent meets managed care. *Health and Social Work, 23*(1), 25–33.

Strom-Gottfried, K. (2000). Ensuring ethical practice: An examination of NASW code violations, 1986–1997. *Social Work, 45*(3), 251–261.

Strom-Gottfried, K. (2003). Understanding adjudication: Origins, targets, and outcomes of ethics complaints. *Social Work, 48*(1), 85–94.

Voltaire, F. (2003). *Candide* (Rev. ed., L. Walsh, Trans.). New York: Barns and Noble Classics. (Original work published 1759)

第四章

公共卫生与社会工作

DEBORAH R. SCHILD and MARJORIE R. SABLE

1915—1945 年担任耶鲁大学医学院公共卫生教授的 Charles-Edward Amory Winslow 在其 1920 年发表的影响深远的论文《公共卫生未知领域》（The Untilled Fields of Public Health）中，将公共卫生定义为：

> 一门以预防疾病、延长寿命、提升身体健康状况和身体效能的科学和艺术。主要包括：利用组织完善的社区力量改善卫生环境；控制社区疾病传播；发展个人卫生教育；组织早期诊断和预防性治疗的医疗和护理服务；发展社会机制，确保每一位社区成员拥有足以保持健康的良好生活水平。（医学研究所 ［Institute of Medicine，IOM］，1988，p. 39）

各级政府公共卫生机构的核心功能包括：评估（assessment）、政策发展（policy development）及保障（assurance）* （IOM，1988；Schneider，2000）。评估是指对一个社区健康状况、风险、资源等信息的定期收集、分析和共享。政策发展是指利用评估数据来开发地方或州的健康和社会福利政策，并将资源导入这些政策。保障是指社区基本健康服务的提供能力，包括维持公共卫生机构和私人服务提供者管理日常服务的能力，及对于危机和紧急情况的应变能力（Rounds & Gallo，无日期）。

除了 2010 公共健康社会工作行动、国家和各地公共健康社会工作者协会、疾病预防控制中心、美国公共健康协会社会工作分会、全美社会工作协会、妇女儿童健康教育者协会、健康资源和服务管理署的妇女儿童健康局以外，不可否认北卡罗来纳大学社会工作学院的贡献。

特别要指出的是标准发展委员会的：Joseph Telfair，Lann Thompson，Judith Le Conte ，Elizabeth Watkins，Ruth Knee，Deborah Schild，Rita Webb，Marvin Reg Hutchinson，Theora Evans，Loretta Fuddy，Delois Dilworth-Berry，Deborah Stokes，Kathleen Rounds，Paul Halverson，Dot Bon（Amy Smith，Barbara Thomas，Janice Houchins 和社会工作实习生参与）。

* 这些和其他斜体字与公共健康和公共健康社会工作特别有关的内容在本章最后的附录 4.1 词汇表中。

公共卫生是实务领域，在此领域工作的各类专业人员都有特定的工作方向和框架。这些专业人员不仅包括临床工作者，如临床社会工作者、护士、健康教育专家、医生，还包括非临床专业人员，如流行病学家、行政管理者及政策制订者等。

社会工作者有充分的准备在公共卫生领域中与其他公共卫生的专业人员一起工作，因为他们在价值观、理论基础和工作方法上有许多共同之处。其共同价值观包括对加强社会和经济公平，以及对消除不同人群间和他们内部的不平等。此外，社会工作和公共卫生干预的首要对象是受压制、脆弱和高危人群（Wilkinson，Rounds & Copeland，2002）。社会工作用于发展干预手段的理论途径是"人在环境中"（person-in-environment）这一生态学理论（Germain，1984；Germain & Gitterman，1980），在公共卫生方面则是社会流行病学（social epidemiology）（Berkman & Kawachi，2000）。两者都有其独特性，但是它们都基于对社会系统如何影响健康状况的理解。

公共卫生机构的社会工作者是跨学科团队的一员，与同事有许多相同的技能，并参与公共卫生的干预工作。社会工作者给公共健康领域带来的独特工作路径是基于社会工作理论的，尤其是"人在环境中"理论。原本属于社会工作者特有的工作方法，譬如以家庭为中心（family-centered）、以社区为本（community-based）、文化能力（culturally competent）、得到协调的服务（coordinated care）等都已被吸取到公共卫生实践中，并为其他公共卫生服务提供者所采用（Bishop & Arango，1997）。

本章对公共卫生的探讨，首先是回顾其历史，然后探索与社会工作实务、当前实践和未来发展方向的交集。

一、本章目标

- 讨论社会工作和公共卫生实践的常用方法。
- 定义社会工作者在众多公共卫生干预中的角色。
- 概括以人群为本的（population-based）干预和临床干预的区别。
- 回顾公共卫生在健康促进和疾病预防中的干预工作。
- 讨论"2010 人人健康：国民的健康目的和目标"。
- 找出以特定风险人群为对象的服务项目。
- 探讨公共卫生社会工作实践处于变化中的本质。

二、公共健康社会工作历史

美国早期的公共健康干预始于预防天花的免疫接种运动（世界卫生组织［WHO］，1998）。虽然早在古时候已经开始公共健康干预，但是，医学科学和社会变革的结合日趋复杂和成熟，促成了现代公共健康的建立。美国现代公共健康研究机构的起源几乎与社会工作的起源相同。社会改革者们建立安置房、起草法规、成功建立项目，对美国人的健康状况具有深远的影响。

（一）安置房和社会改革运动

19 世纪 90 年代中后期，住在安置房里的人们通过工作，改善了他们所生活的社区健康。解决居民住房的工作，以改善他们居住社区的健康。如 Jane Addams——芝加哥赫尔馆（Hull House）的合伙创办人，在她的病房里竞选并当选为公众保健员。她致力于清除垃圾、净化水和污水管理等。在赫尔馆和 Lillian Wald（1887—1940）创立的在纽约亨利街建立的安置房里，居民在社区传授卫生及促进健康行为（Gordon，1994）。这些社会变革运动为社会工作专业奠定了基础，也激发了公共健康领域中的社区卫生和公共健康护理。

从 19 世纪 80 年代后期起一直到激进的 20 世纪前 10 年，社会改革致力于改善母子健康，成为公共卫生的基础。波士顿的社会改革者及肯塔基边境育儿项目改善了怀孕妇女的健康。他们的工作从产前照顾延伸到关注社会环境。改革者和助产士一起到孕妇家庭进行家访，重点在于评估她们的生活和社会环境，以确保准妈妈和她们的宝宝可以拥有一个安全和干净的家庭环境（J. Thompson，Walsh & Merkatz，1990）。纽约的第一家牛奶供应站于 1883 年建立，这标志着社会改革者开始关注婴儿和儿童的健康和生活。1908 年，Josephine Baker 博士在纽约建立了第一个儿童卫生署。到 1923 年为止，全国各州都建立了儿童卫生署（Gordon，1994）。

（二）儿童署

1904 年，Florence Kelley 和 Lillian Wald 建立了全美童工委员会（National Child Labor Committee，NCLC），监控童工对于儿童发展和健康的影响（Oettingers，1962）。NCLC 的工作引起国家各方面的关注：白宫儿童会议于 1909 年召开；1912 年，国会建立了联邦儿童局（现隶属于美国健康及人类服务局儿童和家庭处）。Julia Lathrop 是赫尔馆的一位居民，被任命为第一届儿童署的首任首席负责人。他上任后的第一个活动是组织对婴儿死亡率与家庭收入关系的研究。基于这些研究，《婴儿照护手册》（Infant Care）于 1914 年出版。这本手册成为联邦政府编制的广为流传的手册。50 年的时间里，超过 4500 万份手册送到全国各地妈妈的手中。

以这件事情为开端，儿童署和社会工作便开始有了紧密的联系。儿童署最早的 5 位首席负责人都是社会工作者：Julia Lathrop、Grace Abbott、Katherine Lenroot、Martha May Eliot（儿科专家）和 Katherine Oettinger。Lathrop 和 Abbott 都曾经是赫尔馆的居民（Gordon，1994；V. Hutchins，1985）。该署做了大量有关社会工作的研究。这些研究包括童工、就业妈妈、儿童营养、残疾儿童服务及青少年犯罪等（Margolis，Cole & Koth，1997）。

儿童局的调查和降低婴儿出生死亡率的活动直接促使德克萨斯州议员 Morris Sheppard 和衣阿华州议员 Horace Towner 起草了《母婴保护法》（Maternity and Infancy Protection Act）。1919 年召开的第二次白宫儿童会议讨论通过了该法案。儿童署在这次会议上提出有关儿童和孕妇卫生保健的最低标准（Margolis et al，1997）Sheppard-Towner 法案在历史上占有一席地位，因为这是第一部针对母亲和儿童的联邦福利法案。1921 年，它正式成为一部法律，获得联邦对各州的拨款，用于改善母子健康。Sheppard-Towner 法案在某种程度上是颇具争议的，被视为侵扰家庭，作为私人实体，家庭不应该由政府来规范。有些人进而认为该法案预示着医疗社会化，相当于共产主义的做法。对 Sheppard-Towner 法案的资金支持终止于 1929 年，此后就再也没有继续下去（Margolis et al，1997）。

（三）《社会保障法案》第五章——孕妇和儿童健康管理局及妇女儿童健康津贴

继 Sheppard-Towner 法案之后，1935 年《社会保障法案》（Social Security Act）第五章

确立了联邦政府在提供孕妇及儿童健康服务方面的角色（Gordon，1994；Margolis et al，1997）。1935 年，当国会起草该法案第五章时总共分为四部分：第一部分是孕妇及儿童健康（Maternal and Child Health，MCH）服务；第二部分是残疾儿童服务；第三部分涉及国家通过拨款建立州立儿童福利基金；第四部分是资助各州推动加强职业康复服务。法案第五章的每个部分均向各州提供资金，根据全州通过社区评估来确认提供服务的需求。所以，联邦政府不会为法案第五章规定而直接提供服务或出资。

从 1935 年开始，法案第五章被修订多次。1981 年，里根总统刚执政不久，七类服务被归结为一种新项目——妇女及儿童健康整体补助金（Maternal and Child Health Services Block Grant）。妇女儿童健康部（现为妇女儿童健康署，Maternal and Child Health Bureau）管理这项固定拨款。类似儿童署，妇女儿童健康署与社会工作有着密切联系。社会工作首席主管职位确立正式的联系。这个机构的首位首席社会工作者是 Edith M. Baker（1936—1955），Baker 的继任是 Virginia Insley（1955—1980）和 Juanita Evans（1980—2000）。Evans 退休后，这个职位就一直空缺。Insely 和 Evans 提升了社会工作在公共卫生领域，特别是在妇女儿童领域中的角色（V. Hutchins，1985）。

妇女儿童固定拨款在 1989 年经历了一系列变化，当时《综合预算协调法》（Omnibus Budget Reconciliation Act，OBRA）要求各州在妇女儿童固定拨款中 30% 的费用为儿童初级预防服务，30% 费用为有特殊健康照顾需求儿童项目（不是以前的残疾儿童服务），以及少于 10% 的费用用于行政管理。并要求各州将固定拨款的剩余资金用于地区和全国特殊意义的项目（Special Projects of Regional and National Significance，SPRANS），这个要求一直持续到今天（Margolis et al，1997）。

SPRANS 曾支援的一个项目是公共卫生社会工作学院。这项公共卫生社会工作者的教育项目已经持续了 50 年，为研究、理论和介入提供最新资讯。SPRANS 还提供一个场所，让全国各地的公共卫生社会工作者进行意见交流。尽管这些年来这类学院的数量一直下降，SPRANS 项目仍然为公共卫生社会工作者提供所需的持续教育和其他服务。

OBRA 项目从 1989 年开始有一些关于社会工作及妇女儿童健康服务的额外倡议。譬如：增加孕妇和儿童家访服务，增加乡村母婴服务，并扩展其他项目（Margolis et al，1997）。1989 年，OBRA 项目提出各州将法案第五章合并入医疗补助制度。1989 年，OBRA 对法案第五章作重大修订是要求将医疗补助制度覆盖所有孕妇和家庭收入低于联邦贫困线 133% 的 6 岁以下儿童（FPL；Epstein & Newhouse）。各州可获取联邦医疗补助基金，向家庭收入低于联邦贫困线 185% 的妇女提供产前保健。在这之前，贫困医疗补助只能覆盖达到未成年儿童家庭援助计划（AFDC）收入合格线的居民，而这一标准在不同的州有不同的定义。在有些州，AFDC 的合格线比当地的贫困线还要低。很多关注婴儿健康和降低婴儿死亡率的项目都获得了不同程度上的成功。然而，母亲的贫困问题和孩子的出生所带来的婴幼儿健康损害等问题依然存在。早期公共卫生社会工作者所作出的努力为现在社会工作实务奠定了基础。每年都会在美国公共卫生联合会（American Public Health Association，APHA）年会上，特别是妇女儿童固定拨款年会上被大家提及。APHA 妇女儿童健康处设置了 Martha May Eliot 奖来表彰那些对妇女儿童作出贡献的公共卫生社会工作者。APHA 社会工作处通过年度 Insely 奖来表彰优秀的公共卫生社会工作者。

三、社会工作和公共卫生的交叉领域

正如本章引言所说，公共卫生为不同专业人士在公共卫生领域提供一个工作概况和框架。公共卫生社会工作者扮演很多不同角色，包括个案管理者、健康教育者、项目策划者和评估者，项目申请者，联邦、区域、州及地方各层面的行政管理者和项目指导者，及非营利机构的负责人。

1996 年起，一群社会工作者集合一起，为公共卫生社会工作探讨及制订一个有用的定义。公共卫生社会工作者究竟是一种工作或是训练，还是两者兼备？他们问什么是人的共同属性和工作？这个辩论使公共卫生社会工作得到一个简洁长远的定义，同时发展出基本原理基础。简要定义在资料 4.1 中。这是更全面的定义，它所包含的基本原理基础，当代实务标准和核心资质可在附件中找到。

资料 4.1
公共卫生社会工作简要定义

公共卫生社会工作者接受过社会工作学位训练，其主要做法符合在公共或私人机构的核心公共卫生职能。尽管公共卫生包含 10 个基本功能，公共卫生社会工作专注于干预以强化社区、家庭及个人的健康水平，提升他们的健康、福祉和功能，尽量减少残障和制度化。

———————————

资料来源：本资料来自社区发展标准，2010 年后公共卫生社会工作倡议，2005，公共卫生社会工作标准和资质。俄亥俄州卫生部，Columbus，OH。

公共卫生社会工作实务与临床社会工作实务的不同之处主要有两方面：首先，公共卫生社会工作强调促进健康，避免环境危害，以及疾病预防；其次，公共卫生社会工作以人为本，而非个人和群体（Katkins，1985）。社会工作实务技巧（如社区评估）和社会工作价值观（如社会公义）适用于公共卫生社会工作实务。

流行病学及健康的决定因素

公共卫生研究的基础是流行病学，是研究疾病在人群中的分布和决定因素。公共卫生以证据为本的干预方法——通过研究得以发展多样化的干预手法。

流行病学研究的关注点是研究健康和福祉的决定因素。图 4.1 展示生物、社会与自然环境之间复杂的相互作用、行为对健康的影响（Healthy People 2010：Determinants of Health，无日期）。另外较大的因素，譬如公共政策和干预、获取优质的健康照顾等都是十分重要的健康决定因素。

肺癌是一个常用的例子来说明健康决定因素的相互作用。生理层面，肺癌是由恶性细胞所导致的。有些人可能有患癌症的遗传倾向，但另一方面，肺癌是非生理成因所导致的。导致肺癌最重要的非生理因素是个人的生活习惯。吸烟是最主要的原因，大约有 87％的肺癌

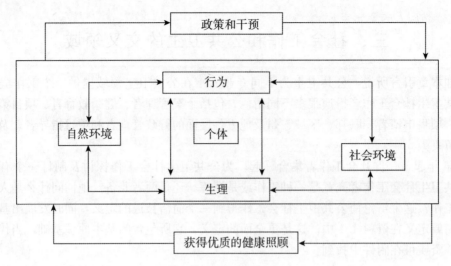

图 4.1 健康的决定因素

病例与吸烟史有关（美国国立癌症研究所［National Cancer Institute，NCI］，无日期）。吸二手烟和被动吸烟是生活环境因素导致肺癌的例子。允许吸烟的酒吧和在人来人往的社交场所吸烟是另外一种导致肺癌的自然环境因素。尽管吸烟是肺癌最大的影响因素，暴露在有害气体中，如烟尘、灰尘、石棉等，也是导致肺癌的一大环境因素。

和其他疾病一样，肺癌的发病率随着种族和社会经济状况而改变。在美国，不论是男性还是女性非洲裔人社区，肺癌发病率远远高于白人社区（Ries et al，2003）。除此之外，非西班牙裔白人社区、非洲裔美国人社区及其他高度贫穷社区的肺癌比例分别为：45%、46%、23%，或更高（NCI，2003）。从 1975 年到 1999 年，居住在高度贫穷社区的人相比居住在较低贫穷社区的人的肺癌死亡率至少高出 18%（NCI，2003）。

许多社会因素导致吸烟。其中的一个例子就是各式各样色彩鲜艳的广告，呈现在孩子们面前，促使我们的下一代成为吸烟者。在广告中使用卡通人物譬如：Joe Camel，也令香烟市场对儿童产生影响（Haviland & Sember，2004；schoolers，Feighery & Flora，1996）。当一个人在朋辈群体中都允许吸烟时，社会环境就成为促进吸烟的因素。

决定健康的两个首要因素分别是宏观层面政策及干预措施，和获取优质医疗服务的问题。公共卫生政策处理促进健康和疾病预防。预防吸烟的政策包括无烟建筑，禁止工作场所吸烟的联邦、州和地方法律，特别是在机场和餐厅禁烟。这些限制不但能减少吸烟的行为，同时还能保护公司员工持续暴露在二手烟的危害中。

获得照顾是十分重要的，因为癌症被诊断越晚，治疗越是困难。诊断和治疗的局限性不但受到健康保险缺乏的影响，同时受到其他社会和环境因素的影响。系统和制度的局限也会使人们很难获取医疗保障，特别对那些低收入家庭来说。这些系统上的障碍包括政府没有能力支持如此庞大人口的服务，机构的限制，包括健康照顾组织和提供的问题。一些低收入人群面临的系统因素包括有限的健康服务提供和提供机构数量有限，以及乡村地区有限的健康安全网络。门诊只在工作日开放，这也是一个机构限制。另外一个机构限制是非英语使用者的交流障碍。对健康照顾所导致的种族、道德和语言上的不公平，使说西班牙语的人比说英语的人所接受的健康福利要少，包括医院就诊、心理健康服务、乳房 X 线透视、流感疫苗接种等（Fiscolla，Franks，Doescher & Saver，2002）。许多机构缺少翻译人员，服务人员有时只能依靠病人的家属来翻译，通常是他们的孩子。

四、大众价值观

健康的差距存在于多方面，如种族、社会性别、社会阶层、教育水平、工作及保险状况。通常来说，少数族群、穷人、教育水平低下者、乡村居民和失业者相比同辈人群，健康状况和保险情况都较差（Berkman & Kawachi，2000）。

（一）消除健康差异

尽管在 20 世纪 90 年代，17 个主要健康状况指标有所改善，并不是所有少数族群都获得了同样的福利。事实上，对于美国印第安人群及阿拉斯加土著人，其中 6 项福利政策没有得到提升。更重要的是，在 20 世纪 90 年代，美国白人和其他少数族群在以下健康状况指标上的差距反而变得更加剧烈。譬如：15～17 岁孕妇的婴儿出生率差距加大了 3.5%，肺结核发病率上升了 6.2%，自杀死亡率上升 19.9%，交通事故死亡率增加 39%，工伤造成的死亡率（1993—1998 年）上升 250.8%（Keppel，Pearccy & Wagener，2002）。在这 17 个主要健康状况指标中，肺结核发病率是存在差距最高的一个指标。其次是梅毒发病率，随后的是被杀死亡率，15～17 岁妇女的婴儿生存率及 18 岁以下儿童的贫穷比例（Keppel et al，2002）。

2000 年全国儿童早期健康状况调查是一项全国性的家庭调查，其数据显示：西班牙裔及非洲裔美国孩子的健康福利或健康状况都远不如美国白人儿童（Flores，Olson & Tomany-Korman，2005）。美国健康和营养检测调查 1999—2002 年的调查显示：高血压意识、治疗和控制，存在着种族和民族差异（美国疾病预防控制中心［Centers for Disease Control and Prevention，CDC］，2005）。在密歇根州的一项调查中发现：65 岁以下子宫癌检出者中，接受医疗补助妇女的死亡率高于非医疗补助对象（Bradley，Given & Poberts，2004）。在阿巴拉契亚山区，肺癌、支气管癌、结直肠癌、子宫颈癌及其他疾病的检出率也明显高于非乡村地区（Lengerich et al，2005）。

基于种族的健康差异在 3 个妇女及儿童指标检测上存在差异，分别是：母亲死亡率、婴儿死亡率和低出生体重儿。母亲死亡率被定义为怀孕期间、分娩期间及分娩后阶段所导致的死亡。尽管在过去的 100 年中美国的孕妇死亡率下降，在美国白人女性和非洲裔女性之间还是存在着 3 倍的差距。（白人女性 5.1/10 万；非洲裔女性 17.1/10 万）（美国卫生与公共服务部，［U.S. Department of Health and Human Services，DHHS］，2002）。

婴儿死亡（在孩子 1 岁前的死亡）是衡量一个国家健康水平的重要指标。美国婴儿死亡率（每 1000 个活产婴儿中的死亡人数）在 20 世纪后半急剧下降。然而，在后工业化国家中位居 26 位（DHHS，2002）。同时，美国非洲裔婴儿死亡率比美国白人婴儿死亡率高出了 2.4 倍。图 4.2 说明了从 1940 年起美国婴儿死亡率的急剧下降及美国黑人和美国白人之间持续存在的婴儿死亡率差距。（Kochaneck，Murphy，Anderson & Scott，2004）。

低出生体重儿（小于 2500 克或 5.5 磅）是婴儿死亡主要原因之一。同时，也是世界上衡量健康水平的主要指标。从 20 世纪 80 年代中期，在美国低出生体重儿的百分比变化不大，并保持在人口总数的 7% 左右。和母亲死亡率及婴儿死亡率一样，低出生体重儿发生率的也存在很大差异。美国白人是美国非洲裔儿童的 1/2（Kochanek，Murphy，Anderson & Scott，2004）。

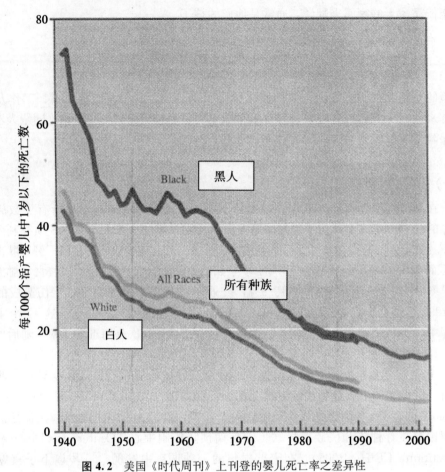

图 4.2　美国《时代周刊》上刊登的婴儿死亡率之差异性

注：根据死者种族对婴儿生存率来进行分类。1940—1990 年，婴儿生存率是根据父母种族来进行分类，而 1980—2002 年，是按母亲种族来分类。详见技术注释。

1999 年应国会要求，医学研究所（IOM）聚集了一批专家来检测少数种族和民族在使用健康服务上的差异。他们的报道《不公平的对待》（Unequal Treatment）建立了一个长期研究的基础，揭示公共卫生方面少数群体的差异。相比美国白人，美国少数种群未获得恰当的心脏疾病的治疗，如心脏疾病药物治疗，或外科分流手术治疗。同时，他们获得的治疗也不尽如人意。譬如他们接受糖尿病截肢手术较多，而这并非理想的治疗方法。（Smedley，Stith & Nelson，2003）

（二）促进社会和经济公平

目前的一些政策使部分人难以获得优质医疗服务，导致社会和经济不公平。社会和经济不公平是健康状况差异的决定因素。因此，社会工作和公共健康的目的是促发一种变化，以促使社会公平。根据健康的决定因素（见图 4.1），可以说在贫穷社区内，生活环境和社会状况对社区居民的健康状况有重大影响（McGinnis，Williams-Russo & Knickman，2002）。在 20 世纪早期，传染病是导致死亡的主要因素。住所拥挤和不卫生的状况（物理环境）对于传染病的传播起了很大作用（生理层面）。同样，健康行为，如洗手、毛巾及其他共用物品，会受到环境拥挤和缺乏现代化清洗设备的影响。人们之所以居住在经济公寓，是由于社会势力将穷人和新移民与富裕的人群隔离起来。现有建筑相关的法律和条例就是为了确保出租楼房时有一个干净和卫生的环境,从而消除租房居民提升健康状况的障碍。

20 世纪末期,慢性疾病开始替代传染病成为死亡的主要原因。不健康的行为,如不良营养状况、不健康生活习惯、吸烟及物质滥用等导致许多困扰社会的慢性疾病。心脏病、脑卒中(中风)、癌症及糖尿病等则可能由肥胖所致。

贫穷社区,如市内贫民区的居住和生活环境会使健康状况恶化。譬如,缺乏工作机会使贫穷社区的人迫不得已购买违禁药物,以省钱来补贴家用;社区内的药物贩卖会引起成瘾及相关的后遗症,如非法活动及其导致的暴力行为、疾病的产生和死亡。大量的社会因素,包括无所不在的各种应激物,如偏见和贫困,同样会导致强差人意的健康状况。Krieger(2003)一直致力于研究健康状况与种族主义的关系,他将种族主义看作影响健康状态的关键因素,同时也明确了 5 个种族主义途径对健康的危害,包括经济和社会权利丧失,接触有害物质,遭受社会创伤,市场上危害健康的商品如酒精、烟草和违禁药物,以及不规范或低水平的医疗保健。在很多研究中,Krieger 和她的同事们展示了可观察到的种族主义对非洲裔美国人和美国白人妇女在低出生体重儿和婴儿死亡率方面的影响(Mustillo et al,2004),以及种族主义如何演变为政治暴力(Cooper,Moore,Gruskin & Krieger,2004)。其他群体,如信仰上的少数人群,以及那些拥有不同性别表达和认同的群体(LGBT)在初级和二级健康照顾中同样受到系统和制度的压迫和影响。

社会因素影响健康的另外一个例子是肥胖。在过去 40 年中,超重和肥胖的比例(通过BMI 指数*的测量)在美国成年人中稳步上升。1962 年,44.8% 的成年人是超重的(超重是指 BMI 指数≥25),2002 年,这个数字上升到 65.2%。在同一时间中,肥胖者(BMI 指数≥30)从 13.3% 上升到 31.1%。当然,超重的人群包括过度肥胖者(国家健康数据中心National Center for Health Statistics,2004)。

大部分餐厅、快餐业及缺少运动导致美国人肥胖的现象。公共卫生社会工作者可以帮助提升公共政策,通过经济和社会因素改善处于贫穷中的肥胖群体的生活。健康营养的食物在贫穷社区合法的小商店既买不到,也买不起(Kieffer,Willis,Arellano & Guzman,2002;Keiffer et al,2001)。这类社区都被视为不安全,因此走路或骑车等室外活动都不获鼓励。

提升健康服务的政策可获取再分配的经济利益。当目标制定好时,可以有更好的效果。譬如说,产前介入有利于孕妇获得更好的效果(IOM,1985)。然而,贫穷妇女(很多都是少数民族的妇女)很少有机会接触到产前介入政策(Brown,1988)。2002 年,6.2% 的非洲裔美国妇女产前服务延误或没有产前服务,而美国的白人妇女只有 2.2%(DHHS,2003)遭受这样的待遇。这个差距反映美国白人婴儿和非洲裔婴儿低出生体重和死亡率的差异。

美国的公共健康社会工作者通过政策干预成功地改变了人群的健康指标,特别是那些弱势群体。如 1989 年 OBRA 医疗补助制度对象的扩大。OBRA 和 1997 年各州扩大的州立儿童健康保险项目(Children's Health Insurance Program,SCHIP)提供一个可选择的医疗服务项目,这是通过政策来提升社会和经济公平的最好例子。到 2003 年,全国推行了儿童健康保险政策(Gehshan,2003)。

经济资源分配的改变以及提升社会公平的行动有利于降低弱势群体在健康状态中遭受不公平的待遇(McGinnis et al,2002)。社会工作专业拥有强烈意愿去实现经济公平。美国

---

* BMI(Body Mass Index)=体重(kg)/身高(m)^2。

社会工作者协会代表大会（National Association of Social Workers，NASW）每三年召开一次会议，发展并公布协会公共政策和专业政策宣言。NASW 最新的政策立场是促进发展经济公平的社会公共政策。NASW 继续倡导关注贫困问题，倡导全民获得健康照顾（NASW，2003）。为实现社会和经济公平的社会，需要改变美国的社会价值观，但是无论对于公共卫生或是社会工作来说，这都是一个值得追求的目标。

五、通用实务方法论

健全的社会工作和公共卫生干预及政策都是以证据为本的。为实现以证据为本，社会工作和公共卫生都依靠认真研究和项目及政策的评估。其中，最常用于社会工作和公共卫生的方法就是社区评估。公共健康同时运用社会流行病学方法来评估和项目策划。公共卫生学中常使用的流行病学方法也可由社会工作者运用于各实务层面来发展干预手法。

Mussilino（2005）分析美国健康和营养检测调查（National Health and Nutrition Examination Survey，NHANESI），为抑郁症与髋骨骨折的预期关联提供证据。从理论上来说，以老年抑郁症为对象的干预可影响髋骨骨折导致的疾病和死亡。这是公共健康社会工作者通过提升公共卫生干预的好例子。另外的一个例子是基于国家急救医疗中心（National Hospital Ambulatory Medical Care Survey，NHAMCS）收集的数据，数据表明家庭是美国儿童受害的主要场所。研究者建议通过家庭环境来减低儿童意外伤害的发病率和死亡率（Phelan. Khoury，Kalkwarf & Lanphear，2005）。

（一）社区评估

社区评估是评估特定社区的优势和弱势的一种方法。参与社区中的评估设计及实施社区评估和分析信息的成员可以聚在一起提出评估方案。其他的评估由公共权威人士提出，为的是回应法律诉求，可以吸收或不吸收社区成员的参与。在这两个例子中，这些评估都是用来定义问题及问题与服务间的差距，从而使社区和专业人员可以利用评估来改进现有服务，倡导新政策和新服务。

综合社区评估通过多种方法来获取数据并进行分析。这些方法包括社区调查、社区负责人访谈和城镇会议。资料可能来自动态人口统计，如出生率和死亡率，医院出院信息和其他公共卫生及社会工作服务机构的信息。

社会工作者通过训练，具备良好的社区评估能力。公共健康社会工作者为公共健康评估作出重大贡献，同时对健康和疾病的社会环境提出前瞻性意见。公共卫生社会工作者和其他公共健康专业人士的合作，将社会理解运用于干预中，来回应社区评估的结果（Wilkinson et al，2002）。例如，他们加入"儿童死亡率回顾团队"的工作，并提供"人在环境中"的观点。社区评估对于具有文化竞争力的社会营销战略也起了十分关键的作用。一个关于高危非洲裔美国人群体与健康项目的关联因素研究发现，利用非洲裔美国人教会和高层人士传达信息，动员人们接受卫生预防服务，其效果可能会适得其反，这与一般观点相违背（Icard，Bourjolly & Siddiqui，2003）。这就是一个通过研究来指导实务的例子，也就是我们称之为以证据为本的实务。

（二）社会流行病学

社会流行病学致力于研究社会因素对健康和疾病中的人口分布的影响，探讨社会变量对其他已知的和接受的生物学和行为学因素的作用，这些因素反映了社区健康状况（Berkman & Kawachi，2000）。社会流行病学是一种通过使用量化资料数据来判定社会健康和健康结果的研究方法。例如，Lynch 和 Kaplan（2000）做了大量的研究，以更好地了解社会经济地位对于健康和健康状态产生的影响。运用他们研究中的数据和他人研究中的数据，他们发展出一套理论模式来解释这些效应。这个模式使用生命历程的视野，并将一系列环境因素和状况考虑在内，讨论对社会流行病学的多种测量方法。这么多的变量显示发展社会流行病学研究具有挑战性。有这样的一个例子，Krieger 和他的同事们研究种族主义对于健康状态的影响（Krieger，1999；Krieger，Chen，Waterman，Rehkopg & Subramanian，2003；Krieger，Sindney & Coakley，1999）。为了做这个研究，他们不得不发展出一套测量可以观察种族主义的工具，这套工具也被其他人使用，但是由于种族歧视是一种主观的行为，这套工具可能不能适用于全部的情况。

一些社会流行病学家同时运用定性和定量方法来获取资料数据。其中的一个例子就是由妇女儿童健康部发起和赞助的胎儿和婴儿死亡率回顾（FIMR）。（E. Hutchins，Grason & Handler，2004；Koontz，Buckley & Ruderman，2004）。FIMR 在社区层面进行发展，针对不能归因于医学原因导致的胎儿或婴儿死亡事件，如婴儿猝死综合征（SIDS）。FIRM 的目的是收集医疗和社会两方面的信息，用于提高妇女、婴儿和家庭健康和福祉。这些信息也可被用作提升社区资源和改进服务提供系统，并以此来降低胎儿和婴儿的死亡率。FIMR 是通过检测医疗照顾的资料、解剖学的资料及对孕妇和婴儿生活环境的评估（通常是由社会工作者完成的）来进行研究。我们的关注点在于住所、住所内的成年人和孩子的数量及其他的家庭资源。这些资料是由跨学科技术顾问委员会来完成的，成员除医生和护士外，还包括临床社会工作者和社区志愿者。公共卫生社会工作者通过解释死亡发生的社会机制而对研究作出贡献。

社区评估和社会流行病学都是用来清晰测量，决定社区健康状态的生理和社会环境因素的工具。通过这些方法来收集信息，公共卫生社会工作者和其他公共卫生专业人士可以共同为提升公众生命质量的目标而努力。

六、实务层面和预防机制

在微观和直接干预层面，公共卫生社会工作者将公共卫生干预策略与社会工作临床实践和技巧相互结合来提供社会工作服务，这也是公共卫生项目中的重要部分。在中观层面，或非直接干预层面，公共卫生社会工作者通过策划、实施和监管公共卫生项目来进行干预。在宏观层面，公共卫生社会工作者将他们所掌握的心理和文化方面知识运用于实践中，以此来提升公共卫生干预。他们同时参与向低收入人群和弱势人群服务的评估和监督。公共卫生社会工作者同时还参与和其他公共卫生专业人士一起进行的政策制订工作。

很多公共卫生实务是在宏观层面发展的。在宏观实务层面，社会工作和公共卫生行政实践以社区为本的评估来发展干预。非临床社会工作的干预是改善社会环境，如就业项目和健康照顾改革，这也可能由公共卫生相关专业人士来进行。公共卫生实践者，包括公共卫生社会工作者进行理论和干预的研究，为的是推进循证实务的共同承诺。

预防机制

疾病的预防分为三个层面：一级预防、二级预防和三级预防（Schneider，2000）。一级预防是让我们远离疾病和伤害。如预防 SIDS 的"回去睡觉"全国运动、预防儿童疾病和其他疾病的疫苗接种，以及限制汽车和汽车气囊的使用。另外一个一级预防的例子就是将烟草税大幅提升，以此来减少香烟的吸食量和其他烟草产品的使用。

二级预防是对疾病的早期诊断和治疗，以此来转变或延缓疾病的进程。其中的例子是巴氏试验、乳房 X 线照射检查、前列腺抗原实验等，以确诊恶性疾病或疾病恶化前的状态，通过干预来治疗疾病或延缓疾病进程。

三级预防包括采取措施使疾病影响最小化和预防进一步的残疾。以阶段性眼部测试来测量和治疗糖尿病患者的视网膜症状就是三级预防，因为他们能够预防因糖尿病所导致的残疾，尽管这并非疾病治疗。

七、公共卫生社会工作干预的类型

在这三个实务层面上的社会工作干预与这三个预防类型间的相互作用请参阅图 4.3。HIV 公共卫生危机常被用来展示公共卫生社会工作干预的微观、中观和宏观实务及各级预防的机制。

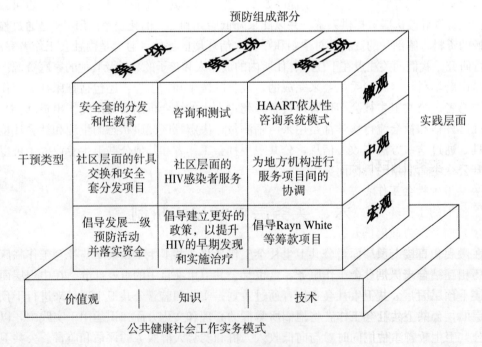

图 4.3 预防机制和实务层面

（一）微观、中观和宏观层面的 HIV 初级预防

公共卫生社会工作者在微观层面的 HIV 初级预防内容包括诊所的安全套发放，面向感

染 HIV 女性的健康及计划生育咨询和参与针具交换项目。在中观层面，社会工作者管理以社区为本的安全针具交换和安全套发放项目。针具交换一直是 HIV 初级预防中备受争议的一个做法。公共卫生社会工作者呼吁联邦、州及当地倡议政策，支持这项干预工作，这就是宏观层面的初级预防。

（二）微观、中观和宏观中的 HIV 二级预防

外展和早期干预服务对于没有接受照顾的 HIV 感染者需求特别重要。很多公共卫生社会工作者都服务于拥有 HIV 咨询和测试的医院、地方卫生部门、社区咨询和 HIV 检测服务项目。密苏里州的"从阳性开始"项目提供一种社区 HIV/AIDS 机构和矫正部门的合作。目标群体是即将被释放的 HIV 阳性囚犯（Personal Communication：Mindy Mulky，executive director Regional AIDS Interfaith Network，February 10，2005）。这个中观项目通过提供个案管理转介服务提供一个链接，使案主回归社会后可以获取预防教育。公共社会健康工作者同时在宏观层面与针对 HIV 阳性人员就业、住房等方面的歧视性政策作斗争。

（三）微观、中观和宏观中的 HIV 三级预防

第三级预防在微观层面的例子包括直接个案管理的医疗服务，确保资源来增强健康结果（支援性服务，如住房和提供食物），提供转介，提供相关费用给传染病访问者和 HIV 专家。中观层面的公共卫生社会工作者帮助 HIV 感染者获取稳定的、高质量的住房等。这个层面的宏观干预包括公共卫生社会工作者从政策研究领域来提升 HIV 携带者的生活质量。

八、当今公共卫生社会工作实务

当今公共卫生社会工作实务是个不断变化的领域。社会工作者在各个阶层参与公共卫生的实践和预防工作。实务工作环境也体现了社会工作者和公共卫生之间的伙伴关系。

（一）实务工作环境

公共卫生社会工作者并不是单独工作的。他们的实务工作通常是在一个跨学科团队中发展的。他们的工作环境通常是一个公共的，或是私人的。公共环境如有联邦政府公共卫生机构和州政府及地方政府的公共卫生机构。在这三个政府层面上，公共卫生社会工作者在政策制订和项目上都参与其中。例如：公共卫生社会工作者逐步地与公共卫生环境专家合作，确保社区拥有适合老人居住的安全住房；与公共健康护士、生理学家和流行病学家一起工作，社会工作者的发展、提升和评估向各年龄阶层人群；以及协调高危孕妇家访服务。

联邦层面的公共卫生社会工作者在国家或区域办公室工作。他们建立并监管常规的政策项目。他们管理政府津贴并提供监督，如妇女儿童固定拨款补助，SPRANS 和其他联邦补助。为一些公共卫生社会工作者提供培训，而另一些通过发展和研究，为以证据为本的实务干预提供信息。联邦公共卫生社会工作者对由布洛克基金拨款资助的州级项目发挥联络作用。

公共卫生社会工作者大量参与联邦资助的州级管理项目，如《社会保障法案》第五章有关特殊照顾需求儿童的项目等。在处理有关联邦拨款资助时，他们起到了州和地方健康机构与其他健康机构间调节的作用。联邦和州级公共卫生社会工作者在国会和州立法机构建立对

公共卫生有所影响的政策和预算时提供专业证据，倡导开发公共卫生项目。

地方健康部门是公共卫生的提供者，通常会开发一些妇女和儿童健康项目（计划生育、孕期照顾、儿童健康照顾、免疫注射等），疾病照顾和治疗项目（肺结核控制、性传播疾病、西尼罗病毒）和环境保护项目（餐厅督察、虫害管理、空气质量、乳制品安全和动物传播疾病控制）。除此之外，关键性数据（出生和死亡证明）通常由当地政府保存。

在地方层面公共卫生部门及私营非营利机构，公共卫生社会工作者发展和推行服务项目，提供直接服务，包括特殊群体的个案管理、家庭访问、移民健康服务、HIV/AIDS 咨询和检测、老年人血压测试及其他健康服务、计划生育和健康照顾服务。公共卫生社会工作者同时在社区移民初级照顾中心和社区照顾中心工作。

社会工作者通常受雇的私营工作环境是非营利机构，如"生育计划"（见资料 4.2）、家庭暴力庇护所、艾滋病机构和固定机构，如基督教女青年会。私营实务场所中的公共卫生社会工作并不常与公共场所中的有多大差别。私营机构通常提供受到政府限制的服务，如堕胎咨询等。一些在私营机构开发的项目是由公共资金所支持的，必须符合政府相关规定。尽管开发实务工作的环境一如既往，公共卫生社会工作者的关注点会随着社会和经济情况的变化而有所转变。

资料 4.2

生育计划和联邦《公共卫生服务法案》第十款

很多地方的"生育计划"是通过《公共卫生服务法案》（Public Health Service Act）第十款而提供家庭计划服务，向穷人提供避孕服务。作为基金接受者，从属于第十款计划的服务必须符合联邦规定，严禁任何第十款资金用于支持堕胎的服务，包括堕胎咨询，宣传堕胎的范畴，堕胎转介服务和药物或手术堕胎。

从 1980 年开始，以及随后的 20 年，DHHS 开发一系列国家健康促进和疾病预防目标。最近的是"国民健康 2010"项目（Healthy People 2010）。它被描述为国家疾病预防议程，提出以"国家健康目标，来识别可以预防对健康具有重大影响的威胁，并建立国家目标，消减其威胁"（国民健康 2010 主页，Healthy People 2010 Home Page，n. d.，para. 1，无日期）。

2010 项目的发起主要有两个全国性目标：第一是帮助美国人延长健康生活的年数，提升生活质量。第二目标是消除现存不同人群的健康差异（国民健康 2010，目标是什么？Healthy People 2010，What Are Its Goals？无日期）为达到这些目标，28 个重点领域和467 个目标被规划出来，以提升美国人的健康状态。

"国民健康 2010"项目目标和任务是政策和疾病预防的策略指南。既不是全部，许多领域和目标也是社会工作者所关注的，他们在这些领域发展和执行公共卫生预防政策和服务，提供独特的专业知识。

其中一个目标是针对妇女、婴儿和孕期健康的产前有害接触。目标 16－17 是："怀孕妇女尽量戒酒戒烟，不使用违禁药物。"（国民健康 2010，Healthy People 2010，单元 16，无日期）该报告提供了 1996—1997 年的一些基本数据，并提供到 2010 年减少饮酒、吸烟和违禁药物使用的比例。社会工作者擅长于开发降低酒精、烟草使用和其他物质成瘾的干预，运用他们专业知识来提升干预效果，达到我们的目标。其中的一个例子是通过小组工作，使个人从化学药物依赖中摆脱出来（Washington & Moxley，2003）。

尽管决定健康的主要因素是社会因素，这一点已经被大多数人所接受，现行的"国民健康 2010"却很少有社会因素的目标。我们国家公共卫生目标中所缺少的东西是减少贫穷儿童的数量，减少失业人口的数量。这些因素都被视为主要导致社会不健康的因素。作为初级心理干预提供者，社会工作者需要带头支持下一版"国民健康"纳入更多的社会目标。

（二）重点领域

就像以上所说，"国民健康 2010"中有 28 个关注领域来延长生命和消除健康差异。表 4.1 列出了这些关注的领域。公共卫生社会工作者在这些方面的作用是提供良好的发展和实践干预制度。

（三）孕妇、婴儿和儿童健康

孕期照顾是以证据为本的实务工作来提升怀孕的最终结果，尽管在提升背后所隐藏的机制并没有被完全理解。除此之外，为更早地定义需要医疗照顾的问题，社会工作者在怀孕照顾评估中对孕妇进行心理层面的评估。研究发现，意外怀孕的妇女比计划怀孕的妇女更少接受怀孕健康服务（Sable & Wilkinson，1998）。其他研究发现，在标准医疗服务外增加健康及营养教育和社会心理服务，接触社会心理服务人员，使早产和低出生体重儿的比例降低至少一半（D. R. Wilkinson，1995；D. S. Wilkinson，Korenbrot & Greene，1998）。这些研究中发现支持公共卫生社会工作干预对降低不良怀孕后果的重要性。

表 4.1 国民健康 2010：关注领域一览表

1. 优质健康服务的可获取性

2. 哮喘、骨质疏松和慢性疾病情况

3. 癌症

4. 慢性肾脏疾病

5. 糖尿病

6. 残疾和次要健康状态

7. 教育和以社区为本的项目

8. 环境健康

9. 生育计划

10. 食品安全

11. 健康沟通

12. 心脏病和脑卒中（中风）

13. 艾滋病病毒

14. 免疫和传染病

15. 受伤和暴力预防

16. 孕妇、婴儿和儿童健康

17. 药物产品安全

18. 心理健康和心理障碍

19. 营养和超重

20. 职业安全和健康

21. 口腔健康

22. 体育活动和健康

23. 公共卫生基础设施

24. 呼吸疾病

25. 性传播疾病

26. 物质滥用

27. 烟草使用

28. 视力和检查

资料来源：国民健康 2010 Healthy People 2010（无日期），retrieved from
http://www.cdc.gov/nchs/about/otheract/hpdata2010/2010fa28.htm。

公共卫生社会工作者同样从事降低婴儿死亡的实务工作。这是公共健康问题的另一个主要领域。公共卫生社会工作者参与项目发展和实施，来降低婴儿死亡率。其中的例子是联邦"健康启程"（Healthy Start）项目，这是 1990 年发起的。公共卫生社会工作者是以社区为本的核心成员（M. Thompson，Minkler，Bell，Rose & Butler，2003），并参与跨学科队伍来开发社区评估，发展和实施干预，评估成效。"健康启程"开始时有 15 个实验项目。此后"健康启程"项目在全国发展。现时已有 5 类 96 个联邦资助项目，这 5 个类别是围产期健康、边缘期健康、胎儿照顾、围产期抑郁和家庭暴力（国家健康启程协会，无日期）。"健康启程"希望对婴儿死亡率影响社会和行为因素产生作用。如：为公共卫生和社会工作提供一个可共同发挥作用的领域。M. Thompson 等人（2003）提出一系列促进发挥良好功能的项目：当地有适当的结构设计，广泛的机构支持，激励参与方法的多样性，各层面工作有足够的资源，明确项目及其使命。

资料 4.3

Puertas a La Salud（PALS）项目（健康之路）

地方健康部门从州政府卫生部《社会保障法案》第五章基金中获得资金保证，开发对西班牙裔怀孕妇女的家庭访问。西班牙妇女中特殊人群在该社区内已经较以前多一倍。两个双语社会工作者被聘用于这个项目，每人都承担 15～20 个家庭的工作，为那些怀孕妇女提供家庭服务，一直到孩子出生的第二天为止。公共卫生社会工作者（PHSWs）评估案主在健康、环境和社会服务方面的需求，并向社区机构转介以满足他们的需求。同时通过协调机构内的服务，为家庭提供社会支援。他们协助案主获取产前照顾和妇女、婴儿和儿童（WIC）服务并参与药物治疗的协助。移民们可获取临时医疗补助，用以支付产前照顾费用，同时也能为他们的宝宝购买国家儿童健康基金（SCHIP）。但是，这些妇女需要对服务体系有一定了解和引导。其他服务的转介，如地方食物银行、救世军和第八部门住房等都可获取。公共卫生社会工作者也和律师一起协助他们处理移民问题。

> 　　公共卫生社会工作者根据案主的需求而提供健康教育。其中包括如何保持较好的健康怀孕状态，婴儿成长和发育，婴儿哺育，育儿技巧（如儿童安全、免疫、预防性健康照顾）和避孕等。公共卫生社会工作者通过工作来推进母乳喂养，包括对父亲的支持，有效避孕措施的使用，性传播疾病和物质滥用的预防。他们致力于家庭和谐，有时给父亲们做工作，尤其是曾有家庭暴力的家庭。PHSW 将整个家庭视为案主，服务案主和其他家庭成员。
>
> 　　PHSW 教育案主有效利用美国的卫生保健制度，例如教授他们避免在普通的、非紧急的情况下不必要地使用急诊室。他们还谈论有些妇女从原国籍带来的民间信念，支援她们将此融入现代健康行为。有些民间看法认为吃冰淇淋会导致孕妇流产，或认为产后40 天不能进食"重口"食品。
>
> 　　PHSW 有不少方法可用来开发公共卫生的合作，以提升案主的健康和社会福祉。

　　所有的州都要求对新生儿进行是否有遗传疾病的检查。对一些遗传病，如甲状腺机能减退，早期诊断有利于开发预防死亡的医疗干预。2004 年，DHHS 获赠 1260 万美元的赞助，用来帮助州和当地的机构提升新生儿检查系统，减少儿童死亡率和低出生体重方面的民族和种族差异，并提供其他服务，如家长教育和遗传咨询，检查服务和有遗传疾病新生儿跟踪照顾。（健康资源和服务管理［HRSA］，2004）。

　　检查最先关注的问题是苯丙酮尿症（PKU），这是一种伴随出生而至的新陈代谢紊乱。在美国，这种遗传病的比例大约是每 12000 人中有一个。如果得这种疾病的人没有很好地控制饮食，限制苯丙酮酸的摄入（一种基本的氨基酸），重度智力迟滞会继而发生。而这种对食物的限制需要终身坚持。社会工作者参与相关法律的确立。现在，全国将 PKU 测试作为智力迟滞二级预防的重要措施。公共卫生社会工作者同时参与家庭支援小组和 PKU 青少年活动发展和管理中。明尼苏达州大学有这样的一个项目（我们自己的地方 A Place of Our Own，无日期）。

　　儿童期铅中毒也是一个可预防的环境健康问题。铅中毒有长期性后果，如较低的智力水平和学习障碍等（CDC，无日期）。铅水平上升导致对儿童环境影响中铅来源的调查。公共卫生社会工作者们参与铅减少项目中，包括与地产商和公共房屋主管及社区一起从环境中消除铅。社会工作者同样参与到长期研究项目中，以确定哪些因素可以提升案主长期参与率，并参与铅中毒治疗活动（Adubato, Alper, Heenehan, Rodriguez-Mayor & Elsafty, 2003）。他们发现，由一位双语社会工作者来提供家庭访谈，帮助他们完成错过的预约，转介辅助服务和其他服务，如住房和去诊所的交通等，能将项目活动的长期出席率由 51% 提升到 88%。

　　公共卫生社会工作者在卫生保健特殊儿童需求健康照顾（Children with Special Health Care Needs，CSHCN）项目中与被诊断为持续性肢体或发育障碍的儿童及其家庭一起工作。特殊健康照顾需求服务处（DHHS 下属）负责项目管理，保证有特殊健康照顾需求儿童的健康。通常来说，这些服务都关注通过专业模式重点帮助"有缺陷的孩子"康复（McPherson, 1997）。公共卫生社会工作者加入跨学科的队伍，提供心理和转介服务。1987 年，卫生局局长的"召唤行动"以及推出的"特殊健康照顾需求儿童国家议事日程"使项目重点转移至以家庭为中心、以社区为本的体系（妇女儿童健康署，1997）。

这项新关注点使社会工作的角色随之发生改变，从以医院为本的医疗模式转到以家庭为中心和以社区为本的系统模式（Bishop & Arango，1997）。公共卫生社会工作者还向家庭提供社会心理评估、支援和资源转介，但是在他们提供个案管理和协调服务的家庭或社区层面。除此之外，公共卫生社会工作者和家庭结成伙伴关系，在政治领域进行倡导，并承担更多以家庭为中心的，以社区为本的、文化上适用的协调活动，以此来提升包容的社区生活，改善儿童和家庭服务。公共卫生社会工作者在促进私营和公共部门在健康、心理健康、教育和社会服务的伙伴关系以及发展以社区为本的服务方面发挥更好的作用（Farel，1997）。

1996 年，全国委员会多学科教育领导力会议上提出了以家庭为中心的照顾要素（Shelton & Stepanek，1994）包括了：

- 认识和尊重不同的应对方法，应用综合的政策和服务，提供发展、教育、情感、环境及经济支援来满足不同家庭的需求。
- 鼓励和推动家庭与家庭之间的支援网络。
- 促进家庭成员和专业工作人员之间的关系，确保儿童和家庭可以获得最佳服务。
- 创造一种氛围，使文化传统、价值观和家庭多样性都能得到认可和尊重。
- 将家庭、专业人员和社区的相互承诺带入工作关系，满足有特殊照顾需求儿童及其家庭的需求。

资料 4.4 和资料 4.5 介绍将这些方法有效运用于社区和家庭社会工作实务中获取的经验教训（Taylor，1997）。

（四）艾滋病病毒（HIV）感染

20 世纪 80 年代出现的 HIV/AIDS 加剧了当时主要的公共卫生危机。除了成为医疗问题外，同时也导致同性恋社区受到更大的歧视和偏见（Human Rights Campaign，无日期）。通常生病时得到家庭社会支援网络和其他支援网络等，而艾滋病病毒感染者/艾滋病患者由于家庭的排斥或缺少朋友而无法接受良好的治疗和照顾。在 20 世纪 80 年代，艾滋病是一种可怕和被孤立的疾病。哪怕是较先进的医学治疗，也只能将艾滋病变成一种慢性疾病（见第十八章"慢性疾病"）。

《Ryan White 艾滋病紧急情况综合资源法案》[The Ryan White Comprehensive AIDS Resources Emergency（CARE）] 在 1990 年出台，由联邦立法机构提供基金来确保艾滋病病毒感染者/艾滋病患者可以接受相关服务。国会在 1996 年授权修改此法案，2000 年再次修改。公共卫生社会工作者参加这个法案的所有实施工作，包括州级层面的外展工作、个案管理、初级照顾服务和行政管理（Barr，Lee & Benjamin，2003）。

现存的问题是对怀孕妇女 HIV/AIDS 检测。如果怀孕期间坚持药物治疗，HIV 的垂直传播可被有效预防（Wade et al，1998）。纽约州的法律要求医生为所有孕妇提供 HIV 检测，并对所有新生儿都进行 HIV 检测（Cameron，2002）。相同的立法在其他州也有建议。为确保 HIV 阳性新生患儿得到及时治疗，家长、医疗服务提供者和州儿童福利办公室（如果这孩子的监护权落实在本州）等都需要检测结果的通知。这意味着妇女在接受 HIV 检测时，会对自己的状况有一定的了解，同时对自己的孩子也能有一定的了解（Cameron，2002）。公共卫生社会工作者为孕妇提供服务，并协助她们处理 HIV 测试结果，协助通过对宝宝的测试了解自己的状态。这个项目中包括许多伦理议题，如第三章所提及的伦理大纲。

资料4.4

经验与教训：社区实务

1. 询问家庭如何看待他们的社区，并尽量按他们的定义来开展工作。
2. 在所有项目中和社区成员结成伙伴关系。
3. 询问社区成员想要什么，并根据他们需求的迫切性来制订服务计划。
4. 从社区中了解社区：权力结构、项目面临的挑战，文化、阶层和民族的独特作用。
5. 在社区成员和健康、社会服务，以及教育系统中建立伙伴关系。
   (1) 建立一个共同的目标/愿景。
   (2) 更加关注家庭的需求而非机构的功能，以达成一致意见。
   (3) 识别冲突的领域，通过工作解决问题。
   (4) 通过面对面的互动建立关系，并通过日常个人接触培养专业关系。
   (5) 建立一种文化：尊重差异，每个人的建议都能被听到。
   (6) 建立一种文化：经常认可并欣赏家庭，专业人士和机构合作的益处。
6. 设计结合机构的优势，全面回应家庭需求的体系。
7. 创立社区文化多样性的文化氛围体系。
8. 简化获取健康照顾、教育和服务的程序。
9. 支持社区成员团结起来，为自己争取权利。
10. 发展过程，能够持续发现社区领袖并为他们充权。
11. 发展和培育社区能力。
12. 像伙伴一样与社区成员不断处理需求。

来源：来自于"对于实务建议的回应"（p.93-94），M. S. Taylor 著：工作中的伙伴关系：项目和实务中的经验教训：家庭视野、专业视野和社区视野，K. K. Bishop, M. S. Taylor 和 P. Arango（Eds），1997，伯灵顿：佛蒙特（Vermont）大学，社会工作学系。获准重印。

（五）家庭计划

　　尽管有大量已被人们了解的避孕方法在广泛流传，意外怀孕依然是主要社会问题。50％的怀孕和28％的生育是意外的（Henshaw, 1998）。意外怀孕的妇女更容易有不健康的行为，如吸烟、使用酒精和违禁药物（Brown & Eisenberg, 1995）。

资料4.5

经验与教训：家庭实务

1. 家庭信念；什么是他们所希望的对孩子和社区来说是最好的。
2. 关注家庭的优势。
3. 了解文化竞争力的重要性，不断发展和加强重点。

---

4. 如果发现孩子和家庭没得到帮助，就换其他方式来帮助。

5. 学会倾听家庭，了解他们不断改变的需求。

6. 创造个性化的计划来满足家庭个性化的需求。

7. 对家庭要有灵活的定义，将整个家庭和全体家庭成员纳入服务。

8. 超越专业角色来展示对家庭的承诺和关怀。

9. 如果有其他专业人员同时服务于一个家庭，和他们一起工作；如果家庭希望团队服务，就帮助他们建立一支团队。

10. 创造友善的家庭环境。

11. 创造尊重家庭和员工的环境。

12. 支持社区活动，鼓励机构成员参与。

13. 与年轻人、家庭和社区一起工作，来评估、实施和总结项目。

14. 以尊重家庭要求的方式将服务带入社区。

15. 珍视并促进员工配置上的连续性。这将有利于积累智慧，在服务中建立起社区信任。

16. 为所有孩子及其家庭的福利来开发项目和活动。

来源：来自于"对于实务建议的回应"（p. 93 - 94），M. S. Taylor 著：工作中的伙伴关系：项目和实务中的经验教训：家庭视野、专业视野和社区视野，K. K. Bishop, M. S. Taylor 和 P. Arango（Eds），1997，伯灵顿：佛蒙特大学，社会工作学系。获准重印。

进一步而言，他们不愿意去寻求早期的和连续的产前照顾（Sable & Wilkinson, 1998）。公共卫生社会工作者在生育计划和生殖健康方面对男性和女性进行避孕方法教育，向意外怀孕妇女提供咨询服务。

美国是众多工业国家中拥有最多少女孕妇的国家。在青少年中，大约有 82% 的怀孕是意外的，而其中一半最终以流产而终结（Brown & Eisenberg, 1995）。除了关注避孕措施外，还有一项初级预防手段将社会和环境因素列入考虑范围中，如儿童保护基金的发起人 Marian Wright Edelman 在概括该机构青少年怀孕预防项目时所说：

性教育和生育计划是青少年怀孕的两个难题。青年人和成年人的就业、就业训练、教育和支援性服务（如儿童照顾等）都使他们在生育上变得有可能，这些也是复杂的难题。要颠覆一种普遍的文化信息，如"一切都可以"和"性就是不顾后果的欢乐"等。通常是由电视、电影或流行音乐和广告等其他的方法来传递的。我们必须让太早就有孩子的信息变得不再那么"酷"，并需要将这一信息主动地传递给孩子们，同时告诉他们将来会有各种建设性的机会，从而使她们认识到推迟性行为和养育子女的理由。（Edelman, 1985, p. 7）

资料 4.6

青少年育儿项目

青少年育儿项目（The Adolescent Parenting Program，APP），是由各州公共卫生部直接资助和指导的全州性项目，对象是首次怀孕的青少年或育儿妈妈。全州大概有1/3的县都开发了这个项目，有许多机构赞助该项目。这个项目的参与者需完成以下6个目标：（1）在项目开发过程中防止第二次怀孕；（2）完成高中学业或普通教育开发（GED）；（3）合理使用健康照顾服务；（4）加强育儿知识和技能；（5）求职准备；（6）防止虐待和忽视儿童。每个项目都由一位公共卫生社会工作者担任全职项目联络员。联络员除了提供12~20岁青少年服务外，还计划和管理这些项目。这些项目都由混合州级资助所支持的，同时提供资助的还有医疗补助和有需求的贫困家庭临时援助（TANF）等。

合作者的直接服务责任包括早孕案主招募和筛查、个案计划策划、个案管理、发展朋辈支持群体、个人咨询和健康教育。为加强早孕妈妈的家庭支援网络，合作者会在适当时候让家庭成员来参与。

宏观层面的实务包括项目发展和评估，如建立和维持与合作机构的内部联系及与其他社区机构和群体的联系，并作为导师指导和监督志愿者。机构内部管理团队或社区顾问委员会对他们提供督导和咨询。

2000年，州全体会议资助对APP的评估。州APP项目办公室成立评估指导委员会，成员包括州内各地区公共卫生社会工作顾问。地方项目联络员及大学的社会工作专业的学者等都参与评估工作中。这种合作关系使合作者可以利用网络的资料信息系统来获取案主的资料和提供服务的类型和数量等。这使他们可以按月向州相关办公室或当地办公室递交评估报告来达到提升项目的目的。年度项目报告是用来支持向当地和州政府申请项目经费的诉求。州层面的项目和政策制定者利用从当地项目各个方面收集来的资料和交叉信息来评估APP达到目标的成效。

最近，全美预防青少年妊娠运动（National Campaign to Prevent Teen Pregnancy，NCPTP）提供了机构如何通过环境和社会因素改变的案例，使美国全国青少年妊娠比例从1996年到2005年下降1/3（NCPTP，2002）。专业机构（如NCPTP）的公共卫生社会工作者在项目发展中运用他们所掌握的社会心理问题专业知识。

青少年家庭生活项目是由妇女儿童健康署发起的、由州监管的二级预防项目。这些教育项目主要对象是青少年，不论爸爸或妈妈都是这个项目的干预对象，以防止第二次早孕发生。这个项目告诉家长如何更好地抚养第一个孩子，以及延迟第二个孩子生育的原因和方法及年轻家长抚养孩子的心理影响。AFLP项目由州健康部门执行，主要由公共卫生社会工作者进行管理。

（六）营养和超重

州卫生部主要是通过地方卫生部来管理妇女、婴儿和儿童（WIC）补充营养项目（由美国农业部赞助）。公共卫生社会工作者和低收入人群一起展开工作，配合 WIC 提供转介等。

Roby 和 Woodson（2004）发展由拉丁美洲妇女母乳喂养教育干预项目，发现用西班牙语传授哺乳知识在很大程度上增强了她们给孩子哺乳的想法，并增强她们的信念，认为可以克服重重困难给孩子哺乳。

（七）伤害和暴力行为预防

公共卫生社会工作者在故意和非故意伤害事件预防中起了十分重要的作用。国际上的伤害包括儿童虐待、人际间暴力，如家庭暴力、杀人、自杀等。临床社会工作者为个人和家庭提供服务来减少或消减儿童虐待，这是二级预防。公共卫生社会工作者们通过政策和项目制定来防止对于儿童的虐待，以此达到社区社会环境的改变，从而转变社区儿童被虐待的状况。社会工作者同样的角色还用于家庭及人际间暴力问题。如发现亲密伴侣间的暴力，对此最基本的干预就是由公共卫生社会工作者对他们进行干预，发现风险问题（Ross，Walther & Epstein，2004）。"虐待评估检测"（McFarlane，Parker，Soeken & Bullock，1992；Soeken，McFarlane，Parker & Lominack，2003）已经成为一种发现家庭暴力的工具。他们不是问女性："你是家庭暴力的受害者吗？"而是问一些行为问题："在过去一年中，你有没有被其他人打过、扇过耳光、踢过或有其他肢体伤害吗？"

对儿童非故意的伤害往往是由于疏忽或照顾者缺乏适当的照顾教育而成的。其他危险因素与造成故意伤害的原因类似。以证据为本的初级预防干预包括非故意伤害的干预，如汽车座位、烟雾探测器、热水壶温度设置、水池边和游戏场所的栅栏、头盔及其他体育类活动的保护措施（Deal，Gomby，Zippiroli & Behrman，2000）。公共卫生社会工作者参与预防伤害项目和健康活动，譬如"儿童安全运动"，并教育家长和其他照顾者什么是安全方法，以降低非故意伤害。除此之外，公共卫生社会工作者用不同方法参与杀人和自杀的防御中。他们通过倡导相关立法来确保枪械出售的监控及由法律规定枪械必须远离儿童和青少年可触及的地方。社会工作者通过工作来减轻导致故意或非故意伤害的社会因素。这些因素包括贫穷、酒精成瘾、物质滥用和早孕等。

机动车死亡事故是主要导致青少年和成年人死亡或非故意伤害的因素之一，占几乎一半的非故意伤害。酒精相关的伤害大概占非故意伤害事件的 40%（Healthy People 2010，国民健康 2010，Leading Health Indicators：Injury and Violence，主要的伤害指标：伤害和暴力，2001）。减少机动车伤害的公共卫生项目包括设计驾驶员课程和社区及学校层面的教育。公共卫生社会工作者参与校园策划和以社区为本的干预来回应社区评估的需求。

（八）心理健康和心理障碍

公共卫生社会工作者在心理健康领域积极地投入"国民健康 2010"项目中。例如，"积极影响"是乔治亚洲亚特兰大的一项社区项目，向 HIV 感染者及其家庭提供心理卫生服务（Smith & Bride，2004）。公共卫生社会工作者在成瘾领域采用"减少伤害"的方法使不良行为所导致的伤害降到最小。Reid（2002）将这个公共卫生模式描述成与药物成瘾相关的一个模式。这个项目将针具交换作为一种减少 HIV 传播的手段。Davey（2004）描述了一个对于无家可归群体进行的家庭小组干预。

成瘾是主要的公共卫生关注点，其对不同人群的影响各不相同。物质滥用对男性和

女性的生理和心理的影响是不同的。女性营养不良的可能性比男性高，高血压、性传播
疾病都是这样。同样，滥用物质的女性经常遭受监禁或无家可归（Grason，Hutchins &
Silver，1999）。

怀孕和育儿的女性接受成瘾治疗服务特别少。公共卫生社会工作者意识到通过私立和公
立机构服务来满足这些需求。密苏里州的综合性物质成瘾治疗和康复项目（Comprehensive
Substance Treatment and Rehabilitation Program，CSTAR）是这一类服务项目的代表。单
身女性、孕妇和妈妈参加特别为女性设计的 CSTAR 治疗项目。这些由医疗辅助为本的项目
提供完整的治疗服务和家庭支援，以满足女性和儿童的独特需求(Jordon，1997)。

公共卫生社会工作者从不同的渠道参加自杀预防项目。他们通过工作来改变导致人产生
无助感而自杀的社会环境因素。决定自杀的社会因素有失业、酒精等物质滥用和使用违禁药
物、身体虐待、重症抑郁症等心理疾病。Richman（1999）和 Price、Dake 和 Kucharewsk
等对这些决定因素作过描述。

（九）口腔健康

口腔健康对整个人生是很重要的。良好的牙齿健康对良好的营养和健康状态是很重要的
（国家妇女和儿童口腔健康资源中心，National Maternal and Child Oral Health Resource
Center，2003）。低收入人群的医疗福利只覆盖了紧急治疗而没有预防治疗这一层，同样也
没有覆盖到牙齿的治疗等。初级预防干预措施包括儿童牙齿封闭剂和社区水源氟化剂的使
用。依靠水井生活的乡村家庭可能无法获取氟化水，而牙齿的密闭剂对缺乏保险的家庭来说
这都是难以获取的。公共卫生社会工作者能通过组织社区教育和论坛来表达低收入人群的口
腔健康需求。他们同样也可以支持政策变化，使低收入人群通过医疗补助达到口腔健康。

九、准备好成为一名公共卫生社会工作者

成为公共卫生社会工作者有很多途径。大多数公共卫生社会工作者都没有接受过正式的
公共卫生教育或持有公共卫生学位。但是，雇主通常会从这些岗位的申请者中选择具备与公
共卫生相关知识的社工。公共卫生社会工作者的知识通常是在工作中获取的，以及不断地接
受继续教育和参加区域级和国家级的会议。公共卫生社会工作机构及每年 APHA 和 AST-
PHSW 的年会都是公共卫生社会工作者学习和认识其他学者的机会。

越来越明显的趋势是：希望在公共卫生相关领域工作的社会工作的学生都会选择一个社
会工作硕士（MSW）/药学硕士（MPH）的双学位或联合学位课程。这些课程的数量和规
模都在逐年增长。这样的双学位课程，既符合第一个学位也符合第二学位的课程要求，从而
减少学生获取两个学位的课程学时。每所大学的社会工作学院的公共卫生专业都有其不同的
课程和录取程序。

对于考虑加入公共卫生领域的社会工作硕士生，如果他们的学校没有这样的双学位课
程，他们还有许多为此作准备的方法。如果这个学生所在的大学有一个公共卫生学院、科系
或项目，那么他就可以选修相关课程。如果所在院校没有相关课程，那么可能到附近的有这
个院系的学校学习。学生可以通过接受公共卫生老师的指导完成一项独立研究，还可以在附
近的公共卫生机构进行实习，学到实用的经验。通常，公共卫生社会工作会议和活动都很欢
迎学生参加，并提供费用优惠。

某些专业领域的知识和资源是特别有价值的。在联邦政府层面，和公共卫生有关的基层机构是 DHHS。DHHS 中最核心的机构是健康资源服务管理中心（Health Resources Services Administration，HRSA）、国家健康学会（National Institutes of Health，NIH）、疾病预防控制中心（CDC）、儿童青少年和家庭管理局（Administration of Children Youth and Families，ACYF）和物质滥用心理健康服务管理中心（Substance Abuse and Mental Health Services Administration，SAMHSA）。妇女儿童固定拨款项目和普通外科办公室都设置在 HRSA 中，每个机构都出版包含公共卫生基本信息的文件和报告。他们同样资助公共卫生相关新知识研究以及干预实验。另外两个重要的联邦项目在农业部属下，分别是 WIC 和食品券项目。

联邦、州和地方的公共卫生项目是相互联系的。通常这些项目都依赖于流动基金。然而，联邦法规是如何影响州级健康部门的，以及州和地方卫生部之间是如何相互合作的，都是公共卫生社会工作者需要处理的关键问题。

作为一项专业，公共卫生社会工作者希望随着专业领域潮流而有所改变。公共卫生社会工作的重要资源包括 APHA 和 ASTPHSW。更重要的是，大量的文献、出版物［如《国民健康 2010》和《发病率与死亡率周报》（Morbidity and Mortality Weekly Reports）等］和杂志都为公共卫生社会工作者提供很多重要的信息。一些重要的期刊包括《美国公共卫生杂志》（American Journal of Public Health）、《健康和社会工作》（Health and Social Work）、《卫生保健中的社会工作》（Social Work in Health Care）、《妇女和儿童健康杂志》（Journal of Maternal and Child Health）、《公共卫生报告》（Public Health Reports）和《健康事务》（Health Affairs）等。

十、公共卫生社会工作的未来

（一）超越 2010：未来公共卫生社会工作会议

公共卫生社会工作的实务方法和理论基础等在未来几年内不会发生重大的变化。相反，对新领域的关注或目前问题的新理解会改变社会工作者现在采用的干预形式。1996 年，公共卫生社会工作领袖在北卡罗来那州开会，一起考虑未来专业前景。在会议上，参与者得出这样的结论：公共卫生社会工作将显得更为重要，因为健康问题的变化将更加聚集在社区层面的需求、长期问题和制订政策以处理新公共卫生问题。

会议组织四个行动小组来传递公共卫生社会工作未来的关注（超越 Beyond 2010，2002）。第一个项目是公共卫生社会工作中的社区建设，完全由社区群体和社区社会工作者合作，动员家长对儿童作性健康和 HIV 预防教育。第二个项目是公共卫生社会工作劳动力分配研究，调查州卫生部，开始研究在一个机构中要有多少名社会工作者及如何分配。

就像上面我们所讨论的，第三个小组是标准小组，开发公共卫生的正式定义和一系列实务标准（相关定义和指标详见附件 4.2 和 4.3）。这些资料被广泛传播并为州和地方卫生部、APHA 社会工作处及 ASTPHSW 所接受。最后一个小组是关注公共卫生社会工作者的专业教育（超越 2010 Beyond 2010）。小组主要的刊物是一本包括公共卫生在内的社会工作教育小册子（Wilkinson et al，2002）。这个小组成员与标准小组成员合作来开发这些标准的定义。这些成员合作开发出公共卫生社会工作者的核心竞争力。

（二）全球议题：恐怖主义，压迫及社会公正

恐怖主义、战争和疾病会在未来几年中成为许多公共卫生社会工作实务的关注点。2001年9月11日对世界贸易中心和五角大楼的袭击使美国民众意识到国内恐怖主义和世界上其他地区受压迫人民面临困境的事实。本土的恐怖主义威胁是公共卫生社会工作者逐渐关注的议题，他们是灾害预防和危机应变团队的成员（见资料4.7）。

资料4.7

灾害预防和应变团队

马里阳县（Marion County）公共卫生部（Indianapolis，Indiana）的公共卫生社会工作者（PHSWs）是社区灾害预防和应变团队不可缺少的部分。这支队伍是由公共卫生社会工作者所组成的，同时还有公共卫生护士、医生、牧师和志愿者，他们都来自当地的服务机构和公共机构等。PHSW在计划和回应社区紧急状况时起了十分重要的作用。他们通过提供专业危机干预知识和计划，具体的心理服务及不同社区机构的合作来开展服务。

公共卫生社会工作者在社区紧急事件中的工作包括：

- 为面临紧急事件的小组或群体作重大事故应变工作。
- 危机干预咨询辅导。
- 对无法离家的人员提供最好的服务。
- 对重大灾难中被疏散者的集中照顾（临时住处和食品）。
- 对开始作疾病康复计划的个人和家庭提供临时救济。帮助家庭安家和重聚，协助家庭获取基本生活物资，如食品、住宿、衣服等。对残疾或有心理和生理健康问题的个人提供特殊协助也是工作的关注点（DeWolfe，2000）。

来源：根据《心理健康和人类服务工作者重大灾害现场工作手册》第二版改写，美国卫生与公共服务部（DHHS）出版 No. ADM 95‐538，作者：D. J. DeWolfe，2000，华盛顿：美国卫生与公共服务部，物质滥用和精神健康管理、精神健康服务中心。

（三）压迫

国际上，特别是西亚地区、中东地区及伊斯兰法律所覆盖的国家，美国人了解到女性和儿童的健康受到战争、宗教法规的隔离及西方政府政治政策的负面影响。越来越多的公共卫生社会工作者作为国际团队来改善难民和外国居民的健康。他们工作的重点是女性和儿童健康领域，提升女性整体和生殖健康，预防和保护社区不受到贫穷、战争和恐怖主义的影响。

在美国，HIV/AIDS已被作为慢性病来治疗，美国和其他工业发达国家之所以这么做是由于他们有经济能力对艾滋病病毒感染者和艾滋病患者提供抗逆转录病毒药物。在发展中国家，这些昂贵的药物不但HIV/AIDS人群难以获取，政府相关的经济支持也是有限的。

在非洲撒哈拉以南地区，HIV/AIDS 的传播在某些国家超过 25％的人群。这使社会工作者可从社会和经济层面进行一定干预。为回应总统艾滋病紧急救助计划（President's Emergency Plan for AIDS Relief，PEPFAR），国会通过 2003 年 PL108 - 25《美国领导者反对艾滋病、结核病、疟疾法案》（U. S. Leadership Against HIV/AIDS，Tuberculosis，and Malaria Act）（美国国家部门，2004）。这个为期 5 年，启动资金为 150 亿美元的项目提供四个指标来实现项目目标：（1）防止 HIV 传播；（2）提供优质、全面和以证据为本的 HIV 疾病管理；（3）提升受感染者个人及其家庭的生活质量；（4）向艾滋病孤儿和其他弱势儿童提供优质、全面、富有同情心的照顾（总统紧急计划通告，2003；总统艾滋病紧急救助计划，无日期）。针对 PEPFAR 四方面的干预包括在公共卫生社会工作实务范畴内，美国社会工作者可以参与国际跨学科团队来提供服务。

（四）社会公正

1. 健康照顾的获取　直至全体美国人都可接受到健康照顾为止，公共卫生社会工作者将会持续致力于给所有人带去全面的、高质量和可获取的干预。社会工作需协助明确全面照顾，如一级和二级预防等，同时还包括心理健康的评估和干预。进而，公共卫生社会工作者将倡导提高国家健康水平的公共政策，如反贫穷项目、就业项目、环境健康项目和教育等（NASW，2003）。

在我们提供的健康照顾系统中，穷人和老年人将会继续依靠公共资助项目，如：医疗补助制度（Medicaid）、州立儿童健康保险项目（SCHIP）和老年医疗保健制度（Medicare）。为了提出和倡导反映社会工作价值和社会经济公正的改革，公共卫生社会工作将参与项目评估。这些项目的扩展是增加大众健康照顾的策略之一。

这些项目会不断改变，包括非年老者或没有保障的成年人群。例如，老年医疗保健制度覆盖了 65 岁以上的个人。SCHIP 和医疗补助制度覆盖 0～21 岁的孩子们。除了孕妇和一些低收入群体及肢体残缺的人群外，21～65 岁的群体没有接受公共卫生保险。增值变化是放宽工资合格限制的标准，同时提升 SCHIP 和医疗补助制度覆盖的年龄层次，5 年来一直增长，直至全体美国人可被保险制度覆盖。医疗补助制度覆盖低收入妇女怀孕期至产后 60 天。提升医疗补助覆盖时间（如 2 年）的初级预防策略将会降低该人群意外怀孕比率。公共卫生社会工作者参与医疗补助制度改革，并继续开发进一步的政策改革。

2. 心理健康服务　第一份心理健康卫生局长报告（Surgeon General's Report）是在 1999 年发布的（美国卫生与公共服务部，1999）。这个报告十分重要，正如本书第八章所提及的，因为他承认心理和生理健康间的联系。它敲响了大众心理疾病的警钟，明确了美国国家心理健康项目是建立于大众健康模式的基础上的。这个报告进一步强调文化、性别、种族或经济基础上的治疗不公。最终，卫生局长报告指出心理疾病相关的污名是目前的主要障碍。

在建议公共卫生和医疗行动的过程中，卫生局长报告提到一项方便人们利用心理健康的制度。在认识思想和身体间的关系后，这个报告确定基础照顾提供者是人们获取心理健康服务的基本途径。

临床社会工作者是心理健康照顾的最大专业队伍。公共卫生社会工作者在发展和致力于大众层面的干预有潜能，这就满足了卫生局长报告中所提到的消除污名、照顾障碍及诊断与治疗差异。

（五）研究

以证据为本的干预和健全的公共政策取决于良好计划和研究结果。随着越来越多的公共卫生社会工作者开始加入到研究中，例如这个章节里所提到的社会、行为和环境因素是影响健康的重要因素越来越明显地显现出来。评估这些社会心理决定因素将会引导更多综合干预措施来处理公共卫生问题。

十一、公共卫生社会工作的影响

这一章展示公共卫生社会工作者遇到的问题、实务环境和干预的例子。其他的如公共卫生社会工作者发展的移民和难民服务等，男性和女性非生殖健康照顾，城市和乡村问题，如安全、拥挤、社会及人身隔离，所有这些都会影响人群获取最大潜在健康状态。

当医疗社会工作者和患者及他们的家属共同面对突发的严重疾病或创伤时，公共卫生社会工作者在大众层面提供初级预防干预措施来揭示这些健康问题的原因。公共卫生社会工作者将他们的专业知识运用于实践中，根据"人在环境中"的信念，关注公共卫生干预中的行为、社会和物理环境的决定因素。

这些问题会随着时间而改变，但是，公共卫生社会工作者已经做好应对新挑战的准备。新一代公共卫生社会工作者将带着前人所拥有的传统和创造的工作环境来提升公共卫生环境条件，发起经济改革和保护儿童。这些都有助于改善公众健康。他们的工作为联邦对儿童和家庭的工作打下坚实的基础，同时为我们的专业指引未来方向。

十二、学习练习推荐

学习练习 4.1

本练习的目的在于运用对公共卫生问题是否构成健康影响因素的理解来讨论社会工作在解决公共卫生领域问题中发挥什么角色。

你的班级将被分为不同小组，每个小组都会从"国民健康 2010" 28 个关注的问题（见表 4.1）中挑选一个进行研究。在课程休息期间，你们的家庭作业就是收集相关领域的资料并准备一个实际的例子。下一节课，每组将会一起讨论图 4.1 中不同领域健康问题的决定因素，以了解他们之间是如何相互影响的。

确定决定因素之后，你们小组要探究公共卫生社会工作者在促进健康和预防公共卫生问题中的角色，然后向班级陈述你的理解。报告必须明辨在分配、治疗和诊断这些核心问题上的多样性和差异。除此之外，你需要准备好报告与社会经济公义相关的健康问题。

学习练习 4.2

本练习的目的是理解预防各组成部分之间的交叉及公共卫生社会工作者实务的层面。

从表 4.1 中选取 28 个问题中的一个关注领域或一个公共卫生问题,然后填满图 4.3 中的九个格。分别填上代表微观、中观和宏观层面公共卫生社会工作者活动的一级、二级和三级预防。

你可参考一位当地公共卫生社会工作者的建议来完成这个作业。

学习练习 4.3

本练习的目的是探索可应用于公共卫生问题干预的一级、二级和三级预防。

在这项活动中,你将被要求在委员会中扮演一个角色。这个委员会聚集在一起,提出你们社区的一个公共卫生问题。这个委员会的专业人员,除了专业的公共卫生社会工作者,还包括一位医生、一位流行病学家、一位公共卫生护士和(或)一位官员,如一位诉讼代理人、一位市议会成员,或一位执法官员。这个委员会要开会,并使用你们从教师那里得到的资料,合作设计出三个层面的干预,然后决定哪个干预能够最好地服务于这个社区。

可能的题目:
- 产前物质滥用
- 青少年怀孕
- 梅毒案例激增
- 包括青少年和酒精的机动车事故
- 自杀率的上升
- 儿童肥胖上升
- 少数群体的哮喘
- 家庭暴力
- 牙齿保健

十三、附件 4.1 术语汇编

评估:收集、分析和分享关于健康状况、风险和社区资源的数据。

保障:监督社区健康服务的可获取性。

流行病学:研究人群疾病传播和疾病决定因素。

循证实务:一种基于实证研究理论的实务干预。

胎儿及婴儿死亡率回顾(FIMR):胎儿或婴儿死亡后收集医疗和社会信息作回顾。

国民健康 2010:由美国 DHHS 为美国制定的公共卫生目标和指标。

婴儿死亡率(IM):婴儿 1 周岁生日之前的死亡;是世界上衡量国家健康水平的主要标准之一。

低出生体重(LBW):低于 2500 克或 5.5 磅的出生体重;LBW 是导致婴儿死亡的因素,是一个衡量国家健康水平的主要标准。

政策发展:运用评估资料来发展地方和州的健康和社会福利政策,并向那些政策投入资源。

基于人口的干预:关注人群中健康的促进和疾病的预防,而不是对个人进行治疗。

初级预防：促进健康，在疾病或创伤发生前进行预防。

二级预防：疾病的早期诊断和治疗。

三级预防：采取行动使疾病的影响最小化，防止进一步情况恶化。

社会流行病学：对于人群中健康和疾病传播的社会因素的影响研究。

1935年《社会保障法案》第五章：通过固定拨款机制，由州提供妇女儿童健康服务项目。第五章项目由DHHS的健康服务和资源管理中心（HRSA）下的妇女儿童健康署管理。

十四、附件4.2 定义

（一）公共卫生社会工作者

公共卫生社会工作者接受过社会工作训练，其主要实务工作能满足公立机构和私营机构公共卫生核心功能的要求。尽管公共卫生包含10个基本功能，公共卫生社会工作专注于通过干预强化社区、家庭及个人的健康水平，以此提高他们的健康、福祉和功能，尽量减少残疾发生和院舍化照顾。

（二）公共卫生社会工作

公共卫生社会工作最显著的特征是公共卫生社会工作通过流行病学的方法来认识社会问题对全人群健康状态和社会功能的影响，强调初级预防层面的干预。公共卫生社会工作者在个人、家庭和群体的生活方式发展积极的健康行为；改善环境；避免危险。他们评估目标群体健康的需求，确定社会因素和健康问题间的关联性。他们在五个层面预防的基础上策划和实施干预策略。他们强调减少和健康问题相关的社会压力，注重社会支持、促进人类幸福、提供疾病预防。

公共卫生社会工作是在一个多学科的环境下，由社会工作者和其他健康和公众服务的专业人员合作，确保所有目标人群都能获得健康照顾和社会服务。公共卫生社会工作是混合多种角色的专业：直接服务提供者、研究者、咨询者、管理者、项目计划者、评估者和政策制订者。每个功能都相互依靠，确保所有人的健康和满足社会需求。

（三）公共卫生社会工作准则

公共卫生社会工作者从广阔的视野探讨健康，包括贯穿人的整个生命周期的生理、社会、情绪和精神的良好状态。他们通过确定和实施策略或干预来处理健康问题，着重处理个人发展历程中一个又一个阶段转变的关键时期问题。公共卫生社会工作通过实践工作来运用有效知识、基本原理、伦理守则和标准来体现公共卫生社会工作实务的竞争力。

公共卫生社会工作使用大量策略，通过可测量方式来实施基本的公共卫生功能。它们具体是：

1. 公共卫生社会工作将流行病学运用到：
   - 在家庭、社区和文化层面评估和监管影响高危人群健康状态和社会功能的社会问题。

- 确保和评估与促进理想健康状况相关的因素,如复原力、优势条件和财产等。
- 确保并评估社会因素对健康问题、健康危机和压力相关疾病的影响。
- 评估以人群为本和以个人为对象的健康干预效率,可获取性和质量。

2. 公共卫生社会工作运用社会计划、社区组织和发展及社会营销准则来:
- 向公众、家庭和个人提供公共卫生议题信息和教育。
- 发动社区合作来确保优先解决或解决健康问题及相关的社会问题。这些合作将会吸取关键利益相关人参与其中,并尽量使服务对象具广泛性。
- 通过能力建设提升个人、家庭及社区的能力,使他们成为积极参与者,找出公共卫生关注点和对这些问题的创造性解决方法,提高个人、家庭和社会的福祉。
- 促进和执行法律要求,保护社区、家庭和个体的健康和安全。
- 确保为全体居民,特别是弱势群体谋福祉的公共责任。
- 发展初级预防策略,推进社区、家庭和个人的健康和福祉。
- 发展二级和三级预防策略,减轻对健康和相关社会问题的顾虑。

3. 公共卫生社会工作提供领导力,倡导并确保:
- 消除任何健康和社会差别,包括但不限于存在社区中的种族、年龄、社会性别、民族和文化问题。
- 促进政策发展,在文化、社区和家庭环境中提供高质量的综合公共卫生服务。

4. 公共卫生社会工作支持和开展研究,评估和明确:
- 人群和个人健康状况的社会和行为决定因素。
- 高效的具体项目和干预。
- 获取优质综合服务的系统障碍。
- 以文化为本的干预,满足各种人群,特别是弱势人群的需求。
- 健康照顾服务及提供其系统的"最佳实务"模式。

十五、附件 4.3 公共卫生社会工作标准

以下公共卫生社会工作的标准模式是由公共卫生社会工作标准发展小组"超越 2010:未来公共卫生社会工作"所制定:

专业标准 1

公共卫生社会工作(PHSW)运用社会遗传病学原理,在家庭、社区和文化情境下评估和监测影响高危险人群健康状态和社会功能的社会问题。

公共卫生社会工作表现指标:

1.1 公共卫生社会工作在家庭、社区和文化的情境下评估和监测影响高危险人群健康状态和社会功能的社会问题。

1.2 公共卫生社会工作者追踪大众人群的健康状态和社会功能,长期监测高危人群的情况:
- 个人和家庭的直接实务层面。
- 社区项目和政策发展。

1.3 公共卫生社会工作确保评估和监测工具是以社会流行病学原理为本的。

1.4 公共卫生社会工作确保评估和监测工具是经过跨学科合作过程发展而来的。这过程包括听取机构内/跨机构，社区合作伙伴/服务对象和各种人群的意见。

1.5 公共卫生社会工作者确保评估和监测工具适用于整个生命周期各阶段的生理和社会福祉。

1.6 公共卫生社会工作发展一套指引大纲，与社区伙伴分享健康状态和社会功能资料，促进实现理想化的个人和社会福祉。

专业标准 2

公共卫生社会工作使用社会流行病学的原理来确认与促进理想健康状况相关的因素，如恢复力、优势条件和财产等。

公共卫生社会工作表现指标：

2.1 公共卫生社会工作推动使用以财产为基础的模式来评估个人、家庭及社区层面的生理和情绪健康。

2.2 公共卫生社会工作确保促进个人、家庭和社区恢复的因素。这些因素都基于文化因素，同时受到社区合作者的广泛支持。

2.3 公共卫生社会工作确保个人、家庭和社区层面的保护性因素。

2.4 公共卫生社会工作发展一套工具来测量优势条件和（或）财产来促进和保护个人、家庭及社区的健康和福祉。

2.5 公共卫生社会工作确保及评估协助个人、家庭和社区行为改变的因素和引发疾病危机的因素。

2.6 公共卫生社会工作确保减少犯罪密度和提高适应性的因素。

专业标准 3

公共卫生社会工作运用社会流行病学原理来确保和评估社会因素对健康问题、健康危机和压力相关疾病的影响。

公共卫生社会工作表现指标：

3.1 公共卫生社会工作发展确定和评估社会因素对于健康问题、健康危机和压力相关疾病影响的测量工具。

3.2 公共卫生社会工作定义和评估与社会条件相关的危险因素。

3.3 公共卫生社会工作发展干预模式，以处理与心理和生理健康、疾病及残疾有关的社会因素。

3.4 公共卫生社会工作运用解释性模式来协助确定导致疾病和情感及社会功能障碍相关的社会因素。

3.5 公共卫生社会工作确定恶劣的住房和工作条件及贫穷与高婴儿死亡率、结核病、行为和其他健康问题间的关联。

3.6 公共卫生社会工作确定和测量低下社会功能和不良健康对危险行为和危险生活行为选择的影响。

专业标准 4

公共卫生社会工作运用社会流行病学原理评估以人群为本的和以个人为对象的健康干预的效率、可获取性和质量。

公共卫生社会工作表现指标：

4.1　公共卫生社会工作发展一套标准来测量项目干预，并测定其效率。

4.2　公共卫生社会工作建立分析个人干预和基于人群干预的效果，可获取性及质量结果的方法。

4.3　公共卫生社会工作发展一些工具来测量在生理和应对能力及环境资源和健康方面破坏性的变化。

4.4　公共卫生社会工作确保发展出量化和质化评估工具，测定个人、家庭及基于人群的健康干预的可获取性、质量、效率和文化竞争力。

4.5　公共卫生社会工作发展一套机制来利用评估结果，加强个人、家庭和基于人群的健康干预、服务提供和质量。

4.6　公共卫生社会工作发展一套测量工具，测量情感和社会病态对利用公共卫生制度照顾的影响。

专业标准 5

公共卫生社会工作运用社会计划，社区组织和发展及社会营销准则向公众、家庭和个人提供公共卫生议题信息和教育。

公共卫生社会工作表现指标：

5.1　公共卫生社会工作确定和个人、家庭及社区相关联的公共卫生问题：
- 开发个人、家庭和社区调查，以测定公共卫生问题的基础信息。
- 将资料和研究与社区重点问题相结合。

5.2　公共卫生社会工作发展一系列以社区为本的创造性策略，提供健康生活方式的信息策略：
- 文化相关的论坛。
- 媒体机会。
- 在杂货店、药店、饭店及影音店发放印刷资料。
- 社区会议。
- 年轻人演讲会。
- 健康展览会。

5.3　公共卫生社会工作利用社区宗教资源，如利用社会和文化小组分发资料，并关注社区面临的公共卫生问题，讨论公共卫生的价值。

5.4　公共卫生社会工作发展推进保护和恢复策略的公众教育信息，来提升情感、社会和生理健康福祉。

5.5　公共卫生社会工作发展个人、家庭和社区的交流模式，使相关信息对所有年龄层次、文化族群和教育水平或有能力的人都是流通的。

5.6　公共卫生社会工作从公共卫生视野教育社会服务机构关于健康和社会功能间的

关系。

5.7 公共卫生社会工作和许多人类社会服务的专业人员一起工作；用一致的健康信息来告知和教育公众。

5.8 公共卫生社会工作教育个人、家庭和社区关于社会福利、危险行为和不良健康后果间的关系。

5.9 发展公共卫生信息时，公共卫生社会工作发展应恰当地运用学习原则。

5.10 公共卫生社会工作发展促进特殊人群获取公共卫生信息的策略，如在押人群、在家和无家可归的矫正青年等。

专业标准 6

公共卫生社会工作运用社会策划、社区组织和发展及社会营销原则来动员个人、家庭和社区并对他们增权，使他们通过能力建设活动成为积极参与者，确定公共卫生关注点，创造性解决问题，提升个人、家庭和社会的健康福祉。

公共卫生社会工作表现指标：

6.1 公共卫生社会工作发展由不同利益相关人组成的合作网络，包括传统的和非传统的合作伙伴，来确定并找出重点，发展对健康和社会问题的解决方法。被剥夺权利的人群和弱势群体必须是其中的积极分子和领导者。

6.2 公共卫生社会工作者发动社区合作，来确定和找出问题重点，并解决和健康相关的社会问题。

6.3 公共卫生社会工作发展和利用有效方法措施，向不同群体提供可供选择的方法，确保提出的策略尊重他们的价值观和重点需求。

6.4 公共卫生社会工作发展资源（经济和基础设施），支持社区及其周边合作者的项目。

6.5 公共卫生社会工作开发建设能力项目，向个人、家庭和社区提供创造性解决公共卫生问题的工具。

6.6 公共卫生社会工作发展小组工作和其他方法，促进接受文化上合适的、尊重人的沟通技巧，促进社区参与。

6.7 公共卫生社会工作督导个人、家庭和社区发展领导能力，创造性解决社会公共卫生问题。

6.8 公共卫生社会工作协助个人、家庭和社区确定他们的财产和债务，发展问题解决方法，保护他们文化和家庭根基。

6.9 公共卫生社会工作在公共卫生系统中建立交流的策略，回应社区问题，重点问题和解决方案。这些策略确定并消除限制不同服务对象积极参与的障碍。

6.10 公共卫生社会工作促进跨学科计划模式，整合并强化医疗模式和传统公共卫生计划过程，处理弱势群体和不同人群的需求。

专业标准 7

公共卫生社会工作运用社会策划、社区组织和发展及社会营销来促进和增强法律诉求，保护个人、家庭和社区的健康和安全。

公共卫生社会工作表现指标:

7.1 公共卫生社会工作发展和促进确保大众人群特别是弱势人群的健康安全法规。

7.2 公共卫生社会工作开展社区教育,让社区了解法定权利和要求及法律如何影响他们的健康和福祉。

7.3 公共卫生社会工作促进条例制订,保证弱势人群和接受服务不足的人群可获取他们所需要的健康和社会服务。

7.4 公共卫生社会工作支持倡导社区确保和减少影响健康的环境因素。

7.5 公共卫生社会工作提供加强和简化权利及服务相关的规则。

7.6 公共卫生社会工作向利益相关者提供相关资料,以影响环境条例。

专业标准 8

公共卫生社会工作运用社会策划、社区组织和发展及社会营销来保证为大众谋利的公信力,特别是弱势群体的利益。

公共卫生社会工作表现标准:

8.1 公共卫生社会工作创造文化多样性的伙伴关系,清晰描述责任的角色,保证为其他大众谋利益,特别是弱势群体和接受服务不足的群体的利益。

8.2 公共卫生社会工作记录和回应个人、家庭及社区对健康服务及相关社会服务提供和操作方面的意见和关注。

8.3 公共卫生社会工作在信息传递方面起领导作用,包括让政策制订者、资金提供者、社区群体了解公共卫生和社会干预的效率。

8.4 公共卫生社会工作协助社区发展公共卫生议事日程,承担所有人群健康福祉的责任。

专业标准 9

公共卫生社会工作运用社会策划、社区组织和发展及社会营销来发展初级预防策略,促进个人、家庭及社区的健康福祉。

公共卫生社会工作表现指标:

9.1 公共卫生社会工作促进广泛的初级预防策略,包括与人的生命周期和各种人群紧密相关的传统的和非传统的策略。

9.2 公共卫生社会工作广泛吸取利益相关人士参与发展初级预防干预,来促进达成理想健康状态(如精神的、情感的、心理的、生物的和社会的)。

9.3 公共卫生社会工作发展一致的信息,通过跨学科的团队和合作群体来促进健康的、文化上适用的生活方式。

9.4 公共卫生社会工作确保初级干预策略从文化视野表达健康和幸福基本元素的本质原因。

专业标准 10

公共卫生社会工作运用社会策划、社区组织和发展及社会营销发展二级和三级预防策略,以减轻健康及相关的社会经济因素问题。

公共卫生社会工作表现指标：

10.1　公共卫生社会工作运用传统的、非传统的和文化上适用的方法来发展二级和三级干预技术。

10.2　公共卫生社会工作广泛吸取利益相关人士，包括家庭成员，参与发展二级和三级预防干预，促进达到理想的健康状况，消除不良的健康后果（如精神的、情感的、心理的、生物的和社会的）。

10.3　公共卫生社会工作发展通用的、一致的、有文化竞争力的筛查和评估方法，及早确定造成不良健康后果的行为和危险因素。

10.4　公共卫生社会工作确保二级预防策略注重导致不良健康后果的根本原因，而不仅仅是迹象和症状。

10.5　公共卫生社会工作促进一系列二级和三级预防策略，这些措施和各种人群的生命周期是相吻合的。

10.6　公共卫生社会工作发展文化上适用的策略来提高长期疾病患者或晚期病人及其家庭的生活质量。

10.7　公共卫生社会工作运用以家庭为中心、以社区为本、整合协调的照顾方法，确保三级预防的个性化服务。

专业标准 11

公共卫生社会工作领导并倡导消除一切健康和社会差别，包括但不限于以社区为本的种族的、年龄的、性别的、民族的、文化的及残疾的差别。

公共卫生社会工作表现指标：

11.1　公共卫生社会工作用清晰而易懂的文件方式记录健康和社会差异，在展示研究和资料的方式上起领导作用。

11.2　公共卫生社会工作倡导各种利益相关人员采用各种各样的策略，在地方、州和国家的层面消除健康和社会差别。

11.3　公共卫生社会工作与弱势社区一起推进协调的、整合的干预，降低和消除健康和社会差别。

11.4　公共卫生社会工作在让政策制订者了解影响健康和社会差别状况的经济、环境和社会因素方面起领导作用。

11.5　公共卫生社会工作发展性利用其他社会和公共卫生准则及方法，用文件记录健康和社会差别。

11.6　公共卫生社会工作倡导针对消除健康和社会差别进行立法和制订政策。

11.7　公共卫生社会工作倡导消除分类资助的趋势，以减少服务提供的障碍，更好表达任何健康和社会差别的重要影响。

专业标准 12

公共卫生社会工作提供领导能力并倡导保证和推进政策发展，在文化、社区和家庭环境下提供优质、综合的公共卫生服务。

公共卫生社会工作表现指标：

12.1   公共卫生社会工作发展和促进公共卫生和社会政策，确保大众人群，特别是弱势群体的健康和安全。

12.2   公共卫生社会工作发展公共卫生和社会政策，确保弱势群体和没有接受到足够服务的人群能够获取需要的健康和社会服务。

12.3   公共卫生社会工作在发展和简化政府津贴计划和服务条例中起领导作用。

12.4   公共卫生社会工作和社会服务机构、教育机构及相关的健康专业组织合作，支持促进理想化社区健康政策发展及立法。

12.5   公共卫生社会工作发展和维护促进政策制订者和社区的公开对话的机制。

12.6   公共卫生社会工作发展公共卫生和社会政策，确保回应个人、家庭和社区文化需求的优质服务。

12.7   公共卫生社会工作发展公共卫生和社会政策，促进各种整合协调的健康和社会服务项目。

专业标准 13

公共卫生社会工作支持和开发信息收集、研究和评估。

公共卫生社会工作表现指标：

13.1   公共卫生社会工作发展和运用适用于文化上的信息收集系统，确保影响个人和大众健康状况的社会和行为决定因素。

13.2   公共卫生社会工作在发展和运用适用于文化上的定性和定量评估方法上作出贡献，评估具体项目和干预效率，重点是弱势群体的需求。

13.3   公共卫生社会工作开发和运用整套方法，在以文件证明服务影响质量和综合性制度的障碍上作出贡献。

13.4   公共卫生社会工作开发或参与多学科的公共卫生研究，促进最佳实务模式得以再现和制度化。

13.5   公共卫生社会工作开展调查，测评案主的满意度，以不断改进服务质量。

13.6   公共卫生社会工作者发展测评情绪和社会因素的方法，这些因素影响健康状态和公共卫生服务的可及性。

13.7   公共卫生社会工作发展结果导向的方法论，不断完善公共卫生服务系统。

专业标准 14

公共卫生社会工作确保自己实务的竞争力，通过社会工作核心知识、基本原理、伦理守则和标准来有效处理公共卫生议题。

公共卫生社会工作表现指标：

14.1   公共卫生社会工作综合各种社会工作和健康组织的经验，编制自己的标准。

14.2   公共卫生社会工作坚持全国社会工作者协会的伦理守则和美国公共卫生联盟的信条。

14.3   公共卫生社会工作按照州级颁发制度或规定开发专业项目。

14.4   公共卫生社会工作和社会工作学校及公共卫生学校合作，实践公共卫生社会工作的核心知识及准则。

14.5　公共卫生社会工作倡导将公共卫生社会工作纳入公共或私人资助的培训项目，如通过健康资源服务机构、疾病预防控制中心、RWJ 基金会等机构支持培训项目。

14.6　公共卫生社会工作发展专业竞争力，提高公共卫生社会工作的技术基础。

14.7　公共卫生社会工作开发阶段性劳动力分析，研究公共卫生社会工作的角色转换问题。

14.8　公共卫生社会工作开发阶段性研究，确认正在进行的继续教育需求。

14.9　公共卫生社会工作倡导聘用合适及拥有专业知识的人员，处理影响健康状态的经济、环境和社会因素。

14.10　公共卫生社会工作发展指引纲要和科学实验报告，并向公共卫生机构的公共卫生社会工作方法论培训提供咨询。

14.11　公共卫生社会工作翻译公共卫生社会工作的角色和概念，介绍给其他健康和社会服务专业。

14.12　公共卫生社会工作促进公共卫生社会工作基本原理获得广泛基础，其中包括但不局限于个人、家庭和社区整个生命历程的生理、社会和情绪及精神的健康福祉。

十六、附件 4.4 公共卫生社会工作者的核心竞争力

（一）理论基础

1. 公共卫生社会工作将展示知识和理解：

- 社会流行病学的知识。
- 人群基础上的健康促进和增权原则与理论。
- 从多代及生命跨度视野看个人和家庭成长与发展的常规。
- 影响高危人群的经济、环境和社会议题。
- 保护因素或危险因素的影响，如社会性别、种族主义、年龄主义、阶层主义、性取向、性别特征、残障或宗教基础等因素对个人、家庭和社区健康和福祉的影响。
- 社区组织、有计划的改变和发展相关理论和原则。
- 健康系统的特点，包括健康照顾的维度、使用和可获取性。
- 宏观层面工作方法的知识，以促进和加强制订规则（政策和立法），在社会工作实务中保护高危人群的健康和安全。

2. 公共卫生社会工作需要展示以下技能：

- 将宏观方法应用于公共卫生社会工作实务，例如社会策划、社区组织/发展、社会营销。
- 运用人口、健康、家族、社会文化知识和环境及社区因素来制订公共卫生项目和服务。
- 批判性分析基于种族/民族、社会经济地位和性别的健康状态的不公平待遇。
- 认识和区别不同的能力、需求、价值和多样的文化、种族、民族和社会经济的族群，以决定这些因素是如何影响健康状态、健康行为和项目制订的。

- 运用一级和二级策略来处理个人、家庭和社区的健康、社会和经济议题。
- 运用发展、实务和流行病学的理论来验证所制定的干预和项目发展，促使健康行为的改变。

（二）方法论和分析技巧

1. 公共卫生社会工作者将展示他们的知识和理解：

- 研究设计、抽样、基本描述性和推断性的数据，以及测量评估方法的成效和可信度。
- 流行病学和社会流行病学的概念以及描述性的流行病学和社会流行病学。
- 运用资料来展示伦理的、政治的、科学的、经济的和社会的和整体的公共卫生议题。
- 社区需求评估，项目设计、实施和评估的原则与核心特点。

2. 公共卫生社会工作者需要展示以下技能：

- 从人口动态统计，人口普查、调查，服务使用和其他相关的社会及健康状态报告，特别是从弱势人群的相关报告中获取资料，进行分析和解释。
- 从资料中发现有意义的参考信息，并将数据转化为可用于社区评估（差距、障碍、优势分析等）和项目策划、实施和评估信息的能力。
- 形成假设或研究问题，通过整合内在或外在的资源，发展和实施分析性的策略，来影响健康和社会计划的改变。

（三）领导能力和沟通技巧

1. 公共卫生社会工作者将展示他们的知识和理解：

- 机构文化和转变的理论及相关实务。
- 各种内部和外部小组的领袖和沟通理论。
- 运用跨组织理论，包括获取捐款的能力，契约性的协议和关系，运用系统发展、系统管理和系统分析的原理。
- 了解如何使用网络，跨学科或多学科团队建设和小组工作的过程。
- 社会变化，倡导、协商和冲突处理的理论。
- 社会工作社区组织和建立联盟的技术，以处理社会和健康差异的议题。
- 寻求和保留案主及组织各层面人员参与的技巧。
- 策略规划，组织发展，工作表现和结果测评及项目评估。

2. 公共卫生社会工作者需要展示以下技能：

- 洞察及激励全体员工实现使命、目标和机构（公共卫生机构）目的的能力。
- 对个人、家庭和社区承担义务的能力及传播他们所具有的文化价值观。
- 进行最好的实务预防的能力和制订最好干预策略的能力，以消除社会不公正和健康差别。
- 增强个人、家庭和社区优势和财产的能力，以发展改革性、创造性地解决策略来解决社会和健康议题的能力。
- 运用管理和组织理论的知识和实务，以对公共卫生项目进行发展、计划、预算、人员配置、行政管理和评估，包括实施促进整合服务系统的策略，特别是用于弱势人群的策略。

- 发展监督和评估项目及服务网络成效和质量机制，包括使用工作表现和结果测评。
- 发展、实施、监督和评估基金支持的项目。
- 有效的书面和口头沟通技巧，包括准确地、有效地提供给利益相关人的报告，如机构董事会、行政管理机构、政策制订者、消费者，以及供媒体使用的人口、数据、项目和科学的信息。
- 和各种多元文化组织、社区/服务对象的董事会和联盟有效交流的能力。
- 发展策略来确保对健康和社会议题，以及高危人群的整合服务系统。

（四）政策和倡导技能

1. 公共卫生社会工作者将展示他们的知识和理解：

- 联邦和州对健康和社会服务项目的资金支持和项目执行的指导和要求。
- 对当前的和替代的健康和社会政策的知识和综合处理。
- 国家和地方层面立法、行政和法律程序的知识。
- 联邦、州和地方机构的公共卫生和社会政策的历史发展和科学基础。

2. 公共卫生社会工作者需要展示以下技能：

- 将批判性思维运用于政策发展和实践的每个阶段。
- 确保健康和社会服务提供系统的主要差距。
- 确保公共卫生法律、规范和政策相关的特殊项目。
- 收集和总结与特殊政策或相关问题的资料；阐明每项社会政策选择的健康、经济、行政管理、法律和社会含义。
- 建立联盟和议程设置，阐述社会系统和卫生保健的差距。
- 阐明国家实现政策方案的可行性和预期的成果和障碍，并决定采取适当的行动。
- 写一份清晰简洁的政策陈述、立场文件和/或对于特殊人群的适用证明。
- 发展计划来建立政策，包括结果和过程目标、实行的步骤和评估计划。
- 将政策转化成机构计划、结构和项目。

（五）价值和伦理

1. 公共卫生社会工作者将展示他们的知识和理解：

- 和公共卫生社会工作实务相关的基础原理、价值观和社会正义概念。
- 国家社会工作者协会伦理守则和美国公共卫生联盟信条的知识。
- 在提供以家庭为本的、综合的、整合的、以社区为本的，以及有文化竞争力的公共卫生和社会服务及社会项目中的基本原理概念和理性支持，包括对家庭和社区财产的认识。
- 在实务和研究中，特别是在弱势人群中开发的实务和研究中伦理及敏感问题原则和议题；在社区和政府机构中组织和提供公共卫生服务的原则和议题，包括资料收集和资料管理、分析及传播的原则和议题。

- 州级许可证的知识和/或规则。

2. 公共卫生社会工作者需要展示以下技能：
- 在社区和组织的实践过程中运用和整合专业的价值及伦理原则。
- 项目管理、研究和资料收集与保管的伦理问题。
- 在公共卫生场所推进文化竞争力概念。
- 与公共卫生和社会服务团体及选民建立良好的伙伴关系，促进社区增权、互惠学习，参与公共卫生和社会制度的设计、开发和研究。
- 定义和运用社会工作标准及原则来解决伦理困境。

参考文献

Adubato, S., Alper, R., Heenehan, M., Rodriguez-Mayor, L., & Elsafty, M. (2003). Successful ways to increase retention in a longitudinal study of lead-exposed children. *Health and Social Work, 28,* 312–315.

Announcement of the President's Emergency Plan for AIDS Relief in South Africa. (2003, May 21). Retrieved March 21, 2004, from http://www.globalhealth.gov/emergencyrelief.shtml.

A place of our own. (n.d.). Available from University of Minnesota PKU Program and PKU Foundation. Retrieved February 5, 2005, from http://www.peds.umn.edu/pku.

Barr, D. A., Lee, P. R., & Benjamin, A. E. (2003). Health care and health care policy in a changing world. In H. M. Wallace, G. Green, & K. J. Jaros. *Health and welfare for families in the twenty-first century* (pp. 26–42). Sudbury, MA: Jones & Bartlett.

Berkman, L. F., & Kawachi, I. (Eds.). (2000). *Social epidemiology.* New York: Oxford University Press.

Beyond 2010 Public Health Social Work Initiative. (2005). *Public Health Social Work Standards and Competencies.* Columbus, OH: Ohio Department of Health, Standards Development Committee.

Beyond 2010: Public health social work practice. (2002). Retrieved March 22, 2004, from http://ssw.unc.edu/phsw2010.

Bishop, K. K., & Arango, P. (1997). Creating the context: Family-centered, community-based, culturally-sensitive partnerships. In K. K. Bishop, M. S. Taylor, & P. Arango (Eds.), *Partnerships at work: Lessons learned from programs and practices of families, professionals and communities* (pp. 11–15). Burlington: University of Vermont, Department of Social Work.

Bradley, C. J., Given, C. W., & Roberts, C. (2004). Health care disparities and cervical cancer. *American Journal of Public Health, 94,* 2098–2103.

Brown, S. S. (Ed.). (1988). *Prenatal care: Reaching mothers, reaching infants* (Report of the Committee to Study Outreach for Prenatal Care of the Institute of Medicine). Washington, DC: National Academy Press.

Brown, S. S., & Eisenberg, L. (Eds.). (1995). *The best intentions: Unintended pregnancy and the well-being of children and families.* Washington, DC: National Academy Press.

Cameron, T. (2002). Mandatory HIV testing of newborns in New York State: What are the implications? *Journal of Health and Social Policy, 14,* 59–78.

Centers for Disease Control and Prevention. (2005). Racial/ethnic disparities in prevalence, treatment, and control of hypertension-United States, 1999–2002. *Morbidity and Mortality Weekly Report, 54,* 7–9.

Centers for Disease Control and Prevention, National Center for Environmental Health. (n.d.). *General lead information: Questions and answers.* Retrieved February 10, 2005, from http://www.cdc.gov/nceh/lead/faq/about.htm.

Cooper, H., Moore, L., Gruskin, S., & Krieger, N. (2004). Characterizing perceived police violence: Implications for public health. *American Journal of Public Health, 94,* 1109–1118.

Davey, T. L. (2004). A multiple-family group intervention for homeless families: The weekend retreat. *Health and Social Work, 29,* 326–329.

Deal, L. W., Gomby, D. S., Zippiroli, L., & Behrman, R. E. (2000). Unintentional injuries in childhood: Analysis and recommendations. *Future of Children, 10*(1), 4–22.

Edelman, M. W. (1985, June). CDF Reports: Public health social work priorities in maternal and child health. In A. Gitterman, R. B. Black, & F. Stein (Eds.), Public health social work in maternal and child health: A forward plan (pp. 41–64). *Proceedings of the Working Conference of the Public Health Social Work Advisory Committee for the Bureau of Health Care Delivery and Assistance.* Rockville, MD: Division of Maternal and Child Health.

Epstein, A. M., & Newhouse, J. P. (1998). Impact of Medicaid expansion on early prenatal care and health outcomes. *Health Care Financing Review, 1,9,* 85–99.

Farel, A. M. (1997). Children with special health care needs. In J. B. Kotch (Ed.), *Maternal and child health* (pp. 281–303). Gaithersburg, MD: Aspen.

Fiscella, K., Franks, P., Doescher, M. P., & Saver, B. G. (2002). Disparities in health care by race, ethnicity, and language among the insured: Findings from a national sample. In T. A. LaVeist (Ed.), *Race, ethnicity, and health: A public health reader* (pp. 198–209). San Francisco: Jossey-Bass.

Flores, G., Olson, L., & Tomany-Korman, S. C. (2005). Racial and ethnic disparities in early childhood health and health care. *Pediatrics, 115e,* 183–193.

Gehshan, S. (2003). The state children's health insurance program: A progress report. In H. M. Wallace, G. Green, & K. J. Jaros (Eds.), *Health and welfare for families in the twenty-first century* (2nd ed., pp. 259–268). Boston: Jones and Bartlett.

Germain, C. B. (1984). *Social work practice in health care: An ecological perspective.* New York: Free Press.

Germain, C., & Gitterman, A. (1980). *The life model of social work practice.* New York: Columbia University Press.

Gordon, L. (1994). *Pitied but not entitled: Single mothers and the history of welfare.* New York: Free Press.

Grason, H., Hutchins, J., & Silver, G. (Eds.). (1999). *Charting a course for the future of women's and perinatal health.* Timonium, MD: Printing Corporation of America.

Haviland, L., & Sember, R. (2004). Cover description. *American Journal of Public Health, 94,* 163.

Health Resources and Services Administration. (n.d.). *HHS awards more than $21 million to improve newborn screening and reduce infant mortality.* Retrieved February 12, 2005, from http://newsroom.hrsa.gov/releases/2004/mch-dec.htm.

Healthy people 2010: Determinants of health. (n.d.). Retrieved March 18, 2004, from http://www.healthypeople.gov/Document/html/uih/uih_2.htm.

Healthy people 2010: Home page. (n.d.). Retrieved February 5, 2005, from http://www.healthypeople.gov/About.

Healthy people 2010: Leading health indicators—Injury and violence. (2001). Retrieved February 12, 2005, from http://www.healthypeople.gov/document/html/uih/uih_4.htm#injviol.

Healthy people 2010: Maternal, infant and child health. (n.d.). Retrieved February 12, 2005, from http://www.healthypeople.gov/Document/HTML/Volume2/16MICH.htm#_Toc49469 66.

Healthy people 2010: What are its goals? (n.d.). Retrieved March 18, 2004, from http://www
.healthypeople.gov/About/goals.htm.

Henshaw, S. K. (1998). Unintended pregnancy in the United States. *Family Planning Perspectives, 30*(1), 24–29, 46.

Human Rights Campaign. (n.d.). *HIV/AIDS and HRC: Two decades of fighting for life.*
Washington, DC: Author. Retrieved February 9, 2005, from http://www.hrc.org
/Template.cfm?Section=Health1&Template=/ContentManagement/ContentDisplay
.cfm&ContentID=12939.

Hutchins, E., Grason, H., & Handler, A. (2004). FIMR and other mortality reviews public
health tools for strengthening maternal and child health systems in communities:
Where do we need to go next? *Maternal and Child Health Journal, 8,* 259–268.

Hutchins, V. L. (1985, June). Celebrating a partnership: Social work and maternal and
child health. In A. Gitterman, R. B. Black, & F. Stein (Eds.), Public health social work
in maternal and child health: A forward plan (pp. 3–11). *Proceedings of the Working Conference of the Public Health Social Work Advisory Committee for the Bureau of Health Care Delivery and Assistance.* Rockville, MD: Division of Maternal and Child Health.

Icard, L. D., Bourjolly, J. N., & Siddiqui, N. (2003). Designing social marketing strategies
to increase African American's access to health promotion programs. *Health and Social
Work, 28,* 214–223.

Institute of Medicine Committee for the Study of the Future of Public Health. (1988). *The
future of public health.* Washington, DC: National Academy Press.

Institute of Medicine Committee to Study the Prevention of Low Birthweight. (1985). *Prevention low birthweight.* Washington, DC: National Academy Press.

Jordon, L. (1997). Bridging the public policy/public health gap: Organizing multiple agencies to deliver coordinated services. In M. Haack (Ed.), *Drug dependent mothers and their
children: Issues in public policy and public health* (pp. 249–264). New York: Springer.

Keppel, K. G., Pearcy, J. N., & Wagener, D. K. (2002). Trends in racial and ethnic-specific
rates for the health status indicators: United States, 1990–1998. *Healthy People 2000 Statistical Notes, 23,* 1–16.

Kieffer, E. C., Carman, W. J., Gillespie, B. W., Nolan, G. H., Worley, S. E., & Guzman, J. R.
(2001). Obesity and gestational diabetes among African-American women and Latinas
in Detroit: Implications for disparities in women's health. *Journal of the American Medical Women's Association, 56,* 181–187, 196.

Kieffer, E. C., Willis, S. K., Arellano, N., & Guzman, R. (2002). Perspectives of pregnant
and postpartum Latino women on diabetes, physical activity, and health. *Health Education and Behavior, 29,* 542–556.

Kochanek, K. D., Murphy, S. L., Anderson, R. N., & Scott, C. (2004). *Deaths: Final data for
2002* (National Vital Statistics Reports, 53, No. 5). Hyattsville, Maryland: National
Center for Health Statistics.

Koontz, A. M., Buckley, K. A., & Ruderman, M. (2004). The evolution of fetal and infant
mortality review as a public health strategy. *Maternal and Child Health Journal, 8,* 195–203.

Krieger, N. (1999). Embodying inequality: A review of concepts, measures, and methods
for studying health consequences of discrimination. *International Journal of Health Services, 29,* 295–352.

Krieger, N. (2003). Does racism harm health? Did child abuse exist before 1962? On explicit questions, critical science, and current controversies: An ecosocial perspective.
American Journal of Public Health, 93, 194–199.

Krieger, N., Chen, J. T., Waterman, P. D., Rehkopf, D. H., & Subramanian, S. V.
(2003). Race/ethnicity, gender, and monitoring socioeconomic gradients in health: A

comparison of area-based socioeconomic measures—The Public Health Disparities Geocoding Project. *American Journal of Public Health, 93,* 1655–1671.

Krieger, N., Sidney, S., & Coakley, E. (1999). Racial discrimination and skin color in the CARDIA study: Implications for public health research—Coronary artery risk development in young adults. *American Journal of Public Health, 88,* 1308–1313.

Lengerich, E. J., Tucker, T. C., Powell, R. K., Colsher, P., Lehman, E., Ward, A. J., et al. (2005). Cancer incidence in Kentucky, Pennsylvania, and West Virginia: Disparities in Appalachia. *Journal of Rural Health, 21,* 39–47.

Lynch, J., & Kaplan, G. (2000). Socioeconomic position. In L. F. Berkman & I. Kawachi (Eds.), *Social epidemiology* (pp. 13–35). New York: Oxford University Press.

Margolis, L. H., Cole, G. P., & Kotch, J. B. (1997). Historical foundations of maternal and child health. In J. B. Kotch (Ed.), *Maternal and child health: Programs, problems and policy in public health* (pp. 19–43). Gaithersburg, MD: Aspen.

Maternal and Child Health Bureau, Division of Services for Children with Special Health Care Needs. (1997). *National agenda for children with special health care needs: Achieving the goals 2000.* Washington, DC: Author.

McFarlane, J., Parker, B., Soeken, K., & Bullock, L. (1992). Assessing for abuse during pregnancy. *Journal of the American Medical Association, 267,* 3176–3178.

McGinnis, J. M., Williams-Russo, P., & Knickman, J. R. (2002). The case for more active policy attention to health promotion. *Health Affairs, 21,* 78–93.

McPherson, M. (1997). A call to action. In K. K. Bishop, M. S. Taylor, & P. Arango (Eds.), *Partnerships at work: Lessons learned from programs and practices of families, professionals and communities* (pp. 7–9). Burlington: University of Vermont, Department of Social Work.

Musselino, M. E. (2005). Depression and hip fracture risk: The NHANES I epidemiologic follow-up study. *Public Health Reports, 120*(1), 71–75.

Mustillo, S., Krieger, N., Gunderson, E. P., Sidney, S., McCreath, H., & Kiefe, C. I. (2004). Self-reported experiences of racial discrimination and Black-White differences in preterm and low-birthweight deliveries: The CARDIA Study. *American Journal of Public Health, 94,* 2125–2131.

National Association of Social Workers. (2003). *Social work speaks* (6th ed.). Washington, DC: Author.

National campaign to prevent teen pregnancy. (2002). Retrieved April 4, 2004, from http://www .teenpregnancy.org/Default.asp☑hcp=1.

National Cancer Institute. (n.d.). *Cigarette smoking and cancer: Questions and answers.* Retrieved March 18, 2004, from http://cis.nci.nih.gov/fact/3_14.htm.

National Cancer Institute. (2003). *Area socioeconomic variations in United States cancer incidence, mortality, stage, treatment, and survival, 1975–1999.* Retrieved February 5, 2005, from http://seer.cancer.gov/publications/ses/incidence.pdf.

National Center for Health Statistics. (2004). *Health, United States, 2004 with chartbook on trends in the health of Americans.* Hyattsville, MD: Author.

National Healthy Start Association. (n.d.). *The Healthy Start Program.* Retrieved February 3, 2005, from www.healthystartassoc.org/hswpp6.html.

National Maternal and Child Oral Health Resource Center. (2003). *Preventing tooth decay and saving teeth with dental sealants* (2nd ed.). Washington, DC: Georgetown University. Retrieved March 20, 2004, from http://www.mchoralhealth.org.

Oettinger, K. B. (1962). *It's your children's bureau.* U.S. Department of Health Education and Welfare, Social Security Administration, Children's Bureau Publication (No. 357, rev. 1962). Retrieved December 10, 2004, from http://www.ssa.gov/history/childb2 .html.

Phelan, K. J., Khoury, J., Kalkwarf, H., & Lanphear, B. (2005). Residential injuries in United States children and adolescents. *Public Health Reports, 120*(1), 63–70.

President's emergency plan for AIDS relief. (n.d.). Retrieved March 22, 2004, from http://southafrica.usembassy.gov/wwwhaids.html.

Price, J. H., Dake, J. A., & Kucharewski, R. (2001). Assets as predicators of suicide attempts in African American inner-city youths. *American Journal of Health Behavior, 25*, 367–375.

Reid, R. J. (2002). Harm reduction and injection drug use: Pragmatic lessons from a public health model. *Health and Social Work, 27*, 223–226.

Richman, J. (1999). Similarities and differences between younger and older suicidal people. *Journal of Clinical Geropsychology, 5*(1), 1–17.

Ries, L. A. G., Eisner, M. P., Kosary, C. L., Hankey, B. F., Miller, B. A., Clegg, L., et al. (Eds.). (2003). *SEER cancer statistics review, 1975–2000.* Bethesda, MD: National Cancer Institute. Available from http://seer.cancer.gov/csr/1975_2000.

Roby, J. L., & Woodson, K. S. (2004). An evaluation of a breast-feeding education intervention among Spanish-speaking families. *Social Work in Health Care, 40*(1), 15–31.

Ross, J., Walther, V., & Epstein, I. (2004). Screening risks for intimate partner violence and primary care settings: Implications for future abuse. *Social Work in Health Care, 38*(4), 1–23.

Rounds, K. A., & Gallo, M. (n.d.). *Public health social work module of the maternal and child health training program.* Available from University of North Carolina, Chapel Hill, School of Social Work. Retrieved March 21, 2004, from http://sswnt7.sowo.unc.edu/mch/module_phsw.asp#lectureNotes.

Sable, M. R., & Wilkinson, D. S. (1998). Pregnancy intentions, pregnancy attitudes and the use of prenatal care in Missouri. *Maternal and Child Health Journal, 2*, 155–165.

Schneider, M.-J. (2000). *Introduction to public health.* Gaithersburg, MD: Aspen.

Schooler, C., Feighery, E., & Flora, J. A. (1996). Seventh graders' self-reported exposure to cigarette marketing and its relationship to their smoking behavior. *American Journal of Public Health, 86*, 1216–1221.

Shelton, T. L., & Stepanek, J. S. (1994). *Family-centered care for children needing specialized health and developmental services* (3rd ed.). Bethesda, MD: Association for the Care of Children's Health.

Smedley, B. D., Stith, A. Y., & Nelson, A. R. (Eds.). (2003). *Unequal treatment: Confronting racial and ethnic disparities in health care.* Washington, DC: Institute of Medicine, Committee on Understanding and Eliminating Racial and Ethnic Disparities in Health Care.

Smith, B. D., & Bride, B. E. (2004). Positive impact: A community-based mental health center for people affected by HIV. *Health and Social Work, 29*, 145–148.

Soeken, K. L., McFarlane, J., Parker, B., & Lominack, M. (2003). *The abuse assessment screen.* Retrieved February 8, 2005, from http://www.nnvawi.org/abusescreen.pdf.

Taylor, M. S. (1997). Responses and recommendations for practice. In K. K. Bishop, M. S. Taylor, & P. Arango (Eds.), *Partnerships at work: Lessons learned from programs and practices of families, professionals and communities* (pp. 93–94). Burlington: University of Vermont, Department of Social Work.

Thompson, J. E., Walsh, L. V., & Merkatz, I. R. (1990). The history of prenatal care: Cultural, social, and medical contexts. In I. R. Merkatz. & J. E. Thompson (Eds.), *New perspectives on prenatal care* (pp. 9–30). New York: Elsivier.

Thompson, M., Minkler, M., Bell, J., Rose, K., & Butler, L. (2003). Facilitators of well-functioning consortia: National Healthy Start Program lessons. *Health and Social Work, 28*, 185–195.

U.S. Department of Health and Human Services. (1999). *Mental health: A report of the surgeon general—Executive summary.* Rockville, MD: Author.

U.S. Department of Health and Human Services, Centers for Disease Control and Prevention, National Center for Health Statistics. (2003). *Births: Final data for 2002 National Vital Statistics Report, 52*(10). Retrieved April 5, 2004, from http://www.cdc.gov/nchs/data/nvsr/nvsr52/nvsr52_10.pdf.

U.S. Department of Health and Human Services, Health Resources and Services Administration, Maternal and Child Health Bureau. (2002). *Child Health USA 2002.* Rockville, MD: Author. Retrieved March 20, 2004, from http://www.mchirc.net/HTML/CHUSA-02/index.htm.

U.S. Department of State. (2004, February 23). *PEPFAR fact sheet.* Retrieved March 21, 2004, from http://www.state.gov/s/gac/rl/fs/2004/29706.htm.

Wade, N. A., Birkhead, G. S., Warren, B. L., Charbonneau, T. T., French, P. T., Wang, L., et al. (1998). Abbreviated regimens of zidovudine prophylaxis and perinatal transmission of the human immunodeficiency virus. *New England Journal of Medicine, 339,* 1409–1414.

Washington, O. G. M., & Moxley, D. P. (2003). Group interventions with low-income African American women recovering from chemical dependency. *Health and Social Work, 29*(2), 146–156.

Watkins, E. L. (1985, June). The conceptual base for public health social work. In A. Gitterman, R. B. Black, & F. Stein (Eds.), Public health social work in maternal and child health: A forward plan (pp. 17–33). *Proceedings of the Working Conference of the Public Health Social Work Advisory Committee for the Bureau of Health Care Delivery and Assistance.* Rockville, MD: Division of Maternal and Child Health.

Wilkinson, D. R. (1996). Psychosocial services for low-income pregnant women and their low birthweight outcomes. *Dissertation Abstracts International, 57*(03), 1326A. (UMI No. 9621422)

Wilkinson, D. S., Korenbrot, C. C., & Greene, J. (1998). A performance indicator of psychosocial services in enhanced prenatal care of Medicaid eligible women. *Maternal and Child Health Journal, 2,* 131–143.

Wilkinson, D. S., Rounds, K. A., & Copeland, V. C. (2002). Infusing public health content into foundation and advanced social work courses. *Journal of Teaching in Social Work, 22*(3/4), 139–154.

World Health Organization. (1998). *Smallpox eradication: A global first.* Retrieved March 21, 2004, from http://www.who.int/archives/who50/en/smallpox.htm.

第五章

健康政策和社会工作

JULIE S. DARNELL and EDWARD F. LAWLOR

社会工作者在服务时所扮演的许多角色需要健康政策问题方面的专家意见。由于从业者处于很多不同的情境中，社会工作者帮助案主获得并掌握有关国家和州级健康项目的复杂的适用规则和申请程序，直接提供公共支持的健康服务，以及向个人和小组宣传许多有关卫生保健方面的信息。作为贫穷、功能缺失、被剥夺公民权的个人或家庭权利的倡导者，社会工作者努力影响健康政策和立法，以增强处于危机的弱势群体的福利，改善现有的健康照顾传递系统。政策制订者在当地、州或联邦机构工作，而社会工作者则促成健康政策和管理健康项目。

本章介绍了帮助理解健康政策的全面框架，这对成功的直接实务、倡导和政策的制订十分重要。这个框架包括揭示全面关注健康政策的关键——可及性、成本、质量和问责——以及介绍卫生保健的主要组织、财务和支付结构的关键内容。然后我们介绍联邦老年医疗保险制度和医疗补助制度这两个社会工作主要公共项目中的主要问题和结构。由于考虑到本章的篇幅局限，我们只关注联邦健康政策行动。对于州级健康政策问题感兴趣的读者，我们建议阅读本章最后所列的一些参考文献。在此背景下，我们回顾健康改革的历史和发展中的重要选择。最后，本章提出了一系列政策问题并提供了一些帮助社会工作者理解他们所感兴趣的现行健康政策的一些重要资源。

一、本章目标

- 介绍卫生保健体系中的机构、财务和支付结构。
- 描述联邦老年医疗保险制度和医疗补助制度的重要组成部分。
- 描述近来联邦卫生保健政策的主要发展。
- 讨论在健康系统改革中历年或近年的努力。
- 识别正在产生的健康政策问题。

二、健康政策框架

虽然美国健康照顾系统代表着世界上最大的一个正当的经济实体，但是它的健康政策还存在很大的资源不足。显然许多公众舆论认为：尽管在健康服务上花费了 1.5 万亿美元，一个老生常谈的话题是我们没有将足够的钱花在心理健康、研究、医疗补助制度对护理院的补偿，或其他有价值的事业上。医疗知识和技术不断推进全新的干预和治疗的可能性，对健康政策堆积成山的挑战是将资源分配给更有效、更有价值的（健康）照顾。

在这种开销巨大并且资源希缺的环境下，临床医生、管理者和政策制订者面临四项健康政策的主要问题：服务可及性、成本控制、质量和问责。

服务可及性是有关"个人健康服务的实际利用和每一个方便或阻碍利用的事物"（Andersen & Davidson，2001，p.3）。对服务可及性的测评提供了健康制度的公平性或社会公正的标志、效率和效力的指标，以及引起政策注意的重要信息。

从卫生保健方面投入的资源可以看出，卫生保健的花费在国家经济预算中。资源分配给健康服务意味着它们不能作为最佳选择而被使用，无论是工资收入、某些投资，如教育或工厂和设备，或是其他消费。成本控制问题是卫生保健的流行弊端。当务之急是：雇主须分担社会保险费用，政府须供给社会公共项目经费，个人须承受由于支付医疗费用而巨额透支的压力，如处方药费用。

卫生保健质量涉及在健康照顾传递系统中的结构层面、过程层面或成果层面。卫生保健质量的结构层面包括设备、技术、劳动力，以及其他可观察的服务输入。在历史早期鉴定合格的健康照顾服务机构中，调查者关注生命安全和提供者的高品质方面，并将此作为最突出的质量测评。由于健康照顾机构变得越来越复杂和标准化，对改进质量的关注从照顾的过程发展到近期聚焦于结果上（Lawlor & Raube，1995）。

卫生保健的问责指的是确保卫生保健的临床效率、节俭服务，服务于患者和支付者的最大利益。健康政策方面的问责测评包括近期尽力提供一张病人权利清单，依靠行政力量减少欺骗和药物滥用，在法律方面改革医疗失职起诉。

事实上，所有政策出台都可以被理解为是卫生保健方面在获得服务、控制成本、质量或公信力方面的反应。努力拓展获得服务的渠道大大增加了保险的覆盖面；成本控制推动了成本分担（如合作支付和可扣除的费用）；努力减少医院里的医疗错误是主动提高质量的一种形式；立法以改革医疗失职是健康系统中问责改变的一种形式。

三、健康服务机构

美国健康照顾的实施是通过公立、非营利和营利机构这一非常复杂的混合体来实现的。将每个可变部分概念化，对分清系统中机构、财务和支出以及规则性部分有帮助。在这种组织中，健康照顾系统是一个公共和私立关系相互作用的，由政府、非营利和营利机构构成的复杂网络。

政府负责卫生保健财力的重要部分（拨款和分配资金，主要通过税收加入这个系统）；规定渠道、成本和质量；同时推动医院、诊所、监狱和其他场所开展健康服务。

卫生保健领域的非营利部门非常不同，包括类似于蓝十字（Blue Cross）、蓝盾（Blue

Shield）的机构；培训医生、护士、社会工作者和其他人员的学术中心；为研究和健康服务筹资的基金会；非营利医院和诊所；有研究任务和提供照顾任务的。

营利部门（或成为业主和资本所有者）根据产业或部门不同在系统中有不同的重点。制药产业几乎都是赢利的，护理院产业大致有66％是赢利的，医院产业只有14％是赢利的。

为了理解健康照顾政策，将这些部分整合起来看成一个大产业非常重要：从药品生产制造者，到供应医疗设备和各种商品的供应商，到建筑师、急救人员、咨询专家以及社会工作者，所有这些角色对健康政策有着政策性和经济性的影响。社会工作者值得幸庆的是，除了可及的和高质量的临床照顾以外，社会工作在系统中优先于其他专业工作。卫生保健是一个正当的政治经济体，集合所有力量和兴趣点，其总额达到1.5万亿美元。当计划改革时这种力量已经显而易见，尤其是当各种制药业和保险业，和医院等利益方的控制力和市场受到威胁时。

表 5.1 财务、支付、供给者和服务间关系的例子

财务	支付系统	供应方	服务
薪水税收	诊断相关组群	医院	所有住院病人费用
雇主/职工津贴	人头税	管理式医疗机构	所有覆盖的健康服务，包括处方药
联邦、州（医疗补助）税收收入	服务收费	医生	办公室访问
自付费用	服务收费	牙医	程序

财政和支付

无论是在机构的或在政策领域的，在管理岗位还是担任倡导角色的社会工作者，都需要了解财务和支付系统，以及健康服务人员和健康服务实际提供间的关系。

表5.1描述了这个框架的基本元素，以便于了解健康系统中费用的流向。财务安排筹集资金是通过公众税收或额外的私人保险实现的。然后把经费用于不同的支付系统，积极地实现成本储蓄、预防照顾或其他政策目标。例如，联邦医疗保险用诊断相关组群（DRGs）的支付方法来偿还医院对住院病人的照顾服务。在支付系统中，资金通常流向特定类型的供应方，如救护车、医师、医院、保健机构或数以百计的其他类型的供应方。流向特殊供应方的资金最后被校准为每项个人的服务。举例来说，人们根据收费表支付医生的服务。这张表规定了基于成本、风险或其他支付标准的费用明细。

1. 财政 健康服务的筹资途径很复杂，是把自付费用、雇主和职工支付给保险公司以及其他私人中介的费用、流向公共项目和公共服务提供者（如美国退役军人管理局或县级公立医院）的税收收入集中起来。

税收收入通过一些途径进入健康照顾系统。其中健康服务中最重要的公共基金来源是所得税的贡献和国家税收支付的医疗保险。所得税存入A部分信用基金并用于住院保险。总体国家税收是各种保险费的组合（75％总体税收，25％B部分保险费），用于支付医生服务、居家保健以及其他非医疗机构的医疗保险。医疗补助的资金来源是联邦和州的税收收入组合。联邦和州具体的分担额根据计算公式各州有所不同，但是平均约50/50。

联邦政府通过财政预算拨款给其他多种健康服务和项目：例如退伍军人服务，支付给具有联邦层面资质的健康中心（Federally Qualified Health Centers）（隶属于健康资源和服务行政管理，Health Resources and Services Administration），艾滋病服务（HIV and AIDS services）（隶属于疾病预防控制中心，Centers for Disease Control and Prevention），印第安人健康服务（Indian Health Services）（隶属于印第安事务署，Bureau of Indian Affairs）。各州资助多种健康项目和供应方的服务，并且通过州立医院、学校和矫正部门提供大量的直接健康服务。市和县负责向多种健康服务提供资金，包括学校健康、公共医院和诊所。

相当数量的卫生保健服务没有明确的资金支付来源，包括慈善机构照顾（所提供的实务服务）。最有趣的无资助卫生保健形式是由私人提供的免费照顾，如医生在他们的办公室中提供免费的照顾，或者是有些像免费诊所这样的机构。作为一种官方认可的非偿还或慈善照顾，尽管经常未被视为健康系统的组成部分，但这种照顾是重要的。尤其对于一些提供者，如市内的教学医院，慈善照顾占总体照顾的一个重要比例，必须通过得到补助金或其他照顾、募集资金或资源的支持。

由雇主和职工交付给健康保险计划的钱，通常以健康承保津贴形式实施，约占卫生保健总收入的36%。实际上，60%的美国人是从雇主那里得到健康保险的（DeNavas-Walt, Proctor & Mills, 2004）。职工被收取费用的数量反映了他们所在人群的特征——使用健康服务、人口统计数据、成本和经验——其覆盖面的广度以及雇主对员工医疗负担补偿高低程度不同的意愿。因此，个人支付医疗保险费因其公司、职业和地区的不同而有很大差别。医疗保健使用记录高但是能力不够或不愿意提供津贴的小公司会面临为员工支付高昂的健康保险成本。

支付费用常以共同支付或扣除的形式交付给提供者。共同支付需要个体共同承担服务中的成本，如就诊或处方。以让使用者对服务的价钱和成本保持敏感。扣除也创造了一种医疗服务使用者对价格的敏感度，对首次申请资金服务的人尤其如此，如第一天入院或第一次住院。一个大规模的经济研究，最显著的是RAND医疗保险实验，报告显示，即使向病人收取小额费用或扣除少部分费用也会带来医疗成本和服务使用的缩减。（Newhouse & the Insurance Experiment Group, 1993）。

这类抑制使用健康服务的财政政策阻碍了需要的和适当的照顾。随着越来越多使用共同支付、扣除、限制和其他降低成本、迫使病人慎用服务的医疗保险规定，"顾客导向的健康照顾"开始提出。极端的新型计划如医疗储蓄账户（Medical Savings Accounts, MSAs）组合了高额扣免、覆盖灾难事件和良好的税收待遇，以鼓励消费者在使用医疗资源时作出适当的选择。因为消费者需要保存任何可能累积储蓄的资料，以用于不需自付的医疗卫生服务。政策制订者相信，他们会更加认真和谨慎地利用资源。医疗储蓄账户的批评家担心，相对健康的人会选择这些计划，而其他保险的参保人相对不健康、开支较高，最终会产生高额保险费。

2. 支付 一般情况下，支付系统可设计为预付的或后付的，基于成本的或基于风险的。预付系统设立了预付金额，如果一个病人的费用超过了预付数额，那么提供者将会承担经济风险。以成本为基础的系统试图根据病例照顾中的实际费用反馈给供应商。这些系统的缺点是它们未能刺激服务提供者保证效率；早期运用的以成本为基础的系统，如联邦医疗保险制度中的，后来被称为"空白支票医疗保险"。风险为基础的系统把保健服务的成本（或风险）推回给了提供者，这对效率是强大的激励。

最有名的预付制度，也是对社会工作者而言最重要的支付制度，是最初于1983年推出的医疗保险预付制度（Medicare Prospective Payment System, PPS）。医疗保险预付系统的支付单元是ICD-9编码定义的诊断相关组群，用于病人的病情或出院诊断。根据特定的诊断资源密度，医院得到固定金额的预付款。这种固定预期支付就是以风险为基础的系统有力例子。例如，髋关节骨折将被归入某一特定诊断相关组群（DRG），"诊断相关组群 210，除主要关节外髋关节和股骨治疗程序，没有合并症或并发症"。此案例中，医院将获得在诊断相关组群的基础上加以权重固定金额，个案的平均住院天数为 4.5 天。

一般情况下，如果该医院治疗病人快速且成本低，它可以从这段照顾中获取利润；如果病人治疗时间长并且住院费用昂贵，医院可能会在这种特殊病人上失去一笔可观的费用。这一支付系统的理论是，大量的患者使赢家和输家净值出现，为医院提供基本运作费用。这个系统能够刺激医院快速、高效地治疗病人。

对社会工作者而言，采用 PPS 极度强调出院计划，因为迅速有效出院是缩短住院时间的关键，特别是减少被医院管理者称为"行政必要天数"的住院长度，即花时间找一个适当的亚急性治疗场所，如技术完备的护理机构，以提供下一阶段对病人的照顾。由于出院计划具有经济上的重要性，医院的社会工作者被转入了这项活动，出院计划成为他们占主导地位的工作，甚至成为他们的专业身份。在许多医院，医院社会工作者成为出院计划策划者。

预付系统可以采取许多形式。通常情况下，管理式医疗组织支付照顾提供者为期一年的长期服务（即为每人每年），单个打包服务或系列服务（如提供一系列心脏保健服务：术前、手术、术后），或某些诊断服务。

后付系统，顾名思义，支付发生在服务之后，是以成本或以收费表为基础支付费用。它与预付系统主要的差别在于或多或少将花钱昂贵病例的风险从服务供应者处转移出来。直到 20 世纪 80 年代中期，普遍使用的追溯性成本为基础的支付系统有时仍被称为"空白支票医疗"，暗示着迅速增涨的卫生保健费用。对服务提供者限制费用的行为没有任何奖励措施；当然，提供的服务越昂贵，收费也越贵。

管理式医疗组织通常依赖于风险支付系统的条款，迫使保险人或服务提供者承担一定程度的经济风险或责任。健康管理组织基于预付保健的模式，称为人头税，无论参保人疾病和花费如何，每人每年一次性按计划支付（称为按人头支付）。这些支付的理论根据大数量规律认为，去除未在册人员，参保人看病的不同费用也会变化，如果支付金额接近参保人群的平均费用，管理式医疗服务提供者将有强烈的动机来控制成本。这些模式的批评者指责说，保健组织参加了行为选择，为他们的计划而去掉最健康的参保人，或者治疗实践中限制需要的服务或限制处于劣势的弱势病人。

随着经验和对支付系统建设的批评，完善和改进付款系统的行动不可避免。完善的例子将包括采用通过所谓的部分论按人头支付模型（即试图融合公平与按人头支付的激励效应论），扩展诊断相关组里的离群付款法（考虑到极其昂贵的个案），或对新型服务提供者使用复杂的支付模式（如对长期专科医院采用预期支付）。这些支付系统变得更加完善，使系统总体复杂性升级。

四、主要联邦健康项目：老年医疗保险和贫困医疗补助

卫生保健领域的社会工作者无疑会遇到老年医疗保险（Medicare）和贫困医疗补助（Medicaid）这两个于 1965 年通过立法的联邦医疗保险计划。联邦医疗保险制度和医疗补助制度覆盖了 1/4 的美国人（超过 8000 万人受益）。联邦医疗保险制度、医疗补助制度和国家儿童健康保险计划（State Children's Health Insurance Program，SCHIP）占 1/3 的国家卫生支出（联邦医疗保险和医疗补助服务中心，2005）。

在联邦健康服务日益复杂和程序不断变化的时代，了解联邦卫生政策和专门知识已经成为社会工作者的必要技能，以有效地连接案主现有资源和倡导改进计划。社会工作者准备帮助案主克服顽固存在的使用服务的障碍，那些障碍源自对公共卫生项目知识缺乏或信息误导。

（一）老年医疗保险

医疗保险是一个联邦医疗保险计划，覆盖超过 4100 万人，其中 3500 万人是年龄 65 岁以上的老人，600 万人是 65 岁以下的残疾人（Henry J. Kaiser 家庭基金会，2004）。医疗保险制度历史悠久、意义深远——获得服务的资格、支付系统、公众支持，以及指导大多数医疗保险覆盖的急诊病人转诊模式等在历史上都被国家所选择（Lawlor，2003）。医疗保险有四个部分：A，B，C 和 D。

A 部分包括医院住院、护理院、宁养院以及一些居家服务。65 岁以上的人有资格自动领取 A 部分的保障金。其经费主要来自由雇主和雇员交付的强制性工资税。2005 年受益人入院支付 912 美元之后，60 天内享受扣免，此后每天住院支付额外款项。

B 部分的服务由医生和其他服务提供者提供（包括临床社会工作者），内容包括医院门诊服务、一些家庭保健服务、实验室检验、X 射线和其他影像服务、物理和职业治疗和语言病理学服务、医疗设备和家庭使用的用品。尽管 B 部分是自愿的，也有 93% 有资格享受 A 部分的人选择加入 B 部分（联邦医疗保险和医疗补助服务中心，2004）。B 部分由受益人支付保费，法律规定 25% 的费用由 B 部分支付，75% 来自美国财政部的一般收入。2005 年月保费是 78.2 美元（美国卫生与公共服务部，2004）。受益人还必须符合年度 B 部分扣除条款 2005 年（是 110 美元），并对大多数 B 部分服务支付 20% 的共同保险。

作为 1997 年《平衡预算法案》（Balanced Budget Act）的一部分，C 部分（原来称为医疗保险＋选择，并更名为优势医疗保险）向受益人提供选择加入管理式医疗的计划。尽管 30 年来不断努力，期望参加管理式医疗的人数会增加至 2004 年只有 500 万人（12.6%）参加了优势医疗保险计划（联邦医疗保险和医疗补助服务中心，Centers for Medicare and Medicaid Services，2004e；Lawlor，2003）。

根据 2003 年的《医疗保险处方药、改善和现代化法案》（Medicare Prescription Drug，Improvement，and Modernization Act），2006 年起增加了 D 部分，提供了处方药福利。D 部分经费来自受益者交付的保险费（25.5%）和美国财政部的一般性收入（74.5%）（Henry J. Kaiser 家庭基金会，Family Foundation，2004）。

虽然大多数医疗保险的受益者是老人，但是医疗保险不支付长期护理费用。下一步要讨论的医疗补助是用于护理院长期护理的主要公共项目。

（二）贫困医疗补助

由联邦政府和各州联合负担经费的医疗补助是一种根据经济情况调查结果进行补助的健康保险津贴项目。医疗补助覆盖 5000 多万人，其中有 3800 万低收入者和 1200 万老年人和残疾人。

在联邦总指导方针下，各州建立自己的资格标准，决定服务涵盖的范围，建立支付率和管理项目。因此，医疗补助计划各州之间有很大差别。《联邦医疗补助法》规定，各州要补充纳入某些类别的人，包括符合"未成年儿童家庭援助计划（AFDC）"要求的家庭。虽然

1996 年的《个人责任与工作机会协调法案》（Personal Responsibility and Work Opportunity Reconciliation Act，PRWORA）取代了不受名额限制的现金援助，AFDC 接受有时间限制的贫困家庭临时援助（Temporary Assistance for Needy Families，TANF），但并不要求各州对 TANF 接受者提供医疗补助。唯有符合 1996 年 7 月 16 日生效的 AFDC 资格和要求的人，并确保是医疗补助所覆盖的人群才能享受医疗救助；家庭收入达到或低于联邦贫困线 133％的孕妇和 6 岁以下儿童；1983 年 9 月 30 日以后出生的，并且家庭收入达到或低于联邦贫困水平的 19 岁以下儿童；大多数州的补充性保障收入（Supplemental Security Income，SSI）受助人；依照第四章领取收养或寄养援助的接受人和某些低收入医疗保险的受益人可享受医疗补助。各个州可以选择将覆盖范围扩展到超出联邦规定的最低标准的群体。

　　《联邦医疗补助法》还要求各州提供某些基本服务，包括住院和门诊医疗服务，医生、助产士和护士的服务，计划生育服务和用品，产前保健，儿童疫苗，早期和定期检查，21 岁以下儿童诊断和治疗（EPSDT），化验室和 X 线服务，农村卫生诊所服务，符合联邦资质要求的保健中心服务，家庭卫生保健和护理院护理。各州有权选择扩大服务范围，提供某些可选服务，如处方药、交通服务、验光服务和眼镜、假肢装置、以家庭和社区为基础的照顾、康复和理疗服务。

　　医疗补助支出在老年人和残障者身上花费不成比例。2002 年，老年人和残障者占受益人的 25％，消耗了 70％的医疗支出。此外，超过所有医疗开支的 40％用于接受医疗保险和医疗补助的人，他们被称为"双符合条件者"［见图 5.1；凯撒医疗补助和未投保者委员会（Kaiser Commission on Medicaid and the Uninsured），2004］。双符合条件者可能会收到全额医疗补助以及医疗援助费用分担，或可能只会获得援助医疗保险的保费和共同支付的费用。双符合条件者可以说是最脆弱的医疗保险受益者，因为比起其他医疗保险者他们更穷、病更重，更可能是少数群体成员。他们患慢性疾病的比率更高，更有可能遭受心理障碍和阿尔茨海默病（老年性痴呆症），比其他医疗保险受益人更有可能需要日常活动援助或医疗器械辅助的日常活动，更可能会无法独立行走（Kasper，Elias & Lyons，2004）。由于其多重复杂的需求，双符合条件者需要的服务和支持往往不属于医疗保险的服务范围。

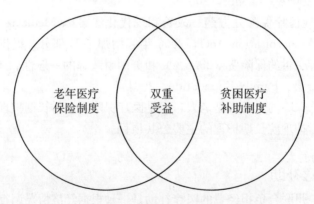

图 5.1　老年医疗保险制度/贫困医疗补助制度

　　可以双重享受医疗补助的医疗保险的受益者往往不知道医疗补助或不认为他们有资格领取。据估计，有资格领取所谓"医疗保险买进"项目下支付的医疗保险费用分担的人中有 41.5％～47.9％未得到援助（美国家庭基金会，Families USA Foundation，1998）。告知服务对象现有服务的社会工作者在纠正这个问题上发挥关键作用（Ozminkowski，Aizer &

Smith，1997）。收入达到或低于联邦贫困水平的医疗保险受益人有资格获得援助的费用分担（即医疗保险费、扣免和共同支付）。此外，医疗保险受益人收入在联邦贫困线 100％～120％的有资格获得 B 部分的医疗保险费援助。医疗保险受益人收入在联邦贫困线 120％～135％的有资格获得申请全额支付他们的医疗保险 B 部分保费，受益者收入在联邦贫困线 135％～175％的有资格获得申请通过大宗拨款计划部分支付他们的医疗保险 B 部分保费；不同于收入等于或低于联邦贫困线 120％的低收入医疗保险受益人，布洛克基金有限，对服务受益者实行先到先得的方法。所有四个项目实行资产限额（不包括住房、一辆汽车和一些其他物品），个人为 4000 美元，夫妇为 6000 美元（老年医疗保险和贫困医疗补助服务中心，Centers for Medicare and Medicaid Services，2004c）。通过通知客户购买医疗保险的办法，社会工作者可以帮助有医疗保险资格的服务对象每年节省数千美元。

社会工作者也经常和没有资格申请公共项目的人群打交道。值得注意的是，由于医疗补助依赖于类别资格，近一半的穷人没有资格获得医疗补助。不合格的人口包括低于联邦贫困水平的没有儿童和贫穷父母的非残障成年人。医疗保险和医疗补助均不支付无证移民得到的医疗卫生服务，除医疗补助覆盖的劳动和服务。此外，由于实施《个人责任与工作机会协调法案》（PRWORA）的变化，合法移民获得医疗补助受到严格限制。在 PRWORA 实施之前，接受医疗补助的资格对公民和非公民是一样的。1996 年 8 月之后，PRWORA 实行了对新的合法移民进入美国后 5 年内禁止使用医疗补助制度的资格。此外，PRWORA 要求计算移民保证人的收入来确定移民的医疗补助资格，有效地排除了许多移民的医疗补助（凯撒医疗补助和未投保者委员会，2003）。许多研究报告（Capps et al，2002；Fix ＆ Zimmerman，1998；Maloy，Daenell，Kenney ＆ Cyprien，2000）所列举的担心被驱逐出境和资格的混淆成为移民医疗补助资格获得的障碍。社会工作者可以评估其非公民服务对象的医疗补助资格，并鼓励那些有资格的人报名参加该计划。

医疗保险和医疗补助的主要发展在过去十年中包括医疗补助和 PRWORA 下的福利的分离，从收费服务转向以管理式医疗为主的资金供给，并向医疗补助受益者提供照顾，制定"国家儿童健康保险计划"，以及根据 2003 年通过的《医疗保险处方药、改进和现代化法案》内容，在 2006 年实施医疗保险处方药的覆盖范围。社会工作者需要了解这些新的法律及其可能造成的对案主的影响。其他关键联邦举措的时间线在本章最后提出。

（三）医疗补助制度和现金援助的分离

PRWORA 在医疗资格和接受现金补助间起联系作用。在 PRWORA 实施之前，未成年儿童家庭援助计划（AFDC）的领取人自动获得医疗补助。（AFDC）废除并由贫困家庭临时援助计划（TANF）取代后，他们从后者领取现金援助，不保证能够获得医疗补助资格。为了保留失去现金补助的人的医疗补助资格，国会保留了符合 AFDC 相关标准人员的医疗补助资格。此标准于 1996 年 7 月 16 日生效，列在第 1931 款法律之下（Rosenbaum ＆ Darnell，1997a）。此款新建了资格类别——有儿童的低收入家庭——有时被称为"获得 1931 条款资格的类别"。尽管分离了医疗补助和现金援助，符合申请资格的人可以继续获得医疗补助。然而医疗补助覆盖可能难以维持，因为其中获得一类补助资格的人却没有获得另一类补助的资格，各州必须在两个独立的资格中进行取舍，受益人也许并不了解他们是否符合资格（Ellwood ＆ Ku，1998；Ku ＆ Coughlin 1997；Rosenbaum ＆ Darnell 1997a）。

PRWORA 颁布几年之后，低收入个人和家庭申请医疗补助的人数减少了（美国家庭基金会，1999；美国审计总局，1998，1999；Guyer，2000；Guyer，Broaddus & Cochran，1999；Stapleton & Englert，1999）。最近的研究表明问题仍然存在，因为有资格获得医疗补助覆盖的人没有接受贫困援助（例如 Darnell & Merrill，2002；Darnell & Nagatoshi，2002），一些州正在加大父母申请医疗补助的难度和/或降低资格门槛（Ross & Cox，2003）。为了防止因参加 TANF 而失去医疗补助，社会工作者可以教育他们的服务对象选择继续医疗补助覆盖，如当服务对象从领取福利转变到就业时，有 12 个月的过渡性医疗援助。对社会工作者的外展工作要求比以往任何时候更多，因为州政府的预算赤字削减了他们的外展和教育项目。社会工作者还可以倡导各州制订或维持简化申请手续，为有儿童的低收入家庭和在职父母扩大或维持准入资格。

（四）医疗补助下的管理式医疗的扩展

有争议的是，克林顿总统决定积极利用弃权，表示放弃有权威保证的《社会保障法案》第 1115 款，允许各州大范围改变医疗补助项目，这在很大程度上促进了医疗补助受益者使用管理式医疗。虽然各州原先可选择向医疗补助受益人提供申请预付健康计划，或授权在不同的弃权权限内申请管理式医疗，第 1915 款（b）项、第 1115s 款的弃权权限更广（Rosenbaum & Darnell，1997b）。第 1115 款允许各州重建服务提供系统，向医疗补助结构提供资金，使管理式医疗计划更容易操作（恺撒未来医疗补助委员会，1997）。截至 2003 年 8 月，19 个州已授权在第 1115 款下注册的管理式医疗计划自动放弃其他程序（医疗保险和医疗补助服务中心，2003）。1997 年的《平衡预算法案》允许各州对大部分医疗补助受益群体实施强制性管理式医疗，而不用提出弃权申请（Schneider，1997）。截至 2003 年 6 月，超过 2500 万医疗补助受益人（近 60%）参加了管理式医疗计划（医疗保险和医疗补助服务中心，2004d）。

由于管理式医疗注册人数持续增长，离开各州医疗补助市场的管理式医疗计划也在增长。一项研究（Felt-Lisk et al，2001）报告，年度离开率为 15%～17%。这一比例化为一种负担，需要为 1200 万医疗补助受益人选择一项新的计划或潜在的非连续性医疗（Felt-Lisk，Dodge & McHugh，2001）。

大多数医疗补助受益人参加管理式医疗计划，重要的是要让受益者了解如何在这些计划中登记注册。一项 9 个州的管理式医疗计划研究（Maloy，Silver，Darnell & Rosenhaum，1998）发现，平均而言，超过 1/3 的受益人未能自愿选择一个计划，而是"被招入"计划之中。此外在 2 个州，自己做出选择的不到一半。在佛罗里达州的研究（Yemane & Hill，2002）证实，自动登记仍然是一个问题，接受医疗补助而又登记为利用管理式医疗的人中超过半数是被自动登记的。这显示了受益人缺乏（或不理解）信息而不能作出知情选择，这种情况有相当高的比例。事实上，Maloy 等人（1997）发现，由于现有的计划缺乏服务提供者的信息，只是通过邮件接受大量信息，这对自愿选择是一种障碍。

虽然确保受益人自己选择计划既不是管理式医疗计划，也不是州医疗机构的关注要点，但这却是社会工作自决价值的中心内容。通过面对面的互动或与受益人了解和信任的、以社区为基础的组织结成合作伙伴，社会工作者可以让案主了解可获得的健康服务，协助他们选择加入新的管理式医疗计划或退出原来的计划。管理式医疗服务虽然有自动注册问题，但其应用十分普遍。例如，新法律设立的医疗保险药品福利（详见后）载有一项规定，要求同时参加医疗保险和医疗补助的人如果不自愿加入另一种药物计划，则自动加入基本药物处方计划。可以预见几种不同的情况，可能基本处方计划的药物比受益人原先通过医疗补助所获得的药物要少，从而有可能破坏其治疗的连续性（医疗保险消费者工作组，2004）；再者，可能保险补助低于基本药物计划的价格，因而强迫受益人在支付额外保险还是选用以前的药这两者中做出选择（医疗保险消费者工作组，2004）；最后，受益者可能在错误观点指导下决定退出医疗保险计划，认为他们可以继续通过医疗补助获取药物，结果使这些受益者没有任何医疗待遇，或由州来支付全部药费（罗格斯大学州卫生政策中心，2004 年）。这些假设性的案例表明，有必要让社会工作者了解他们所涉及领域内现有的处方药选择，使他们能够充分教育案主，特别是那些有心理疾病和认知功能损害及其他特殊需要的案主，他们可能依赖处方药和/或对药物可选择范围有理解上的困难。

（五）州立儿童健康保险计划

作为 1997 年《平衡预算法案》的一个部分，美国国会颁布了州立儿童健康保险计划（State Children's Health Insurance Program，SCHIP）。这是一项联邦计划，允许各州将医疗保险覆盖面扩大到收入高至联邦贫困水平 200%（或更高）家庭的儿童。（在这项新法律于 1997 年 3 月颁布之时已经将覆盖面延伸至此水平或接近、高于此水平的州，可以进一步扩大覆盖面，最多可达 50%。）决定参与该计划的州用于儿童保健项目的每一元资金都有权获得更高的联邦投入。在制订儿童保健计划时，各州可以选择扩大医疗补助覆盖面，创建一项单独的服务，或两者兼而有之。和普通医疗补助不同，SCHIP 不是一项不限名额的权利，而是有名额限制的权利，拥有被援助权利的是州，而不是儿童（Rosenbaum, Johnson, Sonosky, Markus & DeWraw, 1998）。此外，法律限制了联邦对州的年度拨款总额水平。1998—2007 年，近 400 亿的联邦基金提供给了各州，年平均分配 40 亿美元（Dubay, Hill & Kenney, 2002）。

截至 2004 年 10 月，所有的州（和哥伦比亚特区）参加了州级儿童健康保险计划。其中，12 个州（包括哥伦比亚特区）扩大了其现有的医疗补助计划，18 个州产生了新的州级儿童健康计划，21 个州采用了组合计划（老年医疗保险和贫困医疗补助服务中心，2004g）。选择执行单独儿童保健计划的州可以灵活使用比州医疗补助计划更加有限的福利，成本分担大大高于医疗补助，登记注册有所限制。一项研究（Ross & Cox, 2004）发现，7 个州冻结了州级儿童健康保险计划的登记注册，16 个州提高了低收入家庭的保险费或强制性保险费。

法律有两个引人注目的目标：鼓励各州使大众获得新的儿童健康项目，简化申请程序。因此，大多数州已开展广泛的宣传活动，并通过多种方式简化注册，如创造简短申请表和/或将州级儿童健康保险计划申请表和医疗补助申请表合而为一，允许申请人通过邮件提交申请，取消资产核查，并减少确定资格所需的文件要求。然而，有越来越多的证据表明，预算赤字促使各州缩减了他们的推广活动和取消其简化战略。许多州限制其推广工作，8 个州采用了报告和核查要求，1 个州重新建立了对某些低收入家庭孩子的资产核查（Ross & Cox, 2004）。这些行动使家庭获得健康保险覆盖的资格变得更加困难，或阻止了符合条件的家庭提出申请。

由于各州收回推广工作和简化申请的战略，社会工作者可以帮助填补空缺，告诉案主选择保险服务的种类，提出维持保险覆盖的要求。事实上，自从州级儿童健康保险计划颁布以来，受聘于医院、门诊诊所、学校和社会服务机构的社会工作者一直在提供申请援助和推广应用。在紧缩阶段，社会工作者可以运用他们的社会组织能力，在众多组织和居民中建立联盟，以倡导儿童健康政策更加适应个人、家庭和社区的需要（Patterson & Cox, 2001）。

（六）老年医疗保险处方药的覆盖面

覆盖老年人和残疾人的老年医疗保险中的一个主要缺失是缺乏对处方药的保险，这可追溯至 1964 年医疗保险颁布之时。2003 年《医疗保险处方药、改善和现代化法案》（MMA）提供了一套综合的改革方案，内容包括处方药和其他医疗保险计划，改革在 6 年内分阶段实施。处方药保险构成了医疗保险新的 D 部分。第一阶段的药物医疗保险覆盖以保险计划制作折扣药物卡的形式开展，在药店提供给受益者，向持卡受益人提供医疗保险计划内处方药的降价待遇。分析师将折扣卡项目相对较低的参与度归因于选择的复杂性和受益人对于参保潜在利益的认识混淆。

从 2006 年开始，医疗保险受益人可以选择通过支付保险费参加 D 部分处方药保险。一旦参加了保险，受益者必须在任何保险发生之前先支付最初发生的 250 美元的药物费用（可从保险中扣除）。扣除此款后，医疗保险将支付接下来 2000 美元药费中的 75％（总计最多 2225 美元处方药费用）。再接下来的 1000 美元区间的药品费用是所谓的"甜甜圈洞"，医疗保险 D 部分不提供额外的覆盖。"甜甜圈洞"代表了医疗保险覆盖上的一个空白，如果处方药费用在 2250 美元到 5100 美元之间，受益者得不到追加的保险支付。最后，D 部分将支付 5100 美元以上所有处方药费用中的 95％。

从组织上来说，新的处方药保险由独立的私人处方药计划来提供，或是由作为管理式医疗整体一部分的"医疗保险优势计划"来提供。这些计划要求私人厂商在提供处方药保险时承担一些经济风险。所有计划都必须提供基本药物覆盖，这意味着要有一个有限定的处方集的标准计划，或精算其等值。如果一个地区没有两个或两个以上的私人计划出现，将创造特殊的"回落"的计划（有限的经济风险），以确保所有受益者在每个区域都可获得处方药计划。

新的处方药计划在几个方面的存在争议。第一，对老年人而言，经济覆盖上的复杂性和空白意味着受益者很难理解账单的含义，一些个人不一定会由于新计划的实施而改善处境。第二，与制药公司就处方药价格和条款的谈判整个落到了私人计划之中，因为明文禁止政府从事谈判。许多分析家认为，这些规定阻碍了医疗保险计划提出批量折扣或从药品供应商那里获得有吸引力的价格。第三，MMA 财政支持和资金供应与现有的州级药品援助计划和医疗补助制度间复杂的相互作用使州政府担心，医疗保险受益人的药物覆盖所带来的净增长财政责任将留给他们独自负担。

除了处方药的规定，MMA 授权示范项目，从 2010 年起测试在特定的市场内新的医疗保险优势计划对传统的医疗保险具有的竞争性。对医疗保险制度下的管理式医疗、医院和医生的支付水平，亦从法律上作了一些改变。在新的覆盖规定下，MMA 提供的医疗费偿还包括初次身体检查、糖尿病筛查和心血管疾病筛查，所有的注意力集中在加强医疗保险服务的预防性医疗服务方向。

五、联邦医疗保险制度改革

人们经常提到，美国仍然是西方工业化国家中唯一没有国家医疗保险计划的。没有医疗保险人口的百分比，或确切地说缺乏覆盖全民的医疗保险，一直是美国医疗保健制度最明显和最有争议的缺陷。缺乏保险覆盖面会给病人和医疗服务提供者带来许多问题。对病人而言，没有保险或没有充分的保险覆盖面会导致推迟诊断和治疗，不良健康状况及其结果，以及不适当地使用医疗服务，如将急诊室用作门诊治疗。国家医疗改革的失败激发了增量改革，将覆盖范围扩展到特定的群体，如贫困儿童。颁布国家儿童健康保险计划（前述）说明了这一趋势。

2003 年，4470 万居民，或是说 18％ 的未老人口缺乏健康保险。部分由于前面所述的医疗补助制度取得成功和州级儿童健康保险计划覆盖的原因，3550 万名没有医疗保险的人是成年居民，主要是以打工为生的穷人，他们的家庭收入低于贫困线的 200％。从事非全日制工作或在小型企业、特别职业或行业（如食品服务或艺术）就业的 19～34 岁的年轻人，没有保险的比例相当高。

在过去的一个世纪，多次尝试通过一项国民健康保险计划，以保证所有美国人都有基本医疗保障。然而每次尝试都遭失败。由于提供普遍医疗保险的连续失败，我们的保健制度类似于东拼西凑的保险。简要回顾历经努力而失败的历史是有启发意义的，因为它指出了不同的做法，并提出了可能要再次探讨的问题。辩论还提出了一个有关基本医疗权利和卫生保健适当标准的道德问题。作为一个道德问题，卫生保健改革的辩论与社会工作的核心原则达成了一致：所有的人生都具有重要性和价值。

卫生保健改革建议含蓄地承认我国卫生保健制度存在的机会获得、服务提供和经济支持的问题。在各个历史时期，对同样问题的关注推动了全国医疗卫生改革：获得卫生保健机会的不公正，卫生保健模式的不足且注重治疗而非预防，致使卫生保健费用不断上升。

支持建立国家医疗保险可追溯到近一个世纪前。西奥多·罗斯福总统在他 1912 年叫板伍德罗·威尔逊、再次竞选失败时批准了为所有美国人建立医疗保险（Davis，2001；Kronenfeld & NetLibrary，Inc，2002；Starr，1982）。第一次全国医疗保险改革模式议案是于 1915 年由美国劳工立法协会（American Association for Labor Legislation，AALL）提出的。AALL 的模式议案提出向收入较低的工人和他们的家属提供医疗保险。它的资金来源于雇主缴纳的工资税、雇员个人缴纳的税金以及各州提供的资金。其最终失败是因为来自特殊利益群体的反对（医生、劳工和企业）和美国参加第一次世界大战（Starr，1982）。

全民医疗保险运动因此停滞不前。值得注意的是，出于担心反对派会破坏他的全盘计划，富兰克林·罗斯福总统在他的社会保障法案中略去了国民医疗保险（Kronenfeld & NetLibrary，Inc，2002）。

推动全民医疗保险的动力直到 20 世纪 40 年代才再次出现。1943 年，国会参议员 Robert Wagner 和 James Murray 及代表 John Dingell 向国会介绍了 Wagner-Murray-Dingell 提案，这是美国国会第一次发起的要求强制执行国家医疗保险的法案。该法案寻求通过社会保障体系向雇员和退休人员提供医生和医院照顾。它包括一个雇主资金委托体系：雇主和雇员向一个国家信托基金付款，该基金负责偿还医疗服务提供者（Bodenheimer & Grumbach，2002；Starr，1982）。在对有组织的医疗的反对声中，国会从来没有对此法案进行过表决（美国历史协会，无日期）。1945 年，杜鲁门总统批准了一项类似的法案，成为第一位向国会提交国民健康保险法案的总统。医生和其他卫生得益者反对这项医疗保险法案，联邦机构也反对该计划或只是赋予冷淡的支持（Starr，1982）。最终该法案只有一个组成部分：《医院调查和建设法案》（Hospital Survey and Construction Act）（称为希尔伯顿法案，Hill-Burton Act），它被签署成为法律。

尽管 Wagner-Murray-Dingell 的提案被否决了，它为 20 年后的 1965 年颁布的联邦医疗保险制度搭建了舞台（前文已详细讨论）。在一个只有不到 15％ 的老年人口有医疗保险的时代，国会通过了 Wagner-Murray-Dingell 提案，但将对象严格限制在 65 岁及以上的老人。与原来的 Wagner-Murray-Dingell 提案相同，保险是强制性的，经费（部分）通过工资表税收收缴。一项配套制度，医疗补助制度（前文亦已描述）于 1965 年颁布。医疗补助制度采用了非常不同的模式，只覆盖某些群体的低收入者，由联邦和州的一般性税收支持（Bodenheimer & Grumbach，2002）。

1970 年，参议员 Edward Kennedy 和代表 Marths Griffiths 介绍了一项全民医疗保险计划，比 AALL 立法或 Wagner-Murray-Dingell 提案更进一步。通过单一付款人计划，Edward Kennedy 和 Marths Griffiths 提案提出了一项由联邦政府管理的联邦医疗保险制度。它的资金来源于就业税（发薪和自谋职业）和一般性税收收入。同样，该提案无法克服有组织的利益群体的反对（Bodenheimer & Grumbach，2002）。

作为 Kennedy-Griffiths 提案的替代，尼克松总统提出了一项国民医疗保险计划，它由私人管理（而不是政府），并实行了对有 25 个或更多雇员的机构强制雇主为雇员缴纳的做法（Bodenheimer & Grumbach，2002；Davis，2001），以公共计划取代和完善联邦医疗保险制度和医疗补助制度（Davis，2001）。尼克松的建议将重点置于私营部门，明确标志背离了早先依靠政府资助的建议（Bodenheimer & Grumbach，2002）。它的失败是由于缺乏公众意愿（Bodenheimer & Grumbach，2002）和政治丑闻（Plissner，2001）。

卡特总统成功竞选时支持一项国民医疗保险的综合计划，但飞涨的通货膨胀率拉开了大家对国家卫生改革的注意（Kronenfeld & NetLibrary，Inc，2002）。

国会任命的综合卫生保健两党委员会（Bipartisan Commission on Comprehensive Health Care）（即所谓的"佩珀委员会"，国会议员 Claude Pepper 担任首任主席，直至去世）在 1990 年提出了"支付或承担"办法来实施雇主承保。对综合卫生保健改革的兴趣因此迅速上升（Mueller，1993）。Mitchell 参议员后来通过支付或承担模式在两党立法（Davis，2001）。这项立法要求雇主要么向员工提供一个医疗计划，要么向国家保险基金付款。比较这些主要类型的卫生保健改革的办法见表 5.2。

表 5.2　比较主要类型的卫生保健改革的办法

改革的类型	强制性/自愿性	简述
单方付款人	强制性	单一政府运作的保险组织，征收卫生保健费用，偿还服务提供者
雇主授权	强制性	要求雇主必须向雇员及其家人提供医疗保险
凭单/税收抵免	自愿性	个人购买医疗保险，政府补贴协助
医疗储蓄账户	自愿性	个人存款于免税账户，可以用于支付医疗费用
个人授权	强制性	要求雇员购买保险

1993 年，克林顿总统极力推动综合医疗卫生改革，最终以《医疗保障法案》（Health Security Act）立法的形式在国会提出。立法保证普及，通过"个人授权"方法保证全民投保，这需要公民和合法居民通过区域联盟购买标准化的综合保险，区域联盟是州立中介机构，与医疗保险计划签约。立法创造了"雇主授权"；全民承保原则上由雇主强制性供款（约80%）提供资金。为强调个人责任，该立法也要求员工付款（约20%）。（通过该联盟，没有就业的人都有权申请相关的补贴，购买保险。）联邦补贴补充了许多公司和个人的贡献。联邦医疗保险制度仍然存在，并扩大到包括处方药保险。联盟计划求助于医疗补助制度，但是现金援助的非急救照顾受助人通过联盟参加健康计划，而仍保留医疗保险（Fuchs & Merlis，1993）。1994 年其失败的原因由多种因素导致。评论家将失败归结于政治进程，特别是

误导领袖（Johnson & Broder，1996），政治幼稚（Brown，1996），失败的公众评议（Heclo，1995），总统政治支持的狭窄基础（Hwclo，1995），对时机关注不足（Hamburg & Ballin，1995），未能让公众接受计划（Blendon，Brodie & Benson，1995），在现状中持有利益的特殊利益集团的反对（Judis，1995；Oberlander，2003）和美国政治体制的结构问题（Oberlander，2003）。失败也归因于立法本身的规模和复杂性（Johnson & Broder，1996；Starr，1995）和反中央集权观点（Jimenez，1997；Johnson & Broder，1996；Oberlander，2003；Skocpol，1995）。

失败的卫生保健改革提案有着共同点：每项提案都是由代表有组织的利益人提出；对全国卫生保健改革的关注往往由于意外事件而分散；错误信息很普遍。但是，除了政治现实导致了每个提案的失败，意识形态的分歧也预示了这些提案必定失败。社会工作者有可能在今后有关全民参保的辩论中产生最大影响，他们可以帮助将讨论（和建立共识）放在卫生保健的权利上。Chapman（1994）主张卫生保健改革的人权做法，向社会工作者提出了需要考虑的信息。在评估克林顿卫生保健改革计划时，Chapman（1994）提出了 10 个标准。我们采用这些标准来指导制订（或评估）健全的卫生保健改革计划：

（1）是否保证所有公民和居民有一个基本和充足的照顾？

（2）人人平等是否得到保证？

（3）卫生保健是否被视为一种社会利益？

（4）弱势群体的需求是否被优先考虑？

（5）个人或团体有权提出申诉吗？

（6）是否负担得起卫生保健费用？卫生保健是公共资助的吗？

（7）是否有公众参与问责制？

（8）政府是否承担获得卫生保健服务主要责任？

（9）不满或投诉的人有可用资源吗？

（10）个人需要和社会集体利益之间能够平衡吗？

每个问题都衍生出一系列问题，这些问题超出了这一章的范围。现在，这些广泛的问题可以用作对社会工作者的建议，用他们的专门知识来扩大这些问题的范围，将它们视为医疗保健改革议程的一个部分。事实上，社会工作者相信所有人的内在价值；接近低收入、高风险的弱势群体；让个人和群体增能的取向；理解生活方式、饮食、环境之间的相互关系及其造成的健康结果。他们要平衡这些问题，来挑战传统的医疗保健改革观念，将辩论提升至超越成本控制、公平性和医疗保障的范围。

六、社会工作的政策议题

除了大的方案问题，环绕医疗保险、医疗补助和国家医疗改革，社会工作应对以下领域进行特别的关注：消除医疗差异，所谓的健康安全网的活力，以及振兴和补充社会工作专业在卫生保健领域的作用。

（一）医疗差异

各类人群在医疗准入、成本、质量和结果方面存在巨大的差异。最明显的例子是种族间婴儿死亡率、低出生体重和不利的出生结果上的差异。非洲裔美国人经历的婴儿死亡率比起美国白人高两倍。这种差别一直顽固地存在，尽管过去 40 年中婴儿死亡率急剧下降。相比美国白人男子，非洲裔男子前列腺癌的发病率多 60％以上。非洲裔美国人经历心血管疾病和脑卒中、糖尿病、艾滋病毒感染/艾滋病，以及其他主要类别的疾病和死亡明显更高。其他少数族裔和种族群体也表现出较高的发病率和死亡率，公共医疗卫生服务系统显然没有很好地处理这些问题。例如，美洲印第安人/阿拉斯加原住民、墨西哥籍美国人和太平洋岛居民/亚裔人口中肥胖症和糖尿病发生率高。

种族和民族差异一直为医疗保健服务的研究人员和决策者所知晓，但最近成为一个重要的政策问题。引起全国政策关注的主要动力是医学学会（IOM）的一份报告"不平等待遇：面对卫生保健中的种族和民族差异"（Unequal Treatment：Confronting Racial and Ethnic Disparities in Health Care）（Snedley，Stith，Nelson 与美国医学学会，理解和消除卫生保健中的种族和民族差异委员会，Committee on Understanding and Eliminating Racial and Ethnic Disparities in Health Care，2002）。美国医学学会的报告记载，即使保险和收入是受控制的，在使用医疗保健服务以及医疗服务的质量方面存在显著差异，包括检验、治疗的复杂程度等。该报告是有争议的，因为它确认了歧视是医疗实践中的一个重要因素，其程度超过传统的医疗服务可获得性因素和服务提供系统的操作性因素。更具体地说，该报告关注于医疗服务提供者的成见和偏见，无论是有意识的或无意识的。

联邦政府以及众多的卫生保健基金会确定了种族和民族差异是资助、临床、服务和研究的重要关注点。现在国会要求医疗保健研究和质量监督署（Agency for Healthcare Research and Quality，AHRQ）提供年度报告，报告对各种弱势群体医疗保健待遇差距的处理：低收入人口、少数种族和少数民族、妇女、儿童、老年人和有特殊或长期医疗保健需要的个人。这些问题是复杂的，涉及社会环境、健康行为、健康服务提供之间的相互作用。

（二）医疗保健安全网

在每六个人里有一个人没有医疗保险的体制中，公共部门和非营利组织提供免费或按基本能力付费的照顾服务成为一个关键问题（Smedley et al，2002）。这些所谓的安全网提供者包括公立医院和诊所、联邦政府认证的保健中心（Federally Qualified Health Centers，FQHCs）、专门服务提供者（如生殖健康中心），以及主要依赖自愿捐款的免费诊所。医院、医生和诊所也以免费或补贴服务的形式提供了大量的照顾服务。特殊的服务，如不按比例地对因贫困、公共卫生制度的缺陷，或常规要求原因而没有医疗保险的患者提供急诊室照顾或烧伤护理。

当医疗保险覆盖面正在削弱之时，安全网提供者的实际能力越来越受到关注。这些提供者很大程度上依赖于联邦、州和地方资源，医疗补助和 FQHC 偿还金，以及私人慈善事业的赠款。所有这三个来源在大多数州都处于压力之下，没有一个跟得上提供卫生保健服务的实际费用。从短期来看，融资问题对于这些供应者是至高无上的，尤其是在一个削减医疗保险和偿付的时代。从长远来看，如果没有保险的患者想要获得优质和适当的初级保健服务，许多城市中心需要处理规划、管理和与安全网提供者协调的问题。

农村安全网提供者面临更大的挑战：技术发展的综合影响，很难招聘和留住医生和专职医疗人员，以及付款政策反对的农村地区努力要保留的小医院和可及的初级保健（Ormond，Wallin & Goldenson，2000）。对现代医学的效率和技术定义要求目前在农村医院和诊所难以实现，加上前者患者人数也相对较少。寻求同事帮助，寻找能够将病人转介给专家，或寻找获得先进的设备或设施的医生自然会更选择城市环境。事实上，在许多农村地区没有保险和低收入居民的人数超乎比例，这意味着医疗服务提供者面临着三重威胁：一个恶劣的付款人环境、往往处于不利地位和高风险的患者、高的单位成本。医疗保险制度和医疗补助制度一直在推动政策支持农村医疗服务提供者和医生，医疗服务提供者通过合并、附属以及利用远程医疗等新技术努力作出回应。但是，农村安全网的困境仍然是一个主要的政策关注领域。

（三）社会工作专业角色

事实上，缺乏对卫生改革的政策讨论或更为狭隘地考虑州级医疗补助政策或城市医疗保健服务提供的作用，构成了社会工作在医疗保健制度中的专业作用。社会工作者的专业角色近年来发生了急剧变化，这部分是政策变化的结果。例如，医疗保险预期支付系统（PPS）的实施，从根本上改变了医务社会工作者的责任，使他们把重点放到了出院计划。医院的重点考虑是缩短住院时间，因此要重点强调寻找安置场所并安排快速顺利出院。社会工作者凭借社区资源的知识，做家庭工作的能力和跨学科的取向，满足了机构不能解决问题的需要。不幸的是，医疗社会工作者曾经在医院享有的医务社会工作地位和责任的广度不复存在，医务社会工作越来越被认定为仅仅是"出院计划"。

随着人口老龄化，慢性疾病，如糖尿病和哮喘，逐渐上升为首要问题，并转变为提供新形式的社区医疗服务，社会工作专业因此有机会在实践中确定并提倡发挥新的角色作用。一些示范项目，如芝加哥犹太长老协会、护理伙伴项目，试行了社会工作者在门诊环境中的新角色。其他的发展，如国家癌症学会倡议的"病人领航员"，帮助家庭和处于弱势地位的患者通过谈判解决诊疗、服务和社会方面的癌症待遇问题，代表了社会工作在卫生保健领域角色定位（或失去角色定位）的重要方面。社会工作专业振兴的关键在于政策倡导：保证在标准、薪酬和管理层面将社会工作指定为可选择专业服务提供者。其他相关的医疗卫生专业，如职业治疗等服务，它们在卫生保健领域实践中的专业地位和权威性正在削弱，因为对其服务偿还已被削减。

作为社会正义的倡导者和支持者，社会工作者在回应卫生保健的差异和缺乏可获得性问题，争取良好的和富有同情心的政策方面也有作用。在国家层面，这包括寻求全民医疗保健覆盖。在州的层面，社会工作者是医疗补助制度和州级儿童健康保险计划和补偿政策的重要呼吁者和分析者。在地方层面，特别是在没有普及医疗保健的地区，社会工作者发挥了重要的政策和政治作用，维护所谓的医疗保健安全网：服务于收入低、没有保险，或保险不足患者的公共部门和非营利部门的服务提供者。在上述每个层面的倡导工作中，扎实的实务知识和政策是至关重要的。社会工作者带到立法、行政和日常决策中的一种政治资本是他们在诸如医疗保险制度和医疗补助制度工作中的专业知识，以及他们对这些制度带给弱势群体和社区现实生活后果的理解

七、结　论

美国的卫生政策试图解决准入、成本、质量和问责等体制性问题。美国医疗改革主要问题，至少可以追溯到 20 世纪 30 年代的新政立法开始。美国缺乏全民医疗保险，目前估计有4500 万人没有医疗保险。尽管缺乏保险的人口众多，卫生保健费用快速上涨。若更仔细地

审视，可以发现，成本的问题不单单是医疗照顾的费用，而更是这些服务产生的价值和利益问题。由于政府和医疗保健个体缴费者试图控制医疗保健的开支，越来越多的政策聚焦于确保质量和制度的问责。保健政策日益关注成果、信息和对优质服务的激励措施。

影响卫生保健服务的规模和范围的关键的政策杠杆是筹资安排（如税收和保险费），付款安排（如分类法或管理式医疗按人头付款）和对于服务质量和效率的信息来源。

虽然准入、成本、质量和问责关注的主要是政策分析和改革，卫生保健系统所有的立法和规范行为发生在巨大政治和经济利益的背景下。近代改革的历史上，特别是克林顿的《健康保障法案》和《医疗保险现代化和处方药法案》为大的利益集团所主宰，如保险业和制药业，塑造了公众的看法和国会的行为。

卫生保健领域社会工作中两个主要的政策是医疗保险制度和医疗补助制度。在医疗保险制度下，增加处方药覆盖面是更具有竞争力的演变，以"消费者驱动"的办法来选择卫生保健计划和覆盖面将是社会工作宣传和实践的重要领域。在许多州，医疗补助正面临覆盖面、经济和其历史性的各种福利的威胁。各州正在考虑大幅度削减医疗补助的种类和合格受益人的人数，削减资金（及其相关的联邦配比），可能转向固定拨款和界定供款的办法，限制财政损失风险，从经济上保护低收入人口。这些变化带来的一个关键的受关注人群是"双重资格"人群，低收入老人或残疾人受益者有资格获得医疗保险和医疗补助双重保险。

社会工作者需要在自己的实务中，在形成和执行卫生保健政策和促进更广泛地倡导卫生保健改革中精通这些卫生保健政策的变化。迅速增加的成本，人口的老龄化，以及越来越大的控制公共开支的压力将继续把卫生保健置于国家政策日程之上，向社会工作者提供了发挥专业、倡导和领导作用的重要机会。

八、学习练习推荐

学习练习 5.1 为你所在州的一位低收入残障人士确定申请医疗补助的资格标准

这个人是否有资格获得其他健康保险，如联邦医疗保险？在什么情况下，这个人有获得老年医疗保险和贫困医疗补助双重资格？还有什么其他服务可以探寻？这个人是否可以获得处方药保险？有哪些安全网服务提供者可提供健康保险？你预测的服务差距是什么？

学习练习 5.2 调查一个现有（或近期）的联邦或州的提案，对所有的美国人（或所有州内居民、所有儿童、所有低收入者）提供全民健康保险

考虑问题包括：计划提出如何实现普及？评估此方案的长处和短处。从以往失败的尝试中可以吸取哪些经验教训，能帮助你设计一个能使提案取得成功的政治战略？这项医疗保险方案是否回应了社会工作的价值观和关注点？

学习练习 5.3 为现代医疗保健体制中的社会工作者提出一个新的专业角色

为这个角色写一段职务描述。你会如何向医疗保险和医疗补助服务中心的高官宣传这个角色的好处和理由？你将如何提出这个角色的经费和费用返还？这个角色与卫生保健体制内其他行业的人有何关系，如医生、卫生保健系统行政人员、护士等？

学习练习 5.4　确认一项最强硬的政策问题：社会工作者在卫生保健工作中需要处理的问题

差异存在于准入还是结果？这是服务提供者的文化能力吗？你会提出什么样的战略和方法，使社会工作影响卫生保健政策的形成途径？

九、资料推荐

更详细的项目数据、政策分析和资格规则可查阅政府文件、基金会的报告、网络资源和期刊。社会工作者对卫生保健政策的兴趣与日俱增，因此应熟悉政府项目的整体结构和对卫生保健服务资源的承诺：对政府授权项目最全面的指南（尤其是医疗保险制度和医疗补助制度），《绿皮书》（Green Book）由美国众议院赋税委员会（U. S. House Ways and Means Committee）定期发布。也可在网上（赋税委员会，Committee on Ways and Means，2004年3月）查阅：www. frwebgate. access. gpo. gov。

有兴趣更深入了解医疗保险制度和医疗补助制度的社会工作者应熟悉联邦政府的项目文件，特别是"医疗保险和你（Medicare and You)"，可通过医疗保险和医疗补助服务中心网站查阅：www. cms. gov。

医疗保险和医疗补助的政策问题，以及少数民族健康的特定问题，艾滋病病毒/艾滋病，以及无保险人士获得保险的途径等，由 Kaiser 家庭基金会以及延伸的网站资源全部可找到。更多信息可在 www. kff. org 查阅。

感兴趣的社会工作者应熟悉卫生保健政策核心期刊，包括《卫生保健事务》（Health Affairs)、《卫生保健财政回顾》（Health Care Financing Review）和《社会工作和健康》（Social Work and Health)。

卫生保健综合术语词汇表已经在《Academy Health Glossary of Terms Commonly Used in Health Care》2004 年版发表，并可以在 www. academyhealth. org 查阅。

附加资料

The Assessing the New Federalism project of the Urban Institute（www. urban. org/ Content/Research/ NewFederalism/StateFocus. htm)

The Health Division of the National Govenors' Association（www. nga. org/center/divisions/ 1，1188，T _ CEN _ HES，00. html)

The Intergovernmental Health Policy Project（www. gwu. edu/~ihpp)

The National Academy for State Health Policy（www. nashp. org)

The National Council of State Legislatures（www. ncsl. org)

The Rutgers Center for State Jea；th Policy（www. cshp. rutgers. edu)

The state health policy area of the Kaiser Family Foundtion（www. kff. org/statepolicy/ index. cfm)

十、附录：新政实施以来联邦重大公共医疗卫生政策行动年表

2000 年以来

2003 年　《2003 年联邦医疗保险处方药改进和现代化法案》（Medicare Prescription

Drug Improvement and Modernization Act of 2003）

2001 年 联邦保健中心计划在总统的倡议下得以扩大

2000 年 《2000 年乳腺癌和子宫颈癌预防与治疗法案》（Breast and Cervical Cancer Prevention and Treatment Act of 2000）批准各州向部分检测出患有乳腺癌或宫颈癌的妇女提供医疗补助，而不论其收入或资源如何

20 世纪 90 年代

1999 年 《1999 年指定工作和工作激励改进法案》扩大了部分回到工作岗位上的残疾人受益者享受联邦医疗保险和医疗补助的待遇

1997 年 《1997 平衡预算法案》成立了州级儿童健康保险计划（SCHIP），并建立了联邦医疗保险＋选择计划

1996 年 《健康保险流通与责任法案》（Health Insurance Portability and Accountability Act）；《1996 个人责任与工作机会协调法案》（Personal Responsibility and Work Opportunity Reconciliation Act of 1996）；《1996 心理健康同等法案》（Health Parity Act of 1996）

1994 年 克林顿健康计划遭失败

1993 年 医疗卫生安全提案（Health Security Act）（克林顿医疗卫生改革计划，Clinton Health Reform Plan）被提交给国会；《1993 家庭假与病假法案》（Family and Medical Leave Act of 1993）

1990 年 《美国残障者法案》（Americans with Disabilities）；《Ryan White 艾滋病紧急情况综合资源法案》（Ryan White Comprehensive AIDS Resources Emergency Act）

20 世纪 80 年代

1989 年 《1989 综合预算调协法案》（Omnibus Budget Reconciliation Act of 1989）；《恢复联邦医疗保险灾难覆盖法案》（Medicare Catastrophic Coverage Act Repealed）

1988 年 《1988 联邦医疗保险灾难覆盖法案》（Medicare Catastrophic Coverage Act of 1988）承保灾难所致疾病和处方药

1987 年 《1987 综合预算调节法》（Omnibus Budget Reconciliation Act of 1987）将医疗补助资格扩大到孕妇和儿童，并设立了以资源为基础的相关价格表，以偿还医生根据联邦医疗保险制度提供的服务；《Stewart B. McKinney, Homeless Assistance Act》

1986 年 《1986 综合预算协调法案》（Omnibus Budget Reconciliation Act of 1986）；《综合卫生法案》（Omnibus Health Act）

1985 年 《削减紧急情况赤字和平衡预算法案》（Emergency Deficit Reduction and Balanced Budget Act）；《统一综合预算协调法案》（Consolidated Omnibus Budget Reconciliation Act）

1984 年 《1984 削减赤字法案》（Deficit Reduction Act of 1984）（食品和农村事务部）要求各州将医疗保险覆盖面扩大到 1983 年 9 月 30 日以后出生，未满 5 岁的

居家儿童，以配合 AFDC 标准；《虐待儿童修正案》（Child Abuse Amendments）建立了严重残疾新生儿处理和报告指南

1983 年　《社会保障修正案》（Social Security Amendments）建立了医疗保险预期支付系统（PPS），包括偿还享受医疗保险和医疗补助患者的住院服务诊断相关组（DRGs）量表

1982 年　《1982 税收公平和财政责任法案》（Tax Equity and Fiscal Responsibility Act of 1982）

1981 年　《1981 综合预算调节法案》（Omnibus Budget Reconciliation Act of 1981）

1980 年　《1980 综合预算调节法案》（Omnibus Budget Reconciliation Act of 1980）

20 世纪 70 年代

1979 年　普通外科医生报告《健康人》（Healthy People）为国家疾病预防议程奠定了基础

1977 年　《1997 财政年度劳工部、卫生部和教育部福利拨款法案》（Departments of Labor and Health, Education, and Welfare Appropriations Act for FY 1977）创建了 Hyde Amendment，禁止联邦医疗补助用于支付流产（除特例外）

1973 年　《健康维护组织（HMO）法案》（Health Maintenance Organization Act）

1972 年　《1972 社会保障修正案》（Social Security Amendments of 1972）设立了补充保障收入（SSI）计划，建立专业标准审查组织（Professional Standards Review Organizations），将医疗补助资格扩大至某些接受 SSI 补助的残障人士，并且将联邦医疗保险资格扩大至终末期肾病病人（end-stage renal disease）；《全国学校午餐和儿童营养修正案》（National School Lunch and Child Nutrition Amendments）设立了妇女、婴儿和儿童（WIC）计划

20 世纪 60 年代

1967 年　《1967 社会保障修正案》（Social Security Amendments of 1967）颁布了医疗补助框架下早期和定期筛查诊断和治疗（Early and Periodic Screening Diagnosis and Treatment）津贴；《1967 心理健康修正案》（Mental Health Amendments of 1967）

1965 年　《1965 社会保障修正案》（Social Security Amendments of 1965）创建了联邦医疗保险制度和医疗补助制度

1960 年　《1960 社会保障修正案》（Social Security Amendments of 1960）

20 世纪 50 年代

1950 年　《1950 国家科学基金会法案》（National Science Foundation Act of 1950）

20 世纪 40 年代

1946 年　《医院调查和建设法案（希尔伯顿法）》[Hospital Survey and Construction Act (Hill-Burton Act)]提供了联邦赠款和贷款，用于建立医院；《国家心理卫生法案》（National Mental Health Act）

1944 年　《1944 公共卫生服务法》（Public Health Service Act of 1944）

1943 年　《产妇和婴儿紧急护理计划》（Emergency Maternal and Infant Care Program）
向军人妻子和子女提供产期护理和婴儿护理

20 世纪 30 年代

1935 年　通过《1935 社会保障法》（Social Security Act of 1935），包括第五章妇女和
儿童保健

来源：Adapted from *Contemporary Health Policy*, by B. B. Longest and NetLibrary Inc., 2001, retrieved from http：//
www. netLibrary. com/ urlapi. asp? action＝summary &.v＝1&.bookid＝72524；*Healthcare Reform in America：A Refer-
ence Handbook*, by J. J. Kronenfeld and M. R. Kronenfeld, 2004, Santa Barbara, CA：ABC-CLIO；*Appendix* 1：*Medicaid
Legislative History*-1965-2000, by Henry J. Kaiser Family Foundation, n. d., retrieved November 20, 2004, from ht-
tp：//www. kff. org/medicaid/loader. cfm? url＝/commonspot/security/getfile. cfm&.PageID＝14255；*Breast and Cervical
Cancer Prevention and Treatment*, by Centers for Medicare and Medicaid Services, 2004a, retrieved October 20, 2004, from
http：//www. cms. hhs. gov/bccpt/default. asp；*CMS History Page Quiz*, by Centers for Medicare and Medicaid Services,
2004b, retrieved November 20, 2004, from http：//www. cms. hhs. gov/about/history/quiz/answers. asp；*The Mental
Health Parity Act*, by Centers for Medicare and Medicaid Services, 2004f, retrieved October 17, 2004, from http：//
www. cms. hhs. gov/hipaa/hipaal/ content/mhpa. asp.

参考文献

American Historical Association. (n.d.). *Has a national health program been put before Congress?* Retrieved November 20, 2004, from http://www.historians.org/Projects /GIroundtable/Health/Health4htm.

Andersen, R. M., & Davidson, P. L. (2001). Improving access to care in America: Individual and contextual indicators. In R. M. Andersen, T. H. Rice, & F. Kominski (Eds.), *Changing the U.S. health care system: Key issues in health services policy and management* (pp. 3–30). San Francisco: Jossey-Bass.

Blendon, R. J., Brodie, M., & Benson, J. (1995). What happened to Americans' support for the Clinton health plan? *Health Affairs, 14*(2), 7–23.

Bodenheimer, T., & Grumbach, K. (2002). *Understanding health policy: A clinical approach* (3rd ed.). New York: Lange Medical Books/McGraw-Hill, Medical Publications Division.

Brown, L. D. (1996). The politics of Medicare and health reform, then and now. *Health Care Financing Review, 18*(2), 163–168.

Capps, R., Ku, L., Fix, M. E., Furgiuele, C., Passel, J. S., Ranchand, R., et al. (2002). *How are immigrants faring after welfare reform? Preliminary evidence from Los Angeles and New York City final report.* Washington, DC: The Urban Institute.

Centers for Medicare and Medicaid Services. (2003). Section 1115 Health Care Reform Demonstrations (8/28/03). Retrieved November 4, 2004, from http://www.cms.hhs.gov /medicaid/statemap.asp.

Centers for Medicare and Medicaid Services. (2004a). *Breast and cervical cancer prevention and treatment.* Retrieved October 20, 2004, from http://www.cms.hhs.gov/bccpt /default.asp.

Centers for Medicare and Medicaid Services. (2004b). *CMS history page quiz.* Retrieved November 20, 2004, from http://www.cms.hhs.gov/about/history/quiz/answers.asp.

Centers for Medicare and Medicaid Services. (2004c). *List and definition of Medicare/Medicaid dual eligibles.* Retrieved November 19, 2004, from www.cms.hhs.gov/dualeligibles /bbadedef.asp.

Centers for Medicare and Medicaid Services. (2004d). Medicaid managed care enrollment as of June 30, 2003. Retrieved October 20, 2004, from http://www.cms.hhs.gov/medicaid /managedcare/mcsten03.pdf.

Centers for Medicare and Medicaid Services. (2004e). *Medicare: A brief summary.* Retrieved October 20, 2004, from www.cms.hhs.gov/publication/overview-medicare-medicaid /default3.asp.

Centers for Medicare and Medicaid Services. (2004f). *The Mental Health Parity Act.* Retrieved October 17, 2004, 2004, from http://www.cms.hhs.gov/hipaa/hipaa1 /content/mhpa.asp.

Centers for Medicare and Medicaid Services. (2004g). State children's health insurance program: Plan activity as of October 5, 2004. Retrieved October 18, 2004, from http://63.241.27.79/schip/chip-map.pdf.

Centers for Medicare and Medicaid Services. (2004h). *Trends by State by quarter report.* Retrieved January 11, 2005, from http://www.cms.hhs.gov/healthplans/statistics/trends /default.asp.

Centers for Medicare and Medicaid Services. (2005). *The nation's health dollar: 2003* (Vol. 2005). Office of the Actuary, National Health Statistics Group. Retrieved November 7, 2004, from http://www.cms.hhs.gov/statistics/nhe/historical/chart.asp.

Chapman, A. R. (1994). *Health care reform: A human rights approach.* Washington, DC: Georgetown University Press.

Committee on Ways and Means, United States House of Representatives. *Green Book, 2004.* Washington, DC: U.S. Government Printing Office.

Darnell, J., & Merrill, A. (2002). *Hennepin County, Minnesota: Improving Food Stamp, Medicaid, and SCHIP participation: Strategies and challenges.* Washington, DC: Mathematica Policy Research.

Darnell, J., & Nagatoshi, C. (2002). *State of Connecticut: Improving Food Stamp, Medicaid, and SCHIP participation: Strategies and challenges.* Washington, DC: Mathematica Policy Research.

Davis, K. (2001). *Universal coverage in the United States: Lessons from experience of the twentieth century.* New York: The Commonwealth Fund.

DeNavas-Walt, C., Proctor, B. D., & Mills, R. J. (2004). *Income, poverty, and health insurance coverage in the United States, 2003.* Washington, DC: U.S. Census Bureau.

Dubay, L., Hill, I., & Kenney, G. (2002). *Five things everyone should know about SCHIP.* Washington, DC: The Urban Institute.

Ellwood, M. R., & Ku, L. (1998). Welfare and immigration reforms: Unintended side effects for Medicaid. *Health Affairs, 17*(3), 137–151.

Families USA Foundation. (1998). *Shortchanged: Billions withheld from Medicare beneficiaries.* Washington, DC: Families USA Foundation.

Families USA Foundation. (1999). *Losing health insurance: The unintended consequences of welfare reform* (No. 99-103). Washington, DC: Families USA Foundation.

Felt-Lisk, S., Dodge, R., & McHugh, M. (2001). *Trends in health plans serving Medicaid—2000 data update.* Washington, DC: Kaiser Commission on Medicaid and the Uninsured.

Fix, M. E., & Zimmerman, W. (1998). *Refusing a helping hand.* Washington, DC: The Urban Institute.

Fuchs, B. C., & Merlis, M. (1993). *Health care reform: President Clinton's Health Security Act*. Washington, DC: Congressional Research Service, The Library of Congress.

Guyer, J. (2000). *Health care after welfare: An update of findings from state-level leaver studies*. Washington, DC: Center on Budget and Policy Priorities.

Guyer, J., Broaddus, M., & Cochran, M. (1999). *Missed opportunities: Declining Medicaid enrollment undermines the nation's progress in insuring low-income children*. Washington, DC: Center on Budget and Policy Priorities.

Hamburg, R. S., & Ballin, S. D. (1995). Politics of the demise of healthcare reform. *Circulation, 91*(1), 8–9.

Heclo, H. (1995). The Clinton health plan: Historical perspective [see comment]. *Health Affairs, 14*(1), 86–98.

Henry J. Kaiser Family Foundation. (2004). *Medicare at a glance*. Washington, DC: Author.

Henry J. Kaiser Family Foundation. (n.d.). *Appendix 1: Medicaid legislative history— 1965–2000*. Retrieved November 20, 2004, from http://www.kff.org/medicaid/loader .cfm?url=/commonspot/security/getfile.cfm&PageID=14255.

Jimenez, M. A. (1997, March). Concepts of health and national health care policy: A view from American history. *Social Service Review*, 34–50.

Johnson, H. B., & Broder, D. S. (1996). *The system: The American way of politics at the breaking point* (1st ed.). Boston: Little, Brown.

Judis, J. B. (1995). Abandoned surgery: Business and the failure of health care reform. *American Prospect*(21), 65–74.

Kaiser Commission on the Future of Medicaid. (1997). *Restructuring Medicaid: Key elements and issues in section 1115 demonstration waivers*. Washington, DC: Author.

Kaiser Commission on Medicaid and the Uninsured. (2003). *Immigrants' health care coverage and access*. Washington, DC: Author.

Kaiser Commission on Medicaid and the Uninsured. (2004). *The Medicaid program at a glance*. Washington, DC: Author.

Kasper, J., Elias, R., & Lyons, B. (2004). *Dual eligibles: Medicaid's role in filling Medicare's gaps*. Washington, DC: Kaiser Commission on Medicaid and the Uninsured.

Kronenfeld, J. J., & Kronenfeld, M. R. (2004). *Healthcare reform in America: A reference handbook*. Santa Barbara, CA: ABC-CLIO.

Kronenfeld, J. J., & NetLibrary, Inc. (2002). *Health care policy issues and trends*. Retrieved November 20, 2004, from http://www.netLibrary.com/urlapi.asp?action=summary&v=1 &bookid=85899.

Ku, L., & Coughlin, T. A. (1997). *How the New Welfare Reform Law affects Medicaid*. Washington, DC: The Urban Institute.

Lawlor, E. F. (2003). *Redesigning the Medicare contract: Politics, markets, and agency*. Chicago: University of Chicago Press.

Lawlor, E. F., & Raube, K. (1995). Social interventions and outcomes in medical effectiveness research. *Social Service Review, 69*(3), 383–404.

Longest, B. B., & NetLibrary, Inc. (2001). *Contemporary health policy*. Retrieved November 7, 2004, from http://www.netLibrary.com/urlapi.asp?action=summary&v=1&bookid=72524.

Maloy, K. A., Darnell, J., Kenney, K. A., & Cyprien, S. (2000). *Effects of the 1996 Welfare and Immigration Reform Laws on the ability and willingness of immigrants to access Medicaid and health care services* (Vol. 1). Washington, DC: Center for Health Services Research and Policy, The George Washington University School of Public Health and Health Services.

Maloy, K. A., Silver, K., Darnell, J., & Rosenbaum, S. (1998). *Results of a multi-site study of mandatory Medicaid managed care enrollment systems and implications for policy and practice*.

Washington, DC: Center for Health Services Research and Policy, The George Washington University School of Public Health and Health Services.

Medicare Consumers Working Group. (2004). Comments on proposed regulations file code (CMS-4068-P). Retrieved December 21, 2004, from. http://www.aapd-dc.org /policies/downloads/Final%20-Medicare%20Consumers%20Working%20Grp.txt.

Mueller, K. J. (1993). *Health care policy in the United States.* Lincoln: University of Nebraska Press.

Newhouse, J. P., & the Insurance Experiment Group. (1993). *Free for all? Lessons from the Rand Health Insurance Experiments.* Cambridge, MA: Harvard University Press.

Oberlander, J. (2003). The politics of health reform: Why do bad things happen to good plans? *Health Affairs, 22*(5), W391–W404.

Ormond, B. A., Wallin, S., & Goldenson, S. M. (2000). *Supporting the rural health care safety net.* Washington, DC: The Urban Institute.

Ozminkowski, R. J., Aizer, A., & Smith, G. (1997). The value and use of the qualified Medicare beneficiary program: Early evidence from Tennessee. *Health and Social Work, 22*(1), 12–19.

Patterson, J., & Cox, L. (2001). *How social workers can link children to free and low-cost health insurance.* Washington, DC: Center on Budget and Policy Priorities.

Plissner, M. (2001). A health-care bill fantasy. *Slate.* Retrieved November 20, 2004, from http://www.slate.com/id/1007796.

Rosenbaum, S., & Darnell, J. (1997a). *An analysis of the Medicaid and health-related provisions of the Personal Responsibility and Work Opportunity Reconciliation Act of 1996.* Washington, DC: The George Washington University.

Rosenbaum, S., & Darnell, J. (1997b). *Statewide Medicaid managed care demonstrations under section 1115 of the Social Security Act.* Washington, DC: The George Washington University.

Rosenbaum, S., Johnson, K., Sonosky, C., Markus, A., & DeGraw, C. (1998). The children's hour: The State Children's Health Insurance Program [see comment]. *Health Affairs, 17*(1), 75–89.

Ross, D. C., & Cox, L. (2003). *Preserving recent progress on health coverage for children and families: New tensions emerge—A 50 state update on eligibility, enrollment, renewal and cost-sharing practices in Medicaid and SCHIP.* Washington, DC: Kaiser Commission on Medicaid and the Uninsured.

Ross, D. C., & Cox, L. (2004). *Beneath the surface: Barriers threaten to slow progress on expanding health coverage of children and families.* Washington, DC: Kaiser Commission on Medicaid and the Uninsured.

Rutgers Center for State Health Policy. (2004). *States' issues and concerns with implementation of Medicare Part D prescription drug coverage.* New Brunswick, NJ: Rutgers University.

Schneider, A. (1997). *Overview of Medicaid managed care provisions in the Balanced Budget Act of 1997.* Washington, DC: Kaiser Commission on the Future of Medicaid.

Skocpol, T. (1995). The rise and resounding demise of the Clinton plan [see comment]. *Health Affairs, 14*(1), 66–85.

Smedley, B. D., Stith, A. Y., Nelson, A. R., & U. S. Institute of Medicine, Committee on Understanding and Eliminating Racial and Ethnic Disparities in Health Care. (2002). *Unequal treatment: Confronting racial and ethnic disparities in health care* (Prepub. copy. ed.). Washington, DC: National Academy Press.

Stapleton, D., & Englert, E. (1999). *The impact of welfare reform on Medicaid enrollment.* Falls Church, VA: The Lewin Group.

Starr, P. (1982). *The social transformation of American medicine*. New York: Basic Books.

Starr, P. (1995). What went wrong with health reform. *American Prospect*(20), 20–31.

U.S. Department of Health and Human Services. (2004). *HHS announces Medicare premium, deductibles for 2005*. Retrieved October 29, 2004, from www.os.hhs.gov/news/press /2004pres/20040903a.html.

U.S. General Accounting Office. (1998). *Medicaid: Early implications of welfare reform for .beneficiaries and states*. Washington, DC: Author.

U.S. General Accounting Office. (1999). *Medicaid enrollment: Amid declines, state efforts to ensure coverage after welfare reform vary*. Washington, DC: Author.

Yemane, A., & Hill, I. (2002). *Recent changes in health policy for low-income people in Florida* (No. 16). Washington, DC: The Urban Institute.

第六章

社区与健康

CHRISTOPHER MASI

从怀孕开始至成人期，社会和环境因素每天都对健康起着正面和负面的影响。影响的途径包括空气、水和食品质量，同时也对人们的生理、社会和心理产生压力。获得医疗保健和优质医疗照顾，同样也会影响疾病的发生与发展。据估计，早期死亡中由于医疗保健不足引起的占 10％，不良社会环境引起的占 15％，环境暴露所致的占 5％（McGinnis，Williams-Russo & Knickman，2002）。行为方式和遗传性易感体质引起的早期死亡分别占 40％和 30％。这并不奇怪，因为包括遗传性易感体质在内的每个影响因素都会受到社区的资源和特征的强烈影响。社会工作者作为咨询者、协调者和倡导者，有独特机会将使社区对健康的正面因素最大化，将其负面因素最小化。

本章探讨社区影响健康的方式并提出一些问题，包括种族构成和对健康有重要作用的资源差别对街坊邻里影响程度有多大。本章讨论环境上和结构上的邻里特征之间的差异，并阐述社区的特征和对健康起主要作用的因素之间的关系。在一些案例中，社会/物理环境与健康之间的关系是显而易见的。在另一些案例中，影响的方式是较复杂的，必须进行详细的分析。本章使用生命历程模型来证明社会环境和物理环境对生命周期每一阶段都有潜在影响。最后讨论邻里和健康的关系对社会工作实践的意义。

一、本章目的

- 引证社区特征的主要差别。
- 举例说明与种族和收入相关的健康差别。
- 回顾社区环境与社区内在特征上的差别。
- 展示社区特征影响健康的方式。
- 确定社区效应对人一生健康的影响。
- 略述邻里质量和健康之间的关系对卫生保健场所中社会工作实务的意义。

二、美国街坊邻里的组成

不管是城市还是农村，美国街坊邻里的特征就是种族构成和收入差别很大。这是由多种因素造成的，包括财力、个人喜好和歧视。除了个别例外，人们喜欢居住在具有同等经济条件的环境中，然而具有某种民族或文化背景的人常喜欢居住在具有相同民族或文化的人附近。居住形式也同时受到房地产和出租业歧视的影响。在美国，这些行业限制了许多群体选择住房的机会并导致了街坊间的差异，导致不能反映所有人群的愿望和最佳利益。

在美国，种族隔离虽不总是显而易见，但依然存在。2000 年，典型的美国白人居住的社区有 80.2％美国白人、6.7％非洲裔美国人、7.0％西班牙裔人和 3.9％亚洲裔人。相反，典型的非洲裔美国人居住的社区有 51.4％非洲裔美国人、33％ 美国白人、11.4％ 西班牙裔人和 3.3％亚洲裔人。普通的西班牙裔人居住的社区有 45.5％西班牙裔人、36.5％ 美国白人、10.8％非洲裔美国人和 5.9％亚洲裔人。典型的亚洲裔人居住的社区有 17.9％ 亚洲裔人、54％美国白人、9.2％非洲裔美国人和 17.4％西班牙裔人（Mumford Center，2001）。

美国黑白种族隔离程度最高的五大城市是底特律、密尔沃基、纽约、芝加哥和纽瓦克（Newark）。每一城市的差异指数都高于 80，也就是白人和黑人群体各有 80％的人需要移居其他人口分布地带，从而使整个城市的种族均匀分布。虽然过去 20 年中种族隔离现象已减少，这慢速的变化意味着美国黑人和白人之间的隔离必须再花 40 年的时间才能降至西班牙裔美国人和美国白人之间的种族隔离水平（Mumford Center，2001）。

美国在经济和学校方面的种族隔离现象也是普遍的。根据 2000 年美国人口普查，350 万人居住在由 40％甚至更高比例的贫困人员组成的社区中（Orr et al，2003）。在普通非洲裔学生就读的学校中，38.3％的学生是贫困的，而在普通的西班牙裔学生就读的学校中，44％学生是贫困的。相反，在普通的美国白人学生就读的公立学校中，只有 19.6％的学生是贫困的（Orfield，2001）。

不幸的是，有证据表明，美国公立学校的种族隔离现象愈演愈烈。1980 年，62.9％的非洲裔美国学生就读的学校有超过 50％的少数民族学生入学。1998 年，这一数据提升到 70.2％，然而超过 1/3 非洲裔美国学生就读于有 90％～100％少数族裔的学校。学校的种族隔离现象在西班牙学生中增强。1968—1998 年，在有 90％～100％少数民族学生学校就读的西班牙裔学生从 23.1％ 增加到了 36.6％（Orfield，2001）。

就业歧视是社区差异的另一个原因。在美国，由高比例少数民族居民组成的社区经常有更高比例的失业率和较低水平收入。在芝加哥 77 个社区中，2000 年经济最萧条地区的失业率从 25.8％～33.5％不等。在这些社区中，非洲裔美国人的比例从 85.5％～97.8％不等，中等家庭收入是 17209 美元。具有最低失业率（2.8％～3.4％）的五个芝加哥社区中，79.4％～93.3％的人口是美国白人，他们的家庭收入中位数是 56455 美元（Kouvelis，Harper & Thomas，2003）。

虽然多样性是美国架构的一部分，邻居之间的异常多样性常高于他们内部的多样性。以住房质量、锻炼的空间、健康保健的获得和食物质量为方式的种族隔离和不平等资源分配对健康造成重要的影响。

（一）健康因收入和种族而不同吗？

几个世纪以来，收入相关的健康差异一直受到关注。有关健康和财富之间的关系能够在中国古文和希腊文献中找到（Krieger，2001；Porter，1997）。在 20 世纪早期，Chapin（1924）发现，罗得岛（Rhode Island）的普罗维登斯（Providence）非纳税人的年死亡率是纳税人的两倍多。最近，美国、英国和全球都有相关文件证明因收入不同而健康结果不同。

根据美国一项对 32374 名成年人的调查，身体不佳对低收入居民的影响程度一直比高收入居民更深（Pleis，Benson & Schiller，2003）。家庭收入低于联邦贫困线的居民中，23.1% 自述有高血压，3.0% 有脑卒中史。相反，收入大于或等于贫困线 200% 的居民中只有 17.2% 和 1.4% 分别报告有高血压或脑卒中。在贫困者中糖尿病和肾脏病的发病率是 8.1% 和 3.1%，而非贫困者中糖尿病和肾脏病的发病率分别是 4.6% 和 1.0%。收入低于 2 万美元的人群中肥胖症者（23.8%）相比收入 7.5 万美元或更高的人群中也更普遍（17.2%）。

健康行为的不同和可获得医疗保健的不同可以导致收入相关疾病流行的差异。在全国健康访谈调查中，年收入低于 2 万美元的人群中 28.7% 是吸烟者，而年收入 7.5 万美元或以上人群中 15.2% 是吸烟者（Pleis et al，2003）。在年收入 7.5 万美元或以上人群中，91.4% 有固定的医疗保健场所，然而年收入低于 2 万美元的人群中 80.4% 有固定的医疗保健场所。

疾病流行和医疗保健的获得都因种族而异。根据全国健康访谈调查报告，肥胖发生率（定义为体重指数≥30）在非洲裔美国人中占 29.9%，西班牙裔美国人中占 23.3%，美国白人中占 20.4%。在美国白人中高血压和脑卒中发生率分别是 19.3% 和 2.2%，在非洲裔美国人中分别是 25.2% 和 2.5%，在西班牙裔美国人中分别是 11.9% 和 1.3%。而糖尿病和肾病在美国白人中发生率分别是 5.6% 和 1.5%，非洲裔美国人中发生率分别是 8.8% 和 2.0%，西班牙裔美国人中发生率分别是 6.4% 和 1.6%。在美国白人调查对象中，86.7% 据报告有固定的医疗场所。这一百分比在非洲裔美国人（84.8%）和西班牙裔美国人（70.9%）中较低（Pleis et al，2003）。

考虑到种族和疾病之间存在密切关系，就不必奇怪种族与期望寿命和死亡率都相关。2001 年，非洲裔美国婴儿出生时的期望寿命是 72.2 岁，美国白人婴儿是 77.7 岁。导致期望寿命不同的原因是婴儿死亡率的不同和慢性病导致死亡的不同。2001 年，美国白人 1 岁以下婴儿死亡率为 570.9/10 万，低于非洲裔美国婴儿死亡率（1304.5/10 万）和西班牙裔婴儿死亡率（572.7/10 万）。美国黑人与白人经年龄调整后，由于特殊原因引起的死亡之比如下：心脏疾病 1.3，恶性肿瘤 1.3，脑血管疾病 1.4，糖尿病 2.1，高血压 2.9。2001 年，所有经年龄调整后的死亡率（每 10 万人），相比美国白人（836.5/10 万）和西班牙裔（658.7/10 万），非洲裔美国人死亡率较高（1101/10 万）（Arias，Anderson，Kung，Murphy & Kochanek，2003）。

在考虑收入/种族相关疾病和死亡率的关联时，有些关联更显而易见。健康行为，包括饮食和获得医疗，在一定程度上促成了这种结果。所知甚少的是心理烦恼（psychological distress）在对收入/种族相关联健康结果差异中的影响因素。在全国健康访谈调查报告中，家庭收入低于 2 万美元者比家庭收入等于或高于 7.5 万美元者有更高比例的心理烦恼，主要表现在总是或经常感到悲伤（6.4% vs 1.7%），总是或大部分时间感到没有希望（4.0% vs 0.9%），总是或大部分时间感到没有价值（3.7% vs 0.7%），或报告做每一件事总是或大部分时间感到很费力（8.6% *vs* 2.0%）。种族差异也可体现在以上一些方面。非洲裔美国人（4.0%）比美国白人（3.0%）总是或经常感到悲伤的比例高。报告做每一件事总是或大部分时间感到很费力在非洲裔美国人中（7.1%）比美国白人中（4.4%）更常见（Pleis et al，2003）。

一些证据显示，教育可以缓和收入/种族与健康之间的关系。特别是具有更高教育背景者，无论收入或种族，与接受较少教育者相比，死亡率较低。2001 年，少于 12 年教育背景者中经年龄调整后的死亡率是 576.6/10 万。接受 13 年或以上教育背景者，其死亡率是 214.6/10 万（Arias et al，2003）。教育对健康的作用没有被完全了解，但显而易见的是它能通过一些重要的媒介如健康行为、医疗获得、居住环境和应对压力环境的能力来发挥作用。

（二）如何确定邻里的作用？

考虑到影响健康因素的多元化，就不会对某个邻里特征与健康结果相关而感到惊讶。这些特征包括医疗保健资源、锻炼身体的绿色空间、健康食物的获得、住房条件、行为规范、价值观和犯罪行为。但与个体特征相比，如遗传性心理倾向和健康行为，以上因素有多重要呢？换句话说，环境因素或邻里水平因素与内在特征或个人水平特征相比，什么是影响健康的相关因素？环境特征包括街坊邻里的行为规范和价值观、公园的数量、学校的质量、这个街区中的犯罪量。内在特征包括个人的种族、收入、受教育程度和健康行为。区别环境因素和内在因素的一种方法是进行多级分析，用统计学方法将数据按等级分类（如个人、教室、学校），并按每个等级对结果的相关影响作评估。如果两个社区在同一个重要的健康结果方面不同，如新生儿死亡率，那么多级分析将提出一个关键问题："新生儿死亡率的差别是由于环境因素（如社区医疗保健资源或社区饮水质量）引起的，还是因为两个社区里的母亲有重要不同之处（如收入、吸烟行为）引起的？"若发现环境作用，就可提示社区或街坊中的事物（如受污染的饮用水）对健康结果（新生儿死亡率）的影响大于个人特征的影响。

若没有明显的事故起因，如受污染的饮用水，多级分析不能够总是做到把个人和社区水准因素分开。例如，多级研究已经证明，环境对多种健康结果有重要影响，但当多种个人特征确定后，这些影响因素的强度就经常消失了（Pickett & Pearl，2001）。这说明环境影响是弱的，或者环境特征和健康结果之间的关系是受一个或多个个人特征影响，比如饮食或吸烟。如果不排除他们，健康行为对邻里影响的调适作用使环境影响更难确定。

区别环境影响和内在影响的另一种方法是作一实验：将社区里的个人随机分配为留在这个社区或搬迁到一个不同特性的新社区。如果两组人员在研究初期具有相似的个体特征，那么干预后的会谈和分析可以用来评估影响健康的环境因素。由于经济和伦理的约束，这类研究很难完成，但这类实验偶尔也有进行。

一个例子是争取公平住房机会示范项目。由美国住房和城市发展部执行的搬迁计划（Moving to Opportunity，MTO），是一个采用随机分配方法的社会实验，用于评估搬出贫困社区对健康的影响。实验对象是巴尔的摩、波士顿、芝加哥、洛杉矶和纽约五大城市贫困社区中有 18 岁以下孩子的低收入家庭，且居住在政府为低收入者建造的住房内或受私人援助的住房里。1994—1998 年，符合条件的家庭随机分配成三组：实验组、第 8 区域组和对照组。实验组的个人可获得住房优惠券，但只能在较贫困的地区使用。这个组也接受有补助的供给单元或租赁单元。此外，为了保留他们的优惠券使用权，这些家庭必须在新的社区居住至少 1 年。第 8 区域组的个人可获得没有使用区域限制的住房优惠券和没有补助的供给单元或租赁单元。对照组人员没有住房优惠券。他们继续居住在政府为低收入者所建的住房内或接受项目提供的住房援助。(Orr et al,2003)

2002 年,近 8900 名成年人和儿童参与者接受追踪评估,评估内容包括身体和精神健康、孩子的学业成绩、青春期的不良行为和危险行为,以及成人和青年人的就业和收入。实验组和第 8 区域组的居民一般都陈述安全感大大提升,而防范受害或成为受害者的风险有了实质性地下降。与对照组相比,干预组也陈述在需求警察帮助时比较容易得到,并且废弃房屋、当众饮酒、乱丢垃圾废物和涂鸦的现象明显减少。

追踪评估中记录到的实验组成人健康差异包括肥胖症的流行、心理悲伤和抑郁的明显降低,而第 8 区域对照组中没有此类现象。在实验组中的平静和安宁大大增加。研究人员发现,实验组中 12~19 岁女孩比对照组的心理悲伤和不能适应特殊环境的焦虑紊乱问题少。实验组中 15~19 岁女孩比对照组更少可能使用大麻或吸烟 (Orr et al,2003)。

迁移计划 MTO 对于评估邻里特征、健康和健康行为之间的关系是非常重要的。由于是随机选择,干预组和对照组人群没有不同。因此,在健康和健康行为上表现出的差异是出于环境因素而不是个体差异。这些结果证明,包括邻里的财富在内的邻里特征独立于个体特征而影响健康。在这一案例中,更好的治安和犯罪、不良行为的减少看来对心理健康起着正面的作用。

三、社区影响健康的机制

如前面所述,社会环境和物质环境是社区可以影响个人健康的两个途径。社会环境包括邻里受教育程度、就业情况、收入差异、贫困、犯罪和社会融合。容易营造和维持社会关系的社区比居民由于担心犯罪而不敢出门的社区可能是一个更健康的环境。英国的一项研究发现,最近有心脏病发作经历的人员中,有知己或亲密朋友的与没有知己或朋友的同样病人相比,可能性死亡或心脏病加重的可能约少一半 (Dickens et al,2004)。

社会关系的数量和类型也依赖于邻里的道德规范和期望值。Laumann,Ellingson,Mahay,Paik 和 Youm (2004) 在芝加哥的四个社区中作了这方面的记录:一个是在南边的以非洲裔美国人为主的社区,一个是在西面的墨西哥裔美国人社区,一个是在西北部主要由波多黎各人组成的混合社区,一个是北部具有大量异性恋和同性恋人口的美国白人社区。每个社区在社会关系上具有独特的机遇或"市场",有些更支持亲密的关系或者对遇到的人更忠诚,另一些则更容易接受交互关系(相对不那么忠诚的关系且经常是短期的)。在这一研究中,市场的类型受邻里经济、种族和性倾向的影响。例如,家庭、朋友和教会在西班牙裔社区形成忠诚关系中起了重要的作用。相反,北部社区的交互关系市场对男性同性恋者很重要,对喜欢亲属关系市场的女性同性恋者来说并不重要。

物理环境是指卫生设施、住房条件、食物和饮用水,以及环境污染和传染病。公共卫生和安全项目常常可监测这些环境特征。关于期望寿命和死亡原因的统计显示,环境问题在发达国家比第三世界国家风险较少。比如,美国 2001 年出生婴儿的期望寿命女性是 79.8 岁、男性 74.4 岁(美国中央情报局 [CIA],2003)。目前,美国主要的死亡原因是心脏疾病(29%)、癌症(22.9%)和脑卒中(6.8%;Arias et al,2003)。其余死因包括慢性肺部疾病、事故、糖尿病和感染,每种死因所占的比例少于 10%,只有极少部分的死亡是直接由环境条件造成的。

相反，发展中国家儿童死亡的前 10 大原因中有 7 种原因与传染性疾病有关，包括肺炎、腹泻性疾病、疟疾、麻疹、艾滋病、百日咳和破伤风（世界卫生组织［WHO］，2003）。在海地，出生时的期望寿命女性是 50 岁、男性是 49 岁。2001 年，估计 80％居住在贫困地区的海地人的人均国内生产总值（GDP）是 1408 美元。相比较，那年美国的贫困率是 12.7％，而人均 GDP 是 35992 美元。2001 年，海地人均再生水供应是 1723 立方米，而全球平均再生水供应是 27347 立方米（Nationmaster，2003）。可饮用水的缺少和污水处理的不充分是引起传染病的危险因素，如甲型肝炎、伤寒和霍乱，而恶劣的住房条件和住房拥挤是空气传播疾病的主要危险因素，包括流行性感冒和肺结核。2001 年，海地 0～14 岁儿童的呼吸疾病死亡率是 98/10 万，肺结核发病率是 190/10 万。2001 年美国的肺结核发病率是 2/10 万（Nationmaster，2003）。

必须记住的是美国财富和公共卫生结构之间的关系不总是正相关的或线性的。生活条件和环境质量也能反映一个国家的关注重点和用于公共卫生项目的相对资源量。美国和古巴的比较就是一个例证。尽管古巴的人均 GDP 比美国的 1/10 还少（2724 美元 vs 35992 美元，2001），但古巴的健康统计结果比较好。在古巴，女性出生时的期望寿命是 79 岁，男性出生时的期望寿命是 75 岁。古巴的肺结核发病率是 6/10 万，比海地更接近于美国的发病率。事实上，在美国拥有大量移民的低收入社区，肺结核的发病率超过古巴的发病率。1993—1998 年期间，在国外出生的美国居民肺结核的发病率是 32.9/10 万（Talbot，Moore，McCray & Binkin，2000）。尽管古巴的人均资源少，但古巴已建立了公共卫生体系，它控制了许多与环境相关的疾病，这些疾病折磨着第三世界国家，并继续困扰着美国低收入社区。

一个人是否锻炼、均衡饮食、吸烟或有高风险性行为，通常都与居民社会和物理环境相关。例如，曾有研究显示，成人更有可能在社区中锻炼身体，如果他们感觉到这是安全的（Wilbur，Chandler，Dancy & Lee，2003），或他们能进入公园、小路和其他有益于锻炼活动的区域（Huston，Evenson，Bors & Gizlice，2003）。另有研究发现，健康食物如水果和蔬菜在贫困社区比富裕社区不容易买到（Mooney，1990；Morland，Wing & Roux，2002），且价格更贵（Sooman，MacIntyre & Anderson，1993）。快餐厅提供的高脂肪食物的规格和消费量变大都与肥胖相关，如那些提供快餐的餐厅。有关餐厅密度的最新研究发现，居住在社会经济状况分类最差的社区的居民比那些居住在最富裕地方的居民有 2.5 倍机会接触快餐餐厅（Reidpath，Burns，Garrard，Mahoney & Townsend，2001）。在美国，低收入居民比高收入者更多暴露在户外的香烟广告下。（Hackbarth，Silvestri & Cosper，1995；Stoddard，Johnson，Sussman，Dent & Bolev-Cruz，1998）。

另外，社会关系和性习惯的模式受社区经济和文化的制约。Laumann 和他的同事（2004）发现，高收入社区的居民往往是在学校或工作时遇到他们的伙伴，并常常形成长期的友谊。相反，低收入社区的居民更可能有多个性伙伴或是短期、交易关系。贫困、卖淫和性传播疾病的关系已确定并增加了低收入社区的疾病负担（Edlund & Korn，2002；Girard，2000；Satz，2003）。

医疗保健的获得往往反映了特定社区内的资源和医疗服务质量。新的检测和治疗过程早在成为乡村社区的常规标准之前，就可能在城市区域内施行。例如，最近一项有关美国病人心脏停跳的研究发现，生存率由于当地的抢救服务不同而显著不同。这个生存率在农村是 9％、在郊区是 14％、在城市是 23％。这些区别是由于社区的一些原因，包括医疗反应时间、运输时间、复苏技术和医疗干预方式（Vukmir，2004）。在亚拉巴马州的城市与农村诊所的糖尿病治疗对比中，Andrus，Kelley，Murphey 和 Herndon（2004）发现，农村病人很少在乎血红蛋白糖基化（一种血糖控制方法）、胆固醇水平和血压。与情况类似的城市诊所病人相比，这些病人也很少能得到筛选和预防服务，如眼科检查、尿蛋白监测、阿司匹林治疗和接种疫苗。在墨西哥农村，子宫颈癌的死亡率是城市的 3 倍。在恰帕斯州的农村，子宫颈癌的死亡相关风险是墨西哥城的 10.99 倍。这个差别是由于缺乏正规教育和医疗保健的获得不足而造成的（Palacio-Mejia，Rangel-Gomez，Hernandez-Avila & Lazcano-Ponce，2003）。

医疗保健的类型和质量在美国各个城市是显著不同的。所谓医疗"小区域变化"研究是由 Jack Wennberg 博士于 20 世纪 80 年代在达特茅斯（学院）倡导的。从那以后，达特茅斯团队记录了医疗保险制度支出、癌症筛查检测、医生遵守国家卫生保健指南和外科手术次数等区域性变化（McAndrew-Cooper & Wennberg，1999）。例如，美国乳房 X 线检测的区域比例从 12.5％ 到超过 50％ 不等，东北部、佛罗里达和密歇根州的妇女比其他地区的妇女更多接受乳房 X 线检测。每年的结肠直肠癌检测也因地理位置不同而不同，从印第安那州 2.4％ 的医保对象到马里兰州的 22.2％。通常，美国东部和南部国民接受结肠直肠癌检测的比例比中西部和西部地区高。一些地区的医保对象比其他人更可能经历结肠血管造影术和颈动脉内膜切除术。令人担忧的是，这些手术或检查中相当一部分是非必要的。达特茅斯团队已证明医疗保健资源的使用不仅反映了医疗的需求，更多反映了医疗的能力（如医生的数量、医院病床数）。这些小区域变化的原因是多样的，可能反映出优秀医生的影响，他们通过讲课和会诊提高当地的医疗工作水平（Wennberg et al，1997）。

越来越多的证据显示，社会因素也能影响一些遗传相关疾病的发生和发展，包括 2 型糖尿病、癌症和心血管疾病。例如，糖尿病导致胰岛素耐受，这对 2 型糖尿病是一个重要的诱因。由于在美国肥胖发生率加速，糖尿病发生率也因此增加。在 1988—1994 年，23.3％ 美国成年人是肥胖者。到了 2000 年，这一比例上升至 30.9％（Flegal，Carroll，Ogden & Johnson，2002）。1990—2000 年，在全国调查中，居民自述已确诊是糖尿病者增加了 49％，从 4.9％ 升至 7.3％（Mokdad et al，2001）。这一研究也揭示糖尿病比例在美国各州之间不同。2000 年，在密西西比州糖尿病比例是 8.8％，内布拉斯加州是 5.4％。肥胖率不断增加揭示了一些原因，包括食物成本占收入比例的下降、向高卡路里饮食的调整和体育活动的减少（Philipson & Posner，2003）。州与州之间食物成本、饮食习惯和体育锻炼的不同，可能导致肥胖和糖尿病发生率在各州之间的差别。

社区资源不仅能影响饮食，而且影响成人疾病的发作，同类因素能影响下一代疾病的发作。例如，胎儿在子宫内处于高血糖状态，当他成年时发展成糖尿病的风险会更高。在美洲印第安比马人的研究中，2 型糖尿病妇女的后代更多是肥胖的，其糖尿病发病率（50％）比怀孕后出现糖尿病妇女的后代的糖尿病发病率（8.6％）更高（Pettitt，Nelson，Saad，Bennett & Knowler，1993）。这些发现提示，疾病易患体质在子宫内通过孕妇的饮食和血糖控制是可以被改变。这个现象被称为"营养失衡致畸（fuelmeoliated teratogenesis）"（Freinkel，1980）。

"节俭基因"（thrifty gene）假设主张，少数民族，包括美洲印第安比马人、非洲裔美国人和澳大利亚原住民中，肥胖和糖尿病的高发病比例是由于这些人遗传易患体质而将能量储存在腹部脂肪中。当饥饿时或低脂肪、低营养饮食时，这种遗传特质对生命有利。然而，当食物富足（如在当代美国和澳大利亚）和饮食是高碳水化合物和高脂肪时，高效的能量储存变成一种负担，从而导致肥胖。尽管有证据证实这一理论，但还不能肯定的是，节俭基因是否对少数民族产生健康影响的程度如同其他重要因素一样，这些因素包括随着歧视和经济的排斥而产生的饮食和心理上的改变（McDermott，1998）。

<h1 style="text-align:center">四、社区效应与生命历程</h1>

前面描述的社区效应可以影响一个人生命历程中的任何一个时期或所有阶段，包括妊娠期、儿童期、青春期、成人期和生命的最后时期。对社区效应的关注引起了对流行病数据的健康地理学和区域分析的关注。以下的研究例子分析了人生每个阶段中邻里或社区特征与健康结果之间的关系。

（一）妊娠期

由于孕妇的健康间接预测胎儿和新生儿的健康，许多调查者对孕妇的社会经历与新生儿健康之间的关系进行了调查。在一项对 176 个拥有 5 万以上人口的美国城市的研究中，LaVeist（1989）发现，非洲裔美国婴儿中的新生儿死亡率与城市的种族隔离指数呈正相关。该研究中非洲裔美国婴儿死亡率平均值是 19.31‰，而美国白人婴儿为 11.09‰。在种族隔离程度最低的城市，非洲裔美国婴儿的死亡率差不多比全美国非洲裔婴儿的平均死亡率低 5%。然而在种族隔离程度最高的城市，这个比率高于整体平均死亡率的 3%。LaVeist 提出，种族隔离程度越高的城市，非洲裔美国婴儿的死亡率越高，这反映了住宅越旧，压力和环境毒素水平越高，少数民族社区的城市和医疗保健服务水平越低下。他认为，这些效应随着种族融合程度的增加而改善。

周围环境的紧张刺激对怀孕产生负面影响的观点得到一些研究的支持。在智利首都圣地亚哥，1985 年、1986 年居住在高暴力社区的妇女与居住在低暴力社区的妇女相比，可能有高出 5 倍的孕期并发症（包括妊娠高血压、胎儿生长迟缓和流产）（Zapata，Rebolledo，Atalah，Newman & King，1992）。Collins 和他的同事（1998）发现，芝加哥非洲裔母亲分娩极低出生体重婴儿（小于 1500 克）的概率是 1.7～3.2，与对照组相比，她们将自己的社区评价为"不利"，包括治安保护、财产保护、个人安全、友谊、市政服务提供、清洁、安静和学校。另一研究使用多级统计技术解释母亲和邻里的特征，发现非洲裔美国婴儿的平均出生体重随着邻里的经济劣势增加而下降（Buka，Brennan，Rich-Edwards，Raudenbush & Earls，2003）。在该研究中考虑的孕产期因素是已产子女数、孕期保健、教育程度、年龄、婚姻状况和吸烟史。邻里的劣势反映了一个综合标准，即社区中生活在贫困线以下的居民比例，是得到政府援助还是失业。一个类似的多级分析发现在非洲裔美国人、美国白人和西班牙裔人群中婴儿出生体重和有记录暴力犯罪之间有一个明显的负相关（非出版的数据）。

母亲的心理压力、早产（小于 37 周分娩）和低出生体重（小于 2500 克）之间的关系还没有被充分地了解。但是我们知道，母亲的压力能导致胎儿皮质醇增加、压力激素刺激胎盘促肾上腺皮质激素释放（Chrousos，Torpy & Gold，1998；Norwitz，Robinson & Callis，1999）。促肾上腺皮质激素被认为是"胎盘时钟"（placental clock），因为这类激素的上升对开始分娩是至关重要的（McLean et al，1995）。早产是低出生体重的主要决定因素，并且两者都是今后生活中健康问题的危险因素。大约 3/4 的出生死亡率和几乎 1/2 的儿童长期神经损伤与早产相关（Alexander，1998）。在一系列的研究中，Barker 和同事（1998）发现证据，低出生体重是冠状动脉疾病、脑卒中、糖尿病和高血压的危险因子。这些研究和其他研究都指出，母亲健康，包括心理健康，对下一代婴儿期和以后的健康都很重要。

（二）儿童期

正面的和负面的儿童期经历对其健康既有即时影响，又有长期影响。这些经历通常反映出儿童照顾环境和他的邻里特征。健康影响可以是直接的，包括心理途径，或者是间接的，包括长期的健康行为。Rauh，Parker 和 Garfinkel（2003）采用回顾性群体设计，发现纽约公立学校三年级学生的阅读成绩与个人和社区水平有重要的关联。在个人层面，男性、低出生体重、未婚妈妈和母亲教育程度低预示了阅读成绩更低。控制个人层面风险变量，阅读成绩低分与集中的社区贫困又有重要联系，贫困社区是指一个社区中有 40％的家庭是生活在政府制定的贫困线以下的。已经证明儿童的阅读能力能预示将来的智力造诣和避免以后生活中健康行为的高风险。

儿童期铅暴露与住宅紧密相关，它本身是与房屋建造时间和社区的资源相关。Bernard 和 McGeehin（2003）使用 1988—1994 年国民健康和营养调查（NHANES Ⅲ）数据发现，居住在 1946 年前建造的房屋中的儿童有 42.5％血铅水平（BLL）$\geqslant 5\text{mg/dl}$，而居住在 1973 年以后建造的房屋中的儿童只有 14.1％ BLL$\geqslant 5\text{mg/dl}$。在这一研究中，非西班牙裔黑人儿童的血铅水平与非西班牙裔白人儿童相比，有三倍可能性是 BLL$\geqslant 5\text{mg/dl}$。与铅毒性相关的认知变化包括智商减弱、注意力分散、较差组织能力和多动症。儿童铅中毒的影响是不可逆的，可能会导致不良行为，包括青少年犯罪和少女怀孕（Bellinger，2004）。

儿童期虐待包括忽视、身体虐待和性虐待，这些也与社区社会组织相关。Coulton，Corbin，Su 和 Chow（1995）发现，居住在以贫困、成年居民人均子女数多、人口周转强和女权家庭为特征的社区中，发生儿童虐待的风险最高。儿童期虐待对心理和生理的影响是长期的。在一项对 49 名 18～45 岁女性的研究中，Heim 等（2000）发现有儿童期虐待史的女性与对照组相比，垂体-肾上腺和对压力的自律反应增加。有儿童期虐待史且目前有重度抑郁症状女性的促肾上腺皮质激素（ACTH）的相关压力极点水平比同龄对照组高出六倍。下丘脑-垂体-肾上腺（HPA）轴变化与成年人的一些疾病相关，包括慢性疲劳综合征、纤维肌痛、风湿性关节炎和哮喘（Heim，Ehlert & Hellhammer，2000）。发展性神经生物学家目前正在检测儿童期压力和损伤是如何来影响后期的大脑发育和在功能发挥（Teicher，Anderson，Polcari，Anderson & Navalta，2002）。

（三）青春期

一些研究发现，社区的社会经济状况和青少年的学业成就（包括完成学业年数）、完成高中学习的能力和上大学的可能性之间呈正相关（Leventhal & Brooks-Gunn，2000）。根据研究，社区的社会经济状况呈现一个或更多的社区特征：受过大学教育居民的比例，生活在贫困线以下居民的比例，管理层/专业人士居民的比例，高中的辍学率，女权家庭和女性就业。Coulton 和 Pandey（1992）发现，在超过 40％的人口生活在贫困线以下的克利夫兰统计数据显示，该地区少女分娩和青少年犯罪比例较高。

对纽约扬克斯分散位置的公共住房项目评估揭示，居住在低收入社区的青年人比搬迁到中等收入社区的青年人有更多可能在上一年使用过大麻，并且在上一个月有过饮酒问题（Briggs，1997）。有关青春期男性的全国调查中，社区的高失业率与生育和培育孩子有关（Ku，Sonnenstein & Pleck，1993）。

社区特征和青少年行为之间的关系协调可能涉及几条途径。Jencks 和 Mayer（1990）在文献回顾中描述了五种概念模式或影响途径，每一个强调一种不同的社区结构：社会公共机构的资源、集体社会化、传染病或流行病影响、竞争和相对剥夺。在对 877 名洛杉矶青少年的研究中，Aneshensel 和 Sucoff（1996）发现其中一些影响的证据。居住在社会经济状况差的社区青年人比居住在社会经济状况相对好些的社区青年人更多地被周围的犯罪、暴力、麻醉药物使用和涂鸦所影响。这方面影响不受个人的社会经济状况影响，社区危险的知觉是与抑郁、焦虑、反抗对抗障碍和品行障碍相关的。这些结果说明社区特征对青少年的身体健康和社会行为有重要影响。

（四）成人期

社区环境的一些方面与成人期的疾病和死亡有关系。这些方面包括犯罪率、屋主与租客的比例、居民接受公共援助的比例、种族隔离指数、失业率、女权家庭比例、收入、教育、集体效能和住房价值。与儿童和青少年研究相同，核心问题是社区是否真正影响了健康结果，还是健康的差别只是由于居民的年龄、种族/民族和健康行为的差异而造成的。换言之，对于健康，环境效应是否存在，并且其关联性是否超过内因？如前所述，回答这一问题的一种方法是运用同时包含个人与邻里水平变量的多级分析。

一项最早的研究在加利福尼亚地区阿拉米达县进行了为期 9 年以上的死亡率调查（Haan，Kaplan & Camacho，1987），展示了一种环境或区域效应。研究从 1811 名对象中获得了有关基线健康状况、社会经济因素、健康习惯、社交网络和心理因素等数据。这个研究也注意调查对象是否居住在指定的贫困区域。分析显示，经过年龄、性别和种族调整，居住在贫困地区居民的相对死亡风险是居住在非贫困地区居民的 1.71 倍。在分析中加入基线健康状况和其他个人特征等变量，可稍微降低相对死亡风险，但它仍在贫困地区居民中保持高风险。研究者推测贫困地区的负面健康结果是由高犯罪率、恶劣的住房条件、缺少交通、严重的环境污染或这些因素的综合影响所造成的。

在另一研究中，研究者将从 1986 年全国美国人生命变化研究（national Americans' Changing Lives study）中获得的个人和家庭层面信息与 1980 年人口普查信息相结合，评估个人和邻里特征在三种健康结果上的效应：上一年经历的慢性病种数、功能局限的程度和自评健康等级（Robert，1998）。个体层面的指标是年龄、种族、性别和教育，而家庭层面的指标是收入和财产水平。在社区层面，包括四项指标：接受公共援助家庭的比例、收入 3 万美元及以上家庭的比例、成人失业率和前三种指标的组合指数。

起初的二元分析显示，教育和家庭收入与三种健康测评均比社区层面的变量有更高的相关性。控制了个人层面和家庭层面的社会经济状况变量，得到公共援助家庭的比例与自评健康等级之间不具关联。另外，当控制了个人与家庭层面的社会经济状况变量时，家庭收入 3 万美金或以上的比例、成人失业率和综合经济不利指数每个都与一些慢性疾病相关联。Robert（1998）总结出，当个人层面的变量成为更强的健康预测指标时，社区层面的指标会显得与健康有显著相关。

LeClere，Rogers 和 Peters（1998）运用多级分析方法来评估邻里对女性心脏疾病死亡率的影响。国民健康回顾调查（National Health Interview Survey）数据（1986—1990）与国民死亡索引（the National Death Index）的死亡证信息和 1990 年美国人口普查的统计数据追溯水平信息是一致的。从国民健康回顾调查中得到的个人层面信息包括年龄、种族、身体的健康指标、先天条件、收入、教育、婚姻状况和就业状况。人口普查信息包括在被查家庭中女权家庭的比例、黑人中等家庭收入的比例、得到公共援助家庭的比例和失业率。

美国白人和非洲裔美国人相同，最贫困普查对象中心脏疾病比例较高。在多级模型中调整了个人层面特征后，这个研究发现，居住在超过 1/4 为女权家庭的社区的妇女比居住在较少女权家庭组成社区的妇女更有可能死于心脏疾病。作者假设，拥有高比例女权家庭的社区可能与收入、生理和感情压力的增加相关。压力和其他心理危险因素能够通过直接加速动脉粥样硬化进程而直接导致心脏疾病，或通过消极的应对行为，如吸烟、增加热量摄入或增加酒精摄入而间接导致心脏疾病（Williams，Barefoot & Schneiderman，2003）。

这些研究证明了社区环境对健康起着重要的影响作用，并不受个人特征干扰。然而，当越来越多的个人特征被引入多级模型时，影响健康的社区因素似乎在消失。另外，一些社区影响可能比其他因素更有害。在研究中，最常被引用作问题根源的因素是住房质量差、接触毒品和承受心理压力。

（五）生命末期

在老年人群中，不同的社区获得医疗保健服务密度不同。1999 年，McAndrew-Cooper，Wennberg 和评估临床科学中心成员（Center for the Evaluative Clinical Sciences Staff）使用 1995—1996 年联邦医疗保险账单信息来比较老年人在生命最后 6 个月中获得医疗服务的频率和类型。他们发现，生命末期的问题的"解决方法取决于病人恰巧住在哪里，而不是病人的选择或延长生命的医疗能力。"例如，在一些社区，获得住院的机会只有 20%，而另一些社区，这一比例是 50%。在生命的最后 6 个月期间，在重症监护室接受一周或以上治疗的机会也因社区不同而不同，概率范围是不到 4% 至超过 20%。在生命的最后 6 个月照顾病人的医生数量，也称"医疗密度"（intensity of care），因社区而不同。在某些区域，30% 的病人得到 10 位或以上医生的照顾，然而在另一些区域，有同等待遇的低于 3%。有趣的是，医疗密度的不同并未反映社区潜在的疾病水平，而更多地反映了医疗保健资源的数量。同时，医疗密度的不同不能预示结果有所改善。也就是说，在具有较高密度医疗保健服务的社区中，老年病人的死亡率并不是很低。

1999 年，McAndrew-Cooper 等人承认，当死亡率不与医疗密度关联时，生命末期增加的费用和服务可能与改善舒适感的措施和死亡质量相关。舒适感措施显然是理想的，但大部分人都希望在生命末期住在重症监护室吗？对患有威胁生命疾病的病人调查研究显示，82% 的病人认为如果被医生告知他们"生存的时间很短了"，他们宁愿死在家中，而不要死在医院（SUPPORT，1995）。考虑这些研究的结果，显然一些社区比其他社区更善于分配资源和满足危重疾病老年医疗保险制度受益者的需求和想法。

五、社会工作实务的含义

本章中提到的研究说明，通过提供获取高质量的医疗保健机会、健康食物和锻炼的绿色空间，同时减少犯罪、毒品和传染性疾病接触等方法，社区可以对健康起正面影响。社区也可因为恶劣的住宅条件、接触化学和生物病原体、减少医疗保健可及性、助长不良的健康行为和通过周围的心理刺激等对健康起负面影响。这些效应对社会工作实务提出了重要的问题。如从社会工作角度看，通过个案还是通过全社区的干预能更有效地帮助个人改善他们的居住状况？如果一个街坊存在生理或心理不健康情况，那么是帮助居民搬离这个小区还是提出改变小区更有意义呢？回答这些问题反映了社会工作者当前采用的多种不同策略。那就是，一些社会工作者从个人层面提出问题，另一些社会工作者从社区层面进行改变，还有一些社会工作者两者都做。邻里改善是一个缓慢的过程，并经常需要政治、管理和社区组织能力。为个人提供服务也需要管理能力、了解资源和毅力。社区和个人层面的发展战略都是必要的，而且两者都必须得到公共政策较大范围的支持。

MacIntyre，MacIver 和 Sooman（1993）认为，邻里改善在政策领域上受到了轻视。他们主张，不健康行为和许多疾病是由不良环境引起的，物理环境和社会环境方面的改善可能会产生改善健康行为和健康状态的效果。MacIntyre 和他的同事相信，公共政策必须鼓励工人阶级社区转变成中产阶级社区，而不是鼓励工人阶级人群行为更像中产阶级人群。

然而，投资于低收入社区的积累式支持很费时间，常常在私人和公共机构被视为非优先事项。即使已获得资助和社区改进计划已就绪时，一些缺陷还必须避免。其中之一是人口更替时会出现将日渐破败的社区改造为良好的中产阶级居住区。例如，最近有一个耗资 1.5 亿美元的项目建议，要在芝加哥经济萧条的英格伍德附近地区新建 550 间单亲家庭住宅，遭到了一些工人阶级和老年居民的反对，因为他们担心租金的增长和财产税会迫使他们离开。尽管所提供的住房中 20％会预留给低收入家庭，但大多数观察者认为，其他住房单元的价格对当地居民来说太高（Olivo，2004）。因此，虽然社区改善对许多人是有益的，但也必须考虑到低收入和固定收入居民可能会面临意想不到的后果。

资助个人或家庭在健康的环境中找到住房是许多社会工作者做的一项重要工作。在一些个案中，这种援助可能意味着健康和疾病或生命和死亡之间的区别。但异地安置也有缺陷。搬迁至新的社区会产生社交网络的中断和支援体系的消失。低收入少数民族或个人在高收入社区可能会感到的压力，当那里种族和经济多样性较低时更会有此感受。Yen 和 Kaplan（1999）分析了加利福尼亚阿拉米达县 11 年的数据，发现居住在高社会经济状况社区的低收入居民比居住在低社会经济状况社区的低收入居民的死亡率显著更高。作者假设资源获得和心理压力的不同是导致死亡率不同的原因。对于社会工作者和其他服务提供者来说，这意味着异地安置不是没有代价的，必须付出努力来帮助个人在他们新的社区获得服务和建立支持网络。

异地安置引发的另一代价是留在穷困社区的人的问题。通常情况下，离开经济萧条社区的居民，或者是雇员或者是具有较高教育背景和工作技能者。人口资本的移出意味着那些留下者持有更少的社区资源和更少的成功角色模式（Wilson，1996）。这可能导致社区的进一步退化，包括失去教育和医疗保健服务，以及留下的社区居民中健康问题的恶化。

如果一个社区的所有成员都离开或重新安置，那这个问题就可部分缓解。例如，芝加哥住房管理局为了资助整个城市的住房，正在重新安置罗伯特·泰勒家园（Robert Taylor Homes）的所有居民（在芝加哥南部建造了 28 幢高层公共住宅群）。资助房屋包括建造在罗伯特·泰勒家园所在地的混合收入区域。和那些已经遭到社会资本移出的社区对比，这个项目将导致穷困地区演变成一个中产社区。然而，这一实现是以几乎所有社区居民被搬迁出去、许多家庭和社会网络关系断裂为代价的。

当经济和种族融合发生太快时，社区也可能会向其他方向发生变化（从中产阶级到工人阶级）。芝加哥英格伍德社区的早年历史就是一个例子。在20世纪前半段时期，英格伍德社区是德国、瑞典和爱尔兰人受欢迎的移民目的地，他们追随着拥有家园的美国梦。在20世纪60年代和70年代，当非洲裔美国居民搬迁到英格伍德区追随同一梦想时，"白人迁徙"（white flight）随之发生，人口从1960年的9万减少到2000年的4万（Kouvelis, Harper & Thomas, 2003）。当达到警戒点时人口大批外移是一个常见问题，对政治家和社区计划者带来再次挑战。如何整合社区，才能不会产生快速外迁和不会给低收入居民带来财产税和租金增加的过度负担？在有关种族融合历史的研究中，Cashin（2004）指出，当少数民族人口没有超过一定比例或当三个或更多种族群共存，且没有一个种族占明显优势时，快速的邻里外移是不可能发生的。虽然种族融合控制不总是必要的，但许多社区紧密监视种族融合的状况和影响。一些地方为了加强种族融合而密切关注，而另一些是为了阻碍种族融合。社会工作者从事计划和行政管理工作，能监视和帮助影响在他们自己社区内的种族融合模式。他们也能帮助家庭和个人商议资助房屋的习俗规则，并保证新居民能获得社区资源。

改善社区的另一策略是通过区域增能（Empowerment Zones）——克林顿执政时代开始的经济发展项目来实施。通过这个计划，城市增能区和企业社区得到联邦的课税扣除和布洛克基金，用于设计和资助经济发展、住房、就业培训和社交项目（Dixon, 2000）。自1993年来，这个项目获得了一些成功，包括新商业的创立、就业培训项目和为无家可归者提供新的或修理好的住宅。然而，有观点认为无效的管理和资金处置的不适当限制了该项目的成功（McDavid, 1998）。许多社区居民报告说增能区资金没有下达到街道，而那里最有需要（Dixon, 2000）。社会工作者与管理者和社区领袖合作，能保证增能区工作和资源达到街道水平，并向小企业主、企业家和寻找工作者提供资源。所有公民必须能从纳税者资助的项目如增能区计划中获益。社会工作者接受过培训，有经验和技巧作为原始设计者监测和开展这类项目。

通过增加就业和工资来将现金交到社区居民手中可能是社区转型的最好策略。这一方法很少被采纳的事实证明了这一方法具有挑战性。目前的美国经济指标显示富裕者的工资增加速度比贫困者快得多。1979—2000年，在收入前1%的工薪人员中税后收入增加了201.3%，而位居最高收入第五位的，税后收入只增加了68.3%，收入最低五位中，税后收入只增加了8.7%（Greenstein & Shapiro, 2003）。有人争论，收入的相对差异比实际差异对健康更重要（Wilkinson, 1999）。古巴的健康数据与这种观念是一致的，因为古巴人的期望寿命与美国相当，但人均GDP和收入差异不足美国的1%。

欧洲许多国家利用累进税收政策，已经较成功地达到了经济平等。这些政策增加了社会安全并减少了收入相关的健康差异。英国Acheson报告发布于1998年，报告建议采取一些特定步骤进一步减少健康差异，包括对贫困妇女、怀孕妈妈、儿童和老年人的现金补助和服务。Acheson还建议对学校、就业培训项目和改善贫困者住房等给予额外资源。在美国，最近许多政治家强烈反对将工作"离岸"（off-shoring），转移到国外低工资区域，并要求为保留美国的工作岗位制订税收刺激政策。一些结果反映，人们对美国就业、收入和社区资源方面的差异的认识不断增加。这个讨论是否反映了社区特征和健康之间关系的正确评价尚不得知，但这方面的努力在其他国家势头越来越大，在美国也必须得到支持。

社会工作者在提倡经济改革和指导社区改进方面能起重要的作用。就像工作在"前线"的专业人员，社会工作者观察到失业、低工资和缺乏健康保障影响的第一手资料。没有能力供养住房、紧张的家庭关系和疾病的延期治疗只是社会工作者每天遇到的一些现象。社会工作者认识到需要进行系统的改变，经常提出把注意力放在资源贫乏的社区。在市和州进行立法之前就去努力证明，在地方报纸上发表评论，建立以社区为基础的服务组织，这些只是社会工作者成功提高社区需求意识的一些方法。

　　大量证据说明，个人健康受到社区特征和资源的影响。因为这么多的社区面对着经济和资源的挑战，对于社会工作者来说，发挥重要影响的机会是巨大的。这个既可以发生在个人层面，也可以发生在社区层面和国家层面。无论采用哪种策略，可以确定的是，努力提高他人社会环境和物质环境者的这些努力对健康具有长久的重要意义。

六、学习练习推荐

学习练习 6.1

针对当地某个社区，确认其中对居民健康最具影响的特征。

学习练习 6.2

列出居住在一个经济萧条社区中居民的物质、社会和个人医疗保健需求。

学习练习 6.3

讨论为什么尽管古巴比美国的资源少，但古巴的健康结果与美国的差不多？

学习练习 6.4

列出社会工作者可以促进社区发展的方法。

学习练习 6.5

提出能够促成成功开展种族融合和社区改善的政策建议。

七、资料推荐

Diez Roux，A. V.（2001）. Investigating neighborhood and area effects on health. American Journal of Public Health，91，1783 - 1789.

Ellen，I. G.，Mijanovich，T.，& Dillman，K.（2001）. Neighborhood effects on health：Exploring the links and assessing the evidence. Journal of Urban Affairs，23（3/4），391 - 408.

Yen，I. H.，& Syme，S. L.（1999）. The social environment and health：A discussion of the epidemiologic literature. Annual Review of Public Health，20，287 - 308.

参考文献

Acheson, D. (1998). *Independent inquiry into inequalities in health report*. London: Her Majesty's Stationery Office.

Alexander, G. R. (1998). Preterm birth: Etiology, mechanisms, and prevention. *Prenatal and Neonatal Medicine, 3*, 3–9.

Andrus, M. R., Kelley, K. W., Murphey, L. M., & Herndon, K. C. (2004). A comparison of diabetes care in rural and urban medical clinics in Alabama. *Journal of Community Health, 29*(1), 29–44.

Aneshensel, C. S., & Sucoff, C. A. (1996). The neighborhood context of adolescent mental health. *Journal of Health and Social Behavior, 37*(4), 293–310.

Arias, E., Anderson, R. N., Kung, H., Murphy, S. L., & Kochanek, K. D. (2003). Deaths: Final data for 2001. *National Vital Statistics Reports, 52*(3), 1–116.

Barker, D. (1998). *Mothers, babies and health in later life*. London: Churchill Livingstone.

Bellinger, D. C. (2004). Lead. *Pediatrics, 113*(4), 1016–1022.

Bernard, S. M., & McGeehin, M. A. (2003). Prevalence of blood lead levels = 5 mu g/dL among U.S. children 1 to 5 years of age and socioeconomic and demographic factors associated with blood lead levels of 5 to 10 mu g/dL, Third National Health and Nutrition Examination Survey, 1988–1994. *Pediatrics, 112*(6), 1308–1313.

Briggs, X. S. (Ed.). (1997). *Yonkers revisited: The early impacts of scattered-site public housing on families and neighborhoods*. New York: Teachers College.

Buka, S. L., Brennan, R. T., Rich-Edwards, J. W., Raudenbush, S. W., & Earls, F. (2003). Neighborhood support and the birth weight of urban infants. *American Journal of Epidemiology, 157*(1), 1–8.

Cashin, S. (2004).*The failures of integration: How race and class are undermining the American dream*. New York: PublicAffairs.

Central Intelligence Agency (CIA). (2003). *The world factbook*. Washington, DC: Office of Public Affairs.

Chapin, C. (1924). Deaths among taxpayers and non-taxpayers in Providence, RI, 1865. *American Journal of Public Health, 9*, 647–651.

Chrousos, G. P., Torpy, D. J., & Gold, P. W. (1998). Interactions between the hypothalamic-pituitary-adrenal axis and the female reproductive system: Clinical implications. *Annals of Internal Medicine, 129*, 229–240.

Collins, J. W., David, R. J., Symons, R., Hadler, A., Wall, S., & Andes, S. (1998). African-American mothers' perception of their residential environment, stressful life events, and very low birthweight. *Epidemiology, 9*(3), 286–289.

Coulton, C. J., Korbin, J. E., Su, M., & Chow, J. (1995). Community level factors and child maltreatment rates. *Child Development, 66*, 1262–1276.

Coulton, C. K., & Pandey, S. (1992). Geographic concentration of poverty and risk to children in urban neighborhoods. *American Behavioral Scientist, 35*(3), 238–257.

Dickens, C. M., McGowan, L., Percival, C., Douglas, J., Tomenson, B., Cotter, L., et al. (2004). Lack of a close confidant, but not depression, predicts further cardiac events after myocardial infarction. *Heart, 90*, 518–522.

Dixon, J. (2000, January 17). Residents see no progress in 5 years. *Detroit Free Press*. Retrieved November 7, 2005, from http://www.freep.com/news/locway/dzone17_20000117.htm.

Edlund, L., & Korn, E. (2002). A theory of prostitution. *Journal of the Political Economy*, *110*(1), 181–214.

Flegal, K. M., Carroll, M. D., Ogden, C. L., & Johnson, C. L. (2002). Prevalence and trends in obesity among U.S. adults, 1999–2000. *Journal of the American Medical Association*, *228*, 1723–1727.

Frienkel, N. (1980). Of pregnancy and progeny. *Diabetes*, *29*, 1023–1035.

Girard, M. (2000). Emerging infectious diseases. *Medicine Sciences*, *16*(8/9), 883–891.

Greenstain, R., & Shapiro, I. (2003). *Two decades of extraordinary gains for affluent Americans yield the widest income gaps since 1929*. Washington, DC: Center on Budget and Policy Priorities.

Haan, M., Kaplan, G. A., & Camacho, T. (1987). Poverty and health: Prospective evidence from the Alameda County Study. *American Journal of Epidemiology*, *125*(6), 989–998.

Hackbarth, D. P., Silvestri, B., & Cosper, W. (1995). Tobacco and alcohol billboards in 50 Chicago neighborhoods: Market segmentation to sell dangerous products to the poor. *Journal of Public Health Policy*, *16*, 213–230.

Heim, C., Ehlert, U., & Hellhammer, D. H. (2000). The potential role of hypocortisolism in the pathophysiology of stress-related bodily disorders. *Psychoneuroendorinology*, *25*, 1–25.

Heim C., Newport, D. J., Heit, S., Graham, Y. P., Wilcox, M., Bonsall, R., et al. (2000). Pituitary-adrenal and autonomic responses to stress in women after sexual and physical abuse in childhood. *Journal of the American Medical Association*, *284*(5), 592–597.

Huston, S. L., Evenson, K. R., Bors, P., & Gizlice, Z. (2003). Neighborhood environment, access to places for activity, and leisure-time physical activity in a diverse North Carolina population. *American Journal of Health Promotion*, *18*(1), 58–69.

Jencks, C., & Mayer, S. (1990). The social consequences of growing up in a poor neighborhood. In L. E. Lynn & M. F. H. McGeary (Eds.), *Inner-city poverty in the United States* (pp. 111–186). Washington, DC: National Academy Press.

Kouvelis, A., Harper, D. M., & Thomas, S. (2003). *Community area health inventory, 1989–1999*. Chicago: Chicago Department of Public Health.

Krieger, N. (2001). Theories for social epidemiology in the twenty-first century: An ecosocial perspective. *International Journal of Epidemiology*, *30*(4), 668–677.

Ku, L., Sonenstein, F. L., & Pleck, J. H. (1993). Neighborhood, family, and work: Influences on the premarital behaviors of adolescent males. *Social Forces*, *72*, 479–503.

Laumann, E. O., Ellingson, S., Mahay, J., Paik, A., & Youm, Y. (Eds.). (2004). *The sexual organization of the city*. Chicago: University of Chicago Press.

LaVeist, T. A. (1989). Linking residential segregation to the infant mortality race disparity in U.S. cities. *Social Science Review*, *73*(2), 90–94.

Leclere, F. B., Rogers, R. G., & Peters, K. (1998). Neighborhood social context and racial differences in women's heart disease mortality. *Journal of Health and Social Behavior*, *39*, 91–107.

Leventhal, T., & Brooks-Gunn, J. (2000). The neighborhoods they live in: The effects of neighborhood residence on child and adolescent outcomes. *Psychological Bulletin*, *126*(2), 309–337.

MacIntyre, S., MacIver, S., & Sooman, A. (1993). Area, class and health: Should we be focusing on places or people? *Journal of Social Policy*, *22*(2), 213–234.

McAndrew-Cooper, M., Wennberg, J. E., & Center for the Evaluative Clinical Sciences Staff. (1999). *The Dartmouth Atlas of Health Care 1999*. Chicago: American Hospital Association.

McDavid, N. L. (1998, October). HUD auditing empowerment zone. *Chicago Reporter.* Retrieved October 15, 2004, from http://chicagoreporter.com/1998/10-98/1098hud.htm.

McDermott, R. (1998). Ethics, epidemiology and the thrifty gene: Biological determinism as a health hazard. *Social Science and Medicine, 47*(9), 1189–1195.

McGinnis, J. M., Williams-Russo, P., & Knickman, J. R. (2002). The case for more active policy attention to health promotion. *Health Affairs, 21*(2), 78–93.

McLean, M., Bisits, A., Davies, J., Woods, R., Lowry, P., & Smith, R. (1995). A placental clock controlling the length of human pregnancy. *Nature Medicine, 1*(5), 460–463.

Mokdad, A. H., Bowman, B. A., Ford, E. S., Vinicor, F., Marks, J. S., & Koplan, J. P. (2001). The continuing epidemics of obesity and diabetes in the United States. *Journal of the American Medical Association, 286,* 1195–1200.

Mooney, C. (1990). Cost and availability of healthy food choices in a London health district. *Journal of Human Nutrition and Dietetics, 3,* 111–120.

Morland, K., Wing, S., & Diez Roux, A. (2002). The contextual effect of the local food environment on residents' diets: The Atherosclerosis Risk in Communities Study. *American Journal of Public Health, 92,* 1761–1768.

Mumford Center. (2001). *Ethnic diversity grows, neighborhood integration lags behind.* Retrieved September 24, 2004, from www.albany.edu/mumford/census.

Nationmaster. (2003). Environment: Water-availability. Retrieved September 24, 2004, from http://www.nationmaster.com

Norwitz, E. R., Robinson, J. N., & Callis, J. R. G. (1999). The control of labor. *New England Journal of Medicine, 341*(1), 660–666.

Olivo, A. (2004, May 6). Englewood rebirth plan brings hope and anxiety. *Chicago Tribune,* p. 1, 32.

Orfield, G. (2001). *Schools more separate: Consequences of a decade of resegregation.* The Civil Rights Project, Harvard University. Retrieved October 15, 2004, from http://www.civilrightsproject.harvard.edu/research/deseg/Schools_More_Separate.pdf.

Orr, L., Feins, J. D., Jacob, R., Beecroft, E., Sanbonmatsu, L., Katz, L. F., et al. (2003). *Moving to opportunity for fair housing demonstration: Interim impacts evaluation.* Retrieved September 24, 2004, from http://www.huduser.org/Publications/pdf/MTOFullReport.pdf.

Palacio-Mejia, L. S., Rangel-Gomez, G., Hernandez-Avila, M., & Lazcano-Ponce, E. (2003). Cervical cancer, a disease of poverty: Mortality differences between urban and rural areas in Mexico. *Salud Publica De Mexico, 45*(Supl 3), S315–S325.

Pettitt, D. J., Nelson, R. G., Saad, M. F., Bennett, P. H., & Knowler, W. C. (1993). Diabetes and obesity in the offspring of Pima Indian Women with diabetes during pregnancy. *Diabetes Care, 16,* 482–486.

Philipson, T. J., & Posner, R. A. (2003). The long-run growth in obesity as a function of technological change. *Perspectives in Biology and Medicine, 46*(Suppl. 3), S87–S107.

Pickett, K., & Pearl, M. (2001). Multilevel analyses of neighborhood socioeconomic context and health outcomes: A critical review. *Journal of Epidemiology and Community Health, 55,* 111–122.

Pleis, J. R., Benson, V., & Schiller, J. S. (2003). *Summary health statistics for U.S. adults: National Health Interview Survey, 2000.* Washington, DC: National Center for Health Statistics.

Porter, N. (1997). *The greatest benefit to mankind: A medical history of humanity.* New York: Norton.

Rauh, V. A., Parker, F. L., & Garfinkel, R. S. (2003). Biological, social, and community influences on third-grade reading levels of minority head start children: A multilevel approach. *Journal of Community Psychology, 31*(3), 255–278.

Reidpath, D. D., Burns, C., Garrard, J., Mahoney, M., & Townsend, M. (2001). An ecological study of the relationship between social and environmental determinants of obesity. *Health and Place, 8,* 141–145*/*

Robert, S. A. (1998, March). Community-level socioeconomic status effects on adult health. *Journal of Health and Social Behavior, 139,* 18–37.

Satz, D. (2003). Child labor: A normative perspective. *World Bank Economic Review, 17*(2), 297–309.

Sooman, A., MacIntyre, S., & Anderson, A. (1993). Scotland's health: A more difficult challenge for some? The price and availability of healthy foods in socially contrasting localities in the West of Scotland. *Health Bulletin, 51,* 276–284.

Stoddard, J. L., Johnson, C. A., Sussman, S., Dent, C., & Boley-Cruz, T. (1998). Tailoring outdoor tobacco advertising to minorities in Los Angeles County. *Journal of Health Communincation, 3,* 137–146.

SUPPORT: Study to Understand Prognoses and Preferences for Outcomes and Risks of Treatments Principal Investigators. (1995). A controlled trial to improve care for seriously ill hospitalized patients. *Journal of the American Medical Association, 274,* 1591–1598.

Talbot, E. A., Moore, M., McCray, E., & Binkin, N. J. (2000). Tuberculosis among foreign-born persons in the United States, 1993–1998. *Journal of the American Medical Association, 284*(22), 2894–2900.

Teicher, M. H., Anderson, S. L., Polcari, A., Anderson, C. M., & Navalta, C. P. (2002). Developmental neurobiology of childhood stress and trauma. *Psychiatric Clinics of North America, 25*(2), 397–426.

Vukmir, R. B. (2004). The influence of urban, suburban, or rural locale on survival from refractory prehospital cardiac arrest. *American Journal of Emergency Medicine, 22*(2), 90–93.

Wennberg, D. E., Dickens, J. D., Biener, L., Fowler, F. J., Soule, D. N., & Keller, R. B. (1997). Do physicians do what they say? The inclination to test and its association with coronary angiography rates. *Journal of General Internal Medicine, 12,* 172–176.

Wilbur, J., Chandler, P. J., Dancy, B., & Lee, H. (2003). Correlates of physical activity in urban Midwestern African-American women. *American Journal of Preventive Medicine, 25*(2), 45–52.

Wilkinson, R. G. (1999). Putting the picture together: Prosperity, redistribution, health, and welfare. In M. Marmot, R. G. Wilkinson (Eds.), *Social determinants of health* (pp. 256–274). Oxford, England: Oxford University Press.

Williams, R. B., Barefoot, J. C., & Schneiderman, N. (2003). Psychosocial risk factors for cardiovascular disease: More than one culprit at work. *Journal of the American Medical Association, 290*(16), 2190–2192.

Wilson, W. J. (1996). *When work disappears: The world of the new urban poor.* New York: Random House.

World Health Organization. (2003). *The world health report 2003: Shaping the future.* Geneva, Switzerland: Author.

Yen, I. H., & Kaplan, G. A. (1999). Neighborhood social environmental and risk of death: Multilevel evidence from the Alameda County Study. *American Journal of Epidemiology, 149,* 898–907.

Zapata, B. C., Rebolledo, A., Atalah, E., Newman, B., & King, M. (1992). The influence of social and political violence on the risk of pregnancy complications. *American Journal of Public Health, 82,* 685–690.

第二部分

健康社会工作实践：关键性因素和内容

HEALTH SOCIAL WORK PRACTICE：
A SPECTRUM OF CRITICAL CONSIDERATIONS

第七章

健康行为理论

SARAH GEHLERT

健康行为理论有两个作用：（1）将健康社会工作者在实践中遇到的纷繁现象归纳为抽象的概念；（2）提供理论构架来帮助健康社会工作者理解人们在健康方面的行为。这些理论为助人过程提供了方向，并为研究提供了架构。实务工作者和研究者能通过理论作为共有的语言来探讨实务工作。

1999 年，美国社会工作教育理事会（Council on Social Work Education，CSWE）审阅了 15 份健康社会工作模式教案（Copeland，Jackson，Jarman-Rohde，Rosen & Stone，1999），并发现这些教案中仅有很少的内容是和健康行为理论相关的。虽然主要的社会工作教科书一直强调理论在社会工作实践和研究中的重要性，但是这些教案反映了社会工作教育缺乏健康行为理论成分的现实。例如 Hepworth，Rooney 和 Larsen（2002）阐述的："要讨论问题、人和状态，要筹划治疗性的干预，和要实施适当的技术，就需要对在社会环境中人类行为的理论和知识有足够的掌握"。

如果说我们对于实践理论的定义仅限于定向性理论，比如帮助人们了解认知、行为、小组或家庭系统的理论，那么可以说，在健康相关领域工作的社会工作者充分地运用了理论知识。社会工作干预是建立在定向性理论的基础上的，这其中大多数的理论来源于心理学领域。Sheafor 和 Horejsi（2006）指出："绝大部分实践理论源自一种或多种定向性理论"，并举例说，'心理社会治疗'的方法就是主要建立在心理动力学理论（psychodynamic theory）和自我心理学理论（ego psychology）上的"。社会工作者充分地、创造性地运用定向性理论，其中一个例子是运用认知和行为理论来转嫁压力（Blythe & Edahl，1986）。这种方法常常用于帮助病人减轻在医学治疗过程中的压力。

本章要讨论的是健康行为理论。这类理论和定向性的理论对实践都非常重要，但是两者之间也存在两点差别。首先，定向性理论比健康行为理论更有局限性，因为前者偏重于人类问题的起源和处理，而非人类行为的集合。健康行为理论可以被用来解释为什么人们会通过锻炼和定期的体检来保持健康，因为它和所有行为相关的，而不仅仅是和问题行为相关。其次，健康行为理论是将人类的所有行为跟健康这个范畴联系起来。定向性理论则是关注人们在健康、教育、就业和婚姻等领域的问题行为。

本章的论点是，健康行为理论也是一种实践理论；这类理论是健康领域社会工作实践和研究的宝贵工具。在对社会工作对理论的使用的讨论之后，将介绍和评论一组经挑选的健康行为理论。每一种理论将按其以往在健康实务和研究中的运用、优势和限制，以及其在解释健康行为方面的能力的经验证据等几个方面来讨论。

一、本章目标

- 总体上对理论进行定义并分别定义某些健康行为理论。
- 区分健康行为理论和定向性理论。
- 讨论在卫生保健领域基于健康行为理论提升社会工作实务的方法。
- 讨论在卫生保健领域基于健康行为理论提升社会工作研究的方法。
- 描述"健康信念模式"（Health Belief Model），以及它的局限和运用的经验证据。
- 描述"理性行动理论"（Theory of Reasoned Action），以及它的局限和运用的经验证据。
- 描述计划行为理论（Theory of Planned Action）如何对"理性行动理论"（Theory of Reasoned Action）进行扩充；以及运用的经验证据。
- 描述"社会行动理论"（Social Action Theory），以及它的局限和运用的经验证据。
- 描述"健康服务运用的行为模型"（Model of Health Services Use），以及它的局限和运用的经验证据。
- 根据局限和运用的经验证据区分五种理论。

二、社会工作实务和研究中的理论运用

Kerlinger（1986）将理论定义为"一组相互联系的构念、定义和命题，它们通过变量间的关系体现了系统的观点，目的在于解释和预测现象"（p. 9）。他将构念定义为"有意识的且有目的的，为了某个特殊科学目的而创建"的一概念群（p. 27）。社会工作实践中常用到幸福感、自信、进取心等抽象概念。如果这些概念停留于抽象堆砌的状态，就会造成人们认知的混乱，理论的作用就是阐述概念之间的关系，为人们理解这些概念提供指导。因此，理论在社会工作的实践和研究中尤为重要，因为这个领域中常用的概念，如进取心和自信心等，是抽象的、不易测量的；不像自然科学中的研究对象（如分子的重量或温度）那样可以被抽离出来直接测量。理论帮助社会工作者厘清所面对的所有概念间的关系，提供理论框架以帮助社会工作者理解案主的问题，并且提供助人过程进行的方向。

理论不仅能够帮助一位社会工作者了解一位案主或多位案主所面临的状况，也能帮助社会工作者比较在不同的环境和处境下的实务工作。通过这种方法，社会工作者们分享并理解某领域内特定行为的运动过程。此外，理论通过提供（用以讨论案主实情的）共有语言使得我们把研究和实务阵地连接起来。

理解抽象概念间的联系，就可以使我们能在现在预知未来可能发生的情况，并据此策划干预。Glanz、Lewis和Rimer（1997）描述到："一个没有（不懂）理论的健康教育者就像是一个机械工或纯粹的技术员，而能理解理论和明白其中道理的专业人士能设计和实施最为贴切得体的干预"(p. 217)。不管行为是隐藏的或明显的,"特定行为将有可能导致另外一种行为"的常识,使我们能根据希望得到什么样的结果和不希望得到什么样的结果来设计我们的干预活动。比如说,如果我们知道那些了解自己染上疾病的风险的人会更愿意采取预防的措施,那么我们的干预措施就是要让人们更多地了解染上疾病的风险。

在社会工作实务中理论和技巧是自然的组合。通常,我们能用于评估和处理案主的问题的时间是有限的,因此能帮助我们做出正确评估和设计治疗方案的工具就显得尤其宝贵。理论是对人类行为的知识的积累,因此用理论来指导实践中技巧的选择是必要的。依靠理论来选择的方案会提高干预的成功率。如果当问题被发现后,成功的干预尽可能快速地被使用,那么多重的治疗失败而造成的绝望就可以避免。

下面让我们用成年癫痫病人的研究来说明理论是如何指导实践的。成年癫痫病人出现心理-社会问题的比例很高,如癫痫患者的自杀率是所有疾病自杀率的 5 倍,是原发性颞叶边缘系统病变的 25 倍(Hauser & Hesdorffer,1990)。明白了心理-社会问题的病因,有效的干预就能设计出来并被运用。Gehlert(1994,1996)做出一种假设:癫痫症状的反复出现使得癫痫患者认为自己不能控制自己的身体,并且将这种不安全感带到社会生活领域。癫痫病患者会认为自己不管做什么样的努力都是徒劳无功的这一猜想的基础是:用行动获得结果的过程可以被归纳为"行动-结果"次序,如果这个过程反复地被外因打断而使得行动不能到达理想的结果的话,就造成负面的影响。比如一个女孩希望获得学业成功,但是因为她父母不能为她提供服装和书本使她无法完成想要的结果,她就会进入习得无助状态,相伴随的是高度的抑郁和其他的心理社会问题。归因理论(Abramson,Seligman & Teasdale,1978;Kelley,1967;Weiner,1985)指出,产生抑郁的原因是人们把生活中一些负面的事件(比如找不到或维持不了工作)跟自己所做的努力联系起来,而将积极的事情(比如获得恭维)与外因联系起来,从而产生即使我做了努力,但是还是达不到理想结果的感觉。这个理论就能够帮助我们理解为什么癫痫病和社会-心理问题这两个抽象概念之间是有联系的。

虽然它本身并不是一个健康行为理论,但归因理论(Abramson et al,1978;Heider,1958;Kelley,1967)被广泛地用以解释人类行为。这一理论认为,当人们面对着超出他们有限控制能力的世界时,通常会通过自行对发生在他们身上的事情进行解释来寻找控制感。疾病就是一个超出人们有限控制能力的例子,因此疾病引起人们对于病因的种种解释。

Abramson,Seligman 和 Teasdale(1978)讲述了归因理论的三个方面:(1)内在性和外在性,或原因作用于本人、他人还是环境;(2)全面性和特殊性,或相同的解释适用于多种情况还是只适用于特定的或少数情况;(3)稳定性和不稳定性,原因的影响性是长久的还是暂时的。如果一个人将所有坏的事件产生的原因都看做是永久的、全面的和内在的,那么这样的这个人的归因逻辑就是消极型的。

每个人归因过程的这三个方面,可以用归因方式问卷(Attributional Style Questionnaire)(Peterson et al,1982)或者 CAVE 方法(Content Analysis of Verbatim Explanations)逐项满意度分析(Peterson,Bettes & Seligman,1985)来测量;归因逻辑的类型的信息可以用以解释健康行为。Peterson,Seligman 和 Vaillant(1988)把哈佛大学 1942~1944 班级中的 99 名毕业生分成乐观型和悲观型两组,每 5 年一次观察他们的生理健康,共持续了 30 年。研究结果发现,即使控制了研究对象在 25 岁时的精神和生理健康状况的差异,悲观型的人在 45 岁到 60 岁期间的健康状况就会变得不佳。研究者认为,悲观者在面对疾病时情绪被动,解决问题的能力较低,也没有足够的支持网络来缓解疾病带来的压力。

让我们回到癫痫患者的例子，理解癫痫病人的无助感，即消极归因方式这一关键的认知如何在癫痫病人内心发展，能帮助我们确定干预的重点和目标。例如，癫痫病人要面对来自于他人的多重的有关他们不如别人的信息。即使他人的最善意的举动，如在发病时的援助，也传递着有关身体的效能和控制力低下的微弱信息，当癫痫病人习惯这种思维方式后，就产生了消极的归因模式。在一个小型的小组干预活动中，社工人员帮助癫痫患者找出消极想法何时容易出现，阻止这些想法，然后代之以更加现实主义并被证明为能够有效缓解他们的负面归因模式和压抑情绪的评判事情的方式（Gehlert，1995）。

三、理性选择为基础的理论体系

最初的健康行为理论是建立在人的行为是理性的、符合逻辑的假设上。人们作出健康选择的基础很大程度上取决于对各种行为的成本和利益的考量。其中两种主要的理论是健康信念模式（Health Belief Model）和理性行为理论（Theory of Reasoned Action）。计划性行为理论（Theory of Planned Behaviors）（Ajzen，1991；Ajzen & Madden，1986）是理性行为理论的延伸，其本身并不构成理论。

（一）健康信念模式

健康信念模式（The Health Belief Model）（Hochbaum，1958；Rosenstock，1960，1966，1974）最初被发展来用以解释这样一个问题：尽管小汽车已进入我们的日常生活，但为什么人们还是不愿意去参加肺结核的筛查活动？这个模式包括两个主要的健康行为成分：威胁和预期结果（见表7.1）。当面对某种疾病时，人们感觉到的威胁取决于他们认为自己有多大可能性感染上这种疾病，以及对这种疾病严重程度的认知。以考量患上 AIDS 的风险为例，如果一个人认为自己属于 AIDS 易感人群，并且也相信 AIDS 正如医学界描述的那样是一种严重的疾病，那么这个人感受到的来自这种疾病的威胁程度就会很高。

表 7.1　健康信念模式的主要成分

Ⅰ. 预知的威胁
　　A. 预知的易感性
　　B. 预知的严重度
Ⅱ. 结果预期
　　A. 预知的收益
　　B. 预知的成本
Ⅲ. 自我效能的预期

结果预期指的是人们在考虑采取某种措施时预计到的这种措施可能带来的好处和可能遇到的障碍。比如，用安全套是一种避免传播 HIV 的有效行为。采取这种行为来降低感染 HIV 风险的好处是显而易见的；其弊端是购买安全套的花费和可能会被对方拒绝的担心。

健康信念模式被用于分析和解释多种健康行为和情况。比如，精神科门诊病人对药物依赖性的研究（Kelly，Mamon & Scott，1987），对那些感染上感冒病毒就会引起致命并发症的高危人群的疫苗接种的研究（Larson，Bergman，Heidrich，Alvin & Schneeweiss，

1982）；以及社会-经济基础低下的母亲贯彻肥胖儿童的减肥方案的研究（Becker，Maiman，Kirscht，Haefner & Drachman，1977）。

实证的依据说明健康信念模式能被用来预测健康结果。在健康信念模式的指导下，Becker et al.（1977；Maiman，Becker，Kirscht，Haefner & Drachman，1977）运用多重回归这一统计方法解释了"坚持节食"这一自变量中 39% 的变量差异。这意味着在分析一群人坚持节食的行为的研究中，健康信念模式的一些成分（如个人认知的易感性）对理解行为差异是重要的。虽然我们需要考虑更多的因素来全面地理解什么因素能帮助人们坚持节食，但是健康信念模式显著地提高了我们分析这一现象的能力。Janz 和 Becker（1984）发表了一篇健康信念模式被建立的三十年间运用这一模式来进行研究的荟萃分析报告。该报告包括了 18 篇运用该模式进行前瞻性预测的研究和 28 篇运用该模式进行回顾性分析的研究。这个荟萃分析记录了健康信念模式各个组成部分在每个研究中是不是一个统计上对健康结果（如采取健康预防措施）有显著正面影响的变量；越多的研究证实健康信念模式某个部分有统计上显著的影响，说明这个部分预测健康结果的能力就越强。预知的威胁对于健康结果的影响最大，而预知成本的影响最小；而对预知易感性和预知收益的影响力介于两者之间。这样的结果揭示了不管人们对预期行为弊端的认识是否正确，这些预知的障碍比其他的因素（比如对疾病严重性的认知，对易感性的认知和预知的收益）对参与到健康行为的影响力更大。比如，一个癌症病人会怕放疗失去头发。对疾病严重性的预知是健康行为模式中影响力自小的部分。

（二）理性行为理论

理性行为理论（Theory of Reasoned Action）（Fishbein，1967；Fishbein & Ajzen，1975）对健康信念模式进行了延伸，并包含了个人行为环境中的关键人物的影响力。这个理论假设行为是由行为意图直接决定的（见图 7.1）。反之，行为意图是由一个人对一种行为的态度和周围环境中关键人物的影响力（我们也可以将之理解为社会准则）决定的。个体对于行为的态度包含两个方面：（1）一旦一个行为实施，那么特定的结果就会产生；和（2）结果的重要性。

社会规范由人们的信念构成，对一个人而言，这种信念包括对自己重要的人会如何评价自己即将实施的行为，以及自己是否要去迎合别人看法的动机。例如，当一个社会工作者试图理解或者预测一个考虑接受堕胎手术的年轻女性的行为时，这位女性对于她的男朋友、最亲密的朋友、母亲和医生对堕胎手术的看法的考虑，以及她是否要迎合这些看法的信息就会帮助社会工作者来分析和预测。

理性行为理论被运用于分析和解释许多健康行为和情形的研究中，包括药物滥用（Beck，1981）、减肥（Sejwacz，Ajzen & Fishbein，1980）和高血压（Norman，Marconi，Schezel，Schechter & Stolley 1985）的研究。因为这个理论包括了对于个体有影响力的人作为一个预测因素，理性行为理论被广泛地用于青少年健康行为的研究，也被常用于避孕措施（Baker，1988）、堕胎（Smetana & Adler，1986）和 AIDS 风险行为（Jemmott，Jemmott & Fong，1992）的研究。根据从一个性传播疾病门诊的病人群体中采集的数据，Baker（1988）发现对使用安全套的态度和社会准则的看法能够解释是否在将来会对固定性伴侣使用安全套意图的 36% 变量差异；和对新的或者非固定的性伴侣使用安全套意图的 8% 的变量差异。Jemmott（1992）等根据理性行为理论的基础为非洲裔美国男性青少年设计了重点为知识、态度和技巧构建的干预方案，以降低他们意图参加或者参加 AIDS 风险行为的可能

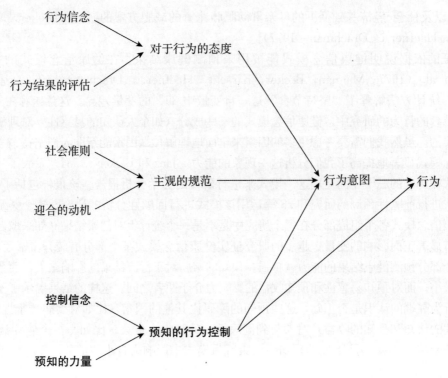

图 7.1 理性行为理论（Combined Theory of Reasoned Action，TRA）和计划性行为理论（Theory of Planned Behavior，TPB）组成的组合理论

* TRA 和 TPB 的共同内容用常规字体表示，而 TPB 特有的内容用粗体字表示

性。和对照组青少年相比，接受了干预的青少年性交次数较少、性伴侣较少、安全套使用频率较高、异性恋肛交的概率较小。

（三）计划性行为理论

Ajzen 和 Madden（1986；Ajzen，1991）对理性行为理论做了扩展，加入了预知行为控制这一因素。他们的观点是：意图本身不能决定行为；特别是当个体对这种行为没有足够控制能力的时候（见图 7.1）。预知行为控制体现了个体在过去某种行为曾有的问题。换句话说，如果某人在以往的行为过程中没有取得成功，如减肥，就此认为自己对这个行为的控制能力很差，那么不管他的意图有多坚决，他坚持减肥的可能性也不大。

计划性行为理论（The Theory of Planned Behavior）被广泛地运用于对于预测多种健康行为，如护士用阿片类药物减轻病人疼痛（Edwards et al，2001），子宫颈癌筛查（Sheeran & Orbell，2000）以及青少年打斗（Jemmott，Jemmott，Hines & Fong，2001）。Ajzen（1991）的研究对比了只用意图解释行为的研究（即以理性行为理论为指导），和用意图和预知的行为控制共同解释行为的研究（即以计划性行为理论为指导）。结果发现对于一些需要更多的自制力才能达到而同时被研究者又有过负面经历的行为，比如减肥和提高成绩这样的行为，意图和预知的行为控制结合起来能够比意图本身更好地预测研究对象的行为。一项96 例研究的荟萃分析发现相比理性行为理论来说，计划性行为理论对于安全套使用的预告不够精确（Albarracin，Johnson，Fishbein & Muellerleile，2001）。另一个荟萃分析的研究集合了 1997 年底前 185 个用计划性行为理论作为理论基础的研究，并发现这一理论解释健康行为的变量差异的平均水平为 27%（Armitage & Conner，2001）。

四、基于社会网络的理论体系

以理性选择为基础的理论体系没有充分考虑环境对行为有影响这一因素；基于这一缺陷，以社会网络为基础的健康行为理论体系得到了发展。健康信念模式是仅涉及了个人的内心层面，理性行为理论和计划性行为理论在解释个体所处环境之外的宏观环境对健康行为的影响上也是失败的。对基于理性选择为基础的理论体系的这些批评体现了研究者对社会网络和架构对健康行为影响的重视。作为第二类理论体系，以社会网络为基础的理论强调了人的社会性，理论的重点从个体的精神事件转移到人的社会关系（Tilly，1984）。这一理论重点的转移也弥补了以理性选择为基础的理论体系另一个被批评的弊端，即忽视了文化对健康行为的影响。

我们可以将影响健康的决定因素看做三个同心圆，个人的因素是同心圆最中心的层次，而以社会网络为基础的理论体系为同心圆添加了两个与个人因素相邻的层次（见图 7.2）。中间层由社会网络构成，外层为较大的社会系统，这个系统由政府或经济实体和部门组成。社会行为理论（Social Action Theory）（Ewalt，1991）考虑了中间层因素对健康行为的影响；而健康服务使用的行为模式（the Behavioral Model of Health Services Use）（Anderson，1968，1995）则考虑了外层因素对健康行为的影响。

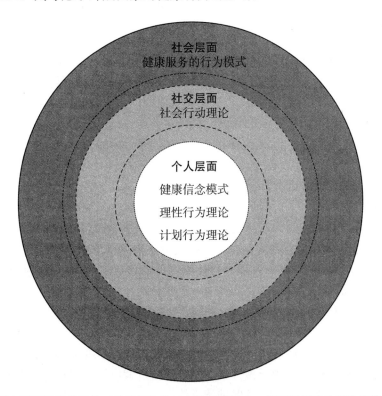

图 7.2　图中同心圆所显示的是关于健康行为的三个层面的影响，且配以相关的理论和模式。其中，健康服务的行为模式在同心圆的最外层；社会行为理论在同心圆的第二层级；健康信息模式、理性行为理论及计划行为理论位于同心圆最核心的层级，即最中心的位置。

（一）社会行为理论

社会行为理论（Ewalt，1991）是心理与公共健康模式和原则结合的典型代表。公共健康领域的主导模式为主体、机构和环境三者之间的三路互动。虽然以理性选择为基础的理论体系仅关注主体，社会行为理论提倡将个人的变化放在社会环境中作分析，通过这种途径了解社会和其他环境因素共同影响人的认知过程。这一模式包含三个层面：（1）作为被期望的行为状态的自我规范；（2）一个由相互关联的且不断变化的机制所组成的系统；和（3）较大的环境体系，决定个体变化机制如何运转（见资料7.1；Ewalt，1991，p.932）。个体的期望状态被那些为了达成目标所必须的因素影响，这些因素包括社会影响、个人安全、物质资源和亲密关系（Ewalt，1991，p.936）。

资料 7.1

社会行为理论

对健康行为的影响：

- 个人层面（健康习惯、个人计划、行为状态、动机）
- 社交层面（社会和生物因素、社区内部依赖、社区互动过程、行为连接）
- 社会层面（政府层面的组织架构；经济、教育和医疗保健系统；法律、政策）

健康的常规行为和由此发展而来的健康习惯是跟他人的健康行为和习惯相关的，这些关系的发展都能够潜在地促成或阻碍个人目标，或者健康提供者的处理方案的达成。例如，（医生）建议糖尿病患儿需要改变饮食，这就要求他们的父母为患儿采购并且准备专门的食物，或在一个家庭内提供两种不同的膳食。因此，在这种情况下，健康决策牢牢地镶嵌在社会网络中。尽管理性行为理论把社会网络视为影响健康行为的外部因素，社会行为理论认为其是行为的内部动因。（在社会行为理论中）其他人则被视为积极的参与者而非行为的外部影响，因此是研究对象的一部分。

社会行为理论认为，当人们尝试改变一些健康习惯时（比如，降低饮食的脂肪含量、增加锻炼或者减少进行危险性行为），社会关系会强烈影响这些尝试的成败。一些人往往不能坚持增强体质的健康行为，是因为这些行为会打扰其他家人的生活习惯而引起冲突（Old-ridge，1982）。这为干预的选择、发展和目标提供了指导，因为我们可以判断如何在合适的时间以合适的方式将对治疗对象重要的其他人包括在治疗过程中。

因为社会行为理论是相当新的方法，因此它的运用还较少。McCree（1997）在一个非洲裔美国妇女的样本中发现，那些认为自己与伴侣很亲密、赞成使用安全套、有较强自信心和能正确处理感情生活的女性使用安全套的概率较高。这项研究的结果说明，如果要制订提高安全套在性行为中的使用率的干预方案，干预的重点就应该放在提高妇女和性伙伴的自我价值、提高对性关系的责任感，并且促进赞成使用安全套的态度。社会行为理论在促进心脏病患者健康行为和幸福感方面的运用也取得了成功（Ewalt & Fitzgerald，1995）。

(二) 健康服务使用的行为模式

自从在 20 世纪 60 年代形成后,健康服务使用的行为模式的发展历经了三个阶段(Anderson,1968,1995),并在近期经历了一次主要的修正,形成了弱势人群的行为模式(Gelberg,Anderson & Leake,2001)。这一模式与本章先前描述的理论框架有所不同,因为这个模式的重点强调了健康服务的使用和健康行为的结果。它发源于医学社会学,并关注包括了能影响健康行为的全局因素,如健康照顾系统方面。

最早的模式(Anderson,1968)把健康服务使用的决定因素划分为三组变量:预置、授权和需求。预置变量是随个体本身存在的变量,如个人背景因素和影响个体使用健康服务的健康信念和态度等的变量。授权变量包括能鼓励个人使用健康服务的因素,如保险责任范围、社会支持和家庭收入等因素。需求变量指一个人需要健康服务的程度,这包括自我感觉到的和客观诊断到的健康问题。这一模式在 20 世纪 70 年代的第二个发展阶段(见例,Aday & Anderson,1974),把预置、授权和需求归入到人群特征这个范畴,并增加了一组变量,即健康照顾系统的变量,包括政策、资源和组织结构。服务对象满意度作为健康服务的结果被纳入模式之中。在 20 世纪 80 年代到 90 年代的第三发展阶段,作为第三组健康服务使用的决定因素,外部环境被加入了健康行为模式(见图 7.3)。健康服务的使用不再是这一模式的终点,而是与人类健康实践一起,被包含在全新的冠名为健康行为的范畴之中。健康行为的结果成为这一模式的新的终点,它由自我感觉的健康状态和经评估的健康状态,以及服务对象满意度组成(Anderson,Davis & Ganz,1994)。

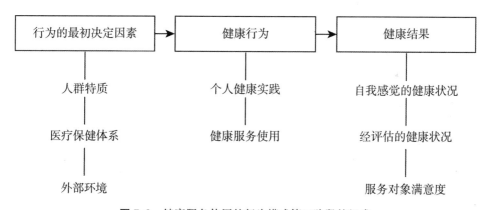

图 7.3 健康服务使用的行为模式第三阶段的组成

(来源:Revisiting the Behavioral Model and Access to Medical Care:Does it Matter? by R. Anderson,1995,*Journal of Health and Social Behavior*,36,p. 7. 授权引用。)

实证研究强有力地支持了健康服务的行为模式。Anderson 和 Aday(1978)随机抽样选取了 7787 名不在照料机构生活的人,用健康服务使用行为模式来研究他们使用健康服务的程度。作者解释了在医师探访使用这一健康服务使用变量中 22% 的样本差异:(1)年龄、种族和家庭主要成员的教育为预置变量;(2)家庭收入、承担医师探访费用的保险、每 1000 人口中医师的数量,和是否有特定的医师被视为授权的变量;(3)自我感觉的健康状况和前一年中疾病症状的数量为需求变量。结果发现疾病的程度和年龄与医师的探访有着最强的相关性。最显著的政策相关变量为有稳定的提供健康照料的来源。

因为社会工作聚焦于弱势人群健康服务的使用，弱势人群行为模式（Gelberg et al，2000）对于社会工作领域是一个特别有价值的工具。比如，流浪人群的长期研究中，加入居住历史、精神健康、药物滥用、受害历史和多项需求的因素，加入最初健康服务使用的行为模式，能提高这一模式在研究上的价值（Gelberg et al，2000）。

五、讨论

20 世纪初期，马萨诸塞州的医师 Richard Cabot 帮助成立了第一个医院内的社会工作部门，倡议社会工作者为其专业建立一个坚固的理论基础（Evison，1995）。虽然社会工作者在医学事业中做出了令人尊敬的贡献，Cabot 医师对建立理论基础的建议很大程度上被忽略了。建立自己的理论基础对于健康社会工作而言可能是一项过于巨大的工程。运用从其他领域已经建立的理论方法，然后合理、谨慎地与健康社会工作的实务结合应该是 Cabot 医师较为满意的做法。

在本章中所有出现的理论方法都经实践证明是可靠的。它们的不同更多存在于范围而非内容本身。以理性选择为基础的理论体系聚焦于由三个同心圆组成的模式的中心，社会网络和关系组成了中间层，而社会层面的影响构成了外层（见图 7.2）。虽然理论都有局限性，以理性选择为基础的理论仅仅涉及了我们所知的影响健康行为的一部分（即个人的层面），但是这些理论被用来充分地了解这一层面。尽管一些人批判这以理性选择为基础的理论体系聚焦于人际关系，但是也有对立的观点认为在某些情况下，了解小部分的行为对临床实践中更有用。举例来说，如果我们想了解一个个体做决定的过程时，一些小的理论框架，如健康信念模式，可能会更有用。

既然以理性选择为基础的理论体系主要关注个体的，社会工作者不应该把问题发生的原因都归咎于在困难处境中的人，即犯基本归因错误。基本归因错误是指将个体的问题过分地归因于他们本身的因素，而忽略了环境的因素也是造成个体问题的原因之一，而应在行为的环境性影响这样一个更大的空间插入微观的视角。

社会行为理论的一个主要优势是它认识到个体社会网络中对于行为的具体影响（影响的三个同心圆的中间层）。这一理论是一项有用的工具，帮我们精确地找到环境中的其他个体推动或阻止病人和干预人员改变健康行为的努力。将几个系统的内容都包括到健康行为的研究（如健康照顾系统）。虽然对于关注个体的决定形成、或对于关注在健康决定上社会网络中他人的影响这些方面的帮助较少，但是，它包括了所有对行为有影响的因素使得它成为在制订计划中一项有用的工具。社会网络基础方法的主要缺陷是它在实践和研究中实施起来非常麻烦。

行为理论是一种有力的工具，它使我们可以在临床上对于我们所面对的情况使用业已存在的健康行为的内部、外部的决定因素方面的知识。健康信念模式为了解个体健康决定形成提供了一个视角。理性行为理论把研究视角延伸到研究对象本人预期的那些他们生命中很重要的人对他们行为的看法。计划性行为理论提高了理性行为理论的影响力，尤其是当被研究的行为需要更多意志力时，如减肥和戒烟。当他人的行为（而非意见）成为个体行为改变的一个因素时，社会行为理论尤其有用。因为其关注不同系统层面的优势，健康服务使用的行为模式能在健康计划的制订中提供帮助。总而言之，这一整套理论和模式将是健康社会工作者的资源，并帮助其在需求日益增长的健康照顾环境中提高获取成功能力。

六、学习练习推荐

这个练习的目的是将本章讨论到的健康行为理论应用于一个特殊的健康事件或问题。学生应该选择一个个人或小组最近感兴趣的话题，扮演众所周知会给健康带来消极影响的行为（例如，青年人吸烟或与陌生人之间不安全的性行为）或者不能执行健康的行为（如在危险时期接种疫苗，或是在 40 岁后进行乳房 X 线检查，特别是对于那些有乳腺癌家族史的人）。指导者也可以想提供给学生一篇或一组文章（这些文章可以是在印刷媒体上近期的一些讨论或是问题，如为什么青少年选择吸烟或是没有避孕措施地进行性行为）。在选择一个健康问题或情境后，学生应该选择两个他们认为可以帮助他们去理解文章中所描述的健康行为理论。接下来，他们应该依据这两个理论来分析健康行为。最后，学生应该强有力地证明其中哪个理论最好地说明了为什么健康行为是这样的（如，为什么十几岁的青少年会忽略吸烟有害健康的警告）。

首先，简单地概述这两个理论及其所讨论的问题（简明地写出来，但是提供足够的信息来评估学生对每个理论的理解程度）。然后，为这个理论如何适应所描述的情境提供详细的分析。这个理论是否覆盖了情境中的突出要素？这个理论是否足以解释这个行为？这个理论是否比非理论分析更能帮助学生理解文章中的行为？如果不是，为什么？这应该是该文章的精髓所在。两篇文章中这个理论的实践运用应该被提及。最后，学生应该就哪个理论最好地解释这个行为问题做出选择并且说明理由。

参考文献

Abramson, L. Y., Seligman, M. E. P., & Teasdale, J. D. (1978). Learned helplessness in humans: Critique and reformulation. *Journal of Abnormal Psychology, 87*, 49–74.

Aday, L. A., & Anderson, R. M. (1974). A framework for the study of access to medical care. *Health Services Research, 9*, 208–220.

Ajzen, I. (1991). The theory of planned behavior. *Organizational Behavior and Human Decision Processes, 50*, 179–211.

Ajzen, I., & Madden, T. J. (1986). Prediction of goal-oriented behavior: Attitudes, intentions, and perceived behavioral control. *Journal of Experimental Social Psychology, 22*, 453–474.

Albarracin, D., Johnson, B. T., Fishbein, M., & Muellerleile, P. A. (2001). Theories of reasoned action and planned behavior as models of condom use: A meta-analysis. *Psychological Bulletin, 127*, 142–161.

Anderson, R. (1968). *Behavioral model of families' use of health services* (Research Series No. 25). Chicago: Center for Health Administration Studies, University of Chicago.

Anderson, R. (1995). Revisiting the behavioral model and access to medical care: Does it matter? *Journal of Health and Social Behavior, 36*, 1–10.

Anderson, R., & Aday, L. A. (1978). Access to medical care in the United States: Realized and potential. *Medical Care, 16*, 533–546.

Anderson, R. M., Davidson, P., & Ganz, P. (1994). Symbiotic relationships of quality of life, health services research, and other health research. *Quality of Life Research, 3*, 365–371.

Armitage, C. J., & Conner, M. (2001). Efficacy of the theory of planned behavior: A meta-analytic review. *British Journal of Social Psychology, 40*, 471–499.

Baker, S. A. (1988). *An application of the Fishbein model for predicting behavioral intentions to use condoms in a sexually transmitted disease clinic population*. Unpublished doctoral dissertation, University of Washington.

Beck, K. (1981). Driving under the influence of alcohol: Relationships of attitudes and beliefs in a college population. *American Journal of Drug and Alcohol Abuse, 8*, 377–388.

Becker, M. H., Maiman, L. A., Kirscht, J. P., Haefner, D. P., & Drachman, R. H. (1977). The health belief model and prediction of dietary compliance: A field experiment. *Journal of Health and Social Behavior, 18*, 348–366.

Blythe, B. J., & Erdahl, J. C. (1986). Using stress inoculation to prepare a patient for open-heart surgery. *Health and Social Work, 11*, 265–274.

Copeland, V. C., Jackson, V., Jarman-Rohde, L., Rosen, A. J., & Stone, G. (Eds.). (1999). *Approaches to teaching health care in social work: A compendium of model syllabi*. Alexandria, VA: Council on Social Work Education.

Edwards, H. E., Nash, R. E., Najman, J. M., Yates, P. M., Fentiman, B. J., Dewar, A., et al. (2001). Determinants of nurses' intention to administer opioids for pain relief. *Nursing Health Science, 3*, 149–159.

Evison, I. S. (1995). *Pragmatism and idealism in the professions: The case of Richard Clarke Cabot*. Unpublished doctoral dissertation, The University of Chicago.

Ewalt, C. K. (1991). Social action theory for a public health psychology. *American Psychologist, 46*, 931–946.

Ewalt, C. K., & Fitzgerald, S. T. (1995). Changing behaviour and promoting well-being after heart attack: A social action theory approach. *Irish Journal of Psychology, 15*, 219–241.

Fishbein, M. (1967). Attitude and the prediction of behavior. In M. Fishbein (Ed.), *Readings in attitude theory and measurement* (pp. 477–492). New York: Wiley.

Fishbein, M., & Ajzen, I. (1975). *Belief, attitude, intention, and behavior: An introduction to theory and research*. Reading, MA: Addison-Wesley.

Gehlert, S. (1994). Perceptions of control in adults with epilepsy. *Epilepsia, 35*, 81–88.

Gehlert, S. (1995). Cognitive restructuring for psychosocial problems in epilepsy. *Epilepsia, 36*(Suppl. 3), S190.

Gehlert, S. (1996). Attributional style and locus of control in adults with epilepsy. *Journal of Health Psychology, 1*, 469–477.

Gelberg, L., Anderson, R. M., & Leake, B. D. (2000). The behavioral model for vulnerable populations: Application to medical care use and outcomes for homeless people. *Health Services Research, 34*, 1273–1302.

Glanz, K., Lewis, F. M., & Rimer, B. K. (1997). Theory, research, and practice in health education: Building bridges and forging links. In K. Glanz, F. M. Lewis, & B. K. Rimer (Eds.), *Health behavior and health education: Theory research and practice* (pp. 19–35). San Francisco: Jossey-Bass.

Hauser, W. A., & Hesdorffer, D. C. (1990). *Epilepsy: Frequency, causes and consequences*. New York: Demos Publications.

Heider, F. (1958). *The psychology of interpersonal relations*. New York: Wiley.

Hepworth, D. H., Rooney, R. H., & Larsen, J. A. (2002). *Direct social work practice: Theory and skills*. Pacific Grove, CA: Brooks/Cole.

Hochbaum, G. M. (1958). *Public participation in medical screening programs: A sociopsychological study* (Public Health Service Publication No. 572). Washington, DC: U.S. Department of Health and Human Services, United States Public Health Service.

Janz, N., & Becker, M. (1984). The health belief model: A decade later. *Health Education Quarterly, 11*, 1–47.

Jemmott, J. B., III, Jemmott, L. S., & Fong, G. T. (1992). Reductions in HIV risk-associated sexual behaviors among Black male adolescents: Effects of an AIDS prevention intervention. *American Journal of Public Health, 82*, 372–377.

Jemmott, J. B., III, Jemmott, L. S., Hines, P. M., & Fong, G. T. (2001). The theory of planned behavior as a model of intentions for fighting among African American and Latino adolescents. *Journal of Maternal and Child Health, 5*, 253–263.

Kelley, H. H. (1967). Attribution in social psychology. *Nebraska Symposium of Motivation* (Vol. 15, pp. 192–238). Lincoln: University of Nebraska Press.

Kelly, G. R., Mamon, J. A., & Scott, J. E. (1987). Utility of the health belief model in examining medication compliance among psychiatric outpatients. *Social Science and Medicine, 11*, 1205–1211.

Kerlinger, F. N. (1986). *Foundations of behavioral research.* New York: Holt, Rinehart and Winston.

Larson, E. B., Bergman, J., Heidrich, F., Alvin, B. L., & Schneeweiss, R. (1982). Do postcard reminders improve influenza vaccination compliance? *Medical Care, 20*, 639–648.

Maiman, L. A., Becker, M. H., Kirscht, J. P., Haefner, D. P., & Drachman, R. H. (1977). Scales for measuring health belief model dimensions: A test of predictive value, internal consistency, and relationship among beliefs. *Health Education Monographs, 5*, 215–230.

McCree, D. H. (1997). The effect of social interdependence on condom use self-efficacy in a college population of African-American females. *Dissertation Abstract International, 58*(4-B), 2106. (UMI No. AAM9730752)

Norman, S. A., Marconi, K. M., Schezel, G. W., Schechter, C. F., & Stolley, P. D. (1985). Beliefs, social normative influences and compliance with antihypertensive medication. *American Journal of Preventive Health, 1*, 10–17.

Oldridge, N. B. (1982). Compliance and exercise in primary prevention of coronary heart disease: A review. *Preventive Medicine, 11*, 56–70.

Peterson, C., Bettes, B. A., & Seligman, M. E. P. (1985). Depressive symptoms and unprompted causal attributions: Content analysis.*Behaviour Research and Therapy, 23*, 379–382.

Peterson, C., Seligman, M. E. P., & Vaillant, G. E. (1988). Pessimistic explanatory style is a risk factor for physical illness: A thirty-five-year longitudinal study. *Journal of Personality and Social Psychology, 55*, 23–27.

Peterson, C., Semmel, A., von Baeyer, C., Abramson, L. Y., Metalsky, G. I., & Selgiman, M. E. P. (1982). The attributional style questionnaire. *Cognitive Therapy and Research, 6*, 287–300.

Rosenstock, I. M. (1960). What research in motivation suggests for public health. *American Journal of Public Health, 50*, 295–301.

Rosenstock, I. M. (1966). How people use health services. *Milbank Memorial Fund Quarterly, 44*, 94–124.

Rosenstock, I. M. (1974). Historical origins of the health belief model. *Health Education Monographs, 2*, 328–335.

Sejwacz, D., Ajzen, I., & Fishbein, M. (1980). Predicting and understanding weight loss. In I. Ajzen & M. Fishbein (Eds.), *Understanding attitudes and predicting behavior* (pp. 102–112). Englewood Cliffs, NJ: Prentice-Hall.

Sheafor, B. W., & Horejsi, C. (2006). *Techniques and Guidelines for Social Work Practice.* Boston: Allyn & Bacon.

Sheeran, P., & Orbell, S. (2000). Using implementation intentions to increase attendance for cervical cancer screening. *Health Psychology, 19,* 283–289.

Smetana, J., & Adler, M. (1986). Understanding the abortion decision: A test of Fishbeinís value expectancy model. *Journal of Population, 2,* 338–357.

Tilly, C. (1984). *Big structures, large processes, huge comparisons.* New York: Russell Sage.

Weiner, B. (1985). "Spontaneous" causal thinking. *Psychological Bulletin, 97,* 74–84.

第八章

生理和心理健康：相互作用、评估和干预

MALITTA ENGSTROM

生理健康和心理健康的相互作用是医疗保健环境下的社会工作者面临的最复杂的议题。这一复杂性源于心智与身体的动态关系；大量的生理和心理健康状况之间可能出现的交叉；生理疾病可能引发的心理反应，与生理状况和治疗相关的心理效应，以及精神障碍；心理健康危机中的干预；提供持续的干预以支持生理和心理健康。当社会工作者考虑到这些问题的时候，他们负责制订评估和干预方案，并使其反映出在特定环境之中的人们独特的家庭和生态系统。出于对差别评估的特别关注，本章为社会工作者驾驭这些复杂的问题提供了指导。

在使用"生理健康"（physical health）和"心理健康"（mental health）术语时认识到其中的局限性是很重要的（美国卫生和公共服务部［DHHS］，1999，p.5）。这种措辞暗含着对于全面健康相关诸要素的错误的划分（Angell，2002；DHHS，1999；Kerson，2002）。事实上，这两个要素不仅相互关联，而且相互影响（Rolland，1994；J. S. Rolland，人际沟通，June.16，2004）。在认识到这种相互影响以及有关身心相关联的证据出现的事实的前提下，本章使用这些术语是为了解释的目的，并努力发展出具有足够具体性的知识，以使从业者能够有效地投入到循证的评估和干预中（Angell，2002；J. Williams，1998）。

一、本章目标

- 鉴于生态因素（如种族、族裔、文化背景、性别、社会经济地位、性取向、家庭关系和社会支持）、心理-社会健康幸福和身体健康的交集提供一个框架。
- 针对生理疾病的心理反应、与生理疾病或治疗相关的心理症状，以及临床心境和焦虑障碍的差别评估（differential assessment）进行讨论。

本章作者非常感谢 Sarah Gehlert、Teri Arthur Browne、Jerrod Liveoak、Kristine Siefert、Mary Sormanti、Margaret Kachadurian、Lisa Schowalter 和 Eileen Williams 在本章完成初期对本章的评阅，且他们的意见很有帮助。

- 为自杀风险评估和该领域的干预提供背景知识和工具。
- 着重介绍有关增进全面健康、提高应对能力和促进福利的一般干预（general intervention）策略和在医疗保健机构中帮助正在经历抑郁和焦虑等心理压力的人们的目标干预（targeted intervention）策略。

二、心理社会状况与增加的疾病风险

在大量的疾病中，心理困境与很多不良的健康后果相关［美国医学研究所（Institute of Medicine，IOM），2001］。心理困境可以包括压力、愤怒、攻击性、抑郁、担忧和焦虑。特别是，压力在多种健康风险中所扮演的角色已被详细地观察和记录，与之相联系的包括心血管疾病、癌症、自体免疫性和炎性疾病，以及伤口愈合（IOM，2001；Krantz，Sheps，Carney & Natelson，2000；Ng & Jeffrey，2003）。虽然压力及其生理效应对于一个人应对威胁是有益的，使其"要么搏斗要么逃走"（IOM，2001），但当长期面对莫名的压力时，并当这些压力无法解决、对它们的反应无法终止时，那么个人将会出现适应负荷（allostatic load）。正如 IOM（2001）所描述的那样，"适应负荷是一种身体的磨损体验，是反复寻求适应反应的结果"（p.42）。适应（allostasis）指身体对于压力源的生理反应，以获得对压力挑战的适应能力并保持体内平衡（homeostasis）。但是，当身体继续寻找适应，适应负荷便出现了。适应负荷不仅受长期压力影响，同时也受行为因素影响，包括饮食、饮酒、吸烟、身体活动和睡眠，还要受到个人在适应常规活动（如睡眠）方面的能力的遗传和后天差异性的影响。（IOM，2001，p.42）

有两种基本的考察压力和健康关系的方式。第一，通过生物学途径，压力直接影响身体机能。人体对压力的反应会释放激素，它能影响中枢神经、心血管和免疫系统（IOM，2001）。特别是，面对长期压力，会对免疫系统产生不良影响（Segerstrom & Miller，2004）。第二，应对压力可能会造成某些行为，比如食用高脂肪的食物、吸烟和减少锻炼，这些都能增加患病的风险（Ng & Jeffrey，2003）。同时，通过生理作用和行为，压力可能会影响健康。另外，疾病的心理社会和生理层面的需求会增加压力，并需要对会影响全面健康的潜在的生物和行为要素进行干预。

医疗保健机构中的社会工作者在帮助那些有心理压力的人们方面具备优势。在该领域指导干预的一个权威的框架是 Lazarus 和 Folkman 的（1984）"压力、评估和应对模式"。这个模式及其在生理和心理健康领域中的含义将在这一章的干预部分得到深入讨论。

社会网络、社会支持、社会融合和社会资本在生理和心理健康领域中也有重要含义（IOM，2001；McGinnis，Williams-Russo & Knick-man，2002）。社会网络通常是指一个人社会关系的构成（例如所认识人的数量、所拥有关系的种类、一个社会网络中人们之间的关系），而社会支持通常是指一个人感受到被热情地对待和尊重，或者是指可获得支持的种类（例如情绪支持、物质援助、工具性或实际性的支持；Cobb，1976；House & Kahn，1985；IOM，2001）。社会融合可以概念化为一个人与诸多个体（包括家人和朋友）以及不同群体（包括志愿者组织和宗教组织）之间所拥有亲密关系的数量；而社会资本则反映了社会成员融合的社交概念化，对社会资本的测量可以包括测量人们之间据称的信任以及公民参与的程度（IOM，2001）。简而言之，"社会融合程度越高的社会，其犯罪率、自杀率，因各种原因导致的死亡率越低，社会整体的生活品质也越高"（p.164）。

从婴儿期存活下来到在生活发生变迁时缓解压力，到提升抵御感冒的能力，到减缓颈动脉硬化的进展，到减缓因感染 HIV 而导致的免疫功能下降，再到承受较低水平的适应负荷，社会联系和社会支持在加强健康方面有着深远的意义。相反，社会关系中的隔离、损失、冲突和疾病传染的可能性是社会联系中对生理和心理健康带来负面影响的方面（IOM，2001）。对于卫生保健机构中的社会工作者来说，这些研究发现突出强调了寻找可获得的社会支持的重要性，并且在需要的时候增强这些社会支持，以及如评估中所指示的那样加强社会网络成员之间的互动和交流也很重要。另外，社会工作者通过提供心理教育和咨询，在预防疾病传染方面亦可以发挥重要作用。

三、生理疾病和心理健康的作用

对于那些正在经历生理疾病的人来说，心理健康在他们整个生命期的健康的生理结果中可以发挥重要的作用。例如，在青少年群体中，抑郁、缺乏自信和亲子冲突可能使得肿瘤治疗缺乏依从性（Kennard et al，2004）。研究显示，在患有心肌梗死的成年人群体中，抑郁、焦虑状态和心理困境与更高的 5 年心脏相关死亡风险有关（Frasure-Smith & Lesperance，2003）。在老年人群体中，对抑郁的治疗可以减轻由骨关节炎导致的疼痛强度和残障的程度（E. Lin et al，2003）。另外，在患有癌症的老龄妇女中，抑郁与接受适当治疗的可能性的缩减和死亡风险增加有关（Goodwin，Zhang & Ostir，2004）。

接下来这个对感染 HIV 的妇女群体的研究案例被用来说明心理健康和生理健康之间的关系，并考察它们之间相互作用的可能的路径，及其对社会工作实务的意义。在感染 HIV 的妇女中，Ickovics 等（2001）发现那些患有慢性抑郁症的妇女死亡的可能性是没有或只有较少抑郁症状妇女的两倍。另外，当控制社会人口背景、临床特征和药物使用情况时，该研究中患有慢性抑郁症的妇女体内 CD4 细胞计数有明显的降低。虽然这两者之间关系的因果机制尚不明确，笔者尝试提出四种可能的说明：

1. 通过神经内分泌和免疫功能的改变，抑郁对发病率、死亡率预期造成的影响可能与身体疾病相结合产生相互作用（参见 Cohen & Herbert，1996；Kemeny et al，1994；G. Miller，Cohen & Herbert，1999）。
2. 抑郁可能造成有风险的行为，例如饮酒和吸烟，以及不参加医疗保健，这些可能对健康状况造成负面影响。
3. 抑郁对感染 HIV 的人群在治疗依从性方面所造成的负面影响，会导致他们健康状况的下降。
4. 尽管蛋白酶抑制剂已被证实与抑郁症状减轻有明显的关系，研究中仍然只有不足一半的妇女接受过用于治疗 HIV 的高效抗逆转录病毒药物疗法（highly active antiretroviral therapy，HAART）（Ickovics et al，2001；Low-Beer et al，2000）。由于没有最佳的治疗，这些妇女接受蛋白酶抑制剂治疗时生理和心理健康方面获益的可能性都降低了。

这个关于感染 HIV 妇女群体中抑郁和死亡率之间关系的例子既强调了心理健康与生理健康结果的关联性，又强调了它们之间相互作用可能路径的复杂性。在医疗保健团队中，尽管医疗干预可能是处理生理疾病的首要措施，但是心理健康评估和干预也很可能与生理健康结果紧密联系。就社会工作实务而言，这种联系突出反映了心理社会状况评估的关键性作用，包括对心理健康和有风险的行为的评估，以及制订能够支持个人全面健康的干预措施。

医疗保健机构中的心理社会状况评估

有效的社会工作干预的核心是精确的评估。正如 Meyer（1993）所描述的那样，评估包括"寻找个案状况意义的思维过程，按照某种次序罗列个案的详情，然后进行适当的干预"（p. 2）。在医疗保健机构中，社会工作者有可能要面对有着一系列心理健康问题经历的人们。一些人可能正在经历轻度的心理困境，接受针对他们生理状况的心理教育和支持性咨询可能对他们有利，从而加强他们应对问题和压力管理的能力；对于其他可能正在经历重大心理困境的人，包括心理治疗和精神药理治疗在内的更高强度的心理社会干预措施可能更适用。（DHHS，1999；IOM，2001）。社会工作者考察案主心理健康问题的性质和它们的影响因素的过程被称作差别评估（differential assessment）。为了指导差别评估从而采取适当的干预，这涉及许多交叉领域的论述：包括生态因素、心理健康症状、生理状况、药物治疗和物质使用。图 8.1 显示了与心理健康症状有关的各种不同领域，图 8.2 显示了关于在现实情境中这些领域之间复杂的交叉关系。

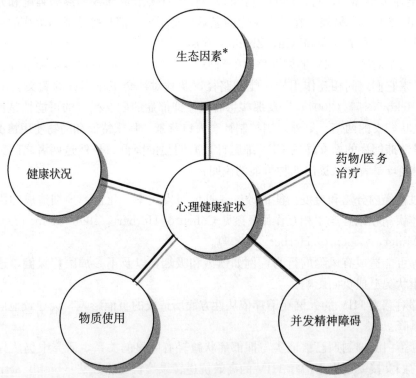

*例如，种族、族裔、文化背景、社会经济地位、就业率、性取向、精神依托、家庭、社会支持、性别和年龄

图 8.1 心理健康症状有关的领域

1. 生态因素 虽然有关人和环境的联系的概念化图景是纷繁多样的，社会工作者很早以前就意识到"人在环境中"视角的重要性（Berlin & Marsh，1993；Germain & Gitterman，1980；Hollis，1939；Jordan & Franklin，1995；Kondrat，2002；Perlman，1957；

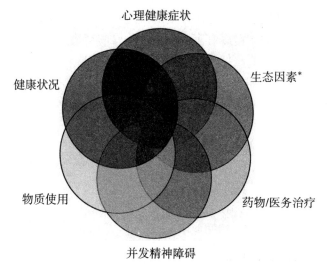

心理健康症状

健康状况

生态因素*

物质使用

药物/医务治疗

并发精神障碍

*例如，种族、族裔、文化背景、社会经济地位、就业率、
性取向、精神依托、家庭、社会支持、性别和年龄

图 8.2　心理健康症状

Richmond，1917）。当我们考察生态因素（Ecological Factors）与生理和心理健康之间互动交叉领域时，生态系统理论（Bronfenbrenner，1977，1979，1989）为我们提供了采用这一"人在环境中"观点的视角。依照生态系统理论，每个个体都是在一个独特的相互交叉的系统构成的网络中生活。这些相互交叉的系统可以包括微观系统（例如个人行为、个人角色、生理和心理健康状况），也可以扩展到中间系统（例如与家庭、其他有重要情感联系的人，以及同伴之间的关系），然后是外在系统（例如工作、邻里和社区），最后是宏观系统（例如文化和影响诸多社会安排的主导性模式化的进程，包括政治、政府、教育和法律）。提供这个视角是为了在与其他重要的人和同辈之间关系的背景下，在与社区、学校、工作或失业的相互作用中，以及与更广大的文化框架和政府机构的联系中，考察生理健康和心理健康的关系。

　　这一视角的重要性不仅在于其与社会工作实务的一致性，即意识到个体和他们所处的环境之间存在动态的、相互影响的互动关系（Kondrat，2002），同时也源于美国医学研究所（2001）关于生物、行为和社会影响之间相互作用的开创性报告中所得出的结论。在回顾了跨越数个学科所搜集到的文献依据之后，报告得出结论："健康和行为在多个层面上受到包括生物的、心理的和社会因素的影响。只针对个人的干预，如只利用自制力和意志力，是不可能改变长期行为的，除非有其他的因素与其相结合，如家庭关系、工作情境或社会规范，才能带来改变"（p.27）。为了制订一个可以指导社会工作者开展有效干预的精确评估体系，需要考察多系统的影响因素。如果社会工作者缺乏对于一个采用生态学视角的评估的各种要素的关注，就可能导致只关注个人特征，或者只关注环境因素的错误；而对于单一构成部分的过度关注可能导致关于怎样才是最有效的干预的错误解释（Berlin & Marsh，1993）。另外，正如 IOM 报告（2001）所描述的，"如果实施干预，则必须认识到，人们生活在塑造他们行为的社会、政治和经济系统中，并总是设法取得他们所赖以维持健康的资源"（p.8）。这种生态学的分析框架为社会工作者提供了一个有效的途径去思考人与人之间的互动和生理与心理健康之间相互影响所赖以展开的庞大系统。

基于两个原因，对这种用生态学方法评估的概述开始于宏观系统。首先，种族和文化这些宏观层面的因素与生理和心理健康有多层面的、重要的交集。其次，这个概述使我们从原有的多系统及考察其与生理、心理健康相互作用的视角转向一个更加综合性的框架，从而可以在医疗保健机构中通过评估和干预增进心理健康。这一讨论从最宽泛的层面考察动态的多系统互动开始，并以对生理和心理健康的微观系统深入而全面的关注结束。这个综合性框架的目标在于强调个人生理和心理健康经历与他们的社会和环境背景以各种强有力的方式交叉关联，而不是仅仅强调个人层面影响健康的因素。

2. 宏观系统   McGoldrick（1982）指出，宏观系统（macrosystems）从最广泛的层面开始，如果没有理解"个人寻求帮助的参照系……一种文化的语言和习俗会影响一种症状是否会被归为某个问题"（p.6），无论是生理还是心理健康问题都不能够被适当地评估。另外，文化影响可能会形成对疼痛、预期或期望的治疗、对病因的了解、应对方式的经验和表达，以及形成向谁寻求帮助（例如主治医生、心理健康服务提供者、民间游医或牧师）的视角（DHHS，2001a；McGoldrick，1982）。在评估和干预的背景下处理医疗保健机构中的心理健康问题，对于这些宏观因素的考虑在很多方面就显得特别重要。

正如McGoldrick（1982）所支持的观点所说，症状被体验和被描述的方式将与社会工作者对关于"出了什么问题"、以及"能够做什么去解决这个问题"的理解有关（Berlin & Marsh，1993 p.35）。关于文化、文化规范、价值观和期望的广义的陈述有传达刻版印像的风险，这些信息可能会模糊个体差异以及和个人文化背景相关联的经历，并且可能会忽略一种文化中存在的多样性（Yellow Bird，Fong，Galindo，Nowicki & Freeman，1996）；然而，如果适当地提供和使用这样的信息，就能够扩大社会工作者的文化知识基础，同时可以努力实现对于案主经历的共同理解（Kerson，2002）。值得注意的是，躯体化即将心理的痛苦通过躯体表达出来，反映了文化、生理健康和心理健康之间的重要交集（DHHS，2001a）。许多有力的影响因素很有可能在各类文化群体中导致躯体化的症状：包括该文化对于身心之间关联的理解，该文化中可接受的表达压力的方式，以及对于心理疾病的污名（DHHS，2001a）。例如，少量研究指出，美洲印第安人和阿拉斯加土著人在身心之间并没有明显的差别，同时，在表达压力时均可能同时使用生理和心理的术语（DHHS，2001a）。在许多东方文化中关于身心之间联系的文化视角下（K. Lin & Cheung，1999），心理疾病带有明显的社会污名，这种污名的程度可能会影响使有亚裔背景的人用生理症状去描述心理困境的可能性（DHHS，2001a）；然而，研究显示，当亚裔案主被明确地问到心理健康状况时，他们会使用心理术语来描述症状（DHHS，2001a；K. Lin & Cheung，1999）。

普遍存在于波多黎各裔美国人、墨西哥裔美国人和美国白人之中的躯体化症状的例子包括胃病、胸痛和心悸。在非洲和南亚人当中，躯体化症状可能包括"手脚灼伤感"、"头颅中感觉有虫"或者"感觉皮肤下面有蚂蚁在蠕动"；在亚裔群体中，躯体化症状可能包括视觉模糊、眩晕和头晕（DHHS，2001a，p.11）。根据在医疗保健机构中的社会工作实务，可能由心理压力导致的躯体化症状强调了对于心理健康症状常规筛查的重要性。

为了提供文化层面上相适应的评估和干预措施，社会工作者对他们自己以及案主在生理和心理健康经历方面的文化信念的了解是非常关键的（DHHS，2001a；Pinderhughes，1989；Rolland，1994）。这种能力对于在生理和心理疾病中辨认和提供规范化应对措施，以及避免对生理和心理健康症状进行错误评估都极其重要（K. Lin & Cheung，1999）。在医疗保健机构中，一些通过增加社工文化能力来帮助他们处理心理健康问题的策略如下：

● 更加留意自己在生理和心理健康方面的文化信念，这可能会强化富有意义的自我意识（Pinderhughes，1989；Rolland，1994）。尝试考虑一个人的文化背景对他/她在表达压力以及心理和生理疾病方面的价值观造成影响的特殊方式。在评估心理健康时一个特别重要的领域涉及情感表达及文化期待。一个人的文化背景在何种程度上鼓励开放式的情感表达或是限制其直接的情感表达？一个社会工作者对于预期的情感表露的自我信念很有可能影响到评估案主经历的视角。例如，一个社会工作者的文化背景鼓励其直接表达情感，那么他可能会认为一个对自身情感表达有所保留的案主受到了一定范围内的限制，但事实上，这个案主的行为是与其文化背景相一致的，并不表示她在情感表达方面有问题。意识到这种视角能够培养从文化了解层面评估的思维，这种思维认识到"文化差异并不是异常的"（Pinderhughes，1989，p.18）。在文化和生理及心理健康之间的交叉领域中，其他社会工作者需要突出思考的方面是关于他们自己对于病人对生理疼痛作何反应的文化期待和关于心理疾病的价值观。

● 与案主一起探索他（们）的文化认同，不仅能够使社会工作者考虑到案主所呈现出的忧虑背后的文化内涵，包括表达压力的文化层面的方式以及乐于接受的帮助的种类，还能使他们考虑涉及文化、移民和文化适应等从生态角度评估的重要因素。（美国精神医学会 American Psychiatric Association，1994）。

● 更加了解所服务对象的文化背景和在文化上与他们相关的循证干预是加强干预有效性的一条重要途径（Carlton-LaNey，1999；DHHS，2001a；Pinderhughes，1989）。

● 正如本手册第九章的大纲所述，通过询问下述问题可以了解案主对于自身疾病的信念以及可以探索干预的目标（Kleinman，Eisenberg & Good，1978，p.256）：

> 你认为是什么引发了你的问题？
> 当问题发生时，为什么你就认为它开始了？
> 你认为你的疾病给你带来了什么问题？它是如何发生的？
> 你的疾病有多严重？它会持续较短还是较长时间？
> 你认为你应该得到何种类型的治疗？
> 你希望从这种治疗里得到的最重要的结果是什么？
> 你的疾病给你带来的主要问题是什么？
> 对于你的疾病你最害怕什么？

● 更好地适应你和你所服务的案主之间有关问题的共性和差异性，包括种族、族裔、文化、社会经济地位、性别、性取向、体能和权力，从而可以在这种协助关系中更容易地处理这些因素带来的影响（美国精神医学会，1994；Pinderhughes，1989）。

● 对案主的精神信仰进行积极的思考有助于提供与其文化相适应的服务。正如 Kerson（2002）所描述的那样，"精神信仰对于健康信念是不可或缺的，并且需要像对待其他文化信念的方式一样对待它"（p.162）。Walsh（2004）进一步描述了祷告、禅修和信仰在无数积极的健康结果中的作用，包括减压、降血压、降低皮质醇、慢性疼痛的改善、减少酒精和其他药物带来的问题以及减轻抑郁。Walsh（2004）也指出"超过350份研究结果表明，宗教在生理和心理健康中是被忽略的因素"（p.198）。在人们经历生理和心理健康困境时，信念为支持协调性的认知帮助、赋予意义和"控制感"（Walsh，2004，

p. 198）提供了有力的来源。除了增进文化交流，Musick，Traphagan，Koenig 和 Larson（2000）提供了宗教信仰可能会对健康产生积极影响的另外三种路径：支持积极的健康行为（例如：健康的饮食、减少饮酒和吸烟、增加体育锻炼）；培养社会融合和社会支持（例如：培养共享的信念，更大的社交网络，对话、学习和支持的机会）；以及提供慰藉（例如：情绪和工具性的支持，在困难时期采用宗教仪式，以及希望的源泉和应对措施）。虽然案主的灵性和宗教信仰可能会是评估时的重要来源，但在评估时还应该对案主冲突的或负面的感受中潜在的灵性和宗教来源有所敏感（Gotterer，2001）。开放式问题对于案主就这些议题所经历的多样性非常敏感，并且可以引出他们特殊的经历，因而可能是积极思考文化相关服务中精神信念的有效开端。

查阅本手册的第九章有助于更进一步思考这些问题；这一章更详尽地阐述了文化与健康之间的交叉作用，包括身体感觉被认定为疾病症状的方式。

尽管在健康问题中社会工作者的文化能力促进了对文化影响力和应对能力的认知（McGoldrick，1982），种族健康不平等的影响对于生理和心理健康交叉领域中的评估和干预也特别重要。在生理和心理健康中与种族相关的不平等的程度是巨大的。例如，非洲裔美国人的婴儿死亡率、低出生体重儿的比率，以及妇女在妊娠期前三个月得不到产前保健的比率是美国白人的两倍多；他们也有更高的肺结核和梅毒的发病率，暴露在不健康空气中的概率也更高，以及相当高的因心脏病、脑卒中、各种癌症和凶杀导致的死亡率（Keppel，Pearcy & Wagener，2002；Weir et al，2003）。除了更高的因心血管疾病死亡的风险，非洲裔美国人也比美国白人承担更多的风险［Hahn，Heath & Chang，1998；少数民族健康办公室（Office of Minority Health），美国疾病预防控制中心，无日期；Parmley，2001］。即使流行病学研究指出了在非洲裔美国人中导致心血管疾病不断普及的风险因素，例如，体能活动不足、超重、高血压、糖尿病，以及联合的风险因素（Hahn et al，1998），思考由于结构性不平等形成的差异是通过何种方式影响获得医疗保健和增进健康的资源的途径也很重要，这些资源，包括安全的居住环境，"健康的食品选择、工作场所的无烟环境以及安全和便利的锻炼场所"（Keppel et al，2002；Winkleby，Kraemer，Ahn & Varady，1998，p. 361；Wyatt et al，2003；也可参考本手册第六章）。另外，考虑到种族和社会经济地位之间的联系，这两方面的不平等也很有可能彼此影响，尽管需要更多的研究确定种族和社会经济地位是在何种程度上导致与种族相关的健康不平等的（Krieger，2003）。最后，由于慢性疾病在非洲裔美国人中发病率较高，又过多地出现在携带风险的群体中，例如贫困人群、被监禁的人群、住院病人，非洲裔美国人也比美国白人有更高的风险患上心理健康问题（DHHS，2001a）。

种族歧视在生理和心理健康的交叉领域以及健康不平等方面是另外一个在宏观层面需要考虑的显著因素（Krieger，2003；D. Williams，Neighbor & Jackson，2003）。歧视与健康问题，特别是与心理健康问题有关（D. Williams et al，2003）；然而，对于歧视是通过何种机制影响健康，从而如何影响社会工作干预的含义还依旧需要探索，而且这个领域的研究还很有限（Krieger，2003；D. Williams et al，2003）。关于这种关系的一个概念化的解释假定，遭受歧视是压力的来源，正如先前讨论过的一样，这会通过生理路径以及增加疾病风险的行为给健康造成负面影响（D. Williams et al，2003）。通过检验歧视和健康关系中应对措施的协调作用，这个概念化了的关系得到进一步发展（Noh & Kaspar，2003）。正如 Noh

和 Kaspar（2003）所描述的那样，该研究检验出人们受到歧视时是采用情绪导向的应对还是问题导向的应对措施时对健康影响的差异。情绪导向的应对措施大体上包括心理认知，目标是减轻压力，包括最小化、避免、远离压力，并且寻找消极情况中的积极因素（Lazarus & Folkman，1984，p.150）。问题导向的应对措施大体上包括解决一个问题的步骤，包括界定问题，确认可能的解决方案，考量他们的优势和局限性，选择解决方案，然后采取行动（Lazarus & Folkman，1984，p.152）。Noh 和 Kaspar（2003）声称应对的效果很有可能受压力源的性质、个人的资源、社会背景、文化背景和文化适应程度的影响。他们的观点是基于不同文化和性别的群体中的人们在受到歧视时是采用情绪导向还是问题导向措施增进健康所产生的效用的发散式研究结果得出的。另外一个概念化了的关于歧视对健康造成负面影响可能的机制来源于 Nancy Krieger 的研究。Krieger（2003）指出，种族歧视对于健康的影响应该通过研究以下议题进行验证："（1）经济和社会权利的剥夺；（2）毒性物质和危险状况；（3）社会造成的创伤；（4）有损健康商品的目标行销，例如垃圾食品和精神刺激物质；（5）不充足的或低水平的医疗保健"（p.196）。尽管 Krieger 认识到个人层面和社区层面的应对和行动在反抗歧视中的作用，这 5 个潜在的受到歧视的路径强调了种族歧视对于健康的系统性和多层面的影响。尽管这一认识还不成熟，社会工作实务的含义包括关注个人在管理压力和增进健康时的应对策略，以及关注对生理和心理健康带来消极影响的系统性因素。其他的关于在经历严重疾病时如何增进心理健康幸福和应对能力的考察（Folkman & Greer，2000）会在本章干预策略部分有具体表述。

3. 外部系统 关于社会经济地位，包括收入、教育、就业在内的外部系统（Exosysteme）问题也有可能与微观层面的生理和心理健康问题相关联。事实上，正如 McGinnis、WilliamsRusso 和 Knickman（2002）所述，"把全部人口当做一个整体来看，在任何给定年度中，对于死亡可能性最固定的预测指标是教育水平；45～64 岁的人中受教育水平为最低一级的人口死亡率是受最高等级教育人口死亡率的 2.5 倍"（p.81）。个人贫困和社会收入分配不公平对于低收入人群的死亡率也有着负面的影响（McGinnis et al，2002）。与较低的社会经济地位相关联的除了死亡风险外，还有更高的心理健康问题的风险（DHHS，1999；Siefert，Bowman，Heflin，Danziger & Williams，2000）。人们在社会经济地位上两极分化的比较表明处于较低端地位的人口每年精神障碍的发生率约是处于较高端地位的人口的两倍（世界卫生组织，2001）。从两个主要的方面可以解释为什么较低社会经济地位人口中有更高的心理健康问题普及率：首先，生活在贫困中的人们有更高的承受急性和慢性压力的风险，这可能导致他们有更高患上心理健康问题的风险（Siefert et al，2000）。这个解释被称为社会因果关系，即社会状况与心理健康问题之间有着因果关系。第二个解释称作社会选择，该解释认为心理健康问题导致人们的社会经济地位下跌（Dohrenwend et al，1992；Sarecano & Barbui，1997）。社会因果似乎与经历抑郁的女性以及与有反社会人格和物质使用障碍的男性最密切相关，而社会选择表现为与精神分裂症患者最密切相关（Dohrenwend et al，1992；Siefert et al，2000）。近来的研究表明，在儿童群体中，社会因果可能与有叛逆或行为规范障碍的青少年最有关，同时，父母的监控会调节这种关联，例如贫困水平的改变和不断加强的父母监控有关，从而会使心理健康问题症状减轻（Costello，Compton，Keller & Angold，2003）。然而这一研究并未发现社会因果与研究对象的焦虑和抑郁症状相关。

社会经济地位也与心理健康问题的阶段相关。多种因素会影响这一关系，包括接受医疗保健有障碍、医疗保险的缺乏以及文化和语言上相适应的服务的缺乏（世界卫生组织，

2001）。对于在医疗保健机构中社会工作者处理心理健康问题而言，较低社会经济地位的人群中有更高的患有生理和心理健康问题的风险，强调了针对这一类人群设计和提供相适应服务的重要性。

对压力和冠状动脉疾病的研究为社会经济地位与心理和生理健康之间相互交叉关联的特定方式提供了一个案例。Krantz，Sheps，Carney和Natelson（2000）探讨了可能会导致社会经济地位和心脏病发病率和死亡率之间相反关系的因素，包括卫生保健受到限制、风险普及率的增加（例如吸烟、高血压）、营养不良以及社会和环境压力。以下这个案例对这点做出了说明并且考察了社会工作实务的含义。

案例

约瑟夫是一个52岁、异性恋的单身意大利裔美国男人，在过去的20年里，他曾经在多个建筑工地工作过。虽然他已赚了足够的钱去支付他每月的大部分账单，但他的工作却不提供医疗保险，而他的收入也已经超过贫困医疗补助计划的申领标准。约瑟夫近来总是出现在急诊室，并反映有胸痛和呼吸急促的症状，并最终被诊断为是心肌梗死的症状。通过向医疗保健团队咨询，结果，约瑟夫被建议开始进行一个药物疗程并被强烈要求减少工作时间、减轻生活压力以及改善饮食习惯，因为他的午餐和晚餐通常是廉价的、高脂肪的外卖。约瑟夫出院的时候，他同意遵循医疗保健团队的建议，并参加了医院的压力管理课程。

在压力管理课程刚开始的两周内，约瑟夫反映随着他努力减少工作的时间，账单也在一直积累着，除了他要为自己的处方药物支付高额的自付垫底费，他还刚刚收到一份大额的住院服务账单。约瑟夫说自从减少工作时间和参加压力管理课程后，他感觉好了很多，但是他担心如果不能恢复先前的工作进度，他将不能支付账单，并且可能会失去他的房子和医疗福利。他也认为如果回到原先工作中，可能会减轻他的压力程度，因为多数压力来源于经济和他的老板要求他工作更长的时间。约瑟夫害怕他的老板可能会让其他工人替换他，从而能够保证所需要的工作时间。正如这个例子所描述的那样，要增进约瑟夫的生理和心理健康幸福，就不仅要考虑到个人应对能力和压力管理策略，还要考虑到包括医疗保险和社会经济资源在内的更广阔的系统。

4. 中间系统 对案主家庭和社会背景的考察从一个生态学视角阐释了中间系统。大量的实证研究表明了生理和心理健康结果中家庭和社会支持的重要作用（相关案例请参考Allgöwer，Wardle & Steptoe，2001；Bagner，Fernandez & Eyberg，2004；DiMatteo，2004a；McFarlane et al，1995；相关评价参考Campbell，2003；Weihs，Fisher & Baird，2002）。在家庭和社会关系背景下考察生理和心理健康问题，关注这些关系在案主生活中的意义、多样性和权重是非常重要的。在对一个同性恋妇女抗争不孕所做的心理治疗干预过程的讨论中，Brown（1991）描述道："在卡拉（案主）接受不孕治疗和生育检测的过程中，她总是预料到需要向另一个人解释她没有'丈夫'以及苏珊（她的同性恋伙伴）是谁"（p. 25）。这种异性恋预期的偏见很有可能使案主情绪上脱离医疗保健团队，也不太可能促成增进案主生活中中观层面上亲密关系的有效干预。为了加强案主们的亲密关系并增进他们的生理和心理健康，信息的收集应该采用开放式的、包容的问题，而不要预设任何特定的回应。

另外，正如之前所描述的那样，宏观系统的问题（比如对同性恋的憎恶），可能与微观系统的生理和心理健康状况相互影响。Brown（1991）描述了主流文化期待背景的复杂性，在这个背景下，妇女们都被期待成为妻子和母亲。而和不孕做着斗争的同性恋妇女可能会由于她们在该主流文化背景下特殊身份而面临复杂的问题。这种文化和个人经验的交互性可能会造成"评估自己和被他人评估的困难，而这些困难可能十分令人烦恼而应当接受心理治疗的干预"（Brown，1991，p. 15）。在这本手册的第十一章，Rolland 和 Werner-Lin 讨论了个人、家庭和健康之间的关系，以及在医疗保健机构中，社会工作者能够介入家庭通过干预培养应对能力和促成积极的健康结果的方式。

受关系理论的启示，Kayser 和 Sormanti（2002a）的研究显示，妇女对于癌症的心理社会反应可能受到与他人的密切联系的影响，这些联系同时与这些妇女的身份认同感相关联。另外，他们的研究显示，身为母亲的妇女的癌症经历可能通过影响她们改变优先考虑的方式来影响她们的身份认同感（Kayser & Sormanti，2002b）。例如，在 Kayser 和 Sormanti 的研究中的妇女表示极度热爱自己的家庭和生活；抛开这些作为工人、伴侣或是母亲的角色从而了解她们的身份认同；寻找深层次的个人长处和自信心；在她们的关系中寻找更多的共鸣和可靠性；并审视照顾自己和照顾他人之间的平衡。

针对帮助人们在面对疾病时经历身份认同感的改变，以及支持他们社会关系的干预是卫生保健机构中社会工作者的重要作用，这同时对于积极的健康结果也有重要的意义。事实上，据调查表明受到社会隔离导致增加死亡率的风险是和家庭、朋友与社区有关系的 2～5 倍（McGinnis et al，2002）。考虑到大量的心理健康状况可能导致社交障碍和社会隔离（美国精神医学会，1994），经历并发生理和心理健康状况的可能是一个弱势群体。干预作为综合性评估的一部分，社会工作者应该探索案主的社会支持，包括关注其社交网络的构成和规模、可获得的社会支持的种类、可获得支持的积极和消极因素，以及与他人接洽和共享支持资源的实力和障碍。

四、微观系统

带着对生态框架内多系统之间复杂的交互关系的认识，现在讨论开始转向生理和心理健康的微观系统（microsystems）层面。

（一）流行、检查和筛查：焦虑和心境障碍

根据卫生部关于心理健康的报告，每年所有年龄层中每 5 个人中就有 1 个符合心理健康诊断标准的精神症状（DHHS，1999）。包括创伤后应激障碍、单纯恐惧症、社交恐惧症、广场恐惧症、广泛性焦虑障碍、恐惧性障碍、强迫症在内的焦虑障碍每年在儿童（9～17岁）、成人（18～54 岁）、老年人（55 岁以上）群体中都有着最高的发病率，分别是 13.0%、16.4%和 11.4%（DHHS，1999）。在儿童群体中，破坏性障碍每年都有发生，约有 10.3%的儿童符合诊断标准，并且都有轻度的整体障碍（DHHS，1999）。包括重度抑郁症发作、单极型重度抑郁症、精神抑郁症和双向障碍在内的心境障碍每年在儿童中的患病率约为 6.2%，在成人中约为 7.1%，在老年人中约为 4.4%（DHHS，1999）。精神障碍和物质使用障碍通常依据《心理异常诊断统计手册》（第四版）（Diagnostic and Statistical Manual of Mental Disorder，Fourth Edition）中的诊断标准进行描述和分类（DSM-Ⅳ；美国精神医学会，1994）。正如资料 8.1 所描述。

资料 8.1
美国《心理异常诊断统计手册》第四版（DSM-Ⅳ）和多轴评估

　　《心理异常诊断统计手册》（第四版）（DSM-Ⅳ；美国精神医学会，1994）中的多轴评估法常用于描述和归类个人正在经历的心理健康症状的一种评估方法种类以及还涵盖个体伴随的其他关于健康状况、环境压力因素和个体的机能。虽然有大量关于 DSM 的评论（Kirk & Kutchins，1992；Mechanic，1999；Saleebey，2002；Wakefield，1999），但它在生理和心理健康领域里作为分类和表述系统的广泛使用发展了它自身的知名度（Kerson，2002；Williams，1998）。这个对于美国《心理异常诊断统计手册》（第四版）的多轴测评法的陈述目标在于介绍这个测评工具的构成部分。更详细的信息和最新的修订版能够在《心理异常诊断统计手册》（第四版·修订版）（DSM-Ⅳ-TR；美国精神医学会，2000）中找到。

　　DSM-Ⅳ 的多轴评估法（美国精神医学会，1994，2000）总体上集中描述和传达人们所经历的问题；然而社会工作者有义务识别和培养人们的能力（Saleebey，2002）。在多轴评估法中，调适、识别和制订能够建立案主力量的干预措施很重要。无论情况多么严重，人们都有激发自己毅力并且存活下来的力量，直到与社会工作者们接触才被激发出来。积极地思考和参与案主力量的建立，包括他们的知识、能力和资源的建立，这可以说是案主"达到目标和愿景以及在他们自身条件下有更好品质的生活"的核心部分（Saleebey，2002，p1-2）。制订一个关于案主力量的专项批注作为多轴评估法的一部分，可能会为积极思考和参与案主力量的建立提供有力的工具。

　　参考 DSM-Ⅳ，多轴评估法包括如下领域：

- 轴一：临床障碍
- 可能成为临床关注焦点的其他障碍
- 轴二：人格障碍
- 智能障碍
- 轴三：一般医学疾病
- 轴四：心理社会和环境问题
- 轴五：整体功能评估量表（美国精神医学会，1994；美国精神医学会，2000）

　　关于生理和心理健康差别评估（differential assessment）的讨论主要集中在轴一，临床障碍，比如重度抑郁症发作或广泛性焦虑症；轴三，一般医学疾病，比如心血管疾病或 HIV 感染；轴四，心理社会和环境问题，比如无家可归、长期贫困或近期丧亲。因为社会工作者在处理人们和他们所处环境之间的交互作用方面受到过专门的训练，他们可能有特定的能力来干预处理与轴四相关的问题；然而，值得注意的是，除了这项特殊技能外，预计在参与精神治疗总人数（192814）中，社会工作者比心理学家（73018）、精神病学专家（33486）和精神病学护士（15330）加起来都多，在精神治疗领域有更多的社会工作者（心理卫生服务中心，2001；Insel，2004）。正如本章所一直描述的，社会工作者对个人和环境交互性的关注是对生理和心理健康进行差别评估和干预的重要方面；然而，在其他的心理治疗介入法中，要具备去了解和干预处理这些复杂的并发问题的能力还需要大量的背景和训练，其中的一些已经在本章的干预部分进行了讨论。

轴二界定了人格障碍和智能障碍。其中介绍了 10 种特殊的人格障碍（偏执型人格障碍、精神分裂型人格障碍、分裂型人格障碍、反社会人格障碍、边缘型人格障碍、表演型人格障碍、自恋型人格障碍、回避型人格障碍、依赖型人格障碍、强迫型人格障碍）。除此之外的人格障碍被列为未特别指明的人格障碍（Not Otherwise Specified, NOS）。有人格障碍的人通常经历着"显著偏离个人文化预期的内在体验和行为的持久模式，这种模式无处不在、难以改变，在青少年时期或成年早期就开始发作，随着时间而更加稳定并且会导致痛苦或障碍"（美国精神医学会 2000，p.685）。与轴一所记载的临床障碍一样，《心理异常诊断统计手册》为每一种人格障碍提供了诊断标准。

轴五，关注整体功能评估量表（Global Assessment of Functioning，GAF），它提供了案主基于心理、社会和职业领域整体性功能的临床医生评估注释；在 GAF 中不考虑生理和环境状况的影响。GAF 是一个构造的连续体，其中与心理健康相关联的功能被划分为 1 至 100 个等级（0 级表示信息不足）。GAF 10 级表示"有严重伤害自己或他人的持续的危险"；GAF 50 级表示"严重的症状"（例如，有自杀的念头、严重的强迫性重复行为、频繁的入店行窃），或者是任何社会、职业或学业功能的严重障碍（如不能维持工作）；GAF91 级表示"在广阔范围活动中的优势功能"（美国精神医学会，2000，p.34）。关于如何制定 GAF 各个等级的详细信息和指导可以在 DSM‐IV‐VR（美国精神医学会，2000）中找到。

在精神健康问题严重而且处于持续状态的患病人群中，符合《心理异常诊断统计手册》（第四版）诊断标准（DSM‐IV）的心理健康状况的患病率很有可能会增加（Aben, Verhey, Strik, Lousberg, Lodder & Honig，2003；美国精神医学会，1994；Bing et al，2001）。例如，在参与和 HIV 相关医疗的大量具有代表性的成人样本中，精神病的患病率是47.9%，比一般社区参与者的患病率高两倍多（Bing et al，2001；DHHS，1999）。在携带 HIV 的人群中，重度抑郁症和精神抑郁症是最常见的症状，有 21% 的人同时具有两种症状；与此相伴的还有泛性焦虑症和恐慌症（Bing et al，2001）。癌症人群中抑郁症和严重抑郁症发病率的估值相差很多，在 1%～42% 之间（Patrick et al，2003）；焦虑障碍患病率也有一个很大范围的跨度，介于 10%～30% 之间；这些是基于标准化访谈和诊断标准之上的大规模研究结果（Stark et al，2002）。研究方法的局限性可能导致较大的变化幅度；然而美国国立卫生研究院的州立科学研究小组（National Institutes of Health's State-of-the-Science Panel）（Patrick et al，2003）这样描述，"癌症最常见的和所治疗的症状是疼痛、抑郁与疲劳"（p.110）。在荷兰一个接受医疗保健的患有脑卒中或心肌梗死的人群中，被鉴定为有抑郁症的人分别占了 38.7% 和 28.4%；再根据年龄、性别和伤残程度进行调整后，两者的患病率也是类似的（Aben et al，2003）。考虑到所有年龄群体中焦虑和情绪障碍的高发生率，以及它们在慢性病人群中不断升高的患病率，它们将是关于评估和干预讨论中的主要焦点。对于儿童群体中并发品行障碍和健康问题的评估和干预的含义将在资料 8.2 中有所讨论。有关老年人群体的更多信息在本手册的第十四章。

除了对焦虑和心境障碍较高患病率的一般考虑外，对创伤予以特别关注也非常重要。美国约有 61% 的男性和 51% 的女性一生经历过创伤，包括看到别人受重伤或被谋杀，经历过大火、洪水或其他的自然灾害，一次致命的事故，搏斗、人身攻击，以及性骚扰（Kessler，

Sonnega，Bromet，Hughes & Nelson，1995）；然而，在"9.11"恐怖袭击经历之后的背景下，美国国内发起全球性反恐战争和国家安全的警报，个人安全的风险认知和相关的心理后遗症可能高于早期估计（Susser，Herman & Aaron，2002）。自 1995 年以来的统计显示在18～54 岁的人口中，接近 5.0％的男性和 10.4％的女性，在他们的一生中经历了达到创伤后应激障碍（posttraumatic stress disorder，PTSD）诊断标准的创伤性心理影响（Kessler et al，1995）。创伤后应激障碍被认为是焦虑障碍的一种（美国精神医学会，1994）。

　　创伤和健康之间的联系有很多。首先，原有创伤的暴露和与它相关的心理后遗症很有可能与生理疾病的经历交互影响。其次，人们在经历创伤后可能直接寻求医疗保健服务，比如经历了车祸、性骚扰或者其他身体攻击之后。第三，与 DSM-Ⅳ 中作为创伤后应激障碍（PTSD）潜在后遗症的创伤事件一致（美国精神医学会，1994），Mundy 和 Baum（2004）强调扩大创伤定义的作用，从而把某些医学疾病包括进来，例如，心肌梗死，可能被认为是创伤事件，因为它们表现出对人们生命的重大威胁。第四，对于创伤后应激障碍和医疗保健使用的研究显示，与没有精神问题的人相比，有创伤后应激障碍的人当中，住院治疗率、急诊室和医疗机构造访率均有显著的提升（Stein，McQuaid，Pedrelli，Lenox & McCahill，2000）。考虑到创伤性事件高发生率，它们与个体健康和医疗保健之间的有力交互作用，以及人们经历创伤后应激在临床上有显著症状的可能性，即使它们达不到 DSM-Ⅳ 中对于创伤后应激障碍的诊断标准（美国精神医学会，1994），也要考虑这些问题，本章包含了对在医疗保健机构中的创伤后应激障碍的讨论。

资料 8.2

破坏性行为疾病与健康状况的交叉领域：协助家长和孩子

　　每年 10 个孩子中约有一个孩子可能患有破坏性行为疾病，比如，注意力不集中/注意缺陷障碍（多动症）、品行障碍或反抗性行为障碍（DHHS，1999；Shaffer et al，1996）。与破坏性行为疾病相联系的症状包括在遵从指示方面有显著的困难，难以忍受挫折，有冲动性行为以及反对权威人士，这些症状对于那些经历着并发健康问题的儿童是特别大的挑战。另外，儿童在听从家长要求依从医疗建议（例如节食、服药和接受其他治疗）上，以及要求避免那些会加重病情或干涉治疗的行为上（例如参加受限的活动、移除绷带，以及在检查或治疗中跑来跑去）有困难，从而限制了他们在医疗保健服务中获益的能力（Bagner，Fernandez & Eyberg，2004；Mattthews，Spieth & Christopherson，1995）。虽然后续研究集中关注一个患膀胱癌和有破坏性行为疾病的儿童，这项研究也可能与经历医疗保健机构中儿童身上常见的其他状况的儿童有关，包括哮喘、糖尿病和癫痫，这些与破坏性行为疾病共同发生。

　　基于一个患有反抗性行为障碍和膀胱癌的 4 岁男孩，Bagner，Fernandez 和 Eyberg（2004）的"Robert Smith"案例研究表明，亲子互动疗法（parent-child interaction therapy，PCIT）有希望成为处理并发破坏性行为和持久性生理疾病的有效干预疗法。被转介去接受心理服务后，Robert 一直大喊大叫，在看病时还打人。他的行为问题在接受化疗的时候更加激化。有一次，他在头顶上挥舞着装满化疗药液的袋子，结果全部洒在了他母亲和一个护士身上。

亲子互动疗法的两个阶段是：首先是关注儿童导向的互动（child-directed interaction, CDI），目标是强化亲子关系，提升父母与孩子积极沟通的程度，通过游戏疗法提高孩子的社会技能。在 CDI 阶段中，父母被引导使用非指导式技巧，即如缩写词 PRIDE 所描述的：表扬孩子（Praise for the child），反思孩子的话语（Reflection of the child's statements），模仿孩子们的游戏（Imitation of the child's play），描述孩子们的行为（Description of the child's behavior），以及对孩子们的游戏表现出极大的热情（Enthusiasm in the play）（Bagner, Fernandez & Eyberg, 2004）。在这个阶段，家长被指导使用 PRIDE 的技巧而不采取消极的行为，避免批评、质问和直接命令孩子。第二个阶段关注父母导向的互动（parent-directed interaction, PDI），与行为干预相似，这一阶段的目标是加强父母在以下领域的技能：对孩子的期望、设限能力和对孩子始终如一的约束。

经过 12 期的亲子互动疗法（PCIT）之后，Robert 的行为在临床上表现出明显的改善，正如儿童行为核对表（the Child Behavior Checklist）和艾伯格儿童行为量表（the Eyberg Child Behavior Inventory）测量结果所显示的，他的行为不再符合反抗性行为障碍的诊断。另外，Smith 夫人的亲职压力在临床上也显著地减轻了。最后，Robert 行为上的改善导致了——如他的主治医生和社会工作者所描述的那样——看病的依从性提高了，并且不再有攻击性行为。

虽然这个案例只描述了一个对患有反抗性行为障碍和严重健康状况的孩子实施亲子互动疗法（PCIT）效果的例证，它对许多其他患有破坏性行为疾病和障碍的儿童的效果（Brestan & Eyberg, 1998; Eisenstadt, Eyberg, McNeil, Newcomb & Funderburk, 1993; Hood & Eyberg, 2003; McNeil, Eyberg, Eisenstadt, Newcomb & Funderburk, 1991; Nixon, Sweeney, Erickson & Touyz, 2003; Schuhmann, Foote, Eyberg, Boggs & Algina, 1998）进一步说明了亲子互动疗法可能对临床医生、父母、儿童处理并发健康问题很有帮助。

1. 检查　鉴于在一般人群中和在患有严重而持久的生理疾病的人群中，抑郁和焦虑很普遍；很多人，特别是有少数民族背景的人群，他们仅通过初级医疗保健服务获得医疗保健；经历精神障碍的人有 30%～50% 的发病率，却没有接受常规初级保健检查；以及精神障碍对健康结果存在潜在的负面影响，因此医疗保健机构中的社会工作者应当对他们实施常规心理健康筛查（DHHS, 2001a; Lecrubier, 2004; Pignone et al, 2002; Regier et al, 1993）。除此之外，创伤可能给健康带来重大的影响，但在初级保健中没有被检查出来（Lecrubier, 2004）。然而，研究显示，当简短的筛查问题用于寻找表现出抑郁和焦虑的患者的创伤时，创伤后应激障碍（PTSD）的检出率可能有所改善（Lecrubier, 2004; Samson et al, 1999）。即使这项研究强调了寻找有抑郁和焦虑症状患者创伤的重要性，国家 PTSD 研究中心建议对创伤后应激障碍进行常规检查，因为它可能与生理健康有关，而且可能不会被检查出来。

在医疗保健机构中，抑郁和焦虑可以通过不同方式表现。例如，一个家长可能与社会工作者或者其他医疗保健提供者谈论起他十几岁的儿子看起来似乎不像他自己。这位家长说他的儿子最近脾气急躁，比平时睡的多，学业成绩有所下降，对以往感兴趣的社会活动也没了兴趣。这个家长尝试采用激励措施使他儿子改善学业成绩，并且鼓励他与朋友在一起，但是都没有用。另外一个人描述自己感到疲劳、肌肉酸痛、难以入眠，但是将这些症状归因于最近的工作压力。作为指导综合性评估的一部分，社会工作者应该认识到儿童和青少年中的抑郁可能表现为易怒（美国精神医学会，1994），也应该意识到焦虑的症状被归因于正常状态，例如工作压力，而可能不会被精确地检查出（Culpeper，2003；D. Kessler, Lloyd & Lewis，1999）。对案主心境或焦虑障碍的检查需要考虑考察他们症状或行为的非典型性表现，如果社会工作者具备了这样的知识，就可以了解对儿童和青少年进行进一步评估是有必要的。

在医疗保健机构中，抑郁和焦虑可能也会通过生理上的变化来表现，例如体重增加或减少或者睡眠问题，以及频繁求诊（一年多于五次；临床系统改善研究院 Institute for Clinical Systems Improvement，2002）。特别是焦虑，可能会通过医学上难以解释的生理症状表现出来，比如胸痛、肠胃问题，头疼或眩晕（Culpeper，2003；临床系统改善研究院，2002）。经历恐惧症的人们频繁表现出某些生理问题，而不是明确地对焦虑的担忧（临床系统改善研究院，2002）。纵使不忽略任何个体的生理症状很重要，但还要认识到这些症状可能与心理健康问题有关系，正如前面所讨论的那样，还可以反映出与文化有关的压力的躯体化症状，可以为适当的干预和救助提供重要的途径。同时，一些医学疾病，包括冠状动脉功能不全、慢性阻塞性肺病、胰腺肿瘤、甲状旁腺功能不全、肾上腺髓质瘤、肺动脉阻塞、冠状动脉疾病的某些例子和某些癫痫可能被焦虑的症状所掩盖，并且需要医生的评估证明。Culpeper（2003）表示如果一个 35 岁以上的人之前没有表现出焦虑的症状，并且一直处于良好的健康状况中，却描述自己有新产生的焦虑感，那么就应该得到针对可能的医学疾病的评估。当案主在没有个人或家庭焦虑病史和没有经历应激性生活事件的前提下表现出焦虑的症状或者当案主可能处于一种对其焦虑感非常担心的状况之中，这可能表现为生理状况而非心理健康状况，这些情况下应当进行医疗评估。社会工作者既擅长将病人转介给合适的医疗保健服务，又擅长进一步探索可能在生理症状中表现出来的心理健康问题。除了通过开放式问题询问案主的情绪、应对策略和日常功能，社会工作者在医疗保健机构中探索心理健康问题可能采用的两种结构化的方式，包括使用筛查工具和进行心理状态检查。

2. 筛查工具　筛查工具为鉴别心理健康症状提供了额外的评估方法，可以促进医疗保健机构中对于心境、焦虑以及和创伤有关障碍的检查。这种工具可以包括有很多细目的标准化量表或者可能只由一些问题构成。医疗保健机构中当某种心理社会反应被察觉，或者当对它们的早期检查被认为对于达到最佳的保健效果非常重要时，通常采用筛查工具。

根据美国预防服务专责小组（U. S. Preventive Services Task Force）（2002）所述，通过如下筛查性问题可以鉴别出大多数经历抑郁的成年人并且很有可能和更详细的工具一样有效：（1）在过去的两周里，你是否情绪低落，抑郁或绝望？（2）你是否对做事情没有什么兴趣或者感觉不到乐趣？（p. 760）对于这些简短问题的肯定的回答表示要对这些成年人的抑郁症状进行进一步评估。

对特异性焦虑障碍的筛查，可以通过由 Levinson 和 Engel 提出的以下问题（1997；引用 Feldman，2000）进行。每一个问题的目标都是为了筛查一种特殊的焦虑障碍。对于下面任何一个问题的肯定的回答都将说明需要对焦虑及其对于个人日常生活的影响进行进一步的评估（临床系统改善研究院，2002）。

- 你会把自己描述为一个焦虑的人吗？你感到焦虑不安或紧张吗？（广泛性焦虑症）
- 你曾经是否有过突然的急速心跳，或者极度的恐惧涌来，或是否有过紧张带来的焦虑感？（恐慌症）
- 你曾经是否因为害怕或受到我刚才问到的那种突然袭击而逃避不参加重要的活动吗？（广场恐惧症）
- 一些人十分反感被别人注视或被评价。例如，有些人会因为害怕会使自己窘迫而不想在别人面前吃东西、说话或写字。你是否有过类似的问题？（社交恐惧症）
- 一些人会强烈地害怕或恐惧高度、飞行、昆虫或蛇。你有过任何恐惧吗？（特定恐惧症）
- 一些人会被总是重复产生的冲动的、愚蠢的、使人厌恶的或可怕的想法所困扰。例如，有些人会不断产生伤害某些他们爱着的人的想法，尽管他们并不想那样；有些人会不断产生他们的爱人被严重伤害的想法；也会不断有他们会在大庭广众之下叫嚷一些猥亵的话的想法；或者总觉得自己被细菌感染。像这样的事情是否困扰过你？（妄想症）
- 一些人被重复做某些事所困扰。即使他们尝试，也不能克制住这种冲动。他们每隔几分钟就要洗手，或者不断查看炉子是否关好、门是否锁好或是过度清点某些东西。像这样的事情是否困扰过你？（强迫症）
- 当你认为自己的生命处于危险之中时，你是否看到过或经历过创伤性事件？你是否见到过其他人处于极度的危险之中？发生了什么？［急性应激障碍和创伤后应激障碍（PTSD）；p. 2-3］。

创伤后应激障碍国家研究中心（无时间）建议对 PTSD 症状进行常规筛查，因为这些症状可能与生理健康问题相关而可能不被界定为 PTSD。Lecrubier（2004）更进一步提出 PTSD 很有可能在初级保健机构中是一种"被隐藏的诊断"，关于创伤历史的常规筛查可以促成适当的干预。为了在初级保健和其他医疗保健机构中筛查 PTSD，PTSD 国家研究中心建议可以由案主通过纸和笔，用"是或不是"的答案完成以下自我陈述式的筛查问题：

> 在你的生活中，你是否经历过令人恐惧的、可怕或使人心烦意乱的事情，以至于在过去的一个月里，你⋯⋯
> （1）是否做过关于这件事的噩梦，或者在自己不愿意的时候想起这件事？
> （2）是否努力不想这件事或者刻意避免使你想起这件事的情境？
> （3）是否时常警惕防范、戒备或容易受到惊吓？
> （4）是否对他人、活动或周围环境感到麻木或没有感情？（http：//www. ncptsd. org/screen _ disaster. html）

对于这些筛查问题的任何正面回答都可能需要针对 PTSD 进行进一步后续的评估。PTSD 国家研究中心提供了关于推进进一步评估和干预的详细信息。

3. 心理状态检查 心理状态检查是一种用于收集和描述个人当前心理健康状况信息的系统性、半结构式方法。它包括用观察和询问的方式评估个人心理状态，也经常包括对检查结果写一个概述。不同于生理心理社会评估，心理状态检查并不探索处在环境中的个体和个人历史的综合性因素，而是主要关注个人当前的心理状态。另外，心理状态检查不只包括引导出案主的看法，同时也包括积极地利用并融入社会工作者的观察结果（Lukas，1993）。最后，虽然心理状态检查不是一种诊断工具，但可以使社会工作者关注心理健康问题，并采取进一步的评估（Trzepacz & Baker，1993）。

心理状态检查主要检查以下领域：外表、态度和活动（有时简单分为外表和行为）；心境和情感；说话和语言；思维过程、思维内容和知觉；认知；以及深入了解和判断（Trzepacz & Baker，1993）。心理状态检查可能是以分离式评估或临床面谈式的干预进行。例如，当一个社会工作者开始与老年案主谈话时，他可能会描述他最近总不记得服药，还有最近发生的一件事是他忘记自己将车停在了杂货店停车场的哪里，结果在停车场徘徊了近一小时。他的描述会是社会工作者对他的认知能力，尤其是记忆力进行探索的线索。尤其当通过心理状态检查，案主所描述的领域值得进一步探索时，投入感情地跟踪关注他的状态，并解释你要询问的问题的性质，然后进一步展开心理状态检查，这将非常有用。这种跟进既表现出对案主的关注，又表现出你在进一步评估和适当干预上的专业能力（Shea，1988）。

4. 外表、态度和活动　心理状态检查通常从社会工作者对病人外表、态度和活动的观察开始（Lukas，1993；Trzepacz & Baker，1993）。这一部分心理状态检查包括对以下方面的关注：

- 案主的意识程度（她是否警觉？对刺激是否有反应？）
- 案主年龄和外表的一致性（她看上去和她"填写的年龄"是否符合？她显得老还是年轻？）
- 案主的姿态和体态（案主的姿势是显得僵硬的还是放松的？案主是否在医院的床上？在面谈过程中，该案主是否能够坐下？）
- 案主的穿着和个人卫生（案主的穿着是否与季节相适宜？关于案主的个人卫生是否有重大发现？）
- 除了种族、族裔和性别外，案主是否还有任何显著的生理特征？
- 案主对社会工作者和面谈的态度（案主是如何回应你的？在你们的面谈中，案主的反应是否有变化？）
- 案主是否有任何明显的运动或麻痹的症状（案主坐着不动是否有困难？她看起来移动得快还是慢？她是否表现出颤抖或不自主的运动？）

5. 心境和情感　对案主的心境和情感的考察通常是通过心理状态检查中的观察结果获得。心境一般来说是指案主对于自己通常情况下或当前情绪状态的主观描述，而情感一般是指社会工作者在临床面谈中，对案主表露自己的情绪状态方式的观察（Lukas，1993）。对案主情绪的探索可以从开放式问题开始，例如，"你最近感觉如何？"或"你现在感觉如何？"（Trzepacz & Baker，1993，p.40）。仔细倾听案主的描述；通过问题引导出案主关于情绪，特别是情绪强度和其能反映出自己通常情绪的程度的详情与特殊性，并加以跟进；尽可能地在心理状态检查结果概要中用直接的语言进行总结，这些都很重要。下面假设的互动交流案例说明了如何进行跟进：

（S：社会工作者，C：案主）

S：你能告诉我你最近感觉怎么样吗？

C：我感到情绪很不安。

S：在哪些方面你感到情绪不安？

C：我感到想呕吐。我不能吃东西。我感觉不安和心神不宁。我很疲惫又难以入眠。我睡很短的时间就会醒。我很难集中精力工作。

S：你是最近才有这样的感觉还是已经有一段时间了？

C：我有时感到担心，但事情并不像我担心的那样，直到我生病。等待所有的检查结果出来让我感到很有压力，并且使我非常担心。

S：你的这种感觉有多强烈？

C：正如我说的，我时而担心，但从来没有过像最近这样的感觉。

S：看来这种担心对你来说是非常强烈的，如果将你现在的感觉划定为 10 个等级（从 1 到 10），1 代表你感觉最好的级别，10 代表你感觉最紧张的级别，你会怎样给你的感觉评定等级？

C：我感到我离感觉最好的级别非常远（笑）。我可能会认为我紧张的感觉应该是 8 的级别。级别可能变得更高，这取决于检查结果是什么。

S：听起来这种紧张的程度是非常高的，对你来说是不正常的。听起来，你对紧张的感觉多数是体现在生理上的，你的胃部、你的睡眠，以及你所描述的心神不定；并且听上去这使你不能集中精力在工作上面。

在这种情境下，除了案主提供的关于自己心境的信息之外，社会工作者很有可能观察到他的情感似乎与心境一致；当他谈到感到担心时，他表现出紧张和不安。互动交流中如果有幽默的成分，案主也可能表现出一系列的情感变化，即使占主导的仍然是焦虑。最后，案主所经历的心理困境证明需要进行进一步的评估，从而采取适当的干预措施。

6. 言语和语言 当社会工作者观察案主的语言和言语时，他们关注案主是如何表达信息以及说了些什么。他们特别感兴趣的是案主说话的语速，是否有明显的失语症（表现在表达和理解语言有困难，这在找字问题上尤其明显，以及表现在表达自己有严重的能力不足），案主对语言的理解力、说话的音量、持续的沉默和任何明显的与言语有关的障碍（Lukas，1993；Trzepacz & Baker，1993，p. 69）。可以通过要求案主完成一些从由简到难的任务来评估他们对语言的理解力。例题可以包括："指指你的眼睛……（然后）……用你的左手摸右耳"……（最后）可以尝试命令三段式彼此不相关的任务，例如："捡起曲别针，放在桌子上，然后双臂交叠"（Trzepacz & Baker，1993）。让案主说出屋子里或者一幅复杂图片里事物的名字，是评估失语症的一种方法。很明显，对于心理状态的评估，尤其是对语言和言语的评估，应该意识到案主的基本语言，并且应该用语言能力引导评估（Trzepacz & Baker，1993）。如果一个人的基本语言是西班牙语，可能表现出受限的理解力以及在说出事物的名字方面有困难；但是这可能归结为在英语使用方面的不流利，而不是心理健康问题。语言能力是进行精确评估的重要部分。当社会工作者的语言能力在提供语言方面能胜任的服务时有障碍，就需要能够促进交流和文化理解的专业翻译者（Hepworth，Rooney & Larsen，2002）。

通过对语言和言语的评估所搜集到的信息用来为案主可能经历的心理健康问题提供了评估的推论证据。例如，一个经历抑郁症状的案主可能说话缓慢并且声音很轻，在他或她说话的节奏上有长时间的停顿。一个最近经历过脑卒中、有严重的大脑创伤、进行过脑手术或受到感染的人可能在寻找词语方面表现出困难，但是依然表现出理解力或者此人在理解或表达语言方面表现出能力的丧失。另外，因失语症造成的困难幅度不同，可能使得个人对于他们的语言困难有不同的意识。当个体被证实有失语症，与跨学科的医疗保健团队合作是持续的评估和干预的关键点。最后，当个人经历阿尔茨海默病（老年痴呆症）和其他进行性痴呆病引起的失语症，他们可能逐渐显出语言能力方面的退化（Trzepacz & Baker，1993）。对于老年人心理状况的常规评估为过去心理状况变化的监测和进行早期干预提供了途径（Rabins，1991）。

7. 思维过程、思维内容和知觉　当社会工作者评估案主思维过程、思维内容和知觉时，他们主要集中关注"一个人是怎样思考的和……一个人在思考什么"（Lukas，1993，p. 20）以及个人在任何知觉方面的困难（例如，听觉能力、视力、幻觉、错觉）（Lukas，1993；Trzepacz & Baker，1993）。通常通过关注"思维的组织、流程和生产"来评估思维过程（Trzepacz & Baker，1993，p. 84）。社会工作者尤其要关注个人言语表达方面的发散、琐碎、思维飘忽和散漫的程度。社会工作者对于思维内容主要感兴趣的领域集中于沉迷、强迫、偏执、妄想和暴力意念的表现（Lukas，1993；Trzepacz & Baker，1993）。考虑到由慢性或晚期生理疾病引发的不断增长的自杀风险（Trzepacz & Baker，1993），本章整体专注于自杀的评估和干预。考虑到无论通过谋杀、虐待，或忽视而对他人造成伤害的风险，社会工作者应该使自己熟悉机构中关于帮助个人以及防止他人受到伤害而进行干预的协议；此外，社会工作者还必须熟悉相关国家法律，这些法律规定他们有责任提醒第三方防止对特定个人造成伤害的风险，也规定他们有责任报告对孩子或老人涉嫌虐待或忽视的情况（Lukas，1993；Trzepac & Baker，1993）。如果社会工作者有理由认为某个人有可能伤害他人，与这个人的监督人商谈并制订帮助他保持安全的计划是十分重要的。

8. 认知　认知的评估关注适应力、可感知的智力水平、注意力集中情况、记忆力和抽象思维（Lukas，1993；Trzepac & Baker，1993）。一个在心理状态检查中常用的短语是"这个人熟悉 X3（the person is oriented X3）"。这个陈述表明一个人对人熟悉（她知道她自己是谁，知道直系亲属），表明熟悉位置（她知道自己在哪，知道具体的方位、城市和州），也表明熟悉时间（她知道时间、日子、日期和季节）（Trzepac & Baker，1993）。在心理状态检查中，可感知的智力水平是在社会工作者对案主所表现出的智力的评估基础上被测出来的，它被描述为正常智力、或高于或低于正常智力（Lukas，1993）。注意力通常是通过让某人完成一项任务从而进行评估，比如从 20 开始倒数；从 100 开始倒数 7 的倍数（这个叫做串行减法 7）；或者从后往前拼写"WORLD"；对于这些任务，应该鼓励被评估者在不能使用纸、笔和其他工具的情况下完成（Lukas，1993；Trzepacz & Baker，1993，p. 128 - 129）。短期记忆可以通过要求某个人记住三个单词来评估；告诉此人这三个单词；要求她来重复（这表明这些信息已经在大脑中留有印象）；然后让她在五分钟后回想这些单词（Trzepac & Baker，1993）。长期记忆可以通过询问某个人过去的重要方面来评估，比如，她成长的城市，或者重大生活事件的细节（Lukas，1993；Trzepac & Baker，1993）。

最后，通过让某个人来解释一条谚语是评估抽象思维的方法。比如，对短语"另一边的草更加绿"的解释，抽象的解释是"其他地方看上去更好的事情不一定就是如此，"而一个更抽象的解释是"他的草坪比我的绿"（Trzepac & Baker，1993，p. 144）。影响一个人能够在多大程度上抽象地解释一条谚语的因素有很多，包括年龄、文化关联、教育水平、智商、是否有精神病或精神错乱、头部受过伤害、额叶损伤和痴呆（Trzepac & Baker，1993）。

9. 深入了解和判断 心理状态检查的最后部分，关注深入了解和判断，评估一个人对问题的认知和根据对事情结果的认知而采取行动的能力（Lukas，1993；Trzepac & Baker，1993）。心理状态检查使社会工作者能够对个人心理状态的综合性因素进行评估，并且使社会工作者能够发觉心理健康问题从而保障进一步的评估。一旦确认案主有心理健康问题，社会工作者会为了制订合适的干预措施而采取差别评估进程。

（二）差别评估：焦虑和心境障碍

感到悲伤和忧虑是人类经验的一部分（美国精神医学会，1994）而且很有可能伴随着许多生理疾病，包括癌症、艾滋病、脑卒中、糖尿病、心脏病和帕金森病〔美国心理卫生研究所（National Institute of Mental Health，NIMH），2002a，2002b，2002c，2002d，2002e，2002f〕。与生理疾病相关联的心理困境可能包括从暂时的忧虑和悲伤到临床焦虑和心境障碍。这里集中区分那些更加持久的心理健康问题所带来的忧虑和悲伤感，包括那些焦虑和心理障碍达到《心理异常诊断统计手册》（第四版）诊断标准的心理健康问题（美国精神医学会，1994），从而制订适当干预措施来帮助个人及其家庭。如前所述，当案主面对疾病时，干预措施可以是从心理教育法和支持性咨询到支持积极应对，对与那些经历更持久和严重的心理健康疾病的人来说，干预措施可能是心理治疗法和心理药理学法（DHHS，1999；IOM，2001）。这里讨论的目标是使社会工作者具备评估一个人的心理健康经历的能力，从而在评估的基础上制订出增进整体健康的干预措施。虽然那些经历并发生理和心理状况问题的人们可能容易受到社会隔离、药物治疗缺乏依从性，以及负面的健康结果的影响（Di-Matteo，2004a；Frasure-Smith & Lesperance，2003；Icko-Vics et al，2001；IOM，2001），但去帮助那些心理健康状况不符合 DSM-Ⅳ 诊断标准的人对社会工作者来说也很重要（美国精神医学会，1994）。例如，一份对 1974—1997 年出版的 37 份研究的荟萃分析表明，关注针对冠心病患者的压力管理和健康教育的心理教育干预措施与减少心脏病死亡及继发的心肌梗死的风险有关，并且有利于改善饮食习惯、减少吸烟、增加运动，改善胆固醇和血压问题（Dusseldorp，van Elderen，Mase，meulman & Kraaij，1999）。另外，研究表明，生活质量、社会支持以及关注教育、应对能力、支持、压力管理的群体治疗性干预与提升癌症患者存活率有关（Butow，Coates & Dunn，1999；Fawezy，Fawzy，Arbdt & Pasnau，1995；Fawezy et al，1993；Spiegd，Sephton，Terr & Stites，1998）。医疗保健机构中社会工作者关注全面健康的心理社会因素，从而增进积极的健康结果是有价值的工作。

虽然了解个体在其生态背景中的独特的情境是评估的关键，但在区分适应不同健康状况和精神障碍的情绪反应，最重要的其他因素是问题的严重性、日常功能影响和精神症状的持续时间。要区分生理和心理健康状况是有挑战的；考虑到心理健康症状的病因是关键（J. Williams et al，2002）。接下来本章将概述辨别心理健康症状病因的步骤，从而制订适当的干预措施。这些步骤以《心理异常诊断统计手册》（第四版）中的决策树为基准，这考虑到一个人在经历心理健康困境时医学疾病或药物使用的影响（美国精神医学会，1994）。本讨论建立在《心理异常诊断统计手册》（第四版）的决策树基础上，也考虑生态因素对个人心理健康困境的潜在影响。

1. 医学疾病 一旦察觉案主有心理健康症状，DSM-Ⅳ 中的决策树就能够为差别评估过程的初期步骤提供有用的指导：第一步是确定这个症状是否是由一般的医学疾病引起的。许多医学疾病与抑郁或焦虑有着潜在的联系。例如，库欣综合征或甲状腺机能低下可以导致抑郁症状（美国精神医学会，1994；J. Williams et al，2002）。如前所述，许多生理疾病可能会被焦虑症状所遮蔽（Culpeper，2003）。由于人们可能经历许多大量潜在的健康状况问题，与跨学科的医疗保健团队（比如护士、医生和其他在特定领域经过专业训练的人）合作，以及得到特定疾病的信息对确诊是很关键的。如果确定心理健康症状是由潜在的医学疾病引起的，那么必须首先采取干预措施处理这个状况，之后再对心理健康症状进行重新评估。当生理状况不是引起心理困境的原因，而是与心理困境有关，比如糖尿病、冠心病，以及自身免疫性疾病，则必须同时针对这个人经历的生理和心理问题进行干预（J. Williams et al，2002）。

2. 药物治疗 如果心理健康症状看起来不是源于医学疾病，下一个步骤就是评估该症状是否是因为服用或是减少某种药物所致，或是由医院规定的药物治疗、毒性物质、酒精，或其他药物所致（美国精神医学会，1994）。许多药物治疗的副作用，包括干扰素 α、合成代谢类固醇、肾上腺皮质激素和高剂量利血平，都可能导致心理困境（Srtader，Wright，Thomas & Seeff，2004，J. Williams et al，2002）。开这些药分别通常用于治疗乙型肝炎和丙型肝炎、贫血症、骨质疏松症引发的疼痛和受到创伤、身体受伤或疾病后反常的体重减轻、内分泌紊乱、哮喘和过敏性鼻炎症状，以及高血压（Strader et al，2004；Thomson PDR 电子图书馆，无日期；美国国家医学图书馆和美国国立卫生研究院，无日期）。还有，与跨学科医疗保健团队合作，并收集特定药物治疗的信息在做决策和考虑干预方法的选择时是关键的因素。

3. 物质使用 饮酒和其他药物的使用可能也会影响心理健康状况。喝酒是非常普遍的，据报道，在美国预计 12 岁以上的人大约有 51.0％都喝酒；22.9％的人在过去的 30 天内至少酗酒一次［美国物质滥用和精神健康服务管理局（SAMHSA），2003］。18～25 岁的年轻人之中，重度喝酒和酗酒都占了最高的比率，分别是 40.9％和 14.9％（SAMHSA，2003）。虽然少量的酒精可以充当兴奋剂，会使人产生警觉、信心和积极的情绪，酒精同时还是中枢神经系统抑制剂，会导致生理反应、反射和肌肉反应的减缓。另外，更高剂量的酒精会导致中枢神经系统更大程度受到抑制，最典型的结果是酒醒后有心跳过速、头疼、抑郁以及难以集中注意力，从而导致嗜睡（Weil & Rosen，1993）。

吸烟也普遍的存在着。在美国 12 岁以上的人有 1/3 都在吸烟（SAMHSA，2003）。烟草是一种刺激性植物，它的活性成分是尼古丁，烟草极易使人上瘾，并对大脑有明显的药理作用（Henningfield，1998；Weil & Rosen，1993）。作为一种兴奋剂，尼古丁可能会使一些人感觉更兴奋和警觉，而使另外一些人感到神经过敏和紧张不安。兴奋剂还会影响睡眠和饮食。对兴奋剂的使用，一个人可能昏昏欲睡，感觉疲乏和抑郁（Weil & Rosen，1993）。另外，国家药物滥用研究所发现了很多与停止吸食尼古丁和对尼古丁上瘾相关的心理效应（例如心理活动和认知功能的损伤）。

这里对于和心理健康症状有关的酒精和烟草带来的心理效应的讨论，为物质使用和心理健康症状可能交互影响的众多途径列举了两个例子。作为对一个人心理健康症状进行综合评估的一部分，社会工作者需要考虑物质使用对这些症状的潜在影响。例如，一个长期吸烟的人最近被诊断为患有肺癌，说自己很难集中精力。通过进一步调查，你发现他近期已经戒烟。虽然近期停止吸烟不太可能是导致心理困境的唯一原因，但是在综合评估中这是一个需要重点考察的因素。同样，一个因抑郁而寻求帮助的人也可能一个酗酒者。作为中枢神经系统抑制剂，喝酒可能导致她的抑郁感。

　　然而，概念化了的心理健康和物质使用之间的关系表明了一种单方面的因果关系，在这种关系中物质使用先发挥作用，并导致了一个人的心理健康症状。这种心理健康症状和物质使用之间的关系仅是它们相互作用众多方式中的一种。例如，一个人在物质使用之前就可能有心理健康困境，那么物质使用可能达不到物质滥用或物质依赖的诊断标准（美国精神医学会，1994；Hien，Zamberg，Weisman，First & Ackerman，1997）。又或者说，一个人可能同时经历心理健康问题和物质使用障碍，两者彼此独立而不必然基于同一个病因，然而，其中任何一个问题所加重的症状都可能加重另一个问题症状（Hien et al，1997）。对于致力于差别评估的社会工作者来说，从一个人心理健康和物质使用的关系中窥得一斑，则需要了解这个人的心理健康症状、物质使用情况，以及它们之间关系的综合的历史背景。这可能会帮助社会工作者识别出案主现在困境的病因，以及采取适当的行动措施，包括当心理困境是首要的问题，则采取心理健康服务，当物质使用是首要的问题，则采取物质使用干预措施，或者当案主又有心理健康问题，又有物质使用问题时，则采用心理健康和物质使用的整合式干预。在本手册中，更多信息能在第十三章中找到，该章提供了卫生保健机构中解决物质使用的综合性指导意见。

　　4. 生态环境　尽管《心理异常诊断统计手册·第四册》没有将生态因素列入对精神障碍进行差别诊断的决策树中（美国精神医学会，1994），然而社会工作中"人在环境中"的观点建议对导致个人心理健康症状的因素做一个综合性评估，其中包括对可能导致其心理健康困境的生态环境进行详细的考察。由于住房面积不足、营养不良、经济收入不足、医疗保险不完善、无法获得医疗保健和社会支持都可能会使人感到压力、悲伤和忧虑，以及会带来不良的健康结果。

　　事实上，研究显示，无家可归的成年人比一般美国人在患心理疾病、物质使用障碍、生理疾病、医疗保险缺乏以及死亡这些方面都有更大的风险（Barrow，Herman，Cordova & Streuning，1999；Fisher & Breaky，1991；Hibbs et al，1994；Hwang et al，1998；Kessler et al，1994；Kushel，Vittinghoff & Hass，2001，Regier et al，1993）。进一步说，Kushel 等（2001）发现医疗保险的缺乏与在得到所需医疗保健和药物治疗依从性上有更多的困难有关。此外，针对享有福利的母亲们的研究表明，日益增长的环境和社会风险（比如生活在一个不安全的邻里关系中，食物不足，遭受家庭暴力，以及为了满足基本需求而充满压力的生活经历）与高抑郁风险息息相关，虽然社会支持和拥有对个人生活的控制感可以降低这种风险（Siefert et al，2000）。这项研究进一步强调了社会工作者应当帮助案主满足基本需要（比如住房、营养、经济收入、医疗保险），以及帮助他们增进社会关系和增强应对能力。如果对一个人的环境背景进行了综合性评估，发现是生态因素导致了他的心理健康问题，明显地，应该采取针对这些生态因素的干预措施，从而支持案主获得基本需求，得到家庭和社会支持，以及制订应对策略，从而缓解与这些因素相关的心理健康问题。确定潜在的资源和服务，把这些情况和案主探讨并促进咨询转介，这对于社会工作者将人们与潜在的资源联系起来，以及处理引发心理健康症状的生态因素都是很重要的（Hepworth et al，2002）。

　　一旦医学疾病、物质使用和生态因素都被确定为导致病人心理健康症状的潜在影响因素，那么则必须继续区分人类经验方面的悲伤和忧虑感与那些精神障碍所表现出的悲伤和忧虑感。如前所述，John Williams 和同事（2002）将这种差别评估最主要的部分总结为"强度、持续时间和对日常功能的影响"。这些部分反映了基于《心理异常诊断统计手册》（第四版）中对于精神障碍的诊断标准的因素。

5.《心理异常诊断统计手册》（第四版）（DSM－Ⅳ）和诊断标准 对于一个患特殊疾病有待诊断的人来说，DSM－Ⅳ为每种疾病确定了大量可能的心理健康症状，以及为肯定会发生症状的数量确定了临界值，并且确定了这些症状的持续时间和对功能的影响。当询问一个人的心理健康经历时，虽然考虑到了"人在环境中"观点所强调的生态因素，但同时考察一个人遇到的问题的性质、强度、历史，任何与之有关的突发事件或压力，以及先前的心理健康问题或治疗情况都是十分有用的。举例来说，如果一个人的症状符合以下的标准：即2个星期以来每天或几乎每天都有这种症状，并造成了明显困扰和功能损伤，那么就会被诊断为重度抑郁症。这些症状可能并不是缘于医学疾病、物质的使用或丧亲。这些症状可能包括抑郁的情绪（在儿童和青少年中这可能表现为易怒的情绪）或是对活动失去乐趣或兴趣。这些症状包括了以下至少四种附带症状：

（1）体重和食欲方面有明显的改变。

（2）失眠或嗜睡。

（3）心理活动性激动或迟缓。

（4）疲劳或丧失活力。

（5）感觉自己毫无价值，或者有过度或不适当的罪恶感。

（6）无法专注或犹豫不决。

（7）有周期性的关于死亡的想法、自杀念头或自杀企图（美国精神医学会，1994）。

一个症状较少、对功能影响较小的人可能满足轻度抑郁的诊断标准，然而这种研究诊断分类法现在正在被考证，而没有被作为诊断分类法正式收录在《心理异常诊断统计手册》（第四版）中。其他诊断类别会在以下两种情况下给予考虑：即当一个人表现出不是由一般医学疾病或物质使用引起的抑郁症状时，包括抑郁的情绪，以及另外两种持续两年以上并造成很大痛苦或损伤的抑郁症状；以及当一个人表现出对抑郁情绪的调整障碍时，包括伴随重大痛苦和功能受伤的压力性生活事件所带来的抑郁症状（美国精神医学会，1994，J. Williams et al，2002）。

不是由一般的医学疾病或是物质使用导致的焦虑障碍包括广泛性焦虑障碍、惊恐发作和惊恐障碍、恐惧症、强迫症、急性应激障碍、创伤后应激障碍，以及未列名的焦虑障碍（美国精神医学会，1994）。为了说明的目的，这里概括了广泛性焦虑障碍和创伤后应激障碍的诊断标准；其他的信息可以在 DSM－Ⅳ中找到。这两种状况下，关注"强度、持续时间和对日常功能的影响"（J. Williams et al，2002）是区分两种忧虑的一部分，一种忧虑可能是人类经验的一部分，另一种忧虑可能是源于广泛性焦虑障碍，或者是鉴别人们反应的一部分，一种可能是经历创伤性事件后所预期的反应，另一种是源于创伤后应激障碍的反应（美国精神医学会，1994）。在广泛性焦虑障碍的例子中，除了遭受达6个月或以上的难以控制的过度忧虑或焦虑，患者至少还要经历三种以下的症状（儿童只经历其中一种）：

（1）坐立不安或感觉激动兴奋或紧张不安。

（2）容易感到疲劳。

（3）难以集中精神或大脑一片空白。

（4）易怒。

（5）肌肉紧张。

（6）睡眠障碍（难以入睡或嗜睡；p.436）

最后，焦虑是普遍的，而不是集中在某个单独的领域；焦虑的症状引发极大的痛苦或功能损坏，它也不是由一般医学疾病或物质使用导致的。

创伤后应激障碍的诊断标准包括经历创伤事件，其中个人经历了"极度害怕、无助或恐惧"，这些在孩子中可能表现为捣乱或行为失范（p.428）。除此之外，当某人再次经历这种创伤性事件，则避免与之相关的刺激，或者有至少三种症状中都存在的麻木反应，和有至少两种症状中都存在的高度的兴奋感。最后，这些症状会持续1个月以上，而且会存在严重困扰感和功能上的严重损害（美国精神医学会，1994，p428-429）。

最后，当一个人的症状在不同疾病中存在，这是应该引起注意的，这个诊断在《心理异常诊断统计手册》（第四版）中占据很高的诊断等级（比如会优先解释由一般医学疾病或者物质使用导致的心理健康症状），或者拥有更强渗透力的诊断将被应用（例如与主要的诊断相关联的次要症状不再是作为个别疾病来诊断）（J. Williams，1998）。在DSM-Ⅳ中每个诊断分类中找到的排除标准将会促使对这些原则的应用（美国精神医学会，1994；J. Williams，1998）。根据Janet Williams的描述（1998），"决定树（决定图表）通过帮助临床医生们了解诊断分类的组成和等级式结构从而使得差别诊断过程更加简单"（p37-38）。

（三）自杀

自杀是一种严重的、可预防的公共健康问题，在全美死亡原因中排第11位（DHHS，1999，2001b；NIMH，2003；Hoyert，Kung，Smith，2005）。无数风险因素与自杀行为和完成自杀相关联，包括性别、年龄、种族和婚姻状况造成的差异（Moscicki，1997）。一般而言，女性更有可能试图自杀而男性更有可能完成自杀。对于男性和女性来说，使用枪支是最普遍的自杀方法（NIMH，2003）。

65岁以上的人有很高的自杀风险，而已知的自杀率最高的人群是85岁以上的美国白人男性（NIMH，2003）。15~24岁的年轻人也有自杀的风险。从1993年起，这个群体的自杀率开始下降，但是自杀仍然是他们死亡的第三大原因，而在1996年，在青少年和成年人中因自杀死亡的人比"癌症、心脏病、艾滋病、先天缺陷、脑卒中、肺炎、流行性感冒、慢性肺病的加起来"死亡的人还要多（美国公共卫生署，1993，p3，原文有强调，Anderson & Smith，2005；Hoyert，Kung & Smith，2005；Joe & Marcus，2003）。非洲裔的美国男性青少年似乎有不断增加的自杀的风险，在1991年到2001年间，他们试图自杀的比率远远超出了原来的两倍。（Joe & Marcus，2003）。

在2002年，所有年龄层的女性和男性中，自杀作为一种死因在美洲印第安人（第8）、亚裔及太平洋岛民（第8）背景的人中排名最高，接下来是美国白人（第10），西班牙裔美国人（第11）和非洲裔美国人（第16）（Anderson & Smith，2005）。在回顾这些数据的时候，有两点重要因素应当注意。首先，Anderson和Smith（2005）建议谨慎使用排除非洲裔美国人和美国白人的有关群体的报告，因为跟族裔有关的死亡证明的报告会不精确。其次，尽管在非洲裔美国人或西班牙裔美国人的所有性别和年龄的人群中，自杀不是十大死因之一，这个排名在两个群体中由于性别和年龄的不同而有差异。最后，在回顾Moscicki（1997）确定自杀的风险因素的流行病学研究表明，在所有年龄群中，离婚者或寡妇的自杀率比结婚的人要高。

除了基于年龄、性别、种族和婚姻状态影响因素下，自杀行为和自杀成功的流行率有所不同，越来越多的文献指出，在男同性恋、女同性恋和双性恋的青年中有更高的自杀风险。尽管似乎大多数人都认为男同性恋、女同性恋和双性恋的青年有更高的自杀意念和尝试自杀的风险（Fergusson, Horwood & Beautrais, 1999；Feankowkis & the committee on ado-lescence, 2004；Jesdale & Zierler, 2002；Remafedi, 1999；Russell & Joyner, 2001），由于方法论的局限性，关于男同性恋、女同性恋和双性恋青年中有更高完成自杀风险的文献和异性恋青年相比少了说服性（Jesdale & Zierler, 2002；Remafedi, 1999；Zametkin, 2002）。尽管在性取向和完成自杀方面的实证文献十分有限，但自杀意图被认为是自杀显著的风险因素（Gliatto & Rai, 1999；Moscicki, 1997；Zametkin, Alter & Yemini, 2001）。因此，医疗保健专业人员应该意识到在男同性恋、女同性恋和双性恋青年群体中有潜在的高自杀风险。

研究显示了增加的自杀风险与许多生理疾病相关，这些疾病包括"感染 HIV/艾滋病、亨丁顿舞蹈症（Huntington's disease）、恶性肿瘤、多发性硬化、胃溃疡、慢性肾病、脊髓损伤和系统性红斑狼疮"（Moscicki, 1997, p. 551）；然而，还没有证据表明在排除抑郁和物质使用的背景下，医学疾病是导致自杀的独立风险因素（p. 551，原文中有强调）。就医疗保健机构中的社会工作实务而言，这些发现表明对有生理疾病的人的心理健康状况的策略性措施，包括常规筛查、评估和干预是防止自杀的主要手段。

经历精神障碍和物质使用障碍与试图自杀和完成自杀有关系；经历一种以上障碍，风险也随之增加，尤其是经历同现精神障碍和物质使用障碍（Kessler, Borges & Walters, 1999；Moscicki, 1997）。其他被广泛意识到的导致自杀的风险因素包括：

- 绝望
- 先前的自杀意图
- 在自己家里有枪支
- 最近的损失
- 重大的压力性事件（包括被诊断出晚期疾病，失业，经济或法律上有困难）
- 有限的社会支持
- 社会隔离
- 独自生活
- 有心境或物质使用障碍史或自杀行为的家族病史
- 家庭压力
- 儿童时期受到身体或性虐待
- 家族中或同辈群体中或名人中有自杀行为的先例
- 冲动行为史
- 寻求帮助感到耻辱或有其他障碍（DHHS, 2001b；Hirschfeld & Russell, 1997；Ivanoff & Symth, 1992；Moscicki, 1997；NIMH, 2003；Sanchez, 2001；Shaffer et al, 2001；美国公共卫生署, 1999；Zamrtkin et al, 2001）

除了这些因素的考虑之外，青少年中的自杀风险因素还包括家庭暴力、叛逆、惩戒压力和监禁（Moscicki, 1997；Zametkin et al, 2001）。

美国国立癌症研究所（NCI, 2005）称患有癌症的人自杀的风险更高，因而与之相关的其他需要考虑的自杀风险因素如下：

- 口腔癌、咽癌和肺癌（通常与过度饮酒、吸烟有关）
- 疾病晚期和不良的预后诊断
- 混乱/精神错乱
- 无法控制的疼痛
- 缺陷性症状的表现（如丧失移动性、大小便失禁、截肢、感觉丧失、截瘫、无法进食和消化、筋疲力尽、疲劳；http：//www. cancer. gov/cancerto－pics/pdq/support-ivecare/depression/HealthProfessional/page4）

自杀风险因素的存在并不意味着一个人会有自杀行为（Ivanoff & Smyth，1992）；但是如果一个人具备了多种因素，自杀风险就会增加（Moscicki，1997）。对自杀的评估开始于意识到有风险因素的存在，之后是具体化的评估。对自杀评估的核心包括使用相关的知识和细致娴熟的技巧来评估一个人保持安全和抑制自我伤害的能力。在这个过程中，应该在每个特殊个体的独特经历背景下考虑一般性的信息。

1. 自杀的评估　自杀评估的第一步是确定自杀意图。正如 Glitto 和 Rai（1999）指出的，先前的研究表明自杀者在完成自杀前的数月内已看过医生，而医生通常都没有意识到案主有自杀念头的历史或风险（Murphy，1975a，1975b）。最近的研究指出，98％参加城市门诊医疗机构服务的人在看病时接受医生就心理健康状况的常规询问；尽管这个研究发现在统计学上并不重要，更多有过自杀史的人（55％）比那些没有自杀史的人（37％，Zimmer-man et al，1995）在每次看病时都更会接受这样的询问。尽管一些人可以很快地发现自己有自杀的想法，其他人可能保留这种想法或者通过间接的语言传达出自杀的念头。间接的表达包括表示绝望，找不到解决问题的办法，总感觉如果没有自己的存在其他人会更好，有想放弃的想法，或者感觉目前的问题是难以克服的（Ivanoff & Smyth，1992）。

对自杀意图的直接询问不会显示出其导致了自杀行为（J. Williams et al，2002；Zim-merman et al，1995）。特别是在人们可能有较高的自杀风险的情形下，Ivanoff 和 Smyth（1992）建议把常规询问作为心理健康评估的一部分，在评估中案主将会被问到想到或者做出伤害他/她自己行为事情的历史。伴随着同理心的直接询问可以为评估自杀意图和自杀倾向提供一个切入点。比如用讨论的方式进行干预，举例来说，案主表现出绝望感和无法找到解决紧迫问题的办法，跟进式的问题就可以是，"听起来你感觉很沮丧，似乎还有一点绝望，你想过伤害你自己吗？"或者"听起来你很难找到摆脱这种情形的出路，而且你觉得自己别无选择。你提到你想要放弃，那你想过结束生命吗？"如果案主的回应是想结束生命，那社会工作者就可以接着跟进，"你说你情绪很低落，你想结束生命。那么你想过伤害你自己吗？"（其他的案例参考 Glitto & Rai，1999；Hirschfeld & Russell，1997；Ivanoff & Smyth，1992；Lukas，1993；Shaffer et al，2001）。

如果案主反映出自杀意图，社会工作者的下一个问题就应该针对自杀意念的细节收集相关信息（比如内容、时间选择、开始、频率、强度）并确定与之相关的直接的风险程度（美国精神医学会，2003. Hirschfeld & Russell，1997；Ivanoff & Smyth，1992）。记住先前所讨论的那些风险因素，自杀风险的迫近随着以下因素的出现而增加：

- 已经有了一个已策划好的伤害自己的计划，并特别关注涉及暴力或不可逆转性的计划
- 找到实施该计划的方法

- 有伤害自己或实行该计划的意图
- 考虑如何努力避免被发现或被打断，有完成自杀或在完成自杀过程中的绝命书
- 饮酒或其他物质的使用
- 精神病症状的出现，尤其关注那些指导人们去伤害自己的幻觉
- 绝望（美国精神医学会，2003；Hirschfeld & Russell，1997；Ivanoff & Smyth，1992）

其他一些附加的因素可以使社会工作者对案主自杀风险级别做出判定。第一，在自杀评估的过程中收集具体信息可以帮助社会工作者进一步考察案主自杀风险的程度，并将其描述给其他案主会寻求咨询的人，从而按照他们的指示调整服务（Lukas，1993）。第二，向案主的监督者或是同事咨询，这在做评估和制订适当干预措施中是很重要的因素。第三，在对自杀进行评估前，社会工作者应该熟悉她所在机构中对有自杀风险的案主做出评估和干预的政策和程序；她还必须熟悉在这个领域的国家法律、法规。第四，虽然社会工作者应该意识到案主住院治疗方面潜在的负面影响（如污名感、不确定感）以及增进案主自我控制能力的核心（Ivanoff & Smyth，1992；Lukas，1993），Lukas（1993）提出，"既为了案主的健康也为了你自己，你应该习惯于在你用尽所有必须的资源使你确保案主没有自杀的迫切风险之前绝对不能让他离开你的办公室"（p. 119）。最后，很清楚的，所有的文件资料在记录事件、做出决策、采取行动和作为风险管理实务中都是很有用的（Ivanoff & Smyth，1992）。

2. 处理自杀风险的干预　如果案主有立即自杀的风险，社会工作者的干预就要集中在他的生命安全方面（Hirschfeld & Russell，1997；Ivanoff & Smyth，1992）；然而，在这个过程中，Ivanoff 和 Smyth（1992）建议，"只要有可能就要倾向于维护案主的自我控制感和个人管理能力"（p. 123）。这个立场表明当面对处于自杀风险中的案主时，社会工作者应该尽可能寻求合作和赋予案主权利，而不是采取单方面行动和剥夺案主的权利。在社会工作实务中，这种观点包括让案主对可获得的干预措施进行选择，以及为赋予他们采取行动的权利，举例来说，让病人自发地要求住院治疗而不是强制住院。然而，如果某个案主不能够采取那些可以维护他安全的行动，而且有立即自杀的风险，社会工作者或其他直接服务提供者就有责任进行干预，从而保证他的生命安全。

当某个案主有随时自杀的风险时，就应该有人跟他在一起，在大多数情况下，应该对住院治疗做出评估（Hirschfeld & Russell，1997）。如果社会工作者用电话和案主接触，则必须保持一直和案主通话，而不应该使案主处于等候的状态（Millman，Strike，Van soect，Rosen & Schmidt，1998）。如果有一个可靠的人和案主待在一起，该案主就不会独处，以至于情绪支持可以开始发挥作用，这一点将十分有帮助（Ivanoff & Smyth，1992）。如果案主在电话里说他有枪或药丸，Millman 等（1998）建议社会工作者应该要求他把枪卸下子弹并放在屋里的另一个地方，或者同样地，把药丸拿走，丢在厕所里或者让另一个人暂时保管它们。如果案主已经开始试图自杀或者正在进行中或者需要把案主转移至住院治疗评估时，则必须联系急救医疗服务或警察（Hirschfeld & Russell，1997；Ivanoff & Smyth，1992）。另外，需要进行住院治疗评估的案主不应该自己去那里（Holkup，2002）。

Shaffer 等（2001）进一步详细说明对于有自杀意向的儿童和青少年，社会工作者应该和他们的家人保持联系，并告知治疗的重要性、可行性和了解家庭的意愿。另外，Shaffer 等

（2001）建议社会工作者从多个渠道资源收集信息（比如，通过与案主或认识案主的人面谈、观察行为和完成的标准化量表），并且建议向案主的护理员寻求咨询。与案主和他的护理员的协商应当关注以下的话题：考虑到酒精和毒品的抑制性作用，从而限制案主喝酒或使用毒品的机会；安全放置或清除任何枪械和致命药物；确认能给予案主支持的人在家；讨论促成自杀意向的压力环境以及处理这些问题的应对策略；以及确认已预约好了跟进的护理服务。

当发现自杀风险没有那么紧迫时，社会工作者常常会和案主及其家人制订口头和书面的安全契约（美国精神医学会，2003；Shaffer et al，2001）。这些契约通常包括案主同意不会伤害自己，并会采取行动保证自身安全，包括在他没法保证安全时联系什么号码和打电话给谁（Holkup，2002；Ivanoff & Smyth，1992）。书面契约通常由案主和社会工作者共同签订并各自保留副本（Holkup，2002）。尽管这些契约可能会被广泛使用，但是在考虑使用它们的时候需要有重要的防止误解的说明。更重要的是，目前还没有研究来检验这些契约的功效（Shaffer et al，2001），美国精神医学会（2003）提出警告，这些契约不应当作为案主有能力保证自己安全或有资格离开门诊服务以及住院治疗的证据。另外，美国精神医学会（2003）不建议那些表现出冲动、躁动，有精神病和物质中毒症状的案主使用该安全协议，也不建议和那些医疗服务提供者者根本不了解的或处于紧急救助情形下的案主使用该协议。最后，当案主的自杀风险没有那么紧迫的时侯，建议采取的干预措施包括在得到案主许可的条件下动员他们的支持系统，让他们接触与自己有亲密关系的人；采取行动限制案主得到任何枪械、弹药、致命药物，或者其他潜在的自我伤害的致命方法；通过其他的联系方式全面地跟进案主的情况（包括电话沟通、走访、通信或例会）；为可能会经历同现精神或物质使用障碍的病人提供适当的干预或转介服务（Hirschfeld & Russell，1997；Ivanoff & Smyth，1992；Shaffer et al，2001）。

尽管有效的干预策略通常包括集中的跟进服务以及心理疗法和药物疗法的结合，但是用于指导干预有自杀行为的案主的循证信息是有限的（美国精神医学会，2003；Hirschfeld & Russell，1997；Ivanoff & Smyth，1992；Shaffer et al，2001）。认知行为治疗和人际关系心理治疗可能对经历抑郁和自杀意向的人来说是有用的；辩证行为治疗和心理动力治疗对经历边缘性人格障碍的人有用，边缘性人格障碍常常与自杀和自残行为相联系（美国精神医学会，2003，1994）。最近针对经历抑郁的老年人的研究表明，人际关系心理治疗和药物治疗（主要是西酞普兰——5-羟色胺选择性重吸收抑制剂）比普通的医疗保健能更及时帮助患者从自杀意图中解脱出来，同时还能促进抑郁的改善（Bruce et al，2004）。在一些案例中，当一个人经历严重持续的抑郁时，就应该采用电抽搐治疗（美国精神医学会，2003；Hirschfeld & Russell，1997）。再者，与医生的合作是必须的。

大多数对于自杀倾向干预效果的有限研究都集中在成年人这个群体上。事实上，Zametkin等（2001）认为，只有一个关于青少年试图自杀的案例研究是可取的。这项在15～45岁年龄人群中进行的研究显示，与短暂的、问题导向的干预相比，人际关系问题解决的训练会有更好的效果（McLeavey，Daly，Ludgate & Murray，1994）。在对具有自杀意向的儿童和青少年进行干预的实践参数中，Shaffer等（2001）借鉴对患抑郁症的青少年的研究为以下方法的使用引证：认知行为疗法、人际关系心理疗法、辩证行为疗法和家庭心理教育法（Brent，Poling，McKain & Baugher 1993；Brent et al，1997；A. Miller，Rathus，Linehan，Wetzler & Leigh，1997；Mufson，Weissman，Moreau & Garfinkel，1999）。

Shaffer等（2001）还讨论了一些用来帮助有自杀倾向的儿童和青少年的心理药物治疗

干预措施，包括使用锂盐、丙戊酸钠（抗惊厥和癫痫的药）、卡马西平和5-羟色胺再摄取抑制剂（SSRIs），尤其是氟西汀；然而，只有5-羟色胺再摄取抑制剂对这个年龄群在实证中被证明有效。对由于使用氟西汀（百忧解）会增加潜在自杀意向的风险的担忧，使 Shaffer 等（2001）提出建议，社会工作者在对这一类人群进行氟西汀干预的同时，要对他们的自杀意向密切监测和进行常规询问，以及关注"静坐不能"（一种增加自杀意向风险的副作用）。另外，在儿童和青少年中，对氟苯哌苯醚帕罗西丁（帕罗西汀，赛乐特），一种5-羟色胺再摄取抑制剂的使用与增加的自杀意向和自杀意图的风险有关，因而对此关注也有所增加（Wooltorton, 2003）。基于这些问题，美国食品和药物管理局（FDA, 2003）颁布了一项声明，表明了不推荐把帕罗西汀作为治疗18岁以下患有重度抑郁障碍人群的药物，也不允许在这个年龄组中使用帕罗西汀，并且在停止使用这种药物治疗前需要咨询医生。把对成年人进行有效的干预措施应用到青少年之中的局限性强调了对该人群进一步研究的重要性（Zametkin et al, 2001）。现有的研究关注以学校和急诊科为基础的干预来减少青少年中的自杀风险。更多的信息可以在《国家预防自杀策略》（National Strategy to Prevent Suicide）（DHHS, 2001b）中找到。

对医疗保健机构中的社会工作者来说，这些研究发现表明，由于你们的角色和环境，接受提供认知行为治疗、人际关系心理治疗、辩证行为治疗的培训或者将案主转介给这些治疗服务的培训是必要的。另外，医生可以评估精神药物治疗的使用情况，尤其是可以评估过量服药并不会致命的药物治疗，因而与医生的合作是有保障的（Hirschfeld & RusselI, 1997; Murphy, 1975a）。

五、医疗保健机构中的心理干预策略

社会工作从业者致力于使干预策略适应生态背景下的个体，并使其适合所指定的问题（Berlin & Marsh, 1993）。另外，他们在采取干预措施时力图符合"人在环境中"的观点，使问题都能有最好的证据支撑，并且使用案主偏好的方式进行干预（Culpeper, 2003; Gambrill, 2000; J. Williams et al, 2002）。综合性评估使社会工作者能够全面考虑导致某个问题的各种因素范围，以及可以有效解决问题的干预措施范围；并且使社会工作者可以和案主讨论干预选择（Gambrill, 2000）。如前所述，差别评估包括识别一个人经历的心理健康问题的种类，它可能带来的影响以及处理它可能的方式。之前所描述的心理社会干预接下来重点将关注用于增进应对能力和全面健康的策略，从而帮助那些经历抑郁和焦虑障碍的人。

（一）心理社会状况的常规筛查

考虑到心理健康在医疗保健机构中的重要意义，包括心理困境与心理健康和生理健康状况之间的关系，塑造健康中行为的作用，预防自杀的重要性，社会关系在增进健康中的功效，心理社会状况的常规筛查在医疗保健机构中十分有必要进行。为了确保整体医疗保健核心要素的可获得性，方案的规划和政策层面的行动都应当有所保证。

（二）跨学科合作和服务协调

另一个在医疗保健机构中增进心理健康的核心部分包括与案主的服务提供者组成团队进

行跨学科合作。跨学科合作在了解心理健康和案主生理状况的相互作用方面，生理疾病可能存在的病因方面，药物治疗和对心理社会状况治疗的相互作用方面，众多服务提供者之间的协调方面都有重大意义，跨学科合作还强调了生理健康状况和健康结果中心理健康的重要性。当某个案主正在经历心理困境时，应当得到精神药物干预的咨询，跨学科合作在帮助他得到这个服务以及考查精神药物治疗和他在另一个状况下下服用的任何药物之间的相互作用是十分有帮助的。

社会工作者也可作为服务的中介人（Hepworth et al，2002）。在这个角色中，当必要的时候，社会工作者可以推动转介服务以及获取所需资源的途径，包括医疗和心理健康保健、医疗保险的覆盖范围，以及以社区为依托的个案管理。Gambrill（2000）强调了意识到案主所被转介服务效力的重要性。除了简单地把案主与既定的服务联系起来，社会工作者在转介时还需要考虑该资源的总体质量。在一些社区，可用的资源十分有限，这样的情况就需要强调宏观层面倡导的必要性了，从而可以充分满足社区内人们的需求。此外，除了仅仅提供一个电话号码或联系人姓名之外，社会工作者可通过获得案主的书面同意后与转介机构进行接触，与该机构直接进行后续联系，然后对案主采取后续跟进以确保该机构与案主之间已经建立了联系。

（三）信息和心理教育

无论是注重生理健康状况还是心理健康状况，信息与心理教育是协助个人和家庭了解这些情况的核心部分，包括了解其过程、预期的结果、所需治疗和心理社会因素（Johnson，Sandford & Tyndall，2003；Rolland，1994）。通过教育或心理教育所提供的信息，通常在信息的范围，焦点和服务提供者的资历上有所不同。教育通常主要提供疾病信息，包括预期疗程、所需治疗，以及有可能没有经过专业训练的人自我照顾的方法，而心理教育则以以上这些部分为基础，但同时参照心理治疗策略，比如行为和认知框架，而这些都是由在心理健康服务领域受过专业培训的人提供的（Lukens & Thorning，1998）。心理教育方法的包容性允许对信息资料进行情感的和认知的处理，也可能会协助人们形成对所处状况及其在他们生活中的意义的心理社会的理解（Rolland，1994）。根据对从急症医院出院儿童的父母提供的书面和口头信息有用性的比较研究的回顾，Johnson 等（2003）推断满意度和知识的增加与所提供的书面和口头信息有关。另外，他们强调了案主参与创造书面信息的潜力，对该信息进行文化层面陈述的重要性，以及对书面材料文字水平的关注。除了心理教育干预，书面和口头信息对促进知识形成，以及应对生理和心理健康状况都很重要。另外，正如随后关于压力管理和健康支持性行为部分中提到的那样，这样的干预会在减少健康风险和延年益寿方面都发挥重要作用。

（四）依从性咨询

对药物和治疗的依从性是医疗结果的关键要素；然而缺乏依从性的情况是很普遍的，这对约1/4的人造成了影响（DiMatteo，2004b）。社会工作者在协助案主服药和治疗有依从性方面总是关键的参与者。在医疗保健机构中增强依从性的综合性指导为依从性咨询提供了系统化模式，具体可以在本手册的第十八章中看到。

（五）压力管理和健康支持行为

许多策略都显示出在帮助人们管理压力和增进全面健康方面很管用，包括冥想为基础的减压课程（KabatZinn，2000；Weissbecker，Salmon，Studts，Floyd，Dedert & Sephton，2002），锻炼和放松训练，虽然关于一些放松训练、压力管理在有心脏问题的人群中的干预效果的研究褒贬不一（IOM，2001）。Rees，Bennett，West，Davey 和 Ebrahim（2004）展开了针对 36 份研究的综合回顾，其中 18 项研究检验了压力管理策略的效果，并指出对患有冠心病的人群进行心理和压力管理干预与一些减轻的抑郁和焦虑症状有关；然而研究结果没有显示心脏病死亡率降低的，这可能由于这些研究在方法学上有局限性和在回顾研究文献中干预范围有限。与这些研究发现相比，如先前所描述的，对 37 份研究的荟萃分析发现压力管理和健康教育干预实际上与心脏病死亡风险的减少有关，同时相关的风险因素也减少了，如吸烟、饮食习惯、高胆固醇和高血压（Dusseklorp et al，1999）。这些发现与对癌症病人的研究似乎表明了压力管理的干预最好结合心理教育，从而减少风险因素，提升应对能力和提高存活率（Butow，Coates & Dunn，1999；Dusseldorp et al，1999；Fawzy et al，1993，1995；Spiegel et al，1998）。

戒烟、健康饮食和体重管理是帮助增进健康的关键方法（IOM，2001）。让人们处于这种改变的进程中，并激励他们改变行为是支持健康行为的核心方法。两种作为协助人们做出行为变化的模式引起了广泛关注，即跨理论/阶段变化模式（transtheoretical/stages-of-change model）（Prochaska & DiClemente，1983）和动机咨询模式（motivational interviewing）（W. Miller & Rollnick，1991，2002）。虽然实证研究已经就 Prochaska 和 DiClemente（1983）的"跨理论/阶段变化模式"（IOM，2001；Littell & Girvin，2002）的理论效度提出了疑问，进一步的研究表明对自信心的感知，对结果的预期，以及行为的自我控制或许能够更有效地预测行为变化，"阶段变化模式"可以为概念化了的改变的准备状态提供一个效用性框架（IOM，2001）。

"阶段变化模式"提出一个人行为改变的准备状态可以在下面 5 个阶段中被了解：沉思前期、沉思期、准备期、行动期和维持期（Prochaska，DiClemente & Norcross，1992）。这 5 个阶段反映了一个人对做出行为改变的意识程度（比如，从沉思前期到沉思期的转变反映了越来越意识到行为必须改变，以及对改变的可能性有更多的考虑）；也反映了即将发生行为改变的时间范围（从沉思期到准备期的转变反映出更加有意向在不远的将来采取行动）；以及反映了为达到行为改变而采取的行动（比如准备期包括为改变进行计划，行动期包括通过对行为或环境的积极调整来支持行为改变，还有维持期包括保持变化的步骤；Prochaska et al，1992）。W. Miller 和 Rollnick（1991，2002）的"动机咨询模式"和"阶段变化模式"共同为使改变的动机概念化并强化这种动机，以及帮助人们改变行为提供了有用的工具（IOM，2001）。本手册的第十三章对这两种模式都做了具体的讨论。然而，就像前面提到的，为支持积极的健康行为，如果单独地考虑干预措施，却忽视了家庭、社会和环境因素，包括有安全的锻炼场地和可以得到健康食品，这些干预的效果可能会受到限制（IOM，2001）。

（六）提高应对能力

大量研究表明，用于提高应对能力的干预可以帮助经历心理压力的人们（Noh &

Kaspar，2003）。Folkman 和 Greer（2000）主要关注"心理上的健康以及支持其实现的应对过程"，而不是关注有生理疾病的人群的特定的心理健康症状。通过 Lazarus 和 Folkman（1984）的压力和应对认知模式，以及他们对经历疾病时有效应对措施要素的相关研究，Folkman 和 Greer（2000）接着提出了面对疾病时增进应对能力的模式。从本质上讲，这种模式的重点是继续寻求重要的目标；同时也面临着鼓舞人心但潜在可怕的可能性，目标可能会、也可能不会实现；这个模式还关注如何采取行动来实现这一目标。隐含在该模式中的含义，就是所追求的目标，以及不一定是针对特定疾病的目标，可以成为一个培养应对能力，以及在疾病中继续参与到生活中的积极部分去的重要机制。

首先，社会工作者把重点放在创造"挑战的条件"上，这反映了"对有意义的优势或利益机会评估"（Folkman & Greer，2000，p. 16）。在这个模式中，挑战的重要性是基于这样一个前提，即这种评估认为，通过自己的努力，并增强自己的控制感和能力，就有可能实现有意义的目标。在这种挑战中，存在一种令人激动的达成目标的可能性以及潜在的经过努力，但是没有达成目标的、没有达到期望的令人担忧的风险（p. 16）。将这两种情绪的结合正常化，可能会有所帮助。为挑战创造条件，Folkman 和 Greer（2000）建议发觉案主到底发生了什么问题，这是否与他（她）自己的疾病或他（她）生活的其他部分有关。社会工作者"需要帮助病人确定现在什么是重要的，最大的问题是什么"（p. 16）。通过研究最近发生的事件及事件中有意义的以及对案主重要的特殊方面将有助于为挑战创造条件。即使当案主讨论负面事件时，也可以促进对他们问题的界定，因为可以探索这些负面事件，接着可以对积极事件或个人能力进行询问。Folkman 和 Greer（2000）列出了以下具体问题，"告诉我某些事让你感觉很好的时候"或者"告诉我事情真的发展很好的时候，以及接着情况又如何？"（p. 16）。其他的范例问题可以包括："你的一些优势是什么？你什么时候运用过这些优势？"探索在这些时刻发生了什么，案主的感觉是什么，以及对于案主来说"有什么问题发生"，这些能够帮助界定什么对于案主来说是重要的（p. 16）。

界定出案主的问题，然后确定"一个有意义并切合实际的目标"（p. 16）。这一目标也许是由案主独立制定的，或是在社会工作者抑或其他重要人士的参与下制定的。最重要的是，目标的确立对于案主来说是有意义的，并且强调了这是在个人控制下的。Folkman 和 Greer（2000）描述了一位患有转移性肠癌的人的目标就是为他的伴侣沏茶，纵使他感觉身体很虚弱，情绪上有些无力。他们继续描述说，在设置此目标，并考虑采取步骤以实现它的过程中，"该病人意识到，他仍可以去控制一些事情，而这有助于提升他的精神状态"（p. 16）。目标可以包括为心爱的人读书、和一位朋友聊天、追求一个喜爱的业余爱好、制订一个可以管理治疗或副作用的系统、给同伴写一封信；最核心的问题是，这些目标对案主很重要并可以加强他们的控制感。

下一步的重点就是鼓励案主实现这一目标，包括持续的鼓励或者当实现目标的任务似乎过重的时候对目标进行可能的修改。这一步骤的关键要素包括：让案主积极参与到有意义的目标的追求中，关注实现这一目标的步骤，并继续为积极的挑战创造条件。该模式最后的部分涉及维持"积极情绪"p. 16，其中可能包括让案主讨论他们的生活中发生的积极的事件，并鼓励他们去计划一些能够产生愉悦感和成就感的活动（Folkman & Greer，2000）。

当一个人经历了严重的疾病，这一理论性为基础的和以研究为指导的模型，可以为他提供一个提高应对能力和心理健康层面的框架。此模式的关键要素包括重视在疾病中的规范化的应对措施和对控制感和掌握感的支持。通过这一模式，Folkman 和 Greer（2000）指出：

重大疾病中幸福感会被强化。

（七）家庭和社会的支持以及精神资源

个体和他们的家庭对疾病的心理社会反应可能根据发病时间、发病、疗程、丧失能力的程度，以及对病症后果的期望不同而有所差异（Rolland，1994）。家庭和社会支持通过以下路径影响健康结果：直接的生物影响（包括空气传播、血液传播和基因条件）；健康行为（包括生活方式、看护和对治疗依从性的支持）；和心理生理学影响（包括情绪和认知的生理方面的影响）。一般来说，循证式的家庭干预包括特殊疾病教育和心理教育，并以此来增进知识和应对能力，以及对相关问题的治疗（Campbell，2003）。多家庭治疗小组，对家庭的心理社会经历进行持续的评估，在心理社会困境、自助或专业支持小组层面给予支持和早期干预。还有，结构化服务，这些方法都被推荐用来影响健康结果（IOM，2001；Fobair，1998；Rolland，1994；Weihs，Fisher & Baird，2002）。通过支持性群体和同伴支持而加强社会支持和应对技巧也可能提高生活质量和健康状况。最后，参与宗教组织也与积极的健康结果相联系（IOM，2001）。其他的有关家庭和健康的信息可以在本手册的第十一章中找到，家庭中的精神资源有关的信息可以在 Walsh（1999）中找到。

（八）协助经历抑郁和焦虑障碍人群的目标干预

用于指导经历抑郁和焦虑障碍患者的干预的依据越来越多（DHHS，1999）。不幸的是，在美国大多数可能需要护理的人却没有得到适当的治疗，甚至"适当的治疗"就是服用最少建议用量的抗抑郁药物，或者是至少参加四次由心理健康专家或初级保健提供者举办的关注心理健康的会议（Young，Klap，Sherbourne & Wells，2001）。全国范围内那些患有抑郁或焦虑障碍有代表性的案主样本中，尽管有 83% 的人见过医疗保健提供者，但只有 30% 人接受过适当的治疗。没有得到适当治疗的可能的原因与患者是男性、非洲裔美国人、没有受过良好教育、年龄在 30 岁以下或 59 岁以上有关。收入和保险状况与得到适当的治疗无关，尽管保险与是否得到相关保健服务有关。虽然美国白人和非洲裔美国人在得到保健方面没有什么差别，但相比之下非洲裔美国人不大可能得到适当的治疗；这样的差异强调了在心理健康保健中文化能力的重要性。此外，在这项研究中也强调了处理与种族和社会经济地位相关的心理医疗保健差距的重要性（DHHS，2001a；Young et al，2001）。

下面所提到能帮助抑郁和焦虑障碍患者的治疗建议都得到共识和可得证据的认可（Ballenger et al，2000，2004；DHHS，1999；Hollon et al，2001）。对于抑郁症，认知行为治疗（CBT）和人际关系心理治疗（IPT）是循证式心理治疗介入法，这些方法在青少年、成年人和老年人中很有成效，虽然现在有越来越多的证据表明人际关系心理治疗比认知行为治疗在老年人群体中疗效更显著。此外，抗抑郁药物是有效的循证式的心理治疗介入法。当人们患有长期严重的抑郁症，并且其他治疗方法效果不理想或者是同时出现精神病症状时，电痉挛性治疗法（ECT）可能会有效果（DHHS，1999；Hollon et al，2002）。当人们患有广泛性焦虑或惊恐障碍时，认知行为治疗已被证明是有效的，正如服用很多抗抑郁症药物和抗焦虑症药物（DHHS，1999；Young et al，2001）。心理动力学或人际关系治疗对焦虑障碍患者有利，然而，这方面的证据是有限的（DHHS，1999）。

创伤事件的发生时间不同，对创伤后应激障碍患者所建议的干预方法也不同。在创伤事件之后应该迅速采取的干预包括注意身心安全、提供关于创伤的教育、获得自然支持系统，并提供支持性咨询（Ballenger et al，2000；Foa，Hembree，Riggs，Rauch & Franklin，2005；PTSD，无日期）。关于创伤、正常反应、应对策略，以及必要时的心理治疗和精神病药理学干预的心理教育在初级保健的过程中可能会特别有用。无论是关键事件应激报告的一次会话，还是苯二氮䓬类干预法都不被建议在早期干预策略中使用（Ballenger et al，2004）。这些作者都强调鼓励案主使用互联网信息去访问信誉良好或被宣传的医疗保健组织的网站，而不是浏览商业性的、非专业性的网站或聊天室。

应该帮助有心理困扰和躯体症状程度较高的人减轻症状；认知行为疗法在减轻晚期创伤后应激障碍的风险上可能是有用的（Ballenger et al，2004）。如果在 3～4 周或两个评估期之后，患者仍然表现出严重的痛苦和 PTSD 症状时，则建议使用选择性 5-羟色胺再摄取抑制剂（SSRIs）或认知行为疗法，抑或两种疗法一起使用。在完成治疗后，需要进一步研究以解决症状可能复发的问题。持续经受创伤后应激障碍的人可能会受益于一年或一年以上的药物治疗，认知行为治疗可以加强药物治疗的疗效，并在治疗之后可以维持疗效（Ballenger et al，2004）。

对患有创伤后应激障碍的儿童和青少年所建议使用的干预也包括对认知行为策略和社会支持的关注，但是没有足够多的证据表明对此类人群进行精神药理学干预的效果。就这点而论，建议对于儿童和青少年的干预从心理治疗开始，配合药物治疗，通常是 SSRIs 或丙咪嗪，根据他们的症状按需配药。最后，建议对护理员进行心理教育，从而提升他们的应对能力，并提供关于创伤后应激障碍的信息，以及帮助他们为儿童或青少年提供支持。（Cohen et al，1998）。

六、结 论

本章考察了在医疗保健领域中，生理和心理健康很多的交叉领域。在许多方面，我们都要重新开始认识：我们已经认识到身体健康、心理健康和生态背景彼此间复杂的影响。虽然这个领域所提供的基本信息有助于个人的理论和循证实务知识的形成，但重要的是任何知识基础都是由个人偏好和社会工作者所服务人群的生态背景决定的。在医疗保健领域中透过生理和心理健康的大量交叉领域，应推进对于评估和干预的参与式的以及周全的关注，评估和干预能够反映对个人和家庭在不同文化、种族、民族、社会经济状况、性取向、宗教背景、体能、性别和年龄等背景下提供服务的能力。这种对被服务的个人和家庭的参与式的和周全的关注，加上前沿的循证实务知识，可以使社会工作者提供高质量的服务。

七、学习练习推荐

学习练习 8.1

生理和心理健康的交叉领域中相关联的是什么？

学习练习 8.2

在你的医疗保健机构中，你的文化背景和你所服务案主的文化背景是如何影响你对他们的心理健康评估和干预的？

学习练习 8.3

你会如何为本章所描述的约瑟夫直接提供服务？你还需要什么其他信息对他进行评估？你会通过和约瑟夫一起制订怎样的目标？你会如何采取干预措施实现这些目标？

学习练习 8.4

在下面案例中，你将如何进行差别评估和后续干预？

案例 8.1

达伦是一个 25 岁的非洲裔美国男性。他和妻子波拉已经结婚两年了。去年他被诊断出感染了 HIV 和丙型肝炎。医生给他最近开的药是蛋白酶抑制剂和干扰素 α 的组合药物。通过医生介绍，他被转介给社会工作者，因为他抑郁的情绪导致他很痛苦；他很容易感觉疲劳，而且最近已经旷工好几天了，因为"他无法开始工作"。他担心他的工作，也担心如果他不工作就无法支付账单。他描述自己像个小孩一样有着悲伤和忧虑的感觉，但是这些年以来直至两个月前他都没有类似的感觉。

案例 8.2

桑迪是一个 40 岁的美洲印第安人。她和丈夫拉奎尔结婚 15 年，有两个孩子，一个 11 岁，一个 9 岁。桑迪从她 20 出头开始就患有哮喘；随着症状不断加剧，她昨天住院了。当和你谈话的时候，她描述道，自己极度害怕可能再一次发作哮喘。她还描述说，在过去的几个星期内她感到呼吸越来越困难。因为有忙于家务和照顾孩子的责任在身，她没有时间去看医生来调整她的药物疗程。当你与她会面时，她描述了担忧和不安的感觉。她之前没有心理健康问题的病史和心理健康治疗的历史。

把班级分为几个小组，让一些小组进行支持 DSM 效用的原则性辩论，让另一些小组进行反对 DSM 效用的原则性辩论。把所有的小组聚到一起，讨论 DSM 在直接的社会工作实务中的优势和局限性。

"优势视角"是如何在你与案主直接的实务工作中体现出来的？在实务中实践这些优势视角遇到的挑战是什么？

在以下案例中，你对于乔治娜的自杀风险的评估将包括哪些方面？短期和长期的干预措施将分别包括什么内容？

案例 8.3

乔治娜是一个 45 岁的墨西哥裔美国寡妇，她 5 年前被诊断患有乳腺癌。那时她一个乳房切除后就进行了整形手术、放射治疗和化疗。她最近被诊断出癌症复发，她对此诊断表现出了极度的悲伤和无助感。她担心疼痛、要进行化疗和再次脱发，还认为"不管做什么情况都不会好转。"她还描述道自己感到孤独。尽管她的儿子和女儿都住在附近，但是他们都忙于自己的家庭和工作。乔治娜和她的长期伴侣 6 个月以前分居了，她快被绝望压垮了，觉得情况不会变好，甚至想结束自己的生命。她考虑过写遗书，向家人告别，并已经在家里藏好了准备服用的止痛药。

　　还有哪些其他信息有助于你学习提高评估和干预技巧的有效性，来帮助有生理和心理健康问题的人？

八、推荐资料

特定疾病组织（Condition-Specific Organizations）

美国癌症协会（American Cancer Society）（http：//www. cancer. org/docroot/home/index. asp）

美国心脏协会（American Heart Association）（http：//www. americanheart. org）

初级医疗保健署（Bureau of Primary Health Care）（http：//bphc. hrsa. gov/bphc/related. htm）

国家心理疾病联盟（National Alliance for the Mentally Ill）（http：//www. nami. org）

文化能力（Cultural Competence）

黑人心脏学者协会（Association of Black Cardiologists，Inc.）（http：www. abcardio. org）

跨文化医疗保健项目（Cross Cultural Health Care Program）（http：//www. xculture. org）

提供老年人医疗保健的文化能力（Cultural Competence in Care with Older Adults）（http：//www. stanford. edu/group/ethnoger）

少数民族健康办公室（Office of Minority Health）（http：//www. hrsa. gov/OMH/competence. htm）

差别评估（Differential Assessment）

评估重度抑郁、恐慌和广泛性焦虑障碍的方法（Algorithm for Assessing Major Depression，Panic，and Generalized Anxiety Disorders）（http：//www. guideline. gov/algorithm/2576/FTNGC－2576. html）

癌症和抑郁（Cancer and Depression）（http：//www. nci. nih. gov/cancerinfo/pdq/supportivecare/depression/healthprofessional♯section＿172）

抑郁和初级保健：杜克大学和达特茅斯学院的关于抑郁和初级保健的麦克阿瑟行动（Depression and Primary Care：The MacArthur Initiative on Depression and Primary Care at Duke and Dartmouth）（http：//www. depression-primarycare. org）

抑郁和脑卒中，心脏病，癌症，帕金森病，HIV/艾滋病（Depression and Stroke，Heart Disease，Cancer，Parkinson's Disease，HIV/AIDS）（http：//health. nih. gov/result. asp? disease＿id＝183＆category＿id＝16）

循证实务（Evidence-Based Practice）

医疗保健中的循证实务-考科蓝协作组织（Evidence-Based Practice in Health Care-Cochrane Collaboration）（http：//www. cochrane. org/index0. htm）

针对消费者和病人的实务指南（Practice Guidelines for Consumers and Patients）（http：//www. ahrq. gov/consumer）

国家实务指南（Practice Guidelines-National）（http：//www. guideline. gov）

实务指南- UCSF（Practice Guidelines-UCSF）（http：//medicine. ucsf. edu/resources/guidelines/index. html）

男同性恋，女同性恋，双性恋和变性资源（Gay, Lesbian, Bisexual, and Transgender Resources）

男同性恋和女同性恋健康-美国公共卫生协会（Gay and Lesbian Health-American Public Health Association）（http：//www. apha. org/public _ health/glh. htm）

男同性恋和女同性恋医学协会（Gay and Lesbian Medical Association）（http：//www. glma. org）

女同性恋和男同性恋的父母，家庭和朋友（Parents，Families，and Friends of Lesbians and Gays）（http：//www. pflag. org）

男同性恋和女同性恋青年中的自杀风险（Suicide Risk among Gay and Lesbian Youth）（http：//www. lambda. org/youth _ suicide. htm）

政府组织（Government Organizations）

健康研究和质量机构（Agency for Health Care Quality and Research）（http：www. ahrq. gov）

初级医疗保健署（Bureau of Primary Health Care）（http：//bphc. hrsa. gov/bphc/related. htm）

美国国家卫生心理研究所（National Institute of Mental Health）（http：www. nimh. nih. gov）

少数群体健康办公室（Office of Minority Health）（http：//www. hrsa. gov/OMH）

药品滥用和精神卫生管理局（Substance Abuse and Mental Health Services Administration）（www. samhsa. gov）

药物信息（Medication Information）

美国国立医学图书馆和美国国立卫生研究院（U. S. National Library of Medicine and National Institutes of Health）（http：//www. nlm. nih. gov/medlineplus/aboutmedlineplus. html）

筛查工具（Screening Instruments）

流行病学研究中心抑郁量表（Center for Epidemiological Studies Depression Scale for Children，CES-DC；http：//www. brightfutures. org/mentalhealth/pdf/professionals/bridges/ces _ dc. pdf）

老年抑郁量表（Geriatric Depression Scale；http：//www. stanford. edu/yesavage/GDS. html）

NIMH 信息（抑郁筛查问题；http：//menanddepression. nimh. nih. gov/infopage. asp?ID=20♯1）

自杀（Suicide）

预防自杀-美国国家卫生心理研究（Suicide Prevention-National Institute of Mental

Health；http：//www. nimh. nih. gov/suicideprevention/index. cfm）

预防自杀-药品滥用和精神卫生管理局（Suicide Prevention-Substance Abuse and Mental Health Services Administration，SAMHSA；全美预防自杀生命线 National Suicide Prevention Lifeline：1 - 800 - 273 - TALK；www. suicideprevention. org）

药物使用信息（Substance Use Information）

常用药物（Commonly Used Drugs；http：//www. drugabuse. gov/Drugpages）

参 考 文 献

Aben, I., Verhey, F., Strik, J., Lousberg, R., Lodder, J., & Honig, A. (2003). A comparative study into the 1 year cumulative incidence of depression after stroke and myocardial infarction. *Journal of Neurology, Neurosurgery, and Psychiatry, 74*, 581–585.

Allgöwer, A., Wardle, J., & Steptoe, A. (2001). Depressive symptoms, social support, and personal health behaviors in young men and women. *Health Psychology, 20*(3), 223–227.

American Psychiatric Association. (1994). *Diagnostic and statistical manual of mental disorders* (4th ed.). Washington, DC: Author.

American Psychiatric Association. (2000). *Diagnostic and statistical manual of mental disorders* (4th ed., text revision). Washington, DC: Author.

American Psychiatric Association. (2003). *Practice guideline for the assessment and treatment of patients with suicidal behaviors.* National Guideline Clearinghouse. Retrieved August 5, 2004, from http://www.guideline.gov/summary/summary.aspx?ss=1.

Anderson, R. N., & Smith, B. L. (2005, March 7). Deaths: Leading causes for 2002. *National Vital Statistics Reports, 53*(17). Hyattsville, MD: National Center for Health Statistics.

Angell, B. (2002). Boundary spanning: An ecological reinterpretation of social work practice in health and mental health systems [Review of the book]. *Social Service Review, 76*(4), 703–705.

Bagner, D. M., Fernandez, M. A., & Eyberg, S. M. (2004). Parent-child interaction therapy and chronic illness: A case study. *Journal of Clinical Psychology in Medical Settings, 11*(1), 1–6.

Ballenger, J. C., Davidson, R. T., Lecrubier, Y., Nutt, D. J., Foa, E. B., Kessler, R. C., et al. (2000). Consensus statement on posttraumatic stress disorder from the international consensus group on depression and anxiety. *Journal of Clinical Psychiatry, 61*(Suppl. 5), 60–66.

Ballenger, J. C., Davidson, J. R., Lecrubier, Y., Nutt, D. J., Marshall, R. D., Nemeroff, C. B., et al. (2004). Consensus statement update on posttraumatic stress disorder from the international consensus group on depression and anxiety. *Journal of Clinical Psychiatry, 65*(Suppl. 1), 55–62.

Barrow, S. M., Herman, D. B., Cordova, P., & Streuning, E. (1999). Mortality among homeless shelter residents in New York City. *American Journal of Public Health, 89*(4), 529–534.

Berlin, S., & Marsh, J. (1993). *Informing practice decisions.* New York: Macmillan.

Bing, E., Burnam, A., Longshore, D., Fleishman, J. A., Sherbourne, C. D., London, A. S., et al. (2001). Psychiatric disorders and drug use among human immunodeficiency virus-infected adults in the United States. *Archives of General Psychiatry, 58*, 721–728.

Brent, D. A., Holder, D., Kolko, D., Birmaher, B., Baugher, M., Roth, C., et al. (1997). A clinical psychotherapy trial for adolescent depression comparing cognitive, family, and supportive therapy. *Archives of General Psychiatry, 54*(9), 877–885.

Brent, D. A., Poling, K., McKain, B., & Baugher, M. (1993). A psychoeducational program for families of affectively ill children and adolescents. *Journal of the American Academy of Child and Adolescent Psychiatry, 32,* 770–774.

Brestan, E. V., & Eyberg, S. M. (1998). Effective psychosocial treatments of conduct-disordered children and adolescents: 29 years, 82 studies, and 5,272 kids. *Journal of Clinical Child Psychology, 27*(2), 180–189.

Bronfenbrenner, U. (1977, July). Toward and experimental ecology of human development. *American Psychologist,* 513–531.

Bronfenbrenner, U. (1979). *Ecology of human development.* Cambridge, MA: Harvard University Press.

Bronfenbrenner, U. (1989). Ecological systems theory. *Annals of Child Development, 6,* 187–249.

Brown, L. S. (1991). Therapy with an infertile lesbian client. In C. Silverstein (Ed.), *Gays, lesbians and their therapists* (pp. 15–30). New York: Norton.

Bruce, M. L., Ten Have, T. R., Reynolds, C. F., Katz, I. I., Schulberg, H. C., Mulsant, B. H., et al. (2004). Reducing suicidal ideation and depressive symptoms in depressed older primary care patients: A randomized controlled trial. *Journal of the American Medical Association, 291*(9), 1081–1091.

Butow, P. N., Coates, A. S., & Dunn, S. M. (1999). Psychosocial predictors of survival in metastatic melanoma. *Journal of Clinical Oncology, 17*(7), 2256–2263.

Campbell, T. L. (2003). The effectiveness of family intervention for physical disorders. *Journal of Marital and Family Therapy, 29*(2), 262–281.

Carlton-LaNey, I. (1999). African-American social work pioneers' response to need. *Social Work, 44*(4), 311–321.

Center for Mental Health Services. (2001). *Mental health, United States, 2000* (R. W. Manderscheid & M. J. Henderson, Eds., DHHS Pub No., SMA 01-3537). Washington, DC: U.S. Government Printing Office. Available from http://www.mentalhealth.samhsa.gov /publications/allpubs/SMA01-3537.

Cobb, S. (1976). Social support as a moderator of life stress. *Psychosomatic Medicine, 38,* 300–314.

Cohen, J. A., Bernet, W., Dunne, J. E., Adair, M., Arnold, V., Benson, S., et al. (1998). Practice parameters for the assessment and treatment of children and adolescents with posttraumatic stress disorder. *Journal of the American Academy of Child and Adolescent Psychiatry, 37*(10S), S4–S26.

Cohen, S., & Herbert, T. B. (1996). Health psychology: Psychological factors and physical disease from perspectives of human psychoneuroimmunity. *Annual Review Psychology, 47,* 114–132.

Costello, E. J., Compton, S. N., Keller, G., & Angold, A. (2003). Relationships between poverty and psychopathology: A natural experiment. *Journal of the American Medical Association, 290*(15), 2023–2029.

Culpeper, L. (2003). Use of algorithms to treat anxiety in primary care. *Journal of Clinical Psychiatry, 64*(Suppl. 2), 30–33.

DiMatteo, M. R. (2004a). Social support and patient adherence to medical treatment: A meta-analysis. *Health Psychology, 23*(2), 207–218.

DiMatteo, M. R. (2004b). Variations in patients' adherence to medical recommendations. *Medical Care, 42,* 200–209.

Dohrenwend, B. P., Levav, I., Shrout, P. E., Schwartz, S., Naveh, G., Link, B. G., et al. (1992). Socioeconomic status and psychiatric disorders: The causation-selection issue. *Science, 255*(5047), 946–952.

Dusseldorp, E., van Elderen, T., Maes, S., Meulman, J., & Kraaij, V. (1999). A meta-analysis of psychoeducational programs for coronary heart disease patients. *Health Psychology, 18*(5), 506–519.

Eisenstadt, T. H., Eyberg, S., McNeil, C. B., Newcomb, K., & Funderburk, B. (1993). Parent-child interaction therapy with behavior problem children: Relative effectiveness of two stages and overall treatment outcome. *Journal of Clinical Child Psychology, 22*(1), 42–51.

Fawzy, F. I., Fawzy, N. W., Arndt, L. A., & Pasnau, R. O. (1995). Critical review of psychosocial interventions in cancer care. *Archives of General Psychiatry, 52*(2), 100–113.

Fawzy, F. I., Fawzy, N. W., Hyun, C. S., Elashoff, R., Guthrie, D., Fahey, J. L., et al. (1993). Malignant melanoma: Effects of an early structure psychiatric intervention, coping, and affective state on recurrence and survival 6 years later. *Archives of General Psychiatry, 50*(9), 681–689.

Feldman, M. D. (2000). Managing psychiatric disorders in primary care: Anxiety. Retrieved April 22, 2004, from http://www.hosppract.com/issues/2000/07/feld/htm.

Fergusson, D. M., Horwood, L. J., & Beautrais, A. L. (1999). Is sexual orientation related to mental health problems and suicidality in young people? *Archives of General Psychiatry, 56*, 876–880.

Fischer, P. F., & Breakey, W. R. (1991). The epidemiology of alcohol, drug, and mental disorders among homeless persons. *American Psychologist, 46*(11), 1115–1128.

Foa, E. B., Hembree, E. A., Riggs, D., Rauch, S., & Franklin, M. (2005). Guidelines for mental health professionals' response to the recent tragic events in the United States: National Center for PTSD fact sheet. Retrieved March 30, 2005, from https://www.ncptsd.va.gov/facts/disasters/fs_foa_advice.html.

Fobair, P. (1998). Cancer support groups and group therapies. In J. B. Williams & K. Ell (Eds.), *Advances in mental health services research: Implications for practice* (pp. 365–398). Washington, DC: National Association of Social Workers Press.

Folkman, S., & Greer, S. (2000). Promoting psychological well-being in the face of serious illness: When theory, research and practice inform each other. *Psycho-oncology, 9*, 11–19.

Frankowski, B. L., & Committee on Adolescence. (2004). Sexual orientation and adolescents. *Pediatrics, 113*(6), 1827–1832.

Frasure-Smith, N., & Lesperance, F. (2003). Depression and other psychological risks following myocardial infarction. *Archives of General Psychiatry, 60*, 627–636.

Gambrill, E. (2000). The role of critical thinking in evidence-based social work. In P. Allen-Meares & C. Garvin (Eds.), *The handbook of social work direct practice* (pp. 43–64). Thousand Oaks, CA: Sage.

Germain, C. B., & Gitterman, A. (1980). *Life model of social work practice.* New York: Columbia University Press.

Gliatto, M. F., & Rai, A. K. (1999). *Evaluation and treatment of patients with suicidal ideation.* American Family Physician. Retrieved April 22, 2004, from http://www.aafp.org/990315ap/1500.html.

Goodwin, J. S., Zhang, D. D., & Ostir, G. V. (2004). Effect of depression on diagnosis, treatment and survival of older women with breast cancer. *Journal of the American Geriatric Society, 52*(1), 106–111.

Gotterer, R. (2001). The spiritual dimension in clinical social work practice: A client perspective. *Families in Society: Journal of Contemporary Human Services, 82*(2), 187–193.

Hahn, R. A., Heath, G. W., & Chang, M. (1998, December 11). Cardiovascular disease risk factors and preventive practices among adults—United States, 1994: A behavioral risk factor atlas. *CDC Surveillance Summaries, MMWR, 47*(No. SS-5), 35–69.

Henningfield, J. E. (1998). *Addicted to nicotine—A national research forum: Section 1. His-*

tory and pharmacology. Retrieved March 26, 2005, from http://www.nida.nih.gov/MeetSum/Nicotine/henningfield.html.

Hepworth, D. H., Rooney, R. H., & Larsen, J. A. (2002). *Direct social work practice: Theory and skills* (6th ed.). Pacific Grove, CA: Brooks/Cole.

Hibbs, J. R., Benner, L., Klugman, L., Spencer, R., Macchia, I., Mellinger, A., et al. (1994). Mortality in a cohort of homeless adults in Philadelphia. *New England Journal of Medicine, 331*(5), 304–309.

Hien, D., Zimberg, S., Weisman, S., First, M., & Ackerman, S. (1997). Dual diagnosis subtypes in urban substance abuse and mental health clinics. *Psychiatric Services, 48,* 1058–1063.

Hirschfeld, R. M. A., & Russell, J. M. (1997). Current concepts: Assessment and treatment of suicidal patients. *New England Journal of Medicine, 337*(13), 910–915.

Holkup, P. (2002). *Evidence-based protocol: Elderly suicide—Secondary prevention.* Iowa City, Iowa: University of Iowa Gerontological Nursing Interventions Research Center, Research Dissemination Core. Retrieved March 7, 2005, from http://www.guideline.gov/summary/summary.aspx?doc_id=3308&nbr=2534&string=elderly+AND+suicide.

Hollis, F. (1939). *Social case work in practice: Six case studies.* New York: Family Welfare Association of America.

Hollon, S. D., Thase, M. E., & Markowitz, J. C. (2002). Treatment and prevention of depression. *Psychological Science in the Public Interest, 3*(2), 39–77.

Hood, K. K., & Eyberg, S. M. (2003). Outcomes of parent-child interaction therapy: Mothers' reports of maintenance 3 to 6 years after treatment. *Journal of Clinical Child and Adolescent Psychology, 32*(3), 419–429.

House, J. S., & Kahn, R. (1985). Measures and concepts of social support. In S. Cohen & S. L. Syme (Eds.), *Social support and health* (pp. 83–108). Orlando, FL: Academic Press.

Hoyert, D. L., Kung, H. C., & Smith, B. L. (2005, February 28). Deaths: Preliminary data for 2003. *National Vital Statistics Reports, 53*(15). Hyattsville, MD: National Center for Health Statistics.

Hwang, S. W., Lebow, J. M., Bierer, M. F., O'Connell, J. J., Orav, E. J., & Brennan, T. A. (1998). Risk factors for death in homeless adults in Boston. *Archives of Internal Medicine, 158*(13), 1454–1460.

Ickovics, J. R., Hamburger, M. E., Vlahov, D., Schoenbaum, E. E., Schuman, P., Boland, R. J., et al. (2001). Mortality, CD4 cell count decline, and depressive symptoms among HIV-seropositive women: Longitudinal analysis from the HIV epidemiology research study. *Journal of the American Medical Association, 285*(11), 1466–1474.

Insel, T. R. (2004, January). *Science to service: Mental health care after the decade of the brain.* Paper presentation at the eighth annual conference of the Society for Social Work and Research, New Orleans, LA.

Institute for Clinical Systems Improvement. (2002). *Major depression, panic disorder and generalized anxiety disorder in adults in primary care.* Bloomington, MN: Institute for Clinical Systems Improvement (ICSI). Retrieved August 5, 2004, from www.guideline.gov.

Institute of Medicine. (2001). *Health and behavior: The interplay of biological, behavioral, and societal influences* (Committee on health and behavior: Research, practice and policy). Washington, DC: National Academy Press.

Ivanoff, A. J., & Smyth, N. J. (1992). Intervention with suicidal individuals. In K. Corcoran (Ed.), *Structuring change: Effective practice for common client problems* (pp. 111–137). Chicago, IL: Lyceum Books.

Jesdale, B. M., & Zierler, S. (2002). Enactment of gay rights laws in the United States and trends in adolescent suicides: An investigation of non-Hispanic White boys. *Journal of the Gay and Lesbian Medical Association, 6*(2), 61–69.

Joe, S., & Marcus, S. C. (2003). Trends by race and gender in suicide attempts among U.S. adolescents, 1991–2001. *Psychiatric Services, 54*(4), 454.

Johnson, A., Sandford, J., & Tyndall, J. (2003). *Written and verbal information versus verbal information only for patients being discharged from acute hospital settings to home* (Cochrane Review). Abstract retrieved March 26, 2005, from http://www.cochrane.org/cochrane/revabstr/AB003716.htm.

Jordan, C., & Franklin, C. (1995). *Clinical assessment for social workers: Quantitative and qualitative methods*. Chicago: Lyceum Books.

Kabat-Zinn, J. (2003). Mindfulness-based interventions in context: Past, present, and future. *Clinical Psychology: Science and Practice, 10*(2), 144–156.

Kayser, K., & Sormanti, M. (2002a). A follow-up study of women with cancer: Their psychosocial well-being and close relationships. *Social Work in Health Care, 35*(1/2), 391–406.

Kayser, K., & Sormanti, M. (2002b). Identity and the illness experience: Issues faced by mothers with cancer. *Illness, Crisis and Loss, 10*(1), 10–26.

Kemeny, M. E., Weiner, H., Taylor, S. E., Schneider, S., Visscher, B., & Fahey, J. L. (1994). Repeated bereavement, depressed mood, and immune parameters in HIV seropositive and seronegative gay men. *Health Psychology, 13*, 14–24.

Kennard, B. D., Stewart, S. M., Olvera, R., Bawdon, R. E., O'Hailin, A., Lewis, C. P., et al. (2004). Nonadherence in adolescent oncology patients: Preliminary data on psychological risk factors and relationships to outcome. *Journal of Clinical Psychology in Medical Settings, 11*(1), 31–39.

Keppel, K. G., Pearcy, J. N., & Wagener, D. K. (2002, January). *Trends in racial and ethnic-specific rates for the health status indicators: United States, 1990–1998* (Healthy People Statistical Notes, No. 23). Hyattsville, MD: National Center for Health Statistics.

Kerson, T. S. (2002). *Boundary spanning: An ecological reinterpretation of social work practice in health and mental health systems*. New York: Columbia University Press.

Kessler, D., Lloyd, K., & Lewis, G. (1999). Cross sectional study of symptom attribution and recognition of depression and anxiety in primary care. *British Medical Journal, 318*, 436–439.

Kessler, R. C., Borges, G., & Walters, E. E. (1999). Prevalence of and risk factors for lifetime suicide attempts in the National Cormorbidity Survey. *Archives of General Psychiatry, 56*, 617–626.

Kessler, R. C., McGonagle, K. A., Zhao, S., Nelson, C. B., Hughes, M., Eshlerman, S., et al. (1994). Lifetime and 12-month prevalence of *DSM-II-R* psychiatric disorders in the United States. *Archives of General Psychiatry, 51*, 8–19.

Kessler, R. C., Sonnega, A., Bromet, E., Hughes, M., & Nelson, C. B. (1995). Posttraumatic stress disorder in the National Comorbidity Survey. *Archives of General Psychiatry, 52*(12), 1048–1060.

Kirk, S. A., & Kutchins, H. (1992). *The selling of the DSM: The rhetoric of science in psychiatry*. New York: Aldine de Gruyter.

Kleinman, A., Eisenberg, L., & Good, B. (1978). Culture, illness, and care: Clinical lessons from anthropologic and cross-cultural research. *Annals of Internal Medicine, 88*(2), 251–258.

Kondrat, M. E. (2002). Actor-centered social work: Re-visioning "person-in-environment" through a critical theory lens. *Social Work, 47*(4), 435–448.

Krantz, D. S., Sheps, D. S., Carney, R. M., & Natelson, B. H. (2000). Effects of mental stress in patients with coronary artery disease: Evidence and clinical implications. *Journal of* the *American Medical Association, 283*(14), 1800–1802.

Krieger, N. (2003). Does racism harm health? Did child abuse exist before 1962? On explicit questions, critical science, and current controversies: An ecosocial perspective. *American Journal of Public Health, 93*(2), 194–199.

Kushel, M. B., Vittinghoff, E., & Haas, J. S. (2001). Factors associated with the health care utilization of homeless persons. *Journal of the American Medical Association, 285*(2), 200–206.

Lazarus, R. S., & Folkman, S. (1984). *Stress, appraisal and coping.* New York: Springer.

Lecrubier, Y. (2004). Posttraumatic stress disorder in primary care: A hidden diagnosis. *Journal of Clinical Psychiatry, 65*(Suppl. 1), 49–54.

Levinson, W., & Engel, C. C. (1997). Anxiety. In M. D. Feldman & J. F. Christensen (Eds.), *Behavioral medicine in primary care: A practical guide* (pp. 193–211). Stamford, CT: Appleton & Lange.

Lin, E., Katon, W., Von Korff, M., Tang, L., Willians, J. W., Kroenke, K., et al. (2003). Effect of improving depression care on pain and functional outcomes among older adults with arthritis: A randomized controlled trial. *Journal of the American Medical Association, 290*(18), 2428–2434.

Lin, K., & Cheung, F. (1999). Mental health issues for Asian Americans. *Psychiatric Services, 50*(6), 774–780.

Littell, J. H., & Girvin, H. (2002). Stages of change: A critique. *Behavior Modification, 26*(2), 223–273.

Locke, D. C. (1992). *Increasing multicultural understanding: A comprehensive model.* Newbury Park, CA: Sage.

Low-Beer, S., Chan, K., Yip, B., Wood, E., Montaner, J. S. G., O'Shaughnessy, M. V., et al. (2000). Depressive symptoms decline among persons on HIV protease inhibitors. *Journal of Acquired Immune Deficiency Syndromes and Human Retrovirology, 23*(4), 295–301.

Lukas, S. (1993). *Where to start and what to ask: An assessment handbook.* New York: Norton.

Lukens, E. P., & Thorning, H. (1998). Psychoeducation and severe mental illness: Implications for social work practice and research. In J. B. Williams & K. Ell (Eds.), *Advances in mental health services research: Implications for practice* (pp. 343–364). Washington, DC: National Association of Social Workers Press.

Matthews, J. R., Spieth, L. E., & Christophersen, E. R. (1995). Behavior compliance in a pediatric context. In M. Roberts (Ed.), *Handbook of pediatric psychology* (2nd ed., pp. 617–632). New York: Guilford Press.

McFarlane, W. R., Lukens, E., Link, B., Dushay, R., Deakins, S. A., Newmark, M., et al. (1995). Multiple-family groups and psychoeducation in the treatment of schizophrenia. *Archives of General Psychiatry, 52*, 679–687.

McGinnis, J. M., Williams-Russo, P., & Knickman, J. R. (2002). The case for more active policy attention to health promotion. *Health Affairs, 21*(2), 78–93.

McGoldrick, M. (1982). Ethnicity and family therapy: An overview. In M. McGoldrick, J. K. Pearson, & J. Giordano (Eds.), *Ethnicity and family therapy* (pp. 3–30). New York: Guilford Press.

McLeavey, B. C., Daly, R. J., Ludgate, J. W., & Murray, C. M. (1994). Interpersonal problem-solving skills training in the treatment of self-poisoning patients. *Suicide and Life-Threatening Behavior, 24*(4), 382–394.

McNeil, C., Eyberg, S., Eisenstadt, T., Newcomb, K., & Funderburk, B. (1991). Parent-child interaction therapy with behavior problem children: Generalization of treatment effects to the school setting. *Journal of Clinical Child Psychology, 20*(2), 140–151.

Mechanic, D. (1999). Mental health and mental illness: Definitions and perspectives. In

A. V. Horwitz & T. L. Scheid (Eds.), *A handbook for the study of mental health: Social contexts, theories, and systems* (pp. 12–28). Cambridge, England: Cambridge University Press.

Meyer, C. H. (1993). *Assessment in social work practice.* New York: Columbia University Press.

Miller, A. L., Rathus, J. H., Linehan, M. M., Wetzler, S., & Leigh, E. (1997). Dialectical behavior therapy adapted for suicidal adolescents. *Journal of Practical Psychiatry and Behavioral Health, 3,* 78–86.

Miller, G. E., Cohen, S., & Herbert, T. (1999). Pathways linking major depression and immunity in ambulatory female patients. *Psychosomatic Medicine, 61,* 850–860.

Miller, W. R., & Rollnick, S. (1991). *Motivational interviewing: Preparing people to change addictive behavior.* New York: Guilford Press.

Miller, W. R., & Rollnick, S. (2002). *Motivational interviewing: Preparing people for change* (2nd ed.). New York: Guilford Press.

Millman, J., Strike, D. M., Van Soest, M., Rosen, N., & Schmidt, E. (1998). *Talking with the caller: Guidelines for crisisline and other volunteer counselors.* Thousand Oaks, CA: Sage.

Moscicki, E. K. (1997). Identification of suicide risk factors using epidemiologic studies. *Psychiatric Clinics of North America, 20*(3), 499–517.

Mufson, L., Weissman, M. M., Moreau, D., & Garfinkel, R. (1999). Efficacy of interpersonal psychotherapy for depressed adolescents. *Archives of General Psychiatry, 56,* 573–579.

Mundy, E., & Baum, A. (2004). Medical disorders as a cause of psychological trauma and posttraumatic stress disorder. *Current opinion in psychiatry, 17*(2), 123–127.

Murphy, G. E. (1975a). The physician's responsibility for suicide: Pt. 1. An error of commission. *Annals of Internal Medicine, 82*(3), 301–304.

Murphy, G. E. (1975b). The physician's responsibility for suicide: Pt. 2. Errors of omission. *Annals of Internal Medicine, 82*(3), 305–309.

Musick, M. A., Traphagan, J. W., Koenig, H. G., & Larson, D. B. (2000). Spirituality in physical health and aging. *Journal of Adult Development, 7*(2), 73–86.

National Cancer Institute. (2005). *Suicide risk in cancer patients.* Retrieved March 29, 2005, from http://www.cancer.gov/cancertopics/pdq/supportivecare/depression/Health-Professional/page4.

National Center for Posttraumatic Stress Disorder. (n.d.). *Screening for PTSD in a primary care setting.* Retrieved May 1, 2004, from http://www.ncptsd.org/screen_disaster.html.

National Institute on Drug Abuse. (n.d). *NIDA InfoFacts: Cigarettes and other nicotine products.* Retrieved March 26, 2005, from http://www.nida.nih.gov/Infofax/tobacco.html.

National Institute of Mental Health. (2002a). *Depression and cancer.* Bethesda, MD: National Institute of Mental Health, National Institutes of Health, U.S. Department of Health and Human Services (NIH Publication No. 02-5002). Available from http://www.nimh.nih.gov/publicat/depcancer.cfm.

National Institute of Mental Health. (2002b). *Depression and diabetes.* Bethesda, MD: National Institute of Mental Health, National Institutes of Health, U.S. Department of Health and Human Services (NIH Publication No. 02-5003). Available from http://www.nimh.nih.gov/publicat/depdiabetes.cfm.

National Institute of Mental Health. (2002c). *Depression and heart disease.* Bethesda, MD: National Institute of Mental Health, National Institutes of Health, U.S. Department of Health and Human Services (NIH Publication No. 02-5004). Available from http://www.nimh.nih.gov/publicat/depheart.cfm.

National Institute of Mental Health. (2002d). *Depression and HIV/AIDS.* Bethesda, MD: National Institute of Mental Health, National Institutes of Health, U.S. Department of Health and Human Services (NIH Publication No. 02-5005). Available from http://www.nimh.nih.gov/publicat/dephiv.cfm.

National Institute of Mental Health. (2002e). *Depression and Parkinson's disease.* Bethesda, MD: National Institute of Mental Health, National Institutes of Health, U.S. Department of Health and Human Services (NIH Publication No. 02-5007). Available from http://www.nimh.nih.gov/publicat/depparkinson.cfm.

National Institute of Mental Health. (2002f). *Depression and stroke.* Bethesda, MD: National Institute of Mental Health, National Institutes of Health, U.S. Department of Health and Human Services (NIH Publication No. 02-5006). Available from http://www.nimh.nih.gov/publicat/depstroke.cfm.

National Institute of Mental Health. (2003). *In harm's way: Suicide in America.* Bethesda, MD: National Institute of Mental Health, National Institutes of Health, U.S. Department of Health and Human Services (NIH Publication No. 03-4594). Available from http://www.nimh.nih.gov/publicat/harmaway.cfm.

Ng, D. M., & Jeffrey, R. W. (2003). Relationships between perceived stress and health behaviors in a sample of working adults. *Health Psychology, 22*(6), 638–642.

Nixon, R. D. V., Sweeney, L., Erickson, D. B., & Touyz, S. W. (2003). Parent-child interaction therapy: A comparison of standard and abbreviated treatment for oppositional defiant preschoolers. *Journal of Consulting and Clinical Psychology, 71*(2), 251–260.

Noh, S., & Kaspar, V. (2003). Perceived discrimination and depression: Moderating effects of coping, acculturation, and ethnic support. *American Journal of Public Health, 93*(2), 232–238.

Office of Minority Health, Centers for Disease Control and Prevention. (n.d.). *Eliminate disparities in cardiovascular disease (CVD).* Retrieved March 7, 2005, from http://www.cdc.gov/omh/AMH/factsheets/cardio.htm.

Parmley, W. W. (2001). Editor's page: African American patients and heart disease. *Journal of the American College of Cardiology, 38*(5), 1577.

Patrick, D. L., Ferketich, S. L., Frame, P. S., Harris, J. J., Hendricks, C. B., Levin, B., et al. (2003). National institutes of health state-of-the-science conference statement: Symptom management in cancer—Pain, depression, and fatigue, July 15–17, 2002. *Journal of the National Cancer Institute, 95*(15), 1110–1117.

Perlman, H. H. (1957). *Social casework: A problem-solving process.* Chicago: University of Chicago Press.

Pignone, M. P., Gaynes, B. N., Rushton, J. L., Burchell, C. M., Orleans, C. T., Mulrow, C. D., et al. (2002). Screening for depression in adults: A summary of the evidence for the U.S. Preventives Services Task Force. *Annals of Internal Medicine, 136*(10), 760–764.

Pinderhughes, E. (1989). *Understanding race, ethnicity, and power: The key to efficacy in clinical practice.* New York: Free Press.

Prochaska, J. O., & DiClemente, C. C. (1983). Stages and processes of self-change of smoking: Toward an integrative model of change. *Journal of Consulting and Clinical Psychology, 51,* 390–395.

Prochaska, J. O., DiClemente, C. C., & Norcross, J. C. (1992). In search of how people change: Applications to addictive behaviors. *American Psychologist, 47*(9), 1102–1114.

Rabins, P. (Presenter). (1991). *Assessing the mental status of the older person* [Videorecording]. Baltimore: Video Press, University of Maryland at Baltimore.

Rees, K., Bennett, P., West, R., Davey, S. G., & Ebrahim, S. (2004). *Psychological intervention for coronary heart disease* (Cochrane Review, Cochrane Library, 2). Chichester, England: Wiley.

Regier, D. A., Narrow, W. E., Rae, D. S., Manderscheid, R. W., Locke, B. Z., & Goodwin, F. K. (1993). The de facto U.S. mental and addictive disorders service system: Epidemiologic catchment area prospective 1-year prevalence rates of disorders and services.

Archives of General Psychiatry, 50(2), 85–94.

Remafedi, G. (1999). Sexual orientation and youth suicide. *Journal of the American Medical Association, 282*(13), 1291–1292.

Richmond, M. (1917). *Social diagnosis.* New York: Russell Sage.

Rolland, J. S. (1994). *Families, illness, and disability: An integrative treatment model.* New York: Basic Books.

Russell, S. T., & Joyner, K. (2001). Adolescent sexual orientation and suicide risk: Evidence from a national study. *American Journal of Public Health, 91*(8), 1276–1281.

Saleebey, D. (2002). Introduction: Power to the people. In D. Saleebey (Ed.), *The strengths perspective in social work practice* (3rd ed., pp. 1–22). Boston: Allyn & Bacon.

Samson, A. Y., Bensen, S., Beck, A., Price, D., & Nimmer, C. (1999). Posttraumatic stress disorder in primary care: Observations from practice. *Journal of Family Practice, 48*(3), 222–227.

Sanchez, H. G. (2001). Risk factor model for suicide assessment and intervention. *Professional Psychology: Research and Practice, 32*(4), 351–358.

Saraceno, B., & Barbui, C. (1997). Poverty and mental illness. *Canadian Journal of Psychiatry, 42*, 285–290.

Schuhmann, E. M., Foote, R. C., Eyberg, S. M., Boggs, S. R., & Algina, J. (1998). Efficacy of parent-child interaction therapy: Interim report of a randomized trial with short-term maintenance. *Journal of Clinical Child Psychology, 27*(1), 34–45.

Sergerstrom, S. C., & Miller, G. E. (2004). Psychological stress and the human immune system: A meta-analytic study of 30 years of inquiry. *Psychological Bulletin, 130*(4), 601–630.

Shaffer, D., Fisher, P., Dulcan, M. K., Davies, M., Piacentini, J., Schwab-Stone, M. E., et al. (1996). The NIMH diagnostic interview schedule for children (Version 2.3, DISC-2.2): Description, acceptability, prevalence rates, and performance in the MECA study. *Journal of the American Academy of Child and Adolescent Psychiatry, 35*(7), 865–877.

Shaffer, D., Pfeffer, C. R., Bernet, W., Arnold, V., Beitchman, J., Benson, R. S., et al. (2001). Practice parameter for the assessment and treatment of children and adolescents with suicidal behavior. *Journal of the American Academy of Child and Adolescent Psychiatry, 40*(Suppl.), S24–S51.

Shea, S. C. (1988). *Psychiatric interviewing: The art of understanding.* Philadelphia: Saunders.

Siefert, K., Bowman, P. J., Heflin, C. M., Danziger, S., & Williams, D. R. (2000). Social and environmental predictors of maternal depression in current and recent welfare recipients. *American Journal of Orthopsychiatry, 70*(4), 510–522.

Spiegel, D., Sephton, S. E., Terr, A. I., & Stites, D. P. (1998). Effects of psychosocial treatment in prolonging cancer survival may be mediated by neuroimmune pathways. *Annals of New York Academy of Science, 840*, 674–683.

Stark, D., Kiely, M., Smith, A., Velikova, G., House, A., & Selby, P. (2002). Anxiety disorders in cancer patients: Their nature, association, and relation to quality of life. *Journal of Clinical Oncology, 20*(14), 3137–3148.

Stein, M. B., McQuaid, J. R., Pedrelli, P., Lenox, R., & McCahill, M. E. (2000). Posttraumatic stress disorder in the primary care medical setting. *General Hospital Psychiatry, 22*, 261–269.

Strader, D. B., Wright, T., Thomas, D. L., & Seeff, L. B. (2004, April). American Association for the Study of Liver Diseases Practice Guideline: Diagnosis, management, and treatment of Hepatitis C. *Hepatology*, 1147–1171.

Substance Abuse and Mental Health Services Administration. (2003). *Results from the 2002 National Survey on Drug Use and Health: National findings* (Office of Applied Studies, NHSDA Series H-22, DHHS Publication No. SMA 03-3836). Rockville, MD: Author.

Susser, E. S., Herman, D. B., & Aaron, B. (2002). Combating the terror of terrorism. *Scientific American, 287*(2), 70–78.

Thomson PDR® Electronic Library. (n.d.). Retrieved March 6, 2005, from http://pdrel .thomsonhc.com/pdrel/librarian.

Trzepacz, P. T., & Baker, R. W. (1993). *The psychiatric mental status examination.* New York: Oxford University Press.

U.S. Department of Health and Human Services. (1999). *Mental health: A report of the surgeon general.* Rockville, MD: Author.

U.S. Department of Health and Human Services. (2001a). *Mental health: Culture, race, and ethnicity—A supplement to mental health: A report of the surgeon general.* Rockville, MD: Author.

U.S. Department of Health and Human Services. (2001b). *National strategy for suicide prevention: Goals and objectives for action.* Rockville, MD: Author. Retrieved March 6, 2005, from http://media.shs.net/ken/pdf/SMA01–3517/SMA01–3517.pdf.

U.S. Food and Drug Administration. (2003). *FDA talk paper: FDA statement regarding the antidepressant Paxil for pediatric population.* Retrieved January 8, 2005, from http://www.fda .gov/bbs/topics/ANWERS/2003/ANS01230.html.

U.S. National Library of Medicine and National Institutes. (n.d.). *Drug information: Reserpine.* Retrieved March 6, 2005, from http://www.nlm.nih.gov/medlineplus /druginfo/medmaster/a601107.html.

U.S. Public Health Service. (1999). *The Surgeon General's call to action to prevent suicide.* Washington, DC: Author. Retrieved March 6, 2005, from http://www.surgeongeneral .gov/library/calltoaction/default.htm.

Wakefield, J. (1999). The measurement of mental disorder. In A. V. Horwitz & T. L. Scheid (Eds.), *A handbook for the study of mental health: Social contexts, theories, and systems* (pp. 29–57). Cambridge, England: Cambridge University Press.

Walsh, F. (Ed.). (1999). *Spiritual resources in family therapy.* New York: Guilford Press.

Walsh, F. (2004). Spirituality, death, and loss. In F. Walsh & M. McGoldrick (Eds.), *Living beyond loss: Death in the family* (2nd ed., pp. 182–210). New York: Norton.

Weihs, K., Fisher, L., & Baird, M. (2002). Families, health and behavior: A section of the commissioned report by the Committee on Health and Behavior (Research, Practice, and Policy Division of Neuroscience and Behavioral Health and Division of Health Promotion and Disease Prevention Institute of Medicine, National Academy of Sciences). *Families, Systems, and Health, 20*(1), 7–46.

Weil, A., & Rosen, W. (1993). *From chocolate to morphine: Everything you need to know about mind-altering drugs* (2nd ed.). Boston: Houghton Mifflin.

Weir, H. K., Thun, M. J., Hankey, B. F., Ries, L. A. G., Howe, H. L., Wingo, P. A., et al. (2003). Annual report to the nation on the status of cancer, 1975–2000, featuring the uses of surveillance data for cancer prevention and control. *Journal of the National Cancer Institute, 95*(17), 1276–1299.

Weissbecker, I., Salmon, P., Studts, J. L., Floyd, A. R., Dedert, E. A., & Sephton, S. E. (2002). Mindfulness-based stress reduction and sense of coherence among women with fibromyalgia. *Journal of Clinical Psychology in Medical Settings, 9*(4), 297–307.

Williams, D. R., Neighbors, H. W., & Jackson, J. S. (2003). Racial/ethnic discrimination and health: Findings from community studies. *American Journal of Public Health, 93*(2), 200–208.

Williams, J. B. W. (1998). Classification and diagnostic assessment. In J. B. Williams & K. Ell (Eds.), *Advances in mental health services research: Implications for practice* (pp. 25–48). Washington, DC: National Association of Social Workers Press.

Williams, J. W., Hitchcock, P., Cordes, J. A., Ramirez, G., & Pignone, M. (2002). Is this patient clinically depressed? *Journal of the American Medical Association, 287*(9), 1160–1170.

Winkleby, M. A., Kraemer, H., Ahn, D. K., & Varady, A. N. (1998). Ethnic and socioeconomic differences in cardiovascular disease risk factors: Findings from the third national health and nutrition examination survey, 1988–1994. *Journal of the American Medical Association, 280*(4), 356–362.

Wooltorton, E. (2003). Paroxetine (Paxil, Seroxat): Increased risk of suicide in pediatric patients. *Canadian Medical Association Journal, 169*(5), 446.

World Health Organization. (2001). *World Health Report 2001: Mental health—New understanding, new hope.* Geneva, Switzerland: Author.

Wyatt, S. B., Williams, D. R., Calvin, R., Henderson, F. C., Walker, E. R., & Winters, K. (2003). Racism and cardiovascular disease in African Americans. *American Journal of the Medical Sciences, 325*(6), 315–331.

Yellow Bird, M., Fong, R., Galindo, P., Nowicki, J., & Freeman, E. M. (1996). The multicultural mosaic. In P. L. Ewalt, E. M. Freeman, S. A. Kirk, & D. L. Poole (Eds.), *Multicultural issues in social work* (pp. 3–13). Washington, DC: National Association of Social Workers Press.

Young, A. S., Klap, R., Sherbourne, C. D., & Wells, K. B. (2001). The quality of care for depressive and anxiety disorders in the United States. *Archives of General Psychiatry, 58*(1), 55–61.

Zametkin, A. J., Alter, M. R., & Yemini, T. (2001). Suicide in teenagers: Assessment, management, and prevention. *Journal of the American Medical Association, 286*(24), 3120–3125.

Zimmerman, M., Lish, J. D., Lush, D. T., Farber, N. J., Plescia, G., & Kuzma, M. A. (1995). Suicidal ideation among urban medical outpatients. *Journal of General Internal Medicine, 10*(10), 573–576.

Williams, K. E. (1999). Classification and diagnostic assessment. In S. Winters & K.
nomic differences in cardiovascular disease risk factors: Findings for the third na-
tional health and nutrition examination survey, 1988-1994. Journal of the American
Public Health, 1992, 459-464.

Wintersteen, F. (2001). Racial and ethnic factors in increased risk of suicide in pediatric
patients. Clinical Pediatrics (Philadelphia), 40, 697-705.

World Health Organization (2001). World Health Report 2001: Mental health—new under-
standing, new hope. Geneva, Switzerland: Author.

Zayas, S. E. Williams, J. W. (1997). ... In S. Winters & K.
Eo. Maa (eds.), ... in a rural health services research handbook (pp. 45-55).
... Social Workers Press.

Zuckerman, J. (2000). ...

Zuckerman, M., Brody, D. E., Goleman, E. D. (1994). The modifier
of depression. In E. Brody & J. Freeman, & I. I. Wolf (eds.), Medical-
...

第九章

卫生保健中的沟通

SARAH CEHLERT

良好的沟通是提供有效卫生保健的核心。如果病人与健康保健的提供者之间的沟通方式能够使得双方准确地交换准确的信息，那么治疗的结果在很多方面会有所改善。比如说，如果社会工作者和其他健康照顾人员能与病人们建立友好关系，从病人那里得到有用的信息，提出易懂的问题，诊断会更准确。同样，如果病人们能用一种健康照顾人员易于理解的方式描述他们的症状及担忧，那么他们的病情就能更准确地被诊断。基于这种准确诊断的治疗计划也将更有效，因为这些计划更好地反映了病人独特的卫生保健和社会需求。由此，人们普遍同意 Fisher（1992）的看法，那就是如果病人与提供服务者之间的沟通有缺陷，那么拥有世界上最先进的科学知识也不足以治好病。

在本章中，医疗沟通目标的定义是：在获取和传播尽量多的信息的同时，让人们在沟通中尽量少产生曲解和不快。本章的目的是描述：（1）健康照顾的参与者之间固有的交涉；（2）常见的沟通错误的来源；（3）在不同临床背景下加强沟通的方法。

一、本章目标

- 阐明在健康照顾环境中，病人（或病人系统）与服务者之间的临床诊疗过程中的结构及动力。
- 阐明个人的健康信念是如何影响健康问题沟通的。
- 确定诸如种族、民族、性别、宗教及地理位置等造成的群体差异是如何影响健康信念的。
- 讨论健康照顾团队作为团队的、动态的及社会工作者在健康照顾团队中的地位。
- 简述已通过实践检验的改善健康信息在病人和他们的家庭之间的沟通方法，提高健康照顾者获取信息质量的方法；这些方式是通过实证检验的。
- 简述通过实证检验的病人及其家人向健康照顾提供者陈述信息和提问的方式。
- 区分阐述和翻译。

● 在健康照顾的背景下，为病人及健康照顾者之间的健康照顾信息的准确翻译提供指导方针。

本章与本手册中的其他章节应一齐使用参考，尤其是生理健康和心理健康（第八章）、慢性病（第十八章）和另类治疗（第二十二章）。读者应积极地进行以上章节的内容相互参考使用，就能优化自己的学习，知道如何通过增进沟通来使健康照顾的效果最显著。

二、卫生保健临床会诊的结构及动力

在一篇颇具影响力的关于卫生保健过程中的沟通的文章中，Kleinman，Eisenberg 和 Good（1978）将病人和健康照顾提供者间的临床会诊描述这样一种情形：两种文化对现实有不同的理解，病人和提供者之间的交涉是两种文化现实在临床的反映即临床现实。作者们把临床现实定义为在医疗保健会诊中病人与提供者之间的相互作用及在该相互作用下产生的结果。这些结果包括：（1）治疗计划的发展；（2）对上述计划执行的连续性；（3）健康结果，比如哮喘发作或癫痫发作次数减少；（4）社会结果，比如一个孩子重返学校的能力。

Kleinman 等（1978）指出，病人在去就诊时带着信念、期待、评估和目标。而这些都是文化构建而成的，从某种意义上说，它们是由每个人的生活经历决定的。作者指出，疾病的经历是受与文化相关的因素影响的，这些因素决定了人们对不适经历的感知、定义、解释和评价，这些就如同疾病的症状。这些过程都深植于复杂的家庭、社会、文化联系中。比如，先前家人得病的经历及家人是怎样面对这些疾病的，这对一个人如何处理他自己或家人的疾病影响甚大。这些先前的经历可能是非常微妙的，如孩子无意间听到父母谈论某家庭成员所得的一种重病。

如 Rolland 和 Werner-Lin 在关于家庭及慢性病的章节（第十一章）描述的，不同的家庭处理疾病的方式大相径庭。家庭在很多方面都会显示出差异，如他们如何一起努力应对疾病，如何与服务提供者合作，以及家庭成员之间和家庭成员与其他人如何讨论这种疾病等。拿有孩子患癫痫的家庭为例，有的家庭不会在家庭内部谈论这种情况；尽量不让别人看到孩子发病的样子；在与医生的交流中采取被动的地位。另一些家长可能将围绕着孩子的病情组织家庭活动，没有顾虑孩子的病情；和所有家里有义务的成员一起监控症状；在病友组织中表现得很活跃；在孩子诊疗时陪在左右。第三类家庭则把孩子的发病作为家庭生活的一部分，所以病情既没有被隐藏也没有成为家里的重心。这三种对待孩子癫痫病的不同方法都可能会对患病的孩子和他的兄弟姐妹造成一生的影响。因此，查明一个人的家庭病史会是医疗社会工作者一项有用的工具，此工具可以就先前的经历是怎样塑造人们对于现实的文化解释这点提供有价值的深刻见解。

Pachter（1994，p.690）认为，病人对于现实的文化解释多数不会与医务人员所持的生物医学解释差太多，但却在一种连接民族文化解释与生物医学解释的中间层面上呈现差异。多数病人对于现实的文化解读实际上是"民族文化信念，个人自有的信念，生物医学概念"的混合体。病人对现实的理解与提供者对现实的理解分歧越大，那么出现沟通问题的可能性就越大。

医务人员也一样，是带着由他们各自独特的生活经历及他们已融入其中的职业文化造就的信念、期待、价值和目标参与诊疗过程的。诸如医生、护士、医疗社会工作者、理疗师等人群势必会有共同的语言、行为准则、衣着等表示地位的方式，这些构成了职业文化。Rosenthal（1993，p.3）是这样描述医学院学生的群体文化的形成的："打从一开始，医学院的学生就被告知他们来学校时要学习如何像一个医生那样思考问题。四年后，他们毕业出来工作，许多人会形成一种职业性举止，他们不但思维方式相同，说话方式相同，就连穿着习惯都是一样的。

（一）健康信念及沟通

健康信念是人们对现实文化解读的组成部分，它会引导人们的健康行为及沟通。而健康信念是由文化与规定引导的，包括：（1）应该如何识别症状及出现什么症状的时候该去找医生；（2）病人们如何理解病因及治疗方式；（3）病人对健康照顾人员抱有何种期望；（4）病人把他们的病归于何种个人及道德原因，当病人"为什么偏偏是我得这种病？我做了什么要得到这种报应？"这样的问题的时候，如何处理（Weston & Brown，1989，p.78）。

Leventhal（1985）补充道，疾病的自然病程能像文化一样塑造病人的健康信念及对现实的解释，这个过程几乎和文化影响健康信念的方式一样。这种情况在慢性病中尤为突出。病人对疾病的认识及理解随着时间的推移会有所增加，因为他们获得了更多的保健信息，也更了解他们自己的身体是怎样对慢性病做出反应的。这种增进的认识会影响症状的评估，让病人知道在哪种情况下去做正规治疗比较合适。一个原先对病症感到恐惧并常常要去治疗的病人，若他对自己的症状的模式开始熟悉了，就会马上感到能自己控制疾病。

纵览全球，对疾病成因的解释不是感染或意外等自然因素，就是超自然因素，如灵魂滋扰、巫师、巫术或神话报应等（Erasmus，1952；Foster，1976；见表9.1）。虽然用超自然因素解释疾病对许多人而言是古怪的，但它们仍是美国相当一部分居民健康信念的组成部分，特别是那些非美国本土出生的居民。2000年，10%的美国居民（2840万人）是非本土出生的（Lollock，2001）。美国2000年人口普查的数据（Spector，2004）显示，非本土出生美国人中，51%出生在拉丁美洲，25.5%出生在亚洲，15.3%出生在日本，剩余的8.2%在其他地区。这些调查数字并不包括未记录在册移民。虽然关于他们的数据很难预计，但大家认为1996年有500万未登记在册的移民住在美国（Spector，2004）。

表9.1 世界各地区的四种超自然缘由

理论	定义	地区
灵魂侵犯	一些恶毒的、受冒犯的超自然力量渴望做些直接的、有敌意的、专横的、惩罚性的行为。如：灵魂、疾病、恶魔、已故的祖先或鬼魂	东亚，太平洋岛屿，南美洲
巫术	把人们健康的损坏归因于人类过于挑衅地使用法术，法术可以是独立完成的，或是借助专职术士、萨满巫师来做	北美洲
魔法	把人们健康的损坏归因于某个可能被赋予特殊能力，并具有恶魔习性的人类做出的自发的或不由自主的挑衅行为	环地中海地区
神秘报应	疾病是由触犯禁令直接引发的	非洲

人的健康信念是在群体化的过程中学习而来的，这和学习如何用文化来解读现实的过程是一样的。它们通常是一个长期持有文化信念的组织，特别是那些由于社会经济、宗教、地区和政治原因被主流社会隔绝在外的组织。比如，宗教及政治组织有自己的理由去坚持某种信仰，避开主流解释。拿耶和华见证会（Jehovah's Witnesses）的会员来说，他们强烈反对共享血制品，手术中或者事故后，若医务人员决定采取输血，他们会与医务人员发生冲突。许多引人注目的法律案件就是由于父母是耶和华见证会的会员，拒绝医生给他们的孩子输血而引起的。那些严格遵守饮食规则的传统犹太人，当收治他们的医院不能提供犹太教食物时（Kosher meals），他们可能会与医院的工作人员发生冲突。

地理位置可能导致人们维持传统健康信念，因为获取主流思想的途径受到限制。美国的乡村地区的特点是人口密度小，医疗保健提供者少，离医疗机构的距离远（Coward，1998）。媒体资源的稀缺降低了主流文化的曝光率，人们接收到的主流医疗信息越来越少，导致传统的健康信念的地位日益稳固。

和在本土出生的美国居民相比，非美国本土出生的居民更有可能住在市中心、生活在贫困中（Lollock，2001）。他们和许多内陆城市的本土居民一样，通常住在有牢固的社会关系网的同类群体中。这些牢固的关系对健康是有益的，因为这些关系可能提高一个人得到其他人的帮助的机会。然而，如果团队里的其他成员也是同样的贫困，他们可能无法及时提供金钱上的帮助，也无法帮忙将病人送到医疗机构。此外，牢固的社群关系的构成常常是以与主流文化关系疏远为代价的，而主流文化又是保健信息的重要来源（Pescosdido & Levy，2002）。比如说，女性与主流文化的联系弱的话，她们就不太可能获得关于如何进行乳房自检或去哪儿接受免费检查的信息。父母与主流文化联系弱的话，他们就不太可能了解自己孩子得到医疗保健基金的机会（参见本书第五章）

Loudell Snow 在她的书《走过医学》《Walkin' Over Medicine》（1993）里描述了病人的健康信念对他们的健康行为的影响。她曾在密歇根州兰辛市（Lansing，Michigan）的一家主要为非洲裔美国人服务的医疗诊所里工作，观察到了这些影响。诊所的医护人员会担心出现不按照处方坚持进行药物治疗的情况出现，降低血压的药物治疗（叫做抗高血压药物治疗）。通过采访诊所的病人，Snow 发现许多病人把贫血当成了低血压中的一种。这个群体中的许多病人在听到医生说："恭喜你，你的血压已经降低了！现在你的血压是低的。"以后就停止药物治疗了。在医生眼中的健康状态（如那些易有高血压症状的病人血压降低）在病人眼中成了不健康的状态，所以他们停止服药。

另一个例子，Snow（1993）向年轻非洲裔美国女性就高意外怀孕率这一问题提供咨询服务。根据诊所的做法，他们会开女性口服避孕药，并且教授她们周期性避孕方法。通过采访，Snow 发现两种节育的方法与许多女性的信念相违背，她们认为月经对健康很重要，因为月经能排出毒素及污物，否则会引起健康问题。她们认为口服避孕药对健康有害，因为它会减少月经来潮。周期性避孕法也同样被看做是对健康有害的，因为这种避孕法认为在经期前做爱能够避孕，而女性觉得自己的身体在这个阶段恰恰是特别开放的，更容易被毒素或污物伤害。这个群体的健康信念要求她们在离经期最远的时期做爱，因为那时的身体是最闭塞的，也就最安全。这样做是很成问题的，因为离经期最远的时期正是女性排卵的时期，在此期间受孕的可能性最大。

在这两个例子当中，通过处理病人的健康信念和医生的健康信念间存在着差异可以使双方在临床上沟通。在抗高血压药物疗法的案例中，任务非常简单，只要让病人了解"低血压"的两种含义。或者我们建议医生把"低血压"这种说法换成"正常血压"或"健康的血压"。在节育观念冲突的案例中，应强调除了口服避孕药及安全期避孕法以外的方法，因为前者会控制月经来潮，而后者要求妇女在她们所认为的生理脆弱期有性爱行为。

大量研究经验证明了健康的信念对成功改变行为的影响：这二者是有联系的。Patterson，Kristal 和 White（1996）在华盛顿州以 607 人为样本研究了基本健康信念对饮食与癌症的影响。通过测量健康信念，他们发现，那些信仰很强的人们脂肪摄入明显下降，而纤维素摄入显著上升。在另一个研究结果中，同样是低收入、处在农村地区，非洲裔美国妇女，那些不相信她们有患上乳腺癌风险的女性，不管她们的家族病史如何，比那些相信她们有此风险的女性更不愿意接受乳房 X 线检测（West et al，2003）。

（二）疾痛与疾病

临床诊疗过程可看做一系列的病人与健康照顾提供者之间的交流和协商。诊疗是否成功至少一部分取决于双方能在多大程度上达成一致。大体而言，双方在文化构成的现实上的差异越大，协商就将越困难。一个能大致说明病人和提供者之间文化构成的现实差异的例子是病人面对的是病患（illness），他们受病患折磨；而医生面对的是疾病，他们治疗疾病。Kleinman 等（1978，p. 25）将疾病（disease）定义为人体器官和系统的结构与功能之异常。Helman（1985，p. 923）认为疾病一词将"不健康"降低到理化术语的范畴，在做出诊断的过程中过分强调了生物信息（与社会心理信息相对）的重视。而疾痛（illness）被定义为人的生存和社会状态发生负面变化的经历（Kleinman et al，1978，p. 251）。在 Helman（1985，p. 923）看来，疾痛是一个更为广义的概念，其特征为社会、心理和文化因素所影响的。

判断疾病是依靠客观性的依据，而判断疾痛则是基于主观判断。所以，疾病可以在不出现疾痛的情况下存在。举例而言，一个病人体内可能已经存在生物学上的异常，但她并没有感觉到；比如一个妇女患恶性卵巢肿瘤而没有任何症状。同样，疾痛也可能在不出现疾病的情况下存在。常见的头痛、胃肠疼痛可能给病人带来痛楚，并且干扰社会生活，比如学习和工作，这些症状并不代表身体的器官和系统在结构和功能上出现了异常。

有些疾痛只在某些特定的文化群体中出现，诸如墨西哥的着魔恐怖综合征（susto）（Rubel，1977），马来西亚的恐缩症（koro），以及常见于爱斯基摩地区的北极癔病（pibloktoq）（Foulks，1972；见表 9.2）。这些情况被归为病症而不是疾病。虽然这些综合征对某些文化群体来说是真实存在的，全球范围内的健康照料服务提供者对这些疾痛的了解并未达成一致。这些疾痛未被写进《疾病和有关健康问题的国际统计分类》（International Statistical Classification of Diseases and Related Health Problems，ICD），ICD 是由世界卫生组织（WHO）编写出版的国际认证的疾病分类统计概略，现已出至第十版（ICD - 10；WHO，2003）。由成员国以此为依据监控疾病在全球范围的发病率和流行性；汇编死亡率和患病率的数据。

表 9.2 文化特征综合征

综合征名称	描述	文化来源地
着魔惊恐征	由于感到灵魂将要离开身体而惊恐引起的病症	墨西哥
恐缩症	突然焦虑不安，认为阴茎将缩回体内，引起死亡	马来西亚
北极癔病	一般认为是惊恐引起的突然发生暂时的行为异常	极地

疾痛与疾病没有直接的联系，这可能是造成医患双方的交流出现问题的原因之一，并且导致不遵医嘱情况。脑肿瘤在医生看来是极为严重的疾病，然而在初期，肿瘤引起的痛苦和对患者社会生活的影响较小，甚至小于腰背部肌肉痉挛的影响。有些病人，虽然他们的器官或系统发生病变（即疾病）的程度是一样的，但是他们在健康状况和社会生活等方面的失常（即病症）却表现得非常不同，一些患有风湿性关节炎的病人可以保持良好生活状态，也能够进行日常活动；而另外一些病患程度相同的人的生活状态明显下降，甚至需要他人照顾日常起居。

临床诊疗过程中一旦出现医生仅关注疾病，而病人只关注于病症，双方就会产生挫败感、不信任的情绪以及不良的医疗结果。这是因为医疗服务提供者可能觉得病人没有认真考虑自己的意见，而病人也认为医生没有把自己的病痛抱怨当回事。《精神信仰打败了你》（"The Spirit Catches You and You Fall Down", Fadiman, 1997）一书列举过一个令人心酸的实例。故事发生在加州的 Merced 郡，一个得了癫痫症的小姑娘，双亲是赫蒙族（Hmong）移民并且不会说英语。基于根深蒂固的文化信仰，这对父母认为她的病症是灵魂和身体的斗争。父母按照赫蒙族的信仰用动物祭品和传统疗法来治疗小女孩的病症；而医生们，将小女孩的情况当做疾病来治疗，治疗过程要求病人必须服用精确剂量的抗癫痫药物。双方都抱着最良好的愿望努力拯救小姑娘的生命，然而由于沟通不良，大家互不信任，并将小姑娘的病情归咎于对方，最终只能无力地看着小姑娘病情恶化，直至严重残疾。

当社会工作者发现到医患之间理解的不一致时，要缓解这一情况，指出双方的理解差异，向双方解释对方之所以会不理解的原因，帮助建立起临床上和谐的关系。Setha Low（1984）曾写道，"通常社会工作者是唯一能够看清双方的文化观点的群体——是官僚主流的或者民族还是亚文化的。因为有这个优点，他们也是在提供照料和交流信息的过程中，最为关键的一员。"这一观点与 Richard Cabot 的观点一致，后者认为社会工作者就是健康照顾领域中的翻译员（详见本手册第一章）。

Kleinman（1980）编写提出的一系列问题被用作社会工作者与其他医疗服务提供者用来明确了解病人的健康信念。这些问题包括：

你认为什么导致了你的病痛？

你觉得疾病有多严重？

你认为这一过程是短期的还是长期的？

这个疾病给你造成了什么麻烦？

你最担心的是什么？

你认为怎样的治疗一定能治好你的疾病？

从治疗中你期望获得怎样的收益？

作品《年轻与花朵》（"Young and Flower", 2001, p. 91）列举了一个鲜明的例子，说明如果医疗服务提供者不能了解病人的健康会出现什么情况。年轻人 Pete 在一家快餐店工作，某日他脚踝受伤，被送进了急诊室。剧痛难忍，再加上刚才扭伤脚踝时他听见了骨头碎裂的声音，Pete 觉得自己脚踝骨折了。他最担心的是自己会因此丢了这份工作。当他被医生告知，自己的脚踝只是扭伤，只需要治疗休养 5 天，Pete 对医生产生了不信任。Pete 和他的医生看问题的角度非常不同，对同一状况的理解也不同。在 Pete 的理解中，严重扭伤和骨折的严重性是不同的，他认为如果他的脚踝只是"扭伤"而非骨折，病假就开不了。同时医生也不给 Pete 机会解释，认为 Pete 是借机旷工而不配合治疗，如此一来，局面急剧恶化。结束诊疗后 Pete 认为医生是错的。他立即扯掉绷带，回去上班了。这样使得他的脚踝有可能再次损伤，更加认定医生的错误判断。而医生也加深了对 Pete "诈病"的不良印象。

（三）医疗团队中的社会工作者

Cleora Roberts（1989）的著作中记录了这样的观察：社会工作者和医疗服务提供者之间专业关系中存在天然的紧张关系，即使他的记录的是 15 年前的观察，但这种关系到现在还是存在。Roberts 认为这种紧张关系是积极的，由此产生的压力能够催化社会工作者和医生的合作成功（p. 211）。双方看问题的角度有五大不同之处：（1）医生的目标是拯救生命，而社会工作者更关注生命的质量而非数量；（2）医生更注重收集客观数据进行诊断，比如实验室检查数据，而社会工作者考虑病人对病症的主观感受；（3）医生制订治疗计划时基于治愈病患、延长生命的目的，而社会工作者会鼓励病人自我决定治疗目标；（4）在处理病人的情感问题上，社会工作者比医生更为自如；（5）医生会倾向于在医疗团队中处于领导地位，而社会工作者习惯于团队合作。

Turner（1990）认为，社会工作者在健康照料领域是一种资源，用于不同文化间的沟通。他指出西方医学中有三个现象是专属于西方文化，并且包含了西方的价值导向，因此会在健康交流方面造成潜在的障碍。这三个现象中的每一个都与社会工作的价值发生冲突。当今医学极端科学化是一种只重视解决生理的健康问题的趋势，解决生理的问题是以健康的其他方面，如行为和社交方面为代价的。Turner 认为当社会工作和极端科学化相遇时，通常会被认为有"重复出现的，非官方的，普遍的'反科学'"的主题。第二种趋势是不断的专业细分，这一趋势导致医学不将人作为一个整体看待。社会工作的整体观拓宽了团体治疗的观念，从而把个人当做一个整体来看待。第三个趋势是医疗中只对病人关注的现象，以至于忽视了其他重要的人、事件和问题。社会工作将人放在环境中考虑的观念拓宽了健康照料团队关注的范围。

生物、社会和行为因素之间复杂的相互影响导致了发生在美国的过早死亡的案例（例见McGinnis，Williams-Russo & Knickman，2002），出于对这一现象的重视，克林顿执政时期的美国国家卫生研究所（National Institutes of Health，NIH）理事 Harold Varmus 采用广泛发扬合作精神的新研究方式。NIH 由 19 个机构构成，包括国家癌症研究所（National Cancer Institute，NCI）和国家儿童健康与发展中心（National Center for Child Health and Development，NICHD），数十年来分机构而治，就像一系列的家庭手工业。2003 年，继任Varmus 的 Elias Zerhouni 管理 NIH，她发起了 21 世纪医疗研究路线图，第一次提倡 NIH各个机构联合起来处理健康问题。NIH 路线图同时也要求不同学科领域的专家以新的方式共同合作，并将不同群体作为科学调查中积极参与者包括进来。在研究中，NIH 的工作人员、科学家、社会成员成为了利益相关者。

根据 NIH 的路线图，这种新的专业合作将多学科研究、学科合作研究发展到新的概念——跨学科研究（见表9.3）。在学科研究中，来自生物、社会和行为科学的研究人员，紧密联结起来共同致力于解决健康的主要问题，为此他们必须发展出一套能够融合各自领域关键词的共同语言，提炼各自领域最好的理论，并形成新的方法论和分析方法使得新的研究能够包含各个层次的重要因素。Kahn 和 Prager（1994）指出，为了使真正的跨学科团队获得成功，传统的大学制度，比如鼓励在艰深的领域频繁发表文章的制度应该被修改。

表 9.3　医疗保健团队的类型和描述

类型	描述
多学科科研	成员来自于不同专业背景。虽然身处同一支团队，他们的专业知识体系是独立的，并且各自保持不同的学科语言文化
学科合作科研	成员来自于不同专业背景。共享知识体系和学科语言
跨学科科研	成员来自于不同专业背景。在各自学科语言基础上发展一种共享语言，整合知识理论体系，共同形成新的研究方法和分析技术

社会工作的教育面临着相同的挑战，当学生对健康照顾方面的工作感兴趣时，应该提供他们足够的生物和基因学方面的训练，这样他们才能在跨学科的团队工作中和其他成员配合。出于这一目的，帮助理解医疗术语的指南附于本章附录。

另外，挑战还包括帮助学生准备好如何和来自其他学科文化背景的专业人员合作，教授学生将不同的群体包括进做健康决策的团队中。在社会工作教育中重视家庭支持的传统能够为以后目标提供指导。虽然 NIH 路线图直接指导的是研究方向，但它对如何看待美国医疗保健和医疗保健如何实施也有指导意义。NIH 是全球最大的医疗研究基金会，而其他医疗机构的运营也依靠 NIH 的基金。这样的指导意义已经对一些教学医院产生了影响，越来越影响到社区诊所、门诊诊所、特定病种患者组织（例如：美国心脏病基金会，American Heart Foundation）以及倡导者团体。健康是生物、社会和行为等多种因素相互复杂影响的结果的宏观观念，社区居民是重要的贡献者，这些观念都对社会工作者在健康照顾工作中被如何看待有重大意义。原因有二：一是它让人们更广泛地认识到健康包含社会和行为因素；二是它重视了建立和获取社会关系。因为其他健康照顾领域的专业人员都认为这两个方面是社会工作者尤其擅长的，因此社会工作专业影响也会提高。

团队理论一直被健康照顾领域的社会工作者用来将人作为群体的成员来了解。这一理论同样在帮助了解团队动态上起作用。例如，通常使用的团队角色分类包括提出意见者、合作者、审核人和特殊利益追求者（Benne & Sheets，1948），这些分类对医疗保健团队和病人群体都适用。同样的，小型团体一般会经历开始、冲突、团结、行动和结束五个阶段（例见 Northouse & Northouse，1985），这也适用于医疗保健团队和病人群体，尽管医疗团队通常是持续性的，没有时间限制。

为了达到治疗目标，Yalom（1998）提供了影响目标达成的清单。例如：（1）鼓励精神宣泄，在组员们能够自由表达、消除沮丧情绪时应鼓励情绪宣泄；（2）当组员们模仿在家庭生活中和其他家庭成员的互动时，以一种更为积极的方式，从而达到矫正家庭关系的作用；（3）人际学习，组员通过观察向他人学习。这种方法在帮助健康照顾团队中的成员理解其他成员的行为是很有帮助的。据说，许多社会工作者成为了团体问题诊断专家，而其他专家甚至向他们请教个人事务。

　　大量研究团体治疗中的社会工作者角色的文章发表于 20 世纪 80 年代末期和 90 年代初期。Sands，Stafford 和 McClelland（1990）的研究与 Roberts（1989）和 Turner（1980；参见 Mizrahi & Abramson，1985）的研究相呼应，都探索了社会工作者和医生的矛盾来源，而他们的研究又加入了一些其他关键因素，这些因素影响在健康照顾团队中社会工作者与其他专业人员的关系。这些因素包括了各个学科的地位差别，这些差别会影响到到民主原则和竞争关系。当各位专业人员的专业角色和功能重叠的时候，就会牵涉到这两个问题。

　　正如第一章中所述，与其他专业保健人员相比，社会工作者不太可能有他们自己独特的职责身份。这种现象最早在 1980 年 Lister 的一项研究中指出。在这项研究中，就职责期望度对来自 13 位不同学科背景的保健专家进行了调查。没有一个职责是只有社会工作者才能承担的。比如调查病人的社会背景历史或者帮助病人为医学治疗程序做心理准备，心理学家、护士和康复治疗师也会执行某些类似的职能，因此困惑就由之产生了。职业角色的重叠在一些特定的环境出现的可能性比其他的环境要高。急诊部门或重症监护室，这些更依赖科技部门，一般人员的职责分工比较明显，决策过程也由等级决定。但是在较少依赖科技的环境中，比如长期照料机构和养老院来自不同学科背景的专业人员的职能不太可能有明显分工而更容易重叠。决策过程也更可能遵从民主的原则。

　　Sands 等（1990，p. 56）指出，这些矛盾显示健康照顾团队在发挥作用，也就是说这个团队在从多角度来看待所面临的情况和问题。如果团队的成员能够自由讨论，有效协商并且达成共识，那么矛盾也可以是成长的催化剂，也能导致团队做出良好决定。当队员感到遵守纪律的压力时，就产生了集体化思考（group think，即不鼓励个体贡献和多角度思考决策方式）的决策模式（Janus，1972）。集体化思考模式已经导致了重大灾难，包括猪湾入侵事件（Bay of Pigs Invasion）和越南战争的升级。

（四）健康照顾环境中的沟通模式

　　在一项里程碑性质的研究中指出，在门诊环境中的沟通模式，即医生在病人说出所有的健康顾虑之前就打断了他们。Beckman 和 Frankel（1984）记录了门诊病人的复诊次数，医生的提问方式和是否在病人开始表述自己担忧的陈述时打断他们。8％的案例中，医生完全不会询问病人的担忧，而只是问一些是非性的问题。69％的案例中，在病人开始说病情的 18 秒内医生就会打断他们，并且改为由医生提问的方式。在 74 个案例中只有 1 个案例（小于 1％），医生在打断病人后又让病人继续陈述他的病情。在剩下的 23％案例中，医生允许并且没有打断病人陈述完他们的病情。作者认为值得警示的是，他们研究中的由医生主导提问的方式几乎肯定会导致遗漏与诊断和治疗方案相关的信息。在跟踪访谈中，Frankel 发现病人很少把他们最严重的病情先说出来，而是在陈述不太要紧的病症的时候说出来。按照这样的客观事实，医生打断病人陈述病情特别容易引起麻烦。但是，往往病人列举出的第三个病症才是最让他们头痛的。

　　当医生和病人来自不同的种族、民族和社会阶层时，特别是当医生是美国白人，而病人是低收入的或少数群体中的成员时，临床诊疗过程更容易出现问题。2002 年由美国医学会（Institute of Medicine）发布的一份报告在一定程度上暗示了医生的行为与美国健康资源使用不均现象是相关的。基于对目前已知的最好的实证研究的研究结果的回顾性分析，McGinnis 等（2002）把美国 10％的提早死亡归因于缺乏医务照料，这其中一部分被认为是由健康照料提供者的行为引起的。

Johnson，Roter，Powe 和 Cooper（2004）做了一项研究，以此来确定病人的种族和民族影响医生和病人之间沟通的程度。在门诊病例中，专家们评估了 458 名美国白人病人和非洲裔美国人病人和 61 位医生，评估的方面包括医生语言的主导性（用医生陈述的次数除以病人陈述的次数来计算）、以病人为中心的程度（用涉及社会情感的谈话的总次数除以涉及生物医学的谈话的总次数来计算）和访谈的基调（情感）。相对于白人病人，当医生遇到非洲裔美国人病人的时候，23％以上的医生有语言主导性，少于 33％的医生会以病人为中心。而且与白人病人和他们的医生比起来，非洲裔美国人病人和他们的医生的诊疗过程表现出较低程度的感情因素。

有些因素可能会造成医生对病人无意的偏见，这些偏见又会导致健康资源利用不均的现象，为排除这些因素的影响，Burgess、Fu 和 von Ryn（2004）列出了许多可能的解释。他们认为，白人医生会无意识地向非洲裔美国人病人传达负面情绪，这种负面情绪会引发病人的负面情绪，导致医生和病人不能在最理想的状态下进行沟通。他们认为，大多数医生都有意识地持有平等的信仰，但这种信仰与他们对低收入和少数病人自动的、无意识的反应是不一致的（p. 1155）。他们还认为，诊疗过程中分配给搜集信息的时间基本上都是不够充分的，医生只有靠对某个群体的成见（stereotype）来补足缺失的信息，在行为上也按照成见来对待病人（p. 1156）。

这种现象的例子来自于《英国精神病学杂志》（British Journal of Psychiatry）所发表的一项研究（Lewis，Croft-Jeffreys & David，1990）。在这项研究中，139 个精神病学家阅读了案例两个版本的其中一个，这两种版本的区别仅仅在病人是黑人还是白人。读完了这份案例以后，这 139 个精神病学家完成了一份问卷。这项调查的另外两个版本仅仅在病人的性别方面有所不同。所有调查都描述了有精神病的病人的行为。回答者认为黑人的情况与白人情况比起来更具暴力，更具有犯罪性，更难处理好。他们认为女性的情况与男性的情况比起来具有较少的犯罪性，较少暴力因素，较少需使用镇静药物。

另外两个研究也证明，病人的种族与医生的治疗建议是有联系的。最初，van Ryn 和 Burke（2000）从 193 名医生的 618 个完成血管造影检查的病人收集调查数据。数据显示，医生往往认为，与白人相比，非洲裔美国人的智商较低，不太可能坚持医生的诊疗建议，更有可能做出危险性的行为。相较于社会经济地位比较高的病人，那些社会经济地位比较低的病人的性格、能力、职业要求和行为趋势等方面都较为逊色。在另外一项研究（Schulman et al，1990）是在两次全国性的会议期间进行的，720 名与会医生观看了一个录像诊疗访谈，并阅读了此研究而制造出的关于同一个病人的数据。然后研究者就他们将怎样处理病人胸痛的症状做了一个调查。与白人和男性病人相比，医生不太可能建议非洲裔美国人和女性病人进行心导管检查。与白人男性比起来，医生更不可能给黑人女性推荐此项检查。

有少量的研究观察到了由于性别而产生的沟通偏见。虽然人们对由于性别造成的沟通方面的差别知之甚少，但是许多研究都证实了男女医生与病人沟通的不同之处。Roter、Hall 和 Aoki（2002）回顾了从 1967 年到 2001 年之间的有据可查的研究，并且发现有 26 个案例使用了一种沟通数据库，这种数据库可以由评估者来分析。他们发现无论在数量上还是在质量上，男女医生间在生物医学沟通或社会沟通方面都没有表现出性别差别。但是，女医生比男医生在谈话过程中更能表现出以病人为中心的诊疗方式，具体表现在有更多关注情感的对话、社会心理咨询、询问社会心理方面的问题、建立积极的同伴关系和积极的交谈。女医生看病的时间平均比男医生看病的时间长两分钟（即多 10％的看病时间）。

2001 年医学会的报告和 Roter 等（2002），Burgess，Fu 和 von Ryn（2004）的实证研究都是针对医生的，随后后者用了一个更通用的术语"（健康照顾）提供者"。但是，跨文化沟通的问题对在健康保健领域工作的社工而言也是同样重要的。正如 Roberts（1989）和 Turner（1990）指出的那样，虽然社会工作者看问题的角度和价值观与医生不同，但是和其他职业一样，社会工作者也是很容易被社会偏见和社会常规所影响。所以当他们尝试与来自其他文化背景的人沟通时，他们也必须尽力地解决社会偏见和常规引发的问题。

有证据表明，当医生还没准备好就与来自不同文化背景的病人沟通时，那么对医生和对病人都会有不好的结果。Ulrey 和 Amason（2001）调查了美国南部 2 家医院和 4 家诊所的 391 名雇员，得到了文化敏感度、文化间沟通技巧和焦虑程度水平等结果，并且发现较低的文化敏感度和沟通技巧和较高程度的焦虑感有很大关系。也就是说，与有较低文化敏感度的医生和不太擅长跨文化沟通的人相比，有着高度文化敏感度和有着更好的跨文化沟通技巧的医生有更少的焦虑感。

一项最近的德国的研究（Zandbelt，Smets，Oort，Godfried & de Haes，2004）支持这样的观点：沟通的问题对医生和病人来说都是令人头疼的问题。在这项研究中，在每次门诊诊疗结束后，研究者调查了 30 名医生和 330 名病人，测量了 5 种只会在诊疗过程中出现的关系。他们发现与病人比起来，医生往往对诊疗过程更不满意。当病人认为医生关注他们在健康方面的担忧，或者病人能从医生那里得到信息时，病人最可能对医生感到满意。医生愿意为那些受到良好教育的、精神健康的，且并不想过多了解自己疾病细节的病人看病。

（五）医生与病人的沟通和健康结果

许多实证研究已经证明医生与病人间更好的沟通与健康状态的良性变化是有联系的，健康状态是由心理和行为指标测量的。增强健康照顾提供者的沟通技巧能促使病人积极地投入到治疗中，增强他们对自己健康恢复的自信，从而改善健康结果，同时还有助于信息的精确交换。Maguire 和 Pitceathly（2002，p.697）补充道，当医生的沟通和行为得到提高并且变得有效的时候，病人的焦虑和忧郁情况会减少。

有些研究发现了医生和病人之间良好的沟通能促进病人坚持治疗，以及产生良好的健康照料的结果。比如，Schneider，Kaplan，Greenfield，Li 和 Wilson（2004）发现更好的沟通（用四分制来测量）能促进病人坚持参加抗逆转录病毒的治疗。这种疗法是为了治疗 HIV 感染的。根据 22 个艾滋病诊所的 554 个病人数据，这项研究的 7 个自变量是：（1～6 个变量）医生与病人的沟通质量，这是用 6 个已存在的量表来测量的（一般沟通、特定艾滋病信息、做决定是以平等为原则的风格、医生的总体满意度、愿意推荐医生的程度和对医生的信任）和（第 7 个变量）病人认为医生是否能够理解他们的程度和是否能够用抗逆转录病毒治疗来解决他们的问题。在这 7 个变量中的 6 个（除了做决定是以平等为原则的风格）都很显著能促进病人坚持参加抗逆转录病毒治疗。

在另外一个研究中（Stewart et al，2000），研究者将 315 名病人和 39 名家庭医生的门诊诊疗过程录音，并根据以病人为中心的程度来评分。以病人为中心的程度是以如下的变量来测量的：医生能够发现病人的疾病和过去不适的程度，把病人当做一个整体来看的程度，与病人共同协商、讨论并寻求治疗方案的程度。根据沟通是否是以病人为中心的，病人也被要求独立地评价诊疗过程。这项研究用的结果变量是病人的健康和得到的健康照料，特别是是否进行了诊断测试、是否得到转介治疗安排、在被录音的那次诊疗之后的 2 个月去家庭医生那里看病的次数。这些信息都是从病人的病例中得到的。高度以病人为中心的沟通在很大程度上会使病人从那些使得他们最初寻求医生帮助的病痛中得到良好的恢复，较少的诊断测试和较少的转介治疗安排。还有一些实证研究的证据也说明更好的沟通能减轻手术后的疼痛（Egbert，Battit，Welch & Bartlett，1964），以及促进其他社会心理结果（Orth，Stiles，Scherwitz，Hennrikus & Vallbona，1987；Skipper & Leonard，1968）。

三、改善健康沟通的方法

近几年，涉及医生和病人的沟通技巧的著述得到了发展。

（一）改变健康服务提供者行为

改善沟通涉及许多方法，从提示医生检查病人是否明白信息，到复杂的、综合的训练计划，这些方法涵盖了被认为能够改善沟通的因素。

基于对 25 位医生临床的表现观察而得到的数据，Sideris，Tsouna-Hadjis，Toumanidis，Vardas 和 Moulopoulos（1986）举办了一个研讨会，这个研讨会历时 4 小时，目的是培训医生的健康沟通。这个研讨会教医生如何：（1）解释诊断、治疗目标和预后；（2）提供口头和书面的指导；（3）判断病人的理解状况；（4）传达正面的影响。在参加训练的前后，参加训练的医生和他们的病人，没参加训练的医生和他们的病人，会被分别问一系列关于他们在医疗活动中交流的问题，这些问题的得分即为他们的沟通得分。他们把病人的行为和医生的指示作比较，两者间的差异被用来衡量沟通的一致性。数据上显示，参加过训练的医生和病人在沟通和一致性上的得分比没有参加过训练的要显著高得多。

有一种沟通方式，通过训练儿科医生使用简单的信息和鼓励技巧来促进母亲完整地执行医生治疗方案。Maiman，Becker，Liptak，Nazarian 和 Rounds（1988）测试了这种沟通方式。他们着重研究了怎样达到以下的目标：（1）表达真诚的关心和同情；（2）以一种容易理解和记忆的方式来提供信息；（3）简化涉及治疗方法的理论依据；（4）通过询问得出、评估并改变其对健康的观念；（5）通过询问得出母亲们对治疗的期望，并且满足这些期望；（6）观察母亲对治疗方法的执行程度。参加了训练的医生，他们服务的母亲们更容易忠实地执行医生推荐的治疗方案，并且坚持后期的复诊；而那些没有参加训练的医生，他们服务的母亲们在执行医生的治疗方案和坚持复诊方面就差一些。

Kinmonth，Woodcock，Griffin，Spiegal 和 Campbell（1998）研究了一个为时一天半的医生护士训练项目。这项训练旨在提高以病人为中心的沟通水平。从 41 家医院中选出的医生护士团队被随机分配到试验组或对照组中。试验组的护士有半天的训练是看以病人为中心的访谈方法的访谈录像，有一天的训练是完善以病人为中心访谈的技巧。试验中的医生有半天的时间是积极倾听和学会改变行为的训练。护士还要接受两项其他的辅助训练。在对照组中的医生和护士不受训练。一年后，对这些医生护士和服务的病人测试，研究者测量患有 2 型糖尿病的 250 个病人的健康质量、幸福指数、血红蛋白 A1c、脂肪堆积、血压、体重指数（BMI）；并且询问了他们与医生护士沟通的质量评分，以及对护理的满意度。在试验组中医生护士服务的病人比在对照组中医生护士服务的病人反映出更好的沟通状况、更高的满意度和更好的生活质量。但是，在试验组中医生护士服务的病人的血红蛋白 A1c、脂肪堆积、血压和 BMI 指数并没有好于在对照组中的医生护士服务的病人。

另外一项研究（Brown，Boles，Mullooly & Levinson，1999）却没有发现沟通技术训练能提升病人的满意度。这项训练叫做"在忙碌的工作中学习医生与病人间的沟通"。69 名社区医生、外科医生、专科医生、医生助理和执业护士参加了一个 4 小时的互动研习班。这个研习班着重于培训与病人建立有效关系的技巧（积极倾听，表达关切了解病人的顾虑，倾听病人的感受并作出回应，过程有录音），接着回家后有 2 小时的家庭作业。家庭作业中，他们要将病人访谈录音播放（至少两次），并聆听这些录音。在最早的一次 4 小时课程后 1 个月，有一次为时 4 小时的课程着重向他们讲述与病人有效协商的技巧。受培训医生的病人参加了"行医的艺术"调查问卷，这个问卷评估这些医生的沟通能力以及对一般诊疗过程中的满意程度。但是无论医生有没有参加沟通技巧培训，他们的病人在这项调查中的评分是没有差异的。

（二）改变患者的行为

为了提升健康照顾的沟通和结果，一些研究专注于改变患者在就诊时的行为。大多数研究关注于增加患者在治疗中的参与度。

Roter（1977）开发了一项 10 分钟干预法，在这个干预中，健康教育者帮助患者向他们的医师阐明问题，辅导他们在早期就诊时就提出问题。研究者仅向对照组中的患者提供服务信息。该研究得出了有趣的结论，试验组的患者比对照组的患者更加焦虑，但是他们在为期 4 个月的跟踪研究过程中保持就医的可能性更加高。虽然比起对照组的患者，试验组的患者向他们的医师提出了更加直接的问题，他们的就诊时间不比对照组的患者长。换句话说，这种干预在不延长就诊时间的前提下改变了就诊的性质。

在另一项有关医患沟通的早期研究中，Greenfield，Kaplan 和 Ware（1985）开发并测试了一种帮助患者阅读他们最后一次就诊时病例报告的干预方法。在 20 分钟的干预中，患者获知如何从他们的病例报告中辨别相关的医疗问题和决策，想出与医师一起协商达成这些决策的途径，并且提出问题。把那些参与干预的患者的面谈录音与没有参与干预的患者进行比较。研究并未发现两组患者的就诊时间长短有很大不同。然而，接受训练的患者在与医师的互动中能更加自信地说出自己的看法。这些患者中向医生表达自己观点的比例较对照组高出 48％；这些患者从医师那里获得实情的频率是对照组的两倍。

Kaplan，Greenfield 和 Ware（1989）报告了一项干预研究的结果，在该项干预中给患溃疡、高血压、乳腺癌和糖尿病的病人提供他们的医疗报告复印件和解释这些信息的规则，并对这些患者进行行为策略的训练，以增加他们与医生会谈时的参与度。专家们将干预前后的会谈进行了录音和编码。干预的成果包括病人的控制力和情绪流露，特别是医生和病人负面的情绪流露，以及医生根据病人的要求而提供的信息。干预的成果与病人的健康状况成正比，比如对糖尿病和高血压更好地控制。负面的情绪包括紧张、紧张的笑、沮丧和焦虑，作者将负面的情绪看做是有益的，因为这些情绪表达了医生对病人的关心。

Thompson，Nanni 和 Schwankovsky（1990）做了一个简单的干预实验，改善病人在门诊就诊时参与沟通。66 名女性被随机分配到对照组或试验组，试验组中的女性被要求书面写下三个会向医生提出的问题。报告结果是，试验组的女性在就诊时比对照组的女性提出的问题多得多，而且在就诊后她们也比对照组的女性少些焦虑情绪。

McCann 和 Weinman（1996）制作了一本解释病人如何增加在与医生互动沟通中提高参

与度的宣传小册子。这本宣传册鼓励病人积极参与和家庭医生的互动。首先，病人应描述他们自身病情的性质和考虑导致疾病的原因、治疗方式和可能的影响。其次，该宣传册概述了面谈时如何关注讲出顾虑，以及如何提出有关诊断和治疗的问题，并确认医师对自己问题的理解。59 名在试验组里收到这本干预手册的病人比 61 名对照组里只收到普通教育材料的病人向医生提出了更多的问题。

在另一项研究中（Davison & Degner，1997），研究者将一社区泌尿外科门诊中 60 位刚被诊断为前列腺癌的男性随机分到试验组和对照组。提供给试验组患者有关前列腺癌的书面信息、一张询问医生的问题清单和医疗咨询的录音带，对照组仅得到前列腺癌的相关信息。虽然两组患者在抑郁水平上没有很大的不同，但是试验组中的男性患者在作出治疗决策时发挥了更积极的作用，并且试验后的 6 周他们的焦虑水平比对照组的患者较低。

205 名伴有慢性健康疾病的患者被随机分配到试验组和对照组。试验组的患者被给予医疗病程记录的复印件，要求他们写下有关自己身体状况的两个问题附在病例本首页。对照组的患者得到教育材料，并完成了一份改善临床护理的建议清单。与对照组比较，试验组的患者报告说，整体的身体机能变得更好了，对自己的医生的服务也很满意，而且他们对自己的医疗记录更感兴趣。另外，试验组的病人还报告说，现在比干预前的整体健康状况要好得多（Maly，Bourque & Engelhardt，1999）。

（三）改善健康沟通的其他方法

为了改善医疗保健领域里的沟通，有一些方法是值得推荐的。这些技术大致可以被分为满足建立同理心，引导病人明确自己的想法和感受的个人层面的方法，同时也有小组层面或社区层面的方法。

Coulehan 等（2001）设计了一种增进同理心的方法，同理心被定义为"理解患者的处境、看法和感受的能力，以及和病人沟通对这些方面的理解的能力"（p. 221）。具体的方法包括积极倾听、设计提示信号、反思谈话内容、识别和校正情绪、接纳和请求校正。积极倾听包括语言和非语言的技术，比如反映对方面部表情、眼神的直接接触、呈现出关注对方的姿势、表现出提示性的反应，如点头表示理解。设计提示信号和与临床社会工作者所倡导做富有同理心的反应相似（详见 Hepworth，Rooney & Larsen，2002），可以运用这样的对话形式，如"听起来你是在说……"反思谈话内容是将对方的话换一种方式陈述的另一种说法。识别和校正情绪是通过运用诸如"我感觉到你的感受很强烈，但是我不确定是否准确地理解你的这种感受，你能告诉我吗？"（p. 222）这样的对话来引导认清情感本质的一种方法。请求校正是在服务者理解病人所说的话后用的短语，如"我理解得正确吗？"不断重复这个过程（患者的叙述，服务者的表达理解和确认理解正确）直到服务者的理解得到患者的确认。

DuPre（2001）概述了引导患者感受和想法的其他四个技术，这些技术是她从一位医生的诊疗访谈评论文章中摘录下来的，这名医生的沟通技巧享有盛名。这四个技术包括：（1）使患者参与到医疗决策中；（2）开诚布公地讨论患者的担忧；（3）提出开放式问题；（4）自我表露。最后一个方法在一些患者中较受欢迎，取决于个人偏好和文化期许。是否运用自我剖析的方法总是应该建立在患者给出的提示和反应的基础上。

现在流行的一类技术是服务者与团体或社区合作一起实现健康照顾的目标。这些技术有多个不同的名称，如以社区为基础的参与式研究（community-based participatory research），参与式研究（participatory research），参与式行动研究（participatory action research）和其他研究。这些研究的标志是社区成员参与到研究过程中的每一个阶段。研究者和参与者的共同目标目标是"加强对社区的存在现象和社会文化动态的理解，整合行动中获得的知识来改善社区成员的健康和福利"（Israel，Schulz，Parker，Becker，Allen & Guzman，2003）。以社区为基础的研究方式被应用于多个文化族群和疾病的研究。

Wai'anae 的癌症研究项目中发展了一项新型的方法（Matsunga et al，1996），测试以提高文化契合性为方法的干预手段的效果，此项干预的目的是为了提高夏威夷当地妇女参与对子宫颈和乳房的健康筛查的参与率。干预的动力在于夏威夷当地人癌症的发病率已经高居第二位，仅次于美国白人女性。多年来，一个由社区居民组成的咨询委员会被选择和项目研究者一起协作，设计和测试该项干预方法。这项干预是运用现存的社会网络开展一系列聚焦健康的支持小组，这样的社会网络以夏威夷当地人的传统价值观为基础，即主动地互帮互助，不求回报。这些夏威夷当地的未受过训练的非专业女性来主持小组活动，向小组提供信息，组织有关乳房和子宫颈癌症筛查的讨论。那些志愿支持小组活动的女性协助研究者接近社区小组。小组讨论采取当地女性所熟悉、且容易接受的传统"讲故事"形式。小组活动中，免费向参与者和她们未能到场的朋友提供乳房 X 线检查、胸部检查和巴氏子宫颈涂片检查优惠券。项目评估显示，这种方法对改变社区关于乳腺癌和子宫颈癌检查的知识、态度和行为产生了积极作用。除此之外，研究者了解到很多传统夏威夷人的健康信念，并且与社区成员和小组建立了良好关系。

四、服务于英语能力有限或不会使用英语的病人

当遇到英语能力非常有限或者根本不会英语的患者及其家属时，是健康沟通遇到的最大挑战。在目前的医疗保健领域是个问题，因为根据 2000 年人口普查的数据，在美国有 1900 万居民的英语熟练度有限（Marcus，2003）。

为不会英语或英语能力有限的患者及其家属服务的最佳方法是和专业的医疗翻译合作。实际上《联邦法》规定所有得到美国卫生与公众服务部（Department of Health and Human Services）拨款的健康照料机构都应该向所有寻求和接受医疗服务的人提供翻译服务。这一条例是由联邦人权办公室（Federal Office for Human Rights）强制执行的。美国的一些州也规定要使用翻译。举例来说，伊利诺斯州通过了《语言帮助服务法案》（Language Assistance Services Act），该法案规定养老院和医院都应设立 24 小时专人或电话的翻译服务。

专业的医疗翻译是指接受过特殊训练，能够将一种语言的信息口头翻译成另一种语言的人（Luckman，2000，p. 152）。他们的任务不仅是将一种语言翻译成另一种语言，而是要准确地反映出影响沟通的文化差异。因此，Luckman 把医疗翻译称之为文化经纪人（culture brokers）。口译（Interpretation）与笔译（Translation）的不同在于一个是处理口语信息，一个是处理书面用语。

有些要点能提高翻译的准确性。健康照料的提供者应面对病人并与之直接交谈，而不是与翻译交谈，这点十分重要的。这是一种形式上的保证，证明了服务者和患者建立了良好的关系。服务者在说话和倾听时应该保持和患者目光接触沟通，除非目光沟通有悖于患者的文化背景。至于目光接触是否合适，可以通过专业翻译或家庭成员判断。译者应该将服务者的问题和评论用完全一致的方式和语调翻译出来（用第一人称）。举个例子，如果服务者说，

"我想知道你为什么今天会来这里，"译者应该用第一人称翻译这段话，而不是说"医生想知道你为什么今天会来这里。"服务者应该避免一次问一个以上的问题（例如，"你感觉怎样？你今天为什么会来这里？"）以及避免使用简称、缩写词和俗语（例如"你撞了头吗？"），因为这些词翻译起来有困难。

翻译人员的位置应该在患者的后侧方，在患者与服务者之间，三人的位置形成一个三角形。如果翻译人员有问题问服务者，在告知患者后翻译人员应直接与服务者用英语交谈。同样，翻译人员需要向患者澄清问题和请求时，也应该在告知服务者以后直接和患者沟通。

口译不仅仅是一字一句地将一种语言翻译成另一种语言，一些翻译可能需要额外的说明。当一种现象在一种文化中的呈现形式与其在另一种文化中呈现形式的大相径庭时，就需要额外说明。如果一位患者提到只能在其专属的文化中理解的词，比如邪恶之眼（evil eye），逐字逐句地直译不足以将患者的意思传达给服务者。在这些情况下，翻译人员应该在直译字面意思后告诉服务者这些词在英语中的意思与在患者所用语言中的意思不同，并且应该给出解释（例如"mal ojo 或 evil eye 是一种疾病状态，在 Garcia 女士的文化情境中，疾病被认为是某人凝视另一人而突然发生的"）。病人也应被告知翻译人员正在解释一个在两种文化中表现不同的情况。不然，病人可能会想为何翻译人员用英语和服务者说的话会比回答用自己的语言回应他的要长两三倍。

一些机构签订了电话翻译的服务协议，尤其是一些小语种服务。比如 AT&T 语言热线，是一项在全国各个角落都能获得的 24 小时服务，这项服务雇用了 140 种语言的大量翻译人员。在某些州，这项服务纳入了 Medicaid（为低收入人群提供的医疗补助）的补助范围。双方通常使用电话进行面谈。使用电话翻译服务的缺点是翻译人员不能得到有价值的非语言提示。同时，提供电话翻译服务的人员常常不熟悉医学术语。

使用现场专业医疗翻译的一个最关键的优点大概是因为这些翻译人员和病人、医生之间都是陌生人的关系，所以他们跟患者回答医生的内容没有任何利害关系。当找不到翻译人员时，比如在社区健康中心，可能有必要让患者的家庭成员或机构中的某位双语工作人员来做翻译。用家庭成员做翻译会影响反应的客观性，而且患者可能不愿意在他们的亲属面前讨论一些敏感话题。家庭成员也可能希望让患者在服务者面前展现好的一面，因此会将那些他们认为不被社会所接受的问题最小化，比如有幻觉这样的症状（Slomski，1993）。患者家庭成员的英语水平可能只比患者的好一点点。

用非家庭成员且会说患者语言的人，比如医院其他病区的工作人员担任翻译，可能是最快捷和方便的方法，但却可能导致较差的结果，因为这些人他们往往不熟悉医学术语，也不懂怎样精确且客观地翻译（Luckman，2000）。来自两个不同国家和文化的人也可能使用同一种语言，但是他们之间语言运用的差异也可能会导致问题的出现。一项调查检查了一份会谈录音的笔录，在那次会谈中使用了一位非专业的翻译人员（可能是一位双语的员工或患者家属）为 6 位说西班牙语的患者做翻译。这份笔录中有 165 处错误，其中 77% 的错位可能会导致严重的临床问题（Flores et al，2003）。这些问题包括：告诉一位母亲把抗生素放入孩子的耳朵里而不是他的嘴里，以及没有把有关药物过敏的问题翻译出来。

尽管遇到完全不会英语或英语技能非常有限的患者有必要用会双语的家属或机构工作人员做翻译，但是当受雇佣的翻译是用熟悉医学术语的专业医疗翻译会更好。翻译人员通过电话提供的翻译服务是可行的选择，尤其提供电话服务的是掌握专业医学术语的翻译人员。如果非要使用未接受过专业医疗训练的双语家庭成员、机构雇员或电话翻译员在场的情况时，服务者应：（1）花些时间来解释翻译时讲究客观性，且对服务者所述不加编辑的重要性；（2）少使用些专业术语，以使翻译人员及患者较容易理解。［例如，应该说"你今天量体温了吗？"（"Have you been running a temperature?"），而不是说"你有发热症状吗？"（"Have you been febrile?"），或者应说"你今天用过洗手间了吗？"（"Have you gone to the bathroom today?"）而不是"你今天排泄了吗？"（"Have you voided today?"）］。运用语言的技术性越高，那么服务者、翻译人员和患者以同一种方式理解语言的可能性就会越低。

五、结　论

当病人和卫生保健提供者的文化背景存在很大差异，并且在健康信念上有很大分歧的时候，临床上健康照顾方面的交流通常是存在问题的，需要双方进行沟通。病人和健康照顾提供者之间良好的沟通可以帮助克服有分歧的信念和铺平在医疗上达成共识的道路，从而实现优化信息的流动，激励病人积极参与治疗，提高病人在影响自己健康能力上的信心，提高病人和健康照顾提供者双方的良好状态。

本章概述和讨论了一些促进有效沟通的技巧。许多为了提高病人在自身治疗中的参与度的技术已经得到了实证研究的支持，并有希望被运用在临床环境中。另一方面，通过更多注意病人非身体方面的健康和使访谈更以病人为中心，这样的沟通技巧在实证研究中的效果却不是很好。

社会工作者需要参与改善健康照顾领域的沟通，发展和检验沟通技巧。虽然本章评论的大多数研究有很强的研究设计，但它们都太理论化。如果有健康照顾经验的社会工作者能在强大的社会科学理论的支持下创造沟通技巧，这些技巧应该更好更实用。相似地，在没有或只有有限英语技巧的人沟通时，为了使沟通的准确率最大化的技巧还需要实证研究的检验。

对社会工作和其他专业而言，更多的挑战是要克服或最小化服务提供者对于那些来自于和自身不同社会经济群体的病人的偏见，这些偏见通常非常微妙。这是对社会工作者，也是对其他专业群体的一个挑战。实证研究的证据指出在医疗接触中，来自多数族裔的健康照顾提供者和来自少数族裔或者来自中等或较低社会经济地位的群体的病人之间互动会产生一些值得我们关注的后果，尤其是当这些后果对病人的健康有潜在的负面影响时。我们需要做大量的工作来发展针对健康照料服务提供真的干预手段，利用这些干预使他们对这些未被自己认识到的偏见的危害性敏感起来，并且提供克服偏见的指导。社会工作者显而易见要参与到发展、测试这些干预手段的工作中。同时在多领域合作的健康照料团队中要作为良好实践的模范。McGinnis 和他的同事（2002）指出，由于健康照料系统本身的不足之处造成了在美国和世界其他地方医疗资源使用的不平衡，而这些在沟通方面的努力有望大幅减少这一现象。

六、学习练习推荐

（一）学习练习 9.1

找到一位使用非常规的卫生保健方法，例如顺势疗法、针灸、草药医术、通灵术或精神疗法治疗病人的社区临床医生，对他进行采访。可以通过看时事通讯、街坊的报纸、电话黄页或健康食品商店的广告找到他们。在你的采访报告中应包括以下信息：（1）这种非常规卫生保健方法的使用历史，强调于它的文化起源；（2）这种技术如何起作用；（3）这种方法的适用范围（也就是什么年龄、什么健康状况等应该使用它）和不适用的范围（也就是什么年龄、什么健康状况等不应使用它）；（4）你对它的效力的看法。学术出版的或其他的书面材料可以补充到采访稿中。但学生在采访的书面报告中，应该注意区别和分类各种信息来源。

（二）学习练习 9.2

按照附录中所述的理解医学术语的步骤，来确定以下名词的含义：

1. Epigastric 上腹部的
2. Metaplasia 化生，转化，组织变形
3. Hypotrophy 营养不良
4. Paralysis 瘫痪
5. Craniomegaly 巨颅
6. Arrhythmia 心律不齐
7. Scleroderma 硬皮病
8. Polyneuritis 多神经炎
9. Ptosis of the eyelid 眼睑下垂
10. Hepatomegaly 肝肿大
11. Prostatic hyperplasia 前列腺增生
12. Pubic symphysis 耻骨联合
13. Hemostasis 止血法
14. Perinatal 围产期的
15. Rhinoplasty 鼻整形术
16. Metastatic carcinoma 转移性癌
17. Endocarditis 心内膜炎
18. Pancreatitis 胰腺炎
19. Cardiopathy 心脏病
20. Tachypnea 呼吸急促

七、附录：医学术语

下面的部分描述了医学术语是如何通过将单词分成各组成部分并且遵循一些规则来被理

解的。将医学词汇拆分成它的组成部分并学习各部分的含义能够使人理解很大一部分术语的含义。这种方法对社会工作者在跨学科环境下工作的准备尤其重要，因为在那种环境下，他们必须与来自各种学科的团队成员沟通。

在分析医学术语时，要从单词尾部也就是后缀开始。例如，单词 neurology（神经病学）以 - LOGY 结尾，这个后缀解释为"……的学习或研究"。接下来要看单词的开头。NEUR - 是一个词根，或者是提供一个单词基本含义的组成部分。词根 NEUR - 的含义是"神经"。单词的第三部分也就是字母"O"，它自身没有含义，但它是后缀和词根的连接者。它称为连接元音。把它们放在一起便有了"研究神经的学科"的解释。

另一个单词是 gastroenteritis（胃肠炎）。后缀 - ITIS 解释为"炎症"。词根是 GASTR -，解释为"胃"。这个单词有第二个词根 ENTR -，解释为"肠"。连接者是字母"O"。这个单词从后缀开始理解，回到开头，然后从左到右贯穿。因此 gastroenteritis（胃肠炎）解释为"胃和肠的炎症"。寻找那些把单词分开的连接字母是十分有用的。连接元音和词根一起被称为构词成分。一些单词有两个构词成分。在这种情况下，规则是将连接元音放在以元音开头的后缀前面。在 GASTROENTERITIS（胃肠炎）这个单词中，例如词根 ENTER - 在它与 - ITIS 结合时没有连接元音，是因为 - ITIS 以元音开头。两个词根之间的连接元音是被保留的（像 GASTR - O - ENTER），即使词根是以元音开头。另一个有两个构词成分的单词的例子是 electroencephalogram（脑电图）。后缀 - GRAM 意思是"……的记录"。构词成分 ELECTRO - 解释为"电"。构词成分 ENCEPHALO - 解释为"大脑"。所以单词 electroencephalogram（脑电图）解释为"大脑中电的记录"。

除了后缀、词根、连接元音和构词成分之外，一些单词有依附于单词开头的组成部分，称为前缀。它们可以改变它们依附的单词的含义。有一个例子是单词 pericardial（心包的）。后缀 - AL 解释为"与……有关的"。词根 CARDI - 解释为"心脏"。前缀 PERI - 解释为"周围的"。所以 PERI - CARDIAL 解释为"与围绕心脏周围区域有关的"。前缀 RETRO - 解释为"在……之后"。因此 RETROCARDIAL 解释为"与心脏后方区域有关的"。因为前缀 EPI - 解释为"在……之上"，所以 EPICARDIAL 解释为"与心脏上方区域有关的"。

表 9.4 到表 9.6 提供了许多常用的医学前缀、后缀和词根。由于空间考虑，提供的信息是大致的，并且这些信息应该被视为学习的资源，而不是一张医学术语的完整列表。有许多可用的优秀手册可以补充本文的信息，并且提供与专业领域密切相关的医学术语。我们选择了一些这样的手册列于附录的最后。

使用这 3 个表格中的信息可以使医疗保健方面的社会工作者解析和理解他们遇到的医学术语。记住确定医学术语含义的下列步骤：

1. 识别后缀，确定它的含义。
2. 识别任何可能出现的前缀，确定它的含义。

表 9.4　常见的医学前缀、它们的含义和用法的举例

前缀	定义	举例
a -, an -	not, without（不，没有）	apnea（窒息）
ante -	before, forward（之前，向前）	antepartum（分娩前的）
anti -	against（反对）	antibiotic（抗生素），antiseptic（防腐剂）

续表

前缀	定义	举例
auto -	self，own（自身）	Autoimmune（自身免疫的）
bi -	two（两倍）	bilateral（双边的），bifurcation（分歧）
brady -	slow（慢的）	bradycardia（心率过缓）
cata -	down（向下）	catabolism（分解代谢）
con -	with，together（有，一起）	congenital（先天的）
contra -	against，opposite（反对，相反）	contralateral（对侧的）
de -	down，lack of（缺少的）	dehydration（缺水的）
dia -	through，apart，complete（穿过，分开的，完全的）	dialysis（透析），diarrhea（腹泻）
dys -	bad，painful，difficult（坏的，痛苦的，困难的）	dyspnea（呼吸困难）
ec -，ecto -	out，outside（外部）	ectopic（异位的）
en -，endo -	in，within（里面）	endoscope（内镜）
epi -	upon，on，above（在上面）	epithelium（上皮细胞）
eu -	good，well（好）	euphoria（欣快症）
ex -	out，away from（离开，远离）	exopthalmia（眼外的）
hemi -	half（一半）	hemiplegia（半身麻痹）
hyper -	excessive，above（超过的，在……之上的）	hyperplasia（增生）
hypo -	below（在……之下）	hypothermia（体温降低）
in -	not，in（不，在……之内）	insomnia（失眠症），incision（切割）
infra -	beneath（在……之下）	infracostal（位于肋骨下方的）
macro -	large（大的）	macrocephalia（巨头畸形）
mal -	bad（坏的）	malignant（恶性的）
meta -	change，beyond（改变，超过）	metastasis（转移）
micro -	small（小的）	microscope（显微镜）
neo -	new（新的）	neoplasm（新增生物）
pan -	all（全部）	pancytopenia（全血细胞减少症）
para -	along side of，near，beside，beyond（靠近，旁边）	parathyroid（甲状旁腺的），paralysis（瘫痪）
peri -	surrounding（周围的）	pericardial（心包的）
poly -	many，much（许多）	polyneuritis（多神经炎）
post -	after，behind（之后，后面）	post mortem（死后的），postnatal（出生后的）

续表

前缀	定义	举例
pre -	before, in front of（之前的）	prenatal（出生前的），precancerous（未发展成癌症之前的）
pro -	before, beyond（之前，超过的）	prodrome（前驱症状），prolapse（下垂）
pseudo -	false（假的）	pseudocyesis（假妊娠）
re -	back, again（回来，再次）	relapse 复发
retro -	behind, backward（在……之后，向后）	retroperitoneal（腹膜后的）
sub -	below, under（在……之下）	subcutaneous（皮下的）
supra -	above, upper（在……之上）	supracutaneous（表皮上的）
syn -, sym -	together, with（一起，和）	synthesis（合成），symphysis（联合）
tachy -	fast（快的）	tachycardia（心动过速）
trans -	across, through（穿过）	transfusion（输血）
uni -	one（一个）	unilateral（单侧的）

表 9.5 常用医学词根、连接元音和它们的含义

词根	定义
abdomin/o	abdomen 腹部
aden/o	gland 腺
angi/o	vessel 脉管
arthr/o	joint 关节
carcin/o	cancer 癌症
cardi/o	heart 心脏
cerebr/o	cerebrum（largest part of the brain）大脑（脑中最大的部分）
chondr/o	cartilage 软骨
cutane/o	skin 皮肤
encephal/o	brain 脑
enter/o	intestines 肠
gastr/o	stomach 胃
gynec/o	women, female 女性
hepat/o	liver 肝
hemat/o	blood 血液
lapar/o	abdomental wall 腹壁
mamm/o	breast 乳房
mast/o	breast 乳房
nephr/o	liver 肝
neur/o	nerve 神经

续表

词根	定义
onc/o	tumor 肿块
opthmal/o	eye 眼睛
orch/o	testes 睾丸
oste/o	bone 骨头
ovari/o	ovary 卵巢
ped/o	child 孩子
psych/o	mind 思想
pulmon/o	lung 肺
rhin/o	nose 鼻子
sarc/o	flesh 肉
thel/o	nipple 乳头
thorac/o	thorax 胸腔
thyr/o	thyroid 甲状腺
urethra/o	urethra 尿道

表 9.6 常用医用后缀，词意，例子

后缀	意思	实例
– algia	疼痛	neuralgia 神经痛
– centesis	外科穿刺取出液体做分析之用	Amniocentesis 羊水穿刺水
– coccus	球菌	streptococcus 链球菌
– cyte	细胞	lymphocyte 淋巴细胞
– dynia	疼痛	mastodynia 乳腺痛
– ectomy	切除	tonsillectomy 扁桃腺切除术
– genesis	产生	carcinogensis 致癌作用
– genic –	产生	carcinogenic 致癌的
– gram	图像，形	mammogram 乳房 X 线片
– itis	炎症	tonsillitis 扁桃体炎
– logy	……学，……论	morphology 形态学
– lysis	崩溃，分离	paralysis 瘫痪，脑卒中（中风）
– malacia	软化	osteomalacia 骨软化
– megaly	肿大	splenomegaly 脾肿大
– oma	肿瘤	myoma 肌瘤
– osis	反常，病态	necrosis 坏死
– pathy	疾病	cardiopathy 心脏病
– penia	不足	leucopenia 白细胞减少症

续表

后缀	意思	实例
- plasia	生长，发展	achondroplasia 软骨发育不全
- plasty	外科修补术	angioplasty 血管成形术
- ptosis	下垂	visceroptosis 内脏下垂
- sclerosis	硬化	arteriosclerosis 动脉硬化
- stasis	失控	metastasis 转移

3. 辨认出第一个词根和与其构成组合形式的组合元音字母，这种组合形式出现在前缀后或者没有前缀；以此来确定单词的意义。

4. 在第一个组合确定后，寻找这个组合后是否还有其他的组合形式；如果有确定其含义。请记住在后缀之前的最后一个以一个元音开头词根不会有链接的元音。

5. 读单词的顺序原则是后缀到前缀，再到组合或词根。

八、推荐资料

Chabner，D.（2000）. 医疗语言。Philadelphia：Elsevier.

Chabner，D（2003）. 医学术语：短期课程。Philadelphia：W. B. Saunders.

Stedman，T. L.（2005）Stedman 的医护医学词典，健康专家和护理人员专用。Philadelphia：Lippincott，Williams 和 Wilkins.

Steiner，S. S.（2002）. 快速医学术语：自学指南。Hoboken，NJ：Wiley.

参考文献

Beckman, H. B., & Frankel, R. M. (1984). The effect of physician behavior on the collection of data. *Annals of Internal Medicine, 101,* 692–696.

Benne, K. D., & Sheets, P. (1948). Functional roles of group members. *Journal of Social Issues, 4,* 41–49.

Brown, J. B., Boles, M., Mullooly, J. P., & Levinson, W. (1999). Effect of clinician communication skills training on patient satisfaction. *Annals of Internal Medicine, 131,* 822–829.

Burgess, D. J., Fu, S. S., & von Ryn, M. (2004). Why do providers contribute to disparities and what can be done about it? *Journal of General Internal Medicine, 19,* 1154–1159.

Coulehan, J. L., Platt, F. W., Egener, B., Frankel, R., Lin, C.-T., Lown, B., et al. (2001). "Let me see if I have this right . . ." Words that help build empathy. *Annals of Internal Medicine, 135,* 221–227.

Coward, R. T., & Kout, J. A. (Eds.). (1998). *Aging in rural settings: Life circumstances and distinctive features.* New York: Springer.

Davison, B. J., & Degner, L. F. (1997). Empowerment of men newly diagnosed with prostate cancer. *Cancer Nursing, 20,* 187–196.

DuPre, A. (2001). Accomplishing the impossible: Talking about body and soul and mind in a medical visit. *Health Communication, 14*, 1–21.

Egbert, L. D., Battit, G. E., Welch, C. E., & Bartlett, M. K. (1964). Reduction of postoperative pain by encouragement and instruction of patients. *New England Journal of Medicine, 270*, 825–827.

Erasmus, C. J. (1952). Changing folk beliefs and the relativity of empirical knowledge. *Southwestern Journal of Anthropology, 8*, 411–428.

Fadiman, A. (1997). *The spirit catches you and you fall down: A Hmong child, her American doctors, and the collision of two cultures.* New York: Noonday Press.

Fisher, N. L. (1992). Ethnocultural approaches to genetics. *Pediatric Clinics of North America, 39*, 55–64.

Flores, G., Laws, M. B., Mayo, S. J., Zuckerman, B., Abreu, M., Medina, L., et al. (2003). Errors in medical interpretation and their potential clinical consequences in pediatric encounters. *Pediatrics, 111*, 6–14.

Foster, G. M. (1976). Disease etiologies in non-western medical systems. *American Anthropologist, 78*, 773–782.

Foulks, E. F. (1972). *The arctic hysterias of the North Alaska Eskimo.* Washington, DC: American Anthropological Association.

Goleman, D. (1991, November 13). All too often, communicating is not a doctor's strong point. *New York Times.*

Greenfield, S., Kaplan, S., & Ware, J. E. (1985). Expanding patient involvement in care: Effects on patient outcomes. *Annals of Internal Medicine, 102*, 520–528.

Helman, C. G. (1985). Communication in primary care: The role of patient and practitioner explanatory models. *Social Science and Medicine, 20*, 923–931.

Hepworth, D. H., Rooney, R. H., & Larsen, J. (2002). *Direct social work practice: Theory and skills.* Australia: Brooks/Cole.

Institute of Medicine. (2002). *Unequal treatment: What healthcare providers need to know about racial and ethnic disparities in health care.* Washington, DC: National Academy Press.

Israel, B. A., Schulz, A. J., Parker, E. A., Becker, A. B., Allen, A. J., III, & Guzman, J. R. (2003). Critical issues in developing and following community based participatory research principles. In M. Winkler & N. Wallerstein (Eds.), *Community-based participatory research for health* (pp. 53–76). San Francisco: Jossey-Bass.

Janus, I. L. (1972). *Victims of groupthink.* Boston: Houghton Mifflin.

Johnson, R. L., Roter, D., Powe, N. R., & Cooper, L. A. (2004). Patient race/ethnicity and quality of patient-physician communication during medical visits. *American Journal of Public Health, 94*, 2084–2090.

Kahn, R. L., & Prager, D. J. (1994, July 11). Interdisciplinary collaborations are a scientific and social imperative. *Scientist*, p. 12.

Kaplan, S. H., Greenfield, S., & Ware, J. E. (1989). Assessing the effects of physician-patient interactions on the outcomes of chronic disease. *Medical Care, 27*, S110–S127.

Kinmonth, A. L., Woodcock, A., Griffin, S., Spiegal, N., & Campbell, M. J. (1998). Randomised controlled trial of patient centered care of diabetes in general practice: Impact on current wellbeing and future disease risk. *British Medical Journal, 31*, 1202–1208.

Kleinman, A. (1980). *Patients and healers in the context of culture: An exploration of the borderland between anthropology, medicine, and psychiatry.* Berkeley: University of California Press.

Kleinman, A., Eisenberg, L., & Good, B. (1978). Clinical lessons from anthropologic and cross-cultural research. *Annals of Internal Medicine, 88*, 251–258.

Leventhal, H. (1985). The role of theory in the study of adherence to treatment and doctor-patient interactions. *Medical Care, 23*, 556–563.

Lewis, G., Croft-Jeffreys, C., & David, A. (1990). Are British psychiatrists racist? *British Journal of Psychiatry, 157*, 410–415.

Lister, L. (1980). Role expectations of social workers and other health professionals. *Health and Social Work, 5*, 41–49.

Lollock, L. (2001). The foreign born population of the United States: March 2000. *Current population reports* (pp. 20–534). Washington, DC: U.S. Census Bureau.

Low, S. M. (1984). The cultural basis of health, illness and disease. *Social Work in Health Care, 9*, 13–23.

Luckman, J. (2000). *Transcultural communication in health care*.Canada: Delmar Thomson Learning.

Maguire, P., & Pitceathly, C. (2002). Key communication skills and how to acquire them. *British Medical Journal, 325*, 697–700.

Maiman, L. A., Becker, M. H., Liptak, G. S., Nazarian, L. F., & Rounds, K. A. (1988). Improving pediatricians' compliance-enhancing practices: A randomized trial. *American Journal of Disease of Children, 142*, 773–779.

Maly, R. C., Bourque, L. B., & Engelhardt, R. F. (2000). A randomized controlled trial of facilitating information giving to patients with chronic medical conditions: Effects on outcomes of care. *Journal of Family Practice, 48*, 273–276.

Marcus, E. N. (2003, April 8). When a patient is lost in the translation. *New York Times*, p. D7.

Matsunaga, D. S., Enos, R., Gotay, C. C., Banner, R. O., DeCambra, H., Hammond, O. W., et al. (1996). Participatory research in a native Hawaiian community: The Wai'anae cancer research project. *Cancer, 78*, 1582–1586.

McCann, S., & Weinman, J. (1996). Empowering the patient in the consultation: A pilot study. *Patient Educational Counseling, 27*, 227–234.

McGinnis, J. M., Williams-Russo, P., & Knickman, J. R. (2002). The case for more active policy attention to health promotion. *Health Affairs, 21*, 78–93.

Mizrahi, T., & Abramson, J. (1985). Sources of strain between physicians and social workers: Implications for social workers in health care settings. *Social Work in Health Care, 10*, 33–51.

Northouse, P. G., & Northouse, L. L. (1985). *Health communication: A handbook for health professionals*. Englewood Cliffs, NJ: Prentice-Hall.

Orth, J. E., Stiles, W. B., Scherwitz, L., Hennrikus, D., & Vallbona, C. (1987). Patient exposition and provider explanation on routine interviews and hypertensive patients' blood pressure control. *Health Psychology, 6*, 29–42.

Pachter, L. M. (1994). Culture and clinical care: Folk illness beliefs and behaviors and their implications for health care delivery. *Journal of the American Medical Association, 271*, 690–694.

Patterson, R. E., Kristal, A. R., & White, E. (1996). Do beliefs, knowledge, and perceived norms about diet and cancer predict dietary change? *American Journal of Public Health, 86*, 1394–1400.

Pescosolido, B. A., & Levy, J. A. (2002). The role of social networks in health, illness, disease and healing: The accepting present, the forgotten past, and the dangerous potential for a complacent future. *Social Networks and Health, 8*, 3–25.

Roberts, C. S. (1989). Conflicting professional values in social work and medicine. *Health and Social Work, 14*, 211–218.

Rolland, J. S. (1994). *Families, illness and disability*. New York: Basic Books.

Rosenthal, E. (1993, November 28). How doctors learn to think they're doctors. *New York Times*, pp. B1, B4.

Roter, D. L. (1977). Patient participation in patient-provider interaction: The effects of patient question-asking on the quality of interaction, satisfaction, and compliance. *Health Education Monographs, 5,*281–315.

Roter, D. L., Hall, J. A., & Aoki, Y. (2002). Physician gender effects in medical communication. *Journal of the American Medical Association, 288,* 756–764.

Rubel, A. J. (1977). The epidemiology of a folk illness: Susto in Hispanic America. In D. Landy (Ed.), *Culture, disease, and healing: Studies in medical anthropology* (pp. 119–128). New York: Macmillan.

Sands, R. G., Stafford, J., & McClelland, M. (1990). I beg to differ': Conflict in the interdisciplinary team. *Social Work in Health Care, 14,* 55–72.

Schneider, J., Kaplan, S. H., Greenfield, S., Li, W., & Wilson, I. B. (2004). Better physician-patient relationships are associated with higher reported adherence to antiretroviral therapy in patients with HIV infection. *Journal of General Internal Medicine, 19,* 1096–1103.

Schulman, K. A., Berlin, J. A., Harless, W., Kerner, J. F., Sistrunk, S., Gersh, B. J., et al. (1999). The effect of race and sex on physicians' recommendations for cardiac catheterization. *New England Journal of Medicine, 25,* 618–626.

Sideris, D. A., Tsouna-Hadjis, P., Toumanidis, S. T., Vardas, P. E., & Moulopoulos, S. D. (1986). Attitudinal educational objectives at therapeutic consultation: Measures of performance, educational approach and evaluation. *Medical Education, 20,* 307–313.

Skipper, J. J., & Leonard, R. C. (1968). Children, stress, and hospitalization: A field experiment. *Journal of Health and Social Behavior, 9,* 275–287.

Slomski, A. J. (1993, May 24). Making sure that your care doesn't get lost in translation. *Medical Economics*, pp. 122–139.

Snow, L. (1993). *Walkin' over medicine*. Boulder, CO: Westview Press.

Spector, R. (2004). *Cultural diversity in health and illness*. Upper Saddle River, NJ: Pearson Education.

Stewart, M., Brown, J. B., Donner, A., McWhinney, I. R., Oates, J., Weston, W. W., et al. (2000). The impact of patient-centered care on outcomes. *Journal of Family Practice, 49,* 796–804.

Thompson, S. C., Nanni, C., & Schwankovsky, L. (1990). Patient-oriented interventions to improve communication in a medical office visit. *Health Psychology, 9,* 390–404.

Turner, F. J. (1990). Social work practice theory: A trans-cultural resource for health care. *Social Science and Medicine, 31,* 13–17.

Ulrey, K. L., & Amason, P. (2001). Intercultural communication between patients and health care providers: An exploration of intercultural communication effectiveness, cultural sensitivity, and anxiety. *Health Communication, 13,* 449–463.

van Ryn, M., & Burke, J. (2000). The effect of patient race ad socio-economic status on physician perceptions of patients. *Social Science and Medicine, 50,* 813–828.

West, D. S., Greene, P. G., Kratt, P. P., Pulley, L., Weiss, H. L., Siegfried, N., et al. (2003). The impact of family history of breast cancer on screening practices and attitudes in low-income, rural, African-American women. *Journal of Women's Health, 12,* 779–787.

Weston, W. W., & Brown, J. B. (1989). The importance of patients' beliefs. In M. Stewart & D. Roter (Eds.), *Communicating with medical patients* (pp. 77–85). Newbury Park, CA: Sage.

World Health Organization. (2003). *International classification of diseases and related health problems, Revision10 (ICD-10)*. Geneva, Switzerland: Author. Available from http://www.who.int/classifications/icd/en.

Yalom, I. D. (1998). *The Yalom reader.* New York: Basic Books.

Young, A., & Flower, L. (2001). Patients as partners, patients as problem-solvers. *Health Communication, 14,* 69–97.

Zandbelt, L. C., Smets, E. M., Oort, F. J., Godried, M. H., & de Haes, H. C. (2004). Satisfaction with the outpatient encounter: A comparison of patients' and physicians' views. *Journal of General Internal Medicine, 19,* 1088–1095.

Zerhouni, E. (2003). Medicine: The NIH roadmap. *Science, 3,* 63–72.

第十章

宗教、精神信仰和健康

KEVIN BURKE

本章论述了宗教、精神信仰与健康之间的关系，提出相关的概念和历史观点。除社会工作研究与实践的主题外，也将讨论文化关怀和新兴的伦理问题。

一、本章目标

- 概述宗教与精神信仰及与健康的关系。
- 以历史的视角探讨宗教与治疗。
- 讨论宗教与精神信仰的区别。
- 探讨宗教、精神信仰如何与健康相关。
- 讨论文化、多样性的问题如何与宗教、精神信仰以及健康相关。
- 在宗教、精神信仰和健康相关因素下，健康社会工作者将面临的挑战与障碍。

二、宗教与精神信仰概述

当我们谈起宗教与精神信仰，每个人对这些术语都有独特的理解和含义。人们或许已经总结出通用定义，但对于很多人，宗教与精神信仰很难界定。一般而言，宗教被看做是一个机构，而共享神圣意识形态的成员们则参与到这些机构中。通常，研究者从信徒参与此类宗教机构的情况、参与的频率、信徒类型或是教徒信教后的自我认同等几个方面考察宗教。Moberg（1971）将宗教界定为与特定信仰相联系的一系列意识形态的信念、实践以及仪式。

相比之下，精神信仰更难以定义。在绝大多数文化中，"精神"具体表现为"宗教的"或"神圣的"。尽管很多文化将这种神圣视作神灵、神圣或是一种超强力量，但在其他文化中，这种神圣常被看做是存在于自然、人体或某一现象中的生命力。对于精神或精神信仰，研究者没有给出通用的定义（Wulff，1991）。"亲近神灵"、"信徒的满足感或效力"以及

"宗教活动带来的满足"有时被研究者用以检验精神信仰（Pargament，1997）。对精神信仰的检验常通过中介进行，即在对精神信仰的界定和检验中，对宗教行为的满足感会表明其中的一些基本问题。精神信仰已经被社会科学家普遍界定为"内心对于生活目的和意义的一种感知，这种感知能够超越即时的情境"（Pargament，1997）。

或许最重要的区分在于虔诚的教徒是否有可能是有精神信仰的人，同样，声称具有精神信仰的人是否可能为教徒。研究者搜集到的大量数据已经表明精神信仰和宗教之间并非高度相关（Poloma & Gallup，1991）。这或许表明教徒被认为与社会角色、宗教机构以及对教义的解读更为有关，而具有精神信仰的人则更多地关注对自我与神灵关系的理解，以及在有无组织中介的情况下，而达到的人与神之间的转变和对仪式的遵守。教徒与有精神信仰之人都认可神灵或信仰，但教徒有另外的一"层"，被称为宗教机构，此类机构能够给教徒提供神圣的意义和理解的形式与本质。

尽管在医疗保健方面已体现出许多文化的价值，并且对于病人了解自身的医疗诊断和健康状况都同等有效，但在美国主流文化的霸权下有过多的社会性建构。正因为此，对于美国宗教实践一些基本主题的理解有益于社会工作者帮助服务对象了解医疗保健体系。

美国人宗教与精神信仰实践特有的一些数据对于构建国家宗教价值观的历史视角特别有益：美国人中有96％信教，42％的人每周参加礼拜，67％的人是当地宗教团体的成员，82％相信个人祷告的治疗力量，而且有60％的人愿意与其医生讨论精神信仰问题（Poloma & Gallup，1991）。这些比例在全世界位居最高。然而，大多数研究表明，医疗提供者，特别是医生，并不很看重宗教与精神信仰。在大多数科学领地，"无神论"远非罕见，可能是家常便饭。《科学的美国男女》（American Men and Women of Science）中一项近期调查发现，只有40％的人相信"上帝"，信奉其祷告（Canda，1988）。但当研究者调查国家科学院院士时，有神灵信仰的人仅占7％。旧金山加利福尼亚大学的一项研究发现，身患重病的病人中有70％的人愿意与其治疗医生谈论精神信仰，然而却有更高比例的医生认为这种讨论与其自身作为医生的专业角色不符（Cooke，1986）。这似乎表明在那些寻求医护服务的人与提供他们宗教与精神信仰帮助的人之间有一个基本的隔阂（Pargament，1997）。

宗教与精神信仰的新兴定义

对于社会科学研究者与应用者来说，持续存在的问题是对于宗教和精神信仰这两个词没有通用的定义或理解。在由Fetzer基金会（1999）举办的一系列会议上，提到了对这些术语的通用解释，但医药、心理学、药物滥用和神经科学领域的主要研究者发现，很难找到任何人都可以接受的定义（Larson，Swyers & McCullough，1997）。与会人员一致认为，宗教与精神信仰都有一个"神圣的核心"（sacred core），它由"源自于追寻神圣而引发的感情、思想、体验以及行为"构成。出于这些目的，"神圣"（sacred）被界定为一种"个体感知或相信确实存在的神灵。"

"宗教"有别于"精神信仰"的两个条件是：外在表现的虔诚与对仪式的应用。一些宗教的行为可能涵盖在宗教背景之内或宗教背景之外寻找非神圣的目标。这种现象也被熟知为外显的宗教，使用宗教达到非神圣性的目标，如利用其提升社会角色。一个人去教堂可能是为了建立社会关系网络、商业联系、遇见未来的伴侣或是为了获得与神性无关的其他利益。宗教也必定涉及仪式的应用或是与神圣有关的行为，这已被一些特殊人群所认可。仪式具有通过再生和象征性的使用时间来促进变迁的力量（Eliade，1971），进而使人们从团体规范的角度重新阐释个体经验。

基于 1997 年 Fetzer 基金会工作组的一致意见，Koeing，McCullough 和 Larson（2001）对宗教和精神信仰归纳出如下定义和特征，这将有助于临床研究和社会工作实务（见表 10.1）：

- 宗教：一个包含有信念、实践、仪式以及象征的组织化体系，便于亲近神灵或是超自然力量（上帝、更强的力量或是终极真理/现实），而且能够培养生活于同一社区中的人理解彼此之间的关系和责任感。
- 精神信仰：个人对于获知有关生命、意义以及与神灵或超然力量之间关系的答案的渴求，这可能（或者不可能）引领或源自宗教仪式的发展和共同体的形成。

表 10.1 宗教与精神信仰的特征性差异

宗教	精神信仰
主要是团体的	个体的
可观察的，可测的，客观的	不易察，不易测量，更为主观
正式的，正统的，有组织的	不够正式与正统，欠体系化
以行为为导向，外显为实践	情感为导向，受内心引导
行为上的独断	非独断的，责任、义务性弱
区分善恶的教义	统一化的，非教义导向

Koening 等（2001）从现有的大量神学人员和哲学家们的著作中找到了对宗教认识的 12 个维度。这会有利于健康社会工作者对某些病人的宗教干预治疗，这一方式能够在社会环境下影响病人对疾病、对其家人以及对其他人的反应。这 12 个维度是：

1. 宗教信念，或是忠诚于神圣核心的一种普遍的意识形态。
2. 宗教信仰、教派，或是在同一特殊群体中与他人有共同身份的人。
3. 组织化的宗教信仰，或是参与到宗教机构中。
4. 非组织化的宗教信仰，或是私人祈祷。（信徒可能更细分为 6 种类型：请求型、调解型、冥想型、默想型、充满敬意的祷告者和自白式的祷告者。）
5. 主观性宗教信仰，或个体对于日常生活中某些宗教主旨的虔诚信奉。
6. 宗教的承诺、动机，或是宗教承诺的程度。
7. 宗教的寻求，或是将一个人的自身融入更大整体的过程。
8. 宗教体验，从未经历过的、神奇的、深刻的或是难以解释的体验。
9. 宗教的幸福感，或是与神灵有某种意义深远的关系。
10. 宗教的实用性，认知的建构，使一个人能够去处理基于宗教主题之上的行为，或是适应压力。
11. 宗教知识，个体具备的关于专业宗教信仰的主要方面或是教义的信息数量。
12. 宗教的结果，或是宗教意识形态转换到日常生活的方式。

精神信仰较难从语法上进行解析、描绘或是通过解构的方式进行分析。在《基督教的世纪》（Christian Century）中，Martin Marty 谈到了美国"停泊"了的精神信仰，描述了 5 种类型（来自 Koenig et al，2001，p. 19）：

1. 人本主义的精神信仰，关注人类的灵魂。
2. 未固定的精神信仰，来自于许多传统，关注自我而非组织。
3. 东方的精神信仰，如东方传统宗教中的佛教和道教。
4. 西方的第一种精神信仰，关注较大型传统神的介入。
5. 西方的第二种精神信仰，关注非具体的仁慈的上帝。

三、宗教与治疗的历史

自有历史记载以来，宗教与治疗始终紧密联系在一起。从时代的最早期开始，神父与医生的角色有其各自的差异。在许多文化中，他们扮演同一个角色。圣经、古埃及和巴比伦王国的医学文献都描写了神父的治疗师角色。在古希腊，柏拉图曾写下一章很长的抒情诗（opode or charm）——一种充满魔力的治疗。柏拉图的观点在他对"魅力"（charm）的著作中得以深入阐述，他最终专注于探讨抒情诗与那时已经被普遍接受的"身体的药物"同时出现时所可能引发的神奇力量。在柏拉图看来，一个很差的医生仅仅医治身体，而不理会古代抒情诗中发自灵魂的迷人"魅力"。在他优美的诗歌中，柏拉图指出，身体的疾病可以通过有技巧的展露"魅力"而得以治愈。一个人的身体可能变糟，但有了医疗或祭司的干预，他的灵魂会变得更强大，能够长久维持身体的精神。

在罗马帝国，阿斯克勒庇俄斯（Asclepius）是一个与治疗广泛联系的神。他被描述成一个凡人，是阿波罗（Apollo）的儿子，或是人首马身的怪物。据说他医术高明并收取治疗费。人们认为在他的神殿中睡觉就能治好疾病。阿斯克勒庇俄斯（Asclepius）的追随者与希波克拉底（Hippocrates）一同医治病人。远古世界中的治疗常是在宗教背景之下进行。尽管希腊名医们的治疗主要从自然的层面关注疾病，但却与宗教的层面同时存在，而且这两种方法并非相互排斥。越来越多的早期的基督徒反对将 Asclepius 视作伪神灵，并发现希腊名医们使用的药物与基督教的思想是相融合的。一种治疗中的二分法日渐兴起，它将对身体的护理与修复灵魂区分开来（Temkin，1991）。

从中世纪到文艺复兴时期，医学文献日益关注对疾病的自然理解与治疗。这种新兴的形式呈现，人们认为罪恶常常会诱发疾病，在《灵魂的黑夜》（Dark Night of the Soul）有这样一段描述，约翰的十字架观察到人类有两种类型的身体疾病：一种病症是身体器官上的"不适"，表现为"感觉"；另一种病症是"灵魂的暗夜"，表现为受到精神信仰的干预。他提醒教徒们区分开这两种病症（John of the Cross，1578/1962）。

随着文艺复兴思想的发展，神父与医师的角色变得独特。19 世纪，伴随对于疾病非症状表现的病因分析的迅速进步，使得神父与医师的角色被深入描述。在 19 世纪末期，William James（被认为是美国最好的、最重要的心理学家之一）在所著的《宗教体验的多样性》（The Varieties of Religious Experience）（1902）一书中，极力反对"医学唯物主义"（medical materialism），此观点认为健康与宗教的关系，和健康与病人心理和生理的关系相比并不重要。他指出一个人的精神状态独立于其身体状况，而并非在真空条件下发生。他认为科学理论和无神论的信念是受到有机体原因所限定的。一种观点或是经验最终必定由其对生命所产生的功效而被评价。

Sigmund Freud，一位与 William James 同时代的心理学家，对宗教持不同的观点。在《幻觉的未来》（In the Future of an Illusion）（1927/1962）一书中，他将宗教描述成一种病理学上的文化，事实上，他将此看做是一种失败的社会现象。他认为透过历史可以看到宗教并未改善人的遭遇和焦虑。他将宗教视为一种"拐杖"，使个体免受其整体心理状况潜在的不良机能。自 20 世纪以来，他的这一观点主导了大多数科学领域，并且在已经建立起来的科学领域中不断占据主导地位。

在上个千禧年初，对于宗教在健康与精神健康领域中所扮演角色的新一轮争论开始显现。在精神病学发展小组 1968 年发布的报告——"宗教在精神疾病与健康中的精神信仰功能"（The Psychic Function of Religion in Mental Illness and Health）中，阐述了宗教在疾病治疗方面的一些主题，同时指出宗教除了对健康有消极影响外，还起着积极的作用。自 1980 年开始，随着神经科学和精神药理学知识的进步，发生了另一转变，即质疑病理学的传统假设。诊断的新标准及病例被引用在美国精神病理学协会诊断与统计年会（Diagnostic and Statistical Mannual of the American Psychiatric Association，DSM）上，同时提出了对于宗教思考的新方式。直到 1995 年还能够在 DSM 中找到"对宗教的狂热"——19 世纪遗留下的形式。尽管仍欠缺暗含有精神疾病的宗教起源这类的专门词汇，但在词典中频繁引用包含有宗教内容的精神病理学的病例，这表明精神疾病具有宗教主题的特征。

目前，病人的宗教信仰与精神信仰作为重要的健康结果预测因素而被广泛接受。除了如苏格兰整个国家外，一些以健康为主题的小型社区已经将宗教与精神信仰的因素结合到其护理和治疗计划中。几十年前在这一领域曾被视为不适当的社会科学研究现在已经变得普遍。

四、神圣与世俗

健康社会工作者应该熟知"神圣"与"世俗"的概念（以及二者之间的分界线），因为他们是宗教与精神信仰的基本原则。没有对这种二分法的基本了解，对其干预将会表现出感觉迟钝、消息不灵或是达不到预期的目标。如果这种干预结合了一些没有任何表征的神圣要素，或是反之忽视了对于服务对象来说很重要的信仰，那么就会丧失信任。

《心灵的习惯》（Habits of the Heart）（Bellah, Madsen, Sullivan, Swidler & Tipton, 1985）是讨论缺少这种了解将如何导致意义模糊的最好的一本书。一位名叫 Sheila 的年轻职业女性将她的信仰描述为"Sheila 主义"（Sheilaism）。从本质上说，这是一种自我信仰，相信自己的幸福、善良的行为。她信奉 Sheila 主义，然而它的世俗性打击了她。因为这一信仰并未给她提供与宗教、精神信仰相关的资源，使她感到空虚。

健康社会工作者可以与病人讨论神圣与世俗的概念，以便更好地理解宗教、精神信仰对于个人的影响。神灵信仰是对精神信仰、宗教任何一种讨论的核心。20 世纪早期，社会学家、人类学家和哲学家最终将精神的本质与形式作为神圣性的体现而深入探究。社会学家 Emile Durkheim 在对宗教的一般性理论（1965）中，提出了影响深远的宗教的功能形式，仅包含两个关键概念：神圣的观点和道德共同体的概念。他的理论基于对神圣与世俗的划分。关于神圣，他认为不但指那些值得崇拜之物，而且指一切不常见或不平凡之物。这种神圣对个人来说表现为终极真理和终极现实。在 Durkheim 理论基础上，神学研究者 Mircea Eliade 在《神圣与世俗》（The Sacred and the Profane）（1959）中深入阐释了神圣的功能："当神圣表现为任何圣职时，不但破坏了神圣世界的同质性，也泄露了一种绝对的现实，这违背了广阔背景下的非现实性。神圣的实体性在于发现世界……如果生活于世界之中，它必定会被发现，而且没有世界来自于无序以及世俗世界的同质性与相对性中。一个关键之处——中心——的发现等同于世界的创造"(p. 21 - 22)。

换言之，当神圣以任何宗教体系形式表现出来时，这一体系的信仰者便将其自身置于两个平行的世界之中，世俗世界（日常世界中的吃、喝和身体需要的满足）和赋予那些身体需要以意义的神圣世界——神圣世界将那些日常活动视为具有更大意义或目的的整体。

从更早的时期起，我们能够将神灵视为帮助人们实现到达神圣世界的中介载体，而世俗被看做是一种更多源自于宗教仪式的运行。希腊的人格化的神可以偷盗、通奸、欺骗，然而这些性格缺陷似乎成为一种可以使个人从人升华为神的机制。神灵并不强调道德上的理想状态，而是对普通人感兴趣并给予支持。他们是精明和狡猾的。个性化的神和女神尤其喜爱那些被欣赏和被爱的人，不但支持个人特征，而且支持将神灵与个人联系起来的精神性关联。这正是宗教共同体的道德凝聚力塑造了神圣世界的形式与结构。

回顾宗教和精神信仰与健康状况和治疗之间关系的研究发现，以不同的价值观念来记住存在于平行体系中的平行需求的神圣的结构很重要。这种意义的二元性在于，对一个人可能进行的诊断、治疗和护理，却不会实施于另一个人，即使他们的诊断和医学诊疗模式几乎一样。即使非常妥善地处理了一个服务对象的负面状况，但在处理另一个服务对象微小的不良情绪时就面临很大的困难，那么一个社会工作者或许需要询问提供其支持的或是使之难以处理的精神信仰和宗教的源头。如果能够利用服务对象对神圣的理解，将消极状况变得更为积极，那么社会工作者应该在干预治疗中结合他的这一理解并且支持他的理解。而当一个人对宗教及精神信仰方面的理解很有限或是反对宗教的理解时，将精神性要素加入到干预治疗中会更为困难。

五、宗教与健康的关系

大多数关于宗教与健康关系的探索都着重于对有组织的宗教机构所特有的可测量行为进行研究。这种研究忽略了大部分认为自己有精神追求但没有宗教信仰的人群。被忽略的这部分人群的特点是他们中大多数人拥有高出平均水平的社会经济特权。这两个领域的研究都显得比较有限和含糊，几乎没有强有力的发现或比较突出的主题。

美国国立卫生研究院（NIH）规定了有证据显示与健康有关的宗教或精神信仰的 10 个领域：

1. 宗教/精神信仰偏向或合作：特定宗教或精神团体的成员或加盟成员。
2. 宗教/精神信仰历史：成长于有宗教背景的环境，曾有一段时间参加宗教或精神信仰团体，拥有改变生命历程的宗教或精神方面的经历，以及宗教/精神信仰或参与过程中的"转折点"。
3. 参与宗教/精神信仰团体：参与正式宗教/精神信仰团体或其活动的数量。
4. 私人宗教/精神信仰实践：个人行为或活动，包括但不仅限于祈祷、冥想、阅读宗教典籍，观看与宗教或精神信仰有关的电视节目或收听此类电台。
5. 对宗教/精神信仰的支持：宗教或精神信仰团体成员对社会所作出的物质或无形的捐赠。
6. 宗教/精神信仰的应对能力：宗教/精神信仰实践应对压力的程度或方法。
7. 宗教/精神信仰与价值观：特定的宗教/精神信仰与价值观。

8. 宗教/精神信仰的忠诚：宗教/精神信仰在与生活其他方面相联系的过程中表现出来的重要性，以及宗教/精神信仰与实践对于个人价值观及行为方式的影响程度。

9. 在规范与协调人际关系中的宗教/精神信仰动机：此领域的研究偏重于宽容，但其他方面也应与此有关（如忏悔、赎罪）。

10. 宗教/精神信仰的经历：个人的神灵体验，表现在情感或感知上的感应（Geoge，Larson，Koenig & McCullough，2000）。

这 10 个领域为研究宗教信仰与健康状况的相互关系提供了一个基本框架，同时尝试整理了健康与宗教关系研究中的分类。大多数后续研究属于一个类别：患病、疗效，以及死亡。他们之间的相互关系多从以下方面来解释：行为方式、社会支持、由宗教信仰支撑的意义或一致感。

对疾病早期症状的研究主要集中于与健康有关的行为。关注健康以及拥有健康生活方式的人群比生活方式不健康的人群患病少，即使患病，也比他们在时间上更晚一些。这方面最有说服力的研究（De Gouw，Westendorp，Kunst，Mackenbach，& Vandenboucke，1995）是健康的宗教规则减少了僧侣的死亡率，使疾病症状的出现时间得以延缓。

医学疗效研究集中于急性病和慢性病，包括心脏病（Oxman，Freeman & Manheimer，1995）、高血压（Koenig et al，1998）、免疫系统功能缺陷症（Woods，Antoni，Ironson & Kling）和癌症（Creagan，1997）。大部分此类研究表明良好的医疗效果与积极的宗教热忱相互关联。对这种关联的解释有许多种，其范围囊括了从社会支持增加到健康行为方式对此的影响。此类研究显示的正面效应下其潜在的主旨即为当个人遭受巨大压力、逆境或只是做简单的决定时，社会关系（宗教活动）可以为其提供支持。这些支持可能是现实的，如物资或交通援助。然而，多数援助是比较抽象的，包括了从心理支持到朋友关系网。研究也表明，医疗效果依赖于非常复杂的进程，其中也包括对宗教的热忱。

在对老年人群作宗教信仰与认知功能丧失关系的研究中，Van Ness 和 Kasl（2003）发现，人们参与宗教活动的次数与死亡率形成非常鲜明的反比关系。虽然任何形式的社交活动与低死亡率相关是研究者公认的事实，但他们与其他研究者（见 Bassuk，Glass & Berkman，1999）发现进教堂做礼拜在降低死亡率和提高老年人认知功能中具有独立的可预测的价值。在对参与宗教活动和死亡率的关系作荟萃分析的过程中，McCullough，Hoyt，Larson，Koenig 和 Thorsen（2000）发现参与宗教活动和较低死亡率显著相关。虽然他们发现宗教—死亡率相关的程度因监控变量的功能变化而有所不同，但宗教参与和死亡率相关度的重要性可与社会心理因素相近。

健康行为因不同的精神信仰实践而不同，这些精神信仰认为人体是神灵的表现，他们禁止某些行为，并鼓励其他行为。现在，许多宗教有非常严格的饮食规定，以推广健康的生活方式。犹太饮食法可看作是早期促进健康的努力。宗教意识形态也发挥了作用，因为它往往禁止危险行为。参加宗教活动的人群比不参加的人群更少出现危及健康的行为（Kark，Shemi & Friedlander，1996）。一夫一妻制的人群较少出现性传播疾病。许多宗教有酒精和娱乐性药物的使用规定。然而，从整体看，健康行为所能解释的变量相对较小，约 10%。（George et al，2000）在对这些研究的荟萃分析中，George 与她的助手发现宗教信仰与精神信仰这两个名词有时可以互换使用。

另一个对于健康与宗教关系的机制的可能解释是社会支持。通过参加宗教组织，个人拓展了小家庭和大家庭之外的社会关系。这些社会关系可以减轻压力，为创伤和不幸提供积极的可供选择的其他途径。具有共同宗教信仰的人在面对逆境时可能显示出更强烈的相互支持的关系。研究表明，积极参与宗教活动的人有更广泛的社会关系网，并在其中频繁活动和交流，得到更多来自于他人的帮助，从交流中获得更多的满足感（Ellison & George，1992；Zuckerman，Kasl & Ostfeld，1984）。

通过提供和培养信念，宗教与宗教理想帮助个人建立叙事框架，此框架把各不相关的现象连接在一起形成一个连贯的整体。因此，宗教有益于健康的地方即在于它为人们提供了一个全球化的思维，让个人更好地理解自己在宇宙中的角色、自己和他人生命的目的，而也许更重要的是，理解痛苦和磨难之谜。有时候，宗教信仰和精神信仰之间的界限是模糊的。宗教功能的一致性似乎与社会学中的意义更有关联：它们都禁止反常状态，而不是促进个人福祉。人们生病时依赖宗教信仰和宗教活动来减轻压力，保持自控，从他们自身的意义感和生命目的中获得希望。参与宗教活动使得肢残人士能更好地应对自身问题，同时在心理上获得健康体验，而不是不知所措（Cole，1992）。

（一）生命历程的宗教问题

直到近期才有研究人员和临床医生提出把宗教问题纳入生命历程。这对社会工作者来说意义重大，因为干预可能对特定发展阶段有较好疗效，在其他阶段却并不如此。一般而言，随着人的年龄和生活压力经验的增长，宗教问题愈显重要。许多研究表明，个人年龄越大越倾向信仰宗教。Ehmann（1999）发现 75 岁以上的人群中认为宗教非常重要的比例比 30 岁以下的人群更多（77% vs 45%）。Levin 和 Taylor（1997）发现宗教祈祷频率随着年龄的增长而增加。

实证研究证实了 Fowler（1981）的理论观点。Fowler 列出了人类信仰发展的一系列阶段，他认为人类经历这些发展阶段时，信仰的强度和性质会变得更深刻、更复杂。在他的阶段系统中，最后阶段的特点是深刻的批判性反思，在反思中，精神信仰得以扩大和深化。Koenig（1994）发现人的年龄增长时，其宗教取向会发生质的变化。他认为："成熟的宗教信仰是人与上帝的一种深刻、亲近、坚定和排他的关系（p. 124）。"Koenig 的观点还处于直觉推理的阶段，因为现有的科学研究中还没有探索促进（更不用说引发）个人与上帝之间密切关系的因素。

儿童与青少年的宗教活动主要是培养道德和道德价值观，为今后的生活奠定基本框架（Erikson，1959；Fowler，1981）。从健康的观点来看，父母在早期为孩子提供的社会交往经验奠定了他们世界观的基础。他们在早年就被灌输了希望。适当的家庭教育，主要由宗教机构培育和深化，可以树立一个框架，此框架使儿童获得发展过程中的里程碑，使其成为今后生命中健全的决策基础。健康行为教育，为这一理念提供了强有力的支持（Wulff，1991）。相比影响健康的直接因素而言，宗教与社交和社会角色显得有更密切的关系。

宗教在中年人群中扮演重要角色。Erik Erikson（1959）认为，中年人群的特点是进取与停滞相对抗。宗教组织与宗教思想除了强化和多样化人们应对事物的方法与策略，而且还为这一时期共有的议题提供了深刻的见解，如评判智慧与体力的价值，人际间社交关系与两性关系，灵活的情感投注与贫乏的情感投注，心理的柔度与刚度。当健康问题中断了对这些议题的争论，宗教就会帮助人们去领会逆境的意义（Blanchard-Fields & Norris，1995）。社会工作者支持并拓展应对这些问题的能力和资源，提高服务对象的信任度，通过宗教的方式帮助病人减轻逆境带来的压力。

在老年时，宗教在个人生活中发挥了越加显著的作用。这一发展过程的最后阶段，Erikson 定义为完整与绝望的对抗，宗教思想对这一时期的议题显得尤为重要，如自我分化与对工作角色的投入、对肉体的超越或关注、自我超越与自我关注。处于生命最后阶段的人群常感觉到需要"理清头绪"，从生命中寻找意义。研究发现，在可导致残疾和慢性病状态时，连贯叙述被证明不仅可以改善人自我描述的健康状态，还可以改善可观测状况（Cohler，1992）。连贯叙述与宗教社会关系所给予的现实支持同时被认为是对健康施加有益影响的基本因素。以信仰为基础的干预对于生理与心理健康都可产生积极作用。宗教咨询这一快速扩展的领域不仅可以影响精神状态，还可以强化人们日常生活与社会角色的活动（Kimble，1995）。宗教疗法把信仰或不信仰宗教的人们与有共同信仰人士组成团体的成员相联系，以促进他们身体、情感和精神上的健康。宗教疗法项目为人们提供社会关系网中多种资源与联系，让长者可以保持自我意识，同时有幸福感，这是其他项目所无法提供的。

（二）精神信仰与健康

探索精神信仰与健康关系的研究非常少，对二者关系的理解也比对宗教与健康关系的理解少。这主要是因为对精神信仰缺少一个通用的定义。对精神信仰的定义主观性较强，不如宗教那样容易估测，因此，此领域的科学研究发展较慢。一个对精神信仰比较标准化的定义强调个人与神灵的亲近，或神灵在日常生活中占据非常重要的位置。在精神信仰与健康关系的研究中，三个研究领域凸显出来：与精神信仰有关的一致感和对生命的满足感，精神信仰作为促进健康和幸福的力量，精神叙事在寻求生命意义中的重要性。

Antonovsky 在 1979 年首先提出了"一致感"这个概念。他进一步提出了"有益健康模型"，这个模型可成功应对生活压力。一个具有积极生活经验和社会资源的个体最终会发现世界是有意义的。这种世界观——"一致感"的确切定义是："一个全球性的倾向，这表示在任何程度上都有一种普遍的、充满活力的、感觉持久的信心，这种信心可以：（1）形成，预测和解释源于一个人生活的内部和外部环境的刺激；（2）充足的可用资源，以满足这些刺激所造成的需求；（3）这些需求是挑战性的，值得投入和参与"（Antonovsky，1979，p. 19）。

"一致感"包括三个相互联系、相互交织的方面：

1. 可理解力（期待世界是有序或可以变得有序的倾向）有利于从认知上澄清压力的性质。
2. 处理能力（期待问题是可解决的倾向）引导人们寻找适合的资源。
3. 意义（认为生命是有意义的倾向）为人们解决问题提供动力。

"一致感"在成年人的早期就已完全形成。若无特定改变生命历程的事件，"一致感"在以后的生命中是相对稳定的（Sagy，Antonovsky & Adler，1990）。通过帮助病人形成或促进"一致感"，从而优化意义、处理能力、可理解力和增加突出性，社会健康工作者可取得比较理想的结果。

精神信仰可强化"一致感"，因为，被宗教遗漏但个体认为是神圣的一切具有了从情景和现象中形成意义的可能。在其他情况下，它们可能被认为毫无意义。当个体理解了自身面对神灵在宇宙中所处的位置，超越意义产生的可能性都极大地增加了。病人也许会经历极大的痛苦和不幸，但如果他们发现了痛苦的意义，那就会把病痛对健康的伤害减到最小。若当时有足够的资源让超越感觉发生，那么人们将重新理解在其他情况下认为是不愉快或痛苦的经验。健康社会工作者的重要作用是在干预策略中认识和提供超越感觉所需的资源，以促进其发生。在提示或问询病人形成意义的精神理念或现象时，人们并不需要"认同"。这些意义也许对病人尤为重要，但对社会工作者来说却并不如此。

与"一致感"密切相关的是形成意义的叙事的概念。追溯过去会让个体了解不同事件和现象，这些事件和现象若没有一个完整的主题或"故事"的引导，很可能使人沮丧、悲伤或压力沉重。叙述的时候很容易歪曲一件事真实的发展，因为叙事的原因不是为了还原历史事实，而是在创造连贯的生活事件赋予意义和有效性。创造性叙事也常用于病人的疾病可能产生毁灭性结果的情形，或病人勉强避过毁灭性结果之后。在这样的情景下，叙事方式具有了道义上的目的：它就像在仪式上背诵神话，重申围城下的核心价值观，加强和完善紧张的社会关系结构。叙事，如仪式中的神话，为一段经历塑形并作终结。当这一经历是一种损失或导致损失和改变时尤其如此（Kleinman，1988）。在实际操作中，病人的叙述可由简单的社会工作常用的问题引出，如："生活中有哪些重要的事情可以跟我说说？"或"是什么让你在应对挫折的时候表现得这么出色？"与病人见面时留出一定时间给生活中的故事，这有助于促进病人对社工的信任以及开放程度。很多人喜欢讲故事，但在工作中很少留出时间来做这件事。

叙事理论为探索精神信仰如何促进个体应对和适应环境提供了很多有益见解（Taylor，1989）。叙事方式是否影响或解释经历是由事件"好"的程度决定的，同时它也可作为解释性变量结构中的一个估量值。"好事件"中有强有力的中心人物，其行为符合叙述者与听者的价值观。换言之，他们是这些事件中演技高超的演员。若其中某位演员是神圣的，那么超越和转变的可能性大大增加。事件须是线性发展（至少在西方文化中是如此），并且罗列或影射一套价值规范。

有多种原因会使"好的故事"有生成的潜力。最根本的也许是这些故事令人难忘。也就是说，它们符合记忆在创造个体历史时通常会出现的扭曲现象（Kotre，1984）。Greenwald（1980）证实个体记忆过往事件时，自我中心和行为基础总是存在的。他对自我中心的定义是个体扭曲个人历史，以使自己成为事件的主因或对象的倾向，而事实并非如此。效益论指的是对一种成功的回忆、居功，同时忘记或否认对失败负有责任的倾向。若无如此偏见，自我就不能生存，个体历史也就不存在了。Neisser（1982）进一步认为记忆功能是寻找基于自我中心和效益的事件，可以说演员在这些事件中的表现都非常优秀。简言之，自我似乎在寻找它自己，审视和重释社会事实与现象来构建基于自我偏见的完整性。叙事方式是使得这一情景发生的重要前提。

作为一种特殊的功能，叙事是"生命反思"的一个组成部分。生命反思常与叙事交互使用，从而让人们找到生命的意义，即使生活可能平凡无味（Moody，1986）。Baier（1981）认为通过成功的生命反思，个体可以认识到：（1）生命是可理解的；（2）生命是有目的的；（3）希望与需求最终会实现和满足。Baier 的"意义三条件"可看作从客观到宇宙层面再到个体自传层面。这其中被审视的是个体生命的意义，而不是生命作为一个整体的意义。

宗教组织为强化叙事的运用或生命反思提供了理想场所。个体祈祷常把精神关注与生活叙事融为一体。超过80%的美国人把祈祷作为应对机制。面对危机寻求帮助的多种选择中，祈祷（80%）仅次于家庭帮助（87%；Gallup & Jones，1989）。

Berger 在《神圣的华盖：宗教社会学精要》（The Sacred Canopy：Elements of a Sociological Theory of Religion）（1990）中反复强调精神意义可能会影响主观幸福感。他认为当人们在生活中遭遇一系列不可更改的痛苦及不连贯情形时，他们必须努力为此找出生活的意义，否则只能陷入无限悲苦。这些情形包括了邪恶与不幸、身体功能丧失，以及不可避免的死亡。Berger 提出精神信仰或精神理念可帮助人们应对这些情形，其方式是提供神义（theodices）——基于宗教的世界观，其内容为精神性的，可用于解释如死亡与不幸一类的现象，引导个体从更宏观的整体或目的中寻找自己的位置。他认为把神义内化的人可以更深地理解生命的意义和目的。与此相反，他认为没有精神框架的人更容易陷入社会反常状态，这种状态把人从更广泛的社会秩序中痛苦地脱离出来，使个人陷入无意义和痛苦的折磨之中。但对此理论的实证研究相对较少。其中值得关注的是，Musick（2000）发现基于宗教的积极的世界观与对生活满足感程度上升之间有相关性。

主观幸福感是由三个变量评定的：对生命的满足感、自尊心和乐观态度。精神意义的一个关键功能即是让人更好地理解生命中的逆境和挑战。更重要的也许是精神意义为超出个体当时应对能力的困难提供更宏观的解释。当一个个体获得这些见解并相信自己属于一个远大的计划，这些认同或许会成为个人成长中十分有益的资源。认识到人在逆境中成长这一事实是增加疗效和获得生命满足感的重要动力。精神意义与自尊的关系是直接的。若人们相信上帝为他们的生活设计了目的，那就意味着上帝是关爱他们的。自尊感的一部分源自重要人物对自己的关注，相信上帝认为他们有价值的，爱护及关心他们，可以从正面影响其自我评价。若人们认为精神信仰可以为生命提供方向和目的，他们对未来将更乐观。他们不会感觉自己孤独地存在。Seligman（1990）发现精神意义通过让人意识到上帝已为他们设计好特别的有益的未来，从而让人变得更加乐观。健康社会工作者可运用这一信息来帮助病人应对疾病及其带来的后果。

（三）文化成因

当我们在文化情境下讨论宗教、精神信仰和健康时，有两个问题迅速呈现出来。第一个问题是多样化的文化传统与在多元社会中寻求健康护理的人群的身份。第二个是健康医护人员可能将文化偏见带入其专业背景中。许多研究表明，宗教和精神信仰在弱势族群的生活中更为重要（Levin，Taylor & Chatters，1994）。有色人种、年长者、教育程度较低的人和贫困者都声称比起一般人群，宗教和灵性在他们的生活中更为重要。弱势族群有较低的生活期望，特别是少数种族，不太可能有健康保险，基础医疗护理也没有保障，而且婴儿出生体重低，死亡率高（Sutherland，Hale & Harris，1995）。

尽管我们知道宗教和精神信仰对弱势群体来说更为重要，但是这重要性在健康和健康照顾方面的作用是说不清楚的。似乎表明，如果个人不积极寻求基于宗教信仰中促进健康的资源，这些人群的健康可能会变得更糟。Krause（2002）着手通过一个荟萃分析研究为此提供答案：这项研究分析老年群体所受社会保障的一些人口学变量，重点关注教堂中的社会关系。它为很多的理论连接点找到现实的依据："经常去教堂的老年人觉得他们的宗教群体更为团结；宗教群体中的老年人越团结，他们所受到的精神和情感帮助就越多；得到宗教性保障越多，他们就更相信上帝；越相信上帝的老人就越乐观；而越乐观的人健康状况越好。"上述发现表明了宗教对人的健康的积极作用。

去教堂做礼拜和教友的友好程度似乎对促进团体互助提供了尤其重要的多元因素，而且可能在弱势群体中表现得尤为突出（Pargament，Silverman，Johnson，Echemendia & Snyder 1983）。除了个人性的保障外，群体成员同时也从共同经历中获得保障。所谓共同经历是指被压迫的历史以及对历史性压迫做出的群体和文化性的反应。从健康角度来看，这种对共同苦难的反应通常表现为个人对个人问题的反应。有共同的宗教信仰通常有助于解决个人的当前问题。

大约一个世纪之前，Simmel（1905）认为有信仰的人"以宇宙为归属，是更崇高的存在，从中而来，并将回归其中，他虽与之不同，却寻求一致。上述感受，皆以上帝这一观念为中心，可上溯到人与其他物种并存的问题上来……"（p. 372）。换句话说，所有的与其他人的关系都可能产生对上帝的这些感受。这也能够解释为什么宗教对于社会弱势群体尤为重要：他们被社会主导文化所忽略，此时他们固有的宗教信仰提供了多重作用。说到宗教机构，他们不仅提供服务，而且具体阐释神圣的宗教意义。

少数民族人群看待健康和卫生保健的态度通常与卫生工作人员不同。据不完全统计，西班牙裔人群将健康和疾病看作是一体的，包括精神、道德、肉体、心理、社会和超自然的方面。健康和疾病都是来自于上帝的礼物或惩罚。大部分西班牙裔美国妇女认为，身体、思想和灵魂是不可分割的，治愈疾病和宗教体验密切相关（Musgrave，Allen & Allen，2002）。与大部分美国白人相比，美国黑人（非洲裔美国人）往往会私下祷告，或者进行宗教仪式，或者参加宗教活动，而且更虔诚地认为圣经是上帝的话语（Jacobson，Heaton & Dennis，1990）。老年美国黑人也往往会在压力困扰时向上帝寻求慰藉（Johnson，Matre & Armbrecht，1991）。美国黑人保健人员视上帝为援助之手，而且与白人保健人员相比，更为重视宗教信仰给人的慰藉作用（Picot，Debanne，Mamazi & Wykle，1997）。诸多研究似已表明，移民往往是少数民族，有耻辱感，并有个人信仰。

西方医学界和美国基督教会的偏见常常与某些主流文化价值结合在一起，并已在特定医学领域形成职业道德，它极力消除病人之间的差异，目的在于推进科学分析，提高生产率，促进经济发展。然而，这种善意的举动却往往否定或贬低了病人对于健康、治疗和信仰等的文化观念。医疗机构为病人提供最好的科学治疗方案，病人并不领情，认为是纯科学主义，是虚假的。这种情况下，基于对病人治疗的文化角度考虑，多数医疗方案要么应用不当，要么完全被忽视和放弃。这时，就需要有一些反对者，在其中调和双方的意见，使医疗方案得以顺利实施。这正是社会保健人员的职责和能力所在。医疗机构常常因为病人的不合作态度感到极为苦恼，而病人也常常感到备受轻视、地位低微、受到排挤。社会工作者作为调解者，一方面将医疗机构的制度传达给病人，另一方面将病人的状况介绍给医疗工作者。

六、困难和挑战

将宗教和个人信仰问题引入健康保健的最大困难可能在于是否能意识到此举的必要性。决策者对健康保健中宗教和信仰的作用一直存在争议，甚至对是否是其中的一部分也未有共识，在公共卫生保健中尤为如此。直到近年来才有健康维护组织（health-care maintenance organizations，HMOs）的调查结果显示，健康照顾中考虑信仰问题是极为有利的（Naik，2004）。然而是否由成本预算来决定贯彻力度仍需研究。而且从当前华盛顿要求教堂和宗教机构提供社会和医疗服务这一事实来看，政策和道德依然是头等问题。最后，我们还需研究信仰和宗教的介入是否有效，以及这一举措潜在的负面影响。

医疗人员若要关注病人的宗教信仰问题，很少有正式的手段措施。不过这些措施大半未经测试，还不够规范化。在提出健康保健相关的宗教和信仰问题的先驱——Fetzer 基金会的资助下，Hays，Meador，Branch 和 George（2001）提出精神信仰的历史范畴，基本正确涵盖了人的一生中可经历的宗教和精神体验。经过大量的预调查和统计分析，研究工作组发现可用 4 个可变因素来解释宗教信仰和健康的关系。这些因素包括上帝过去对你的帮助、家庭的宗教信仰史、终生信仰的社会支持和宗教信仰的代价，即过去宗教生活中身体、情感或人际关系上的得失。这些因素从本质上着眼于宗教在个人生活中的有效性、家庭生活中宗教的地位和作用，宗教的社会地位和宗教信仰的正负面影响。

　　职业素养、界限和道德是探索的新领域。一些接受治疗的病人希望医护人员陪他们一起祈祷，但是大部分医护人员认为这不道德或者不专业，而拒绝参与（Koenig et al，2001）。对他们来说，如何对病人的精神和宗教问题作出回应是极为复杂的道德问题。内科医生是否应主动地和病人谈及精神问题？对重症监护病房（ICU）的昏迷病人，护士是否要为之祈祷呢？出于病人自身的健康考虑，对病人的宗教信念进行鼓励或劝阻是否合理？医生和牧师之间的职业界限是什么？当需要界定职业范围时社会工作者曾调解过上述的争论（参考本章附录：对社会工作者的一系列建议和意见）。

　　随着研究的展开，宗教和信仰的负面作用就必然谈及。在正常的医疗环境中，当病人察觉自己的精神需要被忽视，就容易背离有效的治疗过程。这一现象在一份医疗报告回顾中已有提到：172 名儿童由于他们父母选择进行信念治疗而非正常疗法而死亡。研究者发现，如果对这些儿童进行健康照顾，多数都应能幸免于难（Asser & Swan，1998）。健康社会工作者极为擅长争取病人的需求，传达病人的情感，并集中于社会公正的本质问题。

　　虽然将宗教和信仰问题融入健康治疗是尤为重要的，但根本问题依然是宗教和信仰对健康的作用。病人通常都自然地将这三者结合在一起，困难常常是出在医护人员身上。长期以来，社会工作者就是国家之间、文化之间、家庭之间和个人之间的桥梁。健康治疗涉及的宗教和信仰问题是他们的另一个专业领域，只有通过他们，才能使更多人的心声得到聆听，心灵问题得到关注。

七、学习练习推荐

　　以下案例是社会服务机构提供的真实故事。讨论组应以 4～6 人一组，分别对案例进行讨论，每个小组有记录然后再向大家报告。论题如下：在以下案例情况中社会工作者应如何处理？社会工作者应负有哪些职责？他们该注意哪些敏感问题？他们的助人的天职是否对病人造成潜在损害？

案例 10.1

　　史密斯夫人，天性开朗，是位 89 岁高龄的寡妇，一直卧病在床。由于患有多种慢性疾病，近来健康状况严重恶化。她告诉护理管理团队（一名社会工作者、一名护士和一名临床医学家）她想谈谈弥留之际的问题和她的信仰。于是护理组给她找了个牧师，然而她并不欢迎牧师来，她说："牧师对我没什么用。"临床医学家也提起她的教堂有一个"家访"计划，但是史密斯夫人是个虔诚的天主教徒，她对劝他改变信仰的来访者极为反感，最后把所有的来访者都赶出家门。

第二周里，史密斯夫人找到主管要求护理管理团队找个认识她 25 年以上的人，社会工作者、护士或其他什么人都可以，来和她谈谈她的宗教问题。她再次说明不要找她的教区牧师或任何宗教人士。意识到事态的紧急性后，护理中心主任葛琳娜女士觉得自己适合作为访者，决定去了解一下她的问题。

知道葛琳娜是个社会工作者之后，史密斯夫人对她的来访非常感谢。然后便谈到她现在总是被一些基本问题所困扰，精神极度痛苦，晚上都无法入睡。她知道自己时日不多，相信死后能进天堂，因为她一直严格遵守十诫和金诫，非常律己。使她倍感困惑、并让她痛苦万分的是她不知道在天堂里她能否拥有童年时的容颜和身材，而不是像现在，全身瘫痪、身体肥胖、脸部下垂，眼睛也看不见东西，她一边哭泣一边诉说。

案例 10.2

布朗先生乐观开朗，是个 86 岁的鳏夫。在医疗中心向他的社会工作者报告说，自己自从加入基督教会永久的爱和幸福的宗教（Everlasting Love and Joy in Christ Jesus Church）之后，虽然中止了对自己疾病的治疗（包括长期的背痛、高血压、高胆固醇和风湿性关节炎），但是他感到从未有过的满足和快乐。他还说道自己已经签名同意将自己的社保移交给教会，以保障自己的吃住无忧。

他的医生发现他近来背痛缓解，胆固醇水平也下降，对此无法理解，因为他现在已放弃任何治疗，仅是"祈求健康"。她很为布朗先生的高血压担忧，因为他每次去教堂聚会，都会尽情舞蹈，很可能会使病情恶化。

布朗先生的个案管理团队问及他的近来健康饮食情况。他说道："这已是可有可无了，我已不需要任何药物。我已经把自己交付给主，我感觉非常良好，不管上帝需要我做什么，我都愿意。"

案例 10.3

约瑟夫人是个 76 岁的寡妇，住在一个移动的房子里，周围是荒凉偏远的城镇。她有诸多慢性疾病，如肺病、高血压和糖尿病。在每个月的治疗中，她的案例分析者说她变得越来越沮丧，经常出现典型的临床抑郁症的症状。当地的精神健康中心要求她去做一个精神健康咨询。

咨询之后，真相终于揭示：原来约瑟夫人在过去的一年失去了丈夫，又患上肺癌，儿子在三年前受枪伤，而且在 1977 年，她的女儿、女婿和他们的四个孩子死于圭亚那琼斯镇（Jonestown，Guyana）的人民圣殿教的集体自杀。

约瑟夫人认为宗教和信仰在她一生中都起着非常重要的作用。在 1977 年以前，她家庭里的所有人都是人民圣殿教的成员。除了她女儿一家给她带来的痛苦外，她还失去了许多朋友。教堂被迫关闭改建成一个研究院。她说她再也不能参与任何有组织的宗教活动了。当问到关于她的信仰时，她伤心欲绝：为什么每个她所爱的人和每件她所拥有的东西都失去了，而她还活着？

八、推荐资料

Canda E，Nakashima M，Burgess V，& Russel，R（1999）. *Spiritual diversity and social work：A comprehensive bibliography with annotations*. Alexandria，VA：Council on Social Work Education.〔E. Canda，M. Nakashima，V. Burgess 和 R. Russd（1999）。《负责信仰的多样性和社会工作：一个带有注释的综合性的目录》。亚历山大关于社会工作教育的会议。〕

九、附录：宗教是伤害还是治疗——宗教的精神健康性测试

在社会工作教育领域内，正致力于宗教和信仰的社会工作教育委员会（Council on Social Work Education's，CSWE，2002）已经商讨出一些指导方针，用以指引正在使用Clinebell 的"宗教的精神健康性测试"（Tests for Mentally Healthy Religion）（1965）的从业人员。尽管有些从业人员可能同意或不同意下列导言，但是他们确实对这个话题在健康社会工作领域的探讨起到推动作用。虽然这些导言是适用于精神健康医生的，但是基本的信条适用所有类型的治疗，也有利于个人的幸福感，这种感觉在健康—宗教—信仰体系中非常重要。

- 宗教思想和实践的特殊形式在人们之间是起桥梁作用还是障碍作用？
- 宗教思想和实践的特殊形式是增强还是减弱了对大众的信任感和联系性？
- 宗教思想和实践的特殊形式是促进还是阻碍了内在自由的成长和个性的发展？它促进还是阻碍了健康和信仰的依赖关系？成熟还是不成熟的权威的关系？或者成熟还是不成熟的良心？
- 宗教思想和实践的特殊形式是否提供了一个帮助人们从罪恶感走向释怀的有效方法？还是提供了一个错误的方法？
- 宗教思想和实践的特殊形式增进了还是减少了人们对生活的享受？它促进人们对生活感受的赞美还是贬斥？
- 宗教思想和实践的特殊形式是否以建设性或压抑的方式处理了人旺盛的性和攻击性能量？
- 宗教思想和实践的特殊形式促使了人们接受还是否认现实？它促进了幻想的还是成熟的宗教信仰？它促进了对知识公正的尊重还是质疑？它过分简化了人们的境遇还是把它复杂化了？
- 宗教思想和实践的特殊形式强调爱还是恐惧？
- 宗教思想和实践的特殊形式是否给它的信徒提供充足的"为目标献身的信念体系"以使他们建设性地处理生存焦虑？
- 宗教思想和实践的特殊形式是否通过活的象征促进人们和自己的无意识取得联系？
- 宗教思想和实践的特殊形式适应社会的神经模式还是努力去改变他们？
- 宗教思想和实践的特殊形式强化还是弱化了个人自尊？

参考文献

Antonovsky, A. (1979). *Health, stress, and coping*. San Francisco: Jossey-Bass.

Asser, S., & Swan, R. (1998). Child fatalities from religion-motivated medical neglect. *Pediatrics, 101*, 625–629.

Baier, K. (1981). The meaning of life. In E. D. Klemke (Ed.), *The meaning of life* (pp. 81–117). New York: Oxford University Press.

Bassuk, S., Glass, T., & Berkman, L. (1999). Social disengagement and incident cognitive decline in community-dwelling elderly persons. *Annals of Internal Medicine, 131*(3), 165–173.

Bellah, R., Madsen, R., Sullivan, W., Swidler, A., & Tipton, S. (1985). *Habits of the heart: Individualism and commitment in American life*. New York: Harper & Row.

Berger, P. (1990). *The sacred canopy: Elements of a sociological theory of religion*. New York: Random House.

Blanchard-Fields, F., & Norris, L. (1995). The development of wisdom. In M. Kimble, S. McFadden, J. Ellor, & J. Seeber (Eds.), *Aging, spirituality, and religion* (pp. 102–118). Minneapolis, MN: Fortress Press.

Canda, E. (1988). Spirituality, religious diversity, and social work practice. *Social Casework, 69*(4), 238–247.

Clinebell, H. J. (1965). *Mental Health through Christian Community*. New York: Abingdon Press.

Cohler, B. (1992). Aging, morale, and meaning. In T. Cole, W. A. Achenbaum, P. Jacobi, & R. Kastenbaum (Eds.), *Voices and visions of aging* (pp. 72–96). New York: Springer.

Cole, T. (1992). *The journey of life: A cultural history of aging in America*. New York: Cambridge University Press.

Cooke, M. (1986). Physician risk and responsibility in the HIV epidemic. *Quality Review Bulletin, 12*, 343–346.

Council on Social Work Education, Spirituality and Religion Working Group. (2002, February). *Religion that hurts or heals (handout)*. Annual Program Meeting, Memphis, TN.

Creagan, E. (1997). Attitude and disposition: Do they make a difference in cancer survival? *Mayo Clinic Proceedings, 72*, 160–164.

De Gouw, H., Westendorp, R., Kunst, A., Mackenbach, J., & Vandenboucke, J. (1995). Decreased mortality among contemplative monks in the Netherlands. *American Journal of Epidemiology, 141*, 771–775.

Durkheim, E. (1965). *The elementary forms of the religious life*. New York: Free Press.

Ehmann, C. (1999). *The age factor in religious attitudes and behavior*. Washington, DC: The Gallup Organization.

Eliade, M. (1959). *The sacred and the profane: The nature of religion*. New York: Harcourt, Brace, and World.

Eliade, M. (1971). *The myth of eternal return or, cosmos and history*. New Yor : Harcourt, Brace, and World.

Ellison, C., & George, L. (1992). Religious involvement, social ties, and social support in a southeastern community. *Journal for the Scientific Study of Religion, 33*, 46–61.

Erikson, E. (1959). Identity and the life cycle. *Psychological Issues, 1*, 18–164.

Fowler, J. (1981). *Stages of faith*. San Francisco: Harper & Row.

Freud, S. (1962). The future of an illusion. In J. Strachey (Ed. & Trans.), *Standard edition of the complete psychological works of Sigmund Freud*. London: Hogarth Press. (Original work published 1927)

Gallup, G., & Jones, S. (1989). *One hundred questions and answers: Religion in America*. Princeton, NJ: Princeton Research Center.

George, L., Larson, D., Koenig, H., & McCullough, M. (2000). Spirituality and health: What we know, what we need to know. *Journal of Social and Clinical Psychology, 19*(1), 102–116.

Group for the Advancement of Psychiatry (1968). *The Psychic Function of Religion in Mental Illness and Health: GAP Report 6*. New York: Committee on Psychiatry and Religion.

Greenwald, A. G. (1980). The totalitarian ego. *American Psychologist, 35*, 603–618.

Hays, J., Meador, K., Branch, P., & George, L. (2001). The Spiritual History Scale in four dimensions (SHS-4): Validity and reliability. *Gerontologist, 41*(2), 239–249.

Jacobson, C., Heaton, T., & Dennis, R. (1990). Black-White differences in religiosity: Item analysis and a formal structural test. *Sociological Analysis, 51*, 257–270.

James, W. (1902). *The varieties of religious experience*. New York: New American Library.

John of the Cross. (1962). *Ascent of Mount Carmel* (E. A. Peers, Trans.). Garden City, NY: Image Books. (Original work published 1578)

Johnson, G., Matre, M., & Armbrecht, G. (1991). Race and religiosity: An empirical evaluation of a causal model. *Review of Religious Research, 32*, 252–266.

Kark, J., Shemi, G., & Friedlander, Y. (1996). Does religious observance promote health? Mortality in secular versus religious kibbutzim in Israel. *American Journal of Public Health, 86*, 341–346.

Kimble, M. (1995). Pastoral care. In M. Kimble, S. McFadden, J. Ellor, & J. Seeber (Eds.), *Aging, spirituality, and religion* (pp. 131–147). Minneapolis, MN: Fortress Press.

Kleinman, A. (1988). *The illness narratives: Suffering, healing, and the human condition*. New York: Basic Books.

Koenig, H. (1994). *Aging and God: Spiritual pathways to mental health in midlife and later years*. New York: Haworth Press.

Koenig, H., George, L., Cohen, H., Hays, J., Blazer, D., & Larson, D. (1998). The relationship between religious activities and blood pressure in older adults. *International Journal of Psychiatry in Medicine, 28*, 189–213.

Koenig, H., McCullough, & Larson, D. (2001). *Handbook of religion and health*. New York: Oxford University Press.

Kotre, J. (1984). *Outliving the self: Generativity and the interpretation of lives*. Baltimore: Johns Hopkins University Press.

Krause, N. (2002). Church-based social support and health in old age: Exploring variations by race. *Journal of Gerontology, 57B*(6), S332–S347.

Larson, D., Swyers, J., & McCullough, M. (1997). *Scientific research on spirituality and health: A consensus report*. Rockville, MD: National Institute for Healthcare Research.

Levin, J. S., & Taylor, R. J. (1997). Age differences in patterns and correlates of the frequency of prayer. *Gerontologist, 37*(1), 75–88.

Levin, J. S., Taylor, R. J., & Chatters, L. M. (1994). Race and gender differences in religiosity among older adults: Findings from four national surveys. *Journal of Gerontology: Social Sciences, 49*, S137–S145.

McCullough, M., Hoyt, W., Larson, D., Koenig, H., & Thoresen, C. (2000). Religious involvement and mortality: A meta-analytic review. *Health Psychology, 19*(3), 211–222.

Moberg, D. O. (Ed.). (1971). *Spiritual well-being: Background and issues*. Washington, DC: White House Conference on Aging.

Moody, H. R. (1986). The meaning of life and the meaning of old age. In T. R. Cole & S.

Gadow (Eds.), *What does it mean to grow old: Reflections from the humanities.* Durham, NC: Duke University Press.

Musgrave, C., Allen, C., & Allen, G. (2002). Spirituality and health for women of color. *American Journal of Public Health, 92*(4), 557–560.

Musick, M. (2000). Theodicy and life satisfaction among Black and White Americans. *Sociology of Religion, 61*, 267–287.

Naik, G. (2004, March 10). Unlikely way to cut hospital costs: Comfort the dying. *Wall Street Journal* pp. 1, 12.

Neisser, U. (1982). *Memory observed.* San Francisco: Freeman.

Oxman, T., Freeman, D., & Manheimer, E. (1995). Lack of social participation or religious strength and comfort as risk factors for death after cardiac surgery in the elderly. *Psychosomatic Medicine, 57*, 5–15.

Pargament, K. I. (1997). *Psychology of religion and coping: Theory, research, and practice.* New York: Guilford Press.

Pargament, K. I., Silverman, W., Johnson, S., Echemendia, R., & Snyder, S. (1983). The psychological climate of religious congregations. *American Journal of Community Psychology, 11*, 351–381.

Picot, S., Debanne, S., Mamazi, K., & Wykle, M. (1997). Religiosity and perceived rewards of Black and White caregivers. *Gerontologist, 37*, 89–101.

Poloma, M., & Gallup, G. H. (1991). *Varieties of prayer: A survey report.* Philadelphia: Trinity Press International.

Sagy, S., Antonovsky, A., & Adler, I. (1990). Explaining life satisfaction in later life: The sense of coherence model and activity theory. *Behavior, Health, and Aging, 1*(1), 11–25.

Seligman, M. E. P. (1990). *Learned optimism.* New York: Knopf.

Simmel, G. (1905). A contribution to the sociology of religion. *American Journal of Sociology, 11*, 359–376.

Sutherland, M., Hale, C., & Harris, G. (1995). Community health promotions: The church as partner. *Journal of Primary Prevention, 16*, 201–216.

Taylor, C. (1989). *Sources of the self: The making of a modern identity.* Cambridge, MA: Harvard University Press.

Temkin, O. (1991). *Hippocrates in a world of pagans and Christians.* Baltimore: Johns Hopkins University Press.

Van Ness, P., & Kasl, S. (2003). Religion and cognitive dysfunction in an elderly cohort. *Journal of Gerontology, 58*(1), S21–S29.

Woods, T., Antoni, M., Ironson, G., & Kling, D. (1999). Religiosity is associated with affective immune status in symptomatic HIV-infected gay men. *Journal of Psychosomatic Research, 46*, 165–176.

Wulff, D. (1991). *Psychology of religion.* New York: Wiley.

Zuckerman, D. M., Kasl, S. V., & Ostfeld, A. M. (1984). Psychological predictors of mortality among the elderly poor. *American Journal of Epidemiology, 119*, 410–418.

第十一章

家庭、健康与疾病

JOHN S. ROLLAND and ALLISON WERNER-LIN

疾病、残疾和死亡是所有家庭都要经历的。真正的问题不是我们是否会面对它们，而是它们在我们的生活中何时发生、何种情况下发生、它们将持续多久以及严重性如何。随着医学技术的重大发展，那些以往足以致命的疾病现在已经不再会威胁人类的生命。这意味着，越来越多的家庭会长期与慢性病为伴，家庭要同时应对比过去更多的慢性疾病。本章为针对面临慢性或致命疾病的家庭进行评估、心理教育和干预提供了一个规范性、预防性的模式。该模型用系统性的观点来看待健康家庭对严重疾病的适应能力，这种适应能力是一个随时间推移而发展的过程，与现代家庭、医学和有缺陷的卫生保健服务模式的复杂性和多样性有关。

一、本章目标

- 综述评估和临床干预慢性病患者和残疾人家庭时所用的综合家庭系统模式。
- 描述基于疾病的发作、病程、预后、失能，以及不确定程度的社会心理需求。
- 阐述疾病的危机阶段、慢性阶段、终末阶段和阶段之间的转变，以及每个阶段相应的社会心理发展任务。
- 讨论疾病、个人与家庭发展之间的关系，疾病的遗传和丧失问题，以及如何适应和应对慢性病问题。
- 描述健康信念系统是如何影响患者或家庭应对疾病。

二、家庭系统-疾病模式概述

在过去的 25 年里，卫生保健领域中"以家庭为中心"模式、"协作"模式以及"生物-心理-社会"模式引起社会的极大关注（Blount，1998；Doherty & Baird，1983；Engel，

1977；McDaniel，Campbell，Hepworth & Lorenz，2005；McDaniel，Hepworth & Doherty，1992；Miller，McDaniel，Rolland & Feetham，出版中；Roland，1994；Seaburn，Gunn，Mauksch，Gawinski & Lorenz，1996；Wood，1993）。越来越多证据证明家庭功能与生理疾病的相互影响（Weihs，Fisher & Baird，2002）以及"以家庭为中心"模式对慢性疾病干预的有效性（Campbell，2003）。Weihs 等（2002）曾对大量研究做出总结，这些研究是关于严重疾病对家庭生命周期的影响，家庭动力与疾病行为、依从性以及病程之间的关系。在 Weihs 的报告中，对于"家庭"的概念使用了一个宽泛的定义。"家庭"被定义为"是有强烈情感联系的亲密团体……拥有自己（团体）的历史与未来"（p. 8）。大部分的疾病管理发生在家庭内部环境中。医疗机构中社会工作的干预，旨在帮助家庭根据疾病或残疾的需要去适应或与之共存，协助家庭了解卫生保健系统，以及提升整个家庭的生活质量。

我们显然需要一个能够在临床实务和研究中提供有效指导的概念模式，而这个模式在各相关学科中又是能够互相兼容并互通的。此外，我们最需要全方位的思路，以理解在卫生保健服务中生理疾病、家庭、家庭成员以及专业人员之间复杂的互动关系。我们需要一个模式，它能适应这些"系统中的模块"在疾病过程中相互间不断变化，同时也能适应生命周期的演进。

没有社会心理"地图"的指引，家庭便进入了一个疾病和残疾的世界。为了能更好地掌控疾病或残疾所带来的挑战，家庭必须理解疾病对整个家庭网络产生的影响。"家庭系统-疾病模式"（Family Systems-Illness Model）是由 Roland 发展起来的（1984，1987a，1987b，1990，1994a，1998），基于优势视角，它把家庭关系看作是一种资源，强调家庭除了承担责任和风险以外，还有自我恢复和成长的可能性（Walsh，1998）。该模式为社会工作者评估疾病和残疾对家庭的影响、为构建干预体系以满足家庭成员的需要提供了一个理论框架。

如果用"系统"的术语加以定义，那么一个有效评估疾病对家庭生活影响的社会心理模式必须关注到家庭中所有受疾病影响的个人。构建该模式的第一步就是根据除"患者"以外的家庭或照顾系统，来重新定义各个照顾单元（McDaniel，Hepworth & Doherty，1992）。这与仅仅狭隘地关注患者本身的医疗模式有所不同。IOM 报告（2002）指出，通过使用"家庭"的广义概念作为照顾系统的基础，我们可以依据家庭系统的优势，描述出成功的应对和适应模式。通过把家庭看作照顾单元，在这些照顾单元中，许多家庭模式和家庭动力会变得规范，社会工作者可以运用一个能体现家庭资源、优势和疾病需求相匹配的模式。

在面对慢性疾病时，家庭的基本任务是使疾病状况变得有意义，意义在于保持有能力和能够掌控的感觉。偏激地来看，相互矛盾的思想意识会让家庭在一种生物学解释或一种个人责任间做出选择（例如，生病被看作是做坏事的报应）。家庭迫切地需要确信他们在处理疾病问题上是恰当的（好人也会遇到不幸的事情）。这些需要往往出现在模糊或根本不存在的社会心理"地图"上。许多家庭，尤其是那些遭受意外疾患的家庭，发现自己身处陌生的领域，没有任何向导。因此，预防性的、心理教育的方法呼之欲出，它可以帮助家庭形成对疾病进程的常规认识，这将会增强他们的控制感。

为了创造家庭疾病经历的规范情境，家庭需要掌握以下基础知识。首先，他们应当对系统术语有一个社会心理层面的理解。这意味着家庭在生命进程中要学习实用有效的疾病相关知识，其中包括疾病发展的时间框架；其次，家庭应把自己视为一个系统的功能单位；第三，家庭成员应当理解个体和家庭生命周期的知识以及疾病带来的变化，这样能促进他们融入慢性疾病的变化发展中，满足其对家庭及个人提出的要求；最后，家庭应该对文化、民族、宗教、性别观有个很好地理解，因为正是它们构建了这个照顾系统所处的背景。这个系统包括许多指导原则，它们阐述了角色、交流规则、成功或能力的定义、卫生保健服务提供者应有的信念等。在这些领域中家庭的理解更加促进了疾病和家庭的整合，也能更好地随着时间的推移发挥功能。

"家庭系统-疾病模式"涵盖了三个维度：（1）疾病或残疾的"社会心理类型"；（2）疾病史上的主要发展阶段；（3）重要的家庭系统变量（见图 11.1）。该模式注重疾病在不同阶段的社会心理需求、强调家庭和个体生命周期、多代模式和信念系统（包括文化、种族、精神、性别的影响；见图 11.2）的家庭系统动力。它还强调疾病过程中的社会心理需求与家庭优势、劣势之间的匹配性。

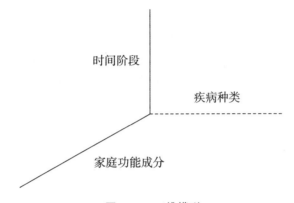

图 11.1　三维模型

获准引自：Rolland JS. Chronic Illness and the Life Cycle：A Conceptual Framework. Family Process，1987a，26（2）：203-221.

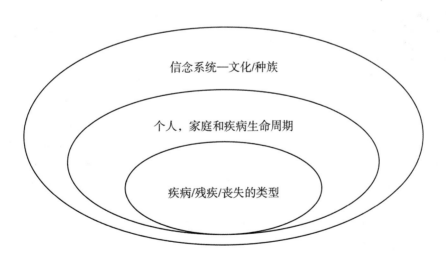

图 11.2　家庭系统-疾病模式

获准引自：Rolland JS. Family Systems-Illness Model. Families，Illness，and Disability：An Integrative Treatment Model，New York：Basic Books，1994a.

（一）疾病的社会心理类型

医疗机构中的疾病分类标准纯粹是根据生理层面（诊断、治疗），而不考虑患者及其家庭的社会心理需求。此处另一种分类方案为生物世界与社会心理世界两者之间提供了更好的纽带，从而澄清了慢性病和家庭之间的关系（Rolland，1984，1994a）。该类型学的目标是对许多影响人寿命的慢性疾病相似的社会心理需求界定出有意义且实用的分类范畴。

1. 发作 疾病可以被划分为两类，一是急性发作，如脑卒中，二是慢性发作，如阿尔茨海默症。对前者而言，短时间内就会发生剧烈的情感变化和实际变化，这就要求家庭迅速地发挥他们危机处理的能力。那些善于处理强烈的情绪问题、灵活转换角色、高效解决问题、善用外界资源的家庭在处理疾病急性发作的情况时有一定优势。

2. 病程 慢性病的病程类型通常分为三种：渐进型、持续型或复发型/阶段型。渐进型疾病，比如阿尔茨海默症或帕金森症，对于家庭而言要面对的是一个终身伴有残障，且病情逐渐恶化的家庭成员。家庭不得不随时适应角色的变化，适应疾病发展过程中不断失能的状况。疾病的需要使家庭筋疲力尽，几乎没有时间放松；随着时间的推进新的照顾任务又会产生，这两点导致家庭照顾负担逐渐加重。

持续型疾病，一旦初期症状出现，随之而来的就是持续的生理进程，例如心脏病发作或脊髓损伤。在初期康复之后，疾病往往使患者具有明显的生理缺陷。家庭将面临的是半永久性的改变，这种改变在相当长的时间内是稳定且可预期的。因此，这段时期内除了有新角色变化的压力外，还有家庭耗竭的潜在危机。

复发型或阶段型疾病，如背伤和哮喘，有非常明显的特征，即一段时期持续出现较轻的症状，一段时间病情会加剧，两者交替进行。因此危机期与非危机期交替的频率，以及何时疾病会再度爆发的不确定性，都会使家庭处于紧张状态。家庭必须发展出两种应对能力，一是如何应对危险期，二是如何度过平稳期。家庭必须在这两种家庭体制的转换中保持灵活性。复发型疾病的独特之处就在于病情稳定期与恶化期之间比较时产生的一般心理矛盾。

3. 结果 慢性病究竟会导致死亡还是缩短一个人的寿命，在一定程度上有着深远的社会心理影响。最关键的是，疾病初期是否就能预先知道疾病会导致死亡。有些疾病不会缩短寿命，比如过敏症或关节炎；有些则明显是急剧恶化或者说致命的，比如转移性癌症。还有一些介于两者之间的、更加不可预测的类型，包括缩短寿命的疾病（如心脏病）和那些会造成猝死的疾病（如血友病）。这些结果的主要区别在于，家庭在多大程度上经历着预期的"丧失"以及疾病对家庭生活的全面影响（Rolland，1990，2004）。

4. 失能 残疾可能伴随有认知障碍（如阿尔茨海默症）、感觉障碍（如失明）、行动障碍（如卒中瘫痪）、体能丧失（如心脏病）、外形的损毁（如乳房切除手术），以及一些背负着社会污名的疾病（如艾滋病；Olkin，1999）。残疾的程度、类型和病程的不同意味着家庭压力程度会产生明显差异。例如，卒中与脊髓损伤相比，前者导致的认知和行为障碍需要家庭角色进行更大的转变。有些疾病（如卒中）一开始发作时的损伤是最糟糕的。有些渐进型疾病（如阿尔茨海默症）残障的情况越到后期越严重，家庭需要花更多时间为预期的变化做准备，让患者在仍有认知能力的时候有机会参与家庭计划（Boss，1999）。

一种疾病的可预测性，或它具体呈现方式的不确定程度，覆盖了所有其他变量。对于病程有极强不确定性的疾病，例如多发性硬化症，家庭的应对和适应行为，尤其是对未来的计划，会受到预期性焦虑和对将来处境不确定性的阻碍。家庭能够长远地考虑疾病的不稳定性，是对避免家庭耗尽、功能丧失风险的最好准备。

通过对疾病发作、病程、结果和失能的类别进行整合分析，我们根据所讨论的不同社会心理需求模式的异同点，提出了各种疾病的类型学。

（二）疾病的阶段

通常，关于"应对癌症"、"适应残疾"或者"与致命疾病相处"的议题把疾病看做是静态的，没有注意到疾病是随时间的推进而动态演进的。阶段的概念让社会工作者和家庭能够纵向地考虑和理解，慢性疾病是个有规范标志的进行过程，有过程的转换和需求的变化等。疾病的每一阶段都有其特别的社会心理需求和发展任务，满足这些要求和完成这些任务需要家庭有非同凡响的优势、态度和改变。慢性病的核心社会心理问题分为三个主要阶段：危机阶段、慢性阶段和终末阶段。（见图 11.3，表 11.1）。

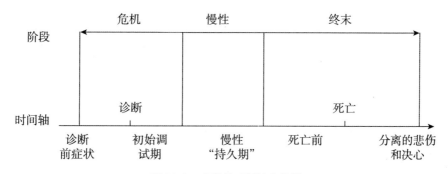

图 11.3 疾病的时间轴和阶段

获准引自：Rolland JS. Families, Illness, and Disability: An Integrative Treatment Model. New York: Basic Books, 1994a.

表 11.1 疾病阶段的发展任务

危机阶段

1. 家庭在系统术语中理解自己

2. 疾病的社会心理层面的认知

（1）用实用性和情绪术语

（2）用持久性和发展性术语

3. 家庭成员善用发展观（个人、家庭、疾病生命周期）

4. 危机重组

5. 创造提升家庭控制权和能力的意义

6. 定义挑战应是"我们"一起面对的

7. 接受与疾病或残疾常伴的事实

8. 在罹患慢性疾病前识别出家庭的哀伤

9. 满怀希望的同时应认识到更多丧失可能发生

10. 适应和满足不断发展的疾病社会心理需求

11. 学着与疾病症状相处

12. 适应治疗和卫生保健机构

13. 与卫生保健服务者建立功能性的合作关系

慢性阶段

1. 将所有受到疾病限制的家庭成员的自主权最大化

2. 平衡联络与分离之间的关系

3. 将关系的不对称性最小化

4. 注意对家庭以及个人生命周期的现阶段和将来发展阶段可能产生的影响

终末阶段

1. 完成对预期悲伤和未解决家庭事务的处理

2. 支持疾病终末期的家庭成员

3. 在剩余时间里尽可能帮助幸存者与临终患者充分地相处

4. 开始进入家庭重组阶段

1. 危机阶段 危机阶段包括任何一个出现症状的阶段，如诊断前后的初步调整阶段和初步治疗计划阶段。对患者和家庭来讲，该阶段有一些关键任务。Moos（1984）描述了一些与疾病相关的相当普遍和实用的任务，包括：（1）学习应对任何症状或残障；（2）适应卫生保健机构和治疗程序；（3）与医护人员建立并维持良好的关系。同时，还有一些更具普遍性和存在性的任务。家庭还需要：（1）赋予疾病意义，这个意义能让控制感和能力最大化；（2）为失去的健康感到悲伤；（3）逐渐接受疾病的长期存在，同时保持过去与未来之间的连续性；（4）齐心协力应对当前的危机；（5）面对不确定性，制订未来的目标。

在初始调适期，卫生保健专业人士对家庭完成这些发展目标时运用的方法和胜任感有很重要的影响。在确诊时，专业人士召开的初期会议和提出的建议可以被看做是一个"构架事件"。由于此时家庭非常脆弱，医生要在与家庭成员互动中非常敏感。他们应当意识到患者家庭的行为所传达的信息。该框架时间对家庭关于"何为正常"的决策有着强大的影响。例如，如果临床医师与父母面谈有关癌症的诊断及预后时，不让孩子在场，父母可能认为向孩子隐瞒病情是为了保护他们。社会工作者可以鼓励医生问患者，在讨论重要问题时他们希望哪些人在场，或者社会工作者通过询问家庭的喜好，来帮助他们重构经历。

面临可能突然死亡的疾病（如心脏病），早期真诚的谈话会很有帮助。了解患者勇于与疾病作斗争和维持生命的意愿，对于每个人来说都是有益的。例如，在一个家庭中，父亲患有严重的心脏病。包括父亲在内的每个人，由于逃避作临终的决定，而使整个家庭都因为害怕而情绪失控。在这方面，家庭协商可促使父亲说出自己的心愿，可以了解到在努力挽救生命时的障碍会是什么。并且，这也有助于缓解他的家庭成员，因为如果他们真要在生与死之间做出抉择时，至少他们知道父亲的想法。对父亲来说，说出他的心愿不仅能让他感觉到在临终阶段他能够自己来掌控，同时也能促使他将自己的精力都专注于生活，并最大限度地提高自己的健康状态。尽管在讨论临终生活时存在着许多的困难，但是当一个临终患者的心愿未被得知或是未被重视，就好比是家庭中的这段经历被夺走，这是值得我们牢记和深思的。像阿尔兹海默症这种疾病，由于它会发生进展性的痴呆，这就需要鼓励人们在认知出现损害前多进行谈话，以免在认知出现问题后再进行一些毫无意义的会话（Boss，1999）。

2. 慢性阶段 慢性阶段，无论是时间长短，都是一个从初期诊断/再调整，到第三阶段死亡问题和疾病末期的时间过程。这一阶段可以划分为稳定期、发展期和发作期。它被看做是"长期的"或"每天与慢性疾病相伴"的阶段。通常，患者和家属已经接纳心理和组织上的永久性变化，并已想出一套持续的应对策略。维持家庭表面上正常生活的能力，尽可能地顾全疾病和正常发展任务，是该阶段的关键所在。如果疾病会导致死亡，那么这一阶段的生活会变得跌宕起伏。对于某些使人非常衰弱但又未明确会导致死亡的疾病（如脑卒中或痴呆症），家庭会感觉被"永无止尽"的耗竭问题所束缚。矛盾的是家庭只能等到患者去世才能实现恢复"正常"生活。长期处于逆境时保持自主性的最大化对于所有家庭成员来说，有助于抵消"陷入绝境"的感觉与无助感。

对于长期疾病，患者和配偶/照顾者间的差异导致夫妻间的传统亲密模式失衡（Rolland，1994b）。一位年轻的丈夫在有关他妻子所患癌症的临床讨论会上哀叹道，"两年前让我承受这个打击真是太困难了，即使 Ann 已经被治愈，但是放射治疗会导致她不孕。现在，我觉得无法忍受的是她的康复依然是缓慢的，失去与癌症抗争的决心，这使得我们无法像其他同龄夫妇那样去追逐我们的梦想。"标准的矛盾心理和逃避心理经常是深藏在心底，并促成了"幸存者的罪恶感"。心理教育家庭干预使得失落感正常化，可以帮助预防指责、羞耻感和内疚感的恶性循环。

3. 终末阶段　在疾病的终末阶段，不可避免的死亡变得显而易见并主导着家庭生活。这时，家庭必须应对各种问题。分离、死亡、悲痛，以及开始丧亲之后为回归"正常"家庭生活而进入的家庭重组过程（Walsh & McGoldrick，2004）。该阶段处理最好的家庭能从"希望"和"掌控疾病"的视角转移出来，真正地成功"释怀与放下"。最理想的应对状态是在处理眼前众多任务的同时保持感情上的开放性。家庭有机会利用这段宝贵的时间相聚在一起，共同接受即将到来的丧亲事实，处理好未完成的事情，以及向亲人道别。如果有些事还待定的话，那么患者和主要家庭成员需要讨论并决定，诸如患者生前的愿望，想做到的"医疗英勇行为"的程度，患者喜欢选择的临终场所，家中、医院还是宁养院，以及有关葬礼或追悼会和下葬的希望。

（三）阶段之间的转换

关键性转换期连接了以上三个阶段。这些转换阶段能让家庭有机会重新评估他们在面对疾病发展新需求时，生活结构与之相适合的程度。前一阶段尚未完成的事情可能很复杂并阻碍阶段间的过渡。家庭可能会一直固定在一种适应结构中，从而使得家庭失去了它的功能（Penn，1983）。例如，危机阶段所积聚的影响会导致所有家庭成员在慢性阶段不适应和情感上的压抑。疾病时间轴描述了疾病的社会心理发展阶段，每个阶段有它自己独特的发展任务。至关重要的是家庭应按顺序处理规定的阶段任务，便于其在与慢性疾病的长期斗争中不断优化适应性。

（四）新的遗传学与延长的疾病时间轴

在威胁生命的重大疾病发生前，新的基因技术能帮助医生通过测试了解其增加的危险。这意味着，在亲人出现这些疾病的症状前，家庭成员及其家庭早已与患病风险相伴（Miller et al，出版中）。这使家庭投入更多时间和精力去考虑疾病，并且延长了疾病时间轴，即增加了无症状阶段（Rolland & Williams，2005）。无症状阶段包括自我意识、危机一期前测、危机二期测试/后测和长期适应。这些无征兆阶段的特征是存在不确定性。基本问题包括：医学上可获得的潜在遗传学知识量，确定选择多少信息供不同家庭成员做决定（Street &

Soldan，1998），以及与这些决策相伴的社会心理影响。

对一些人来说，预测实验成为可能后，无症状危机阶段才开始，并贯穿于决定事先测试和事后测试的适应阶段。对于其他一些人来说，这一阶段的开始可以看做是个人生命中的重要里程碑，并开始考虑测试。有时，准备生孩子的人因为对突变的恐惧增加，从而引发对测试的兴趣。某些妇女决定检测遗传性乳腺癌和卵巢癌基因，是因为她们的年龄段正处于她们的母亲、姨妈或姐姐罹患该疾病的年龄。在了解测试结果后的阶段，家庭需要接受永久的遗传信息。在面对未来的不确定性或损失时，他们必须保持并提升他们的能力和适应性。（Werner-Lin，2005）。

在了解到遗传信息后，家庭生活可能处在不安定的长期适应阶段。社会工作者可以帮助家庭维持在此期间对生活的掌控，通过引导他们了解发生损失的可能性、概率或必然性，找到超越生物结果的意义，并在兼顾疾病和关注家庭与规范发展的里程碑的情况下，建立家庭的灵活性。

健康照顾体系对于预测性测试和已诊断疾病是不同的。这是一个心理社会方面的挑战。即使在心理社会方面出现大量阳性测试结果的家庭，在最初的诊断后，也很少会与健康专家进行联系。这强调了需要一个持续的、以家庭为中心的、多方协作的方法，从而避免隔离和恐惧。家庭成员能从阶段性的家庭咨询中获益，这些咨询主要内容围绕着提供情绪支持、生命周期的转换。

三、临床和研究的含义

家庭系统-疾病模式提供了一个评估和临床干预的框架，促进了对慢性病和残疾在心理社会中专业术语的理解。时间概念和病型学的结合为心理社会发展模型提供了一个框架，将慢性病看做与人类发展相类似的模型。时间概念（如危机、慢性、晚期）可以被看做是慢性病各个清晰的发展阶段。对发病、进程、结果和失能特征的关注为临床评估和家庭干预提供了一个标记。譬如，急性发作的疾病要求高水平的适应性、解决问题的能力、角色重组和平衡整合的能力。在这种情况下，帮助家庭最大程度地发挥灵活性能够使他们更加成功地适应。

这个框架可以用于研究设计。病型学和时间概念结合的框架便于研究者整理与慢性疾病相关的不同心理社会变量。疾病特定的"社会心理类型"可以大致地看成与发病、进程、结果、失能、不确定水平相一致。具体的病型学变量可被用于分析和比较，在不同时间条件下，不同的个体和家庭动力。时间概念便于运用纵向研究的方法。多元的观察可被嵌入到不同的时间段的间隔时间。

此模式受家庭功能的组成部分与疾病特定的类型相关的理念指引。在这基础上，再设定目标和计划治疗。社会工作者运用心理教育的方法，与家庭一起创造一个心理社会图，共同设定具体的目标，将控制和真实的希望最大化。这个过程为正在经历慢性病历程的家庭赋予了权力。同时，这些知识能使家庭成员了解各个警示标志，以提醒他们在恰当的时间对症下药，开展目的明确的治疗。这个框架对检查不同时机的家庭心理社会因素也有用，这些因素与疾病的进程或各个家庭成员和家庭的生命周期中重要的转折点相一致。由于家庭只拥有有限的资源或心理社会照顾的方法，社会工作者可以教他们在有限的时间里，在疾病进程的结点做些什么，将未来的痛苦降到最低程度。

此模式也会告知对一般功能和疾病具体的家庭动力的评价，如个人和家庭发展的疾病的分界面；家庭历代对待疾病、丧失和不幸的不同应对方式；家庭的健康/疾病信念系统；疾病对于家庭的意义；社会支持，社区资源的利用；家庭处理疾病相关的危机或以家庭为本的医疗照顾的能力。从更大的系统水平来看，此模式为临床工作者提供了一个分析健康照顾机构、病人和家庭成员之间的关系转变的框架。

心理教育家庭小组

以预防为主的家庭心理教育或支持小组越来越多地被作为有效的方法用于确定家庭（Gonzalez & Steinglass，2002；Steinglass，1988）对疾病的关注点，也可被用于处理不同的状况（如恶化、威胁生命和复发等）。小组通常是有时间限制的，每周或每两周一次，进行4~8个疗程。针对临床阶段特定疾病的、简短的心理教育单元，使得家庭了解在长期对抗疾病的过程中哪些部分是可以控制的。单元的设定需要和疾病的特定阶段相适合，从而提供家庭面对与疾病相关的需求时必要的应对技巧。这为高风险的家庭提供了有效的预防服务。

以家庭系统为基础的心理教育框架中，这些小组将有着相似心理社会需求的家庭聚集在一起。心理教育家庭小组的目标是帮助家庭作为一个团队来一起应对慢性疾病，调动患者的自然支持网络，减少家庭成员压力带来的负面影响。也就是说，"为疾病在家庭中找到一个地方，同时将疾病保留在那个地方"（Gonzalez et al，1989，p.80）。通过将健康照顾提供者、社会网络和不断积累的经验结合起来提供信息支持，以达到这个目标。

小组强调以乐观积极的视角来关注家庭的力量和积极应对、解决问题的技巧经验方面的发展，将适应疾病管理的消极和病态态度降到最小。最终，小组的干预强调重视每位家庭成员的需求，给每一位成员机会去说出自己想法的机会，并与其他相似的家庭之间形成一个跨越家庭的联盟（Gonzalez & Steinglass，2002；Steinglass，1988）。社会工作者使用专业的工具和技巧来指导这些小组，例如社交技能的交流、解决问题训练的方法、在小组中操练这些技巧，鼓励家庭用这些技巧将他们过去的经历带到小组中一起思考讨论。

四、家庭评估

随着慢性病变成家庭系统及其所有过程的一部分，各种应对情况受以疾病为导向的、有关于时间和信念系统的家庭动力的影响。

（一）疾病、表亲和危机的多代影响：构建基因图

一个家庭当前的行为、对待疾病的反应，如果离开它的历史是不可能完全理解的（Boszormenyi-Nagy & Spark，1973；Bowen，1978；Byng-Hall，1995；Carter & McGoldrick，1998；Framo，1992；Walsh & McGoldrick，2004）。社会工作者运用历史询问法来构建心理家族谱系，或详细的家系图和时间轴，以追溯转折性事件和节点（McGoldrick，Gerson，& Schellenberger，1999；见附录）。这个过程帮助临床工作者对家庭结构转移和对过去压力（更准确地说，是对过去的疾病）的应对战略有一个全面的了解。这有助于解释和预测家庭现在应对、适应和意义创造的方式。对几代人的评估有助于弄清优势和弱点，还帮助高风险的家庭解决过去未解决的事件和失调的机能，协助家庭适应危险的状况。

心理家庭谱系注重一个家庭过去如何应对应激源，并追溯家庭适应的发展。它关注一个

家庭如何将自己组织成一个发展系统，具体来说就是关于过去的疾病和预期外的危机。中心目标是强调一致性的部分和"认识不同性"，其中"认识不同性"又是凝聚力和引起冲突的根源。应对、复制、不连续性、人际之间的转换的模式，以及成就感是值得注意的。这些都可以通过一代又一代的人来传递，如家庭自豪、秘密、忌讳、灾难性的期望、信念系统等（Walsh & McGoldrick，2004）。在一个案例中，有一对夫妻，丈夫被诊断为基底细胞癌，肿瘤学家做了乐观的预测。但尽管有医生的确认，妻子还是相信她的丈夫会死于皮肤癌。这导致了日益增加的夫妻间的争吵，最终导致夫妻去进行咨询的地步。在最初的会面中，当问及先前对待疾病和丧失的经历时，这位妻子透露她的父亲死于误诊的恶性黑色素瘤。这位女士对癌症的敏感性（尤其是与皮肤相关的）和健康专家会犯错误的可能性都充满了极度的恐惧。如果那位肿瘤学家在诊断时询问过她先前的经历，也许就会采取更早的介入。

这也适用于其他的损失（如离婚、移民等）、危机（如长期失业、被强奸、自然灾难）和旷日持久的逆境（如贫穷、种族歧视、战争、政治迫害）。这些经历为面对严重的健康问题时提供了一个适应性和有效的应对经验的可传递的来源（Walsh，1998）。

疾病类型和阶段问题　虽然一个家庭在面对任何疾病时会有一定的标准方式，但在他们的方式和成功适应不同类型的疾病上会有关键性的不同。在社会工作评估中，追溯以往家庭面对疾病时的技能、失败和无经验是很重要的。询问不同类型的疾病的经历（如生命威胁对无生命威胁）可能更好，举个例子，一个家庭能成功应对没有生命威胁的疾病，但面对癌症转移时完全慌了阵脚。这样的家庭可能做好了应对没那么危险的状况的准备，但面对有生命危险的疾病就变得脆弱。一些家庭对慢性病不熟悉。接下来的个案咨询就要重点关注家庭还未经历过的领域。

案例

Joe，他的妻子 Ann，和他们 3 岁的孩子在 Joe 被诊断为严重的哮喘病 10 个月后进行了家庭评估。Joe，44 岁，多年从事喷漆工作。明显的，暴露在新的化学物质下引发了哮喘，他必须住院治疗，同时也丧失了工作能力。虽然之后有一定程度的改善，但是他的呼吸症状在持续不断慢慢的恶化。最初，他的内科医生认为改善是会发生的，但残留物足以达到导致慢性病的水平。持续的呼吸困难会导致沮丧、非典型性人格的爆发、酗酒、家庭冲突，增加进入戒酒所的概率。在他转入精神治疗门诊部后的最初的评估中，社会工作者询问了家庭以往对待疾病的经历。这是这个核心家庭第一次碰上慢性病，家族史上对这方面的经验也有限。Ann 的父亲 7 年前突发心脏病。Joe 的兄弟死于意外溺死。他们两个人对发展性的疾病没有经验。Joe 假定了改善意味着"治愈"。另外，Joe 曾有过酗酒的经历，这 20 年来有所缓解。疾病对于 Joe 和他的妻子都意味着不是死亡就是康复。这个内科医生或家庭系统没有协调好隐藏在这个家庭背后的潜在危险，如哮喘从急性到慢性转换过程的应对方式，疾病的持续性需要被讨论。

追溯一个家庭应对危机、慢性病和疾病末期的能力，有助于了解在面对疾病的不同阶段的适应性。如果一个人的父亲有心脏病，并见证了他的父母成功转换传统的性别角色，他的母亲出去工作而他的父亲照顾家里。这个人，现在他自己也有心脏病，对先前家庭的性别角色他就有一个积极的遗传，使得他能较为灵活地应对自己的疾病。

另外一个家庭，如果其中一个人得了慢性肾病，他们能够成功地应对在家中透析的问题。然而在终末阶段，他们情感表达的局限性留下了无法处理的悲伤。追溯以往疾病不同阶段的经历有助于医生了解家庭的长处和弱点，对机能失调的评估起平衡作用。社会工作者需要具体地询问家族史上应对疾病和丧失的积极经历，这些经历都有助于家庭成功适应现在的处境。

尽管许多家庭面对慢性疾病，有多代家庭适应的特征，但任何一个家庭在面对发生在短时间内的疾病和非疾病压力源时都会犹豫。当疾病不断进展或家庭数名成员同时患有疾病时，为他们扩大或创造家庭外的支持和资源运用是十分有益的。

（二）疾病、个人和家庭生命周期的交界

处理生命中疾病的影响为构建严重疾病的规范性框架提供了一个有力的方式。从个人和家庭生命周期视角来处理分离阶段的发展，在进入下一个阶段之前每一个预期的挑战都相继地被掌握与控制。疾病通常打破那些直接面对疾病管理和治疗的家庭资源。将慢性病放入发展性的背景中，了解疾病、个人和家庭发展三者之间的关系是十分重要的（见 Rolland，1987，1994a）。

（三）个人和家庭发展

我们理所应当地要考虑到个体与家庭发展之间的相互作用。一种慢性疾病可以通过各种方式影响患者个人以及各位家庭成员。当然，这取决于很多因素，包括发病年龄、患者本人在家庭中的核心地位、每位家庭成员当时的生活状态以及家庭所处在的生命周期阶段。

"生命周期"和"生活结构"对于家庭和个人的发展来说是两个核心的概念。生命周期模型可以帮助我们前瞻性地思考家庭和个体成员在遇到重大健康问题时所面临压力的时机与本质。

生命周期是指在生活中有一种基本的演变规律，而个体、家庭、疾病等都存在于这种演变过程之中。家庭结构是指在生命周期的任何阶段，个人或家庭生活的核心元素，如工作、抚养孩子、照顾等。

疾病、个体和家庭的发展在概念上有着共同之处，但也有其自身面临的发展挑战。Carter 和 McGoldrick（1998）将家庭生命周期分成六个阶段，人生中每发生一件大事（如结婚、生第一个孩子、成年、独立生活），就预示着从这个阶段转入下一阶段。Gombrinck-Graham（1985）提出，家庭生命周期也可被看做是不同发展阶段间的徘徊振荡，此时家庭的发展计划需要更高程度的联系与整合（如早期孩子抚养与青少年家庭之间），此时外部的家庭界线变得松动，通常强调个人身份和自主性。Levinson（1986）在他有关成人个体发展的著作中提出了个体和家庭生活如何在生活结构转变期、建设期或稳定期之间转变。转变期是最脆弱敏感的时期，因为先前个体、家庭以及疾病生活结构已按照新的发展计划进行了重新评估，这些新的计划会给他们带来间断性的大变化而非小改变。建设期或稳定期旨在形成一种生活结构并且丰富生活，这种结构基于个体或家庭在转变期之前所做出的关键选择。

这些互相统一的概念为我们提供了一个基础来思考如何面对疾病、个体发展和家庭发展。这三者所面临的任务与挑战不时地发生着改变，并且彼此间或多或少地保持着同步。这种模式将以下三者进行了区分：（1）家庭生命周期各阶段的种类和需要紧密联系的程度；（2）在家庭和个体生命周期中转变期、建设期或稳定期之间的转变；（3）较高或较低的精神需求期，在这个阶段，需要较高或较低程度的家庭紧密联系来面对慢性疾病过程。

一般来说，疾病和残疾趋于将个体和家庭的发展推向转变和更加紧密联系。就像新添家

庭成员一样，在用社会化的观点来看待疾病的过程中，疾病的发病也会使得一个家庭内部被予以关注。症状、失能、与疾病相关的角色的转变或者新角色的获得性需求、对伤害和死亡的恐惧都需要家庭来予以聚焦关注。

对家庭紧密度的需求因疾病的不同种类和不同阶段而不同。疾病能在多少程度上将一个家庭紧密联系在一起是随着患者残疾程度、疾病进展和死亡风险的递增而相应递增的。比起常规慢性疾病，进展性疾病本身需要家庭更加紧密的联系。随着疾病的进展，新的需求使得家庭的能量聚集于内，通常会阻碍或中断家庭其他成员生命周期的进展。在经历起初的一段适应期后，不伴随严重残疾的常规慢性疾病可以使家庭逐渐重回原先的发展轨道。复发性疾病患者的家庭则交替地经历着"紧张"和"放松"的过程。但是很多疾病的"随时发作"属性使得部分家庭成员即使在患者的无临床症状期也显得十分紧张，阻碍了家庭生命周期阶段间的自然进程。

鉴于目前大多数人的健康状况，我们应该重新考虑"标准家庭结构"的定义。随着代际间界线的模糊，成员间的彼此纠结成为了家庭功能失调的标志。但是，对大孩子与青少年为了家庭生存而承担成人责任的真实需求，应该与刻板的病理学描述中的所谓"家长化的孩子"严格加以区分。例如，当一位家长在抚育孩子阶段罹患了严重疾病，这个家庭的生存能力则严重受挫。影响在于两个方面：失去一位家长的功能后，家庭负担更重了。为了同时满足临时抚养和照顾的需求，稍大些的孩子或（外）祖父母可能会承担起家长的责任。如果这种家庭的结构性重整是灵活的、共享的、能够灵活满足年龄发展需求的，那么这种调整是恰当可行的。但是，家庭和文化影响通常会使孩子，尤其是女孩，在合理年龄之前就扮演起对家庭高度负责的角色。社会工作者们能够帮助家庭建立起合理的文化体系，这种体系通过确定家庭的期望值、帮助家庭向每位家庭成员分派任务，使得某一位家庭成员负担特别沉重的现象不至于出现。社会工作者们还可以帮助家庭参与邻里关系建设、成为社团一员、参加宗教集会等，这些团体在关键时刻是可以帮助家庭的。

在临床评估中，一个基本的问题在于：在生命周期中的某个特定时刻，该情境中的精神需求、家庭和个体生活结构以及家庭发展计划之间的关系是如何得以平衡的？在慢性疾病的演变过程中，当涉及家庭生命周期和每位家庭成员的发展的平衡又该如何变化？

从系统的观点看，在进行疾病诊断时，了解家庭所处的生命周期阶段和所有家庭成员（包括患者本人）的个人发展状况是十分重要的。家庭中一位成员的慢性疾病是可以明显影响另一位成员的发展目标的。例如，婴儿的残疾会使得父母不愿意按照原来想法将他好好抚养长大；又如，如果年轻小夫妻中有一方患有危及生命的疾病，那么健康的另一方也会不急于生育孩子。家庭成员们对慢性疾病的适应度是有所不同的，这与他（她）正处于何种发展阶段和在家庭中所扮演的角色息息相关。当家庭成员们的发展步调和谐一致时，改变灵活性和适应性则意味着满足发展需求，长远性适应的成功就更有可能。

从纵向发展的角度来看，临床工作者与未来的发展转变要保持一致。想象一下，如果一个家庭中的主要经济来源提供者——父亲（工匠）患上了心脏病。父亲的重新适应问题（包括恰当的生活方式的改变和是否重返工作岗位）很平常。最年长的 15 岁儿子，相对地似乎没有受到影响。两年后，父亲再次心脏病发作，使得他不能工作了。他现在 17 岁的儿子梦想着离开家去上大学。经济上的困难，和作为"家里的男人"的迫切需求使得他的儿子和家庭陷入了左右为难的处境，表现为儿子的成绩直线下滑和酗酒。在这个案例中，存在着一个重要的冲突，即个人离开家庭发展需求的意愿与家庭成员患有持续的威胁生命的心脏病所带来的长期照顾需求相冲突。更近一步说，对于丧失的恐惧感复苏了，不仅来自于危险事件的再次发生，还来自于对最年长的儿子生命的重要转折。儿子可能会担心如果他离开了家，他有可能再也见不到父亲了。这个案例说明了同一时期发生的转变阶段可能会引起潜在的冲突：疾病向更失能并威胁生命的方向发展；青春期的儿子向早期成年转变；家庭从"与少年一块生活"到"培养年轻人"发展。在初步诊断时，询问在未来 3～5 年可能发生的主要的转折，并与家人一起讨论心脏病的不同类型和不确定性，可以协助家庭防止未来的危机。

慢性病出现在生命周期中的时期可能是规范的（如慢性病与社会时期间关系的预测），也可能是不规范的（如"非时间规律性"）。对慢性病和死亡的应对方式通常可以在成年晚期考虑，但如果提早发生，会打乱发展的进程（Neugarten，1976）。譬如，慢性病若在抚养孩子的阶段出现是最具有挑战性的，因为疾病会影响家庭的经济状况和抚养孩子的责任。真正的影响取决于疾病的类型和病前家庭的角色。如果对于谁是经济支柱，谁来负责孩子这个性别角色分工的认识比较灵活，这个家庭更容易做出调整与适应。

如果一个家长处于抚养孩子的生命周期时出现了健康问题，该时期的家庭能力会严重消耗。如果这个疾病更严重，如脑卒中，疾病的影响就如新添了一个婴儿成员，有"特殊需求"的个人会和其他的孩子一起竞争本来就由于家长的减少而变得稀缺的家庭资源。此外，在双亲家庭中，那个健康的家长必须将抚养孩子的需求转移到照顾配偶身上（Rolland，1994b）。

有慢性疾病患者的家庭首要的目标是处理疾病发展的需求与家庭成员个人或家庭发展的需求。决定谁取消、延期或改变自己的人生计划，并决定什么时候计划才能继续，这是十分重要的。这样临床工作者就可以根据"自治"或"服从"的情况来预期生命周期的结点。通过帮助，家庭成员可以达到一个更健康良性的平衡，如解决愧疚感、过重的责任、绝望，并在家庭内外找到资源支持，使得追求个人发展目标与照顾患病成员之间的自由度得以提升。

五、健康或疾病信念系统

当疾病侵袭，家庭首要的发展性挑战是在疾病过程中建立疾病经验的意义，提升应对能力和提升信心（Kleinman，1988；Rolland，1987b，1994a，1997；Wright，Watson & Bell，1996；Wynne，Shields & Sirkin，1992）。由于严重的疾病经常会被看做是对我们身体和不可摧毁的信念的背叛（Kleinman，1998），所以创造一个有力的叙述成为艰难的任务。家庭健康信念帮助我们与死亡的恐惧、否认死亡、控制痛苦和丧失的困境作斗争。它们就像一张认知地图，指引我们做决定和行动，为家庭生命整合模棱两可的处境提供一个新的解决方式，联结过去、现在和未来（Antonovsky & Sourani，1988；Reiss，1981）。询问和关注家庭的信念，可能是联结家庭和健康专家之间合作最有力的基石（Rolland，1998；Wright，Watson & Bell，1996）。越来越多的研究证明，家庭成员的悲痛感更多源自于感知到的风险和对疾病严重性的认同，而非疾病的客观情况（Miller，1995；Thompson & Kyle，2000）。

在危机的最初阶段，临床工作者必须询问家庭的核心信念，用以塑造家庭叙述和应对策略。询问包括追溯（1）对于正常状态、身心关系、控制和精通的信念；（2）对于导致和影响疾病进程结果的假设；（3）家庭、族群，宗教或更广泛意义的文化对于症状（如慢性疼痛；Griffith & Griffith，1994；McGoldrick，Pearce & Garcia-Preto，2005）或疾病类型（如生命威胁）或具体的疾病（如艾滋病）所附加的意义；（4）多代际因素已经塑造的家庭健康信念；（5）当健康信念需要转变时疾病、个人、家庭生命周期所处的结点。一名临床工作者也应该评估家庭健康信念在家庭与各个子系统（如配偶、家长、扩展家庭）之间的一致性，还有家庭和健康照顾系统和更广泛文化之间的一致性。

（一）关于正常状态的信念

对于何为正常、不正常的家庭信念，以及家庭成员对认同一致性的重视程度，对于适应慢性疾病具有深远影响。出现问题时不自我谴责，这样的家庭价值观有着明显的优势，使得个体能向外寻求帮助，面对慢性疾病时维持积极的认知。那些把寻求帮助看做是软弱的、害羞的行为降低了适应性。本质上说，将慢性疾病当做应由专业人员和外部资源来治疗和解决，将这一标准的过程看做是对伤病的羞辱。

有两个非常好的问题可以获得这些信念，一个是"你认为其他普通的家庭在遇到类似情况时会怎么解决呢？"另一个问题是"一个健康的家庭将如何理性地处理这种情况呢？"一个追求高成就感、完美主义的家庭更倾向于把一些标准运用到疾病中，然而这种他们习惯的控制是不可能达到的。这种情况不合时宜地出现在生命周期的早期时，特别在生命的早期中不合时宜地出现的情况下，和其他同时代的人或年轻夫妇一样，想要获得正常的社会期望性发展或是里程碑，就会面临额外的压力。生命周期的目标需要花费比预期更多的时间，这一事实需要对正常和健康有一种灵活的信念。为了有效地保持希望，特别在一种长周期的逆境下，家庭需要灵活对待"正常"这一定义。

（二）身心关系

对"身心关系"概念的不同解释作为一个论题，已经争论了千年。传统的心理健康理论和研究是以病理学为基础，倾向于强调性格特点和情感的因素，这些因素逆向影响身体这一化学体。从这个角度看，情感可以看做是影响身体的负面因素，而可能产生的正面的作用被忽略了。最近，公众越来越关注积极态度对待治疗的重要性，强调心与身的统一。他们认为治疗是一种存在的状态，包括心理的和身体的，而不是只是对身体作用的生物学的过程。社会工作者一定要特别注意，家庭作为一种强大的治疗力量，可能更熟悉、倾向于考虑那些积极的可能性。

当社会工作者在评定家庭对疾病的观念时，用一种逻辑的思考过程区别心理的信念和那些可能直接影响生理的想法是十分有用的，这些有助于对身体的治疗（比如寻找药物治疗、改变食谱或行为模式）。对于心理和精神的信念通常从个体延伸到包括家庭、社区或者更大的范围。人类学家发现了作为治疗力量的角色（家庭、社区和上帝，或者自然）有巨大的区别。比如在我们的社会，一个家庭所在的社区会为疾病成员组织一个祷告服务来促进治疗。

（三）家庭对于疾病的控制感

明确一个家庭平时或者在疾病的情况下如何定义控制是非常重要的（Taylor et al, 1991；Thompson & kyle, 2000）。控制感与"健康控制点"（health locus of control）的概念相似，表明了对于疾病的过程或结果的影响（Lefcourt, 1982）。区别一个家庭信念是否基于一个内部控制还是外部偶然控制，或者是外部的强大力量的控制，是非常重要的。

拥有内部信念的家庭相信他们可以影响一个情况的结果。对于疾病，这样的家庭相信他们可以直接控制疾病，并且有力量可以从疾病中恢复（Wallston & Wallston, 1978）。一种外部主导的家庭却认为信念或结果不是由个体或家庭的行为决定的。把疾病作为偶然性的因素看待的家庭将疾病看做是一种运气，认为是命运决定痊愈与否。有些人认为健康被某种强大的力量控制着，他们将健康专业人士、上帝，有时甚至是家庭的重要成员看做控制他们身体或疾病发展的主导者。

关于控制的家庭观念深刻地影响了每一个家庭成员与疾病以及健康保健系统的关系，也会影响家庭在疾病治疗和康复过程的顺从和偏好选择。有的家庭认为疾病的过程和结果是偶然事件，他们更倾向于与健康专家建立边际性的关系，因为他们的价值体系把他们自己或者专家对于疾病的重要性最小化了。并且，社会经济地位低的家庭可能得不到充足的关怀，缺少保险，或者将一切归结为宿命，他们不常与健康护理人员联系，可能是因为对他们没有信任感。正如任何心理治疗关系取决于一个共同的信念系统：什么是治疗，什么是患者、家庭和护理团队的可适应性，这些都是非常重要的。如果有家庭觉得被健康专业人员误解，他们就不会有这些信念。在大多数情况下，他们的健康需要被忽视或者被一个专业的单一方面的需求所控制（Rolland，1998）。

相对于日常生活的处理，当一个家庭面对疾病时，他们会抱有不同的控制信念，与日常生活问题的处理正好相反。因此，评估一个家庭对于疾病控制的基本价值系统和信念是非常重要的，包括常见的疾病、慢性病或者需要终身治疗的疾病，以及这个家庭所面临的具体的疾病。比如，暂且不论患者疾病实际的严重程度和预后的情况，根据一些医学的数据、文化信念，或者家族史，人们认为癌症可能等同于死亡，不能控制。另一种情况是，周围有朋友或亲属虽然得了癌症，生命周期缩短，但是在家庭成员的帮助下过着"充实"的生活，他们把生活重心放在有意义的地方和目标上。通过排除将"成功"定义于生理上的情况，医务工作者可以重视这些积极的叙述性的故事来帮助家庭对抗那些文化信念，即改变"成功"的定义仅仅关注于生物学上的控制。

关于家庭控制的合理性因疾病的发展阶段而不同。在一些情况下，医学干预的延误导致了危机的发生，这都是在家庭直接控制之外的。对于那些喜欢自己处理问题不需要外界控制和"干涉"的家庭来说，这无疑会让他们变得很紧张。病人回家可能会增加工作量，但使成员能够更充分地重申其职权和领导力。相比之下，一个接受专家指导的家庭在迎接家人回来时，这个家庭可能会预知更多的困难，以做好准备。识别信念中不同标准的差异能够有效帮助家庭制订社会心理治疗计划，以满足每个家庭的需求，肯定他们的核心价值，而不是对此不敬或无视。

社会工作者在处理相关的否认或接受痛苦现状时一定要谨慎。通常否认和接受这两者都需要。适当的忽视，选择性地关注积极的事情，时不时来点幽默感，这些和"否认"是有区别的。有技巧的社会工作者应该支持对患者有帮助的希望，即使它不切实际，支持控制疾病或并发症的治疗。当疾病到了末期，或有希望能够通过预防性治疗使疾病得到好转，在这些情况下更能激发家庭来对抗否认。然而，要应对一个艰辛而不确定的阶段，在把治疗的风险或者一个糟糕的结果的可能性最小化的同时，家庭通常需要认清这个情况。

（四）关于病因的家庭观念

当一个重要的健康问题出现的时候，人们通常会想，"为什么是我（或我们）？""为什么是现在？"（Lowery，Jacobsen & Ducette，1993；Taylor，1983）。我们常常会用一个解释或者故事来梳理自己的经历。在当前有限的医学知识下，大量的不确定性集中在无数相对重要因素上，让家庭和个人寻找疾病产生的原因（Lewis & Daltroy，1990）。一个家庭关于引起疾病原因的观念应当与疾病结果的观念分别评估。了解每个家庭成员的解释是很重要的，他们的回答通常是医疗信息和家族信息的融合。观念可能包括先前犯错的惩罚（例如外遇）、对某个特定家庭成员的责难（"你喝酒让我很难受！"）、一种正义感（"为什么我要被责罚，我是个好人"）、遗传性的（"家族中一部分人得了癌症"）、病人的疏忽大意（例如粗心驾驶）或者家长的疏忽（例如婴儿突然死亡），或者纯粹就是运气不好。

有高度适应性的家庭尊重有限的科学知识，确定基本常识并促进多种生物和心理治疗手段的灵活运用。相对的，因果归因引起责难、羞耻或者是罪恶感的随意归因会使得家庭在功能上难以处理或适应。如果得了威胁生命的疾病，某个家庭成员被暗暗责备，而非直白地指出他对病人的死亡有责任，那么对疾病治疗方案的确定会变得很困惑并且令人神经紧张。一个丈夫如果相信是因为酗酒导致了他妻子的冠心病并且最终死亡，这种罪恶感可能会增加他自我毁灭的酗酒。一个母亲会因为女儿的白血病而暗自指责自己；丈夫则认为进一步的治疗只会让孩子更加痛苦，母亲比起父亲，更倾向同意成功率很低的试验性治疗（见资料 11.1）。

资料 11.1

关于疾病原因的家庭观念

Lucy 和 Tom G. 是一对年轻的夫妻，他们有个 5 岁的女儿 Susan，身患严重白血病。儿童血液科医生提供给他们两个方案，一个是成功率比较低的试验性治疗，另一个选择是停止治疗。Tom 的意见是：我们停止吧，孩子受够了。相反地，Lucy 认为：我们一定要继续，我们不能看着让她死。这对夫妻不能达成共识，医生也做不了什么。他请社会工作者为他们做咨询。

当咨询者问："你们认为女儿是怎么得白血病的？"关键的分歧就出现了。Tom 认为是运气不好，Lucy 则持有不同的观点。Lucy 怀 Susan 的时候，Lucy 的爸爸因患有心脏病，病重后数月离世。Lucy 那时候承受了巨大的压力和痛苦，她认为这可能对 Susan 在子宫内的发育有害。当 Susan 正常出生后，Lucy 还是沉浸在失去父亲的痛苦中，这影响了她和 Susan 的互动、亲密关系，导致了她婴儿时期就有潜在的抑郁症。不仅如此，Lucy 还阅读了关于"抑郁会破坏免疫系统组织、降低身体清理癌细胞功能"的内容。她认为这些原因导致了她的孩子得了癌症，如果她是一个尽责的母亲，这永远都不会发生在她孩子身上。Lucy 说她从来没把这些事情告诉任何人，因为没人问起过，她也羞于启齿。她希望孩子能痊愈，那么所有的问题都解决了。她不能停止对孩子的治疗，因为对她来说，Susan 的死将会成为她的过错。

（五）观念系统的适应

疾病根据其在心理因素上的反应而有很大的变化，因此家庭和健康保健提供者需要区别他们在全程参与长周期疾病过程中的信念，控制疾病的能力的信念，以及运用这些信念的灵活性。家庭的控制经验取决于对这些信念区别的把握。最理想的家庭尊重科学知识的有限性，并且能够促进多种生物和心理治疗战略的灵活运用。

一个家庭对于他们参与整个疾病的过程的信念可能被认为与疾病是否稳定、是否在发展、是否进入疾病末期无关。有时候，为了控制生物过程的一致，家庭调整他们的行为来帮助保持一个成员的健康，并且从癌症中走出来。这可能包括了家庭角色，交流、饮食、锻炼，以及工作和娱乐的平衡的改变。最理想的是，当一位家庭患病成员病情缓解了，家庭也进入了疾病的最后阶段，参与控制感转化成一种成功的过程，并且减轻了痛苦。

有坚韧信念系统的家庭更可能用一种平静的情绪面对死亡，而不是一种痛苦的消沉。一个病人的死亡，意味着他长时间的、日益加重的疾病给家人所带来的压力瞬间消失了，家庭成员会伤心但同时也松了一口气。死亡所带来的解脱感与社会传统价值理念相悖，并引发罪恶感，具体表现为绝望和家庭冲突。医务工作者需要帮助家庭成员接受这种矛盾的感受，把死亡看做是自然的过程。

因此，坚韧的家庭系统和健康专业系统对于优化家庭功能是十分关键的。家庭可以将控制定义为整个过程中涉及的所有事情的一种"全盘（holistic）"的概念，这是界定成功的主要标准，而不是死板地将控制与结果（存活或恢复）联系起来，以此作为成功的唯一决定因素。这与治愈"疾病"和"治愈系统"的区别非常相似。治愈系统可能影响过程和结果，但并非只有一个积极的疾病的结果才可能使家庭有成就感。这个对于控制的灵活的信念需要家庭成员内部或者是家庭成员与健康专家有良好的关系，这使得更接近成功的标准对医疗服务人员竞争力的评价，不再只与生理过程有关，还要从技术和关怀的角度来评判。（Reiss & Kaplan-DeNour，1989）。

（六）种族、宗教和文化的信念

种族、人种和宗教强烈地影响着家庭关于健康和疾病的信念（McGoldrick，Pearce & Garcia-Preto 2005；Walsh，1999；Zborowski，1969）。不同的种族对健康观念有着明显的区别，并且通常在面临健康危机的时候显现出来。健康专家需要对不同种族、人种、宗教信仰的人对健康的不同观念熟记于心，尤其是要明白这些不同观念的区别会转换为各自不同的行为模式。不同的文化规范随着不同的地区对疾病的知晓度而不同，而对适合的"疾病角色"有不同的定义，比如谁应当承担照顾者的角色（例如远亲、朋友、专业人员），谁是主要接受照顾者（基本上都是妻子、母亲、女儿或养女），还有包括在不同疾病阶段的礼节（例如在医院病房的守夜、治疗和葬礼仪式）。特别对于人口少的种族（例如美国黑人、亚裔美国人和美籍西班牙人）受到美国白人文化歧视或排挤。疾病提供了一种机会来鼓励角色的灵活转变，把照顾提供者的单一女性角色转变为包括兄弟姐妹和成年孩子的团队协作。

为了打造有效的联盟来面对长时间的疾病，医务工作者应该注意其自身与患者及其家庭间的文化差异，并把它作为一个必要的步骤（Seaburn，Gunn，Mauksch，Gawinski & Lorenz，1996）。忽略这个问题，会导致疾病家庭偏离健康服务者和固有的社区资源，这是造成不配合和治疗失败的最主要原因。认同病人对自己的身体有最终决定权，这个观念是对社会工作"案主自决"原则的遵从。

（七）协调健康照顾提供者、医疗卫生系统和家庭信念的平衡

如果把"家庭"视作单片集成电路，甚至认为感觉、思考、信念和行动是一个无差别的整体，这是一个普遍的、但不幸的错误观念。社会工作者应该明确家庭成员间信念的一致程

度和差异可容忍度，以及家庭与保健系统间的观念异同。家庭的规则是"我们一定要在所有/某些价值上达成一致"还是"我们不同的观点是可以接受的？"在何种程度上，家庭觉得有必要接受不同的观念？在何种程度上，家庭认为需要在当前的文化和社会价值上，或者家庭传统上保持一致？

平衡多元性与创新之间的一致，是最理想、选择性最大的家庭信念。如果一致性是规则的话，那么个体的不同也表明了不可信和差异。如果指导原则是"我们可以有不同的观念"，那么差异化就可以被接受。这是可以接受的，因为它能促进新颖的创新的解决问题的方法，比如处理严重疾病的时候。当成员在疾病照顾或治疗方案的决定上有分歧时，社会工作者可以用开放而有效的沟通方式解决冲突。

关于平衡的问题在家庭、社会工作者和健康照顾者团队之间。也同样存在于他们对自己能对疾病的过程和结果产生的影响中保持何种态度？健康照顾团队是怎么平衡他们以及家庭在治疗过程中的参与？如果说从根本上有不同的信念，如何使得这些差异保持平衡？这些问题可以帮助社会工作者选择干预的类型来帮助家庭面对慢性和末期的疾病。

在疾病由慢性逐渐向终末期转化过程中，专家和家属发生意见冲突的可能性需要引起重视。比如，在严重得无法治愈的末期疾病中，一个家庭成员希望能够回家，而医生们希望更长时间的在医院中或转到其他的医疗照顾机构里。由于照顾病人的工作大多被认为是妻子和母亲的角色，她们在这方面承担了大部分责任。照顾病危病人所需的潜在工作量，在这种性别分工的前提下，会使家庭中照顾病人的成员负担过重，充满抱怨，恶化家庭内部关系。

慢性病与疾病晚期之间的模糊区别，使专家与家庭之间的信念冲突加剧。医学专家认为无论成功几率有多大，都应该尝试各种可能有效的技术。家庭由于不了解抢救生命的各种技术细节，认为治愈的希望渺茫。医学专家和机构都持有共同的观念，否认死亡是超越技术控制的自然过程（Becker，1973），但无尽的治疗让我们看到，医疗团队无法将控制疾病的普遍观念从他们参与（区别于治愈）病人全人照顾的信念中区分开来，而不是让参与者看到病人在治疗过程中控制疾病是一种很普遍的考虑。

六、实施以家庭为本的研究的挑战

医疗疾病的干预中，执行的参与方是很多的，包括了医院、社区和心理健康诊所、医疗机构、康复组织等（Campbell，2003）。非常重要的是，社会工作者需要尽可能全面地了解可得到的研究信息以促进干预的发展。家庭干预研究最大的挑战是需要发展更多的研究方法，以及进一步认识家庭动力系统对医疗结果和花费的作用（Wiehs, Fisher & Baird, 2002）。

尽管循证研究已有改进，但是在实施这个系统而严谨的干预研究时还有很多困难（Kazak，2002）。通常，以家庭为中心的生物心理社会研究的落实，比把关注点放在治疗和管理疾病个案上的健康照顾系统（比如医院）更难。社会心理的照顾可能改善家庭功能，但这些并不是医疗机构或者健康保险公司的目标，他们的目标在于如何在生理上治愈以及控制费用。以家庭为本的干预，比如多家庭讨论小组（McFarlane，2002）和协作性的以家庭为主导的照顾（McDaniel et al，2005；Weihs, Fisher & Baird, 2002），已经证明了有效的健康照顾是为了达到以下几个目标：（1）提高病人和家庭的适应性；（2）降低家庭成员医疗或精神上的病变；（3）包括全部的医疗费用；（4）促进家庭和医疗机构之间关于治疗方案达成一致。尽管有这些数据，但这些干预很少作为常规治疗的一部分。

在管理或医疗时代，强调积极结果的循证实践，对于社会工作在医疗环境中保持清楚而一致的形象具有重要意义。通过说明家庭为本的干预如促进疾病管理，减少健康照顾团队的压力和降低花费，社会工作者可以与其他的健康照顾的专家一起来倡议协作性的健康照顾模式，包括这些干预应该成为标准医疗服务的一部分。社会工作者可以为自己在医疗体系中开辟独特的天地，通过协作来填补这些方法和医疗上的差距，并实现好的干预研究。

七、总　结

面临慢性疾病的危险和压力，那些"最健康"的家庭能利用经验来提高生活的质量。家庭可以在接受限制和提高自理上达到一种健康的平衡。对那些可能在长时间的危险情境中，家庭可能在面临不确定的未来中保持控制，主要通过增加以下的能力：了解丧失的可能性、保持希望以及建立灵活的家庭生命周期计划以保持或者调整主要的目标并减少不确定的状况。

一个严重的疾病，比如癌症或一个和死亡有关的疾病，可能让人体会到面临灾难和丧失的恐惧。这能使家庭成员建立一种对生命更好的理解和视角，从而对生命中重要的事情有更清晰的认识，获得更亲密的关系。抓住机会而不是延迟"对的时刻"或者被动地等待死亡的时刻。家庭成员主要的健康情况，通过强调生命的脆弱和宝贵，提供家庭一个机会来处理不能解决的问题和建立更亲密的关系。比如在疾病更严重时期，医务工作者应该通过定义可能达成的目标帮助他们的家庭强调生活的质量，而这也能丰富他们的日常生活。

在新的遗传学到来的时代，家庭和医疗社会工作者面临了空前复杂的医疗和种族上的挑战（Miller，McDainial，Rolland & Feetham，出版中）。家庭会更多了解遗传学知识，包括他们未来的健康风险或命运。一些主要的问题包括：哪些人可以从这些知识中获益？我们如何最好的帮助家庭成员来决定他们是否需要做预见性的测试？谁是做这个决定的家庭成员？夫妻还是伴侣？是否需要延伸到家庭之外？我们对"完全健康的身体"的社会观念与技术和优生学完美的结合，导致生活在残障或疾病，或基因风险中的家庭隐藏了他们更多痛苦，以证明他们生命的价值避免受到责难（Rolland，1997，1999）。

同时，医疗工作者应该思考他们对于疾病的自我经验和感受（McDaniel，Hepworth & Doherty，1997）。我们对自己家庭应对疾病和丧失的了解和我们的健康信念，以及我们现在所处的人生阶段会增强我们有效帮助家庭面临严重疾病的工作能力。

在疾病的限制和不确定中，好好地生活可能是一个巨大的挑战。家庭系统-疾病模式提供了一种方法来迎接这种挑战，管理不可避免的痛苦。在一个多代际的、生命周期和信念系统框架下，注意不同情境心理需要。这提供了一种优势为本的框架——一种促进协作、创造性的解决问题并提升生活质量去面对疾病、不健全和丧失的家庭。

八、学习练习推荐

案例 11.1

重症监护病房（ICU）的护士长要求你干预一位患者和他扰乱病房秩序的母亲，她坚持要陪伴在儿子身旁。ICU 通常规定家人探视时间为 10 分钟。患者 Stavros，42 岁，确诊有难以应对的绞痛症状。他是一位出生在美国的希腊族人，与有着斯堪的纳维亚背景的妻子 Dana 结婚 15 年。夫妻之间有一个长期存在的三方冲突，主要与 Stavros 在家庭血统方面有强烈的关联，特别是他母亲，以及与妻子之间的信仰分歧。经过允许，她母亲开始对儿子进行 24 小时的看护。Dana 对婆婆这种看似打扰的行为感到非常愤怒。Stavros 的母亲因察觉到 Dana 在情感上的冷漠和相对的缺乏关心而感到不满。Stavros 感觉陷入了交战的母亲和妻子以及对症状加剧的抱怨中。

1. 从你自身角度，思考家庭成员在不同的种族传统方面，如何应对这个个案？经过全方面地思考，你会如何与病人或家庭商议解决方法？
2. 思考关于三个不同信念系统的交叉点——你的工作环境（医院和 ICU），作为社会工作者的身份，和你的个人文化、民族、家庭价值，这些因素会如何影响你对这个案例的决策？哪些偏见会影响到你决策的有效性？你如何避免偏见？

案例 11.2

L 女士告诉你，她非常担心她 5 岁的女儿 Janice，在过去 3 个月中她沉迷于手淫，并且这是一个性虐待的迹象。对孩子进行评估后发现没有被虐待的证据，你询问了近期家庭中的压力事件。这时母亲透露说 9 个月前丈夫因为胃癌切除了整个胃部，3 个月前丈夫再次入院进行深入观察并得出治疗无效的结果。当被问及她如何告知孩子此事时，她报告说在丈夫手术后，他们只告诉孩子"爸爸因为胃痛，所以医生摘除了爸爸的胃让感觉好受些。"L 女士透露说她持续地担心丈夫的状况，但是丈夫不愿意见医生，不愿意讨论他的问题和陈述手术后的情况，他强烈坚持不想再对病情做任何交谈。他要求立即回去工作并声称一切都很好。当被问及这次的医疗危机对孩子，特别是 Janice 有何影响时她回应到："Janice 没有告诉我任何的担心，但当经你这么一问，我想到每晚吃饭时，当我们做饭前祈祷时，Janice 总是大声地为父亲的胃部祈祷。但家里没有人对此有评论。"

思考
1. 面临逝世危机时，健康的家庭交流，你如何应对这个个案？你会试图聚合哪些力量，为什么？
2. 你会用什么样的区别于她父母的方式来处理与孩子间的交流？
3. 你如何以具有代表性的家庭成员的角度看待丈夫在缩小他的问题和保持私人化上的个人决定？

案例 11.3

S 先生和 S 女士，两个人都七十几岁了，40 年来他们独自居住在自己家中。S 女士患有心脏衰竭已有 5 年了，近期因为一系列小卒中导致了进行性的痴呆。最近的一次状况恶化导致了需要住院治疗。家庭医师感觉夫妇俩已经达到了他们无法承受的水平，建议为 S 女士寻求安置家庭护理。这个家庭有三个成年孩子，Amy、John 和 Beth。他们都住得很远，并且都已结婚并抚育有孩子。Amy 在母亲住院期间有过探访。家族史显示在 S 夫妇生育第一个孩子 Amy 时，S 女士年老且患有先天性心脏病的母亲与他们生活过几年。那时，S 先生认为她母亲应该进入护理院，但遭到了 S 女士的强烈反对。最后，S 女士拖延了丈夫的愿望。她母亲进入了一个附近的护理院并在一年内去世了。S女士觉得护理院促使了她母亲的逝世并对丈夫所做的"残酷的决定"不停地责备。这个家庭因为近期遇到的困境而陷入僵局。对于医师的建议，S女士和Amy表示强烈反对，而John和Beth则觉得正确和必要。

1. S女士母亲的几代人的故事对理解这个案例有怎样的决定性作用？
2. 你会安排一个家庭会议吗？你是否决定让S女士也参加呢？对于不居住在镇上的John和Beth会让他们参加吗？
3. 在这个案例中性别标准是一个怎样的因素？你如何向这个家庭传达关于性别标准？
4. 如何恰当地理解生命周期问题（比如处于晚年生活的夫妻、成年孩子与年老父母在成长阶段的问题），你如何把这些问题纳入咨询的过程中？
5. 你对这个家庭的选择有什么看法？你如何使他们处于一个相互合作的方式中？

九、附录：创建一幅家庭图谱

家庭图谱呈现一个关于几代人的家庭构成和模式。它们为社会工作者提供了一幅快速了解复杂家庭的图谱，家庭图谱可以对最近面临的挑战发展做出假设，并为干预提供方法。家庭图谱为几代人在理清复杂家庭背景、减少指责和帮助家庭向前发展方面，提供了一个有效的诊断工具。社会工作者可以在实际工作中运用家庭图谱来探寻和追踪家庭故事，关注重要的家庭成员和社区成员，疾病和应对的模式，以及相关的联系。McGoldrick（1999）为创建家庭图谱提供了一个标准化的格式。家庭成员在透露家庭模式时会表示迟疑和踌躇，特别是在家庭模式与他们最近的忧虑没有明显联系的时候。有些家庭成员也会很乐意创建家庭图谱（有些人甚至会索要一份家庭图谱的复印件带回家），为了尽早得到它，会十分乐意与社会工作者合作。

社会工作者可以根据他们现实的处境和家庭呈现的问题有创造性地使用家庭图谱。比如，在医疗场所，家庭图谱可用于明晰家庭病史和应对疾病方式，以更有目标地得出在疾病诊断时家庭所拥有的优势和挑战。这就是在这一章中所提到的家庭图谱的运用。

参考文献

Antonovsky, A., & Sourani, T. (1988). Family sense of coherence and family adaptation. *Journal of Marriage and the Family, 50*, 79–92.

Becker, E. (1973). *The denial of death.* New York: Free Press.

Blount, A. (1998). *Integrated primary care: The future of medical and mental health collaboration.* New York: Norton.

Boss, P. (1999). *Ambiguous loss: Learning to live with unresolved grief.* Boston: Harvard University Press.

Boszormenyi-Nagy, I., & Spark, G. (1973). *Invisible loyalties.* New York: Harper & Row.

Bowen, M. (1978). Theory in the practice of psychotherapy. In P. J. Guerin Jr. (Ed.), *Family therapy in clinical practice.* New York: Aronson.

Byng-Hall, J. (1995). *Rewriting family scripts.* New York: Guilford Press.

Campbell, T. (2003). The effectiveness of family interventions for physical disorders. *Journal of Marital and Family Therapy, 29*(2), 263–281.

Carter, E. A., & McGoldrick, M. (Eds.). (1998). *The expanded family life cycle: Individual, family, and social perspectives* (3rd ed.). New York: Allyn & Bacon.

Combrinck-Graham, L. (1985). A developmental model for family systems. *Family Process, 24,* 139–150.

Doherty, W., & Baird, M. (1983). *Family therapy and family medicine: Towards the primary care of families.* New York: Guilford.

Engel, G. L. (1977). The need for a new medical model: A challenge for biomedicine. *Science, 196,* 129–136.

Framo, J. (1992). *Family-of origin therapy: An intergenerational approach.* New York: Brunner/Mazel.

Gonzalez, S., & Steinglass, P. (2002). Application of multifamily discussion groups in chronic medical disorders. In W. R. McFarlane (Ed.), *Multifamily groups in the treatment of severe psychiatric disorders* (pp. 315–340). New York: Guilford Press.

Gonzalez, S., Steinglass, P., & Reiss, D. (1989). Putting the illness in its place: Discussion groups for families with chronic medical illnesses. *Family Process, 28,* 69–87.

Griffith, J., & Griffith, M. (1994). *The body speaks.* New York: Basic Books.

Kazak, A. E. (2002). Challenges in family health intervention research. *Families, Systems, and Health, 20*(1), pp. 51–59.

Kleinman, A. (1988). *The illness narratives: Suffering, healing, and the human condition.* New York: Basic Books.

Lefcourt, H. M. (1982). *Locus of control* (2nd ed.). Hillsdale, NJ: Erlbaum.

Levinson, D. J. (1986). A conception of adult development. *American Psychologist, 41,* 3–13.

Lewis, F. M., & Daltroy, L. (1990). How causal explanations influence health behavior: Attribution theory. In K. Glanz, F. M. Lewis (Eds.), *Health behavior and health education: Theory, research, and practice.* San Francisco: Jossey-Bass.

Lowery, B. J., Jacobsen, B., & DuCette, J. (1993). Causal attribution, control, and adjustment to breast cancer. *Journal of Psychosocial Oncology, 10*(4), 37–53.

McDaniel, S., Campbell, T., Hepworth, J., & Lorenz, A. (2005). *Family-oriented primary care* (2nd ed.). New York: Springer.

McDaniel, S., Hepworth, J., & Doherty, W. (Eds.). (1992). *Medical family therapy: A biopsychosocial approach to families with health problems.* New York: Basic Books.

McDaniel, S., Hepworth, J., & Doherty, W. (Eds.). (1997). *The shared experience of illness: Stories of patients, families, and their therapists.* New York: Basic Books.

McFarlane, W. F. (Ed.). (2002), *Multifamily groups in the treatment of severe psychiatric disorders.* New York: Guilford Press.

McGoldrick, M., Gerson, R., & Schellenberger, S. (1999). *Genograms in family assessment* (2nd ed.). New York: Norton.

McGoldrick, M., Pearce, J. K., & Garcia-Preto, N. (2005). *Ethnicity and family therapy* (3rd ed.). New York: Guilford Press.

Miller, S. (1995). Monitoring an blunting styles of coping with cancer influence the information patients want and need about their disease: Implications for cancer screening and management. *Cancer, 76,* 167–177.

Miller, S., McDaniel, S., Rolland, J., & Feetham, S. (Eds.). (2006). *Individuals, families, and the new era of genetics: Biopsychosocial perspectives.* New York: Norton.

Moos, R. (Ed.). (1984). *Coping with physical illness: Two new perspectives.* New York: Plenum Press.

Neugarten, B. (1976). Adaptation and the life cycle. *Counseling Psychologist, 6*(1), 16–20.

Olkin, R. (1999). *What psychotherapists should know about disability.* New York: Guilford Press.

Penn, P. (1983). Coalitions and binding interactions in families with chronic illness. *Family Systems Medicine, 1*(2), 16–25.

Reiss, D. (1981). *The family's construction of reality.* Cambridge, MA: Harvard University Press.

Reiss D., & Kaplan-DeNour, A. (1989). The family and medical team in chronic illness: A transactional and developmental perspective. In C. N. Ramsey Jr. (Ed.), *Family systems in family medicine* (pp. 435–445). New York: Guilford Press.

Rolland, J. S. (1984). Toward a psychosocial typology of chronic and life-threatening illness. *Family Systems Medicine, 2,* 245–263.

Rolland, J. S. (1987a). Chronic illness and the life cycle: A conceptual framework. *Family Process, 26*(2), 203–221.

Rolland, J. S. (1987b). Family illness paradigms: Evolution and significance. *Family Systems Medicine, 5*(4), 467–486.

Rolland, J. S. (1990). Anticipatory loss: A family systems developmental framework. *Family Process, 29*(3), 229–244.

Rolland, J. S. (1994a). *Families, illness, and disability: An integrative treatment model.* New York: Basic Books.

Rolland, J. S. (1994b). In sickness and in health: The impact of illness on couples' relationships. *Journal of Marital and Family Therapy, 20*(4), 327–349.

Rolland, J. S. (1997). The meaning of disability and suffering: Socio-political and ethical concerns. *Family Process, 36*(4), 437–440.

Rolland, J. S. (1998). Beliefs and collaboration in illness: Evolution over time. *Families, Systems and Health, 16*(1/2), 7–27.

Rolland, J. S. (1999). Families and genetic fate: A millennial challenge. *Families, Systems and Health, 16*(1), 123–133.

Rolland, J. S. (2004). Helping families with anticipatory loss and terminal illness. In F. Walsh, & M. McGoldrick (Eds.), *Living beyond loss: Death in the family* (2nd ed.). New York: Norton.

Rolland, J. S., & Williams, J. K. (2005). Toward a biopsychosocial model for 21st century genetics. *Family Process, 44:*1, 3–24.

Seaburn, D., Gunn, W., Mauksch, L., Gawinski, A., & Lorenz, A. (Eds.). (1996). *Models of collaboration: A guide for mental health professionals working with physicians and health care providers.* New York: Basic Books.

Steinglass, P. (1998). Multiple family discussion groups for patients with chronic medical illness. *Families, Systems, and Health, 16*(1/2), 55–71.

Street, E., & Soldan, J. (1998). A conceptual framework for the psychosocial issues faced by families with genetic conditions. *Families, Systems, and Health* (formerly *Family Systems Medicine*), *16*(3), 217–233.

Taylor, S. (1983). Adjustment to threatening events: A theory of cognitive adaptation. *American Psychologist, 38*(11), 1161–1173.

Taylor, S., Helgeson, V., Reed, G., & Skokan, L. (1991). Self-generated feelings of control and adjustment to physical illness. *Journal of Social Issues, 47*(4), 91–109.

Thompson, S., & Kyle, D. (2000). The role of perceived control in coping with the losses associated with chronic illness. In J. Harvey, & E. Miller (Eds.), *Loss and trauma: General and close relationship perspectives.* Philadelphia: Brunner-Routledge.

Wallston, K., A., & Wallston, B. S. (1978). Development of the Multidimensional Health Locus of Control (MHLC) Scales. *Health Education Monographs, 6*(2), 160–170.

Walsh, F. (1998). *Strengthening family resilience.* New York: Guilford Press.

Walsh, F. (Ed.). (1999). *Spiritual resources in family therapy.* New York: Guilford Press.

Walsh, F., & McGoldrick, M. (Eds.). (2004). *Living beyond loss: Death in the family.* New York: Norton.

Weihs, K., Fisher, L., & Baird, M. (2002). Families, health, and behavior (A section of the commissioned report by the committee on Health and Behavior: Research, Practice and Policy, Division of Neuroscience and Behavioral Health and Division of Health Promotion and Disease Prevention, Institute of Medicine, National Academy of Sciences.) *Families, Systems, and Health, 20*(1), 7–47.

Werner-Lin, A. (2005). *Young women at risk: Family development in the context of hereditary disease.* Unpublished doctoral dissertation.

Wood, B. (1993). Beyond the "psychosomatic family": A biobehavioral family model of pediatric illness. *Family Process, 32,* 261–268

Wright, L. M., Watson, W. L., & Bell, J. M. (1996). *Beliefs: The heart of healing in families and illness.* New York: Basic Books.

Wynne, L. C., Shields, C. G., & Sirkin, M. (1992). Illness, family theory, and family therapy: Pt. 1. Conceptual issues. *Family Process, 31,* 3–18.

Zborowski, M. (1969). *People in pain.* San Francisco: Jossey-Bass.

———————————
第十二章
———————————

人类的性欲与身体亲密行为

LES GALLO-SILVER

性欲和身体亲密行为影响着每一个人的生活质量。尽管如此,许多人觉得很难与卫生保健专业人员讨论人生中的这些问题。了解人类是有性生物及其性欲的发展、人类性反应的细节,以及由于疾病和创伤带来的性欲改变和挑战,可以帮助卫生保健领域社会工作者在与患者和他们的伴侣一起处理他们的性问题时更为自在、更有信心。通常,在沟通、建立关系和治疗的过程中,社会工作者会是医疗团队中愿意并且能够处理关于性欲和身体亲密行为的唯一成员(Hazan & Shaver,1987;McCabe,1994;Schover,2000)。本章将帮助健康社会工作者更好地发挥他们在这方面至关重要的作用,帮助面对疾病或创伤的人保护好生命中的这个要项。为此,本章将提供关于人类性欲,以及疾病与创伤对性欲影响的基本信息。

关于人类性欲和身体亲密行为的描述很多。本章所称的性欲是指交媾的欲望和对于性刺激的身体反应;本章所称的身体亲密行为指的是情感、慰藉和支持的肢体行为表现。感能指的是令人愉悦的、能产生性满足感的各种刺激,但不必有性的意涵。例如,有些人会觉得别人给他洗头很是愉快,用这章的定义来说,这可被视为一种感能体验,因为从洗头中获得愉悦感的人也许与给他洗头的人没有任何关系,或对她没有任何性兴趣。

一、本章目标

- 为社会工作者介绍一种观点,这种观点聚焦于以沟通和人际关系为背景的心理—性欲发展,配合于更为著名的以弗洛伊德学说为基础的理论,这些理论更倾向注重生殖器。
- 指导社会工作者如何正确地进行涉及性关系和性行为等信息的评估。这类问题对于了解生命和行为是很有必要的,但往往被卫生保健专业人员所忽视,因为他们对涉及性的问题感到不自在。
- 对有疾病和伤病的患者,了解他们的性反应和被保留的性功能,因为在大众文化中,生理疾病的人通常被认为是不再有性的需要。

● 向社会工作者介绍关于性康复咨询技巧。这些技巧注重于性功能障碍和性功能康复，以期调动性功能或创造性地调整性损伤。

● 向社会工作者介绍宏观层面的问题：创造有益于性的护理环境，鼓励社会工作者学习如何在住院部和门诊部提供有益于性的教育，进行倡导，并发挥领导作用。

资料 12.1

身体亲密行为的院舍障碍

医疗卫生机构和援助病人或受伤人士的相关院舍设施制定的规定和程序往往构成了对身体亲密行为的障碍。这些规定和程序反映了院方没有了解人类性欲的基本知识并回避了性问题的态度。不鼓励成年病人的伴侣在病人的床上睡觉或休息便是一个例子。同样是在这家医院，院方可能会认为父母与儿科病人合睡一张床是符合常规的。这种不一致的规定在癌症治疗中心表现尤为明显，成人病人和儿科病人同样接受化学治疗，免疫系统能力都降低了，然而却要面对截然不同的陪夜和合床的规定。

二、揭开人类性发展的神秘面纱

生命发展过程中，人类生物本质的性能力显然与身俱在，即便在性欲概念产生或性交行为发生之前的幼年时期亦是如此。男婴经历勃起，女婴变得润滑都是其例（Hornor，2004；Kelly & Hockenberg-Eaton，1999；Ryan，2000；Walker & Casale，1997）。孩子们在很小的时候就探究自己的身体，包括生殖器官，来获得愉悦（Kaplan，1974；A. Zoldbrod，2003）。感觉、性欲和身体亲密行为是人类感官体验中的几个基本方面。

社会工作者有义务按照美国社会工作者协会（NASW）的社会工作伦理守则去探究自杀倾向、家庭暴力和物质滥用等问题。这些被探究的问题对于某些社会工作者而言可能是难以接受的，但是几乎没有社会工作者会认为这些探究对于社会工作实务来说无足轻重。性欲与身体亲密行为问题是健康的，对生活质量具有潜在的治疗作用，因而需要得到与其他问题同等的专业关注。

弗洛伊德的为快感而性原则提出的性驱力（Libido）概念（Freud，1922）影响了许多社会工作者关于性欲发展问题的专业思考。性驱力这个概念包含了性渴望、性幻想和性刺激的最初感受。弗洛伊德相信性驱力是为了寻求快感以释放性压抑。他的理论看上去缺乏许多人际过程，如追求爱情、安慰，以及从另一个人那里获取快乐。这与社会工作维护与提升生活质量的理念是相冲突的。这种视性欲为释放压力的一种方法的观点带来的不幸结果是与性欲和身体亲密行为相关的事物被排斥在个人日常功能之外，因此从定义上说，它们就不如上班、上学或照看孩子等那么重要。埃里克森（Erickson）致力于研究从儿童期至成年期自我认知的形成，他的理论更好地阐述了性欲和肢体亲密行为是人类的感觉体验的某些方面，通过这些体验，人们联结和沟通彼此的思想和情感（Erickson，1968）。在人生发展的每一个阶段，人们通过肢体展示情感、慰藉，也有时候是性渴望，来表达他们与人接近的愿望（Erickson，1968）。弗洛伊德和埃里克森观点之间的分歧或许可以通过 W. Ronald

D. Fairbairn 的工作来沟通。Fairbairn（1946）认为，性驱力不仅是简单地追求释放，而是追求一个目标：一个与之亲密接触的人。这种身体联结的需要从婴儿与父母的关系就开始了，这种关系部分基于触摸，这也是每个人第一次经历的肢体接触。将性欲看做是以人际关系为基础的，可能会比将它视为纯粹的寻求快感活动具有更深的意义。这个解释将性欲置于人际背景之中，而不是纯粹的生物行为，从而揭开了人类性行为的神秘面纱。对性的这样的定义是 Zoldbrod 的《性学发展里程碑》（Milestones in Sexual Development）一书的思想基础（A. Zoldbrod，1998，2003）。

　　Zoldbrod 的《性学发展里程碑》一书以婴儿诞生开头，发展到父母与婴儿建立最初的亲密关系的经历。父母之爱是通过抚摸来传达的，因为抚摸是为了回应婴儿的啼哭，所以这种检出是建立同理心的基础，因为他们的啼哭能被（父母）正确的理解，婴儿发展出在这个世界上的信任感，并相信他的需要会得到满足，这就是父母能够抚慰婴儿的原因。由于父母必须帮助满足婴儿所有的基本需要，如洗澡、哺育，父母对待婴儿身体的态度反射成为孩子对自己身体的态度，进而成为婴儿对自己身体意象的基础。建立性别认同也是对身体意象不断完善的一部分。

　　随着孩子的成长，他对自己的性别认同越来越肯定，他建立了自尊，并感到自己得到接受。随着他的继续成长，他越来越意识到自己对别人的作用，明白他的言行对别人有影响。他因此开始了学习的过程，学习如何在与他人的关系中操纵权力。当孩子进入青春期后，他建立起一种"拥有自己"的感觉，也就是他开始发现自主范围，以及学习如何与他人相互依赖是成为一个自主的人的一部分。

　　青春期是一个性探索的时期。父母允许孩子探究性问题，主要是可以开诚布公地沟通、分享，承认少男少女经历着强烈的性感受。保持在人际社交中对于性和情感的探索，为孩子发展更为老练的社交技巧提供了一个机会。性发展探索之旅的关键在于创造性幻想和手淫。Zoldbrod 模型中最后的里程碑是发展基于人际关系之爱的性行为。

　　Zoldbrod 谈到的性发展的里程碑将性发展置于人际关系的范围内——父母—子女关系。父母照顾孩子的身体需要，并且实施照顾的功能。父母的肢体和情绪感情随之传送给了孩子。孩子逐渐长成少男少女、长成青年，会将性欲和身体亲密行为置于人类沟通和联结的范畴，而不是置于寻求感觉或寻求快乐的范畴。因此，这些里程碑自然地由照顾他的父母所传达的爱和触摸进而发展为与其他成年人的爱与性的关系（A. Zoldbrod，1998，2003）。父母情感上和肢体上的触摸回应了获得语言能力之前的婴儿的需要，这成为同理心和信任的基础。我们知道抚摸会使我们平静，帮助我们放松。在为孩子换尿布和洗澡时，父母对孩子的喃喃细语向孩子传达的信息使他们的孩子以及孩子的身体是美丽的。这种经历帮助我们形成了最初的积极的身体意象（Clawson & Reese-Weber，2003；Connolly，Slaghter & Mealey，2004；Ehrenberg & Ehrenberg，1988）。这种被抚摸的喜悦是人类性欲和身体亲密行为的基础（Frohlick & Meston，2005）。

　　尽管这种需求是普遍存在的，身患疾病的人常常会因医疗手段的介入而被剥夺了性的权利。20 世纪 40 年代，Alfred Kinsey 对美国人性行为的研究提供了第一次性经历年龄、同性性行为的存在范围和稳定性、婚内性生活频度，以及青少年和成年人手淫行为的数据（Kinsey，Pomeroy & Martin，1948，1953）。Kinsey 的研究近几年被 Edward Laumann 及其芝加哥大学的同事们修正，他们拿出了能够与之相对比的数据（Laumann，Gagnon，Michael & Michaels，1994）。比较两组数据，变化表明美国人第一次性经验的年龄更低了，更多妇女愿意报告自己的手淫行为，异性口交更为普遍，更多未婚者具有同居性关系。但是，两项研究均未提供病人和受伤人士性行为的数据。

病人性生活的权利通常是被剥夺了的，而且他们的需求也没有人去探索或处理（Gallo-Silver & Parsonnet，2001；Kroll & Klein，2001；McCabe，1999）。卫生保健专业人员倾向于等待病人及其伴侣自己提出跟性有关的问题，而不会主动去询问（Esmail，Yashima & Munro，2002）。这种沉默所传达的信息是与性有关的问题和顾虑是不恰当地，这使病人及其伴侣更为孤立无助（Katzin，1990；McInnes，2003）。

对于性和性表达的不安感也许源自病人的文化和宗教，在此背景下谈论性问题和性愉悦是件难事。Helen Singer Kaplan（1974）描述了在压抑性环境中成长的孩子的情形：父母对性问题感到不舒服，这成为孩子性自我意识障碍和成人性行为方面困难的根源。

成功的专业干预部分地被病人及其伴侣的态度所影响。卫生保健团队的功能也为其成员的文化和宗教背景所影响，这往往表现为不愿意将工作的重点放在病人及其伴侣的性关系上。此外，当专业人士提出与性有关的问题时，往往会被病人及其伴侣视为不当或者不专业。社会工作者的专业训练就是处理困难的问题诸如家庭暴力、毒品问题、自杀倾向等难题。尽管这些都是棘手问题，但是为了进行干预这些问题都是有必要进行讨论的。健康社会工作者需要做到同样自在地与病人及其伴侣讨论性和身体亲密行为问题，以充分评估和处理病人的心理问题，有效地为个人、群体和社区策划服务计划。

三、健康社会工作中的亲密行为

健康社会工作经常需要经历其他领域社会工作者很少体验到的某种程度的亲密接触。在急诊室里，病人身穿病号服或睡衣躺在床上的时候，社会工作者就会在其身旁。无论在住院部还是在门诊部，或是在养老院，健康社会工作者都必须讨论病人的身体其功能。参与探访护理或临终关怀团队的健康社会工作者面对病人时，病人的身体及其功能已经成为工作的重点，他们与病人的接触大部分发生在病人的床边。在这种与病人亲密接触的环境下，需要健康社会工作者保持对病人保护隐私的需求及其脆弱无助感的敏锐感觉。大多数情况下，社会工作者应该在得到病人允许后才待在其床边，应该鼓励病人说出什么访谈时间对他们来说是合适的。即使病房或护理院的房门是敞开着的，社会工作者也要敲门进入，以表示对病人私人空间的尊重，同时也告知病人现在有人进入了他们的隐私空间。眼神交流最好在同一水平线上，如果病人躺在床上或坐在轮椅上，社会工作者也应该坐着，视线与病人的保持在同一水平线，要是站在病人身边，就会迫使病人抬头看你。即使病人的文化背景认为眼神交流是不礼貌的，与病人保持同一高度总是会被视为是一种尊重的表现。在这样的环境下，病人也许会和社会工作者谈谈自己的身体功能和性欲，而在其他场合，他们极少有可能谈及这些问题。在这种亲密的环境中，有一点至关重要，即在所有关于性欲、性功能和身体亲密行为的讨论中，都要表示理解病人有着完整的成人生活，只不过因病或因伤而致使正常生活受到了阻碍（Schover，2000；Schover & Jensen，1988）。

（一）回溯性史

在艾滋病流行的初期和现有的抗病毒药物尚未出现之前，艾滋病病人需要长期住院。卫生保健社会工作者在出院计划中起的作用，以及对这个没有得到足够关注且又被孤立的群体的承诺，对其他卫生保健专业人员足以形成一次教育的机会（Egan，1993；Fahs & Wade，1996；Mantell，Shulman，Belmont & Spivak，1989；Napoleone，1988）。工作在艾滋病干预最前线的健康社会工作者向异性恋、双性恋和男、女同性恋人士提供咨询，辅导他们采取较为安全的性行为，以降低伤害，并将这些工作认为是他们专业角色的一个部分（Berkman & Zinberg，1997；Christ，Moynihan & Gallo-Silver，1995；Gallo-Silver，Raveis & Moynihan，1993；Weiner & Siegel，1990）。咨询辅导的目的是教育人们在不牺牲肌肤之亲的同时学会保护自己。它运用了一种积极导向的性观念（Furstenberg & Olson，1984；Samuel & Boyle，1989）。为了完成咨询辅导的工作任务，健康社会工作者以接纳与尊重的态度来评估案主的性经历，并将这视为他们整体工作中的一个部分。同样，对面临疾病或创伤挑战的人进行社会心理评估，却不予处理他们与性有关的问题，这样的评估是不完整的。就治疗或治疗过程而言，作为医护团队的一员，健康社会工作者的工作重点不是狭隘单一地关注病人的疾病和伤残本身。相反，他们所关注的是情绪应对的技巧和实际问题的解决。社会工作的专业关系为病人及其伴侣讨论性欲和身体亲密行为问题提供了最为自在安全的环境和机会。在社会工作评估中，讨论人际关系和社会支持时可以自然地询问病人是否性活跃和是否有伴侣。（Fuentes，Rosenberg & Marks，1983；Gallo-Silver & Parsonnet，2001；Weerakoon，Jones，Pynor & Kilburn-Watt，2004）。

　　这些评估为社会工作者提供了机会，可以传达性欲和身体亲密行为是人生自然正常之事的信息（Andrews，2000）。按常规，在亲密关系中享受过性和身体亲密接触的愉悦感的人会希望恢复健康，重续这方面的生活。那些在处理他们的性欲方面有困难的人则会害怕他们的病情将使问题更难处理。在这两种情况下，社会工作者的支持与同情都会帮助病人减少孤立感，对性欲和身体亲密行为不那么不知所措。了解病人最近的和目前的性关系有助于社会工作者了解在不利的健康条件下，病人丧失了什么，或感觉丧失了什么。所有的评估都应该能够推导出有关重要关系的信息（资料12.2列举了一些评估问题和策略）。

资料 12.2
针对病人的社会工作评估问题和策略建议

1. 与病人相关的人口统计数据使健康社会工作者能够将有关性欲和身体亲密行为的问题融入心理社会评估。如果是已婚病人，社会工作者可以说："从你的入院记录可以知道你是已婚的。你结婚多久了？你有孩子吗？孩子几岁了？你最近性欲旺盛吗？"或是："你的入院记录上有一位紧急联系人，他和你是什么关系呀？他是你的亲戚，还是朋友，或是伴侣？你最近与伴侣的性生活活跃吗？"有的病人可能是男同性恋者或是女同性恋者，因而把病人当作异性恋者而对其谈论妻子或丈夫，可能成为推心置腹、有效助人交谈的障碍。"伴侣"是比较中性性别的用词。

2. 病人是以个人的看法来定义性活动和身体亲密行为的。要用尊重和专业的态度询问病人，他们是如何定义性活跃和身体亲密行为的，如："谢谢你与我分享，告诉我你有伴侣，而且患病/受伤前你的性生活很活跃。你所说的性活跃具体指的是什么，你能够轻松自在地告诉我吗？"

3. 病人会想要分享健康社会工作者手中有关性的资料，因为他们在为疾病或创伤对性功能的影响思虑、担心、苦恼。如果自我表露能够有助于病人自在地面对性的问题，健康社会工作者可以告诉病人，自己对这些问题也感到不自在，甚至感到窘迫。提出探究性问题的目的在于使病人减少孤立感，帮助他们找到获得有关医疗信息和专业干预的途径，这可能会使他们的性功能得到改善，健康社会工作者通过澄清讨论的目的向病人展示这一点。"你让我分享那么私密的问题，我很欣赏。我对你提出关于性活动的问题有点使你感到尴尬。我同你一起探究这个问题的目的是帮助你确认哪些方面你想得到帮助，并且从你的角度出发，协助你获得专业帮助。"

4. 有时病人所关心的并非完全是她的身体功能，而是她在别人面前的形象，她感觉自己已经失去了吸引力，不能引起别人的性欲。这些感觉会妨碍病人对治疗和康复的承诺，可以成为抑郁的一个方面（McCabe & Taleporos，2003；Sundquist & Yee，2003；Tanyi，2002）。健康社会工作者的干预是富有同理心的：倾听，容忍沉默，不要迅速地安慰病人，以免给探究造成障碍："你对自己形象的感觉非常重要。你让我知道了这给你带来了多少苦恼。我认为没有快速或轻松的解决方法，但是我的确认为讨论这些问题可以使我们彼此在想法上接近，去寻找解决的办法。"

病人的伴侣是社会工作者了解病人性与情感关系的重要参与者。与伴侣面谈可以从他们的角度得到病人患病前生活功能方面的更多信息（Post，Bloeman & de Witte，2005）。伴侣往往以为谈论性欲和身体亲密行为问题会显得自己过于自私，那是把自己的需求置于患病或残障伴侣的需求之上。出于这种想法，他们可能会对讨论这些话题犹犹豫豫。（Soloway，Soloway，Kim & Kava，2005；Wimberly，Carver，Laurenceau，Karris & Antoni，2005；Zunkel，2002）。病人的伴侣常常会担忧疾病和创伤会改变生活，愿意为病人的伴侣处理性欲和身体亲密行为问题的健康社会工作者可以帮助他们认识到，并证实考虑这些问题是正常的（Ecberg，Griffith & Foxall，1986）。资料12.3提供了与伴侣面谈时的一些访谈策略。

资料12.3

针对病人的社会工作评估问题和策略建议

1. 理解一对伴侣的性经验和身体亲密行为是他们之间关系的起始基础。健康社会工作者需要让伴侣参与进来，分享他/她是怎样遇到这位病人的，了解他们之间的情感关系是如何展开的。"你们俩成为伴侣的原因是什么？你们是在什么情况下决定成为伴侣的？你们俩起先关系如何？"这些问题使伴侣聚焦两人关系的感情基础，最后聚焦于两人关系的性基础（Anastasia，1998；Brackney，1979；McCabe，1994；McCabe & Mckern，2003；Weijmar-Schulz & Van de Wiel，2003）。

---

2. 将情感承诺与通过性活动和身体亲密行为所表达的肢体之爱联系起来，有助于让伴侣理解卫生保健社会工作者关心的是他们这方面的生活。卫生保健社会工作者的提问需要反映这种人际间探讨的方法："我接下来要提一个非常私人性的问题，但我这样问是有原因的，我希望我和你都不会感到尴尬。这些年来在性生活和身体亲密行为方面，你们的关系发展得如何？在你的伴侣生病/受伤之前，你们俩这方面的情形如何？你们俩现在可以分享什么样的触摸和情感？"

3. 健康社会工作者需要确定伴侣和病人目前生活中性生活和身体亲密行为的重要性。"在生病/受伤之前，你和你的伴侣认为做爱/性交有多重要？你现在失去了什么？你是否有兴趣知道你和你的伴侣怎样才有可能重获生病/受伤之前你们所享受的？"

4. 健康社会工作者的干预是富有同理心的：倾听，容忍沉默，不要迅速地安慰伴侣或转移话题，以免给探究造成障碍："谢谢你让我清楚地了解了你们俩有多少分享，多么亲近。性生活和身体亲密行为是两人生活的一个重要方面。也许我们同你和你的伴侣进一步交谈后，会找到一些解决的办法和/或一些专业服务，帮助你们保留/重获身体亲密接触的关系。"

健康社会工作者获得性经验的资料，并最终帮助病人解决围绕性议题产生的种种问题，依靠的是支持性的咨询辅导技巧。健康社会工作者利用提问来增进病人及其伴侣对自己想法、感觉、关注和需求的了解，确认是病人还是病人的伴侣想要获得进一步的干预，并与其他卫生保健专业人员合作，让他们获得特定的服务。

除了过程导向的评估提纲，其他在卫生保健领域通常被使用的干预方法通常使用医学模式。健康社会工作者需明白其他卫生保健专业人员可能会如何处理性生活和身体亲密行为问题。

ALARM 模型是建立在医学模型观点之上的性功能评估模型，重点是性欲和身体亲密行为，经常被护士所使用（Anastasia，1998）。ALARM 是一个英语首字母缩合词：A——评估性活动的频度、性活动的方式以及性偏爱；L——评估性驱力或情绪上和肢体上对性活动的欲望，以及总体上对性的兴趣；A——评估个人受到性刺激时激发性欲的能力，特别是性器官受到刺激时的身体变化，以及获得性高潮的能力；R——评估机体在性交和消退之后的感觉状态和情绪状态以及身体满意程度，或者在性行为之后身体回复到休息状态或放松状态的能力；M——评估已经或可能影响性功能的病史（Andersen，1990）。

同 ALARM 模型相似，PLISSIT 模型也被用于卫生保健环境之中（Anastasia，1998）。这个首字母缩合词指的是：P——通过建立信任和开放的环境，允许病人及其伴侣讨论性问题；LI——对于疾病或创伤对性功能的影响，提供有限的信息；SS——对于如何提高性功能，提供具体的建议；IT——为性治疗提供恰当的转介（Annon，1976）。

卫生保健社会工作者要帮助其他卫生保健专业人员认识到，专业术语会给病人造成理解上的困扰，他们可能会因为讨论此类话题感到很不自在，而不会要求澄清其意。有许多委婉的词汇可以被用来描述性活动，社会工作者可以根据对不同的个人使用不同的词汇。

（二）案例

76 岁的 Moore 先生在回答临床护理医师有关生活方式的问题，这是因癌症将切除前列腺的术前准备。当问及他性生活是否活跃时，Moore 先生的回答是否定的，并未提及自从妻子四年前去世以来一直有的手淫习惯。他担心手术会导致勃起障碍。自己经常手淫，如果不能继续如此的话，他会惦记这事的，但是他觉得把这一点告诉医疗护理团队中的任何一位都不合适。卫生保健社会工作者把咨询的重点紧扣他的孤独感。Moore 先生开始感到自在了，可以重新讨论他的性问题了。这位社会工作者协助他与临床护理医师会面，处理了他对于勃起能力的担忧，而并未特别提起他的手淫习惯。

四、儿童性虐待

人的性经验可能是充满了喜悦、满足、无奈或失望。卫生保健社会工作者一旦运用他的技术将性欲与身体亲密行为问题正常化，让病人认识这是自然生活的一部分，其他问题的盖子也就可以随之揭开了。不幸的是，并不是每个儿童都被父母温柔而充满爱意的碰触。据研究者估计，有 1/3 的女性和 1/7 的男性在童年时期受到过性虐待（Finkelhor，1984；Maltz，2001，2003；Russell，1999）。儿童性虐待是一系列行为的总称，包括阴道和肛门插入阴茎、手指、手或其他物体；接受或给予口交；抚摸和自慰；洗澡和上厕所时隐私遭遇侵犯；性挑衅行为和裸露；被暴露于或被卷入色情出版物（Johnson，2004）。经历过儿童性虐待的人常常感到遭到了卫生保健系统的侵犯（Jehu，1992）。要求病人脱衣服，穿着不合身的病号服，X 射线检查或其他放射检测要求被检查人站着不动或摆出某一姿势，妇科或直肠指诊等侵入性的检查等都可以引起被检查者以前一直回避或否认的儿童性虐待的感觉和想法（Druacker & Spradlin，2001；Gallo-Silver & Weiner，2005；Hobbins，2004；P. Sansone，Skaife & Rhode，2003；R. Sansome，Gaither & Sansone，2001）。

健康社会工作者有时发现所面对的病人对卫生保健环境感到困扰或难以应对，他们会意识到这位病人儿童时期曾经有过性虐待经历。提升对特定情境的可控制感有助于病人在此环境中感觉安全。所有的医疗程序都要求病人作出某种形式的同意。同意需要被描述为一件可以根据病人的愿望撤销或更改的事。下面的案例描述的是卫生保健社会工作者可以如何运用临床技巧来帮助这些情绪上脆弱的人群。

案例一

Brown 女士大声嚷嚷着向社会工作者提出抗议，她不同意接受乳房 X 射线检查，因为她无法忍受被人碰触。当她坐在椅子上前后摇晃着，开始啜泣并重复："别碰我，别碰我"。社会工作者让她确信她是安全的，没有人会强迫她检查，但是她的医生要求她检查是因为她说自己发现乳房内有一个肿块。Brown 女士吞吞吐吐地描述她幼年时曾经遭受母亲的性侵犯。她那天没有接受检查，但是向社会工作者咨询后，她同意在社会工作者在场并确保她安全的条件下接受检查。

案例二

Allen 先生正从干细胞移植癌症治疗中慢慢恢复过来。他接受了高强度化疗，需要移植体来帮助他的骨髓复原。他变得不愿更换睡衣，不愿洗澡，无论何时检查，都有一种挣扎感。社会工作者在预期他要接受移植时就曾与他面谈过，感到 Allen 先生现在的表现与他在移植之前应对癌症的行为并不一致。在排除了因医疗导致行为改变的因素后，社会工作者继续帮助他弄清自己的感觉与想法。"当医护人员碰到你身体时你有什么困扰？你能够把这种感觉用语言表述出来吗？"这些简单的问题帮助 Allen 先生向社会工作者讲述了他的困扰：小时候父亲抚弄他，并说他的肌肤很光滑柔软。Allen 先生因体毛全部脱落而害怕，因为他感到他的身体因此返回到父亲对他骚扰时的状态。持续的面谈和精神干预以及药物介入帮助 Allen 先生能够继续他的治疗了。

就像这两个个案所叙述的，在医疗保健环境下，当过往历史给医疗过程带来障碍时，追索童年性虐待经历的做法是恰当的。面对这个人群时，社会工作者最重要的技巧是富有同理心地回应病人对骚扰的吐露。被病人描述的这种经历的实质往往是卫生保健社会工作者和其他卫生保健专业人员所难以聆听的，可能会激起相当的焦虑。告诉病人他们童年的性虐待经历是让人听了很难过，这对于病人既是一种尊重也是一种支持。提问的节奏是个关键，因为一下子吐露太多的信息会使当事人吓倒自己，再受创伤。卫生保健社会工作者在与当事人分担信息时要将节奏置于脑中，对所要讨论的内容设立一个限度会帮助当事人感到他是得到关心的而不是受到拒绝（Briere & Elliott，2003；Burnside et al，2004；Gallo-Silver & Weiner，2005；Monahan & Forgash，2000；Schacter et al，2004；Weaver et al，1994）。

五、人类的性反应

激素的激增提高了青少年对皮肤触摸的敏感度（Neufield，Klingbell，Borgen，Silverman & Thomas，2002）。对触摸的敏感度在年老或疾病的时候仍然如初（Creti & Libman，1989；Gelfand，2000；Kingsberg，2000），即使重症病人也能够回应感官体验，例如，坐浴、在脚上涂抹润肤剂、帮助在床上移动等。对于脊髓损伤的人，脊髓损伤部位以上的身体仍然保留着高度敏感。有些脊髓损伤人员表示，其他部位的感觉不全似乎激增了他们皮肤的敏感度（Sipski，1998）。

人类的性反应也可以被视为一个神经学的过程。大脑神经中枢对刺激作出解释，并向身体发送信息，使身体对刺激作出反应。大脑可以解释触摸和其他种类的刺激。例如，一些人对吃巧克力感到很愉快。对于这些人来说，吃巧克力是一种感觉的体验。大脑储存了此人关于巧克力的想法，以及舌头和腭部对巧克力质感和甜度的反应（Small，Zatorre & Dagher，2001）。大脑是学习、经验和回忆的贮藏室，所有都是与记忆相关的（Arnow & Zeki，2000）。大脑储存着许多关于性的记忆（Karma，Lecours & Leroux，2002），包括兴奋、激起性欲和性高潮的身体感觉的记忆；性和手淫幻想的记忆；以及真实的性经验的记忆（Cranson-Cuebas & Barlow，1990；Holstege，Georgiadis & Paans，2003；McKenna，1999）。手淫的幻想通常被认为随着人的成熟也只有肤浅的改变，其基本概念则会终生存在（Green & Mosher，1985；Hurlbert & Whittaker 1991；Lukianowicz，1960；Mosher，1980；Nutter & Condon，1985；Rowan，2000）。作为长期记忆库里的一个部分，性记忆是具有复原力的，可再生的（Jones & Barlow，1990）。重获这些记忆的能力可以帮助病人和受伤者通过手淫幻想来提高性反应能力。

Masters 和 Johnson 将人类的性反应划分成相互依存的阶段（Masters & Johnson，1966，1970）。四个明确的阶段扩大了现有的人类性行为的知识，超越了以往阳痿和疲软的概念。这后两个术语没有写入我们对性功能障碍的理解，因为它们含有贬义，可能增加病人的失望感和被拒绝感。Masters 和 Johnson 确定的阶段包括渴望期，包含对性和性感受的感觉；兴奋期，包括性刺激时生殖器血液循环的增强，阴茎的勃起，阴道的润滑；高潮期，肌肉快速痉挛，心脏和呼吸频率增加，体温变化并射精；消退期，身体回复到休息时的心率，生殖器血液供应降低。

疾病和创伤可以破坏其中的一些阶段，但是明显破坏所有的阶段则是十分罕见的（Black，2004；Boone & Kelly，1990；Ide，2004；Katz，2005；McCabe & Taleporos，2003；McInnes，2003）。正因为如此，病人和受伤者的性康复是有可能的。性康复是帮助病人或受伤者恢复和重续性功能的过程。康复可以帮助识别未受损伤的阶段，并通过增强这些阶段的优势来使病人或受伤者的反应和愉悦最大化（Gallo-Silver，2000；Kaplan，1974，1983；Schover & Jensen，1988）。采用这个模式的性治疗师将重点置于认知及行为技巧，这些技巧能够明确病人和伤者的顾虑和担忧（Gallo-Silver，2000）。

Masters 和 Johnson 建立的性反应阶段被认为本质上是线性的。因为这个原因，有些性治疗师认为它们更适用于男性。例如，Basson（2001）认为女性的性反应比男性的更显循环性。Basson 认为女性性反应周期以情绪性亲密为开始和结束，情绪亲密引起对性刺激的接受。周期接着进入激起情绪和身体的主观性欲，继而激发客观性欲和反应性的欲望（类似于Masters 和 Johnson 的兴奋期），接下来是性高潮、性消退和身心的满足。情绪和身体的满足又可以激发进一步情绪亲密。在 Basson 的框架中，情绪亲密是性功能循环的起始点和和结束点。以 Basson 的概念为治疗基础的性治疗师运用优势为本的方法，确定反应周期中未受损伤的部分，并以此为材料，建立性与情绪的满足。

受到身体和功能变化挑战的人很容易对性问题感到沮丧和害怕。优势为本的方法向当事人展示了采用不同方式进行性活动的希望和可能性。建立在 Basson 模式上的康复方法聚焦可能对身体亲密行为的舒适和愉悦构成障碍的人际问题和内心的问题。Basson 的性反应周期模式更进一步地反映了 Fairbairn 和 Zoldbrod 的更加以人际关系为基础的理论，即将性表达视为人类沟通和联结的一种形式。但是应当指出，本章描述的性别模式不是一成不变的。

六、发展的视角

我们的文化倾向于将性欲视为年轻、有能力、苗条和健康人的事。虽然一些婴儿潮时期出生的人（生于 1945—1968 年第二次世界大战后的人）认为性活跃的老年人是一种新现象，就像 Laumann 在 20 世纪 90 年代所发现的，Kinsey 早在 20 世纪 40 年代就发现，男女两性进入 80 岁或 90 岁之后依然会性活跃，会对身体亲密行为的质量感到满足（Kinsey，Pomeroy & Martin，1948，1953；Laumann et al，1994）。Kinsey 研究结果的意义更多在于启示，因为他研究期间的生存年龄中位数比目前的低，对严重医学问题的医学处理也不如今天。社会工作者应该将所有的病人视为有性生物，因为性是人之所以为人的一个基本条件。这确定了没有一个群体（如超过 80 岁的人、残障者等）是无性欲的，也不能想当然地假设他们没有活跃的性生活。

（一）老年人

到一定年龄后，女性开始较少产生雌激素。雌激素水平的降低会降低阴道的润滑，阴道壁可能会增厚，缺乏弹性。性欲在一定程度上是由雌激素决定的，所以可能会随之消退。一些妇女报告，随着步入老年，高潮会减少（Dennerstein & Lehert，2004；Dennerstein，Lehert，Dudley & Burger，1999）。然而，激素替代疗法仍是有争议的，因为实证证据指出这会提高患乳腺癌和卵巢癌的风险（Aubuchon & Santoro，2004；Chen et al，2004；Ching & Lip，2002；Durna et al，2004）。阴道润滑剂或保湿剂也许会使绝经后女性得益，以协助舒适的性交。

男性步入老年后可能需要更多的触觉刺激以实现勃起，并且勃起可能不太硬。其高潮的频度和射精的次数也可能减少。男性高潮过后可能需要更长的时间实现再次勃起。据说勃起功能障碍的药物对于因自然老化、疾病问题，或情绪障碍而有勃起困难的男性是有效的。

Laumann 等（1994）提出，与身体老化的后遗症相比，无伴侣对于老年人的性活动来说可能是一个更重大的障碍。没有伴侣的老年人可能将手淫作为他们的主要性活动，手淫往往是他们睡眠时一件例行的事。有证据表明，没有伴侣的老年女性的手淫频率几乎与男性青少年一样高（Laumann et al，1994）。在集体生活机构工作的卫生保健工作人员经常报告说，遇到病人手淫的情况让他们感到很不舒服。社会工作者可以教育这些工作人员老年人中的手淫现象的知识，使这个问题正常化。

在集体生活机构，如有生活援助的院舍、支持性老年公寓、养老院、长期护理机构，入住的人有时会与其他入住者建立了性的关系。养老院和长期护理机构往往不允许没有结婚的病人合住一室，尽管如此，相爱的情侣还是会设法找到私人时间。虽然对于机构来说，保护易受伤害的病人免于遭受性利用是非常重要的，但是有关隐私和性活动的规则更多反映的却是社会对性的不安，而不是保护的需要。社会工作者应该为有性活动能力的病人呼吁，让他们得到想要的隐私权，而同时仍然符合机构的政策和程序。

无论是在有生活援助的院舍、养老院，还是在长期照顾机构，同性恋老人可能会觉得特别孤独（D'Augelli，Grossman，Hershberger & O'Connell，2001；Grossman，D'Augelli & Hershberger，2000；McMahon，2003）。艾滋病的流行致使一些男同性恋者没有了男性朋友群体的支持。入住集体生活机构或生活援助院舍的同性恋老人常常觉得难以过自己的日子，或不能公开谈论他们的性偏好，即使入住之前他的生活是公开的（Spitzer，Neuman & Holden，2004）。社会工作者可以使同性恋者适应新的生活环境，包括感觉安全，能够过自己的生活，不受排斥，不充当替罪羊。社会工作者要接纳他们，为其他入住者和工作人员做出表率，这是至关重要的。卫生保健社会工作者可以教育卫生保健团队的其他成员，告诉他们病人的需要，使他们了解更多的关于这个病人的性方面事务的信息。

案例一

80 岁的 Jones 先生接受心脏导管清除动脉阻塞物治疗后住在康复区。他的"朋友"，75 岁的 Thomas 女士守在他的床边。医生来看 Jones 先生，并告诉他，他恢复得很好，几星期后就可以恢复日常活动，但是这段时间里他不应该过分用力。医生没有提到性交，而 Jones

先生和 Thomas 女士感到不好意思提出，虽然在那之前他们一个月要做爱几次。回到家后，他们甚至害怕搂抱，因为他们听说过有人在性活动时突发心脏病致死的情况。社会工作者开始接案后问起两人的关系，并明确表示，谈论他们的性关系是很重要的。这使他们感到放心。

案例二

75 岁的 King 女士因患卵巢癌而接受了子宫切除手术，正处于康复期，失去了女性特征的感觉令她很痛苦。医生表示她恢复很好，并告诉她，因为已经绝经，除了无法生育，手术对她生活的影响微不足道。King 女士决定不问医生手术对于她与女伴的性活动会有什么影响。出于同理心和尊重，社会工作者寻求更好地了解 King 女士与她伙伴的关系。出院前与她们俩的联合面谈帮助她们直截了当地坦诚探讨了身体密切接触问题。然后他们要求让医生向她们解释可能会影响性功能的医疗问题，以及可以如何适应这些问题。社会工作者向她们提供了有关性活动和心脏问题的文字资料，并安排她们会见医生，以便获得具体的信息。

（二）青壮年

卫生保健专业人员有道德义务告知病人，他们建议的治疗方案可能中断或损害其生育能力。一般来说，这些讨论没能谈到治疗带来的性挑战，因而在疾病或治疗对性能力和性功能的影响方面，给这些青壮年留下了许多未予回答的问题。一些疾病，如睾丸和妇科肿瘤、阴茎癌等，既影响性器官的功能，又影响外观（Anderson，Woods & Copeland，1997；Nazareth，Lewin & King，2001；Opjordsmoen，Waehre，Aass & Fossa，1994）。卫生保健社会工作者可以进行倡导，确保向患者提供完整和全面的信息，这对帮助患者应对疾病是至关重要的第一步。倡导是卫生保健团队中社会工作者的一项重要引领作用。医生护士在将疾病、创伤或治疗对病人生殖器的影响告知病人之前，可以先告诉卫生保健社会工作者（Fuentes，Rosenberg & Marks，1983；Weerakoon et al，2004）。出席医患讨论能够使卫生保健社会工作者引导讨论的作用最大化，因为这样的讨论对病人而言可能是痛苦艰难的。

青壮年难以应对吸引力和欲望问题。身体形象问题可以使目前没有伴侣或性经验有限的人产生自尊危机（Horgan & MacLachlan，2004；Ide，Watanabe & Toyonaga，2002；Lawrence，Fauerbach，Heinberg & Doctor，2004；McCabe & Taleporos，2003）。

无论是男性还是女性，外貌变化都是令人痛苦的。尽管这可能发生在任何年龄，由于青壮年往往被视为正值步入建立长期关系、结婚、育子的阶段，因此在此阶段经历变化可以使人格外脆弱。截肢和面部毁容可以深度瓦解一个人的自尊，因为它们往往对其他人与这个人的互动有直接影响（Horgan & MacLachlan，2004；Lawrence et al，2004；McCabe & Taleporos，2003；Monga，Tan，Ostermann & Monga，1997）。

案例

22 岁的 Dean 女士因为车祸接受了左腿膝盖以下的截肢手术。差不多与此同时，她的男友决定与她分手。在等待装义肢期间，她经常取消与社会工作者的约见，常常错过门诊理疗预约。她告诉社会工作者，继续这些约会几乎没有任何意义，她宁愿坐轮椅。社会工作者的咨询辅导帮助她述说出对既失去男友，又失去一条腿的悲痛。社会工作者的支持和教育帮助

Dean 女士感到比较有控制力，愿意接受义肢了。作为理疗的一个配套部分，社会工作咨询继续着。Dean 女士开始逐渐较多地关注自己的外表。她告诉社会工作者，她觉得较有信心与朋友交往了，也希望遇上"合适的人"，开始建立新关系。

虽然义肢装置可以帮助青壮年截肢人士在衣服的遮盖下显得"正常"，在亲密接触的场合，失去肢体这个外边的缺陷就变得明显了。这个现实会影响青壮年寻求和配合理疗以及装置义肢的愿望。卫生保健社会工作者的作用往往是让这些青壮年有机会释放自己对失去身体一部分的悲痛，同时为他们作出见证，直面他们由于残缺对于性关系影响的恐惧。对被截肢者进行如何适应义肢的过程中的正常和特点的程序的教育，以及在物理治疗之前或紧接其后提供支持性咨询辅导，可以帮助青壮年截肢人士逐渐接受他们的经历（Bodenheimer，Kerrigan，Garber & Monga，2000；Shell & Garber Miiller，1999）。健康社会工作者介入的目的是帮助病人将适应失去肢体的生活作为其持续调整过程的一个部分。青壮年在对外表损毁的适应过程中往往伴有社会孤立感，见到陌生人（甚至是新的卫生保健专业人士）时会感到焦虑（Bianchi，1997；Monga et al，1997；Whitehead，1993）。健康社会工作者通过与病人保持视线接触，承认残缺带来的困难，可以与病人建立起信任关系。帮助外表损毁的青壮年病人建立起社交自信，往往包括帮助她学习适应变化，轻松自在地看待别人，开诚布公、直截了当地处理别人对自己缺损的让人难过反应。社会工作者能够帮助经历截肢手术或外表缺损的青壮年考虑性和身体亲密行为问题，驾驭各种社交环境。

（三）青少年

青少年时期的人在情感上和生理上都发生了急速的变化。这一时期的主要特征和情感发生巨大波动的原因，是雄性激素和雌性激素的增长。增长的阴毛、胸部和肌肉块，向青少年展示自己的身体发生了剧烈的变化。对于青少年来说，疾病和创伤会使他们与自己身体的发展和性意识的发展的关系更加复杂化（Berman et al，1999；Greydanus，Rimsza & Newhouse，2002）。鉴于青春期身体发展的特征带来众多变化，那么疾病和损伤带来的额外变化会使经历疾病和创伤的青少年与同龄人产生距离。他们不能像其他人一样，与同龄人分享自己身体的变化以及自己对此的感受，并且证实自己的变化是正常的。在某种意义上，与卫生保健社会工作者之间建立的关系，成了他们证实自己由于疾病和创伤所遭遇的特殊境况，并使这种情况正常化的平台。需要复杂治疗的青少年仍然需要父母继续照料他们，这使他们常常面临从渴望父母呵护之下独立出来的尖锐问题。父母更多卷入子女的生活和身体需要，会使他们推迟对子女成熟和性发育的认识。健康社会工作者常常要教育父母关注他们的青春期子女的性征和身体亲密行为。

案例一

North 先生，15 岁，因为脑瘫导致一系列身体健康问题。他和同样 15 岁的脑瘫患者 White 女士是好朋友。他们在诊所认识对方，双方家长都明白他们之间建立了亲密友谊。有一次他们在自以为是隐蔽的地方接吻和相互抚摸时被一位健康助理看到了。健康助理认为 White 女士需要"保护"，因此把这件事告诉了 White 女士的母亲。这位母亲在向健康中心投诉 North 先生的时候，健康社会工作者介入了。社会工作者温和而又富有同理心地帮助这位母亲从青少年的角度去考虑女儿及其男友的行为。在此之前，这位母亲除了向女儿解释生理期、为女儿买胸罩、教她处理个人卫生问题之外，并没有怎么关注女儿的青春期变化。她告诉社会工作者，她从来没有想过自己的女儿也会有"那方面"的想法。同样，North 先生的父母发现儿子有自慰行为，但也并没有与他讨论过性发育或感受方面的事。

健康社会工作者可以帮助两个家庭运用同理心和不偏不倚的中立视角，针对许多困难问题进行沟通。在这个案例中，使双方认识到青春期发育是一个普遍化的问题，帮助了家长意识到所有家长都要面对青春期问题。

考虑到化疗期间怀孕的安全问题，避孕也会是个问题。化疗对胎儿成长的长期影响现在还不是很清楚。因此，癌症患者往往被要求进行避孕。

案例二

19 岁的 Crane 先生患有淋巴瘤，他骄傲地走进诊所并向社会工作者宣布，医生们"错了"，而且化疗并不会影响他的生育。他说他和女友在前一天晚上做了爱，一切都跟患病前一样。

Crane 先生被那些关于他病情的委婉的医学术语弄糊涂了——他以为不能生育指的是他不能勃起。对于在性方面不是很了解的人，使用清晰准确的说法来讨论性问题是很重要的。这也是健康社会工作者对其他卫生保健专业人士所要宣传的内容之一，在病人不能理解信息或误解信息的时候，社会工作者要予以明确指出。

七、面对夫妻的特殊问题

随着医疗水平的进步、院外治疗的发展，以及医疗保险的要求，住院治疗的时间越来越短了（见第十一章和第十九章）。无论是急性疾病还是慢性疾病，家庭在实际照顾方面参与得越来越多。然而从医疗场所向家庭的转移，经常会给夫妻带来了意料之外的负面结果。

（一）健全伴侣成为"家长"

疾病和创伤将病人置于一种脆弱的境地，并使他们在日常生活上和情感上对他人的依赖都有所增长。伴侣中健全的一方常常必须负责注意病人的情况，监督用药，带病人去医院就诊和治疗，帮助病人洗澡、如厕，协助物理治疗和身体治疗等。随着日常生活照顾和个人照顾程度加深，他们常常会表示感觉自己更像是父母而不是爱侣。其他卫生保健专业人士往往不会意识到，当伴侣开始聚焦病患一方的护理、治疗和病情发展时，伴侣关系的微妙变化。社会工作者对健全一方"父母化"倾向的察觉，能够帮助降低伴侣间隔离感和孤独感的发生。健康社会工作者使用问题解决技巧帮助伴侣探讨在日常生活照料中可以融入哪些身体亲密行为，如在洗澡时进行按摩，或在协助伴侣进食时接吻。

案例

Richards 女士处于枪伤的恢复期，这次枪伤使她腰部以下都瘫痪了。她的伴侣 Barry 先生每天都来探望她，在重症护理康复中心参与她的治疗。Richards 女士向她的社会工作者抱怨，虽然 Barry 先生又耐心又体贴，但是他们之间的感情和身体关系还是受到了影响。

Barry先生学会了如何对 Richards 女士进行照顾。在她出院后，他会开车载她去理疗。他也弄清了她用的所有药品。社会工作者会见了 Barry 先生，询问他对自己和伴侣对枪伤后遗症的适应情况的看法。他表示他学会了很多，希望能从任何一方面帮助 Richards 女士，但是他还是很怀念过去两人一起的生活。社会工作者追问他这是什么意思，Barry 先生哭了起来，说自己感觉就像是女友的父亲，而不是情人。他回忆起过去自己多么喜欢抱住她，轻抚她的胸部。Barry 先生似乎羞于和社会工作者谈论这事。社会工作者安慰他并且建议说，也许这是一件他们仍然可以分享的事，因为 Richards 女士的胸部没有受到脊椎创伤的任何影响，而且抚摸她的胸部对她没有丝毫伤害。也许他只要拉下病床周围的帘子，给两人留下足够的私密空间，来证明他们是多么深爱着彼此。

直截了当的建议可以鼓励一对情侣用身体来表示爱。社会工作者也应该与理疗师合作，来帮助伴侣们面对创伤的时候感到正常，即使这些创伤影响了他们的日常自我照料的功能以及性方面的行为。

（二）身体亲密行为作为伴侣间一种沟通方式

疾病和创伤对于伴侣之间的交流、分享以及理解的能力可能会产生巨大的影响。如果交流障碍在健康问题出现之前就已经存在了，那么交流障碍不太可能在健康出现问题的情况下有所改善。对于需要医疗的人们来说，身体亲密行为更需要语言上的交流。通常伴侣需要重新学习倾听对方，才能够重燃健康受损前那样的亲密行为。适应受损的身体和体形需要敏感和澄清，而这两点恰恰需要好的交流沟通才能实现。

倾听技巧（Markham，Stanley & Blumberg，1994）就是用来帮助伴侣双方增进沟通的技巧，更好地分享彼此的想法、关切和担忧。这项技术主要是教会伴侣更多关注对方在说什么，而不是应该如何回应对方。伴侣们接受指导，学习对伴侣的话进行释义，然后询问对方，自己的解释是否准确反映了对方的意思。伴侣双方轮流进行这样的练习。对于需要更多结构性指导的伴侣，说话的一方可以拿一张"发言权"卡，意思是这时只有拿着卡片的一方才"握有发言权"。叙述者/倾听者技巧的教学能够在病床边或诊室里进行。

八、疾病和创伤对于性欲和身体亲密行为的影响

疾病和创伤往往会影响到人类性反应的方方面面。但是很少会影响所有方面。绝大多数人至少在一方面保留了性能力（比如性欲、性冲动或性高潮）。

人们常常听说有在性交中突发心脏病的故事。尽管这样的案例很少见，但是心脏病患者往往在进行亲密行为时还是会感到恐惧不安（Debusk，2000）。心血管疾病、高血压和糖尿病常常会减低身体对抚摸和刺激的敏感度，这是因为病人的血流速度减慢了。这对生殖器的影响最大，因为要进行性交，阴茎和阴道都需要很快的血流速度来达到勃起和润滑。然而减慢的血流速度却不会影响对性刺激的欲望，也不会影响高潮的质量。

尽管性欲主要由激素决定，它也受全身性疾病的影响。这是因为情感因素和精力在渴望期很重要。肾病患者由于要接受血透，所以会丧失精力。在血透过程中，血液得到了净化，但是身体会非常疲劳，对于刺激的反应也会减弱。因此勃起和润滑都受到了影响，尽管高潮在很大程度上不受影响（Schover，2000；Schover & Jensen，1988）。

肺病也会消耗体力，同时降低性欲。虽然能够通过刺激实现兴奋，或是产生性反应，有

的肺病患者却因为肺活量太小而无法实现高潮，或是影响高潮的质量（Haas & Hass，2000；Walbroehl，1992）。

癌症是一系列疾病的统称，这一系列的疾病都与细胞复制和变异超出了可控制的范围有关。患有乳腺癌或是生殖系统癌变的女性也许性欲会降低，在性冲动方面也会遇到困难，性高潮的质量也会受到影响。而患有前列腺癌的男性也许会性欲降低或是在勃起方面遇到障碍，然而又保留着高潮的功能。患有睾丸癌的男性仍有性欲和勃起能力，但是高潮的质量有时会受到影响。结肠癌和膀胱癌患者有时会在勃起和润滑方面遇到障碍，但是性欲和高潮都不会受到影响。接受膀胱癌、子宫颈癌以及其他妇科癌症治疗的女性可能经历阴道穹窿形状或大小的改变。这可能有必要运用扩张器来保持撑大阴道的轮廓。直到阴茎可以舒适地插入阴道。卫生保健专业人员也许会建议将阴道性交作为保留阴道穹窿的一种方法。但是这种建议是消极性的，因为这使女性为使获得今后较长时期的性舒适而在短时间内接受难受而又疼痛的性交。白血病患者或淋巴瘤患者经受着失去性欲、由疲惫而致的勃起障碍或润滑障碍，但却依然保留着性高潮。脑肿瘤患者可能失去性欲，却往往依然留有一些勃起、润滑和高潮的能力（美国癌症协会 American Cancer Society，1998，Schover，1999）。

脊椎创伤破坏了受伤者受伤处以下肢体的感觉能力。但是受伤者的欲望依旧存在，勃起和湿润依然会发生，不过他们没有能力去感受这些变化。他们的身体会经历程度降低的性高潮，但是他们同样不能像受伤之前那样感觉高潮。那是因为性高潮是一种并非局限于生殖器的全身性反应，受伤处以上的身体还是可以体验高潮感。Kroll 和 Klein（2001）认为，受伤部位以上感觉依然存在的肌肤会表达一些高潮反应。

案例

35 岁的 Carter 夫人因一次潜水事故而招致颈部以下麻痹。她既希望又害怕会发现丈夫"在另一个女人的怀里得到性释放"。她说出这样令人心酸的话是因为事实上她再也不能拥抱丈夫了。她丈夫感到触摸她的瘫痪部位就像是碰到了一件"死东西"。事故发生前，他们俩享有紧密的关系，有一个 6 岁的儿子，每个月至少做爱一次。Carter 先生学会了为妻子在床上洗浴。他注意到，为妻子洗澡时，她的乳头会挺起，而自己也对这样的反应唤起性欲。Carter 先生既摸不着头脑，又感到好奇，于是他找到了社会工作者，谈了自己的感觉和顾虑。通过了解了他们的性生活史后，社会工作者让 Carter 先生感到自己是一个可以谈论身体亲密行为问题的人。她鼓励 Carter 先生把这事告诉妻子，并告诉她触摸时的感觉。Carter 夫人听到丈夫说发现为她洗浴是一种性体验时掉下了眼泪。洗浴时间逐渐成了他们身体接触和感情亲近的时间。Carter 夫人报告说，她感到脸上和颈部的肌肤烫得令人舒服，嘴唇和耳朵对丈夫的触摸更为敏感了。社会工作者指出，carter 夫人是感觉到了性高潮反应，还是独立于丈夫的触摸之外创造了自己的感觉，这并不重要，重要的是他们增加了分享和彼此联结。

社会工作专业鼓励优势为本的观点。支持性和教育性的社会工作干预聚焦于完整保留着的性功能，同时尊重已经失去的或受损的某些性能力。能够帮助人们自在地与其分享性感觉的社会工作者可以帮助这些人将性反应用作基础材料，去建立更为满意的身体亲密行为。

（一）对精力的影响

因癌症、艾滋病、肺部疾病、多种硬化症以及其他慢性疾病引起的精力丧失问题可以破坏对性刺激的反应能力（Ferrando et al，1998；Harden，2005；Parish，2002；Schmidt，Hofmann，Niederwieser，Kapfhammer ＆ Bonelli，2005；Walbroehl，1992）。当身体从性欲激发进入性欲高潮时，心跳和呼吸会加快。心脏学家将性活动需要的能量与爬两层楼梯，或在平地上步行 3 英里（约 4.83km）所需的能量进行了比较（Brody ＆ Pruet，2003；Debusk，2000；Thorson，2003）。能量保存是让病人或受伤者重续或恢复性活动的关键因素。做爱时位置的调整将更多的性交"工作"转移到了健康一方的身上（Haas ＆ Haas，2000）。

疲惫是面临疾病挑战的人性活动的主要障碍。疲惫是一种生理现象，并不与睡眠或休息对应，经常由于不活动而加剧。而劳累通常本质上是肌肉组织问题，可以通过睡眠和休息解决。虽然当疲惫之时人通常是不会太活跃，不过锻炼还是对消除疲惫有作用的。重要的是病人要能够确定较高体能水平的时间，这样他们就可以为身体亲密行为作出计划。

对于有肺部疾病的患者，早晨是清除夜晚睡眠中积留在两肺中分泌物的时候。分泌物清除后，许多人感觉比较有精力。因脑卒中或脊椎创伤而遭受麻痹症挑战的人或长期坐轮椅的人从床上移坐到轮椅上时，他们的精力水平似乎较高。对于使用轮椅的人，坐在轮椅上的时候比躺在床上容易进行身体亲密行为，因为轮椅向他们提供了身体和情绪支持（坐在轮椅上可能使人更有信心），有更多可动性。

接受肾脏透析的人连续 3 天接受透析，然后休息 2 天。通常他们在透析后第二天的早上感觉比较有精力（Camsari et al，1999；Reynolds ＆ Postlethwaite，1996；Uttley，1996）。接受癌症化学治疗的人在两次化疗之间有间隔休息时间，这时他们的身体从化疗副作用中恢复过来。下一次化疗的前几天经常是他们精力较高的日子（Burt，1995；Hughes，2000；Wood ＆ Tombrink，1983）。这是病人及其伴侣能够继续进行身体亲密行为的时候，意识到治疗周期和精力水平关系的卫生保健社会工作者可以更好地帮助伴侣们维护正常状态感。

艾滋病病人在感染初期少有病毒症状反应。但是抑制病毒生长的药物可能带来副作用，如疲惫和胃不适等，会降低性活跃度（Roak，Webster ＆ Stempel，2005）。对艾滋病病人的挑战是要在他们的日常性生活中融入降低伤害的性行为方式，以限制感染他人的机会。采用男用安全套、女用牙齿橡皮障、杀精剂等屏障物，要求他们在性活动中要有考虑周全的、计划好的方法。

（二）药物治疗并发症的影响

影响性功能的药物被称为有"性功能副作用"。药物治疗可以干扰性反应的任何阶段（Dickman，2003；Kaplan，1983）。

因为疾病和创伤可以导致情绪障碍，病人也许会被给予抗抑郁或抗焦虑药物治疗。抗抑郁药物治疗可能降低性欲。由于前列腺癌、糖尿病、心血管疾病而有勃起障碍的男性可能因无法勃起而产生抑郁。治疗前列腺癌、糖尿病和心血管疾病可能采取激素治疗和抗高血压药物治疗，这些药物可能降低性欲，引起勃起障碍，降低性高潮的强度。将抗抑郁药物纳入可能抑制性欲的名单可能导致男性感到在性上遭遇"停工"。虽然勃起障碍药物治疗可以帮助男性获得较好的勃起质量，进而重新点燃欲火，但是勃起障碍药物治疗不会改善性高潮的质量，药物治疗已经使它受到损害，神经已经被破坏。

与男性相同，抑郁也是女性对癌症、糖尿病和心血管疾病的反应。这种抑郁加重了疾病对身体性功能的影响。化疗会导致 35～40 岁女性中的约一半人发生永久性绝经。化疗诱发绝经在 40～45 岁女性中达约 70%，在 45～50 岁女性中约达 80%（Poniatowski，Grimm & Cohen，2001）。暂时绝经更为普遍。

有些妇科癌症需要切除卵巢，这个手术即卵巢切除术（Schover，1997）。如果雌激素受体阳性，乳腺癌治疗可以导致处于绝经期前的女性提早绝经（Chen et al，2004；Schover，1997，1999）。由于这些治疗对雌激素生成和新陈代谢的作用，治疗可能影响阴道润滑和阴道壁的弹性。

大部分抗抑郁药、β 肾上腺素能受体阻断药和抗高血压药对女性带来的问题与对男性的相似（Dickman，2003；Schover，2000）。有些接受这些药物的女性报告说有性欲降低、丧失自然湿润的能力和性高潮质量降低的情况。目前开发了一些可以明显改善女性对性刺激反应的女性性功能障碍治疗方法，但是未被普遍接受。一些草药化合物依靠植物雌激素来改善女性的性功能（Rowland & Tai，2003），这些制剂被做成药膏，直接涂抹在阴道壁和阴蒂上。有些制剂有微弱刺激性，使血液充斥外阴部等处。这些制剂含有黄体酮，必须由医生处方给药。后者有的被制成药膏，敷在腹部，或是做成环状阴道插入物，缓慢释放激素。不过应该提出警示，这些方法都不是美国食品和药物管理局（FDA）所批准的，社会工作者应该将打算使用这些方法的患者转介给医生。

社会工作者应该确保，他们面对的患者意识到自己采用的药物治疗和药物养生法对性的副作用，并且觉得有勇气把自己的想法告诉医生。即便没有可以替代处方药的其他治疗方法，上述这点也是很重要的。当患者能够痛述疾病、创伤和治疗使他们丧失了某些东西时，他们对自己的情况会有较多的控制感。要求勃起障碍药物治疗，或要求医生重新考虑激素替代或激素提高的问题，需要由病人有对自己的权利维护的意识。卫生保健社会工作者的重要作用在于帮助人们学习如何与医生沟通性问题。角色扮演有时可以是一种帮助人们练习在压力环境中进行沟通的有效方法。

（三）病人或创伤者的性康复

性治疗处理与身体亲密行为有关的各种各样的问题和障碍，这些障碍可能实质上是心因性的或情绪性的。性治疗的目的是帮助患者建立新的、改善了的基本功能。性康复咨询亦关注疾病或创伤对性功能和亲密行为的影响，其目的是帮助个人重获或恢复基本功能，或适应改变了的基本功能（Gallo-Silver，2000）。

性康复咨询包括一系列认知和行为干预，如"安全触摸练习"、"长时间的亲吻"、上床前的"梳妆打扮"、自我探察和自我愉悦练习、感知聚焦或性按摩练习、改变性交位置以适应身体的变化（Gallo-Silver & Parsonnet，2001；Schover，2000）。

1. 安全触摸练习和身体映射　与身体亲密行为和性活动是建立在接触的基础上这一基本原理和概念相一致，性康复咨询可以采用一系列安全触摸练习。设计安全触摸练习是为了帮助因强奸、乱伦和儿童性虐待而遭受性创伤的人重获被触摸的舒适感

（Maltz，2003）。有些练习也可以用于帮助受到疾病和创伤挑战的伴侣。"背上书写"是让病人用指尖在其伴侣背上反复书写一个词，直至伴侣能够正确地说出。然后倒过来，让伴侣在病人背上写一个词。

另一个练习是从儿童游戏"红绿灯"演变而来的。在游戏中，病人告诉伴侣，自己身体的哪些部位对触摸感觉良好（绿灯），哪些触摸令人感到不舒服（红灯），哪些触摸有时还是可以接受的（黄灯）。

画身体地图是建立在与上述练习相似的概念之上的。用三种颜色（绿、红、黄）勾画出身体轮廓，伴侣于是可以得到一张病人乐意被触摸的身体部位地图。

2. 长时间的亲吻和第二吻　受疾病束缚的伴侣可能彼此草草一吻了事，有时就像是父母在吻子女。第二吻练习的假设是，如果吻第二次，伴侣会有更多的接吻意识，更能彼此联结。第二个吻一般持有更长的时间，伴侣双方往往感到有更大的情感共鸣。

3. 睡前打扮　许多人穿着旧 T 恤、白天穿着的内衣，或破旧睡衣上床。穿新衣服睡觉看似肤浅的行为干预，但却可能使紧张了一天的情绪活跃起来。

4. 自我探索和自慰练习　自我探索和自慰练习，或者手淫，是探索愉悦的基本行为（Lukianowicz，1960；Rowan，2000）。尽管许多文化和宗教禁止手淫，但它仍然是人们发现自己性能力和高潮体验的重要途径。性康复鼓励病人通过这种方式来探察和重获变化了的身体的舒适感。自慰练习是洗澡活动中的一项（Gallo-Silver & Parsonnet，2001）。这种练习可在床上和椅子上重复。最后，病人可以指导伴侣，哪些令人感觉良好，如何刺激他的身体最好。

以此为基础，伴侣经常转向以感知为重点的练习。以感知为重点的练习是帮助因病或因创伤而使性活动受干扰伴侣的一系列感官按摩技术。以感知为重点的练习由 Masters 和 Johnson 创建（1970），练习避免直接按摩生殖器（Kaplan，1974，1987；Masters & Johnson，1970），直到伴侣已经可以更加自在地爱抚身体的其他部位。改变性交位置以避免受伤的部位或碰触身上的"红灯区"，可以帮助病人保存能量，并帮助伴侣感到安全，以便他们能够享受彼此身体亲密接触。

性康复训练对于伴侣也有自助的一面。指导资料提供易于学习、伴有插图的系统指示，帮助夫妇了解训练的内容。很多资料都集中于以异性伴侣为对象，但这都可以很容易地调整到为同性伴侣所用。

（四）创造性积极的护理环境

健康社会工作者是问题的解决者。在机构环境中，隐私是身体亲密行为的一个主要障碍。坚持病房门全天候打开的规定和程序已经得到了改变，当病人患有传染病或需要保护时，如骨髓或器官移植康复阶段，要关上门。反对成人探访者攀爬到成人患者床上的规定和程序在儿科病房不再使用，儿科认为父母和孩子一起在床上是符合常规的。产科也改变了对用身体表达感情感到不自在的态度，工作人员帮助新父母创造浪漫的环境。在这些环境中培育人人都适用的亲密环境，唯独病人和创伤者却被排除在这样的努力之外的矛盾，对其他医疗保健专业人员来说并不总是显而易见的。健康社会工作者倡导在个人和个案的基础上实施

"规则转弯"。通常在对工作人员进行病人和伴侣需要隐私的教育时，强调的是伴侣的爱和彼此的奉献精神。社会工作者可以将伴侣的隐私定义为支持性护理计划的一个部分，以处理孤独症状和对分离的悲伤感。健康社会工作者有时能以创造性的思维来改变政策，帮助其他专业的同事了解病人隐私和身体接触的需要。

案例

健康社会工作者在肿瘤科跨学科圆桌会议上报告说，患者经常想要得到更多的与伴侣"独处"的时间。即使当病人的房门关闭时，工作人员也会或是不敲门便入内，或是边敲门边走进去。社会工作者指出，医疗保健工作人员习惯于因为特别医嘱或保护病人不受感染而透过关着的门查看室内。社会工作者建议，当伴侣来访时，可以在门上挂一个纸板剪成的丘比特像。这样，工作人员可以意识到伴侣在里面，他们需要隐私。工作人员将此付诸实施，这位社会工作者的建议成了该机构营销活动的一个内容。

为病人和专业人员所设立的医院图书馆通常很少有关于身体亲密行为和性的书籍。健康社会工作者可以倡导放置这类资料，以丰富图书馆藏书。担任家访工作的社会工作者可以提供此类的书籍或小册子清单，协助病人和伴侣保持身体上的接近。患慢性和急性疾病的人或受伤的人日常没有机会遇到具有处理性问题知识背景的泌尿科医生和妇科医生。社会工作者可以通过制订教育计划填补空白，邀请当地专家以小组形式与病人及其伴侣见面。

九、总　结

性欲和身体亲密行为问题受文化规范的影响很大。虽然详细探讨这些问题超越了本章的范围，思考文化规范的改变如何依赖于科学发现和政治影响十分重要。同性恋一度被许多精神卫生专业人士认为是一种精神疾病；医生一度相信手淫导致了一系列生理和心理疾患，性交唯一"健康"的原因是繁衍后代；儿童虐待问题专家和卫生保健专业人员一度相信儿童性虐待发生的情况是不会发生的，即使发生也只有极少的案例。然而，在这些问题以及其他性问题上的态度改变绝非是适用于所有的文化环境的。卫生保健专业人员和社区民众的想法往往建立在宗教信仰、当时的文化习俗、个人所属的特定族裔或文化群体，以及对人是有性生物的基本科学认知的基础之上。基于当时的政治和文化气候，所有这些因素都可能发生变化，或变得更加广泛与具有影响力，或失去影响力。然而，性的问题乃典型的人类问题。当因文化、政治或愚昧的原因，忽视性行为中人性的一面，或将性行为看做是完全的生物功能，生活质量中的一个重要方面便失去了。病人和遭受创伤的人失去了许多，其中之一是失去了作为有性生物对待的感觉。卫生保健社会工作者的一项作用是让卫生保健经历人性化。帮助病人和受伤者挽救与所爱之人联结的能力；以肢体与爱人沟通；接受他人爱的触摸；并感受愉悦的身体感觉是人性化卫生保健环境的一个部分。

十、学习练习推荐

学习练习 12.1

在你目前实习的环境中找出一项构成身体亲密行为障碍的规定或程序。建立一项改变此规定的策略。要启动这项程序，你必须先见谁？开展这些讨论在怎样的环境下最合适：个人面谈，团队会议，多轮讨论？你可以设计出多少种折中方案，以保留一些规定，但是同时能够增加个人身体亲密接触的机会？

学习练习 12.2

全班人员分成2人一组，闭上眼睛，在伙伴的手掌上写一个字，直到他/她猜出。

学习练习 12.3

写下你自己的性经验。默读给自己听。要将此与陌生人分享有多难呀？一个陌生人需要做些什么、说些什么、或展示一些什么，才能帮助你觉得比较自在，可以讨论你的性活动史？与同学分享你的想法。

学习练习 12.4

面对哪种类型的案主或病人，你会觉得讨论性问题最自在？为什么？面对哪种类型的案主或病人，你会觉得讨论性问题最不自在？为什么？

参考文献

American Cancer Society. (1998). *For the man/woman with cancer and their partners: Companion booklets.* Atlanta, GA: Author.

Anastasia, P. J. (1998). Altered sexuality. In R. M. Carroll-Johnson, L. M. Gorman, & N. J. Bush (Eds.), *Psychosocial nursing care along the cancer continuum* (pp. 227–240). Pittsburgh, PA: Oncology Nursing Society Press.

Andersen, B. (1990). How cancer affects sexual functioning. *Oncology, 4*(6), 81–88.

Anderson, B. L., Woods, X. A., & Copeland, L. J. (1997). Sexual self esteem and sexual morbidity among gynecologic cancer survivors. *Consulting Clinical Psychology, 65*(2), 221–229.

Andrews, W. C. (2000). Approaches to taking a sexual history. *Journal of Women's Health and Gender-Based Medicine, 9*(Suppl.), S21–S24.

Annon, J. (1976). The PLISSIT Model: A proposed conceptual scheme for the behavioral treatment of sexual problems. *Journal of Sex Education and Therapy, 2,* 1–15.

Arnow, B. A., & Zeki, S. (2000). The neurological basis for romantic love. *Neuro Report, 17,* 3829–3834.

Aubuchon, M., & Santoro, N. (2004). Lessons learned from WHI: HRT requires a cautious individualized approach. *Geriatrics, 59*(1), 22–26.

Basson, R. (2001). Human sex response cycles. *Journal of Sex and Marital Therapy, 27,* 33–43.

Berkman, C. S., & Zinberg, G. (1997). Homophobia and heterosexism in social workers. *Social Work, 42*(4), 319–332.

Berman, H., Harris, D., Enright, R., Gilpin, M., Cathers, T., & Bukovy, G. (1999). Sexuality and the adolescent with a physical disability: Understandings and misunderstandings. *Issues in Comprehensive Pediatric Nursing, 22*(4), 189–196.

Bianchi, T. L. (1997). Aspects of sexuality after burn injury: Outcomes in men. *Journal of Burn Care Rehabilitation, 18*(2), 183–186.

Black, P. K. (2004). Psychological, sexual and cultural issues for patients with a stoma. *British Journal of Nursing, 3*(2), 692–697.

Bodenheimer, C., Kerrigan, A. J., Garber, S. L., & Monga, T. N. (2000). Sexuality in persons with lower extremity amputations. *Disability and Rehabilitation, 22*(9), 409–415.

Boone, T., & Kelly, R. (1990). Sexual issues and research in counseling the post myocardial infarction patient. *Journal of Cardiovascular Nursing, 44,* 65–75.

Briere, J., Elliot, D. (2003). Prevalence and psychological sequelae of self reported childhood physical and sexual abuse in a general population sample of men and women. *Child Abuse and Neglect, 27*(10), 1205–1222.

Brody, S., & Pruet, R. (2003). Vaginal intercourse and heart rate variability. *Journal of Sex and Marital Therapy, 29*(5), 371–380.

Burnside, E., Startup, M., Byatt, M., Rollinson, L., Hill, J. (2004). The role of overgeneral autobiographical memory in the development of adult depression following childhood trauma. *Journal of Clinical Psychology, 43,* 365–376.

Burt, K. (1995, February 15–22). The effects of cancer on body image and sexuality. *Nursing Times, 91*(7), 36–37.

Camsari, T., Cavdar, C., Yemez, B., Ozkahya, M., Atabay, G., Alkin, T., et al. (1999, November/December). Psychosexual function in CAPD and hemodialysis patients. *Peritoneal Dialysis International, 19*(6), 585–588.

Chen, W. Y., Hankinson, S. E., Schnitt, S. J., Rosner, B. A., Holmes, M. D., & Colditz, G. A. (2004). Association of hormone replacement therapy to estrogen and progesterone receptor status in invasive breast carcinoma. *Cancer, 101,* 1490–1500.

Ching, A. Y., & Lip, G. Y. (2002). Hormone replacement therapy and cardiovascular risk. *Treatment Endocrinology, 2,* 95–103.

Christ, G. H., Moynihan, R. T., & Gallo-Silver, L. (1995). Crisis intervention with AIDS patients and their families. In A. R. Roberts (Ed.), *Crisis intervention and time-limited cognitive treatment* (pp. 231–247). London: Sage.

Clawson, C. L., & Reese-Weber, M. (2003). The amount and timing of parent-adolescent sexual communication as predictors of late adolescent sexual risk-taking behaviors. *Journal of Sex Research, 40*(3), 256–265.

Connolly, J. N., Slaghter, V., & Mealey, L. (2004). The development of preferences for specific body shapes. *Journal of Sex Research, 41*(1), 5–15.

Cranston-Cuebas, M. A., & Barlow, D. H. (1990). Cognitive and affective controls to sexual functioning. *Annual Review of Sex Research, 1,* 119–161.

Creti, L., & Libman, E. (1989). Cognitions and sexual expression in the aging. *Journal of Sex and Marital Therapy, 15*(2), 83–101.

D'Augelli, A. R., Grossman, A. H., Hershberger, S. L., & O'Connell, T. S. (2001, May). Aspects of mental health among older lesbian, gay and bisexual adults. *Aging Mental Health, 5*(2), 149–158.

Debusk, R. F. (2000). Evaluating the cardiovascular tolerance for sex. *American Journal of Cardiology, 86*(Suppl. 2A), F51–F56.

Dennerstein, L., & Lehert, P. (2004). Modeling mid-aged women's sexual functioning: A prospective population based study. *Journal of Sex and Marital Therapy, 30*(3), 175–184.

Dennerstein, L., Lehert, P., Dudley, E., & Burger, H. (1999). Factors affecting sexual functioning of women in the mid-life years. *Climacteric, 2,* 254–262.

Dickman, G. (2003, May). A role for sexologisits: Helping manage the medication induced sexual dysfunctions associated with treatment of depression. *Contemporary Sexuality, 37*(5), i-viii.

Draucker, C. B., & Spradlin, D. (2001, November/December). Women sexually abused as children: Implications for orthopaedic nursing care. *Orthopaedic Nursing, 20*(6), 41–48.

Durna, E. M., Heller, G. Z., Leader, L. R., Sjoblom, P., Eden, J. A., & Wren, B. G. (2004, September). Breast cancer in premenopausal women: Recurrence and survival rates and relationship to hormone replacement therapy. *Climacteric, 7*(3), 284–291.

Eckberg, J., Griffith, N., & Foxall, M. (1986). Spouse burn-out syndrome. *Journal of Advanced Nursing, 11*(2), 1146–1154.

Egan, M. (1993). Resilience at the front lines: Hospital social work with AIDS patients and burnout. *Social Work in Health Care, 18*(2), 109–125.

Ehrenberg, M., & Ehrenberg, O. (1988). *The intimate circle of sexual dynamics of family life.* New York: Simon & Schuster.

Erickson, E. H. (1968). *Identity, youth and crisis.* New York: Norton.

Esmail, S., Yashima, E., & Munro, B. (2002, December). Sexuality and disability: The role of health care professionals in providing options and alternatives for couple. *Sexuality and Disability, 9*(4), 267–282.

Fahs, M. C., & Wade, K. (1996). An economic analysis of two models of hospital care for AIDS patients: Implications for hospital discharge planning. *Social Work in Health Care, 22*(4), 21–34.

Fairbairn, W. R. D. (1946). Object relations and dynamic structure. *International Journal of Psycho-Analysis, 27*(1/2).

Ferrando, S., Evans, S., Googgin, K., Sewell, M., Fishman, B., & Rabkin, J. (1998, November/December). Fatigue in HIV illness: Relationship to depression, physical limitations and disability. *Psychosomatic Medicine, 60*(6), 759–764.

Finkelhor, D. (1984). *Child sexual abuse: New theory and research.* New York: Free Press.

Foxall, M., Eckberg, J., & Griffith, N. (1986). Spousal adjustment to chronic illness. *Rehabilitation Nursing, 11*(2), 13–16.

Freud, S. (1922). *Beyond the pleasure principle.* London: International Psycho-Analytic Press.

Frohlick, P. F., & Meston, C. M. (2005, April). Tactile sensitivity in women with sexual arousal disorder. *Archives of Sexual Behavior, 34*(2), 207–217.

Fuentes, P., Rosenberg, J., & Marks, R. (1983). Sexual side effects: What to tell your patients, what not to say. *Registered Nurse, 46*(2), 35–41.

Furstenberg, A. L., & Olson, M. M. (1984, Summer). Social work and AIDS. *Social Work in Health Care, 9*(4), 45–62.

Gallo-Silver, L. (2000, January/February). The sexual rehabilitation of persons with cancer. *Cancer Practice: A Multidisciplinary Journal of Cancer Care, 8*(1), 10–15.

Gallo-Silver, L., & Parsonnet, L. (2001). Sexuality and fertility. In M. M. Lauria, E. J. Clark, J. F. Hermann, & N. M. Stearns (Eds.), *Social work in oncology: Supporting survivors, families and caregivers* (pp. 279–298). Atlanta, GA: American Cancer Society.

Gallo-Silver, L., Raveis, V. H., & Moynihan, R. T. (1993). Psychosocial issues in adults with transfusion-related HIVB infection and their families. *Social Work in Health Care,*

18(2), 63–74.

Gallo-Silver, L., & Weiner, M. (2005, May). *Survivors of childhood sexual abuse with cancer: Managing early trauma and the impact on adjustment to illness.* Paper and workshop presented at the 21st Annual Association of Oncology Social Work Conference, Austin, TX.

Gelfand, M. M. (2000). Sexuality among older women. *Journal of Women's Health and Gender Based Medicine, 9*(Suppl.), S15–S20.

Green, S. E., & Mosher, D. L. (1985). A causal model of sexual arousal to erotic fantasies. *Journal of Sex Research, 21*(1), 1–23.

Greydanus, D. E., Rimsza, M. E., & Newhouse, P. A. (2002, June). Adolescent sexuality and disability. *Adolescent Medicine, 13*(2), 223–247.

Griffin, J. H., Seremetis, G. M., & Firlet, C. F. (1997, March). Persistent penile erection in infancy. *Journal of Urology, 157*(3), 998.

Grossman, A. H., D'Augelli, A. R., & Hershberger, S. L. (2000, May). Social support networks of lesbian, gay and bisexual adults 60 years of age and older. *Journal of Gerontology Behavioral Psychology and Social Science, 55*(3), 171–179.

Haas, F., & Haas, S. S. (2000). *The chronic bronchitis and emphysema handbook.* New York: Wiley.

Harden, J. (2005, March/April). Developmental life stage and couples' experiences with prostate cancer: A review of the literature. *Cancer Nursing, 28*(2), 85–98.

Hazan, C., & Shaver, P. (1987). Romantic love conceptualized as an attachment process. *Journal of Personality and Social Psychology, 52,* 511–524.

Hobbins, D. (2004, July/August). Survivors of childhood sexual abuse: Implications for perinatal nursing care. *Journal of Obstetrics, Gynecology and Neonatal Nursing, 33*(4), 485–497.

Holstege, G., Georgiadis, J. R., & Paans, A. M. J. (2003). Brain activation during human male ejaculation. *Journal of Neuroscience, 23*(27), 9185–9193.

Horgan, O., & MacLachlan, M. (2004, July 22/August 5). Psychosocial adjustment to lower-limb amputation: A review. *Disability and Rehabilitation, 26,* 14–15, 837–850.

Horner, G. (2004, March/April). Sexual behavior in children: Normal or not? *Journal of Pediatric Health Care, 18*(2), 56–64.

Hughes, M. K. (2000, December). Sexuality and the cancer survivor: A silent coexistence. *Cancer Nursing, 23*(6), 477–482.

Hurlbert, D. F., & Whittaker, K. E. (1991). The role of masturbation in marital satisfaction: A comparative study of female masturbators and non-masturbators. *Journal of Sex Education and Therapy, 17,* 272–282.

Ide, M. (2004, July 22/August 5). Sexuality in persons with limb amputation: A meaningful discussion of re-integration. *Disability and Rehabilitation, 14*–15, 939–949.

Ide, M., Watanabe, T., & Toyonaga, T. (2002, December). Sexuality in persons with limb amputation. *Prosthetics and Orthotics International, 26*(3), 189–194.

Jehu, D. (1992). Long-term consequences of childhood sexual abuse: Presentation and management in gynaecological practice. In K. Wijma & B. von Schoultz (Eds.), *Reproductive life: Advances in research in psychosomatic obstetrics and gynaecology* (pp. 513–520). Stockholm, Sweden: Parthenon.

Johnson, C. F. (2004). Child sexual abuse. *Lancet, 364,* 462–470.

Jones, J. C., & Barlow, D. H. (1990). Self reported frequency of sexual urges, fantasies and masturbatory fantasies in heterosexual males and females. *Archives of Sexual Behavior, 19,* 269–279.

Kaplan, H. S. (1974). *The new sex therapy: Active treatment of sexual dysfunction.* New York: Brunner/Mazel.

Kaplan, H. S.,(1983). *The evaluation of sexual disorders: Psychological and medical aspects.* New York: Brunner/Mazel.

Kaplan, H. S. (1987). *The illustrated manual of sex therapy.* New York: Brunner/Mazel.

Karma, S., Lecours, A. R., & Leroux, J. M. (2002). Areas of brain activation in males and females during viewing of erotic film excerpts. *Human Brain Mapping, 16,* 1–16.

Katz, A. (2005). The sounds of silence: Sexuality information for cancer patients. *Journal of Clinical Oncology, 23*(1), 238–241.

Katzin, L. (1990). Chronic illness and sexuality. *American Journal of Nursing, 90*(1), 54–59.

Kelly, D. C., & Hockenberg-Eaton, M. (1999). Communication about sexual issues: Mothers, fathers and friends. *Journal of Adolescent Health, 24*(3), 181–189.

Kingsberg, S. A. (2000). The psychological impact of aging on sexuality and relationships. *Journal of Women's Health and Gender Based Medicine, 9*(Suppl.), S33–S38.

Kinsey, A. C., Pomeroy, W. B., & Martin, C. E. (1948). *The sexual behavior in the adult male.* Philadelphia: Saunders.

Kinsey, A. C., Pomeroy, W. B., & Martin, C. E. (1953). *The sexual behavior of the adult female.* Philadelphia: Saunders.

Kroll, K., & Klein, E. L. (2001). *Enabling romance: A guide to love, sex, and relationships for people with disabilities.* Horsham, PA: No Limits Communications.

Laumann, E. O., Gagnon, J. H., Michael, R. T., & Michaels, S. (1994). *The social organization of sexuality: Sexual practices in the United States.* Chicago: University of Chicago Press.

Lawrence, J. W., Fauerbach, J. A., Heinberg, L., & Doctor, M. (2004). Visible versus hidden scars and their relationship to body esteem. *Journal of Burn Care and Rehabilitation, 25*(1), 25–32.

Lukianowicz, N. (1960). Imaginary sexual partners and visual masturbatory fantasies. *Archives of General Psychiatry, 3,* 429–449.

Maltz, W. (2001). *The sexual healing journey: A guide for survivors of sexual abuse.* New York: HarperCollins.

Maltz, W. (2003). Treating the sexual intimacy concerns of sexual abuse survivors. *Contemporary Sexuality, 37*(7), i–viii.

Mantell, J. E., Shulman, L. C., Belmont, M. F., & Spivak, H. B. (1989). Social workers respond to the AIDS epidemic in an acute care hospital. *Health Social Work, 14*(1), 41–51.

Markham, H., Stanley, S., & Blumberg, S. L. (1994). *Fighting for your marriage.* San Francisco: Josey-Bass.

Masters, W. H., & Johnson, V. E. (1966). *Human sexual response.* Boston: Little, Brown.

Masters, W. H., & Johnson, V. E. (1970). *Human sexual inadequacy.* Boston: Little, Brown.

McCabe, M. P. (1994). The interrelationship between intimacy, sexual functioning and sexuality among men and women in committed relationships. *Canadian Journal of Human Sexuality, 8,* 31–38.

McCabe, M. P. (1999). Sexual knowledge, experience and feelings among people with disability. *Sexuality and Disability, 17*(2), 157–170.

McCabe, M. P., & Taleporos, G. (2003). Sexual esteem, sexual satisfaction and sexual behavior among people with physical disabilities. *Archives of Sexual Behavior, 32*(4), 359–369.

McInnes, R. A. (2003). Chronic illness and sexuality. *Medical Journal of Australia, 179*(5), 263–266.

McKenna, K. (1999). The brain is the master organ in sexual functioning: Central nervous system control of male and female sexual functioning. *International Journal of Impotence Research, 11,* 48–55.

McMahon, E. (2003). The older homosexual: Current concepts of lesbian, gay, bisexual, and transgender older Americans. *Clinical Geriatric Medicine, 19*(3), 587–593.

Monahan, K., & Forgash, C. (2000). Enhancing the health care experiences of adult female survivors of childhood sexual abuse. *Womens Health, 30*(5), 1063–1067.

Monga, U., Tan, G., Ostermann, H. J., & Monga, T. N. (1997). Sexuality in head and neck cancer patients. *Archives of Physical and Medical Rehabilitation, 78*(3), 298–304.

Mosher, D. (1980). The dimensions of depth involvement in human sexual response. *Journal of Sex Research, 16*, 1–42.

Napoleone, S. (1988). Inpatient care of persons with AIDS. *Social Casework, 69*(6), 376–379.

Nazareth, I., Lewin, J., & King, M. (2001). Sexual dysfunction after treatment for testicular cancer: A systemic review. *Journal of Psychosomatic Research, 51*(6), 735–743.

Neufield, J. A., Klingbell, F., Borgen, D. N., Silverman, B., & Thomas, A. (2002). Adolescent sexuality and disability. *Physical Medicine and Rehabilitation Clinics of North America, 13*(4), 857–873.

Nutter, D. E., & Condron, M. C. (1985). Sexual fantasy and activity patterns of males with inhibited sexual desire and males with erectile dysfunction versus normal controls. *Journal of Sex and Marital Therapy, 11*, 91–98.

Opjordsmoen, S., Waehre, H., Aass, N., & Fossa, S. D. (1994). Sexuality in patients treated for penile cancer: Patients' experience and doctors' judgment. *British Journal of Urology, 73*(5), 554–560.

Parish, K. L. (2002). Sexuality and haemophilia: Connections across the lifespan. *Haemophilia, 8*(3), 353–359.

Poniatowski, B. C., Grim, P., & Cohen, G. (2001). Chemotherapy-induced menopause: A literature review. *Cancer Investigations, 19*, 641–648.

Post, M. W., Bloemen, J., & DeWitte, L. P. (2005). Burden of support for partners of persons with spinal cord injuries. *Spinal Cord, 43*(5), 311–319.

Reynolds, J. M., & Postlethwaite, R. J. (1996). Psychosocial burdens of dialysis treatment modalities: Do they differ and does it matter. *Peritoneal Dialysis International, 16*(Suppl. 1), S548–S550.

Roak, R. A., Webster, R. D., Darrow, W. W., & Stempel, R. R. (2005). HIV testing among men who have sex with men: How often should one test? *Journal of Public Health Management Practice, 11*, 18–24.

Rowan, E. L. (2000). *The joy of self pleasuring.* Amherst, NY: Prometheus Books.

Rowland, D. L., & Tai, W. (2003). A review of plant-derived and herbal approaches to the treatment of sexual dysfunctions. *Journal of Sex and Marital Therapy, 29*, 185–206.

Russell, D. (1999). *The secret trauma: Incest in the lives of girls and women.* New York: Basic Books.

Ryan, G. (2000). Childhood sexuality—A decade of study: Pt. 2. Dissemination and future direction. *Child Abuse and Neglect, 24*, 49–69.

Samuel, J. C., & Boyle, M. (1989). AIDS training and social services, *AIDS Care, 1*, 287–296.

Sansone, P., Skaife, K., & Rhodes, J. (2003). Abuse, dissociation and somatization in irritable bowel syndrome; towards an explanatory model. *Journal of Behavioral Medicine, 1*, 1–18.

Sansone, R. A., Gaither, G. A., & Sansone, L. A. (2001). Childhood trauma and adult somatic preoccupation by body area among women in an internal medicine setting: A pilot study. *International Journal of Psychiatry in Medicine, 31*, 147–154.

Schacter, C. L., Radomsky, N. A., Stalker, C. A., Teram, E. (2004). Women survivors of child sexual abuse: How can health care professionals promote healing? *Canadian Family Physician, 50*, 341–346.

Schmidt, E. Z., Hofmann, P., Niederwieser, G., Kapfhammer, H. P., & Bonelli, R. M. (2005, March 7). Sexuality and multiple sclerosis. *Journal of Neural Transmission,* 1201–1211.

Schover, L. R. (1997). *Sexuality and fertility after cancer.* New York: Wiley.

Schover, L. R. (1999). Counseling cancer patients about changes in sexual function. *Oncology, 13*, 1585–1596.

Schover, L. R. (2000). Sexual problems in chronic illness. In S. R. Leiblum & R. C. Rosen (Eds.), *Principles and practice of sex therapy* (pp. 57–81). New York: Guilford Press.

Schover, L. R., & Jensen, J. B. (1988). *Sexuality and chronic illness: A comprehensive approach.* New York: Guilford Press.

Shell, J. A., & Miller, M. E. (1999). The cancer amputee and sexuality. *Orthopeadic Nursing, 18*, 62–65.

Sipski, M. (1998). Sexual functioning in the spinal cord injured. *International Journal of Impotence Research, 10*(Suppl. 2), 128–130.

Small, D. M., Zatorre, R. J., & Dagher, A. (2001). Changes in brain activity related to eating chocolate from pleasure to aversion. *Brain, 24*, 1720–1733.

Soloway, C. T., Soloway, M. S., Kim, S. S., & Kava, B. R. (2005). Sexual, psychological, and dyadic qualities of the prostate cancer "couple." *British Journal of Urology International, 95*, 780–785.

Spitzer, W. J., Neuman, K., & Holden, G. (2004). The coming of age for assisted living: New options for senior housing and social work practice. *Social Work in Health Care, 38*, 21–45.

Sundquist, K., & Yee, L. (2003, January/February). Sexuality and body image after cancer. *Australian Family Physician, 32*, 19–23.

Thorson, A. I. (2003). Sexual activity and the cardiac patient. *American Journal of Geriatric Cardiology, 12*, 38–40.

Uttley, L. (1996). Treatment of sexual dysfunction. *Peritoneal Dialysis International, 16*(Suppl. 1), S402–S405.

Walbroehl, G. S. (1992). Sexual concerns of the patient with pulmonary disease. *Postgraduate Medicine, 91*, 455–460.

Walker, J. R., & Casale, A. J. (1997). Prolonged penile erection in the newborn. *Urology, 50*, 796–799.

Weaver T. L., Chard, K. M., Mechanic, M. B., Etzel, J. C. (2004). Self injurious behaviors, PTSD arousal, and general health complaints within a treatment-seeking sample of sexually abused women. *Journal of Interpersonal Violence, 19*(5), 558–575.

Weerakoon, P., Jones, M. K., Pynor, R., & Kilburn-Watt, E. (2004). Allied health professional students' perceived level of comfort in clinical situations that have sexual connotations. *Journal of Allied Health, 33*, 189–193.

Weiner, L. S., & Siegel, K. (1990). Social worker's comfort in providing services to AIDS patients. *Social Work, 35*, 18–25.

Whitehead, T. L. (1993). Sexual health promotion of the patient with burns. *Journal of Burn Care and Rehabilitation, 14*, 221–226.

Wimberly, S. R., Carver, C. S., Laurenceau, J. P., Karris, S. D., & Antoni, M. H. (2005). Perceived partner reactions to diagnosis and treatment of breast cancer: Impact on psychosocial and psychosexual development. *Journal of Consulting and Clinical Psychology, 73*, 300–311.

Wood, J. D., & Tombrink, J. (1983). Impact of cancer on sexuality and self-image: A group program for patients and partners. *Social Work in Health Care, 8*, 45–54.

Zoldbrod, A. (1998). *SexSmart: How your childhood shaped your sexual life and what to do about it.* Oakland: CA: New Harbinger Publications.

Zoldbrod, A. (2003). Assessing intrapsychic blocks to pleasure using the Milestones of Sexual Development Model. *Contemporary Sexuality, 37*, 7–14.

Zunkel, G. (2002). Relational coping process: Couples response to a diagnosis of early stage breast cancer. *Journal of Psychosocial Oncology, 20*, 39–55.

第十三章

健康社会工作实务中的物质滥用问题

COLLEEN A. MAHONEY, MALITTA ENGSTROM, and JEANNE C. MARSH

物质使用问题（substance use problem）在我们社会中普遍存在，并且遍布不同年龄、性别、性取向、种族、文化和社会经济背景的人群。在任何工作环境中，社会工作者都有可能遇到有物质使用问题的案主。考虑到物质使用对健康的影响，在卫生保健机构工作的社会工作者尤其容易碰到这样的人群。无论病人此时正罹患直接与物质使用有关的身体疾病（例如，肝硬化）还是与物质使用并非有明显关联的健康问题，健康社会工作者对物质使用对于案主的健康、治疗及社会需求的潜在影响的意识是至关重要的（Abbott，2002）。本章提供给健康社会工作者必要的基本知识和核心技术，用以处理遍布多种案主和卫生保健机构的物质使用问题。

一、本章目标

- 物质使用问题的术语定义与诊断类别。
- 识别社会人口学组群中物质使用的流行程度和问题。
- 提供常用物质对身心影响的信息。
- 概述协助经历物质使用问题的人的重要方法和对他们使用行为的研究。
- 提供全面信息，指导如何筛查物质使用问题和在卫生保健机构中处理此类问题的简短干预。

二、术语定义

在非专业、专业文章及对话中使用了各种不同的表达形式来描述物质使用问题。"成瘾"、"药物滥用"和"酒精中毒"是其中的几个常用术语。然而，人们普遍认为这些术语和其他一些术语在使用中并非总是意义一致的〔国家酒精滥用和酒精中毒协会（National Institute on Alcohol Abuse and Alcoholism，NIAAA），预防物质滥用中心（Center for Substance Abuse Prevention，CSAP），和公共健康服务部，1995；White，1998]。但是，使用固定的词汇至关重要。此外，鉴于卫生保健社会工作者承担卫生保健体制和病人之间解释者的特殊角色（参见本手册第九章沟通的讨论），使用一种清晰、简明、一致的语言尤其重要。于是，本章以澄清专业用词用语作为开始。

物质使用这一领域通常被称为"物质滥用领域"或"成瘾领域"（van Wormer & Davis，2003）。虽然这两个标签都提供了一个描述这个领域的快捷方式，重要的是要注意到，根据语境的不同，它们也可以具有其他含义。"物质滥用"，常用来表示一系列物质使用问题，在《精神障碍诊断统计手册》（第四版）（DSM-IV；美国精神病学协会 American Psychiatric Association，1994）中，它是区别于其他的问题的一种特定障碍。"成瘾"最常用来指严重程度的依赖性物质使用问题。此外，成瘾往往适用于物质使用以外的问题行为（如赌博）。在这一章中，讨论局限于有问题的作用于精神的物质的使用行为，但是并不局限于符合特定障碍标准的物质使用，而是讨论包括各个层面的有问题的物质使用。因此，"物质使用问题"是用来特指所有有问题的物质使用。有时，在简洁和语法需要的情况下，"物质滥用"被用作一般含义，表示各个层面的物质使用问题。

"物质"这个词指的是合法和非法的作用于精神的物品，这些物质在消耗时会影响到中枢神经系统。通过改变情绪、认知、感知、记忆或意识，使用者感受到快乐或减少疼痛。酒精、尼古丁和咖啡因是合法的作用于精神的物质。"药物"这个词最常是用来指非法的"街头"作用于精神的物质（如大麻、可卡因、海洛因）以及处方药的非法使用。但是，首字母缩合语 AOD（酒精及其他药物）和 ATOD（酗酒，吸烟和其他药物）强调的是酒精和烟草本身就是药物。这些缩合语协助民众抵制普遍持有的假想，即街头药物不同于酒精和烟草，而且更为危险。在本章中，"物质"一词既指合法、也指非法的作用于精神的物质。虽然咖啡因作为一种兴奋剂被广泛使用，但是它"一般对健康不构成威胁，或不损伤功能"（McNeece & Barbanall，2005），因此不包括在合法药物的讨论之内。

需要特别指出的是，有些水平的药物使用问题并不符合可诊断障碍的标准，但还是需要注意。标准术语的存在是为了指明使用的数量和潜在的风险。例如，在对临床筛查有问题的酒精使用研究中，一般将"目前使用"定义为过去 30 天中至少饮过一次酒；"无节制饮用"指的是过去 30 天中至少有一次在同一场合饮酒 5 次或以上；"大量饮用"指的是过去 30 天中至少有 5 天在同一场合饮酒 5 次或以上。以上标准出自药物滥用和精神健康服务部（SAMHSA，2004）。然而 NIAAA（2004a）修订了"无节制饮用"的定义，它是指饮酒后致血液中的酒精含量（BAC）升至 0.08% 或更高。这种情况通常是由男性在 2 小时之内饮酒 5 次或更多，或者女性在 2 小时之内饮酒 4 次或更多。

"中毒"、"戒断症状"、"渴求"、"耐受性"、"依赖"和"成瘾"是用来描述使用作用于精神的物质所致各种体验的重要术语。"中毒"描述的是由最近使用的物质而导致的一种可逆的状态，这种状态以该物质特有的生理、行为和认知—情绪的一系列变化为典型特征。而"戒断症状"描述的则是由于停止或减少某种物质的使用所导致的行为、生理和认知—情绪变化，尤其指长期大量使用的情况。戒断症状一般含有与使用过的物质致使中毒后相伴生的感受相反的体验（例如，可卡因中毒产生的欣快感与可卡因戒断过程中反应的抑郁感是相反的），这种感受发生在使用下述作用于精神的物质之后：酒精、尼古丁、可卡因、鸦片类物质、苯丙胺类（安非他明）和其他相关物质；以及镇静剂、催眠药或抗焦虑药物。"渴求"或使用物质的强烈愿望往往发生在戒断症状至症状减轻的状态下（美国精神病学协会，1994）。一种物质使用一段时间后，个人会产生"耐受性"，这时他们必须使用更多的物质，才能达到先前较少剂量物质能产生的相同效果（Wilcox & Erickson，2005）。"依赖"和"成瘾"这两个词难以被简单地定义。在许多情况下，它们意指耐受性和戒断症状两者的存在；但是，实际诊断中的物质依赖不一定需要有耐受性和戒断症状的体验（美国精神病学协会，1994）。

三、诊断分类

《精神障碍诊断统计手册》（第四版）（DSM-Ⅳ；美国精神病学协会，1994）把物质相关障碍分为两组。物质使用障碍被定义为一种有问题的物质使用形式，包括诊断类别所指的物质滥用和物质依赖。物质诱发障碍指的是回应摄入物质和停止使用物质的生理、行为、认知和情感反应的形式。这些反应形式包括物质中毒和物质戒断以及物质所致精神障碍（如谵妄、持续性痴呆、持续性遗忘、精神障碍、情绪障碍、焦虑症、性功能障碍、睡眠障碍）。

《精神障碍诊断统计手册》（第四版）的一般标准适用于物质滥用、物质依赖、物质中毒和戒断。此外，它提供了诊断 11 种不同类别物质的具体信息。本节描述的是物质使用障碍的一般标准。

（一）物质滥用

这种障碍的特点是反复使用一种物质，导致不良后果，但并不足以满足物质依赖的诊断标准。尼古丁和咖啡因不包括在能够满足滥用标准的物质中。《精神障碍诊断统计手册》（第四版）对物质滥用的具体标准列于表 13.1。

表 13.1　《精神障碍诊断统计手册》（第四版）的物质滥用诊断标准

1. 适应不良的物质使用方式导致临床意义上的重大损害或精神痛苦，12 个月内发生过下列一种（或多种）情况：
   (1) 经常使用物质造成其在工作场所、学校或家庭的主要角色责任丧失。
   (2) 在对身体有害的情况下经常使用物质。
   (3) 经常发生与物质有关的法律问题。
   (4) 尽管面临由物质作用所致或加剧的持续性、反复性社会或人际问题，仍继续使用物质。
2. 有未能满足这类物质的物质依赖标准的症状。

资料来源：美国精神病学协会. 精神障碍诊断统计手册. 第 4 版. 华盛顿特区，1994：182-183.

（二）物质依赖

这种障碍的特征是有一系列症状表明个人持续使用一种物质，尽管这已经造成了重大负面后果。一个人反复寻找并使用这种物质，可能遇到耐受和戒断问题。满足物质依赖障碍标准的人并非被诊断为药物滥用障碍。具体标准列于表 13.2。

表 13.2　《精神障碍诊断统计手册》(第四版) 的物质依赖诊断标准

适应不良的物质使用方式导致临床意义上的重大伤害或精神痛苦，12 个月内发生过下列三种 (或更多) 情况：

1. 下列定义的任何一项耐受性：
   (1) 为获得陶醉感或想要的效果，对物质的需求量显著增加。
   (2) 持续使用等量物质，带来的效果明显减弱。
2. 下列两者之一显现的戒断症状：
   (1) 物质使用带来的特有戒断症状症候群。
   (2) 使用同样的 (或紧密相关的) 物质，以缓解或避免戒断症状症候群。
3. 经常超计划使用物质，量更大，时间更长。
4. 对物质存在持续性的渴求，或无法减少或控制物质使用。
5. 将大量的时间花在为获得物质、使用物质和从物质作用中恢复过来所必须从事的活动。
6. 由于物质使用而放弃或减少重要的社交、职场或娱乐活动。
7. 明知物质很可能导致或加剧持续性或周期性的生理、心理问题，仍然继续使用物质。

资料来源：美国精神病学协会，精神障碍诊断统计手册. 第四版. 华盛顿特区，1994：181.

"酗酒"和"药物成瘾"这两个词一般可与"物质依赖"通用。"嗜酒者"和"成瘾者"分别用来形容有酒精依赖症或另一种物质 (通常是非法的) 依赖症的人。这些术语在许多自助团体中是常用词汇，如嗜酒者互诚协会 (Alcoholics Anonymous，AA)，而且是这些群体中积极分子的重要身份标志。尽管如此，这些标签也可以是污名化的，因此最好以"酒精 (或其他物质) 依赖者"的说法取而代之。

四、常用物质

媒体报道往往对物质滥用持有成见，倾向于关注城市里低收入者非法出售和使用药物 (Cornelius，2002)。毫无疑问，虽然使用药物是城市里的一个问题，但是药物使用的实际范围和规模远远超出高贫困率的市区，涉及不同种族、文化、性别和收入的群体。而且正是各地区各社会经济群体对药物、烟草和酒精的合法使用构成了药物相关问题的最为普遍和代价最高的组成部分 (SAMHSA，2004)。本节提供了关于经常被错误使用的合法与非法物质的流行病学信息，以及这些物质对于精神和健康的影响。表 13.3～13.6 概述了建立在 2003 年全国药物使用和健康调查 (SAMHSA，2004) 所获取的流行病学数据基础上的年龄组别数据。

表 13.3　根据人口统计特征所得出的 12～17 岁人群中物质使用的百分比：2003 年

人口统计特征	物质使用的类型									
	酒精		烟草		大麻		吸入剂		精神治疗药物	
	至今	过去一个月狂饮	至今	过去一个月	至今	过去一个月	至今	过去一个月	至今	过去一个月
总数	42.9	10.6	34.5	14.4	19.6	7.9	10.7	1.3	13.4	4.0
性别										
男	41.9	11.1	36.1	15.6	20.1	8.6	10.9	1.1	12.8	3.7

续表

人口统计特征	物质使用的类型									
	酒精		烟草		大麻		吸入剂		精神治疗药物	
	至今	过去一个月狂饮	至今	过去一个月	至今	过去一个月	至今	过去一个月	至今	过去一个月
女	43.9	10.1	32.9	13.3	19.0	7.2	10.5	1.5	14.1	4.2
西班牙裔										
非西班牙裔或拉丁美洲人	42.4	10.9	34.8	15.3	19.6	8.1	10.7	1.2	13.4	4.1
白人	44.8	12.8	37.5	17.4	20.5	8.8	11.7	1.2	14.3	4.2
非洲裔美国人	36.1	4.6	27.0	8.8	17.8	5.9	6.8	0.8	11.2	3.4
美洲印第安人	45.1	12.4	50.1	26.8	34.2	15.3	11.8	2.0	17.2	5.9
亚洲人	27.7	3.2	18.6	4.1	8.0	3.0	9.4	1.1	6.7	2.8
两种或以上种族	40.5	10.8	36.7	16.5	23.4	10.5	11.1	2.4	13.3	4.7
西班牙或拉丁美洲人	45.3	9.4	33.1	10.3	19.2	6.8	10.6	1.8	13.3	3.6

来源：Rockville，MD. 2003 年美国关于药物使用与健康的调查：国家所公布的结果（应用研究办公室，DHHS 出版 No. SMA 04 - 3964）. 物质滥用和精神健康服务行政中心，2004.

表 13.4 根据人口统计特征所得出的 18～25 岁人群中物质滥用的百分比：2003 年

人口统计特征	物质滥用的类型									
	酒精		烟草		大麻		吸入剂		精神治疗药物	
	至今	过去一个月狂饮	至今	过去一个月	至今	过去一个月	至今	过去一个月	至今	过去一个月
总数	87.1	41.6	74.8	44.8	53.9	17.0	15.0	2.2	29.0	6.0
性别										
男	87.6	51.3	79.5	51.7	57.2	21.0	17.4	2.9	30.7	6.8
女	86.5	31.8	70.0	37.8	50.6	13.0	12.5	1.5	27.4	5.2
西班牙裔										
非西班牙裔或拉丁美洲人	88.0	42.7	75.9	46.6	56.2	18.2	14.7	2.2	30.4	6.4
白人	90.7	47.8	80.5	50.5	59.1	19.1	17.6	2.7	35.1	7.4
非洲裔美国人	78.6	24.2	61.3	34.0	49.0	16.4	3.1	0.2	13.9	2.5
美洲印第安人	85.5	41.6	87.6	64.9	69.6	27.3	31.5	3.1	38.0	10.9
亚洲人	79.0	27.8	55.7	28.0	34.0	9.3	7.4	0.6	14.9	3.5
两种或以上种族	90.7	40.0	79.4	48.8	65.7	22.9	17.7	5.5	35.2	7.2
西班牙或拉丁美洲人	82.9	36.5	69.4	36.3	43.5	11.6	16.2	2.2	22.7	4.4

来源：Rockville，MD. 2003 年美国关于药物使用与健康的调查：国家所公布的结果（应用研究办公室，DHHS 出版 No. SMA 04 - 3964）. 物质滥用和精神健康服务行政中心，2004 年.

表 13.5 根据人口统计特征所得出的 26 岁以上人群中物质滥用的百分比：2003 年

人口统计特征	物质使用的类型									
	酒精		烟草		大麻		吸入剂		精神治疗药物	
	至今	过去一个月狂饮	至今	过去一个月	至今	过去一个月	至今	过去一个月	至今	过去一个月
总数	88.0	21.0	77.6	29.3	41.2	4.0	16.3	0.8	19.5	1.9
性别										
男	92.7	30.1	86.3	36.0	47.2	5.6	20.7	1.2	21.2	1.8
女	83.6	12.6	69.8	23.1	35.8	2.5	12.2	0.4	17.9	2.0
西班牙裔										
非西班牙裔或拉丁美洲人	89.2	20.6	79.5	30.1	43.0	4.2	16.7	0.8	20.1	1.8
白人	91.1	21.2	82.6	30.4	44.6	4.3	17.5	0.7	21.8	1.9
非洲裔美国人	83.7	20.6	70.7	33.1	40.7	4.8	15.0	1.7	12.7	1.4
美洲印第安人		30.5	83.4	40.0	48.4	5.8	19.6	0.8	23.7	3.3
亚洲人	71.2	8.8	46.8	12.2	16.1	0.3	3.8	0.2	7.7	1.2
两种或以上种族	86.5	20.6	85.2	35.5	60.3	6.3	26.2	1.0	24.8	0.9
西班牙或拉丁美洲人	78.3	23.8	62.7	22.9	26.8	2.7	13.2	0.8	15.1	2.4

来源：Rockville，MD. 2003 年美国关于药物使用与健康的调查：国家所公布的结果（应用研究办公室，DHHS 出版 No. SMA 04－3964）. 物质滥用和精神健康服务行政中心，2004.

表 13.6 老年人年龄组物质使用百分比：2003 年

年龄组	酒精		烟草		精神治疗药物	
	过去一个月	过去一个月狂饮	至今	过去一个月	至今	过去一个月
55～59	52.9	15.5	80.9	26.4	14.2	0.3
60～64	46.2	11.9	80.6	20.1	9.0	0.6
65 及以上	34.4	7.2	71.4	13.2	3.6	0.5

来源：Rockville，MD. 2003 年美国关于药物使用与健康的调查：国家所公布的结果（应用研究办公室，DHHS 出版 No. SMA 04－3964）. 物质滥用和精神健康服务行政中心，2004.

　　作用于精神方面的物质的分类有多种方式（例如，根据其化学性质或其影响中枢神经系统的作用进行分类）。下面一节所采用的是 SAMHSA 年度调查——全国药物使用和健康调查（NSDUH）中使用的分类体系。这节一开始就讨论酒精和烟草，因为这两种物质流行最广，花费（包括个人和社会）最大。然后转向讨论一些非法物质。

（一）酒精

　　2003 年的 NSDUH 显示，12 岁及以上年龄的美国人中约有一半报告说目前使用酒精

（SAMHSA，2004）。超过 50% 的美国成年人的近亲中有一人符合酒精依赖诊断标准（Dawson & Grant，1998）。美国 18 岁以下儿童中约有 1/4 在家里被暴露于酗酒或酒精依赖的情境之中（Grant，2000）。在美国以及世界各地，酒精是最广泛使用的危险品之一。虽然最近的研究表明，低水平的酒精使用可能有利于减少患冠心病的风险，但是通过酒精发挥这种影响的机制目前还不清楚，这可能包括其他的影响，如饮酒的方式、消费的酒的类型和其他可能支持健康的有关因素，如社会经济背景、总体健康状况和个人行为（NIAAA，1999，2000）。酒精使用不当会对生理、心理和社交健康产生有害影响。此外，酒精使用不当的影响可能超出个人，波及他们的家庭和社区。

酒精与许多其他作用于精神的物质不同，被认为是一种中枢神经系统抑制剂，对多种中枢神经系统神经递质系统有影响（Moak & Anton，1999）。Kranzler 和 Anton（1994）提出，饮酒和神经递质系统之间的关系有可能因不同类型的有酒精使用问题的人而有所不同。与此相关，个人对酒精使用障碍的易受程度各不相同。研究表明，遗传因素约占易受性的 60%（Prescott & Kendler，1999）。因此，应该教育酒精使用障碍者的亲属，他们的风险在增加。

1. 流行病学 根据表 13.3～13.6 的数据，2003 年的 NSDUH 表明，18～25 岁的年轻人有饮酒问题的概率最大（SAMHSA，2004）。大约 41.6% 的人表示在过去的一个月里曾经狂饮，15.1% 的人同期过量饮酒。在这一年龄组，男性比女性更有可能狂饮（51.3% *vs* 31.8%）和过量饮酒（21.2% *vs* 9.0%）。非洲裔美国年轻人最少狂饮（24.2%）和过量饮酒（5.4%）。18～25 岁的美国白人青少年问题饮酒的比率最高（狂饮和过量饮酒分别为 47.8% 和 19%）。

在同一调查中，12～17 岁的青少年使用酒精的增长速度正在引起人们的关注。约 34.3% 在过去的一年里使用过酒精，10.6% 过去的一个月里有过狂饮。饮酒的性别差异在青少年中和青年中同样重要。有趣的是，这个人群中至调查之时已经有过饮酒经历的女孩比男孩更多（43.9% *vs* 41.9%）。过去一个月男孩和女孩有过狂饮的数据可用作比较（11.1% *vs* 10.1%）。在种族/族裔[1] 群体的调查中，亚裔青少年曾经饮过酒的最少（27.7%），过去一个月中狂饮过的为 3.2%。美国黑人青年狂饮也相对较低（4.6%）。西班牙裔美国人、美国印第安人和白人青少年报告的曾经饮酒数量最高（约 45%），但是，12～17 岁拉美裔美国人狂饮相比美国白人和美国印第安人这一年龄组的数据要低（9.4% *vs* 12.8% 和 12.4%）。

青春高峰期后，成年人的酒精使用、狂饮和过量饮酒率会缓慢下降（SAMHSA，2004）。26～64 岁人群中，目前使用酒精的从 61.7% 下降到 46.2%。同样，随着年龄的增长，成年人的暴饮和过量饮酒比率也会缓慢下降（暴饮从 38.0% 下降到 11.9%；过量饮酒从 11.4% 下降到 2.5%）。26 岁及以上男性和女性暴酒比例不同（30.1% *vs* 12.6%）。在同一年龄范围的不同种族，美国印第安人成年人报告的狂饮率最高（30.5%），亚裔成年人最低（8.8%），其他种族群体的报告率为 20.6%～23.8%。

超过 7%（7.2%）的 65 岁以上成年人报告有过狂饮，1.8% 报告有过过量饮酒（SAMHSA，2004）。虽然这与年轻人和中年人比较数值较低，酒精的使用在中老年人群构成一个

---

[1] 这些群体从构成上来讲是族裔的（ethnic）或种族的（racial），但为了简单起见，本章剩余部分会使用"种族的"（racial）这个词。

更加严重的问题，这是不应忽视的。老年人有独特的易受性，使他们面临不良后果的风险更大，即使是相对少量饮酒。例如，这一年龄群体可能饮酒比其他年龄组的人少，而血液中的酒精含量却比别人高（NIAAA，2004）。此外，酒精的使用可能增加老年人摔倒的风险，对于中老年人来说，这可能很难恢复（药物滥用治疗中心［Center for Substance Abuse Treatment，CSAT］，1998）。

2. 健康影响　酒精使用对健康的影响广泛惊人。酒精影响多种器官和系统，并与一些类型的癌症有关。在城市就医病人中，20％～40％病人的疾病直接由酒精所致或因酒精而恶化（NIAAA，2000）。酒精往往涉及暴力、伤害和创伤，导致与医疗保健制度重大和反复的接触。研究表明，酒精与67％的家庭暴力，37％的强奸案，50％的凶杀案，40％的交通事故死亡有关（NIAAA，2000）。也许最有说服力的表明酒精对健康的消极影响的事实证据是，酒精依赖者的平均寿命下降10～15年（Schuckit & Tapert，2004）。

相当多的研究表明，长期过量饮酒是导致心血管疾病的重要原因（NIAAA，2000）。事实上，心脏病是酒精依赖者早期死亡的首要原因（Schuckit & Tapert，2004）。酒精依赖的男性死于动脉粥样硬化和退行性心脏病的可能是无酒精依赖男性的2倍；妇女则为4倍（McNeece & DiNitto，2005）。虽然少量至中度饮酒（男性每天少于2份，女性每天少于1份）会降低患冠心病的风险，但目前还不清楚是否由于酒精本身才降低风险的（NIAAA，1999，2000）。如前所述，长期少量饮酒可能替代了其他解释性因素，如较高的社会经济地位，更好地预防性保健，以及不同的饮酒方式或不同类型的酒精消费（NIAAA，2000）。

肝病通常与酒精使用有关。据美国国会关于酒精与健康的第十次特别报告（NIAAA，2000），"在美国，长期过量饮酒是导致肝病并因肝病死亡的首要原因"（p.198）。肝脏是人类生存和健康的中心，因为它既加工合成重要的营养素，又协助身体的防御系统过滤血液中的毒素。长期中度至过度使用酒精会伴生肝脏变化，变化被描述为三个阶段，总称酒精性肝病。脂肪肝：第一阶段的疾病，通常可以通过戒酒逆转。第二阶段的酒精性肝病是酒精性肝炎，特点是肝脏炎症。肝硬化或肝脏结疤，则已进入这一疾病最后阶段。酒精性肝炎和肝硬化的人预后不良，4年期死亡率超过60％（Chedid et al，1991）。酒精对其他类型的肝脏疾病也有重要影响。例如，酒精消费可增强乙酰氨基酚肝毒性，虽然具体的机制尚不清楚，相关的酒精使用与丙型肝炎程度加重有关（NIAAA，2000）。

有酒精依赖的人患癌症风险上升，尤其是脑、颈、食管、胃和肺癌发生率较高，即使在控制了吸烟的状况下也是如此。虽然在生理学层面还没有得到很好的解释，但很显然，过度饮酒对免疫系统有重大影响。由免疫缺陷导致的感染，如肺炎，在过量饮酒人群中的发生率高于一般人群。酗酒人群中艾滋病病毒感染率较高，但目前尚不清楚这是不是在酒精作用下的高危性行为的结果，或是酒精消费本身会增加可能的感染概率（NIAAA，2000）。

长期饮用酒精可导致多种神经系统障碍。神经症是一种神经障碍，患者感受到腿脚疼痛和麻木，它与过量饮酒有关。韦尼克综合征和科萨可夫精神病（器质性遗忘综合征）也与大量使用酒精有关。他们往往混和出现混乱、无法学习新知识以及其他认知缺陷（McNeece & DiNitto，2005）。

胎儿酒精症候群（Fetal Alcohol Syndrome，FAS）和其他酒精相关疾病的风险是育龄妇女要特别关注的。怀孕期间饮酒增大了自然流产、新生儿低出生体重、大脑体积小、心脏缺损、不同程度的智力发育迟滞和面部畸形的危险。虽然过量饮酒与胎儿风险增加有关，但并没有确定孕期安全饮酒量（Stratton，Howe & Battaglia，1995）。

（二）烟草

虽然大家都知道烟草是有毒的，它的尼古丁成分会使人上瘾，但烟草的使用通常是不包括在药物滥用的文献中的。然而，没有任何其他由作用于精神的物质引起疾病的发病率和死亡率能和烟草的相比（Slade，1999）。国家药物滥用研究所（NIDA，2001a）报告说，"烟草每年杀死超过 43 万的美国公民，超过酒精、可卡因、海洛因、凶杀、自杀、车祸、火灾和艾滋病致死的总和"（p.3）。尽管烟草使用率很高，其消极健康后果以及戒烟可行的事实广为人知（NIDA，2001a），卫生保健服务提供者却很少协助吸烟者戒烟（美国公共卫生服务系统［USPHS］，2000）。此外，有其他物质使用问题或严重精神疾病的个人更少能够得到戒烟的协助，即使他们比一般人群可能有更大的服务需要（Grant，Hasin，Chou，Stinson & Dawson，2004）。

造成这种治疗失败的原因是复杂的。至今仍几乎没被确认的有效戒烟治疗的例子。此外，医疗保险系统不支持对此作长期支付（USPHS，2000）。然而，Lemon，Friedman 和 Stein（2003）主持的药物滥用治疗成果研究（DATOS）报告显示：2316 名在研究开始时表示自己正在抽烟并接受追踪访谈的人的情况说明，在完成物质使用治疗 12 个月后，戒除非法使用药物的程度与戒烟呈正相关。同时应当指出的是，吸烟较少的人更能停止吸烟，完成治疗的人也在其例。研究可以"对只有当主要药物依赖问题稳定以后才能处理尼古丁依赖问题的临床神话提出质疑"（p.1330）。同样，艾滋病病毒感染者戒烟的努力可能是特别重要的，从长期来讲，吸烟可能对免疫功能造成不利影响，增加呼吸道感染的危险性（Chiasson，1994）。

最初摄入尼古丁时可能会产生不愉快的体验，如头痛、恶心，但是对这些症状的耐受性发展得很快。经常吸烟者报告说，烟草有助于放松和集中精力（Slade，1999）。经常吸烟产生成瘾，戒断症状，如易怒、睡眠障碍、心理渴求和认知缺陷可能发生在停吸一个月或更长时间之后（NIDA，2001a）。

1. 流行病学　2003 年 NSDUH 估计，29.8％的 12 岁以上美国人当时在使用烟草制品。12～17 岁青少年报告目前使用的有 14.4％。男孩比女孩更可能报告使用（15.6％ *vs* 13.3％）。在所有种族群体中，美国印第安青少年的报告率最高（26.8％），亚裔青年报告率最低（4.1％）。

与酒精使用的模型相似，目前烟草使用率在青年时期达到峰值。18～25 岁人群中，在过去一个月里使用过烟草的报告率为 44.8％。使用率在性别和种族之间的差异在这一年龄组的情况类似于青少年组。男性使用率大于女性（51.7％ *vs* 37.8％）。亚裔和非洲裔美国青年人目前使用的报告率最低（分别为 28.0％和 34.0％），而美洲印第安人和美国白人青年目前使用最高（64.9％和 50.0％）。

26 岁及以上的人中，目前烟草使用报告率为 29.3％，男子使用率还是高于女性（36.％ *vs* 23.1％）。

2. 健康影响　烟草对健康和保健系统的负面影响不计其数。大约 860 万美国人患有至少一种由吸烟引起的严重疾病。年度估计表明，吸烟应该对 750 亿美元的超额医疗支出造成的经济损失负有责任（疾病预防控制中心［CDC］，2004）。烟草使用与肺癌、心脏病和慢性阻塞性肺疾病（慢性支气管炎和肺气肿）高度相关。吸烟使中风和周围血管疾病的风险增加。许多口腔、咽、喉、食管的癌症和香烟的使用有关（NIDA，2001a；Slade，1999）。NIDA（2001a）报告说，"吸烟是美国可预防性癌症的最主要成因"（p.5）。

据估计，美国大约有 20％的孕妇整个怀孕过程吸烟（NIDA，2001a）。这是一个令人震惊的数据，因为孕妇吸烟与各种不良妊娠结果，包括胎盘早剥（脱离子宫壁）、低出生体重、早产和婴儿猝死综合征风险的增加相关（SIDS；NIDA，2001a；Slade，1999）。一项大型研究检测了多种物质的胎儿期影响，Shiono 等（1995）得出的结论是，"在美国，吸烟始终是不良妊娠的最大一个原因"（p. 26）。

（三）大麻

在美国，12 岁以上人口中大约有 10.6％和 6.2％分别报告说在过去一年中和过去一个月中曾经使用大麻（SAMHSA，2004）。这些流行率表明大麻是最常用的非法毒品。Stephens（1999）指出，"尽管普遍存在使用情况，有关不当使用大麻的文献却少得出奇"（p. 126）。对大麻作用的文献调查结果是有矛盾的，似乎最有意义的发现尚需加以反复实验。例如，有些纵向研究发现，青春期使用较多大麻与成人期角色较不稳定相关（Kandel，Davies，Karus & Yamaguchi，1986）。不过，目前还不清楚这些结果是由于吸食大麻所致，还是可以从使用其他物质得到更好的解释，或是过量使用大麻的人与其他人本来就有区别（Stephens，1999）。

大麻最经常是抽烟吸食，但有时是混合进食物服用。使用者可能会感到轻度兴奋、放松，并有提高了的或扭曲了的感性体验。中毒往往涉及注意力受损和短期记忆损害（Stephens，1999）。通常作用消退后出现嗜睡和困乏现象（NIDA，2004）。一些作者报告说，临床医生遇到的"大麻依赖患者比以往任何时候都多"（Gold，Frost-Pineda & Jacobs，2004，p. 177）。

1. 流行病学　如前所述，2003 年 NSDUH 报告说，6.2％12 岁或以上的人目前吸食大麻。在非法物质使用者中，有 75.2％报告说使用了大麻，这使大麻成为最常用的非法物质，在各年龄组都是这样。但值得注意的是，12 和 13 岁人群中报告目前使用精神治疗（非医疗性使用处方类药物；1.8％）和吸入剂（1.4％）的比率高于大麻（1.0％）。使用大麻率最高的为 18～25 岁人群，17％报告目前正在使用大麻，男性使用率（21.0％）比女性（13％）要高。这种性别差异在 26 岁及以上人群中持续发生，5.6％的男性和 2.5％的女性报告目前使用大麻。在青少年中，性别差异相同，但不明显，8.6％的男生和 7.2％的女生报告目前使用大麻。

12～17 岁亚裔和非洲裔美国青年报告的目前使用率最低（分别为 3.0％和 5.9％），而美洲印第安人青年、美国白人青年和混血青年使用最多（分别为 15.3％、8.8％和 10.5％）。这三个群体在 18～25 岁年龄段依然使用最多；然而，非洲裔美国人、西班牙裔美国人和亚裔年轻人报告的目前吸食大麻人数比率也相当显著，见表 13-4。

2. 健康影响　现有的使用大麻直接损害健康的结论性证据很少。主要问题并不涉及大麻作用于精神的物质成分，而是涉及药物配伍的首选模式（Stephens，1999）。类似烟草，大麻是经常通过抽烟使用的，似乎构成类似的健康风险，如高概率的呼吸系统疾病和癌症（NIDA，2002a；Slade，1999）。对孕期使用大麻的检测研究产生了不同的结果。一些研究表明，怀孕期间吸食大麻与低出生体重（Hatch & Bracken，1986；Zuckerman et al，1989）有关。但是，一项大型多中心研究发现，当控制烟草使用后，大麻使用与新生儿低出生体重或早产无关（Shiono et al，1995）。

(四) 可卡因

可卡因是一种强烈的兴奋剂，目前在美国 12 岁及以上人群中约有 1% 在使用（SAM-SHA，2004）。白色粉末是其最常见的销售方式，可用于鼻子吸入、注射或吸食。可卡因的直接作用包括精神兴奋、精力增强、欣快异常，还有心率加快、血压和体温增高。大剂量长时间的使用兴奋剂可能会使人产生"兴奋剂性谵妄"，包括定向力障碍、困惑、焦虑和恐惧的症状；大剂量服用的个案，也可能会经历偏执性精神病和行为冲动的症状（Kosten & Sofuoglu，2004）。

这些反应的起始、持续时间和强度依赖于给药途径。例如，强效纯可卡因通过用水和氨水或碳酸氢钠（小苏打）同煮便可轻易获得，可以吸食，几秒钟之内便可快速产生高度反应（Kosten & Sofuoglu，2004；NIDA，1999）。鼻吸可卡因粉末一般在 20 分钟内发生作用；静脉注射一般在 30 秒内发生作用（Kosten & Sofuoglu，2004）。

1. 流行病学　2003 年，12 岁及以上美国人中有 14.7% 报告说他们曾使用过可卡因。男性比女性更有可能报告曾经使用过（18.3% *vs* 11.3%）和目前在使用（1.3% *vs* 0.6%）。然而在 12～17 岁青少年中，女孩比男孩曾经使用和正在使用的更多（分别为 2.7% *vs* 2.5% 和 0.7% *vs* 0.5%）。混血人群、美国白人和拉美裔美国人报告目前使用可卡因最多（0.7%～0.8%），而目前使用率最低的（0.1%）为非洲裔青少年。

目前，使用可卡因的在 22 岁人群中（2.6%）达到高峰。青年男性（18～25 岁）报告当前使用率为 2.9%，女性为 1.5%。非洲裔使用率还是最低，为 0.2%。然而 26 岁及以上成年非洲裔美国人报告的目前使用率（1.7%）变成了最高的。

2. 健康影响　大量使用可卡因和其他兴奋剂常常导致健康问题，涉及多个系统。心血管和肠胃疾病是最常见的，中枢神经系统和生殖系统问题也不少（Weaver & Schnoll，1999）。McNeese 和 DiNitto（2005）确定可卡因过量使用会导致心血管风险（例如，心脏骤停和死亡）。但是，Weil 和 Rosen（1993）断言，虽然可卡因可以加重心脏的负担，可卡因引起死亡的事件是罕见的。不当使用可卡因产生的负面影响主要是心理性的和社会性的，而不是生理性的。

研究表明，可卡因和酒精配合使用非常危险。人体会将可卡因和酒精转化成一种物质（古柯乙烯），它的毒性比单一的可卡因或酒精都要高。这种混合物比任何其他两个药物组合导致更多的死亡（NIDA，1999）。

许多研究作了记录，孕期使用可卡因的妇女比一般妇女更容易发生早产、低出生体重和头围较小的婴儿（NIDA，1999）。但是由于方法的局限性，研究一直难以剔除与可卡因同时存在的条件，如产妇使用的其他物质、缺乏产前保健服务、社会经济地位低等（Singer，1999）。此外，NIDA（1999a）断言，预测这些新生儿有不可逆转的深度损害已被证明是一个"严重夸大"的结论，因为大部分孩子可以从早期缺陷中恢复过来（p.6）。但是他们的确提出了警告：更为先进的研究技术正在证实，胎儿可卡因暴露与以后的行为缺陷相关，如注意力涣散等。

(五) 海洛因

2003 年，大约 11.9 万名 12 岁及以上的美国人（占人口的 0.1%）报告了当前在使用海洛因（SAMHSA，2004）。尽管使用人数相对少，它代表一个严重而又重大的公共卫生问题。海洛因可以是烟吸、鼻吸、皮下注入（"皮下注射麻醉剂"）或注射入静脉（"直接注射毒品"）。使用者通常体验一种愉悦的"异常快感"，随之而来的是昏昏欲睡和精神恍惚。虽然海洛因长期同被边缘化的人联系在一起，但在20世纪90年代，海洛因传播到了中层和中上层人群中（Stine & Kosten，1999）。

海洛因系阿片类物质，具有类吗啡和吗啡阻断作用。属于这类的处方药品包括吗啡、可待因、羟考酮（Oxycontin，奥施康定）、达尔丰（Darvon）和哌替啶（度冷丁）。鉴于流行病学目的，这些处方药物归类于精神治疗药物类之中，然而这些药物往往产生类似海洛因的作用。

1. 流行病学 2003年，12岁或以上美国人中报告曾经使用过海洛因的有1.6%。可以预见，26岁及以上者曾经使用率最高（1.7%），12～17岁的最低（0.3%）。18～25岁人群的报告率为1.6%。

2. 健康影响 NIDA（2000）阐明，"海洛因最具长期损害作用的是成瘾本身"（p.3）。经常使用者体验到耐受性，需要加大用药剂量才能得到期望的作用，并且产生生理依赖。如果没有重新得到海洛因，痛苦的生理戒断症状也许会持续发作一个星期。这些症状包括坐立不安、肌肉和骨骼疼痛、失眠、胃肠道功能紊乱、无意识的腿部运动和寒战（NIDA，2005a）。超剂量使用可能导致死亡，这对不知道所获得海洛因纯度的"街头使用者"构成了重大风险。对于注射使用海洛因的人，特别当合用针头时，有感染血液传播病毒的风险，例如HIV和丙型肝炎病毒。静脉萎缩、肝病、脓肿、心内膜和瓣膜感染、肺部并发症则可能是海洛因长期使用者面临的结果（NIDA，2000）。

研究表明，孕妇如果有海洛因依赖，其婴儿会更多出现早熟现象，导致低出生体重和一系列围产期并发症及畸形（McNeece & DiNitto，2005）。母亲使用海洛因也同流产和SIDS相关。孕妇应该避免接受药物脱敏疗法，以避免发生自然流产或早产。参与美沙酮治疗的孕妇如果显示生理依赖现象，可以接受安全的治疗（NIDA，2000）。

（六）迷幻剂

迷幻剂由会产生知觉畸变和幻觉的100多种不同物质组成。历史上，某些特定的迷幻剂被一些人群用作宗教和精神仪式的一部分。例如，墨斯卡灵（mescaline）是从仙人掌中获得的，某些墨西哥印第安人使用它，它也是美国本地人教会仪式使用的一个主要物品（Durrant & Thakker，2003）。

在美国，普遍知晓的迷幻剂包括LSD（麦角酸二乙基酰胺）、"天使粉"、蕈类和"摇头丸"（MDMA）。摇头丸是定制的导致具体作用的药物，是公认的"聚会药物"、"雅皮士迷幻品"，可能产生兴奋剂和致幻剂的作用（McNeece & DiNitto，2005）。使用者也许会体验温和的幸福感和扩大的视觉穿透力和自知力。消极作用包括有时在摄取物质以后的几星期会发生精神错乱、睡眠扰乱、焦虑和偏执。生理症状如脱水、视觉模糊、咬紧牙关、寒战、冒汗和恶心都曾被观察到（McNeece & DiNitto，2005）。

1. 流行病学 在2003年，估计有100万名12岁及以上美国人在使用迷幻剂，3900万人在过去一年中使用过迷幻剂。在过去一年中曾经使用过的人中间，2100万人报告说使用了摇头丸，使用LSD的有60万人，使用"天使粉"的有20万（SAMHSA，2004）。

在种族组别中，非洲裔美国人青少年和青年报告的迷幻剂曾经使用率最低（1.8%和

7.4%）。26 岁及以上人群中，亚裔成人报告的曾经使用率最低（3.4%）。虽然与美国白人成人（16.7%）和多种族背景的人（20.3%）相比，非洲裔美国成人的使用率依然是低的（7.2%）。

2. 健康影响　除摇头丸之外，迷幻剂导致已知的健康风险较少。使用 LSD 同长期精神病有相关性，但是其中的影响程度不明确（Abraham，Aldridge & Gogia，1996）。在发生急性迷幻症状期间，伴有意外受伤或死亡的风险。"天使粉"尤其如此，因为偏执和混乱与它的急性作用相关（Stephen，1999）。

在大剂量使用情况下，摇头丸与高热有相关性，并且可能导致心血管、肾脏和肝脏衰竭。神经毒性在动物实验中被展示，虽然尚未在人类中明确地显示同样结果（NIDA，2005c），但临床报告已经证实了毒性作用和死亡率与摇头丸使用的相关性（Dar & McBrien，1996）。

（七）吸入剂

吸入剂是可以在许多日常物品和家庭用品中找到的可吸入性化学气雾。包括汽油、油漆、清洗液、胶浆、记号笔、打火机气体和亮漆稀释剂。这些物质所含的作用于精神的物质是被鼻子吸入或"被喷入"的。每一种物质的特定作用可能不同，但是它们的毒性表现通常类似酒精，可以包括刺激和欣快感，接下来是抑制解除、焦虑不安和眩晕。随着气雾吸入量的增加，可能导致麻木和意识丧失（NIDA，2005b）。

1. 流行病学　由于比较容易获得以及价格低廉，吸入剂经常是青年人选择的物质。在 2003 年，估计美国 12～17 岁青少年中有 1.3% 报告目前使用吸入剂（SAMHSA，2003）。在同一个小组之中，10.7% 报告了曾经使用过。男孩（10.9%）和女孩（10.5%）的曾经使用率是相似的，但是有些区别在不同种族之间被发现。报告的曾经使用率如下：美国印第安人（11.8%），美国白人（11.7%），这些是最高的；最低的是非洲裔美国人（6.8%）。在所有青少年中，13 岁和 14 岁的青少年报告上个月使用（1.8%）和过去一年使用（5.7%）的最多（SAMHSA，2004）。

2. 健康影响　吸入剂极具毒性和潜在的致死性。1996—2001 年，700 多起死亡事件被报到了全国预防吸入联盟（National Inhalant Prevention Coalition）（CSAP，2003），死者主要是青春期和青春期前的青少年。消极健康影响作用包括对脑、肺、肾脏和肝脏的损伤。吸入剂使用同猝死有相关性，被称为"突然吸入死亡综合征"（NIDA，2005b）。

（八）精神治疗药物

精神治疗药物在现今是第二大常用非法物质。2003 年，12 岁及以上美国人中有 2.7% 报告当前正在使用这些物质。精神治疗药物包括对处方类止痛药、镇定剂、兴奋剂和镇静剂的非医学使用。这些药物由处方获得或"黑市"非法获得的许多种类的药物组成。最为常用的物质种类包括阿片样物质（即吗啡、可待因、奥施康定），中枢神经系统抑制剂（巴比安酸盐和苯二氮䓬类）和兴奋剂（右旋苯异丙胺、利他灵、甲基苯丙胺；NIDA，2001b，2005d）。阿片样物质使用者根据药量的大小体验到欣快感，之后紧张和焦虑明显减退（Stine & Kosten 1999）。中枢神经系统抑制剂起安眠和镇静的作用（Brady，Myrick & Malcolm，1999），而兴奋剂造成伴随有欣快感的警觉，以及注意力和能量增长（Weaver & Schnoll 1999）。

1. 流行病学 12 岁及以上美国人中，20.1% 报告他们曾经使用过精神治疗药物（SAMHSA，2004）。男性比女性使用更多（21.6% *vs* 18.8%）。18～25 岁最多（29.0%）。在所有年龄组中，青年报告的目前使用率最高（6.0%），26 岁及以上的最低，为 1.9%。4% 的青少年（12～17 岁）报告了目前在使用精神治疗药物。

总体来说，男性报告的精神治疗药物曾经使用率和目前使用率高于女性（2.7% *vs* 2.6% 和 21.6% *vs* 18.8%）。然而当按年龄分组时，性别比率有所变化。12～17 岁女孩比同龄男孩报告的目前使用和曾经使用的比率高（分别为 4.2% *vs* 3.7% 和 14.1% *vs* 12.8%）。然而，这个性别模式在 18～25 岁人群中又变为目前使用和曾经使用的男性（6.8% 和 30.7%）高于女性（5.2% 和 27.4%）。在 26 岁及以上成人之中，女性比男性目前使用率高（2.0% *vs* 1.8%），但是男性比女性曾经使用率高（21.2% *vs* 17.9%）。

12～17 岁青年人中，亚裔青少年报告的目前使用率和曾经使用率最低（2.8% 和 6.7%）；美洲印第安裔青少年报告的最高（5.9% 和 17.2%）。印第安裔美国人在青年期依旧是目前使用和曾经使用率最高的（10.9% 和 38.0%），在 26 岁及以上群体中，这个比率有所下降（3.3% 和 23.7%）。亚裔年轻人（3.5% 和 14.9%）和 26 岁及以上的（1.2% 和 7.7%）继续成为与其他种族组别相比较使用率最低的。唯一例外的是在青年组之中，非洲裔美国青年报告的目前和曾经使用率（2.5% 和 13.9%）略微低于亚裔青年。

2. 健康影响 精神治疗药物造成的健康后果有很大的不同，因为这些物质本身在化学和作用于精神的物质的特征方面是如此不同。阿片类物质，处方用以治疗疼痛，包括吗啡、可待因等。长期使用这些药品和其他阿片类物质可能导致耐药性、生理依赖性和成瘾。如果突然减少使用或停止使用，戒断症状例如不安定性、失眠、火爆、腹泻、恶心和寒战有可能发生（NIDA，2001b）。严重中毒或药剂过量是潜在的致死原因，需要通过急救来缓解（Stine & Kosten 1999）。

中枢神经系统抑制剂处方用于睡眠障碍和焦虑症，包括巴比妥酸盐和苯二氮䓬类，如地西泮（安定）、氯氮（利眠宁）、阿普唑仑（Xanax）和氯硝西泮（Klonopin）。这些物质使用时间过长会产生耐药性，生理依赖和戒断症状也是其风险。若与酒精组合使用，可以减慢呼吸和心率，可能导致死亡。老年人必须慎重地使用苯二氮䓬类，因为这类药的使用是摔倒所致骨折和认知损伤的风险因素（NIDA，2001b）。

处方型精神兴奋剂包括各种各样的苯丙胺类药物，例如右旋苯丙胺（Dexedrine）、苯甲吗啉（Preludin）、利他灵和苯氨基丙烷。使用者也许体验欣快感、食欲降低和精力提高。不规则心率、高体温和心血管疾病与疾病发作与大剂量使用兴奋剂相关（NIDA，2005d）。

甲基苯丙胺（即"冰毒"）与苯丙胺类物质密切相关。然而，它的对中枢神经系统的作用更大（NIDA，2004b）。高度成瘾时，它比可卡因持续作用时间更长，可能导致各种各样严重的健康反应、心率加快和高血压。甲基苯丙胺药剂过量导致低体温和惊厥，不加以适当治疗可能导致死亡。研究认为，怀孕期间使用精神治疗药物可能导致围产期综合征和早产，或各种新生儿问题（NIDA，2002b）。

五、物质使用问题的概念化以及处理物质使用问题的重要途径

处理物质使用问题的干预受不同因素的影响。概念论模式解释了物质使用问题的发展，倾向于表达和倡导具体的干预和所期待的结果。例如，将物质使用问题概念化为可采用精神

治疗方法恢复的某种疾病的结果，它在12步骤法（见资料13.1）中有重要意义，如 AA 模式（Miller & Hester，1995；Schilling & El-Bassel，1998）；而在认知行为治疗中，将物质使用问题概念化为学习过程的结果就很重要了（Longabaugh & Morgenstern，1999；Marlatt & Gordon，1985）。本节运用以证据为本的实务方法为基础，简要介绍一些协助面临物质使用问题的人的重要方式方法，然后详细讨论卫生保健场所社会工作者可能采用的筛查和简短干预方法。

资料13.1

酗酒者互诫协会的12步骤法

1. 我们承认我们在酒精面前显得如此无能——即我们的生活已经变得无法控制。
2. 开始相信一种比我们自身更强大的力量能让我们恢复到心智健全。
3. 作出决定，将我们的意志和生命托付给上帝照顾，因为我们了解他。
4. 寻找和制订我们自己无畏精神的清单。
5. 向上帝、我们自己以及另一个人承认我们错误的本质。
6. 完全准备好让上帝去除所有这些性格的缺陷。
7. 谦恭地要求上帝去除我们的缺点。
8. 列出我们所有伤害过的人的名单，并愿意弥补他们。
9. 在任何可能的地方都要向这样的人作出直接的弥补，除非这样做会伤害他们或其他人。
10. 继续制作个人清单，每当我们做错了，就立即承认错误。
11. 通过祈祷和冥想，增强我们与"上帝"的交流，因为我们理解他，祈祷只是为了理解他向我们传达的旨意，并获得遵照他的旨意去做的力量。
12. 履行这些步骤的结果使我们有了灵性的觉醒，我们尝试着把这些信息带给酗酒者，并且在我们的日常生活中实践这些原则。

获准引自：Alcoholics Anonymous World Services. A Brief Guide to Alcoholics Anonymous. New York：Author，1972：13.

（一）调和不同观点

各种具体干预方法的提出者之间会有分歧（Miller & Hester，1995）。对具体方法的信奉和对其形成概念框架经历了复杂的过程。这些信奉可能是通过对现有证据的评估而形成的，也可能是由于个人偏好、自己的治疗和康复经验、或与所属机构和所接受的培训相关（Borden，2000）。以下对主要方法的概述特别注重其概念原则、干预的含义，以及现有的支持证据。此外要指出，尽管各重要方法之间存在着激烈的分歧，没有一个方法可以被证明对所有的人都有效（Miller & Hester，1995）。

"系统折衷主义"或"知情折衷主义"的说法常用来描述社会工作者和其他服务提供者应当采用的决策程序，以决定采取哪些模式有效地帮助人们（Hepworth，Rooney & Larsen，2002；Miller & Hester，1995）。这一过程涉及系统化地考虑现有证据，以指导干预过程。这些方法最好是以证据为基础的、包含清晰描述的策略和技术、符合社会工作伦理、契合社会工作者的能力，并在文化层面是被许可的（Hepworth et al，2002）。为了促进这一系统或知情折衷主义决策过程，讨论的每一个方面都会有现有证据。

（二）道德和节制的观点

在整个历史过程中，许多观点已化作了了解物质使用问题的方法和处理物质使用问题的干预方法。许多作者描述过对物质不当使用问题理解的演变过程（McNeece & DiNitto，2005；Miller & Hester，1995；Schilling & El-Bassel，1998）。早期模型将有问题的物质使用概念化为道德问题，反映了道德的弱点、罪孽以及意志力上对社会规范和行为准则的无视（McNeece & DiNitto，2005；Miller & Hester，1995）。禁酒运动出现在美国的 19 世纪头 10 年的末期，主张明智、适量地使用酒精，其基础是酒精有潜在的有害后果（Miller & Hester，1995）。戒酒运动中存在的不同观点形成了对物质不当使用的道德观点。有些作者宣称"戒酒模式的核心在于酒精问题的成因是酒精本身"（Miller & Hester，1995，p.3）。按照这样的概念化，提高酒精价格或减少酒精获得渠道，以限制酒精的可获得性，鼓励适量及节制饮酒就可以是有用的干预（Miller & Hester，1995）。有的人称，"禁酒运动的力量最终导致了美国的禁酒，但是在禁酒运动开始之前，酒类消费不一定被认为是一种罪恶的行为"（Marlatt，1985b，p.182）。将禁酒运动这样概念化的做法特别强调了以道德角度来看待物质滥用问题，重视的是个人的缺乏自我控制（Marlatt，1985b）。从道德角度出发采取的干预措施，其重点是通过社会和法律实施处罚（Miller & Hester，1995）。

（三）疾病模式

早在 19 世纪，美国的 Benjamin Rush 医生就提出了一个了解酒精使用问题的医学框架（Marlatt，1985a）。20 世纪这一框架有了进一步发展。1935 年，嗜酒者互诚协会（Alcoholics Anonymous）成立，这促进了酗酒是一种疾病、而不是一种道德失范的概念的传播（Kinney & Leaton，1991；Schilling & El-Bassel，1998）。20 世纪 40 年代，E. M. Jellinek 和他耶鲁大学的同事们也为形成目前的酗酒疾病模型作出了贡献（Kinney & Leaton，1991；Marlatt，1985a）。将这个疾病模型的要素概念化的一种方法可以在 William Silkworth 的观点中反映出来。William Silkworth 是嗜酒者互诚协会的一位朋友，他认为酗酒是"一种思想上的强迫观念，身体上的过敏反应"（Kinney & Leaton，1991，p.54）。这样的概念化反映了对基于疾病观点的酗酒的心理和生理要素的承认；然而，正如 Miller 和 Hester（1995）所主张的，12 步骤法也相当强调将精神作为恢复的主要力量。

将有问题的物质使用概念化为一种持续存在的医学疾患的观点随着人们对酗酒受生物、环境、行为和遗传因素影响的认识而不断演化（Alterman，McLellan，O'Brien，McKay，1998；O'Brien & McLellan，1996）。一个类似的概念在物质滥用治疗中心最近的出版物中提到（CSAT，1999b），它描述了"一个新兴的生理心理社会—精神模式（p.8）"。这样的概念认识到，与其他慢性疾病一样，影响物质使用问题产生及其过程中复杂的交叉因素，需要采取多方面的干预策略（CSAT，1999b；Leshner，1997）。此外，亦与其他慢性疾病一样，解决成瘾问题需要将它作为"一种慢性的、复发性的疾病"加以长期治疗（Leshner，

1997，p. 45；O'Brien & McLellan，1996）。

　　将物质使用障碍概念化为一种疾病使得一些干预策略从中而生。其中最突出的是酗酒者互诫协会和他们的 12 步骤法（见资料 13.1）。虽然有关 12 步骤法的研究是有限的，最近对现有研究的回顾表明，参与酗酒者互诫协会和 NA 活动与戒酒和提高自我效能和社交相关，参加 12 步骤法额外的小组活动似乎会增加效果（Humphreys et al，2004）。此外，这项回顾的发现还表明，参与自助团体最好应被视为持续的照顾，而不是急性专业治疗的替代。虽然回顾侧重于促进参加酗酒者互诫协会的活动并吸纳 12 步骤法的要素，MATCH 项目（一个迄今最大的临床酒精治疗实验项目，10 多年来有 1726 名参加者）的发现证明，一位治疗师主持的 12 步骤助长与认知行为治疗和动机强化治疗同样有效（Donovan，Carroll，Kadden，DiClemente & Rounsaville，2003）。

　　已经有许多药物疗法可以帮助人们解决物质使用问题。其中最有名的是尼古丁补充剂或口香糖，帮助人们解决尼古丁成瘾（NIDA，1999）；双硫仑能有效地降低有高戒断动机和高社会支持的中老年人以及进入治疗程序的人的酗酒复发；纳曲酮，已经表明在治疗酒精和鸦片剂问题方面很有前景；美沙酮，左旋-α-乙酰基美沙醇（LAAM）和丁丙诺啡，已在有效地治疗阿片类依赖；此外还有选择性 5-羟色胺再摄取抑制剂（SSRIs），能有效提高酒精治疗的疗效，减少因长期焦虑酗酒之案主的酒精摄入和在接受美沙酮治疗中案主有可卡因的摄入量（Alterman et al，1998）。将药物治疗与心理干预相结合是下文要进一步讨论的范畴，反映了多方面的办法来解决"成瘾作为原型的，具有生理、行为和社会背景因素的心理生理疾病"（Leshner，1997，p. 46）。

（四）心理模式

　　从理解物质滥用角度出发的著名心理模式包括行为和认知观点（Miller & Hester，1995）。其中一个模式是复发预防，在此模式中，"上瘾的行为被视为过分养成的习惯，可以像其他习惯一样，被分析和修正"（Marlatt，1985a，p. 9）。正如 Marlatt 所描述的，分析这些习惯涉及检测有助于维持这些行为的因素，如特定情境或环境下的经历（例如，关系冲突、社会影响、情绪）；对物质使用的期望结果（例如，期待消费的积极结果）；以往对物质的经验性学习（如观察同伴和家庭成员使用物质，消费带来的愉悦效果对行为的正强化，通过消费释放痛苦而获得的行为负强化）。分析还包括检测行为的后果（例如，从物质使用中得到正强化，从而鼓励使用行为的方式；可以产生负强化，阻拦行为的方式），特别重视与物质使用行为相关的社会环境和人际因素作用。

　　这个模式的另一个核心内容是其对再犯或重新卷入物质使用行为的观点。事实上，Marlatt（1985a）区分了"失误"或回复到原先行为的"故态复萌"或更深陷于上一次的成瘾行为。在这个模式中，"一次滑倒（错误）"并非是"彻底失败的一个象征"（p. 32）。因此，对物质使用有控制或是失去控制的看法是一分为二的，将失误和再犯用作学习的经验，可以建立预防未来复发的策略（Larimer，Palmer & Marlatt，1999；Marlatt，1985a）。

　　"破堤效应"（abstinence violation effect）是 Marlatt（1985a）用来描述一个人承诺彻底节制后却又陷入物质使用时可能经历的认知和情感反应。一个人一旦承诺完全禁用，又陷入物质使用，更可能会处于负面情感状态（如负罪感）和有自我责备认知，或会强化其缺乏自我控制的认知；这样的体验可能会增加他的再犯风险（Larimer et al，1999；Marlatt，1985a；Miller，Westerberg，Harris & Tonigan，1996；for review，see Dimeff & Marlatt，

1998）。建立在复发预防对物质使用问题的概念基础上的干预侧重于协助案主分辨可能增加他们再犯风险的情境，加强其应对或修正情境的能力，处理对于物质使用后果的期望，加强自我效能，降低节制违犯效应，从失误和再犯中促成学习（Lorimer et al，1999）。

NIDA（1999 年）将复发预防描述为"科学为本的方法"。MATCH 项目的结果表明，认知行为疗法（CBT）与 12 步骤法和动机增强治疗是同样有效的（Miller & Longabaugh，2003）。此外，对复发预防的一项研究显示出一些研究的积极结果，表明这个方法有助于延长节制期，降低再犯的严重程度，在酒精和其他药物使用方面都有与 12 步骤法相近的作用（Dimeff & Marlatt，1998）。虽然目前有研究支持复发预防，Dimeff 和 Marlatt 注意到一些混合的结果。例如，7 例针对"复发预防"的调查研究中，3 例产生了积极的结果，而 4 例产生了混合的结果。最后他们注意到，研究结果意味着在酒精相关结果中，支持性治疗可能比复发预防更有效，后者的案主语言学习能力的水平更低（Dimeff & Marlatt，1998；Jaffe et al，1996）。

（五）动机和改变理论的视角

动机和改变理论的视角强调理解改变的动机，以及改变的性质和过程。

1. 动机面谈　首次发表于 1991 年的 Miller 和 Rollnick 的动机面谈模式侧重于人们为什么改变行为，而不是他们为什么不改变（Miller & Rollnick，1991，2002）。虽然动机面谈有具体的相关原则和方法，Miller 和 Rollnick 的最近修订版中更加重视这个方法中的精神层面。它们聚焦于构成精神层面的三大组成部分：协作、启发和自主权（p.34）。这些组成部分与它们相对的内容形成对比：对抗、教育和权威（p.35）。协作的精神为的是为社会工作者和案主创造一个平等的伙伴关系，而不是对抗性的、争论的关系。这样做的目的是"创造一个积极的人际氛围，有利于改变而不是强制改变"（p.34）。社会工作者不是假定案主缺乏意识、信息或能力，然后试图把这些东西告知案主。在动机的面谈中，社会工作者的目的是从案主的观点、利益和资源出发，唤起他的动机。假定的启发是，改变是由激发出内在动力而促成的：对于案主自己以及自己的目标，什么最具意义。最后一点，动机面谈不是着眼于权威性的关系，由社会工作者告诉案主做什么，而是承认案主可以选择性地接受援助，最终他将自己负责作出行为改变。Miller 和 Rollnick 进一步说明，"动机面谈做得恰当时，不是由咨询员，而是由案主提出改变的动机"（p.34）。

基于这个方法的精神所在，以下四个原则成为动机面谈的特征：

（1）表达同理心
（2）挖掘差异
（3）因势利导
（4）支持自我效能（p.36）

这个讨论概括了 Miller 和 Rollnick（2002）所说明的这些原则。同理心表达汲取于 Carl Rogers 强调的反映性聆听，以及承认人们面对变化的矛盾情绪是正常的。在挖掘差异中，社会工作者旨在协助案主探寻当前处境和自己未来目标之间的差异。在这个过程中，仍然不是由社会工作者，而是由案主自己提供变化的理由。对于差异的看法可以促进面谈的进程，然后增强案主的观点，以促进变化和解决矛盾情绪。因势利导的中心思想是"争论产生相反的效果"（p.39）。事实上，根据 Miller 和 Rollnick 的看法，当案主显示"抗拒"时，社会工作者应该将此看做目前的做法应当调整的一个暗示。最后，自我效能得到两个主要因素的支持：社会工作者相信变化是可能的，并承认最终案主自己将对改变负责。这两种思想是相互交织的，"坚持认为一个人自己负责决定和定向自己的变化意味着那个人有能力这样做"（p.41）。

最近的一项文献研究回顾了动机面谈的有效性，表明在对 18 名有物质使用问题和健康风险的人（例如使用多种药物：安非他明、可卡因、大麻或鸦片；同现心理健康问题和物质使用问题；感染艾滋病病毒的风险）的动机面谈临床实验中，14 个人获得了显著的积极效果（Miller，Yahne & Tonigan，2003）。动机增强治疗是由动机面谈发展而来的一项四节治疗，已经在 MATCH 项目中进行了超过 12 个星期的治疗工作（Donovan et al，2003；Miller & Longabaugh，2003）。MATCH 项目的结果表明，动机增强治疗·（MET）的效果与认知行为治疗（CBT）和 12 步骤法一样有效；但是，MET 由于其简短性，被认为是一种更符合成本效益的干预（Miller & Longabaugh，2003）。最后，Britt，Hudson 和 Blampied（2004）回顾了众多的动机面谈临床试验，这些结果都支持了动机面谈给有各种健康行为的人（如戒烟、神精质暴食、2 型糖尿病妇女的体重减轻、增强体育锻炼、增加水果和蔬菜的摄入）带来积极结果的效度。

虽然许多回顾支持动机面谈的效度，发现的结果并不完全一致。Dunn，Deroo 和 Rivara（2001）的回顾认为 29 项研究的有效性为 60%。他们强调进一步注意除物质使用以外的其他目标问题，以及进一步考虑看似影响改变的动机面谈的理论原则的重要性。在接下来的研究中要处理的中心问题是努力了解动机面谈促进改变的机制以及它与环境因素的交叉。

2. 跨理论模式和改变阶段模式　跨理论模式为理解促进有意识的行为改变的增值过程提供了一个框架（DiClemente & Velasquez，2002）。这一模式的核心思想是个人在改变行为的过程中经历有 5 个阶段，因而称之为改变阶段（DiClemente & Velasquez，2002；Prochaska，DiClemente & Norcross，1992）。这 5 个变化阶段包括前意向期、意向期、准备期、行动期和维持期（见资料 13.2）。

资料 13.2
改变的五个阶段

- 前意向期：在可预见的将来，没有改变行为的打算。这个阶段许多人尚未意识或尚未足够意识到他们的问题。
- 意向期：意识到问题的存在，并且认真地考虑要克服问题，但是还没有承诺付诸行动。处于意向期的人一般会存在矛盾心理，经常权衡"问题以及问题解决方法的正反两方面理由。"
- 准备期：打算下一个月里付诸行动，但是在过去一年里未能成功采取行动。
- 行动期：为了克服困难，修正行为/经验或环境。他们在为期 1 天至 6 个月的阶段里已经成功地改变了成瘾行为。
- 维持期：努力预防故态复萌，巩固改变行动中获得的进步。

改编引自：Prochaska JO, DiClemente CC, Norcross JC（美国心理学家）. 关于人们如何改变的研究：应用于成瘾行为. 1992，47（9）：1103-1114.

改变阶段模式的关键原则涉及以下概念。首先，该模式认为，改变的进程可以始于一个人确定他的问题之前（前意向期），然后进入越来越意识到问题行为的程序（意向期），开始考虑可以如何改变（准备期），以实施行为改变（行动期），并最终作出持续的行为改变（维持期）。其次，"不是例外使人上瘾，而是规则使人上瘾"，复发导致了改变阶段的螺旋式进展模式（Prochaska, et al，1992，p.1104）。在这个循环模式中，一个人已经采取了行动，又经历了复发，可能会返回意向阶段期或准备阶段，然后再继续向前，经历各个变化阶段（Prochaska et al，1992）。与复发预防模式相似，在此复发被视为一个学习机会，而不是失败（Prochaska & Prochaska，1999）。Prochaska 和 Prochaska（1999）进一步说明，尝试戒烟的人在达到稳定戒除之前一般要努力 7～10 年，其中会有 3～4 次实施戒烟。虽然预期复发并不是要让人产生会失败的感觉，将复发说成是可以汲取的教训是很重要的。要向案主提供反馈，实现持续的行为变化需要多少时间，协助案主保持自我效能，重新作出改变的努力（DiClemente，1991；DiClemente & Velasquez，2002；Prochaska & Prochaska，1999；Prochaska et al，1992）。

最后，DiClemente 和 Velasquez（2002）提出了使用的干预策略与案主的变化阶段相配合的重要性。例如，一位案主不认为他的饮酒习惯有问题，也不考虑改变习惯，可以将这位案主视为处在前意向期阶段。在这个阶段，采取行动导向的步骤可能是不成熟的，成功率是有限的（Prochaska et al，1992）。这时需要的不是行动导向的步骤，而是促进从前意向阶段前进到意向阶段的动机面谈策略（如富有同理心的反映性聆听；承认在是否接受帮助上的案主自决；指出目前酒精使用的优点和缺点；提供可供选择的菜单选项）（DiClemente & Velasquez，2002）。

虽然改变阶段模式在将人对变化的准备概念化为一个连续体时可以是有用的，它涉及许多人群和情境（例如，处理物质使用问题、伴侣暴力暴露、健康行为和心理健康），最近的学术评论质疑它一些理论基础的有效性（医学研究所，2001；Littell & Girvin，2002）。根据对 87 项以不同问题为目标的改变阶段研究的回顾，Littell 和 Girven（2002）得出结论，该模式在两个主要方面有局限。第一，他们的回顾认为，各个互不关联阶段间缺乏特征，准备改变阶段和各阶段之间的关系不够清楚。第二，他们的回顾认为，没有足够的证据表明人们循序渐进地经历各个阶段。Littell 和 Girvin 认为，按照一个连续体进行概念化可能不能反映线性进展，但是可能有启发的效用。然而，他们告诫不要将干预与各阶段做匹配。他们认为，未来的研究应该进一步探索不同问题和不同社会文化情况下的改变过程。

（六）公众卫生——减少伤害方法

20 世纪 80 年代产生于荷兰的减少伤害方法在物质滥用领域相对较新，有时被视为与更为传统的强调禁欲的方法（如 12 步骤模式）"不一致"。但是，减少伤害的观点并不拒绝事实：禁欲对于许多物质使用者来说，往往是一个理想的目标（Marlatt，1998）。此外，成瘾领域的著名学者认为，作为长期的健康状况，"改进，而不是治疗"是"成瘾治疗的唯一现实期望"（O'Brien & McLellan，1996，p.237）。但是这种方法承认，许多案主开始接触治疗体系时还没有准备寻求禁欲。减少伤害方法并不是与案主争论什么是适当的目标，或者更糟地把他们拒之门外，而是一种让他们带着各自的状况参与进来的方法。他认识到，目前正在使用物质的人持有力量，要利用这些力量来让案主能够减少对自己生活的伤害，实现自己的重要目标。减少伤害方法在许多方面符合社会工作价值。通过与当时状况下的案主面谈，尽管案主有可能在使用物质，要承认案主与生俱来的价值和人的尊严。此外，他通过承认不管是否有禁欲的动机，所有的物质使用者都应该得到治疗服务来体现社会公平（Brocato & Wagner，2003）。

减少伤害的公众卫生方法有许多要素。正如减少伤害联盟所描述的（无日期），减少伤害"并不试图最小化或无视与合法和不合法使用毒品相关的真正的悲剧性伤害和危险"；不过它也"无论是好是坏都予接受：合法和不合法药物使用是我们这个的世界一个部分，我们选择去做工作，以使伤害影响最小化，而不是简单地无视或谴责它"（http：//www. harmreduction. org）。减少伤害的策略旨在减少药物使用的有害影响，包括直接实务干预，环境改进和公共政策倡议（Marlatt，1998）。直接实务干预可以包括以下策略：动机面谈；运用合作和参与精神的教育；以认知行为方法为特征的复发预防策略；以及药物治疗，如美沙酮治疗（Hunt，2003；Marlatt，1998）。环境改进可以包括获得清洁针头和避孕套；促进代驾项目；促进可以获得卫生保健服务和安全的、负担得起的住房；以及防止过度提供培训和分配（减少伤害联盟，Harm Reduction Coalition，无日期；Marlatt，1998）。公共政策倡议可以包括倡导减少壁垒和促进可获得服务；改革物质使用消费的法律后果；以及处理课刑不一问题（Marlatt，1998）。有一个服刑不一的例子的差异是 100：1，因为对于拥有强效纯可卡因和可卡因粉的联邦强制性最低刑罚不成比例地影响到非洲裔美国人（Hatsukami & Fischman，1996）。根据这项政策，一个人第一次非法拥有 5 克强效纯可卡因会最低获刑 5 年，而拥有 500 克可卡因盐酸盐服刑等同（Hatsukami & Fischman，1996）。解决这种差距反映了公共政策的举措，以减少伤害和寻求社会公正。最后，减少伤害价值观更注重反映减少伤害与不同层面药物使用相关性的一系列积极成果（例如，个人、社区、社会），它在方法上通过个别化的做法来反映个人和社区的独特经验和利益（减少伤害联盟，无日期；Hunt，2003）。

减少伤害的研究重点关注针具交换和美沙酮治疗干预（Hunt，2003）。回顾了 42 项注射器交换项目的研究后，Gibson，Flynn 和 Perales（2001）确定其中 28 项具有积极成果。作者讨论了研究设计等方法问题以及可能对研究结果产生负面影响（2 项研究）、零影响或混合影响（14 项研究）的选择性偏见和淡化性偏见。根据这些回顾，作者得出结论认为"有大量证据表明，注射器交换项目能够有效地预防艾滋病危险行为和保护 IDU（注射毒品使用者）的艾滋病病毒血清转化现象"（p. 1338）。对美沙酮维持治疗的研究已近 40 年，研究结果表明，它对减少使用海洛因和感染艾滋病病毒的危险行为是有好处的（Hunt，2003）。NIDA（1999b）是这样描述的："稳定在能够获得持续、足够剂量美沙酮或 LAAM 状态的病人可以正常发挥功能"（p. 24）。最后，虽然之前讨论的研究支持了循证的动机面谈能够帮助经历物质使用问题的人，没有足够的证据来支持动机面谈对降低感染艾滋病病毒的风险是一种有效的战略（Burke，Arkowitz & Dunn，2003；Hunt，2003）。

（七）其他循证的方法

本节讨论的重要方法并未囊括所有的方法，只是引导大家对物质使用问题作各种思考和介入处理。被 NIDA（1999b）描述为科学为本的其他方法包括：支持性—表达性心理治疗；个别化药物咨询；协助尼古丁依赖人士的行为和尼古丁替代组合治疗；各种行为策略，如采用适当的票证，以支持人们脱离与可卡因或其他药物或住宅相关的行为；结合复发预防、小组治疗、自助、药物教育和家庭治疗的矩阵模式，以帮助人们减少使用兴奋剂和其他药物。

物质滥用领域中许多针对家庭取向干预的研究聚焦于青少年，下述模式具有发展性的证据基础：多元系统治疗、多面向家庭治疗和简短策略家庭治疗（Henggeler，Schoenwald，Borduin，Rowland & Cunningham，1998；NIDA，1999b；Szapocznik & Williams，2000）。NIDA（1999b）还承认，行为治疗对帮助青少年做到维持药物禁欲以及获得其他结果有效（如到校读书或上班，改善家庭关系）。

对于同时经历物质使用和精神障碍的人，聚焦两种症状的整合治疗得到推荐（NIDA，1999b）。证据为本的整合治疗方法倾向于对个人及其家庭开展以社区为依托的长期干预，最近的出版物对此进行了回顾并加以详细说明，以促进在实践中执行（Mueser，Nordsky，Drake & Fox，2003）。对于同时经历物质使用和创伤后应激障碍的人，由研究支持的一项整合治疗模式是寻求安全。这种模式主要运用了认知行为策略，补充结合人际管理和个案管理的方法，在最近由 Najavits（2002）出版的刊物中也得到了进一步的说明，以促进在实践中执行。

（八）干预形式

干预的不同不仅是因为形成问题的病因模式不同，而且是因为它们的功能、特征和组织结构也有所不同。例如，干预可能会根据重点（如戒毒、长期康复、善后）、地点（如医院、社区）、强度（如住院、在家、门诊、自助团体）、帮助系统的特征（如药物滥用服务、心理健康中心、儿童福利、家庭和社会支持）、案主系统（如个人、小组、家庭）和公共或私人资金来源而有所不同（McNeece & DiNitto，2005）。这同社会工作者的工作特别契合，他们经常要协助其他专门服务，熟知各种治疗方法以及当地可获得的资源和保健机构。美国成瘾医学治疗学会（2001）的"物质相关障碍治疗的患者定位标准"对转介作了详细的指导，将青少年和成人案主转介至适当照顾层面时，要考虑他们物质使用的特点、生理心理条件和环境条件。

六、卫生保健机构中的筛查和简短干预协作

对于健康社会工作者来说，要将潜在的药物使用问题纳入案主照顾系统，他们必须巧妙地搜集案主物质使用行为的信息。由于各种原因，许多保健和社会服务提供者根本不进行调查，因此漫不经心地忽视了可能的物质使用问题。医学研究所（1990）建议将有关物质使用的问题列入了解日常生活方式和行为的问题之中，如关于饮食和锻炼，这涉及所有接触到医疗保健体系的人。下面提供用于检测潜在的药物使用问题的必要知识和工具。第一，它讨论了与案主谈论物质使用行为时如何专业化地使用自我的问题。第二，它提供了一些信息收集的基本思路。第三，提供了已有的筛查工具和治疗方案，以及如何合成收集到的资料，以进行简短的干预，或在需要时转介至其他服务。

（一）筛查

虽然筛查和评估与干预在本章中是分开阐述的，重要的是要注意到，与其他类型社会工作实务中的情况相同，它们实际上是重叠的活动。更多情况下，评估贯穿于整个干预过程。事实上，NIAAA（2004）将筛查和评估纳入干预框架之内。此外，询问案主的行为、在他们回

答的基础上提供反馈意见是一种人际经验，本身可能就是一种有效的干预（Miller，2000）。

这一章的重点更多是筛查，而不是评估。一般情况下，筛查是一个相对简短的过程，其目的是确定个人可能存在的物质使用问题（Abbott & Wood，2000；Donovan，1999）。当一个人被确定为处于危险之中，进一步的评估是必要的。评估过程在范围上更全面，目标是明确诊断物质使用障碍，评估相关的健康和心理影响，并形成特定的专业服务（Cooney，Zweben & Fleming，1995）。本节介绍的信息，是将物质使用筛查纳入到更为普通的社会心理评估之中，并且在有必要时，适当地转介，作进一步的物质使用评估和干预。更多的社会心理评估内容请参见本书第八章。

由于污名和羞愧常常与物质使用问题相伴生，社会工作者询问有关潜在问题的方式至关重要。McCrady（1993）给出了几个被问询者的特征，这似乎有助于成功开展对有酗酒问题人士的治疗，与准确筛查也有关。首先，临床医师必须有同理心，承认谈论自己的物质使用问题常常会使案主感到尴尬，难以启齿。如果他们已经在物质使用问题上抗争了一段时间，那很可能他们已经遭到了家人、朋友和以前的治疗提供者的批评，不予同意。此外，重要的是临床医生要有准确的评价：改变物质使用行为有多么困难。案主往往已经多次尝试停止使用酒精、烟草或其他药物，而结果仍是再次使用，这使他们感到自己已经失败，从而导致更大的道德败坏感。具有既强调物质使用的羞愧，又强调改变物质使用的难度的能力是其关键。

其次，临床医生要能够区分个人本身和他/她的物质滥用行为。McCrady（1993）称之为"微妙的"平衡。医师首先需要、并且最需要表达他对人的尊重，承认其与生俱来的尊严和价值。同时要仔细，不能简单处理或无视那些有问题的物质滥用行为。

最后要留意的是，许多虚构的观点已经对帮助有物质使用问题的人的策略产生了影响，但是近期的研究并没有支持这些观点。举例来说，下列主张没有得到事实证据的支持：人身上有"成瘾人格"；有物质滥用问题的人有更强的防卫机制，表现为抗拒和否认；或是有强烈进攻性举动的人较适应变化（CSAT，1999b）。专业化地使用自我可以由不断提升自己对新知识的熟悉程度，以支持知情参与、筛查、评估和干预。

卫生保健社会工作者从各个渠道收集关于案主物质滥用行为的重要信息。首先并且最重要的是从案主自身收集信息。此外要收集案主家庭、朋友和其他治疗者提供的信息。最后，也会从现存的医疗/治疗记录、生理检测（例如毒理筛查）中获取。下一节会回答两个关于信息收集过程的重要问题。"收集信息的目的是什么？"以及"社会工作者要收集什么样的信息？"

1. 收集物质使用行为信息的目的

了解收集案主物质使用历史和模式的信息的目的是十分重要的。很明显，物质使用和许多疾病、健康问题以及可能使人接触卫生保健系统的其他社会问题有密切关系。已经被确诊的健康问题往往得不到完全的治疗，除非相伴的物质使用问题同时得到处理。因此，筛查潜在的物质使用问题成为向案主推荐和提供已被确诊的健康问题的综合治疗中的一个中心问题。例如，嗜酒和其他物质使用的案主是被禁止使用某些药物疗法和治疗程序的。关于物质使用频率和使用量以及使用结果的具体信息能够帮助卫生保健社会工作者给出适合的推荐和转介意见。

2. 收集哪些信息

筛查物质使用问题时，社会工作者收集的信息可分为几个不同的类别：使用的物质、使用频率、使用量、使用的结果、使用者周围的环境等。另外，因为基因会影响物质依赖，所以社会工作者会询问近亲的物质使用情况（NIAAA，2004b）。下面会谈到的现有工具中可能会包含其中的一个或多个问题。询问酒精和其他药物使用的结果，通常对检测人们是否有物质使用障碍很有效；然而它们可能会遗漏那些面临正在生成物质使用障碍的风险的人。询问关于使用频率和使用量的问题对于检测面临风险的人至关重要（CSAT，1997）。

我们很难让患者诚实回答是否使用非法物质，因此通常先询问酒精使用的情况会比较有帮助，之后再着手讨论非法药物使用情况（美国医学会，1990）。然而也有例外，CSAT协商小组就建议对非法药物使用高危人群同时询问酒精和其他药物使用情况。同时询问药物服用问题和酒精问题会减轻人的耻辱感。非法用药的风险因素包括精神病，遗传因素，同龄人中有酒精、药物使用者，家庭冲突，艾滋病病毒检测呈阳性（CSAT，1997）。

NIAAA（2004b）建议从简洁的问题开始询问，如"你喝酒吗？"如果对方的回答是否定的，那么继续提问，"是什么原因让你决定不喝酒的？"（CSAT，1997，p.15）。如果案主至今一直节制，或至今已经5年以上没有喝酒了，那么物质使用筛查就可以结束了。但也会碰到例外，后面的内容会提及。不管他们对喝酒问题如何作答，对青少年还要询问其他药物的使用情况，特别是大麻。对怀孕妇女或正经历人生重大转变的女性要询问她们的处方药和非处方安眠药的使用情况（CSAT，1997）。最后，要问所有的老年人（60岁或以上）处方药和非处方药物的使用情况。

"你喝酒吗？"，如果得到对方肯定的回答，那么NIAAA（2004b）建议接下来可以问关于喝酒频率的问题（比如："你平均一周有几天会喝酒？"）以及酒量的问题（比如："你一天会喝几杯酒？"）。另外还可以问"上个月你最多一次喝了多少酒？"特别对于这个问题，需要准确地认定标准饮酒单位。一杯酒相当于12盎司*的啤酒或果酒饮料，8～9盎司的麦芽酒，5盎司的佐餐酒，3～4盎司的加度葡萄酒（雪利酒、波堤葡萄酒等），2～3盎司的甜酒或开胃酒和1.5盎司的烈酒（NIAAA，2004b）。

根据案主饮酒频率和饮酒量，社会工作者就能够确定其酒精消耗是否在一个安全的范围内，或已经存在潜在的问题。NIAAA（2004b）中关于"危险饮酒"的定义标准会根据年龄、性别、怀孕/健康/药物治疗状态及家族物质依赖史而变动。酒精消耗如果有下列情况会被视为"危险饮酒"：

- 男性一周饮酒超过14杯或在某个特定场合饮酒4杯以上
- 女性一周饮酒超过7杯或在某个特定场合饮酒3杯以上
- 怀孕女性饮酒
- 老年人一周饮酒超过7杯或在某个特定场合饮酒1杯以上
- 儿童或青少年饮酒

另外，不当物质使用会和一系列健康和心理社会问题相互作用。下列因素可能会增加物质使用问题的风险：

- 心理健康问题
- 感染传染性疾病，如：艾滋病、乙肝和丙肝、肺结核等
- 创伤暴露

---

* 译者注：1盎司（oz）=28.35g或29.57ml。

- 与使用药物或酒精的同伴相处
- 无家可归/居无定所
- 重大家庭冲突或家庭不稳定
- 有家族物质使用史
- 无固定职业
- 法律问题（CSAT，1997）

这些风险因素的存在与否未必能判断一个人是否有物质使用问题，但它们的存在会让社会工作者更深入地思考可能存在的风险（CSAT，1997）。此外，这些健康和心理社会风险因素会成为在医疗健康机构中综合生理心理社会评估和干预的一部分以及社会工作者干预的要点。

（二）测量工具

已经建立了许多量表，用于筛查和评估物质使用，包括结构式访谈和自理问卷。至关重要的是，这些工具靠着灵敏度和特异性在运用过程中能够展示其精确的筛查能力。灵敏度指的是能够鉴别出所有有特定问题的人（即避免假阴性）。特异性指的是能够排除与特定问题不相干的人（即避免假阳性；NIAAA，2004b）。举例来说，如果一个测量指标只有一个简单的问题："你喝酒吗？"，回答肯定的人会被鉴定为有酒精使用障碍，那就是灵敏度高，特异性低。相反，如果这一个问题变成"在你的饮酒经历中有没有喝醉或对此失去记忆？"根据肯定的回答就可以认定一个人有酒精使用问题，那么就是低灵敏度，高特异性。筛查工具的灵敏性和特异性会根据临界分数的变动、改变指定的问题，以及减少或增加项目而变化。随后的讨论中会说明其中的一些原则。

1. CAGE

CAGE 是物质滥用领域中最广泛使用的简短筛查工具之一。它最初是用来检测酒精依赖的，包括了饮酒方面的 4 个问题：

- 你是否曾经觉得应当少喝点酒？
- 有没有人因为批评你喝酒而惹恼了你？
- 饮酒是否曾经让你有罪恶感或感觉不好？
- 你有没有早上起来第一件事情就是喝一杯来舒缓神经或摆脱宿醉（醒眼酒）？

如果对两个或两个以上问题回答"是"，会被认为具有显著的临床意义（Ewing，1984）。研究表明，这个测量标准具有很高的灵敏性和特异性，能够准确判断一个人是否具有酒精使用障碍（Buchsbaum，Buchanan，Centor，Schnoll & Lawton，1991）。因为没有包含饮酒量或饮酒频率的问题，它很可能漏掉那些不符合诊断标准，但是处于危险的嗜酒者（Adams，Barry & Fleming，1996）。在尝试提高 CAGE 对一系列物质使用问题的灵敏性问题上，NIAAA（2004b）和 CSAT（1997）都建议在 CAGE 基础上加上酒精使用的频率和使用量的问题。此外，两所机构还建议一旦有一个问题是肯定答案，就要继续更深层次的评估。

除了酒精筛查，CAGE 稍作修改后还会被用于其他药物的筛查。CAGE-AID（包含药物的 CAGE 调整版）的问题包括 CAGE 原有的问题，而不光是酒精使用问题。CAGE-AID

用前面提到的每一个问题来询问饮酒和药物使用问题。运用 CAGE-AID，提问之前应该加上这样的引言："考虑药物使用，包括非法药物使用和使用未经处方开出的处方药"（Brown，Leonard，Saunders & Papasouliotis，1998）。因为 CAGE-AID 跟 CAGE 一样，问的都是负面的内容，因此 CSAT（1997）建议再问一个额外的问题："至今为止你是否 5 次以上服用过街头药品？"。对该问题或 CAGE-AID 中任何一个问题的肯定答案，意味着需要更进一步的评估。

CAGE 和 CAGE-AID 对筛查老年人的酒精或其他药物使用问题十分有效。Buchsbaum 等（1992）曾经使用 CAGE 中的 2 分或更大的分值对一批 60 岁以上门诊病人样本作筛查，以确定他们的不当饮酒问题，结果发现它具有相当的灵敏度（0.70）和很好的特异性（0.91）。还有一项研究检测了 CAGE-AID 在筛查老年人物质使用中的效用，结果显示 CAGE-AID 对被检测者的酒精或其他药物使用问题障碍具有很高的灵敏性（分别是 0.91 和 0.92），但是特异性低，只有 0.48（Hinkin et al，2001）。作者注意到很多老年人，不管他们是否有物质使用障碍，都对"你是否曾经觉得应当少喝点酒或减少用药？"这一问题持肯定的回答。如果略去这个问题，特异性明显提高到 0.69，虽然灵敏度会降低到 0.83。综观来说，这些发现告诉评估者，要根据对象人群、环境和目标等的不同而调整 CAGE。

2. 酒精使用异常鉴别测试（*The Alcohot Use Disorders Identification Test*，*AUDIT*）

该测试由 10 个项目的结构式访谈组成，出自世界卫生组织的一项 6 个国家的合作项目，融合了多种文化背景，用于检测酒精使用相关问题（Saunders，Aasland & Grant，1993）。工作小组最初的目标是建立一个筛查工具，来检测人们在依赖和严重伤害产生之前的物质使用问题，以提供早期干预。该量表涉及了三个概念范围：消耗水平（1～3 项）、依赖症状（4～6 项），以及酒精相关结果（7～10 项）。最终分数由每个问题的序号相加得出。

（1）你多久会喝一杯含酒精的饮料？

　　⓪ 从不

　　① 一个月 1 次或更少

　　② 一个月 2～4 次

　　③ 一周 2～3 次

　　④ 一周 4 次或以上

（2）喝酒那天，一般你会喝几杯含酒精的饮料？

　　⓪ 1 或 2

　　① 3 或 4

　　② 5 或 6

　　③ 7～9

　　④ 10 或以上

（3）你在同一场合中喝 6 杯或以上含酒精饮料的频率如何？

　　⓪ 从不

　　① 一个月以上

　　② 每月

　　③ 每周

　　④ 每天或几乎每天

（4）一旦开始喝酒，你就发现停不下来，这样的情况在去年多久发生一次？

　　⓪ 从不

　　① 一个月以上

　　② 每月

　　③ 每周

　　④ 每天或几乎每天

（5）饮酒导致你做不了应当要做的事，这样的情况在去年多久发生一次？

　　⓪ 从不

　　① 一个月以上

　　② 每月

　　③ 每周

　　④ 每天或几乎每天

（6）早上起来第一件事情就是喝一杯酒来摆脱宿醉，这样的情况在去年多久发生一次？

　　⓪ 从不

　　① 一个月以上

　　② 每月

　　③ 每周

　　④ 每天或几乎每天

（7）喝酒后觉得有罪恶感或良心不安，这样的情况在去年多久发生一次？

　　⓪ 从不

　　① 一个月以上

　　② 每月

　　③ 每周

　　④ 每天或几乎每天

（8）你因为喝酒而不记得前一天晚上发生的事情，这样的情况在去年多久发生一次？

　　⓪ 从不

　　① 一个月不到

　　② 每个月

　　③ 每周

　　④ 每天或几乎每天

（9）你或其他人是否有过因为你喝酒而受伤？

　　⓪ 没有

　　① 是的，但不在去年

　　② 是的，发生在去年

（10）是否有亲戚或朋友，医生或其他保健工作者关心你酗酒的情况，并建议你减少饮酒？

　　⓪ 没有

　　① 有，但不是去年

　　② 有，是在去年

分数范围为 0～40。一般来说，分数为 8 或者更高意味着有可能存在严重的使用酒精不当的问题（Saunders，Aasland，Babor，De La Fuente & Grant，1993）。

最新研究指出，一般情况下，AUDIT 对各种性别和种族群体都是有效的，尽管发现族群之间的表现有所不同（Reinert & Allen，2002）。举例说，Cherpitel（1998）发现，当选取 8 为标准定点时，AUDIT 对女性的敏感度低于男性。因为这些发现，Reinert 和 Allen（2002）建议，针对女性时把标准定点下降到 5 或 6。这些作者也报告说在不同族群之间，AUDIT 的心理测量学特性几乎没有差异。但是他们提醒，有越来越多的研究表明，AUDIT 在成年人中准确率有限。

3. 其他工具

许多其他的工具也被开发出来，用于与物质使用相关问题的筛查和综合评估。尽管数量之多，难以一一列举，这里还是要提及几个。密西根州酗酒筛查检测（Michigan Alcoholism Screening Test，MAST）是一个包含 25 项条目的探测酒精问题的测试工具（Selzer，1971）。并有两个简短版本：一个是包含 13 项条目的简表 MAST（SMAST；Selzer，Vinokur & van Rooijen，1975），另一个是包含 10 项条目的简表 MAST（B-MAST；Pokorny，Miller & Kaplan，1972）。老年版 MAST（MAST-Geriatric Version，MAST-G；Blow et al，1992）被批准用于老年人的测试。最近，药物滥用筛查测试（DAST；Skinner，1982）被设计出来，用于鉴定除酒精之外的其他药物滥用。

（三）从筛查到简短干预

如果筛查过程显示一个人有物质滥用的可能，社会工作者会采取简短干预（Brief intervention）的追踪服务，并根据问题的严重程度，转介给更为全面的评估和服务。下面讨论的简短干预为社会工作者提供了一个方法，以使他们与案主讨论使用物质带来的风险，增强他们采取积极步骤的动力，去应对物质使用问题。对筛查结果的反馈是开始简单短干预的第一步。CAST（1997，1999a，1999b）指出，反馈应以直接和非评判的态度及时给出，并且能够表达尊重，结合案主的健康情况，同时传递一种文化能力。

（四）简短干预

处理物质滥用问题的机会经常发生在非物质滥用治疗场合。健康社会工作者和其他专业人员可以利用简短干预在这些机会中有所作为。简短干预被定义为"以发现潜在问题为目的的实务，并激发个体开始为他的物质滥用有所作为，或是采用自然的、以案主为目标的方法，或是寻求其他的治疗"（SAMSHA，1999，p. 5）。简短干预由一般指导原则构成，包含一系列策略和技术。

一般目标和指导原则

所有简短干预的一般目标基于降低伤害的观点："减少因持续物质使用而可能导致的伤害"（SAMHSA，1999，p. 5）。个体的特殊目标取决于他们的目的、他们使用物质的特性（比如，物质的选择、使用的严重性、使用史）、他们对改变的准备和提供干预的场合（CAST，1999a）。在找出符合案主利益的目标时可以引导目标制订的过程，具体目标可能包含以下项目：参与一项更全面的评估；确认物质使用的代价和益处；在一个指定时间范围内记录使用量；在一个指定时间范围内减少用量；减少一份饮品或其他物质的用量；参加一个 AA/NA 会议；扩大支持性社会网络；介定可以替代物质使用的积极活动（CAST，1999a）。这些只是其中几个例子。社会工作者和案主可以通过创造性的头脑风暴来确定其他适合案主特殊情况的目标。社会工作者应强调减少物质滥用危害风险的任何目标的正面效应。

Bien 等（1993）在一个涉及 14 个国家、32 项研究的大规模调查的结果中对简短干预帮助正在经历不当酒精使用问题的人的效度给予了实质性的支持。12 例实验案例中有 11 例显示，简短干预增加了转介和特殊服务的使用。8 例实验案例中有 7 例显示，相对于没有接受干预的人，简短干预对减少酒精使用或酒精使用相关问题是有效的。Miller 和 Sanchez（1993）对这些结果研究中所应用的干预策略进行了检测，从中得出了干预的共同要素。有效简单干预的 6 个因素被定义和概括为现在广为人知的首字母缩合语 FRAMES："反馈、责任、建议、选项清单、同理心和自我效能"（Bien et al，1993，p. 326；Britt et al，2004；CAST，1999a；Miller & Sanchez，1993）。

(1) 服务提供者给予案主反馈，告知他们物质使用相关的风险；当然，这样的反馈应当是互动的，包括信息的增加和引出案主的反应（CAST，1999a，1999b）。有效的简单干预通常包括结构性筛查，就如上文提到的 NIAAA 推荐的治疗方案。筛查之后，案主获得有关他们物质使用状态的信息。除了告诉案主他们的一般状态外，社会工作者还应当提供案主关于物质使用与健康的交互作用和物质使用后果的信息。例如，主动的物质使用与许多医疗干预相抵触（比如，器官移植和某些药物治疗）。

(2) 案主要有改变的责任（CAST，1999a）。当专业工作者在关心案主的福利时，案主知道这一点是非常重要的：最终改变物质使用行为是案主的责任。应当给予案主关怀，使得他们在尝试改变和因为自己的问题而遭受责备时不觉得孤独。另外，社会工作者应当认识，这是有关案主自决和赋权的一个步骤（CAST，1999b），体现了自决精神，即动机面谈的中心要素（Miller & Rollnick，2002）。

(3) 服务提供者给予案主改变行为的建议（Bien et al，1993；CAST，1999b）。建议因不同案主而有所不同，从提议改变物质使用的行为到提供物质滥用的相关信息（CAST，1999b）。给予建议的关键因素在于建议要与动机面谈内容保持一致性，包括征得案主对于提供建议的同意（例如，"我可以告诉你我过去在这些情况下所看到的东西吗？"CAST，1999b，p. 27），以与案主文化相适合的角度提供信息，并注意提出建议的方式（Britt et al，2004；CAST，1999b）。

(4) 提供一个促进改变的多选项清单（Bien et al，1993；CAST，1999b）。这些选项可以包括治疗服务、自助和其他改变策略。提供给案主有关选项的信息并讨论他对它们的看法，这些都是帮助案主对于进程做出知情决定的中心要素（CAST，1999b）。

(5) 社会工作者应当运用同理态度，传达尊重、关怀、热情和反映性聆听（Bien et al，1993；CAST，1999b）。

(6) 社会工作者应当寻求增强案主的自我效能意识，也就是说，案主能够完成并且一定会完成他们为自己所设目标的信念（CAST，1999b）。传达希望、乐观，认可案主的优势是实现目标的有意义的途径（Bien et al，1993；CAST，1999b）。

七、总 结

健康社会工作者在向与物质使用问题作斗争的人们提供有效帮助时面临很多的挑战。需要丰富的知识基础，且这个领域有时候被认为是在不断变化的，此外，物质滥用问题被认为是难以改变的。另外，这些问题在不同年龄、性别、性取向、种族、文化和社会经济背景的个人中都有广泛的表现。本章为服务提供者提供了基础信息，使他们可以向正在经历物质使用问题的案主提供有希望并且有效的干预。那些常用物质的短期精神行为影响和长期健康影响及其最新流行数据的信息，可以使卫生保健社会工作者有能力鉴定个人在特定物质使用上存在的风险。另外，这些信息可以帮助增强发展性和文化性的能力，从而为受影响的人群服务。对于将物质使用问题概念化和处理物质使用问题的主要方法的概述，可以使卫生保健社会工作者熟悉可获得的干预选项，或熟悉案主以前可能遇到过的治疗经历。社会工作者需要意识到特定方法现有的证据基础，这很重要。如果有可能，把案主转介到运用证据为本的实务策略的服务项目。最后，这一章提供了筛查的知识和工具，以及简短干预的策略框架。这些信息给社会工作者以指导，以使他们能够以带来希望、减少伤害、增强动机和竭尽全力追求和稳定改变的方式帮助正在经历物质使用问题的人。

八、学习练习推荐

学习练习 13.1

常用物质的精神行为影响和健康影响是什么？你会怎样对每种物质的相关风险分等级？你进行分级的依据是什么？

学习练习 13.2

有哪些重要的方法可以将物质使用问题概念化？概念框架会如何影响干预策略？

学习练习 13.3

对于本章讨论的方法的有效性，研究提出了什么意见？研究结果会如何影响你形成你对经历物质使用问题人群的直接实务？是否还有其他证据会影响你在此领域的直接实务？

学习练习 13.4

物质使用问题筛查的关键因素有哪些？

学习练习 13.5

首字母缩合语 FRAMES 代表什么？在直接实务中运用这一模式会有什么优势和挑战？

学习练习 13.6

是否有其他的信息可以帮助你，增强你的能力，以有效地帮助经历物质使用问题的人？

学习练习 13.7

两人一组进行角色扮演，假定 Alex 的情况如下，你会如何把 FRAMES 模式运用到对他的简短干预中去？

个案 13.1

25 岁的 Alex 是个异性恋，拥有意大利和美国血统，与他 60 岁的母亲一起居住。因为饮酒、使用可卡因和综合健康问题以及母亲对 Alex 的担心，弟弟 Carl 把 Alex 带到社区医疗中心。见过一位初级保健医生后，Alex 被转介给你。你对 Alex 的简单筛查显示，他曾经无数次尝试停止使用可卡因和减少饮酒。他解释说这些努力"并没有太大效果"，但是他感觉他可以靠自己解决这个问题。对于弟弟"对这一切所做的重大决定"，他感到非常生气，但同时也表示对自己饮酒和使用可卡因的行为感到愧疚。Alex 说，他通常一星期饮酒 4～5 次，每次 6 罐。最近他增加了饮酒量，但并没有"真正地记录"。Alex 说自从一个月前失去工作而无力支付，他已经减少了使用可卡因的频率。Alex 目前没有健康保险，也没有稳定的收入。

九、推荐资料

（为嗜酒者亲属提供帮助的）戒酒互助会和父母嗜酒青少年互助会（Al-Anon and Alateen，帮助 13～19 岁有嗜酒父母亲的青少年的组织）（http：//www. al-anon. alateen. org）

匿名戒酒互助社（Alcoholics Anonymous, AA；http：//www. aa. org）

酗酒和药物成瘾顾问信息和认证（Alcoholism and Drug Addiction Counselor Information and Certification；http：//naadac. org/documents/index. php？CategoryID＝1 and http：//naadac. org/ documents/display. php？DocumentID＝18）

康复中的双重麻烦（Double Trouble in Recovery；http：//www. doubletroubleinrecovery. org）基于一种 12 个步骤的方法，该项目帮助那些同时存在物质滥用和精神健康问题的人们。

降低危害联盟（Harm Reduction Coalition；http：//www. harmreduction. org）

物质滥用对健康的影响（Health Effects of Substance Use；http：//www. drugabuse. gov/consequences）

国际降低危害协会（International Harm Reduction Coalition；http：//www. ihra. net）

动机式晤谈法（Motivational Interviewing；http：//www. motivationalinterview. org）

麻醉药品滥用者互助协会（Narcotics Anonymous, NA；http：//www. na. org）

酒精与毒品信息的美国国立交换中心（National Cleasinghouse for Alcohol and Drug Information, NCADI；http：//www. health. org）

从 NIAAA、NIDA 和 SAMHSA 可获得酒精和毒品信息和资源的一个交换中心，其资源包括影像资料、宣传海报、小册子、教育工具、套件和报道。大众（如家庭、青少年、医务工作者、教育者和研究者）皆可获得这些信息。其中许多资源都是免费的。

美国国立酗酒者和药物滥用者研究所（National Institute on Alcoholism and Alcohol Abuse，NIAAA；http：//www. niaaa. nih. gov）该机构是美国国立卫生研究院（NIH）的分支机构，专门研究有关酗酒问题的影响和治疗。

美国国家药物滥用研究所（National Institute on Drug Abuse，NIDA；http：//www. nida. nih. gov）该机构是 NIH 的分支机构，专门研究药物滥用的影响和治疗。

物质滥用和精神健康服务管理局（Substance Abuse and Mental Health Services Administration，SAMHSA；http：//www. samhsa. gov）该机构是美国卫生及公共服务部的分支机构，负责发展和宣传有效预防和治疗的项目。SAMHSA 包括物质滥用预防中心（CSAP）和物质滥用治疗中心（CSAT）。

针对男同性恋者、女同性恋者、双性恋者以及跨性别者的物质滥用治疗。（http：//kap. samhsa. gov/products/manuals/pdfs/lgbt. pdf）

治疗搜索网站（NCADI；http：//dasis3. samhsa. gov）该网站可以搜索物质滥用治疗提供者的地理位置、人群以及治疗类型。

世界卫生组织（World Health Organization；http：//whqlibdoc. who. int/hq/1992/WHO_PSA_92. 4. pdf）该网站在初级卫生保健中使用 AUDIT 的指南。

参考文献

Abbot, A. A. (2000). Context of practice: Myths and realities of alcohol, tobacco, and other drugs. In A. A. Abbot (Ed.), *Alcohol, tobacco, and other drugs: Challenging myths, assessing theories, individualizing interventions* (pp. 1–19). Washington, DC: National Association of Social Workers Press.

Abbott, A. A. (2002). Health care challenges created by substance abuse: The whole is definitely bigger than the sum of its parts. *Health and Social Work, 27,* 162–165.

Abbott, A. A., & Wood, K. M. (2000). Assessment: Techniques and instruments for data collection. In A. A. Abbott (Ed.), *Alcohol, tobacco, and other drugs: Challenging myths, assessing theories, individualizing interventions* (pp. 159–186). Washington, DC: National Association of Social Workers Press.

Abraham, H. D., Aldridge, A. M., & Gogia, P. (1996). The psychopharmacology of hallucinogens. *Neuropsychopharmacology, 14,* 285–298.

Adams, W. L., Barry, K. L., & Fleming, M. F. (1996). Screening for problem drinking in older primary care patients. *Journal of the American Medical Association, 276,* 1964–1967.

Alcoholics Anonymous. (1972). *A brief guide to Alcoholics Anonymous.* New York: Alcoholics Anonymous World Services. Retrieved October 28, 2004, http://www.alcoholics-anonymous.org.

Alcoholics Anonymous. (n.d.). *Historical data: The birth of AA and its growth in the United States and Canada.* Retrieved April 30, 2005, from http://www.alcoholics-anonymous.org/default/en_about_aa_sub.cfm?subpageid=27&pageid=24.

Alterman, A. I., McLellan, A. T., O'Brien, C. P., & McKay, J. R. (1998). Differential therapies and options. In R. J. Frances & S. I. Miller (Eds.), *Clinical textbook of addictive disor-*

ders (2nd ed., pp. 447–478). New York: Guilford Press.

American Psychiatric Association. (1994). *Diagnostic and statistical manual of mental disorders* (4th ed.). Washington, DC: Author.

American Society of Addiction Medicine. (2001). *ASAM patient placement criteria for the treatment of substance-related disorders* (2nd ed.). Chevy Chase, MD: Author.

Bien, T. H., Miller, W. R., & Tonigan, J. S. (1993). Brief interventions for alcohol problems: A review. *Addiction, 88,* 315–336.

Blow, F. C., Brower, K. J., Schulenberg, J. E., Demo-Dananberg, L. M., Young, J. P., & Beresford, T. P. (1992). The Michigan Alcoholism Screening Test—Geriatric Version (MAST-G): A new elderly-specific screening instrument. *Alcoholism: Clinical and Experimental Research, 16,* 372.

Borden, W. (2000, September). The relational paradigm in contemporary psychoanalysis: Toward a psychodynamically informed social work perspective. *Social Service Review,* 352–379.

Brady, K. T., Myrick, H., & Malcolm, R. (1999). Sedative-hypnotic and anxiolytic agents. In B. S. McCrady & E. E. Epstein (Eds.), *Addiction: A comprehensive guidebook* (pp. 95–104). New York: Oxford University Press.

Britt, E., Hudson, S. M., & Blampied, N. M. (2004). Motivational interviewing in health settings: A review. *Patient Education and Counseling, 53,* 147–155.

Brocato, J., & Wagner, E. F. (2003). Harm reduction: A social work practice model and social justice agenda. *Health and Social Work, 28*(2), 117–125.

Brown, R. L., Leonard, T., Saunders, L. A., & Papasouliotis, O. (1998). The prevalence and detection of substance use disorders among inpatients ages 18 to 49: An opportunity for prevention. *Preventive Medicine, 27,* 101–110.

Buchsbaum, D. G., Buchanan, R. G., Centor, R. M., Schnoll, S. H., & Lawton, M. J. (1991). Screening for alcohol abuse using CAGE scores and likelihood ratios. *Annals of Internal Medicine, 115,* 774–777.

Burke, B. L., Arkowitz, H., & Dunn, C. (2002). The efficacy of motivational interviewing and it adaptations: What we know so far. In W. R. Miller & S. Rollnick (Eds.), *Motivational interviewing: Preparing people for change* (2nd ed., pp. 217–250). New York: Guilford Press.

Center for Disease Control. (2004). *January 11, 2004 marks the 40th anniversary of the inaugural surgeon general's report on smoking and health.* Retrieved January 3, 2005, from http://www.cdc.gov/tobacco/overview/anniversary.htm.

Center for Substance Abuse Prevention. (2003). Here's the latest on inhalants. *CSAP Prevention Alert, 6*(11). Retrieved May 13, 2005, from http://media.shs.net/prevline/pdfs/inhalants.pdf.

Center for Substance Abuse Treatment. (1997). *A guide to substance abuse services for primary care clinicians* (Treatment Improvement Protocol [TIP] Series, No. 24, DHHS Pub. No. SMA 03-3807). Washington, DC: U.S. Government Printing Office.

Center for Substance Abuse Treatment. (1998). *Substance abuse among older adults* (Treatment Improvement Protocol [TIP] Series, No. 26, DHHS Pub. No. SMA 98-3179). Rockville, MD: Substance Abuse and Mental Health Services Administration.

Center for Substance Abuse Treatment. (1999a). *Brief interventions and brief therapies for substance abuse* (Treatment Improvement Protocol [TIP] Series, No. 34, DHHS Pub. No. SMA 04-3952). Rockville, MD: Substance Abuse and Mental Health Services Administration.

Center for Substance Abuse Treatment. (1999b). *Enhancing motivation for change in substance abuse treatment* (Treatment Improvement Protocol [TIP] Series, No. 35, DHHS Pub. No. SMA 04-3922). Rockville, MD: Substance Abuse and Mental Health Services Administration.

Chedid, A., Mendenhall, C. L., Gartside, P., French, S. W., Chen, T., & Rabin, L. (1991). Prognostic factors in alcoholic liver disease. *American Journal of Gastroenterology, 86,* 210–216.

Cherpitel, C. J. (1998). Differences in performance of screening instruments for problem drinking among Blacks, Whites and Hispanics in emergency room population. *Journal of Studies on Alcohol, 59,* 420–426.

Chiasson, R. E. (1994). Smoking cessation in patients with HIV. *Journal of the American Medical Association, 272(7),* 564.

Cooney, N. L., Zweben, A., & Fleming, M. F. (1995). Screening for alcohol problems and at-risk drinking in health-care settings. In R. K. Hester & W. R. Miller (Eds.), *Handbook of alcoholism treatment approaches: Effective alternatives* (2nd ed., pp. 45–60). Boston: Allyn & Bacon.

Cornelius, L. J. (2002). Defining substance abusers using a prism: What you see is what you get. *Health and Social Work, 27,* 234–237.

Dar, K. J., & McBrien, M. E. (1996). MDMA induced hyperthermia: Report of a fatality and review of current therapy [Review]. *Intensive Care Medicine, 22,* 995–996.

Dawson, D. A., & Grant, B. F. (1998). Family history of alcoholism and gender: Their combined effects on *DSM-IV* alcohol dependence and major depression. *Journal of Studies of Alcohol, 59,* 97–106.

DiClemente, C. C. (1991). Motivational interviewing and the stages of change. In W.R. Miller and S. Rollnick, *Motivational interviewing: Preparing people to change addictive behavior* (pp. 191–202). New York: Guilford Press.

DiClemente, C. C., & Velasquez, M. M. (2002). Motivational interviewing and the stages of change. In W. R. Miller & S. Rollnick (Eds.), *Motivational interviewing: Preparing people for change* (2nd ed., pp. 201–216). New York: Guilford Press.

Dimeff, L. A., & Marlatt, G. A. (1998). Preventing relapse and maintaining change in addictive behaviors. *Clinical Psychology: Science and Practice, 5,* 513–525.

Donovan, D. M. (1999). Assessment strategies and measures in addictive behaviors. In B. S. McCrady & E. E. Epstein (Eds.), *Addictions: A comprehensive guidebook* (pp. 187–215). New York: Oxford University Press.

Donovan, D. M., Carroll, K. M., Kadden, R. M., DiClemente, C. C., & Rounsaville, B. J. (2003). Therapies for matching: Selection, development, implementation and costs. In G. Edwards (Series Ed.) & T. F. Babor & F. K. Del Boca (Vol. Eds.), *International Research Monographs in the Addictions (IRMA): Treatment matching in alcoholism* (pp. 42–61). Cambridge, England: Cambridge University Press.

Dunn, C., Deroo, L., & Rivara, F. (2001). The use of brief interventions adapted from motivational interviewing across behavioral domains: A systematic review. *Addiction, 96,* 1725–1742.

Durrant, R., & Thakker, J. (2003). *Substance use and abuse: Cultural and historical perspectives.* Thousand Oaks, CA: Sage.

Ewing, J. A. (1984). Detecting alcoholism: The CAGE Questionnaire. *Journal of the American Medical Association, 252,* 1905–1907.

Gibson, D. R., Flynn, N. M., & Perales, D. (2001). Effectiveness of syringe exchange programs in reducing HIV risk behavior and HIV seroconversion among injecting drug users. *AIDS, 15,* 1329–1341.

Gold, M. S., Frost-Pineda, K., & Jacobs, W. S. (2004). Cannabis. In M. Galanter & H. D. Kleber (Eds.), *Textbook of substance abuse treatment* (3rd ed., pp. 167–188). Washington, DC: American Psychiatric Press.

Grant, B. F. (2000). Estimates of U.S. children exposed to alcohol abuse and dependence in the family. *American Journal of Public Health, 90,* 112–115.

Grant, B. F., Hasin, D. S., Chou, S. P., Stinson, F. S., & Dawson, D. A. (2004). Nicotine dependence and psychiatric disorders in the United States. *Archives of General Psychiatry, 61,* 1107–1115.

Harm Reduction Coalition. (n.d.). *Principles of harm reduction.* Retrieved April 29, 2005, from http://www.harmreduction.org.

Hatch, E. E., & Bracken, M. B. (1986). Effect of marijuana use in pregnancy on fetal growth. *American Journal of Epidemiology, 124,* 986–993.

Hatsukami, D. K., & Fischman, M. W. (1996). Crack cocaine and cocaine hydrochloride: Are the differences myth or reality? *Journal of the American Medical Association, 276,* 1580–1588.

Heather, N. (2005). Motivational interviewing: Is it all our clients need? *Addiction Research and Theory, 13,* 1–18.

Henggeler, S. W., Schoenwald, S. K., Borduin, C. M., Rowland, M. D., & Cunningham, P. B. (1998). *Multisystemic treatment of antisocial behavior in children and adolescents.* New York: Guilford Press.

Hepworth, D. H., Rooney, R. H., & Larsen, J. A. (2002). *Direct social work practice: Theory and skills* (6th ed.). Pacific Grove, CA: Brooks/Cole.

Hinkin, C. H., Castellon, S. A., Dickson-Fuhrman, E., Daum, G., Jaffe, J., & Jarvik, L. (2001). Screening for drug and alcohol abuse among older adults using the modified version of the CAGE. *American Journal on Addiction, 10*(4), 319–326.

Humphreys, K., Wing, S., McCarty, D., Chappel, J., Gallant, L., Haberle, B., et al. (2004). Self-help organizations for alcohol and drug problems: Toward evidence-based practice and policy. *Journal of Substance Abuse Treatment, 26,* 151–158.

Hunt, N. (2003). *A review of the evidence-base for harm reduction approaches to drug use.* Retrieved March 4, 2005, from http://www.forward-thinking-on-drugs.org/docs/Hunt-Harm-Reduction-full.pdf.

Institute of Medicine. (1990). *Broadening the base of treatment for alcohol problems.* Washington, DC: National Academy Press.

Institute of Medicine. (2001). *Health and behavior: The interplay of biological, behavioral, and societal influences.* Washington, DC: National Academy Press.

Jaffe, A. J., Rounsaville, B., Chang, G., Schottenfeld, R. S., Meyer, R. E., & O'Malley, S. S. (1996). Naltrexone, relapse prevention, and supportive therapy with alcoholics: An analysis of patient treatment matching. *Journal of Consulting and Clinical Psychology, 64,* 1044–1053.

Kandel, D. B., Davies, M., Karus, D., & Yamaguchi, K. (1986). The consequences in young adulthood of adolescent drug involvement. *Archives of General Psychiatry, 43,* 746–754.

Kinney, J., & Leaton, G. (1991). *Loosening the grip: A handbook of alcohol information.* St. Louis, MO: Mosby-Year Book.

Kosten, T. R., & Sofuoglu, M. (2004). Stimulants. In M. Galanter & H. D. Kleber (Eds.), *Textbook of substance abuse treatment* (3rd ed., pp. 189–197). Washington, DC: American Psychiatric Press.

Kranzler, H. R., & Anton, R. F. (1994). Implications of recent neuropsychopharmacologic research for understanding the etiology and development of alcoholism. *Journal of Consulting and Clinical Psychology, 62,* 1116–1126.

Larimer, M. E., Palmer, R. S., & Marlatt, G. A. (1999). Relapse prevention: An overview of Marlatt's cognitive-behavioral model. *Alcohol Research and Health, 23,* 151–160.

Lemon, S. C., Friedman, P. D., & Stein, M. D. (2003). The impact of smoking cessation on drug abuse treatment outcome. *Addictive Behaviors, 28,* 1323–1331.

Leshner, A. I. (1997). Addiction is a brain disease, and it matters. *Science, 278,* 45–47.

Littell, J. H., & Girvin, H. (2002). Stages of change: A critique. *Behavior Modification, 26*(2), 223–273.

Longabaugh, R., & Morgenstern, J. (1999). Cognitive-behavioral coping-skills therapy for alcohol dependence. *Alcohol Research and Health, 23,* 78–85.

Marlatt, G. A. (1985a). Theoretical rationale and model. In G. A. Marlatt & J. R. Gordon (Eds.), *Relapse prevention* (pp. 3–70). New York: Guilford Press.

Marlatt, G. A. (1985b). Cognitive factors in the relapse process. In G. A. Marlatt & J. R. Gordon (Eds.), *Relapse prevention* (pp. 128–200). New York: Guilford Press.

Marlatt, G. A. (1998). Basic principles and strategies of harm reduction. In G. A. Marlatt (Ed.), *Harm reduction: Pragmatic strategies for managing high-risk behaviors* (pp. 49–66). New York: Guilford Press.

Marlatt, G. A., & Gordon, J. R. (Eds.). (1985). *Relapse prevention.* New York: Guilford Press.

McCrady, B. S. (1993). Alcoholism. In D. S. Barlow (Ed.), *Clinical handbook of psychological disorders* (2nd ed., pp. 362–395). New York: Guilford Press.

McNeece, C. A., & Barbanell, L. D. (2005). Definitions and epidemiology of substance use, abuse, and disorders. In C. A. McNeece & D. M. DiNitto. *Chemical dependency: A systems approach* (3rd ed., pp. 3–24). Boston: Pearson Education.

McNeece, C. A., & DiNitto, D. M. (2005). *Chemical dependency: A systems approach* (3rd ed.). Boston: Pearson Education.

Miller, W. R. (2000). Rediscovering fire: Small interventions, large effects. *Psychology of Addictive Behaviors, 14,* 6–18.

Miller, W. R., & Hester, R. K. (1995). Treatment for alcohol problems: Toward an informed eclecticism. In R. K. Hester & W. R. Miller (Eds.), *Handbook of alcoholism treatment approaches: Effective alternatives* (2nd ed., pp. 1–11). Boston: Allyn & Bacon.

Miller, W. R., & Longobaughm, R. (2003). Summary and conclusions. In G. Edwards (Series Ed.) & T. F. Babor & F. K. Del Boca (Vol. Eds.), *International research monographs in the addictions (IRMA): Treatment matching in alcoholism* (pp. 207–237). Cambridge, England: Cambridge University Press.

Miller, W. R., & Rollnick, S. (1991). *Motivational interviewing: Preparing people to change addictive behavior.* New York: Guilford Press.

Miller, W. R., & Rollnick, S. (2002). *Motivational interviewing: Preparing people for change* (2nd ed.). New York: Guilford Press.

Miller, W. R., & Sanchez, V. C. (1993). Motivating young adults for treatment and lifestyle change. In G. Howard & P. E. Nathan (Eds.), *Issues in alcohol use and misuse by young adults* (pp. 55–82). Notre Dame, IN: University of Notre Dame Press.

Miller, W. R., Westerberg, V. S., Harris, R. J., & Tonigan, J. S. (1996). What predicts relapse? Prospective testing of antecedent models. *Addiction, 91*(Suppl.), S155–S171.

Miller, W. R., Yahne, C. E., & Tonigan, J. S. (2003). Motivational interviewing in drug abuse services: A randomized trial. *Journal of Consulting and Clinical Psychology, 71,* 754–763.

Moak, D. H., & Anton, R. F. (1999). Alcohol. In B. S. McCrady & E. E. Epstein (Eds.), *Addictions: A comprehensive guidebook* (pp. 75–94). New York: Oxford University Press.

Mueser, K. T., Noordsy, D. L., Drake, R. E., & Fox, L. (2003). *Integrated treatment for dual disorders: A guide to effective practice.* New York: Guilford Press.

Najavits, L. M. (2002). *Seeking safety: A treatment manual for PTSD and substance abuse.* New York: Guilford Press.

National Institute on Alcohol Abuse and Alcoholism. (1999). Alcohol and coronary heart disease. Retrieved October 17, 2004, from http://www.niaaa.nih.gov/publications /aa45.htm.

National Institute on Alcohol Abuse and Alcoholism. (2000). *Tenth special report to the U.S. Congress on alcohol and health.* Washington, DC: U.S. Government Printing Office.

National Institute on Alcohol Abuse and Alcoholism. (2004a). *NIAAA council approves definition of binge drinking.* Retrieved May 6, 2005, from http://www.niaaa.nih.gov /publications/newsletter/winter.

National Institute on Alcohol Abuse and Alcoholism. (2004b). *Social work curriculum on alcohol use disorders.* Retrieved May 13, 2005, from http://www.niaaa.nih.gov/publications/Social/main.html.

National Institute on Alcohol Abuse and Alcoholism, Center for Substance Abuse Prevention, & Public Health Service. (1995). *The alcohol and other drug thesaurus: A guide to concepts and terminology in substance abuse and addiction* (2nd ed., Vol. 1). Washington, DC: U.S. Department of Health and Human Services.

National Institute on Drug Abuse. (1999a). *Cocaine abuse and addiction* (NIDA Research Report Series, NIH Publication No. 99-4342). Retrieved May 13, 2005, from http://www .drugabuse.gov/PDF/RRCocain.pdf.

National Institute on Drug Abuse. (1999b). *Priniciples of drug addiction treatment: A research-based guide* (NIH Publication No. 99-4180). Retrieved May 13, 2005, from www.drugabuse.gov/PODAT/PODATindex.html.

National Institute on Drug Abuse. (2000). *Heroin abuse and addiction* (NIDA Research Report Series, NIH Publication No. 00-4165). Retrieved May 13, 2005, from http://www .drugabuse.gov/PDF/RRHeroin.pdf.

National Insititute on Drug Abuse. (2001a). *Nicotine addiction* (NIDA Research Report Series, NIH Publication No. 01-4342). Retrieved May 13, 2005, from http://www .drugabuse.gov/PDF/NicotineRR.pdf.

National Institute on Drug Abuse. (2001b). *Prescription drugs: Abuse and addictions* (NIDA Research Report Series, NIH Publication No. 01-4881). Retrieved May 13, 2005, from http://www.drugabuse.gov/PDF/RRPrescription.pdf.

National Institute on Drug Abuse. (2002a). *Marijuana abuse* (NIDA Research Report Series, NIH Publication No. 02-3859). Retrieved May 13, 2005, from http://www.drugabuse .gov/PDF/RRMarijuana.pdf.

National Institute on Drug Abuse. (2002b). *Methamphetamine abuse and addiction* (NIDA Research Report Series, NIH Publication No. 02-4210). Retrieved May 13, 2005, from http://www.drugabuse.gov/PDF/RRMetham.pdf.

National Institute on Drug Abuse. (2004a). *Marijuana* (NIDA InfoFacts). Retrieved May 13, 2005, from http://www.drugabuse.gov/PDF/InfoFacts/Marijuana04.pdf.

National Institute on Drug Abuse. (2004b). *Methamphetamine* (NIDA InfoFacts). Retrieved May 13, 2005, from http://www.drugabuse.gov/pdf/infofacts/Methamphetamine .pdf.

National Institute on Drug Abuse. (2005a). *Heroin* (NIDA InfoFacts). Retrieved May 13, 2005, from http://www.drugabuse.gov/PDF/Infofacts/Heroin05.pdf.

National Institute on Drug Abuse. (2005b). *Inhalant abuse* (NIDA Research Report Series, NIH Publication No. 05-3818). Retrieved May 13, 2005, from http://www .drugabuse.gov/PDF/RRInhalants.pdf.

National Institute on Drug Abuse. (2005c). *MDMA (Ecstasy)* (NIDA InfoFacts). Retrieved May 13, 2005, from http://www.drugabuse.gov/PDF/Infofacts/MDMA05.pdf.

National Institute on Drug Abuse. (2005d). *Prescription pain and other medications* (NIDA InfoFacts). Retrieved May 13, 2005, from http://www.drugabuse.gov/PDF/Infofacts /PainMed05.pdf.

O'Brien, C. P., & McLellan, A. T. (1996). Myths about the treatment of addiction. *Lancet, 347*(8996), 237–240.

Pokorny, A. D., Miller, B. A., & Kaplan, H. B. (1972). The brief MAST: A shortened version of the Michigan Alcoholism Screening Test. *American Journal of Psychiatry, 129,* 342–345.

Prescott, C., & Kendler, K. (1999). Genetic and environmental contributions to alcohol abuse and dependence in a population-based sample of male twins. *American Journal of Psychiatry, 156,* 34–40.

Prochaska, J. O., DiClemente, C. C., & Norcross, J. C. (1992). In search of how people change: Applications to addictive behaviors. *American Psychologist, 47*(9), 1102–1114.

Prochaska, J. O., & Prochaska, J. M. (1999). Why don't continents move? Why don't people change? *Journal of Psychotherapy Integration, 9,* 83–101.

Reinert, D. F., & Allen, J. P. (2002). The Alcohol Use Disorders Identification Test (AUDIT): A review of recent research. *Alcoholism: Clinical and Experimental Research, 26*(2), 272–279.

Saunders, J. B., Aasland, O. G., Amundsen, A., & Grant, M. (1993). WHO Collaborative Project on Early Detection of Persons with Harmful Alcohol Consumption: Pt. I. Alcohol consumption and related problems among primary health care patients. *Addiction, 88,* 349–362.

Saunders, J. B., Aasland, O. G., Babor, T. F., De La Fuente, J. R., & Grant, M. (1993). Development of the Alcohol Use Disorders Identification Test (AUDIT): WHO Collaborative Project on Early Detection of Persons with Harmful Alcohol Consumption-II. *Addiction, 88,* 791–804.

Schilling, R. F., & El-Bassel, N. (1998). Substance abuse interventions. In J. B. Williams & K. Ell (Eds.), *Advances in mental health services research: Implications for practice* (pp. 437–481). Washington, DC: National Association of Social Workers Press.

Schuckit, M. A., & Tapert, S. (2004). Alcohol. In M. Galanter & H. D. Kleber (Eds.), *Textbook of substance abuse treatment* (3rd ed., pp. 151–166). Washington, DC: American Psychiatric Press.

Selzer, M. L. (1971). The Michigan Alcoholism Screening Test: The quest for a new diagnostic instrument. *American Journal of Psychiatry, 127,* 1653–1658.

Selzer, M. L., Vinokur, A., & Van Rooijen, L. (1975). A self-adminstered Short Michigan Alcoholism Screening Test (SMAST). *Journal of Studies on Alcohol, 36,* 117–126.

Shiono, P. H., Klebanoff, M. A., Nugent, R. P., Cotch, M. F., Wilkins, D. G., Rollins, D. E., et al. (1995). The impact of cocaine and marijuana use on low birth weight and preterm birth: A multicenter study. *American Journal of Obstetrics and Gynecology, 172,* 19–27.

Singer, L. T. (1999). Advances in redirections in understanding effects of fetal drug exposure. *Journal of Drug Issues, 29*(2), 253–262.

Skinner, H. A. (1982). The Drug Abuse Screening Test. *Addictive Behaviors, 7,* 363–371.

Slade, J. (1999). Nicotine. In B. S. McCrady & E. E. Epstein (Eds.), *Addictions: A comprehensive guide* (pp. 162–170). New York: Oxford University Press.

Stephens, R. S. (1999). Cannabis and hallucinogens. In B. S. McCrady & E. E. Epstein (Eds.), *Addictions: A comprehensive guidebook* (pp. 121–140). New York: Oxford University Press.

Stine, S. M., & Kosten, T. R. (1999). Opioids. In B. S. McCrady & E. E. Epstein (Eds.,) *Addictions: A comprehensive guidebook* (pp. 141–161). New York: Oxford University Press.

Stratton, K., Howe, C., & Battaglia, F. (1995). *Fetal alcohol syndrome: Diagnosis, epidemiology, prevention, and treatment.* Washington, DC: Institute of Medicine, National Academy Press.

Substance Abuse and Mental Health Services Administration. (2003, June 27). Here's the latest on inhalants. *Prevention Alert, 6*(11).

Substance Abuse and Mental Health Services Administration. (2004). *Results from the 2003 National Survey on Drug Use and Health: National Findings* (Office of Applied Studies, NSDUH Series H-25, DHHS Publication No. SMA 04-3964). Rockville, MD: Author.

Szapocznik, J., & Williams, R. A. (2000). Brief strategic family therapy: Twenty-five years of interplay among theory, research and practice in adolescent behavior problems and drug abuse. *Clinical Child and Family Psychology Review, 3*, 117–134.

U.S. Public Health Service. (2000, June). *Treating tobacco use and dependence.* Retrieved May 13, 2005, from www.surgeongeneral.gov/tobacco/smokesum.htm.

van Wormer, K., & Davis, D. R. (2003). *Addiction treatment: A strengths perspective.* Pacific Grove, CA: Brooks/Cole.

Weaver, M. F., & Schnoll, S. H. (1999). Stimulants: Amphetamines and cocaine. In B. S. McCrady & E. E. Eptstein (Eds.), *Addictions: A comprehensive guidebook* (pp. 105–120). New York: Oxford University Press.

Weil, A., & Rosen, W. (1993). *From chocolate to morphine: Everything you need to know about mind-altering drugs* (Rev. ed.). Boston: Houghton Mifflin.

White, W. L. (1998). *Slaying the dragon: A history of addiction treatment and recovery in America.* Bloomington, IL: Chestnut Health Systems/Lighthouse Institute.

Wilcox, R. E., & Erickson, C. K. (2005). The brain biology of drug abuse and addiction. In C. A. McNeece & D. M. DiNitto. *Chemical dependency: A systems approach* (pp. 42–60). Boston: Pearson Education.

Zuckerman, B., Frank, D., Hingson, R., Amaro, H., Levenson, S., Kayne, H., et al. (1989). Effects of maternal marijuana and cocaine use on fetal growth. *New England Journal of Medicine, 320*, 762–768.

第三部分

健康社会工作：部分领域的实践

HEALTH SOCIAL WORK：
SELECTED AREAS OF PRACTICE

第十四章

医疗保健机构中的老年社会工作

SADHNA DIWAN and SHANTHA BALASWAMY

本章从生理-心理-社会角度来理解老年人的身心健康，介绍了医疗保健机构中老年人社会工作的相关问题。本章着重提出了社会工作者在综合评估老年人的需求和资源时所需掌握的知识，回顾了现有的各种领域有关评估的文献和资料，并描述了不同医疗保健机构中老年人社会工作的本质。本章所讨论的问题某种程度上在本书其他章节的内容中已有所涉及。这些问题都是在老年人工作中会遇到的，例如政策、残疾、肾脏病、肿瘤、慢性病、临终关怀，以及疼痛管理的问题。事实上，各个章节的内容相互交织，能使读者可以更全面地理解文章所要传达的信息。

一、本章目标

- 阐述老龄化导致的人口统计变化，以及这些变化对社会工作者在卫生保健中的意义。
- 描述"综合老年评估"的概念，根据已有的实证文献讨论不同评估方法的效力。
- 综述在评估老年人生理-社会-心理方面的资源以及需求所必备的知识。
- 介绍不同医疗保健机构中老年社会工作实践的特点，例如初级保健机构、急症住院医疗、家庭医疗保健和护理院。
- 探讨当前的医疗保健体系下，服务于老年个体的社会工作者所要面对的问题及挑战。

二、人口老龄化的特点

老龄管理局（The Administration on Aging，AoA，2004）在"2003 年美国老年人概况"中列出了如下的事实：

（一）人口统计资料

- 年龄为 65 岁或以上的老年人口。2002 年，全美有 3560 万老年人，占美国人口的 12.3%：大约每 8 位美国人中有 1 位老年人。
- 老年人口的寿命正在变得越来越长。2001 年，年满 65 岁的人群，他们的平均期望寿命还有 18.1 岁（女性 19.4 岁，男性 16.4 岁）。
- 老年人口将会在 2010—2030 年间激增，即那些出生在"婴儿潮（baby boom）"时期的一代人到达 65 岁的时候。到 2030 年，美国将会有大约 7150 万老人，超过 2000 年数据的 2 倍，将会占总人口的 20%。
- 到 2030 年，85 岁及以上的人数会倍增。在此期间，（非洲移民、拉美移民、亚洲移民以及其他）少数种族的老年人口也迅速增加：从 2002 年的 17.2% 增长到 2030 年的 26.4%。

（二）健康和医疗保健

- 大部分老年人都至少有一种慢性病，很多人甚至患有多种慢性病。这其中最常见的疾病有高血压（49.2%）、关节炎（36.1%）、各种心脏病（31.1%）、癌症（20.0%）、鼻窦炎（15.1%）和糖尿病（15.0%）。
- 随着年龄的增加，越来越多的慢性病使人们日常活动能力受到限制。在那些不住在专业护理机构中的老年人中，19.9% 65～74 岁的人有日常生活活动困难，超过一半（52.5%）的 85 岁及以上的人日常生活活动有困难。
- 2002 年，超过 1250 万 65 岁及以上的老年人住过院，65 岁及以上人群的住院人数是 45～64 岁人群的 3 倍多。
- 65 岁及以上人群的平均住院时间为 5.8 天；相比之下 45～64 岁人群的平均住院时间为 5.0 天。自 1980 年以来，老年人的平均住院时间已经减少了将近 5 天。
- 2001 年，老年人的平均门诊次数也更多：那些年龄在 65～74 岁之间的老年人平均每年就诊 6.2 次，75 岁以上的平均每年就诊 7.4 次，然而 45～65 岁的人平均每年就诊的次数仅为 3.8 次。
- 将近 97% 的老年人说他们会去固定的地方接受医疗服务，仅 2.5% 的老年人叙述在过去的 12 个月里由于经济障碍无法获得需要的医疗服务。
- 老年人用于健康保健的花费占其总消费额的 12.8%，是所有消费者在这方面花费（5.8%）的 2 倍多。

（三）人口结构变化对于卫生保健领域社会工作的影响

在未来的 10 年内，在各级卫生保健体系中（例如，初级保健、特殊护理、住院病人医疗和护理院等）就诊的主要人群是老年人。如果缩短住院周期和改变护理院的性质（仅供短期居住、急性期后护理），那么重中之重就在于制订合适的出院计划和发展以社区为基础的保健模式，以帮助照顾到社区中的老年人。这种以社区为基础的保健模式要满足老年人及其家庭关于身体功能、心理、社会等多方面的需求。鉴于来自不同文化族群少数民族老年人的人数不断增加，社会工作者需要更加重视建设不同的护理文化模式去满足少数民族老人的需要。

根据美国劳动统计局（Bureau of Labor Statistics）（2005）的资料，"因为病人住院时间比以往缩短，所以提供家庭健康服务的社会工作者队伍壮大起来。然而，更主要的原因是老年人口的迅速扩大。随着辅助生活机构和老年公寓数量的增加，那些有着老年医疗知识背景的社会工作者将会获得更好的雇用机会。老年人群的增加也会刺激疗养院、长期护理机构和临终关怀机构对社会工作者的需求。"

尽管老年医疗保险让 65 岁以上人群可以得到卫生保健，但老年人自付的医疗费用，尤其是处方药那部分，仍显著高于其他人群。并且，用于医疗的费用占他们日常支出相当大的一部分（老龄管理局，AoA，2003）。因此，在护理机构为医疗服务政策倡导及资源发展是社会工作者的一个很重要的任务。

三、综合老年评估

对老人的需求和资源的综合评估，是服务老人的一个最基本前提。最初的评估标准起源于 20 世纪 30 年代的英国，由 Marjory Warren 在其工作中提出，她在一家满是被遗弃和卧床不起的老年人救济所内创立了一个专门的老年评估部门。通过系统的评估，Warren 判断出哪些人能够从药物或康复治疗中获益。大多数老年病人受到她的鼓励，重塑信心；其中一部分还得以康复重返家庭。由于这些经历，她一直在前沿推动慢性病医院或疗养机构能够为老年人做全面综合的评估（Wieland & Hirth，2003）。

之后，英国的国际健康服务组织成立了老年评估部门，作为加入医疗保健系统的一个重要切入点，同时这些评估方式将通过全面的医疗服务覆盖所有老年人。许多其他发达国家（加拿大、澳大利亚、意大利、荷兰、挪威）相继效仿英国（Urdangarin，2000）。然而在美国，综合老年评估的使用仅限于学术中心和退伍军人医院（美国老年医学协会，American Geriatrics Society，1993）。

医疗保健机构，如社区医疗、住院医疗、护理院中的综合老年评估（comprehensive geriatric assessment，CGA）概念都是基于老年人同时存在多重障碍的设想上的，例如同时存在生理、社会、心理问题等。这些问题引发了一些未被满足的医疗需求。对这些多重性的问题和需求的测定需要一个更全面的评估体系，而不仅是医师日常的诊断性检查。由多个学科或跨学科团队共同完成是老年综合评估的特点。这个团队主要由医生、护士和社会工作者组成，同时也包括来自职业疗法、物理理疗、营养学、药剂学、听力学和心理学等各领域的专家（Agostini，Baker & Bogardus，2001；Wieland & Hirth，2003）。

据美国老年医学学会（1993）称："综合老年评估的例行检查，至少包括病人的活动能力、自控力、精神状态、营养状况、药物治疗状况，以及个人、家庭和社区资源。评估的制订需要各方的参与，包括提供专业人士、病人以及病人的家属。综合老年评估是一个很有效的工具，一方面它反映了老年医学的独特专业性，另一方面它体现了医疗护理在生物、心理、社会和环境等多方面的整合化。"

尽管综合老年评估对疾病诊断和理解病人需求非常有帮助，但它在改善患者最终结果中的价值往往有所局限，因为综合评估小组对治疗建议和治疗计划的执行没有控制权。通常，控制权在初级保健医生手里。美国的一些研究者（Shah，Maly，Frank，Hirsch & Reuben，1997；Urdangarin，2000）已经指出，很多在评估过程中提出的建议并没有被初级保健医生甚至病人自己所采纳，最终导致病人的需要没有满足，有损健康。

　　由于评估和提供给病人的实际治疗或护理之间的脱节，在美国，人们越来越意识到需求评估需要和照顾管理相结合。因此，老年评估和管理（Geriatric Evaluation and Management，GEM）方法已经被退伍军人事务部（The Veterans Affairs，VA）应用为临床老年医疗的基本组成部分（Urdangarin，2000）。退伍军人事务部系统首先在住院病人治疗中建立 GEM 团体，然后应用至门诊病人治疗，以确定、评估并治疗那些很可能无法在基本制度下从常规治疗中获益的体弱或残疾的退伍老兵（Wieland & Hirth，2003）。早期研究证明，退伍军人事务部施行的 GEM 方式高度有效，这使得其在该系统中得到全面应用。至 90 年代中期，据报道，172 个 VA 医疗中心中有超过 3/4 的机构实行 GEM 计划（Wieland & hirth，2003）。

　　在 GEM 计划里，病人所得到的大多数治疗来自 GEM 团队。团队中医生负责提供药物治疗并且监督整个队伍；护士在提供一部分治疗的同时，进行病情、治疗和用药情况、家庭保健的作用与紧急防治等方面的宣教；而社会工作者则提供对病人和医护人员的心理咨询，同时也会提供转介至恰当的财务、社会、心理和社区服务，如果病人住院的话还会提供适当的出院计划（Urdangarin，2000）。

　　虽然越来越多的其他类型的住院部或门诊部已经开展综合老人评估及评价，但并非所有美国老人都能得到这种待遇。阻碍因素有：其一，这种服务很难获得足够的经济支持；其二，缺乏接受过专业训练的老年医生来运行机构；另外，维持一个跨学科的团队也是非常困难的（Wieland & Hirth，2003）。另一个问题是运用这些评估方法对影响人们的功能状态、认知能力、情感、服务使用、照顾费用、照顾满意度、死亡率等，缺乏一致的有效性证据。

　　据报道，运用 CGA 和 GEM 带来的最常见的一些积极结果是降低了老人的死亡率，有效改善其认知和生理功能，增加老人居家生活的可能性，以及降低了再次入院的可能性（Urangarin，2000）。Wieland 和 Hirth（2003）注意到努力通过对 CGA 和 GEM 的研究来推动老年评估领域的发展受到一些因素的限制。这些因素包括接受干预治疗的病人的多样性、干预治疗和"常规治疗"（usual care）方法的不同本质、老年人评估和管理固有的复杂性、结果的不同衡量标准，以及复制单个地点成功研究的困难性。因此，用多个地点的对照试验研究来解决这些问题。尽管如此，对老年人的全面评估已经成为老年人初级护理和入院治疗的一个组成部分，尤其是在美国推行管理式的健康照顾计划的情况下（这种管理式的健康照顾计划的一个首要目标就是控制医疗成本，对老人做全面评估可以帮助控制医疗费用）。资料 14.1 描述了社会工作者在 VA 系统的门诊治疗系统中所起的作用。

资料 14.1

退伍军人事务部（VA）系统的门诊治疗团队（Ambulatory Care Team）中的社会工作

　　在 VA 门诊患者流动保健系统中，社会工作者被分配到一个由医生和护士组成的门诊治疗团队。一旦将个案交给社会工作者处理，那么社会工作者就会完成社会心理功能的评估，同时为解决所识别出的问题或缺陷而制订服务计划。社会工作者与其他团队成员紧密合作，为那些年迈的退伍军人提供社会心理服务。除此之外，社会工作者还可以提供教育和信息方面的服务，把案主转介到 VA 系统内外的一些服务。服务涵盖了帮助获得交通工具和医疗保健、计划家庭卫生保健、咨询和精神治疗、辅助性的个案管理，以及制订出院计划。

根据 R. L. Kane（2000a，p.3）的观点，"一个好的评估系统的精髓是使用一个强大的理论模型"，这个模型不仅识别了特定顾客的利益分配，而且还考虑了其他因素如物理环境和非正式的支持。因此，使用生物心理学的视角，不同的评价领域对于老年个体生活的影响以及对社会工作实践的意义如下所示。表14.1提供了在不同领域通常被用来评价病人和家庭的工具列表。关于此项及心理测量量表的属性和详细信息请参见 Kane 和 Kane（2000）。

表 14.1　评估领域和常用评估工具

评估主要领域	常用评估工具
生理健康	医疗效果研究：简洁的表格-36 健康调查（Short Form-36 Health Survey, SF-36；Ware & Sherbourne, 1992）。覆盖八个领域：（1）身体机能；（2）身体问题导致的工作职务限制；（3）社会功能；（4）疼痛；（5）一般的精神健康；（6）情绪问题导致的生理功能角色受限；（7）生命力；（8）一般的对健康的认知。
	起立行走测试（Get Up and Go Test）（Mathias et al, 1986）延时起立行走试验（Expanded Timed Get Up and Go）（Wall et al, 2000）广泛应用于跌倒风险的检测。
	营养风险量表（Nutrition Risk Index）（Wolinsky et al, 1990）。对涉入食物的结构，饮食的限制，因病影响食物摄入，不适和饮食变化方面的问题进行评估。
心理健康和精神健康	流行病学研究中心抑郁量表（Center for Epidemiological Studies Depression Scale, CES-D；Radloff, 1977, Turvey et al, 1998）评估消极情感，积极情感，生命迹象和人际关系困扰这些方面。
	CAGE 调查问卷（Ewing，1984）酒精饮料问题的评估。
认知能力	小型精神状况测试（Mini Mental State Exam, MMSE, Folstein, et al, 1975）。对即时的和延迟的记忆召回，定向，计算/工作记忆力，视觉空间能力，语言能力进行评估。
	综合退化评估量表（Global Deterioration Scale, GDS, Rsisberg et al, 1982）。根据认知、身体功能和问题行为来评估痴呆的严重性。
完成日常生活中各种活动的能力	在日常生活独立性的指标（Katz Index of Independence in Activities of Daily Living）（Katz et al, 1963）。在 ADLs 上测量表现：穿衣，游泳，饮食，修饰，洗浴，从床上或椅子上移动的状况，行动性和控制大小便的能力。
	美国老年人资源和服务-日常生活方式和有益的服务活动（Older Amerians Resources and Services-Instrumental Activities of Daily Living, OARS-IADL；Fillenbaum & Smyer, 1981）。在 IADLs 上测量表现：烹饪，打扫，购物，财务管理，交通工具的使用，通信，药物管理。
社会机能	社会支持问卷调查（Social Support Questionnaire）（Sarason et al, 1983）检测已获得的支持的客观和主观方面：整体的，信息的，感知的，结构的，暂时的。
	Lubben 的社交网络量表（Lubben's Social Network Scale）（Lubben, 1988）可作为一个透视工具，从中能检测出老人被孤立的风险性。

评估主要领域	常用评估工具
物质环境	老年居民住宅评估项目（Elderly Resident Housing Assessment Program, ERHAP；Brent & Brent, 1987）通过对屋主的采访，直接观察及照片的评定等多角度来评估房屋的安全性、舒适性和功能性。
家庭照顾者的评估	照顾者压力量表（Caregiver Strain Index）（Robinson 1983）评估照顾者的身体情况、个人信息、家庭和经济情况。
	记忆和问题行为量表·修订版（Revised Memory and Problem Behavior Checklist, RMBPC；Teri et al, 1992）。对照顾者在照顾老年患者时的记忆、频率、情绪、文体行为以及困扰进行评估。
经济来源	美国老年人资源和服务（Older Americans Resources and Services, OARS），经济来源 Economic Resources（Fillenbaum & Smyer, 1981）对收入，退休金，社会保障，健康保险和其他资产诸如房产，汽车，存款等方面的评估。
价值观和偏好	"价值评估草案"（Values Assessment Protocol）（Degenholtz et al, 1997）。运用于评估在有特定家庭护理项目中的老年人的价值和偏好。也可以运用于制订护理计划。
	"护理院中的选择和控制的欲望"（Desire for Choice and Control in Nursing Homes）（Kane et al, 1997）评估一个人在疗养院的日常生活中对选择和控制的喜好。
精神评估	"日常生活中精神体验量表"（The Daily Spiritual Experience Scale）（Underwood & Teresi, 2002）。构成量表的这些问题试图测量一种精神体验，而非某些特定想法或行为，由此，这些问题测量的体验，并不局限在任何一种特定的宗教信仰范围内。

（一）生理健康

在各种医疗机构所使用的综合评估中，对个人健康状态的评估是最基础的。随着年龄的增长，慢性病患病率显著提高，最常见的是关节炎、心血管疾病、癌症和糖尿病（AoA, 2004）。遗传史或家族史会带来某些慢性病，但一个人在日常生活中的行为也会影响到此类疾病（CDC, 2004）。其他常用的健康指标是老年人全身健康状况、疼痛、营养状况、跌倒的危险、固执、睡眠、酒精和药物使用、牙齿健康、感官，尤其是视觉和听觉（Mclnnis-Dittrich, 2002）。这些健康情况可能严重影响其他方面，例如，降低心理健康、限制器官功能、影响生活质量，例如，关节炎疼痛会限制活动能力，导致情绪低落等。同样，糖尿病带来的情况也非常复杂，可能导致四肢活动能力丧失需要长期卧床休息，求助扶持器械、个人护理助理。而社会工作者一般就是有这些问题的老人和家庭的求助对象。

患有多种疾病带来的一个重要的问题就是"复合用药"，也就是说，一个人可能找了不同的医生，拿了不同的药方，这些药物相互影响可能会产生严重的副作用。医生可能没意识到病人已经见过其他医生了。因此，检查之前所有的用药情况应当成为老年人用药的必要过程（R. L. Kane, 2000b）。社会工作者需要对开给老年人的处方有些了解并且知道是否产生副作用。有关误用药的问题常常是由其看护人发现的。在医疗保健机构中，社会工作者应当对那些问题有一定的工作知识，以便帮助健康看护人或建议病人或健康看护人和医生或护士多讨论这些问题。另一个牵扯到药物应用的重要问题是药物花费。Mojtabal 和 Olfson（2003）报告，自费病人很可能因为药物费用昂贵而不依从药物治疗计划。因花费问题而导致的不规则用药往往让一些慢性病变得更糟糕，例如关节炎、心脏病、高血压和抑郁症等，从而导致身体每况愈下。因此对于社会工作者来说建议个人服用处方药已经成为他们健康照顾过程中重要的一部分。社会工作者需要时刻关注本地和国家的资源（例如，医疗处方药计划、制药公司计划）以及各国之间不同的医疗援助计划（见第五章）。

（二）心理与精神健康

虽然老年人与许多成年人一样患有同样的精神障碍，但是每种障碍的流行程度、特点以及病程却有着显著的不同（美国卫生与公共服务部，1999）。抑郁、焦虑和痴呆症是一些老年人多发的病理障碍（McInnis-Dittrich，2002）。当医务人员在检查老年人精神健康时常常会遇到一些困难，导致对这些疾病无法做出全面性的诊断。这些困难包括多种病症（其他疾病的存在），其中许多情绪失调的症状（如失眠、疲劳）也会被错误的归结为健康问题。其他困难还有对衰老的思维定式，比如认为正常的衰老会伴有一些负面影响。这样也可能导致对情绪障碍症状的忽视（Grann，2000）。家人常常认为生理上的"衰老"是年龄增长必然的结果，因而延误了为老年人寻求医疗保健的时机。由于处在不同时期和文化的人们可能对心理问题抱有十分负面的态度，所以老年人常常不太愿意谈及自己的情绪，而转而关注身体上的疾病（见第九章）。例如，许多老人尤其是亚洲国家的老年人，比起情绪上的抑郁和焦虑，他们更愿意承认睡眠、记忆力上的问题（Kleinman，2004）。最终，痴呆症和抑郁症的症状交叠在一起，很难再把它们单独诊断出来。

药物滥用，尤其是饮酒过度和处方药、非处方药的滥用，是另一种未能被完全诊断出的障碍。这常常是因为老年人活动的减少常被归因于其他与年龄有关的因素，所以药物滥用也不会被认为是造成老年人工作、社会活动受阻的原因（Widlitz & Marin，2002）。除此之外，临床医师通常并不清楚老年病人存在的饮酒问题，因为这些话题是医生很少讨论到的（R. L. Kane，2000）。专业的评估工具［如 CAGE 或密西根酒精依赖筛查测试（Michigan Alcoholism Screening Test，MASTG）］，特别指出老年人的症状对药物滥用的筛选是十分重要的。这些症状包括情绪波动、活动能力丧失、逐渐与外界隔离、原因不明的事故以及认知功能的退化。因为这些药物可能导致免疫缺陷、心律失常、增加癌症发病率、胃炎及新的癫痫症状。如果药物滥用未被诊断或未被治疗，那么将会影响到整体的健康状况（Widlitz & Marin，2002）。详见本手册第十三章。

在对一个老人的精神状况进行评估时，心理健康的积极作用常常会被忽视。也就是说，对抑郁、压力、焦虑等的诊断，通常不会影响个人的主观幸福感。例如希望、乐观、对生活的满足感等积极作用的存在。Folkman 和 Moskowitz（2000）建议在慢性压力情况下给予积极影响，可以阻止抑郁症及压力造成的不良后果的发生。希望是对未来的美好愿望，它可以激励人们应对未知（Raleigh & Boehm，1994）。失去希望是抑郁老人有自杀想法的预警信号（Uncapher，Gallgher-Thompson，Osgood & Bonger，1998）。年龄 65 岁以上的老年人自杀死亡率是最高的（美国卫生与公共服务部，1999b，见资料 14.2）此外，由于老年人寻求精神健康治疗的概率低，对在医疗保健机构的社会工作者来说，精神健康评估和干预尤为重要。详见本手册第八章。

资料 14.2
老年人自杀相关事实

● 自杀率随年龄的增长而增高。65 岁及以上人群自杀率最高。

● 这个年龄层的自杀案例中，85％是男性。而白人男性的自杀成功率最高。

● 与年轻自杀者相比，老年自杀者通常为孤寡，或有身体疾病。

● 70％的自杀老人在试图自杀的前一个月会去拜访之前照顾过他们的人，这代表着一种干预机会的错过。

● 2001 年，65 岁以上自杀者中有 73％的人选择用枪支来结束自己的生命（CDC，2004）。

● 一项研究显示，只有 58％的医师询问过抑郁或自杀的老年病人是否能够接触到枪支（Kaplan，Adamek & Rhoades，1998）。

（一）阻止自杀的公共卫生途径

（美国卫生与公共服务部，1999）

鉴于临床医疗卫生从个人历史及健康状况上入手调查个体自杀的原因，公共卫生把焦点放在识别和理解自杀的形式以及一个群体的自杀行为。公共卫生的角度被用来定义问题、识别危险因素和引发问题的诱因，发展有效阻止自杀的办法，并且将这种办法在社会上广为推广。

（二）老年人

许多老年自杀者在自杀的前几周会去拜访之前照顾过他们的人。他们此时正在经历着从轻度抑郁到中度抑郁的第一阶段。临床抑郁症是一种治愈可能性极高的病症，但是基础医疗设施没有能够很好地提供其治疗方法。一个拥有庞大老年人口的国家往往也拥有着很多的医疗专家和社区志愿者。他们一起制订并支持一些试点项目，以此来监测初级保健设施对抑郁症的筛查，并同时提供护理和治疗抑郁症的服务。这些专家保证了那些患有抑郁症的老年病人能得到治疗，并且这种治疗可以不断调整以增加其效果。参加试点项目的病人的恢复情况将与接受普通初级保健设施治疗的抑郁症病人情况相比较。这种评估可以帮助不断调试项目，并且将其中的优势发展到其他的初级保健设施中去。

资料来源：美国卫生与公共服务部于 1999 年出台 "美国公共卫生署总医官呼吁预防自杀行动"，网站连接如下http://www.surgeongeneral.gov/library/calltoaction/default.htm

（三）认知能力

人的认知能力随着年龄的增长而不断变化。有两种变化值得关注——一种是正常衰老常常伴有的记忆力衰退、选择性记忆、信息处理和问题处理的能力衰退，虽然这种变化的程度大不相同（Siegler，Poon，Madden & Welsh，1996）。这种认知变化的后果可能体现在学习缓慢以及在接受新信息时需要多次重复（美国卫生与公共服务部，1999a）。另一种在于认知能力的变化是逐步的、不可逆转的、全面恶化的。这常是一些疾病所导致的，例如，阿尔茨海默病（AD）、血管性痴呆、皮层性痴呆。据估计，在 65～74 岁人群中，约有 3% 的人患有阿尔茨海默病；而 85 岁及以上人群有近一半的人患有该疾病（国家衰老研究所 National Institute on Aging，2004）。

　　另一个很重要的问题在于一个认知能力受损的人是否能自主决定由谁来照顾自己。通常这都是由家属或社会工作者（没有家属的情况下）向法院提出监护病人财务以及病人本身的请愿。授予监护权是由法院做出的法律决定，但通常也会参考医师和社会工作者对病人自身决断能力的评估，以免对他们及他人造成伤害（Cummings & Jackson，2000）。

　　当痴呆症恶化时，记忆、语言、物体识别、执行功能，即策划、组织、排序及概括的能力会发生更深层的变化。行为上的症状，例如不安、幻觉、精神错乱也是很常见的。认知能力的退化意味着要对老年人进行更多的监护，这也给家庭照料者和非家庭照料者带来不小的压力及负担（阿尔茨海默病协会，2004）。社会工作者的努力重在提供资源，例如，照料者支持小组、行为管理训练、咨询、个人日常生活照顾服务、他人替代照顾、选择其他生活安排（如寄养、辅助性设施、养老院）。药物也可对处理行为症状（如不安、幻觉）有所帮助。社会工作者应鼓励家属将所有的症状及变化与医生、社会工作者及社会护理支持团体详谈。因为在倾听其他护理团体经验时可以学到很多行为护理技巧。

（四）功能

　　功能通常定义为个人开展基本日常活动的能力（activities of daily living，ADLs）。这些能力有：个人自理能力（如穿戴、洗漱、吃饭、打扮、如厕、能否自己上床下床、自己坐上椅子或从椅子上下来、大小便功能正常）以及日常生活运用能力（instrumental activities of daily living，IADLs），即社会生活所需的活动（如做饭、打扫、购物、财产管理、交通工具的运用、打电话、药品的管理）。行动能力，即走路、爬楼梯、保持平衡、自己上床下床、自己坐上椅子或从椅子上下来，这些通常包括在日常活动能力之内。评估个人日常活动能力时，通常测试个人是否能够独立、还是需要帮助（人工或设备协助）以及完全依赖他人进行这些活动。这种日常活动能力的逐步丧失预示着一个人从独立生活到需要他人帮助（帮助可以来自家属、朋友等非正式渠道，也可以来自专业人士或机构等正式渠道，或者两者皆有），再到完全需要护理的变化过程。

　　许多因素会影响到个人日常活动能力及日常生活运用能力。Pearson（2000，p. 19）提出："功能在概念上可以理解为老年人生理、情绪、心理状态、外在的或身体上的状况以及社会环境之间的互动作用。"例如，许多之前提到过的健康问题都可能导致功能受限。心理上的问题，如抑郁、焦虑（包括惧怕癫痫症）以及感到绝望都可能减少人们开展日常活动的动力。认知能力的变化如痴呆症同样会是限制个体功能的因素。最终，外界的物理环境（住宅类型、邻里关系）以及个人所能得到的社会支持可能会提升或限制一个人日常活动的各种能力，并同时需要个人生活条件做出相应的改变。对于社会工作者来说，其含义非常明确：对功能的评估需要衡量所有可能会影响到能力的因素。日常活动能力及日常生活运用能力受损是衡量个人能否享有国家公共资金支持的家庭或社区服务的一个先决条件。

　　另一个需要在这里讨论的问题是驾驶机动车辆的能力。根据 Straight 和 Jackson（1999）研究，65 岁及以上人群驾驶相对更为安全。这个年龄层只占据了有照驾驶总人数的 14%，但只有 8% 的官方统计交通事故与他们有关。每公里案发率在 25～69 岁人群中保持相对稳定，而在 70 岁处开始增加并在 80 岁处迅速增加。因此，高龄驾驶员给自身和社会构成的交通威胁相对最大。许多与年龄相关或与其他因素相关的生理变化，例如视觉、听觉、反应时间和认知能力的变化，都会影响一个人的驾驶能力。然而，驾驶能力是能否独立生活的一个重要构成因素，这在美国尤为突显。因此，在一些地方，人们把交通环境进行了一些修缮，例如延长交通信号灯的时间、增大字的大小、提高路牌的能见度。

一些组织如美国汽车协会（Automobile Association of America，AAA）和美国退休人员协会（American Association of Retired Persons，AARP）推出了一项"资深驾驶员安全"（Mature Driver Safety）的项目来重新训练老年驾驶员。基于一项对老年驾驶员的研究，哈特福德（Hartford）金融服务集团协同麻省理工学院老年人实验室编制了一本小册子，来告诉家庭成员们如何和老年人商谈，做一些驾驶方面的决定（Hartford，2000）。当需要谈及驾驶方面的问题时，比起与外部人士（如友人、警方）协商，老年人通常更喜欢和家里人商量。已婚老年人更倾向于先听取配偶的意见，即使18%的已婚老人说他们绝不会听取配偶的驾驶提议。医生和老人的成年子女也是协商的合适对象。对于那些独居老人，被选协商对象是医生，接着是成年子女（Coughlin, Mohyde, D'Ambrosio & Gilbert, 2004）。社会工作者可以帮助教育并敦促家庭成员或医生与老年人一起解决问题。

（五）社会功能

当在评估社会功能时，弄清楚其主观和客观的因素很重要。客观方面主要有社会援助（接受支持或帮助）、社会关系网（个人交际范围内有多少人）、社会活动（社会活动的参与度、与他人联系的频繁度），以及社会角色（扮演多少角色及角色类型）。社会功能的主观方法需要个人报告对社会状况的满意度，以及对能否及时得到帮助的认知程度。每个人可能会在客观方面有很大的不同，但仍然对社会具有相同的满意度。大量证据表明，对于社会援助的主观评价与心理健康有很大的关系，而与社会功能的客观指标（如与他人联系的频繁度）关系相对较小（Krause，1995）。由于不同的治疗目的和护理计划，社会工作者需侧重关注社会功能的不同方面。例如，社会工作者会将焦点放在与已有关系网联系（如找车去参加社会或宗教的活动）频繁度的增加，还是所扮演社会角色（如找工作或当志愿者）的增加，取决于社会功能的哪个方面对老年人的影响最为突出。

在所有的老年人中，融入社会（即社会关系、角色、活动）有利健康。例如可以降低死亡率，减少心血管疾病，癌症死亡率及各种功能的衰退（Unger et al，1999）。然而，健康状况同样也会影响一个人的社会功能。因为一个长期卧床或有严重行动困难的人可能会与户外的社会活动完全脱离。因此，Levin（1994）指出，社会功能是健康状况的结果，同样是影响生理和心理健康。

负面的社会互动作用及支持也是评估的另一重要领域。负面互动作用通常发生在一些和老年人近距离接触的人群身上（Antonucci, Sherman & Vandewater，1997）。他们可以和老人争论、施加情感和金钱上的虐待，甚至是身体上的虐待和忽视（将在第七部分"家庭和非正式支持"中讨论）。

与社会、生理和心理领域相重叠的问题是老年人之间的亲密行为以及性行为的表达。（详见本手册第十二章）在一些回顾的文献中，Hooyman和Kiyak（2000）发现与那些认为性行为会随着年龄的增长而终止的错误观点相反，性行为会持续到人年老的时候。不进行性行为主要是因为生活情况的原因，而不是对性行为的渴望减少了。例如，婚姻状况及人际关系对女性性行为的影响通常比男性要大（Mathias, Lubben, Atchcison & Schweitzer,

1997)，而身体问题导致的性功能障碍是男性性行为受阻的重要原因（Wiley & Bortz，1996）。对影响老年人性行为的心理评估应该包括以下几个方面：个人性行为史、对性行为的态度，以及是否有亲密的伴侣、对性的渴望、是否有私密的时间、医护人员对性行为的态度（Hooyman & Kiyak，2002）。鉴于老年人群 HIV 和 AIDS 的感染率（10% 的 HIV 携带者年龄在 50 岁以上，3% 的携带者为 60 岁以上）（Linsk，2000），HIV 和未受保护的性行为等知识同样应作为评估的一部分。

（六）物理环境

随着个人年龄的增长，我们能看到社会需求和个人满足社会需求的能力相差越来越远。衰老伴随着许多生理上的变化，如感官、步态、反应时间、力量，所有这些都会影响一个人满足社会需求的能力。例如，视觉及对深度感知的变化会影响人上下楼梯的能力。这可能会限制个人的出行，导致其更依赖他人的帮助并加重了在社会上的被孤立感。日常居住环境的不便可能会使老人从原来的住所搬出。这可能会对个人的心理健康造成一定的负面影响，尤其在老人并不愿意搬迁的情况下。在一些搬去养老院居住的老人身上，这种情况尤为突显。

能否独立生活是评估生理状况最重要的依据，Cutler（2000，p. 360）主张"所有居住环境是可以测量的，如无伤害原则，居住设施是适用的、有益的、便利和安全几个方面进行评估。"2000 年，约 78% 的老年人（65 岁及以上）拥有他们自己的房子（U. S. Census Bureau，2004）。约 89% 的 55 岁及以上被访者强烈希望在现有居所内住的时间越长越好（AARP，2000）。老年群体中，摔跤是导致死亡的首要原因，也是受伤、住院最常见的原因。每年有 35%～40% 的 65 岁及以上老年人摔跤至少一次，约 2/3 到 1/2 的摔跤事故发生在家周围（CDC，2001）。

因此，对居住环境和老年人个体能力的评估非常重要，此外对摔跤事故的预防也是干预的一个重要方面。对居所的典型评估包括：照明、地板及地毯的情况、是否充足，以及是否便利进行检查，也包括对导致摔跤的障碍物和潜在危险进行评估；以及洗澡和厕所的情况包括是否需要辅助性的设备；厨房；取暖和降温设施；从屋外进入屋内入口；进入房间入口；以及一些私人安全问题，如邻居的状况等。其他类似的问题也是评估辅助生活和护理设施的重要方面。

（七）家庭及非正式支持的评估

家庭成员在为老年人组织和提供护理的过程中扮演了很重要的角色。约有 2/3（64%）住在社区或需要长期帮助的老年人只依靠家人或朋友（即非正式的支持）进行护理；28% 的人接受的是正式和非正式相结合的照顾；只有 8% 的人只接受正式或有偿照顾（Liu，Manton & Aragon，2000）。通常作为照顾者的成年家庭成员有：成年女儿（27%）、其他女性亲戚（18%）、儿子（15%）、妻子（13%）、丈夫（10%）及其他。65 岁及以上人群，大约 30% 照顾需要长期护理的老年人的人本身也是老年人，另外的 15% 在 45～54 岁（Spector，Fleishman，Pezzin & Spillman，2000）。

对非正式支持者的评估通常关注于家庭帮助者的数量及关系、帮助的量和形式、家庭帮助的持久性、照顾者的压力和负担以及帮助的其他积极方面（Gaugler，Kane & Langlois，

2000；Pearson，2000）。许多照顾者还有来自工作和照顾小孩的压力。由于老年人随着慢性疾病及痴呆症而功能逐渐衰退，对照顾者的警惕心要求也越来越高。于是，在承受着相当大的压力下，照顾者把老年人送进养老院的概率增加了，而且虐待和忽视老人的可能性也增加了。因此，评估照顾者主观和客观的压力，以此来理解照顾者的需求相当重要。客观因素主要是财务、家庭生活和社会关系的压力。而主观因素主要指的是照顾者主观评价其处境是有压力的（Gaugler et al，2000）。

一些证据表明在评价照顾压力时，来自不同种族或民族的人群有所不同。例如非洲裔美国照顾者通常不像白人那样认为照料是一种压力（Gonzalez，1997）。然而，许多对来自不同种族或民族的照顾者压力的比较研究，没有能够排除照顾者本身社会经济状况对此的影响，而且，把来自不同种族或民族的照顾者再按照不同社会经济阶层来区分研究的数据，非常罕见。在许多长期护理项目中，正式的帮助在没有家庭成员能够参与的情况下才予以提供。因此，社会工作者在策划一项护理计划的过程中，注意到照顾者主观和客观上的压力很重要。

在医疗保健系统中，对于家庭帮助的评估常常会被"谁才是家庭成员"的定义所限制。这在许多医疗护理机构中给老年同性恋患者带来了许多结构上和法律上的障碍。例如，伴侣们常常不能接触到药物记录或探访重症监护；在一些医疗决定上，医师们也更愿意与家庭成员协商，而不是伴侣，除非伴侣比家庭成员更清楚老人的喜好；此外员工们会对同性恋们抱有负面的态度（Hooyman & Kiyak，2002）。社会工作者在面对这些问题时应有自己的价值观和行为，并应遵循专业道德准则，不能因为各种各样的原因（包括性取向）而歧视个人（国家社会工作者协会，2003）。

虐待老年人的现象往往在家庭成员被护理重任所压跨时发生，尤其当他们住在同一屋檐下并且有家族虐待史时发生。其他有关老年人受虐的危险因素有：75 岁以上、女性、有身体和认知能力限制的、生活在低收入家庭以及照顾者难以应对各种问题，如药物、心理疾病、对护理对象有经济依赖等问题（McInnis-Dittrich，2002；国家老年虐待研究中心[NCEA]，2004）。国家老年虐待研究中心在 2000 年做的一个调查显示，在美国的 30 个州或地区，社会工作者是老年人受虐案的法定举报人（NCEA，2004）。从某种程度上来说这很重要，因为在医疗检查过程中，瘀青、骨折、身体疼痛等症状往往会被归结为正常衰老、不小心摔跤或其他疾病引发疼痛，而忽略了老年人受虐的可能性。

（八）经济来源

通常，经济来源评估（即收入、养老金、医疗保险及其他资产）也是判断是否适合接受社会资助或社区援助的重要方面。几乎每个州都有建立给有可能进入养老院的老人提供的家庭和社区服务项目。这些项目有一笔专项资金支持，给老人提供居家照料服务，目的就是要老年人尽可能居家养老，而不是很早就住到完全依赖国家福利支持的养老院。每个州评估和提供服务的准则都不相同，但通常都包括身体机能受限、经济状况贫困[老年医疗保险和贫困医疗补助中心（Centers for Medicare and Medicaid，CMS），2004a]。那些经济状况高于资助标准的都会被要求"减少"其资产直到符合标准（CMS，2004b）。见本手册第五章。评估收入和资产的过程是相当困难并耗时的，因为老人和家属都不愿意泄露这些信息，导致了社会工作时间延长和医疗援助申请延迟（Diwan，1999）。

（九）价值观和偏好

绝大部分医疗机构和长期护理机构几乎没有对老人的价值观和偏好进行评估的系统。（R. A. Kane，2000）。Kane列出了一些领域要注意个人喜好的评估：

- 是否要临终护理，主要取决个人是否决定接受各种治疗过程，如复苏、呼吸机、插管、雾化吸入，也考虑他们是否喜欢在他们无法做决定时指定代理决策人。
- 关注各种出院计划的结果；比如说，关注某种特定的家庭护理或出院护理的地点。
- 注重居家安排，既与独立生活有关也与群居生活相关，如辅助生活设施、小集体家庭、持续关心退休人员的社区或养老院。
- 日常生活安排的偏好，尤其是如何进行日常起居活动和日常工具性活动。
- 注重宗教习俗的偏好。
- 注重隐私，尤其在大众场合，例如，与他人共用房间，就可能在接受日常生活帮助中，被他人看到的隐私。
- 优先选择安全还是自由。例如，年纪稍大的人可能会选择住在专家们认为不怎么适当的地方。R. A Kane（2000）提到：虽然说担当风险的权利是以消费者为中心的价值观，但这也是个很难评定和估量的一个概念。因为在提供服务中，选择风险的程度也是难以评定的。
- 对个人护理控制和选择的偏好。

因此，坚持社会工作的价值观，实现案主自决、自主原则，对老人的价值观和偏好的评估可以帮助社会工作者注意到这些问题，尤其当社会工作者工作的对象是那些住在公共医疗机构、少有机会自主决定的老年人。

（十）精神信仰评估

越来越多的文献证明了宗教、信仰、参加宗教活动对老年人的身心健康有积极的影响（Koening，1990；Levin，1994）。对于宗教和精神活动偏好的评估是很重要的，因为这些因素对个人心理和社会功能、应对压力的能力和生活总体的质量是很有影响的。目前评估的方面包括宗教派别、信仰、投入程度、集体性的宗教活动和日常个人宗教活动（Olson & Kane，2000）。这些方面对于一个人的重要性（如宗教对食物的约束，犹太人的犹太菜，穆斯林的屠宰；或是宗教服务的可效性）将很大程度影响他们的照料计划包括社区照顾和长期机构照顾安排。

四、评估还是筛选

虽然对老年人和他们的家庭成员做一个全面的评估是理想的做法，但是对每个成员做全面深入的评估并不是很实际。通常，评估的内容是由其目的和评估发生的情景决定的。一个简短的评估通常是以筛选或是病例追查为目的，也就是寻找那些需要社会工作介入的人。筛选通常是对一大群人进行，为的就是发现那部分在某些具体功能方面遇到困难的人。接下来就要对这些人进行详细深入的评估，然后，通常把他们转介到专科人士那里继续治疗

（Finch-Guthrie，2000）。例如，许多健康维护组织（Health Maintenance Organizations，HMOs）在注册时通过问卷就筛选出所有的老年病人。那些存在某些高风险的人（例如，那些有跌倒危险的人、非正式支持中断的人或是那些常常要被急救的人）需要转介到个案管理人员那里，通过发展、实施、监测照顾计划以满足高风险需求。在初级照顾机构中，由于医生治疗时间有限，或者对患者心理和社会需求评估能力缺乏训练，常忽略对老人的这些方面的需求。所以，筛查或者发现个案尤为重要（Berkman et al，1999）。还有一个筛选住院病人的例子，社会工作者在住院部筛查高危个体，或是需要早期介入或仔细照顾的人，目的是制订可行有效的下一步照料计划（Cummings & Jackson，2000）。

五、医疗保健机构的老年人社会工作

老年人社会工作包括以下地点：门诊诊所、医院、急救室、公共卫生部门、家庭医疗保健机构、提供家庭和社区服务的机构，还有提供居住和康复的机构，如护理院、助老院。社会工作者在这些老人机构中必须需掌握的工作技能在表 14.2 中有详细介绍。

表 14.2　医疗保健机构所需重要的社会工作实务技能

筛查：高危，符合享受服务的基本条件，特殊问题
评估：问题识别，需要，强度，资源（个体和社区）
沟通技能：语言和非语言；访问（病人和家属，特殊群体，其他专家和服务人员）
人与人之间的承诺技能：传递价值观（自主性，移情，信任，澄清，授权）
临床技能：危险干预，咨询服务，治疗（个人，家庭和集体）
协助团体：支持团体，心理教育团体
调解/协商：倡导维权，争端解决
参考文件：健康保险，医疗记录，委托评估

（一）初级医疗保健机构

初级保健是用于刚进入医疗卫生系统的病人，聚焦于健康促进、疾病预防和身心健康等方面（Cowles，2003；Oktay，1995）。初级医疗卫生中心是重要的"一站式"服务，因为他们能够帮助病人和家人找到其他的医疗服务，并且促进了病人、家庭和社区之间的关系（Donaldson，Yordy，Lohr & Vaneselow，1996）。如本章前面所提及，在初级医疗卫生机构有很多老年患者身患两种或以上的慢性疾病。

通常，社会工作者是通过医生、护士转介或是通过高危筛选的办法和老年人开始建立联系的。社会工作者首先要完成对病人的社会心理评估以确定病人的服务需求，然后同病人和其家人建立合作关系，一起制订照顾计划，还有就是从医疗卫生中心的专业人员那里寻找提供服务的切入点。社会工作者同专业人员的合作程度决定于初级医疗机构的种类和可以咨询的团队。社会工作者为了更好地实施老年护理计划，可以通过确定初级护理中心内外的服务与资源的差别来提供服务。他们也会提供关于社区里的资源信息，把老年病人转介给社区里的服务机构。这些机构提供的服务，包括住所、交通、居家照顾、咨询/物理治疗、经久耐用的医疗设备和医疗保险等方面的服务。

初级医疗保健机构目的是为了促进与满足病患的全面护理需求。作为直接服务人员，他们会提供精神上的支持和建议，鼓励病人学会适应和接受自己的疾病、治疗和病情发展。他们还会识别和动员来自社会的支持（家人、朋友和其他重要的人）。Hartford 基金会创建的"全科医生倡议"设计了提升老人服务的项目，该项目 F. Netting 和 Williams（2000）评估认为，社会工作者是初级医疗中心医生最合理的合作者，可以达到为老人提供全面服务的目标。因为服务的提供是快速流动的，社会工作者需要拓展其在初级保健机构中的地位和作用，包括多学科团队的介入、不同组织间的沟通、个案管理服务、医学伦理咨询、治疗和危机干预，以及其他支持性的咨询和小组干预（Berkman & Harootyan，2003；Cowles，2003；Netting，1992）。

（二）医院住院部

从历史上看，在所有医疗保健机构中，住院部一直是临床社会工作者最多的工作地方，（Ginsberg，1995）。尽管根据美国劳工统计局（2005 年）记载，医院不断地限制病人的住院周期，医院对社会工作者的需求量比其他领域的增长还是慢。社会工作者接触的老年病患案例都是通过医生、护士转介而来，或是案例搜索，或是高危筛选而来的。高危病患的特征包括独自生活、疾病末期、慢性疾病、自杀倾向（Becker & Becker，1986）、精神问题或缺乏支持（Berkman et al，1999）。住院的老年病患需要社会工作者更多的服务，例如，对于住院、手术前后、治疗、康复和出院的担心，出院后缺乏支持和资源，家属和病人同意维持生命设备的使用，可疑的药物滥用和认知及功能上需介入的损伤。老年人发生紧急问题而住院的情况包括跌倒骨折、身体损伤、医源性疾病、营养问题或是需要手术。

住院部的社会工作者负责筛选和发现个案、社会心理评估、出院计划、出院后随访、外展、咨询（个案或小组工作）、文件资料保存与合作。根据医院需要，他们还能提供随时的紧急服务。

社会心理评估包括病人能力的等级、所需的服务、社会史和家人朋友的支持能力。病人出院计划的过程和开展出院后照顾需要协调共同参与的跨学科团队成员，而社会工作者正是这一团队中作为病人及家属的联络员来协调各方的努力（Cotti & Watt，1989；Cowles 2003；见 Cummings & Jackson，2000）。

社会工作者可以在如下方面给老人提供信息和教育：告诉他们病情的严重程度；如果病人没有得到很好的照顾，告知他们如何可通过庞大复杂的医疗卫生系统来获得辅助护理资源、选择不同护理方案和维护合法权利等。通过转介给社区的服务机构和召开病人家庭会议，社会工作者可通过正式或非正式的网络来帮助出院病人，也可为他们申请医院内外的特殊服务。这需要社会工作者知晓社区资源的可获得性。社会工作者还需掌握一些其他的方法和技能，如提供个人或公共保险服务，或者免费服务。

通常，社会工作者需要给老年病患提供疾病适应咨询和危机咨询，以帮助家人和老年病人重新建立情绪的平衡，让病人及家人能够明白治疗情况、初期任务、制订短期行动计划（Mclnnis-Dittrich，2002）。社会工作者还会建立支持小组（例如：亲人去世、癌症、痴呆、高危健康行为）帮助病人和家属来应对丧失和疾病，在家庭需要时给予咨询。社会工作者在这些机构促进老年病患支持群体需要以下技能：关系建立、咨询和沟通技能（Ross，1995）。

在出院计划中，社会工作者的参与度取决于医院的规模、地理位置、社会工作者数量、协议、制度和组织文化。通常医生将病人转介给医院社会工作者寻求具体的服务，例如日常生活的帮助或者解决社会环境问题，如经济需求、出院护理和交通问题，而不是初次经历疾病的情绪问题，比如说态度、感觉或是与健康有关的行为（Cowles & Lefcowitz，1995）。根据 Holliman，Dziegielewski 和 Datta（2001）的研究，社会工作者认为他们在出院计划中的角色是需要特定的技能，包括沟通、社会和经济问题的评估，而不仅仅是提供具体的服务。

（三）家庭医疗保健环境

1999 年，美国大约有 800 万人获得了家庭健康服务，超过 2 万名社会工作者参与其中（国家家庭护理协会，2001）。对家庭医疗保健的支付采用现金的形式由医疗保险和公共医疗补助进行兑现。有执照认证的家庭医疗保健服务人员，必须达到病患护理的最低标准，并且要建立和更新关于病人照料效果和评估的电子信息库（Outcome and Assessment Information Set，OASIS）数据。这包括了所有接受了家庭医疗保健服务的临床评估资料。OASIS 这个效果和评估的信息库主要包括日常安排、辅助器械、感官状态、皮肤条件、呼吸状况、排泄、神经、行为、情绪状态、ADLs 和 IADLs、药物疗法、医疗装备和紧急护理（R. L. Kane，2000c）。

为保证医疗质量并在此基础上加以改进，联邦政府根据这些信息来支付费用并持续检测以了解病人的结果。为了得到政府支付医疗救助和医疗保险费用，医生不得不参考老年人家庭健康服务标准。同样，医疗保险规定只有医生提出需要社会工作服务，其费用才可以报销。家庭医疗保健的目的是降低住院天数和减少延迟出院、预防入护理院或再入院，通过对老人家庭医疗保健和社会服务范围的规定来提供服务。

需要家庭医疗保健的通常都是独自一人生活的老年贫困女性，并伴随一定程度的功能障碍导致日常生活不便。85 岁以上有医保的老年人在所有的家庭医疗保健中占了 26%（医疗保险财政管理委员会，1999）。大多数的老年人因为慢性病（如糖尿病、高血压或心衰）的突然发作以及和疾病相关的社会心理问题，使得他们需要多方面的专家，包括社会工作者（Lee，Gutheil，2003）。

出院之后，困在家中的病人会需要由各种医疗保健工作人员提供多样化服务。护士和理疗师会协助提供病人的药物和康复治疗；居家护理助手可以协助病人处理类似洗澡、移动（如上下床或就坐）等活动，家庭护理员可以协助轻微的家务，如准备食物、购物和洗衣。除了这些支持服务，家庭健康社会工作者还会安排社区服务，如交通和志愿者访问。社会工作者帮助家属和老人能够适应有服务者进入家中，他们通常还会提供辅助性或治疗性咨询，安排社区中其他机构的相关服务（Dziegielewski，2004；Lee & Gutheil，2003；Mclnnis-Dittrich，2002）。

社会工作者的一个重要作用就是评估和促进服务人员在病人康复中的参与程度。社会工作者帮助照顾者能识别、获得和使用其他社区服务来满足病人的需求，例如成年日间护理（Rossi，1999）。为了满足病人的需求，社会工作者常常和护理人员协商提供特殊的服务、服务单元、时间空挡、对特殊员工的要求等。在家庭护理环境中更为常见的是家庭拒绝已要求的服务，这是因为支付费用政策的经常变动（从实报实销系统转变为预先配额支付制度），社会工作者从伦理上觉得有义务为他们的病人呼吁（Kadushin & Egan，2001）。

（四）护理院

1999 年全国居家护理调查表明，美国有 18000 所护理院，总共可容纳 160 万人，其中 90％的人都在 65 岁或以上（国家卫生数据统计中心，1999）。从历史来看，护理院只被看做是长期护理的地方（Rhoades & Sommers，2003）。从过去的 20 年里，可看出护理院对短期康复和出院康复有很大的作用。72％的护理院病人都是女性，57％的人是寡妇，还有大约 75％的人需要 3 种或以上的日常生活活动协助，包括洗澡、穿衣和上厕所。这意味着护理院的老人普遍都存在功能障碍。还有，75 岁以上的人通常会被诊断出精神紊乱（国家卫生数据统计中心，1999），还会有痴呆、精神性病理状态，例如精神分裂症和情绪不稳定。

护理院的病人普遍都会很失落（Jakubiak & Callhan，1995，1996；Masand，1995），尤其是被诊出有阿尔茨海默病（老年痴呆症）的，这种疾病症状通常会被认为是老年人普遍存在或是仅与衰老相关，因而痴呆症的老人没能接受到早期干预和介入（Adamek，2003）。人们最普遍接受的服务包括如下几方面：护理（96％）、药物（94％）、医疗（91％）、个人护理（90％）、营养（73％）、社会服务（72％）和器械或辅助设备（53％）（国家卫生数据统计中心，1999）。

非营利护理机构比营利机构雇佣更多全职的社会工作者（Kruzich & Powell，1995），这些社会工作者会担当行政、特殊部门负责人（如痴呆护理）或者就是直接治疗者。在医疗护理机构中，社会工作者发挥各种作用，比如为病人做社会心理评估（Nathanson & Tirrito，1998），和机构中员工、行政人员一起解决家庭冲突（Iecovich，2000；Vinton，Mazza & Kim，1998），并着手解决护理对象的问题行为（Tirrito，1996）。在大多数护理院中，社会工作者有责任指导老年病人入院筛查来判断病人是否有严重的心理障碍（智力缺陷、发展障碍或相关的疾病），从而为老年病人提供合适的参考意见和治疗（Cowles，2003；Dziegielewski，2004）。

医疗保险和医疗补助要求护理院在病人入院后 14 天内对其做一个全面的评估。在 20 世纪 80 年代，为了消除公众和专家对美国疗养院护理质量的顾虑，美国国会命令卫生保健财政管理局（Health Care Financing Administration，HCFA）研究如何改进护理院的规章制度。随后，卫生保健财政管理局便与美国国家科学院医学研究所（IoM）进行了合作研究。研究所在 1986 年发表了一篇报告，名为"改进护理院的护理质量"。作为 1987 年《综合预算调整法》（Omnibus Budget Reconciliation Act，OBRA）的一部分，国会把这份报告中的许多医学研究所的建议囊括其中。基于这份报告，1987 年《预算调整法》还要求对护理院的病人进行 18 个功能区的评估。最小数据集（Minimum Data Set）的格式被推荐采用在综合评估中（美国老年病学会，2000）。在大多数机构中，社会工作者会完成最小数据集的社会心理评估来制订老年病人的护理计划。（Cowles，2003；Dziegielewski，2004）。

许多资料表明，老年人要搬进护理院的时候，总是伴随着压力：感觉失落和被遗弃；需要调整自己去适应新的环境；焦虑，害怕将要出现的变化、疾病、预后诊断，同时感觉没有隐私，失去了自主权和与家族的联系。社会工作者会提供情感上的支持和早期干预（个人、家庭和团体）来帮助这些老年人调整自己去适应新的环境，增强社会心理功能。在护理院中，他们会通过组织一些娱乐休闲活动，来促进社会与护理院的融合。出入院时，家庭因素和提供给老年人的直接服务相当重要（Kruzich & Powell，1995；Vourlekis，Gelfand & Greene，1992）。即便老年人住在护理院，非正式的网络也能提供有价值的帮助，例如给老人鼓励支持，或是监督护理员工们的护理质量。

　　家庭成员被认为是整个护理计划中的重要部分，因此社会工作者也会想要为他们提供有意义的帮助，例如建立照顾者治疗小组或者某项疾病或临终照顾的学习小组。在类似疗养院的机构中，病人和家属可能由于软弱或是官僚制度难以跟护理人员协商。社会工作者就会代表病人的利益，鼓励家属来说出他们担心的问题，协商他们的治疗需求和老人的照顾。社会工作者也可能和居民委员会在一起工作来改进护理的质量。在其他情况下，家属和护理院员工可能会有冲突，社会工作者就会出来调停，帮助解决冲突，促进沟通。

六、社会工作在当今老人医疗保健领域中的问题与挑战

　　人口发展趋势显示，在未来的 10 年里，不管是医疗护理系统的任何一个部分（基础护理、特殊护理、住院护理，老年人护理），老年人将会占据更大的比例。随着医疗保健消费迅速增长，试图管理这些支出已经改变了医疗保健的内容，也明显影响了社会工作者在各大护理机构中的工作。在"管理式照顾"的主要想法指导下，通过达到控制预算、个案管理和运用重审、奖励限制服务和利用初级服务者作为资源的"守门人"，医疗保健的开支得到紧缩，医疗保健被认为是"不必要的"（Berkman，1996）。然而，管理式照顾让社会工作者处在了一个两难的境地，一方面要做病人的拥护者；另一方面要在某种程度上成为资源的"守门人"。例如，在有限的时间内，社会工作者能充分评估出病人和家属的需求吗？他们能否根据病人和他们家庭的喜好来制订出院计划并尽可能缩短住院时间吗（Moody，2004）？

　　虽然医疗保险使 65 岁及以上人群的医疗保健成为可能，但老年人在医疗保健方面的支出随着时间推移而明显增高，特别是处方药，与其他年龄阶段相比，该人群在这方面花费所占的比率尤其高（AoA，2004）。诚然，社会工作者作为医疗保健机构的一员，作为医疗保健的倡导者和医疗保健产品、服务的资源开发者，仍然肩负着重要的使命。

　　由于医院注重缩短病人住院周期，以及护理院性质改变（只短暂居住护理和急症后期照料），发展以社区为基础的护理模式，从而使老年人能够继续留在社区中显得很必要。然而，是否能将老年人留在社区中取决于是否有可用的社区资源以及这些资源的整合。在那些资源不发达的社区或者服务费用超过顾客承受能力的社区，个案管理很容易成为一种转介服务，但不能满足老年人和他们家庭的需要（Netting，1992）。社会工作者的一个重要实践领域依然是通过倡导支持家庭照料者的社会政策，来支持老年人社区护理。

　　最后，针对个人和社区层面的健康促进和疾病预防活动最终会帮助老年人维护功能自主和身心健康，这也将成为社会工作者干预的重要领域。

七、学习练习推荐

学习练习 14.1

　　C 先生和 C 太太是一对年迈的白人夫妻。自从 C 太太因脱水被送入医院治疗后，夫妻俩就由医院的一名社会工作者照料看护。是 C 太太的主治医生建议把她送进医院的，因为

他发现当她就医时，C 太太表现得精神恍惚、神志不清。过去几年老太太的身体状况还算稳定，但她 73 岁的高龄和模糊的神志不得不被医生们归为"身处险境"的病人行列。因此，她需要额外的看护才能让她摆脱这一行列。那名社会工作者获悉，老先生和老太太住在自己家里，而他们儿子的住处离他们几乎有 200 英里（约 322 公里——译者注）远。老两口的生活仅靠养老金和社会保障金支撑。C 先生曾指出要让老太太出院回家，说自己有足够的能力照顾她。尽管老先生看上去的确显得很疲惫，但他应付自己的生活起居等日常活动似乎没什么明显的障碍。不过，这名社会工作者对老先生是否能胜任照料妻子的工作还是持将信将疑的态度——毕竟，她脱水的现状还是需要住院治疗。从病人这方面来说，虽然和社会工作者交谈时 C 太太显得头脑很清醒，但她神志不清的问题依然存在。医生和护士们希望这名社会工作者尽快想办法让老太太摆脱"险境"。于是这名社会工作者做出了以下决定：C 太太出院回家，由她的丈夫照顾；而她同时也建议，医生必须为老太太安排家庭护理服务——因为一个护士可以监测老太太的身体状况，而一个社会工作者则能在家中更好地审视病人的全面状况。这样一来，至少能有人在几个星期里监控整个境况。

在这个社会工作者的计划中，她是否做到了她力所能及的一切？而她面对的局限和困境又有哪些？

学习练习 14. 2

为 C 太太提供家庭保健服务的是一所名为"ABC 家庭健康服务"的机构；其社会工作者曾到访 C 家为他们家作了评估。家里看上去有些零乱；C 先生也提到，家务活全都是他一个人干的，但因为他有关节炎，所以做事效率并不高。于是这名社会工作者就给他们提建议，可以找一个能够帮助老夫妻俩料理家务的助手。她给了 C 老先生当地一家老年服务机构的联系信息，还建议老人打电话把儿子叫来一起讨论有关长期护理老人的问题——毕竟，随着两位老人年龄逐渐增高，他们确实需要更多的帮助。于是 C 老先生打电话去那家服务机构，要求他们帮他找一个家政服务员；但是还要等（人员不能马上安排）。一个月以后，C 老先生不慎被厚地毯绊了一跤；这一绊，老人腿部骨折并被送进了医院。

如何才能防止这一绊？社区中的哪些资源对 C 老两口是有实用价值的？现在对于 C 老太太来说有哪些办法？请你进一步深入了解社区中的资源，并想想如果是你，你如何帮助两位老人？

八、资料推荐

（一）网站

1. 老龄化管理局（Administration on Aging；http：//www. aoa. gov）

提供老人和家政人员项目、服务和机会。您还可以链接到老年人看护定位网站：http://www. eldercare. gov，这个网页不仅有整个州和当地的老年机构的信息，而且还有社区内服务机构的信息；这些机构为老年人及他们的家政人员提供帮助。

2. 美国退休人员协会（American Association of Retired Persons，AARP；http：//www. aarp. org）

这是一个面向 50 岁及以上人群的全国性的非营利宣传组织。它的主要议题范围包括：看护与家庭、健康与财富、立法与选举、金钱与工作、政策与研究，以及旅游与休闲。AARP 网站上的信息还提供西班牙文版本。

3. 补助和救济金查询网（Benefits Checkup；http：//www. benefitscheckup. org）

让老年人（55 岁及以上）在线查询他们是否具备领取各种补助金的条件。在这个网页上，你可以找到超过 1100 个包括联邦、州立以及当地的公共及私人补助金项目。

4. 照料规划师（Care Planner；http：//www2. careplanner. org）

从这个网站的副标题"为老者、家政服务人员、亲朋好友和专业人士提供决策制定工具"你就可以看出，这个组织为老年人和他们的家政服务人员提供信息以及可供打印的工作表和清单，帮助他们进行决策制定和看护管理。

5. 疾病预防控制中心（Centers for Disease Control and Prevention；http：//www. cdc. gov）

监控美国卫生与安全的联邦官方网站。对于老年人来说适用的安全与卫生话题包括：残疾、疾病与生活条件、环境卫生、健康促进，以及疫苗与免疫。在这个网站上你还能够找到州和国家的有关卫生与安全的数据和统计数值。

6. 医疗保险和医疗补助中心（Centers for Medicare and Medicaid；http：//www. cms. hhs. gov）

该机构的官方网站描述了医疗保险和医疗补助项目、补助金及申请条件。

7. 家庭看护者联盟（Family Caregiver Alliance，FCA；http：//www. caregiver. org）

FCA 是一个全国性宣传组织。这个网页的议题范围包括：公共政策与研究、照料信息、资料记录表及刊物、时事通讯、在线讨论和援助团队（比如像 LGBT 援助团队等一些专业的团队），还有新闻发布。此网站的信息还提供中文和西班牙文版本。

8. 麻省理工学院-年龄实验室（Massachusetts Institute of Technology—Age Lab；http：//www. web. mit. edu/agelab/index. shtml）

这个实验室用于创造新想法、将技术转化为实际方案，以此来改善人们的身体状况，并且帮助他们在生命跨度里能"做些什么"。这个网站描述了大量正在进行中的项目。

9. 医疗保险权益中心（Medicare Rights Center；http：//www. medicarerights. com）

其副标题为"当您身处医疗保险迷宫时，我们为您指路"。这个全国性的非营利组织提供医疗保险计划的选择方案以及与当前政策变化有关的信息。

10. 社会保障部（Social Security Administration；http：//www. socialsecurity. gov）

这也是一个官方网站。它提供一些社会保障方案和政策讯息。另外，个人还可以在网站上进行在线投诉、估算他们未来的保障金，也可以申请社会保障卡的更换。

11. 退伍军人办事处（Department of Veterans Affairs，VA；http：//www. va. gov）

这个面向退伍军人的官方网站提供以下信息：退伍军人的健康保障金及保健服务、专业的康复训练和就业服务、个人补助金，还有葬礼和纪念碑补贴。

12. 卫生保健志愿者（Volunteers in Health Care，VIH；http：//www. volunteers-inehealthcare. org/home. htm）

VIH 是由罗伯特·伍德·约翰逊基金会建立起来的国家资源中心，为那些没有社会保险的人提供卫生保健的组织，为临床医生提供资源。这个网站提供实用的有关处方药援助方案的信息；您也可以登录 http：//www. rxassist. org。

（二）读物

1. Beaulieu EM (2002).《护理院社会工作者工作指南》(*A guide for nursing home social workers*) 纽约：Springer. 这本书概述了社会工作者在疗养院中所需要知道及处理 (address) 的问题。

2. Hooyman N & Kiyak A. (2002).《多学科角度来了解老年社会学》[*Social geron-tology: A multidisciplinary perspective* (6th ed.)]. 马萨诸赛州，波士顿：Allyn & Bacon. 文章回顾了关于老龄化的各方面文献，同时论述老龄化与专业医疗以及精神卫生等多个学科之间的关系。

3. Kane RL，Kane RA，Eds. (2000). 《老年人评估的措施、意义和实际应用》(*Assessing older persons: Measures, meanings, and practical applications*). 纽约：牛津大学出版。这本书对本章节中讨论过的每个评估领域内的评估方式可利用的评估工具作了绝妙的回顾。

4. Knight BG (1996).《老年人心理治疗》(第二版) [*Psychotherapy with older adults* (2nd ed.)]. 加州，千橡市：Sage. 这本书叙述了一些在与老年人维持治疗关系中切实可用的知识、技术和技巧。书中所举的案例不仅阐释了治疗工作的动态变化，也强调了针对老年人的工作中人为因素的重要性。

参考文献

Adamek, M. E. (2003). Late-life depression in nursing home residents: Opportunities to prevent, educate, and alleviate. In B. Berkman & L. Harootyan (Eds.), *Social work and health care in an aging society: Education, policy, practice and research* (pp. 15–48). New York: Springer.

Administration on Aging. (2004). *A profile of older Americans: 2003.* Washington, DC: U.S. Department of Health and Human Services. Retrieved October 13, 2004, from http://www.aoa.gov/prof/Statistics/profile/profiles.asp.

Agostini, J. V., Baker, D. I., & Bogardus, S. T. (2001). Geriatric evaluation and management units for hospitalized patients. In K. G. Shojania, B. W. Duncan, K. M. McDonald, & R. M. Wachter (Eds.), *Making health care safer: A critical analysis of patient safety practices* (Chapter 30; Evidence Report/Technology Assessment No. 43; AHRQ Publication No. 01-E058). Rockville, MD: Agency for Healthcare Research and Quality. Retrieved January 22, 2005, from http://www.ahrq.gov/clinic/ptsafety/chap30.htm.

Alzheimer's Association. (2004). *About Alzheimers.* Retrieved October 5, 2004, from http://www.alz.org.

American Association of Retired Persons. (2000). *Fixing to stay: A national survey of housing and home modification issues.* Washington, DC: Author. Retrieved August 30, 2004, from http://research.aarp.org/il/home_mod.pdf.

American Geriatrics Society. (1993). *Comprehensive geriatric assessment position statement.* Retrieved January 22, 2005, from http://www.americangeriatrics.org/products/positionpapers/cga.shtml.

American Geriatrics Society. (2000). *Regulation of nursing facilities position statement.* Retrieved January 25, 2005, from http://www.americangeriatrics.org/products/position-papers/regulnl.shtl.

Antonucci, T. C., Sherman, A. M., & Vandewater, E. A. (1997). Measures of social support and caregiver burden. *Generations, 21*(1), 48–51.

Becker, N., & Becker, F. (1986). Early identification of high social risk. *Health and Social Work, 11*(1), 26–35.

Berkman, B. (1996). The emerging health care world: Implications for social work practice and education. *Social Work, 41*(5), 541–551.

Berkman, B., Chauncey, S., Holmes, W., Daniels, A., Bonander, E., Sampson, S., et al. (1999). Standardized screening of elder patients' needs for social work assessment in primary care: Use of the SF 36. *Health and Social Work, 24*(1), 9–16.

Berkman, B., & Harootyan, L. (2003). *Social work and health care in an aging society: Education, policy, practice and research.* New York: Springer.

Brent, E. E., & Brent, R. S. (1987). ERHAP: An artificial intelligence expert system for assessing the housing of elderly residents. *Housing and Society, 14*(3), 215–230.

Bureau of Labor Statistics. (2005). *U.S. Department of Labor: Occupational outlook handbook, 2004–2005* (Social workers ed.). Retrieved January 22, 2005, from http://www.bls.gov/oco/ocos060.htm.

Centers for Disease Control and Prevention. (2001). *Falls among older adults: Summary of research findings.* Retrieved August 30, 2004, from http://www.cdc.gov/ncipc/pub-res/toolkit/SummaryOfFalls.htm.

Centers for Disease Control and Prevention. (2004). *Health information for older adults: Chronic diseases.* Retrieved October 13, 2004, from http://www.cdc.gov/aging/health_issues.htm.

Centers for Disease Control and Prevention, National Center for Injury Prevention and Control (Producer). (2004). *Web-Based Injury Statistics Query and Reporting System (WISQARS).* Retrieved January 23, 2005, from http://www.cdc.gov/ncipc/wisqars/default.htm.

Centers for Medicare and Medicaid. (2004a). *Home and community-based services waiver program.* Retrieved October 1, 2004, from http://www.cms.hhs.gov/medicaid/1915c/programinfo.asp.

Centers for Medicare and Medicaid. (2004b). *Medicaid eligibility.* Retrieved October 1, 2004, from http://www.cms/hhs.gov/medicaid/eligibility/criteria/asp.

Cotti, M., & Watt, S. (1989). Discharge planning. In M. J. Holosko & P. A. Taylor (Eds.), *Social work practice in health care settings* (pp. 469–487). Toronto, Ontario, Canada: Canadian Scholars' Press.

Coughlin, J. F., Mohyde, M., D'Ambrosio, L. A., & Gilbert, J. (2004). *Who drives older driver decisions?* Retrieved January 26, 2005, from http://web.mit.edu/agelab/news_events/pdfs/AgeLab_driver_decision.pdf.

Cowles, L. A. (2003). *Social work in the health field: A care perspective.* New York: Haworth Press.

Cowles, L. A., & Lefcowitz, M. J. (1995). Interdisciplinary expectations of the medical social worker in the hospital setting: Pt. 2. *Health and Social Work, 20*(4), 279–286.

Cummings, S. R., & Jackson, D. L. (2000). Hospital discharge planning. In R. L. Schneider, N. P. Kropf, & A. J. Kisor (Eds.), *Gerontological social work: Knowledge, service settings, and special populations* (2nd ed., pp. 191–224). Belmont, CA: Brooks/Cole.

Cutler, L. J. (2000). Assessment of physical environments of older adults. In R. L. Kane &

R. A. Kane (Eds.), *Assessing older persons: Measures, meanings, and practical applications* (pp. 360–382). New York: Oxford University Press.

Degenholtz, H. D., Kane, R. A., & Kivnick, H. Q. (1997). Care-related preferences and values of elderly community-based LTC consumers: Can case managers learn what is important to clients? *Gerontologist, 37*(6), 767–776.

Diwan, S. (1999). Allocation of case management resources in long-term care: Predicting high use of case management time. *Gerontologist, 39*(5), 580–590.

Donaldson, M. S., Yordy, K. D., Lohr, K. N., & Vaneselow, N. A. (Eds.). (1996). *Primary care: America's health in new era.* Washington, DC: National Academy Press.

Dziegielewski, S. (2004). *The changing face of health social work: Professional practice in managed behavioral health care* (2nd ed.). New York: Springer.

Ewing, J. A. (1984). Detecting alcoholism: The CAGE questionnaire. *Journal of the American Medical Association, 252,* 1905–1907.

Fillenbaum, G. G., & Smyer, M. A. (1981). The development, validity, and reliability of the OARS multidimensional functional assessment questionnaire. *Journal of Gerontology, 36,* 428–434.

Finch-Guthrie, P. (2000). Care planning for older adults in health care settings. In R. L. Kane & R. A. Kane (Eds.), *Assessing older persons: Measures, meanings, and practical applications* (pp. 406–437). New York: Oxford University Press.

Folkman, S., & Moskowitz, J. T. (2000). Positive affect and the other side of coping. *American Psychologist, 55*(6), 647–654.

Folstein, M. F., Folstein, S. E., McHugh, P. R. (1975). Mini-mental state: A practical method for grading the cognitive state of patients for the clinician. *Journal of Psychiatric Research, 12,* 189–198.

Gaugler, J. E., Kane, R. A., & Langlois, J. (2000). Assessment of family caregivers of older adults. In R. L. Kane & R. A. Kane (Eds.), *Assessing older persons: Measures, meanings, and practical applications* (pp. 320–359). New York: Oxford University Press.

Ginsberg, L. (1995). *The social work almanac* (2nd. ed.). Washington, DC: National Association of Social Workers Press.

Gonzales, E. W. (1997). Resourcefulness, appraisals, and coping efforts of family caregivers. *Issues in Mental Health Nursing, 18,* 209–227.

Grann, J. D. (2000). Assessment of emotions in older adults: Mood disorders, anxiety, psychological well-being, and hope. In R. L. Kane & R. A. Kane (Eds.), *Assessing older persons: Measures, meanings, and practical applications* (pp. 129–169). New York: Oxford University Press.

Health Care Financing Administration. (1999). *A profile of Medicare home health: Chart book* (Publication No. HCFA-101138). Washington, DC: U.S. Government Printing Office.

Holliman, D. C., Dziegielewski, S. F., & Datta, P. (2001). Discharge planning and social work practice. *Social Work in Health Care, 32*(3), 1–19.

Hooyman, N., & Kiyak, A. (2002). *Social gerontology: A multidisciplinary perspective* (6th ed.). Boston: Allyn & Bacon.

Iecovich, E. (2000). Sources of stress and conflicts between elderly patients, their family members and personnel in care settings. *Journal of Gerontological Social Work, 34,* 73–88.

Jakubiak, C., & Callhan, J. (1995–1996). Treatment of mental disorder among nursing home residents: Will the market provide? *Generations, 19*(4), 39–42.

Kadushin, G., & Egan, M. (2001). Ethical dilemmas in home health care: A social work perspective. *Health and Social Work, 26*(3), 136–161.

Kane, R. A. (2000). Values and preferences. In R. L. Kane & R. A. Kane (Eds.), *Assessing older persons: Measures, meanings, and practical applications* (pp. 237–260). New York: Oxford University Press.

Kane, R. A., Caplan, A., Urv-Wong, E., Freeman, I., Aroskar, M. A., & Finch, M. (1997). Everyday matters in the lives of nursing home residents: Wish for and perception of choice and control. *Journal of the American Geriatrics Society, 45*(9), 1086–1093.

Kane, R. L. (2000a). Choosing and using an assessment tool. In R. L. Kane & R. A. Kane (Eds.), *Assessing older persons: Measures, meanings, and practical applications* (pp. 237–260). New York: Oxford University Press.

Kane, R. L. (2000b). Physiological well-being and health. In R. L. Kane & R. A. Kane (Eds.), *Assessing older persons: Measures, meanings, and practical applications* (pp. 237–260). New York: Oxford University Press.

Kane, R. L. (2000c). Mandated assessments. In R. L. Kane & R. A. Kane (Eds.), *Assessing older persons: Measures, meanings, and practical applications* (pp. 458–482). New York: Oxford University Press.

Kane, R. L., & Kane, R. A. (Eds.). (2000). *Assessing older persons: Measures, meanings, and practical applications.* New York: Oxford University Press.

Kaplan, M. S., Adamek, M. E., & Rhoades, J. A. (1998). Prevention of elderly suicide: Physicians' assessment of firearm availability. *American Journal of Preventive Medicine, 15*, 60–64.

Katz, S., Ford, A. B., Moskowitz, R. W., Jackson, B. A., Jaffe, M. W., & Cleveland, M. A. (1963). Studies of illness in the aged: The index of ADL—A standardized measure of biological and psychosocial function. *Journal of the American Medical Association, 185*, 914–919.

Kleinman, A. (2004). Culture and depression. *New England Journal of Medicine, 351*(10), 951–953.

Koenig, H. G. (1990). Research on religion and mental health in later life: A review and commentary. *Journal of Geriatric Psychiatry, 23*(1), 23–53.

Krause, N. (1995). Negative interaction and satisfaction with social support among older adults. *Journal of Gerontology, Series B: Psychological Sciences and Social Sciences, 50*, 59–74.

Kruzich, J. M., & Powell, W. E. (1995). Decision-making influence: An empirical study of social workers in nursing homes. *Health and Social Work, 20*(3), 215–223.

Lee, J. S., & Gutheil, I. A. (2003). The older patient at home: Social work services and home health care. In B. Berkman & L. Harootyan (Eds.), *Social work and health care in an aging society: Education, policy, practice and research* (pp. 73–95). New York: Springer.

Levin, J. S. (1994). Religion and health: Is there an association, is it valid, and is it causal? *Social Science and Medicine, 38*, 1475–1482.

Linsk, N. L. (2000). HIV among older adults: Age-specific issues in prevention and treatment. *AIDS Reader, 10*(7), 430–440.

Liu, K., Manton, K. G., & Aragon, C. (2000). Changes in home care use by disabled elderly persons: 1982–1994. *Journal of Gerontology: Social Sciences, 55B*(4), S245–S253.

Lubben, J. E. (1988). Assessing social networks among elderly populations. *Family Community Health, 11*(3), 42–52.

Masand, P. S. (1995). Depression in long-term care facilities. *Geriatrics, 50*(Suppl. 1), S16-S24.

Mathias, S., Nayak, U. S. L., & Isaacs, B. (1986). Balance in the elderly patients: The "get-up and go" test. *Archives of Physical Medicine and Rehabilitation, 67*(6), 387–389.

Matthias, R. E., Lubben, J. E., Atchison, K. A., & Schweitzer, S. O. (1997). Sexual activity and satisfaction among very old adults: Results from a community-dwelling Medicare population survey. *Gerontologist, 37*, 6–14.

McInnis-Dittrich, K. (2002). *Social work with elders: A biopsychosocial approach to assessment and intervention.* Boston: Allyn & Bacon.

Mojtabal, R., & Olfson, M. (2003). Medication costs, adherence, and health outcomes among Medicare beneficiaries. *Health Affairs, 22*(4), 220–229.

Moody, H. R. (2004). Hospital discharge planning: Carrying out orders? *Journal of Gerontological Social Work, 43*(1), 107–118.

Nathanson, I., & Tirrito, T. (1998). *Gerontological social work: Theory into practice.* New York: Springer.

National Association of Home Care. (2001). *Basic statistics about home care.* Retrieved January 23, 2005, from http://www.nahc.org/consumer/hcstats.html.

National Association of Social Workers. (2003). *Lesbian, gay, and bisexual issues: Social work speaks—National Association of Social Workers policy statements, 2003–2006* (6th ed., pp. 224–235). Washington, DC: Author.

National Center for Health Statistics. (1999). *National Nursing Home Survey: Trends from 1973 to 1999.* Retrieved November 1, 2004, from http://www.cdc.gov/nchs/data/nnhsd/NNHSTrends1973to1999.pdf.

National Center on Elder Abuse. (2004). *NCEA: The source of information and assistance on elder abuse.* Retrieved September 29, 2004, from http://www.elderabusecenter.org.

National Institute on Aging. (2004). *General information: How many Americans have AD?* (Alzheimer's Disease Education and Referral Center). Retrieved August 27, 2004, from http://www.alzheimers.org/generalinfo.htm.

Netting, E. F. (1992). Case management: Service or symptom? *Social Work, 37*(2), 160–164.

Netting, E. F., & Williams, F. G. (2000). Expanding the boundaries of primary care for elderly people. *Health and Social Work, 25*(4), 233–242.

Oktay, J. S. (1995). Primary health care. In R. L. Edwards (Ed.), *The encyclopedia of social work* (19th ed., pp. 1887–1894). Washington, DC: National Association of Social Workers Press.

Olson, D. M., & Kane, R. A. (2000). Spiritual assessment. In R. L. Kane & R. A. Kane (Eds.), *Assessing older persons: Measures, meanings, and practical applications* (pp. 300–319). New York: Oxford University Press.

Pearson, V. I. (2000). Assessment of function in older adults. In R. L. Kane & R. A. Kane (Eds.), *Assessing older persons: Measures, meanings, and practical applications* (pp. 17–48). New York: Oxford University Press.

Radloff, L. S. (1977). The CES-D Scale: A self-report depression scale for research in the general population. *Applied Psychological Measurement, 1,* 385–401.

Raleigh, E. H., & Boehm, S. (1994). Development of a Multidimensional Hope Scale. *Journal of Nursing, 2*(2), 155–167.

Reisberg, B., Ferris, S. H., de Leon, M. J., & Crook, T. (1982). The Global Deterioration Scale for assessment of primary degenerative dementia. *American Journal of Psychiatry, 139,* 1136–1139.

Rhoades, J., & Sommers, J. P. (2003). Trends in nursing home expenses, 1987–1996. *Health Care Financing Review, 25*(1), 99–114.

Robinson, B. (1983). Validation of a caregiver strain index. *Journal of Gerontology, 38,* 344–348.

Ross, J. W. (1995). Hospital work. In R. L. Edwards (Ed.), *The encyclopedia of social work* (19th ed., pp. 1365–1377). Washington, DC: National Association of Social Workers Press.

Rossi, P. (1999). *Case management in health care.* Philadelphia: Saunders.

Sarason, I. G., Levine, H. M., Basham, R. B., & Sarason, B. R. (1983). Assessing social support: The social support questionnaire. *Journal of Personality and Social Support, 44,* 127–139.

Shah, P. N., Maly, R. C., Frank, J. C., Hirsch, S. H., & Reuben, D. B. (1997). Managing geriatric syndromes: What geriatric assessment teams recommend, what primary care physicians implement, what patients adhere to. *Journal of the American Geriatrics Society, 45*, 413–419.

Siegler, I. C., Poon, L. W., Madden, D. J., & Welsh, K. A. (1996). Psychological aspects of normal aging. In E. W. Busse & D. G. Blazer (Eds.), *The American Psychiatric Press textbook of geriatric psychiatry* (2nd ed., pp. 105–128). Washington, DC: American Psychiatric Press.

Spector, W. D., Fleishman, J. A., Pezzin, L. E., & Spillman, B. C. (2000, September). *The characteristics of long-term care users* (AHRQ Publication No. 00-0049). Rockville, MD: Agency for Healthcare Research and Policy. Retrieved August 30, 2004, from http://www.ahrq.gov/research/ltcusers.

Straight, A., & Jackson, A. M. (1999). *Older drivers.* Washington, DC: Public Policy Institute, AARP. Retrieved January 26, 2005, from http://research.aarp.org/consume/fs51r_older_drivers.html.

Teri, L., Truax, P., Logsdon, R., Uomoto, J., Zarit, S., & Vitaliano, P. P. (1992). Assessment of behavioral problems in dementia: The Revised Memory and Behavior Problems Checklist. *Psychology of Aging, 7*, 622–631.

The Hartford. (2005). *We need to talk. . . . Family conversations with older drivers.* Retrieved January 26, 2005, from http://www.thehartford.com/talkwitholderdrivers/brochure/brochure.htm.

Tirrito, T. (1996). Mental health problems and behavioral disruptions in nursing homes: Are social workers prepared to provide needed services? *Journal of Gerontological Social Work, 27*(1/2), 73–87.

Turvey, C. L., Wallace, R. B., & Herzog, R. (1998). A revised CES-D Measure of Depressive Symptoms and a DSM-Based Measure of Major Depressive Episodes in the Elderly. *International Psychogeriatrics, 11*(2), 139–148.

Uncapher, H., Gallagher-Thompson, D., Osgood, N., & Bonger, B. (1998). Hopelessness and suicidal ideation in older adults. *Gerontologist, 38*(1), 62–70.

Underwood, L., & Teresi, J. (2002). The Daily Spiritual Experience Scale: Development, theoretical description, reliability, exploratory factor analysis, and preliminary construct validity using health-related data. *Annals of Behavioral Medicine, 24*(1), 22–33.

Unger, J. B., McAvay, G., Bruce, M. L., Berkman, L., & Seeman, T. (1999). Variation in the impact of social network characteristics on physical functioning in elderly persons: MacArthur studies of successful aging. *Journals of Gerontology, 54B*, S245–S251.

Urdangarin, C. F. (2000). Comprehensive geriatric assessment and management. In R. L. Kane & R. A. Kane (Eds.), *Assessing older persons: Measures, meanings, and practical applications* (pp. 383–405). New York: Oxford University Press.

U.S. Census Bureau. (2004). *The older population in the United States: March 2002.* Retrieved November 1, 2004, from http://www.census.gov/hhes/www/housing/homeown/tab4.html.

U.S. Department of Health and Human Services. (1999a). *Mental health: A report of the surgeon general.* Rockville, MD: Author. Retrieved January 26, 2005, from http://www.surgeongeneral.gov/library/mentalhealth/home.html.

U.S. Department of Health and Human Services. (1999b). *The surgeon general's call to action to prevent suicide.* Rockville, MD: Author. Retrieved January 26, 2005, from http://www.surgeongeneral.gov/library/calltoaction/default.htm.

Vinton, L., Mazza, N., & Kim Y. (1998). Aggression perpetrated by family members in nursing homes: An investigation of dynamics and interventions. *Clinical Gerontolo-*

gist, 19, 45–68.

Vourlekis, B. S., Gelfand, D., & Greene, R. R. (1992). Psychosocial needs and care in nursing homes: Comparison of views of social workers and home administrators. *Gerontologist, 32*(1), 113–119.

Wall, J. C., Bell, C., Campbell, S., & Davis, J. (2000). The Timed Get-Up-And-Go Test Revisited: Measurement of the component tasks. *Journal of Rehabilitation Research and Development, 37*(1), 109–114.

Ware, J. E., & Sherbourne, C. D. (1992). The MOS 36-item short form health survey (SF-36): Conceptual framework and item selection. *Medical Care, 30,* 473–483.

Widlitz, M., & Marin, D. B. (2002). Substance abuse in older adults: An overview. *Geriatrics, 57*(12), 29–34.

Wieland, D., & Hirth, V. (2003). Comprehensive geriatric assessment. *Cancer Control, 10*(6), 454–462.

Wiley, D., & Bortz, W. M. (1996). Sexuality and aging: Usual and successful. *Journals of Gerontology, 51,* M142–M146.

第十五章

社会工作实践和残疾人问题

REBECCA BRASHLER

残疾人问题将卫生保健研究和社会工作课程中的多样性研究连接了起来。相比健全人，大多数残疾人都会在医疗保健方面面临更多的困难，诸如获取医疗保健的途径、保险、保健的质量及医疗卫生服务的供应等问题（DeJong & Ian，2001）。残疾人研究是一个独特的新兴领域，它包括对人文科学、社会科学及残疾人的历史研究。它类似于女性研究、非洲裔美国人研究和犹太人研究等其他多样性研究。对于社会工作者来说，残疾人研究通常聚焦于有关差异的心理学和政治学——被主流社会所抛弃之人的污名，以及认可差异和消除社会隔阂后得到的好处。本章为在不同情境下服务残疾人的社会工作者提供参考性问题。

一、本章目标

- 讨论界定残疾时所面临的挑战。
- 评估残疾模式，并讨论这些模式的假设以及模式对于我们社会工作者观点的影响力。
- 总结社会工作者在与残疾人案主交往时遇到的常见困难。
- 考察影响个人观点和临床方法的有关差异和残疾的社会价值观。

二、界定残疾

残疾可以被视为一种个人特征，就像蓝眼睛、棕皮肤或卷发——是一种可辨别的，但并非必须加以界定的特征。其他人可能把残疾视作一种疾病或畸形——是一种无论如何都要避免，且会带来痛苦、煎熬与污名的事物。还有的人也许会认为残疾是一种值得骄傲的资源——这是一张通往残疾文化丰富的世界、通往能够使残疾人争取自身权利的同时差异被得到赞美的残疾共同体的入场券。在探讨残疾的时候，审视我们自己的观点是十分关键的。然而这是有挑战性的，因为受阅历、年龄、健康状况以及社会规范、历史背景和残疾人或健全人自我形象的影响，我们的观点总是不断变化的。

更为复杂的是，并没有一个广为人们认可的关于残疾的定义。《牛津简明医学词典》上的定义是："由于身体或心智受损导致的功能性能力损失或受限"（简明医学词典，2002）。

《美国残疾人法案》（The Americans With Disabilities Act，ADA）认为，至少符合以下三种特征之一的人可以被界定为残疾人：（1）有严重制约进行一种或多种主要生命活动能力的生理或心理损伤；（2）有此类损伤的记录；（3）被认定受到了类似的损伤（美国残疾人委员会 National Council of Disability，1997，Appendix F）。

而当你出现下列情况时，就符合社会保障总署对残疾的定义："你无法再从事以前的工作，而且鉴于你的医疗状况，我们认定你也无法从事其他工作。残疾必须持续或有望持续至少一年，或将导致死亡"（社会保障出版社 No.05-10029，2003，p.2）。

世界卫生组织（WHO）在损伤、残疾和障碍的国际分类（ICIDH）中对残疾的含义被广泛引用，该含义将残疾区分为"损伤"、"残疾"和"障碍"三个相关的概念。损伤被定义为"身体结构或功能的失调"。残疾"（由于损伤而导致）常态地做出一项举动或对人类来说属于正常举动范围的能力的缺失或受损"。障碍则是"个人由于损伤或残疾而遭受的社会弱势处境"（WHO，1980）。世界卫生组织后来把这个定义修订成 ICIDH-2 分类标准，该标准进一步强调了环境因素和社会因素对"个人活动受限"和"社会参与受限"的作用。

因为对于残疾的界定是难以把握的，要计算我们社区中的残疾人数较易受到"方法论偏失和文化视角曲解"的影响（Fujiura & Rutkowski-Kmitta，2001）。美国人口统计局指出，美国 19.3％ 的人口在 5 年或更长时间内存在某种类型的残疾（美国人口统计局，2000）。残疾人经常被归为这个国家"最大的少数民族"，或者是"一个只要我们活得够久，就都会加入的少数民族"（Shapiro，1994）。也许我们中的一些人自己从来都不是残疾人，却会在生命中用大量的时间去照顾和关爱某个残疾的家庭成员。残疾可能会在一个人的不同人生阶段降临，有的人天生就残疾，而有的人则因为意外或疾病而残疾。我们中的许多人大半生都过着无残疾的生活，只有在进入生命的最后岁月时，自身的机能才会发生改变。

残疾可以按照损伤的类型来分类（比如运动损伤、认知损伤和感官损伤），残疾也可以被看做连续统一体，依据残疾带来的受限程度分为轻度残疾、中度残疾和重度残疾。有些人的残疾无法被外人看出，而有些残疾则一眼就能看出。复杂的类型学也得到了发展，比如John Rolland 按照开始、过程、结果和无能力对残疾进行分类（Rolland，1994）。然而令临床医师感兴趣的是，大多数残疾人对这些统计数据、定义和分类方式漠不关心。对于残疾人来说，最重要的是他们是否能融入学校、社区和工作场所，他们在其他人眼中是否有价值。他人特有的观点会在很大程度上塑造了残疾人的生活。

三、历史背景

19 世纪早期，在很多西方人看来，疾病和残疾就像贫穷和灾难一样，都是"公正的上帝对于软弱且负罪之人的一种惩罚……是那些不良分子或不良社会行为的直接下场"（Trattner，1974）。鉴于这种观点，人们在历史上躲避残疾人、把残疾人送进专门机构、害怕残疾人的现象并不奇怪。真正令人惊奇的是，这些从未引起社会达尔文主义挑战和争议的观点究竟是怎样在 20 世纪早期的美国引发"优生运动"的（Braddock，2002；Pfeiffer，1999）。在这段时期，美国医师按照惯例促成有先天性缺陷的婴儿死亡，为那些被送进专门机构的智障公民做绝育手术，以确保他们所谓的"不良基因"不会使社会衰弱。在 19 世纪 30～40 年代，这种优生运动在纳粹德国变得惨绝人寰，无数被贴上"卑劣生命"标签的德国残疾人遭到杀害（Lifton，1986）。医生们打着医学治疗的幌子执行的这种所谓"安乐死"项目，通常被视为第二次世界大战中犹太人在集中营遭到大屠杀的前奏。

在整个 20 世纪的美国，残疾人如果没有被锁在庞大且经费不足的福利机构中，就要充当可供展示的奇物，在公众面前游街让人们取笑，和马戏团创收工具一样，他们的怪异表演在 20 世纪 50～60 年代仍受欢迎（Thomson，1996）。在这样的背景下，那些认为残疾人是可怜的、应给予救济的宗教和世俗机构的出现相对来说是具有人道主义的。然而，电视剧和榜样人物（在海报上为慈善募捐代言的儿童）时代为人们带来了一个新的视角，那就是残疾人只是悲惨环境的牺牲者。电视剧和其他慈善基金募集人通过操纵观众的恐惧心理来制造同情，目的是让观众愿意"慷慨解囊"（Shapiro，1994，p. 13）。通过捐款，观众可以缓解这种脆弱感，他们的捐款很可能用于医治一名不幸的儿童——这是唯一可接受的解决方案，因为成年残疾人的影像很少在公众面前公开。

今天，随着残疾人权利运动取代了慈善运动，随着残疾人在为自己争取平等机会和全面投身社会各方面事务的权利，我们意识到自己处于一个创新的时代（Bickenbach，2001）。通过艰难的立法斗争、草根独立生活运动和个人改变看法的努力，人们对残疾人的普遍认识近年来发生了巨大的变化。残疾人先前被看做是"苦难和丧失机会的化身"，现在他们为自己的身份自豪，欣然地接受残疾亚文化，迫使我们质疑先前对残疾人能力和价值的成见（Trent，2000）。这些有关残疾的不断变化的观点向社会工作者和其他精神健康专家提出了挑战，他们必须重新评估自己的角色，重新评价对治疗的传统认识。

四、残疾模式

理论模式能帮助我们更好地理解复杂概念，进而十分有助于我们检测残疾。许多模式能够让我们理解残疾带给个人、群体以及治疗方式的影响。

（一）医学模式

我们可以通过下面的这个例子来具体阐述医学模式的治疗：一个人因为急性腹痛而醒来，她可能会赶往急诊室，到了急诊室她成了一位"病人"——一个需要得到医疗专业人员照顾的角色。在 Goffman 对机构的研究中，这种入院后从一个"普通人"到"病人"的转变被描述为"一种状态的终止和一种状态的开始，中间点的标志是生理上的赤裸"（Goffman，1961，p. 18）。医生会完成一系列评估，这其中通常包括体检和询问病史，有时为了查明"问题"和"病理"还会增加进一步的检查。这之后，医生就能做出"诊断"，诊断之后便进入"治疗"和"干预"的过程。通常，在干预过程中，患者会被要求向医疗保健专家让出大量的自主权和支配力。这在切除阑尾后住院的病人身上非常明显，病人吃什么、穿什么、什么时候下床，以及什么时候接受探访都要听从医生的指示。在最好的情形下，治疗达到"痊愈"或问题得到了解决，即"病人"康复为没有疼痛或功能障碍的健康人。在这个例子中，患者的腹部疼痛被诊断为阑尾炎，并进行了阑尾切除手术，医疗模式似乎为其提供了近乎满意的治疗过程。

然而，对于患慢性疾病的人或残疾人来说，医疗模式是令人烦恼的挑战。首先，对难以治愈的慢性或永久性疾病的确诊似乎把个人永远地钉在了"病人"或"病态"的角色上。作为永久性的"病人"，残疾人可能无法痊愈，他们的地位和能力可能永远受到限制。此外，由于干预阶段要持续数月乃至数年，慢性病患者和残疾人要在一段并不确定的时期内向医疗保健"专家"转让自主权，这种境况会使前者产生依赖感和无助感。此外，对慢性病患者或残疾人治疗的失败——无法成为"一个好病人"——经常会引起医师或照顾者意料之外的、消极的反应。面对那些不能治愈的病人，医疗保健专家可能会变得沮丧，并以一种消极的技术方式进行逃避（Halpern，2001）。为了保护自己免受失败感和脆弱性侵扰，专家们也可能放弃一些无法治愈的病人，继而转向其他更有可能成功治愈的病人（Gans，1983；Gunther，1994）。

对残疾人来说，医疗模式的诊断阶段存在一定风险。诊断标签与文字对具有身心障碍的残疾人群常常造成"污名伤害"。残疾人是"残废的、不健全的、病态的、畸形的，总而言之是患病的"（Zola，1982，p.200）。"低能"、"智障"和"先天性智愚"等诊断术语曾被用来形容那些认知能力有损伤的人。与一些诊断相关的应验预言和低期望值催生了一种将一定数量的残疾人进行集中管理的制度，而之后的事实证明，这些人原本能够在社区中很好地生活。关键在于，对关于生理或心理疾病的不同诊断方案和分类体系的渴求并非源自病人的需要。这些诊断指南的目标是让临床医师和研究者能够诊断、会诊、研究、治疗不同（精神）疾病的患者（美国精神病协会，1994）。例如，DSM 的介绍提醒读者，它并不是"对人进行分类"，而是"对人们所患的疾病进行分类"。尽管这种区别很重要，但它也不能保证一旦患者的标签或诊断有了定论后，临床医师和其他人不用有色眼镜来看待他们。标签化的过程似乎是不可避免的污名，而对慢性疾病患者和残疾人来说，疾病带来的耻辱可能会持续终生。

在医疗模式中，残疾存在于个体中。医学模式的假设是一个人出现了某些问题，残疾人是"不正常的"或"畸形的"。他们可能缺失了身体的某个部分，丧失了正常的功能，不能完成一般性的任务，没有能力像健全的同辈那样度过一生。这种模式仅仅关注病理，某些人还主张把人归入一张详细的疾病清单，然而这样却忽略了患者的价值和人性。

（二）康复和生理—心理—社会模式

康复医学领域发展于 20 世纪中叶，它采用由多学科团队合作治疗残疾人的方法，团队包括物理治疗师、职业治疗师、语言病理学家、社会工作者、职业顾问和心理学家，并加入医师和护士，这些人共同为残疾人进行治疗（Albrecht，1992）。康复专家意识到，医疗模式未必满足病人的需求，并且开始质疑"在慢性病和残疾的治疗中，到底是专业医师治疗疾病还是患者（或是患者及其家属）自行承担日复一日的常规治疗"？（Anderson，1975，p.19）。康复模式的治疗承认，患者并不是一个被动的照料接受者，而应该是自己治疗团队的积极参与者。它还指出，康复治疗的目标不是治愈，而是尽可能地让患者恢复最佳的生理和心理功能。此外，在康复医学中有一显著的转变，那就是从仅仅关注残疾个体到关注残疾个体居住环境中的个体、家庭和社区。在这个意义上，康复模式也包含了医疗保健的生理—心理—社会模式（Engel，1977）。

生理—心理—社会模式没有受到人体病理学思维的禁锢，并在很大程度上把焦点转向心理和家庭问题。然而，这种焦点的转变有时趋向于把患者的心理状况与他们的身体一同当作疾病。认可下述观点的文献是普遍存在的：生理上的残疾总会导致可怕的带有破坏性且消极的心理后果，还会造成患者全面的病态人格。例如，文献回顾中揭示了关节炎患者的情况：

被认定自我意识薄弱，表现不友善，顺从且屈从，有潜在的精神病，沮丧，依
附，谨慎，有受虐倾向，情绪不稳定，强迫，保守，完美主义，郁郁寡欢，神经
质，焦虑，紧张，过于关注人的外表，易出现精神病理学的生理症状。(Shontz,
1970, p. 112)

多年来，许多精神健康专家认为，病态的身体导致了病态的人格——尽管没有足够的研
究数据支持他们的假设，他们依旧着手分析"残障的人格"。早期的生物—心理—社会模式
不仅没有使病人免于标签化的污名，反而通过先是对病人的生理疾病贴标签，再为他们贴上
心理疾病的标签，增加了病人对残障的耻辱感。

随着治疗重心扩大至整个家庭体系，残疾人的亲属，特别是母亲——也发现他们自己被
贴上了标签、被做出了诊断。这个现象的经典例子就是 Bruno Bettleheim 的理论：自闭症实
际上是由冷漠和冷淡的代孕母亲（mothering）而产生的心理焦虑，但这一理论后来备受争
议 (Bettleheim, 1967)。其他人提到了无法"持续的照顾"自己患哮喘的孩子的"自恋的母
亲"；或者血友病患者"过分溺爱的母亲"，她们的否认和内疚感表现为"严重且不加掩饰的
焦虑"(Travis, 1976)。

生物—心理—社会模式引导人们思考残疾人与其家庭、社区以及社会体系的相互作用。
它强调生物学功能和心理学功能之间的联系。同样，它也挑战了传统医学思想的某些基本原
理，使残疾人被视为自己治疗过程的积极参与者；而且在不能痊愈的情况下也怀有正当的目
标和需求。这种模式认为残疾人不只是功能受限，但它实质上还是医学模式——一个容易产
生误解的模式，它并不能使病人完全摆脱标签化的危险。

（三）社会模式和少数群体范式

残疾人的社会模式把焦点从个体或家庭系统的损伤转到了个体互动的环境。传统观念认
为，生理和认知障碍是与生俱来的缺陷，通常会导致一生的痛苦，而社会模式的出现对这种
观念提出了挑战。在社会模式看来，"罪犯并不是生物的、精神的或认知的工具，而是残疾
人所在的社会、制度和物质环境的产物，而这个环境是由健全的多数人按照其特性和需求设
计的"(Asch, 2001, p. 300)。

按照医学模式的思维方法，一个使用轮椅、无法进入有楼梯的学校的孩子被看做遭受
"行动障碍"之苦。此外，医学模式将会把她的行动障碍归类为具有一个神经学基础（脊髓
受伤），而这一基础又伴随着一个可预测的病程（静态的）、一个外伤的起因（5 岁时遭遇机
动车事故），以及一个清晰的预后（永久的但并非最终的）。这个孩子行走能力的丧失造成了
她的难题，并限制了她与"正常的"孩子一同上课的能力，导致了许多社会和心理问题。然
而在社会模式看来，同一个孩子在那种情况下却是健康完好的，只是遭到了社会的排斥，在
一个不愿意接受她需求的体制下，她无法实现进入免费公立学校的权利。焦点从个人转移到
了环境，而且在整个过程中它促使我们去审视社会规范、歧视问题以及政治事务。

我们或许很难转变思考模式，很难把残疾人看做一个纯粹由社会构建起来的概念。我们
被教导把健康当作一个理想的目标，把各种各样源自规范的变化看做是不受欢迎的。人类学
研究能帮助人们剖析医疗模式的假设。在《手语世界》(Everyone Here Spoke Sign Lan-
guage)（1985）这本书中，作者 Groce 写了有关 18～19 世纪出现在玛莎葡萄园的遗传性耳
聋。因为小岛上生活着大量有听觉障碍的人，人们都流利地使用小岛手语交流，这消除了一

些典型的交流障碍。耳聋的人一般被送到小岛以外的学校，从而受到了更多的正规教育，这使他们比他们的邻居更有文化，因而在收入上也通常更有保障。这些人已完全融入了社会，以至于一些口述历史家很难记得哪些人是失聪者，哪些人不是。实质上，这种残疾的消失是因为它不再被人们看做是一个局限或是一个重大的特征。通过这项研究，Groce（1985，p. 108）总结道，如果残疾"是一个定义上的问题，而非带有普遍性的必然，也许我们可以重新为它下定义；而且也可以消除当下仍在使用的、体现在"残疾"这一术语上的众多文化偏见。

社会模式能帮助我们对残疾人和其他以种族、性别、性取向或国籍区分的公认的少数群体进行对比。像其他少数群体一样，人们往往仅凭借单一的特征便对残疾人做出判断。残疾人（在护理院和公共场所）被迫和其他人分开，他们接受被隔离的、不平等的教育，他们只有有限的途径来获得工作，这导致他们得到的权力和金钱回报要比多数群体少。残疾人曾经为了捍卫自己基本的公民权利而斗争，在这点上他们的确分享了其他弱势群体的经验。

然而，社会模式的批判者认为，该模式忽略了与疾病和受限相伴下真实且往往痛苦的生活。当残疾人与慢性疼痛作斗争时，当残疾人照顾着意识微弱的爱人时，或者当残疾人正试图适应因肌萎缩性脊髓侧索硬化症（Lou Gehrig's 病）或阿尔茨海默病而渐渐丧失生理和认知能力的状态时，我们很难将他们的残疾看做具有"中性"特征或完全根植于社会。对那些刚被诊断为残疾且开始了解残疾可能为自己的生活带来变化的人（包括好的和坏的变化），社会模式的效用也可能是有限的。社会和少数群体范式似乎适合讨论那些已与自己的行动和/或感知障碍抗争了数年的残疾人，而并不适合分析那些在不同时间或以其他方式经历残疾的人。

（四）社会工作实践的整合模式

这些不同模式中存在着不可否认的张力，而且我们是否可以在医学模式和社会模式之间发现一个综合模式尚且无法确定（Turner，2001）。例如，正如 Christopher Reeve 所做的，在倡导医学进步或探索治疗方法的过程中，有时难免要冒犯到那些致力于维护残疾人权利的人。一些人担忧：

> Reeve 通过提供残疾人经历的故事，不经意间赞同了那些不支持残疾人权利的观点。有些观点曾指出重度残障人士所面临是个人问题和医疗问题，他们所需要的是得到他人的怜悯和治愈的方法。Reeve 的看法与这些观点不谋而合（Johnson，2003，p. 129）。

然而，以下认识都是狭隘的：每个残疾人都将或应该从相同的角度看待残病状态；在我们倡导社会变迁的情况下，我们不应试图减轻导致残疾的医疗状态（Kirschner，2000）。一些适应良好的残疾人为自己的残疾而高兴，他们把残疾看做一个"自我身份的核心元素"。而其他看似适应良好的残疾人可能愿意把自己与他人的差异之处最小化，且羞于参加残疾人权利运动（Glastris，1997）。对许多社会工作者，特别是那些在医疗机构实践的社会工作者来说，挑战在于在权衡用于应对实践环境的技能的同时，保留曾在长期的社会压制、制度歧视和观念障碍中习得的教训。

五、临床实践问题和社会工作者的角色

在很多情境中，社会工作者需要向首次被诊断为残疾的个人提供支持和咨询。

(一) 初始咨询和界定残疾

不管是辅导那些已经知道自己尚未出生的孩子将患有先天性残疾的父母，或是接待一位最近被诊断为少年糖尿病的正在上学的孩子；或是在重症监护室探望一位因为脊髓受到重创而永远不能行走的病人；或是持续照料一个祖母脑卒中后致残的家庭，主要的挑战就是用一种可以促进积极调适的方法来规划行动。

重要的是认识到社会工作者很少（即使有的话）能够简单且不带个人偏见地转达事实和讨论诊断结果。向残疾人"传递"疾病消息的专家们必须斟酌他们的用词、语调、情感、肢体语言，以及信息交织在一起产生的微妙但时而持续影响。一个唐氏综合征患儿的家长可能听到医生这样说：

> 关于您的孩子，恐怕有一个非常不好的消息——他患有唐氏综合征。这是由于他的一个染色体突变而导致的不可治愈的遗传疾病。他会有许多与这一综合征相关的典型生理特征，包括眦褶、倾斜的前额、扁平的鼻子、短小的四肢。患有这种疾病的儿童还伴有中度至严重的智力迟钝，有时也会出现其他相关的医学并发症。在你离开医院前，我们将需要咨询一些专家，以确保他能得到适当的看护。

或者，家长可能听到这样的话：

> 我们刚才看到了婴儿伊丽莎白。她非常的美丽，并且也很机灵！她看起来非常健康，但我们建议她去看另外一个医生，因为她患有唐氏综合征，并可能有一些相关的医学问题。患有唐氏综合征的孩子通常过着非常正常的生活，去常规学校读书，并且具有与他人建立亲密关系的能力。然而，她还需要一些特殊的学习，并会表现出生理延缓现象。所以对您来说，有机会跟其他唐氏综合征孩子的父母交谈，以充分掌握一些可以帮助伊丽莎白的方案和服务是非常重要的。

以上两个关于唐氏综合征的介绍都不是理想的、完整的，且都带有偏见。由于一系列异常以及日后需要专业的医疗护理，第一种说法明显将残疾视为一种悲剧。它强调的是残疾孩子的特殊性，并且仅仅围绕医疗问题进行解释。第二种说法则把残疾看做一个漂亮的孩子及其慈爱的父母将要面对的一系列可控的挑战，重点强调残疾孩子和他人的关系，以及他们真正需要咨询的"专家"来自那些与唐氏综合征患者生活在一起的"正常家庭"。

在可能包含多方对话的界定过程中，社会工作者和其他专业人员必须认识到自己有可能对残疾生活怀有成见。文献上有关人们对残疾的态度清楚地表明，医疗保健服务的提供者往往对残疾有极为消极的看法，包括认为比起与严重残疾相伴生活，死亡也许是更好的选择；认为无法治愈的残疾会带来无尽的痛苦。事实上，研究已经发现，生活质量与残疾程度只有微弱关联。残疾人一再认为，他们的生活质量要比其他人所预测得高（Bach & Tilton，

1994；Craig，Hancock & Dickson，1994；Fuhrer，Rintala，Kare，Clearman & Young，1992；Gerhart，Koziol-Mclain，Lowenstien & Whiteneck，1994；Longmore，1995；Sprangers & Aronson，1992）。鉴于这方面的知识，提供初期咨询的社会工作者必须认真审视自己的观点，并努力和他人交流看法。

鉴定过程中最有价值的收获就是结识了一位不对疾病进行判断的咨询专家，这样的专家愿意提供建立在"参与护理受疾病影响之人的一大批医疗专家的观点、以及受疾病影响的个人和家庭的观点"基础之上的信息。（Marteau & Anionwu，2000，p. 126）。在界定过程中，让刚被确诊为残疾的患者有机会与其他生活在相似情境下的人们互动是至关重要的。支持团队、朋辈咨询者或用第一人称叙述残疾生活的有助于建立一个价值中立的框架。必须牢记的是，虽然现在残疾属于特殊诊断病种，他或她仍然是一个"特殊或独特的人"，不会凭单一的诊断就与相同基因突变、身体限制或慢性疾病的人享有共同的特点（Berube，1996）。

在这些敏感的咨询活动中，提供足够的时间和一个安全的环境也是至关重要的。初期的面谈通常很匆忙，且多发生在医院走廊或教室里。人们往往匆匆地把家庭转介给下一位专家，或委托后者立即进行额外的检查和进一步的治疗。这或许是因为医生本人在面对残疾时的不适导致了这种缩时的互动，而此时个人最需要"以自己的方式提出自己问题的机会、顺利克服通常不能解决的艰难问题的机会以及感受关怀的机会"（Harper，2000，p. 59）。一位母亲给一位处于类似情况的专业人士的建议值得认真关注，"不要消失，不要离开这间房间，不要走神。看着我的眼睛，然后问我你可以做什么来帮我处理这种情况"（Berube，1996，p. 38）。

（二）应对残疾

治疗师们多年来一直在寻找能够预测并解释当人们面对残疾、适应外表的改变或功能变化之经历的具体模式。我们可以在文献中找到不同的残疾"调适"模式，但重要的是我们需要承认关于这方面的实证数据是有限的，并且被普遍接受的有关残疾调适的"理论"是不存在的。

残疾调适的阶段模式起源于 Elisabeth Kübler-Ross 撰写的关于晚期癌症患者的著作（Kübler-Ross，1969）。这些模式认为，面对新确诊的残疾，个人经历了可预测的阶段或反应，如震惊、否认、愤怒、交涉或抑郁，而理想的终结点是最后的适应或接受阶段。阶段理论的价值在于它们可以对调适过程"去病理化"，这是通过强调即使健康且最终适应良好的人第一次面对残疾时也出现阶段性的功能混乱来实现的。然而，为了产生效用，不能只凭字面意思理解阶段理论，必须考虑个体差异。调适过程很少呈线型；残疾人的经历既有好的时候，也有不好的时候。不是每个人都按相同的顺序经历各个阶段；有些人可能完全跳过一个阶段，而其他人可能在没有经历消极结果的情况下在一个阶段上停留比预期更长的时间（Gunther，1969；Livneh，1991；Olkin，1999）。

哀伤模式（Grief models）比较了残疾后的反应和死亡带来的丧亲过程。悲伤往往被界定为"适应丧失"（Worden，1991），它可能与一个原本健全的孩子丧失肢体、丧失机能或失去梦想相关。丧亲和适应残疾的主要区别在于，死亡就其本身的性质而言是有限度的，而残疾是正在进行着的或慢性的。"慢性悲伤"（chronic sorrow）的概念或反复的周期性悲伤（往往与演进中的关键事件相关联）承认了这种区别。尽管"慢性悲伤"的观点表面上看来也许是令人沮丧和悲观的，但它的确有助于警告专业人员不要在调适过程中不耐烦，不要认为延长调适时期是神经症的迹象。它要求专业人员"放弃简单化和静态的……关于接受的概念"——至少是少数治疗会议达成的认同（Olshansky，1970）。其他人指出，与残疾相关的损失，尤其是那些伴有严重脑部损伤或晚期阿尔茨海默病的损失比那些濒临死亡的损失更加"模糊"和复杂（Boss，2000）。在这些情况下，个人幸存了下来，却往往失去了他或她之前的本体。死亡有多种多样，其中一种是缺乏任何令人欣慰的仪式，还有一种是没有得到社会的普遍认可。

危机干预模式强调，一个人不论何时经受被视为威胁自己生命、威胁珍爱之人生命的事件或可能无法控制的事件时，功能和情绪稳定性都会出现暂时中断（Aguilera & Messick，1978）。这个理论框架用于思考残疾问题时较有效，因为它重视被卷入危机中人的"感知"。当一对年轻夫妇得知他们还在蹒跚学步的孩子被诊断为脑瘫时，他们会切身感到自己正处于危机中；而另一位单身家长却会为在领养机构认领一个有类似残疾的儿童感到高兴。一位在一场意外中失去一根手指的专业小提琴演奏者可能会觉得她正面临着巨大的危机，而一个机械师可能认为这种伤算不了什么。危机只能由当事人来界定，不能由其他可能对同样经历有不同观点的人们界定。由于危机被视为成长的转折点或机遇，这个框架还提醒案主和治疗师，人们往往能在危机中提升处理问题的技巧并强烈地感觉到自身的能力。正是"逆境使人受益"鼓励着经受残疾挑战之人的观念（Elliot，Kurylo & Rivera，2002；McMillan，1999）。

暂且不论运用哪个调适模式框架支撑工作，重要的是，社会工作者不应在残疾调适过程中变得惊慌失措，以至于陷入了为个体经历的任何以及所有困难指责残疾人的陷阱。残疾人会遇到婚姻问题、生活调整问题、养育子女问题和情绪问题，这些问题可能让他们走进治疗师的诊室。将残疾假设为所有此类困难的根源是危险的。

当残疾人形成了自杀的观念，并且因相信处于自己身体条件的任何人都会理智地选择死亡，而这种情况被看做进取心不足时，这样的假设是尤为致命的。面对相同的导火索，残疾人和健全人一样倾向于用自杀来回应，而且"没有证据表明自杀的唯一动力与残疾有关——不知怎么地更加理智的自杀多于"常规的"自杀"（Gill，2004，p.185）。1986年，20多岁的脑性麻痹和关节炎患者Elizabeth Bouvia要求一家加州医院接纳她，让她一边服用镇定剂、一边禁食而死去。尽管按照惯例，有自杀倾向的健全人会被安排住院，以治疗悲伤的情绪，然而法院在此案中裁定Bouvia女士应该被允许安乐死，因为她残疾的生命被视为"不可容忍的"（Asch，2001）。他们完全愿意忽视这样的事实：这个年轻的女人虽一出生就与残疾相伴，但活得很出色。可是最近，她失去了很多，包括哥哥的死亡、自己的一次流产、离婚以及退出她攻读社会工作硕士学位的学校。一些因素会促使人怀疑生命的价值和/或表现出沮丧、无助和焦虑，而残疾的出现往往只是其中的一个因素。

有价值的调适观点能解释多数人对于残疾的矛盾感受和想法（Larson，1998）。这类观点认为，个人可以对不同的生活阶段和生活方式持有不同的看法。个人事实上并没有穿越各个阶段，他们同时生活在两个或两个以上的阶段里。他们经历不明显且不易界定的悲伤期，这种损失带来的悲痛可能会在数年中以不可预测的方式反复出现。通常，残疾人会遇到一系列的危机，而不是一个需要事后调适的单独事件。一个人可以完全被无法行走的现实压垮，然而同时又对未来充满希望。一个人可以无条件地爱着一个孩子，然而同时祈祷她可以被奇迹般地被治愈。一个人可以因为丧失说话的能力而苦苦悲伤，然而同时很庆幸自己还活着。一个人可以因为社会制造的障碍而感到愤怒，然而同时为面对这些障碍时自己足智多谋的新发现而开心不已。一个人可能将医生说所的预后看做彻底的悲观之论，同时又按医嘱治疗。适应残疾向来很难，也没有是非黑白之分，从某种意义上说，它不能套用任何单一的理论或模式。

然而，临床医师在评估调适性和构思结构性干预时，有几个要点是需要牢记的：

- 面对残疾时，个人很可能会经历一个功能混乱的时期，在这个时期内以及这个时期本身并不是病态或异常的。不断使这个过程正常化或许是一个社会工作者可以提供的最重要的服务。
- 对于病人来说，通往残疾调适的方法无对错之分。
- 每个残疾人都会以不同的方式感知到自己的残疾，且关系最重大的是他们的直觉，而非我们的直觉。社会工作者必须仔细聆听患者的感知，提醒患者他们是可以改变、可以治愈的，并且在适当的时候向他们灌输其他希望。
- 人们对于残疾的认识是随着时间的变化而变化的，并且他们对残疾通常抱着自相矛盾的观念。
- 适应的过程不能用几周甚至几年来界定。它可能会伴随一个人的一生。像一个身体正常的人需要慢慢适应生命的不同阶段一样，一个身患残疾的人也要慢慢适应残障生命的不同阶段。在病人度过最初的调适阶段后，社会工作者仍然要保持随时待命的服务状态，然而不能把这种状态与"我们的案主永远不会心智健全"的观点相联系。
- 在身患残疾期间，病人随时都会经历需要加以治疗的沮丧和/或焦虑期。但是，治疗师不能确定这些症状是否只是由残疾引起的，因为它们可能和其他的生活事件有关或交织在一起，或者是由社会障碍产生的挫败感而造成的。
- 没有一个最终适应或认同的理想化的状态，正如没有一个健全生活调适的理想化状态一样。

（三）倡导

大多数的社会工作者不仅提供咨询，还为那些身患残疾的案主提供具体的个案管理服务。咨询和倡导的理想状态应表现为一种整合的服务，而不是对各自功能进行打包。如果说在没有事先询问与老龄化和疾病有关的损失就去帮助一位住在护理院中的老人是不负责任的。那么，在辅导一位因近期致残而无法重返工作岗位的患者时，如果不能向他提供维系收入方面的信息和倡导，收效将是甚微的。在美国，残疾人可得到一系列名目繁多的金融、法律、教育、医疗和家庭服务，很多这些服务需要复杂的申请流程和准入资格。为帮助案主从残疾人服务中争取利益，在私人诊所、学校和医疗机构中的社会工作者必须了解案主可获得的社区资源。

残疾带来的灾难性经济负担表现为三个方面：（1）医院/医疗费用；（2）收入损失或个人及其家庭照料者的潜在收入损失；（3）额外的社区/生活费用。医疗保险、医疗补助、管理式医疗、赔偿、工人补偿、退伍军人福利以及其他形式的健康保险可用来支付有关残疾的医疗费用，但往往人们不熟悉其覆盖范围，不清楚如何申请，不了解它们的政策不能用于支付哪种类型的医疗。一旦受到灾难性的伤害，对财产崩溃的担忧就会非常真切。对美国参保和未参保的人来说，仍然存在获得高质量医疗保健途径的担忧。对于许多人来说，面临医疗危机处理大量提出索赔要求的文档或明白庞大管理式医疗公司中的流程和制度已远超过他们的能力范围。社会工作者在这一领域提供的帮助是非常宝贵的。

收入的维持可从残疾社会保险（Social Security Disability Insurance，SSDI）、补充性社会保障收入（Supplemental Security Income，SSI）、退伍军人管理、犯罪受害者赔偿、个人伤残保险和工人赔偿中获得。这些方案也都是复杂的，并且有时服务难以得到保障。残疾人还可能在重返工作岗位时遇到困难，如雇主的偏见、系统中的抑制因素和没有弹性的收入。对于在这个领域工作的社会工作者来说，了解权益资格和法律保护是非常重要的。

社区生活开支包括交通费、可承担的/可获得的住房和护理者的医疗服务。许多地方性残疾人权利团体提倡更好的交通、住房和相关照料，他们意识到，频繁获得这些基本服务体现了能够自由地在社区生活和生活在一个社会公共机构或护理院的区别。有关社区生活方案的政策是复杂的，并且政府目前的项目仍偏重对残疾人进行院舍化管理。即使在社区里照顾残疾人的费用较低，他们还是有可能在一家护理院终老，因为他们无法整合独立生活所需的支持系统。雇佣护理者并维持这个领域的从业者队伍也有难度，因为这份工作所能支付的工资往往比社区里其他无技术要求的工作少，而且往往不包括医疗保险或其他福利。家庭成员往往愿意牺牲自己的事业并且以自己的健康为赌注来提供家庭式护理。他们仍是一种隐形的自由劳动力，得不到传统经济措施的认可和支持（Gould，2004）。

不论残疾的类型或程度如何，儿童拥有接受自由的、适当的公共教育的权利，这已经被《美利坚合众国公法》94-142（1975）确认，后经修订，于1990年更名为《残疾人法》（IDEA）。在这部法律出台之前，估计"在美国至少有100万儿童因为残疾而被公立学校拒于门外"（Switzer，2003，p.61）。有了这部法律，父母通过使用个别教育计划（IEPs）参与到自己孩子的学习计划中，学校被命令应将儿童置于"限制性最小的环境"中。然而，这些政府条例也导致产生了一个复杂的登记、个案分析评估、多元学科会议、安置协议和程序保障体系。家长们常常感到需要一位倡导者帮助自己通过这些程序，特别是在对于孩子的需求有不同意见的情况下。争论仍在围绕着从没有教育到隔离学校，再到主流的正规学校设立隔离班级，一直到最后完全被教育体制吸纳之类的措施展开。社会工作者可以帮助家长和他们的孩子在其所在社区寻求到最合适的、最具包容性的教育方案。

对于大多数社会工作者来说，与身患残疾的案主共同倡导是一个关键的角色，不论后者面对的是工作中的歧视，或是获得医疗保健的困难，还是寻求可获取社区服务的问题。然而在这个过程中，社会工作者必须对现实差异保持敏感性，这种差异总是存在于专业性服务和案主寻求的服务之间——特别是当案主是受压迫的弱势群体成员时。与弱势群体打交道的社会服务专家通常被视为其供职的行政机构的延伸，为了获取所需的服务而必须受到限制的中介人。对许多残疾人来说尤其如此。我们的病人不是"案例"，他们不需要"被管理"。他们有时需要信息和支持，但是"帮助只有在为其带来赋权后才起效"（Charlton，1998，p.5）。与赋权给其他少数群体一样，只有当残疾人在医院、大学、立法机构及政府机构中拥有一定数量和影响力后，真正向残疾人赋权才能实现。无论何时担当倡导者，我们在确保残疾人代表自己并在建立所需服务当中扮演重要的角色，这应当始终是社会工作者的终极目标。

(四) 发现意义

探求意义不只是耗时多年的旅行。它是每个人都参与的普遍过程，但是对残疾人来讲，它可能格外艰辛且重要。很多精神健康专家强调，我们需要将注意力从测试患者的身体状况参数或分析案主的心理需求转移到帮助他们发现自身价值并努力创造积极的意义上。

Trieschmann（1999）曾经写道：

> 我对于传统西医和心理学的概念模式越来越不满意，因为它们并没有提供给我有效指导人们寻找幸福的合适观点和策略。当人们找到幸福的时候，幸福会从一个对生命中何物重要的重新评估中衍生出来，这通常伴随着灵性的升华，而且是在没有专业人士帮助下亲身感悟的结果（p. 32）。

Victor Frankl 是一位精神病学家，他研发了一种名为"意义治疗"的治疗模式，他的著作可以很好地帮助我们思考寻找意义的过程。Frankl（1984）描述了大量有关自己在集中营中的经历，以及如何通过为无法接受的暴行寻找可以接受的意义从而幸存下来。他写道，如果"一个人无法改变令他痛苦的处境，他仍然可以选择自己的态度"（p. 148）。包括 Frankl 在内的很多人强调，人们所创造的意义必定只能属于自己，基于各自的生活经历、宗教信仰、文化背景、家庭结构、世界观和信仰体系。医疗保健专家能够帮助人们寻找意义，但这因人而异。

以第一人称叙述残疾人的经历表明了个人所寻找的意义如何不同，尽管它们看起来都反映了变化着的视角、价值的重新评估或者一个"从重点中剔除微不足道之事"的过程（Wright，1983，p. 191）。

一位父亲从宇宙具有不可预测性的观点中得到了安慰：

> 我逐渐开始相信，从来没有计划好的悲剧，也无法按计划方案把过去的罪恶重新追加给罪人……这意味着对于世界上已被发现的疯狂与悲伤来说，没有解决方案。生活就像一片雪花的形状，是随机的和无法预知的，如果我们打算坚持，那么我们就必须把握机会。（Seerman，1995，p. 89）

而有些人在宗教术语中寻找到了意义：

> 无时无刻不与我同在的主啊，我有了更大的力量，尽管我并不是一直都感知到它的存在。我知道我能成功；我知道我能够把握希望；我知道即使万事不能总如我所愿，我也不是孤独的……一个人还能够再奢求什么呢？（Kahlback，2001）

另一位神父这样描述人性的真谛：

> 在黎明前的月光下凝视摇篮中身患残疾的孩子，不禁潸然泪下，这泪水饱含着无条件的爱，而这份爱并不是基于成绩单上的分数、一个四分位明星球员的得分或是一位辩护律师的慷慨陈词。这份爱属于这样的人：属于他们的品质、他们的苦难和生存必须具备的内在能力。（Kappes，1995，p. 25）

一位曾因癌症手术而在脸上留下伤疤的作家试图去理解内在形象与外在形象的不同之处。她曾有这样的想法：

　　　我的面容就是我自己，我就是丑陋的人……一个当被问起生活出了什么问题时，就会立刻指向面部有疤痕的人。(Grealy，1994，p. 7)

但是她后来写道：

　　　我体会到了流逝的那些年来一直通过万圣节面具践行的自由。像一个孩子一般，我期待戴上一张新面孔让我实现自我解放，但是我发现这张面孔的出现也使我摆脱了某物，这就是我的形象 (p. 222)

一位儿子患有自闭症、在大学校园内生活和工作的母亲写道：

　　　拥有一个患自闭症的孩子就要学会去爱差异，这样的仁爱比我们一直被教导应珍视的成功和成就更有价值。我被迫去直面自己最深的偏见……由于成年以来一直生活在学术环境中，我从未被迫认为智慧不等同于优点、不等同于美德。它同万事万物一样，无疑都是大自然的馈赠。(McDonnell，1997，p. 324)

一位脊髓受伤的男士把自己的重心从消极转向积极，从而找到了人生的意义，他这样说：

　　　在我瘫痪之前，我可以做一万件事：一万件我有能力做到的事情。瘫痪后剩下九千件。我可以纠结于那一千件再也做不到的事情，也可以专心于剩下的九千件事情。而有趣的是，不管怎样，在人的一生中，他所能做事的充其量也只有两三千件。(Corbet，1980，p. 32)

　　社会工作的一个重要的角色就是帮助人们确切地表达这项工作的意义。这种意义可以把他们带到残疾能被人理解的地方去，因此不再那么令人害怕。美国社会愿意为青春、运动、独立、权力、财富、美丽和成就担保。帮助人们超越这些无处不在的价值观，并珍视他们及其所爱之人带给世界的精神——一种超越某人如何走路、如何交谈、如何饮食、外部如何、想法如何等世俗问题，属于他们的独特精神——是非常有价值的。

六、残疾和伦理

　　当下一些争议最大的伦理问题在一定程度上与残疾有关联——医师协助的自杀、干细胞研究、基因工程、医疗资源的分配和临终关怀都是其中的一些例子。仔细分析一个典型案例有助于说明残疾视角是如何改变我们关于伦理困境的看法、进而引导我们得出不同结论的。

　　1990 年，Kenneth Bergstedt，31 岁，智力正常。10 岁时，他因一起游泳事故而脊髓损伤。他已四肢瘫痪 21 年，并一直靠呼吸机维持生命。Kenneth 和父亲住在内华达州的家中，主要由父亲照顾他的生活起居，他的母亲早在几年前因癌症而去世。现在，Kenneth 的父亲也出现了严重的健康问题，他开始担心自己死后 Kenneth 如何生活。针对这种顾虑，一位律师代表 Kenneth 父子向内华达州法院递交了一份申请书，请求允许移除

Kenneth 的呼吸机的同时使用镇静剂，以减轻死亡给 Kenneth 带来的痛苦。Kenneth 的申请书也请求法院针对移除生命维持设备宣布"赦免他的自杀行为"（McKay v. Bergstedt, 1990）。

对 Kenneth 案例的大多数分析都是围绕权衡个体利益（他的个人隐私权、自决权和拒绝医疗权）和国家利益（保护生命、防止自杀、保护医疗事业的完整性；Shapiro et al, 2003）展开的。内华达州法院最终判定 Kenneth 的利益比国家利益更重要——尽管这个判决事实上是在 Kenneth 死后才做出的。对很多人来说，保护残疾人掌控自己医疗保健的权利，包括停止生命维持的治疗，似乎是一个符合伦理的立场，它以自治权为核心。

然而，如果我们从临床医师的视角和社会模式的观点来看 Kenneth 的请求，并结合对适应性问题的理解以及社区资源的限制，一些问题便会浮现出来。首先，Kenneth 很可能是一个在社会中极端孤立的人——他与其他残疾人没有任何密切的联系和交流。尽管他有一台便携式的呼吸机，但他几乎从不走出家门，打电话对他来说也很困难（Johnson，1990）。他可能从来不知道，有人依赖呼吸机仍然可以生活得很好；他也无法想象很多身患严重脊髓损伤的人仍然可以从事有偿工作，享受令人满意的亲密人际关系，在医疗服务的帮助下自食其力。Kenneth 很有可能生活在一种非常消极的残疾状态中。其次，我们可以假设，Kenneth 对于父亲身体的每况愈下感到震惊，对最后一位仍在照顾他的人死后自己将面对的生活感到恐惧。最后，Kenneth 最信任的两个人——他的父亲以及帮助他们起草申请书的律师——进一步确定了在 Kenneth 的处境下死亡是最佳选择。Kenneth 不愿意到护理院或其他机构生活，因此他别无选择。

第一，说出 Kenneth 所面对的社会孤立感也许是最简单、最有疗效，同时也往往被人忽视的干涉方法。通过参与支持团体，接触咨询者，参加一些社会、娱乐和职业性的活动等途径来拓展 Kenneth 的社交圈，社会工作者本该尝试向他介绍看待残疾的不同视角，这些视角或许能改变他对自己享受生活能力的固有看法。众所周知，如果有机会让他们经历不同的情境，人们对自身残疾的观点会随时间而改变。首次干预或许是在 Kenneth 就自己的愿望得出任何结论之前，给予他从有利的角度理解残疾事实和自己在社会中位置的机会。

第二，在预知自己的父亲会死后，Kenneth 一定承受着无法抵御的情感痛苦。很显然，他正遇到一次重大的人生危机。他的残疾加剧了这次危机，但是我们不应该忽视背后潜在的问题。Kenneth 本应有机会接受咨询服务，说明他预期的损失，并在父亲去世后将随时得到丧亲服务的保证。也许有人会认为，是父亲即将离开人世的事实而非 Kenneth 自身的残疾导致他想到自杀，因为残疾的事实毕竟在 21 年里从来没有根本的改变。

第三，Kenneth 需要一些帮助，以创造出除了住进护理院和死亡之外的更多选择。他很有可能从未完整地探索，或者激进地追求过群体生活或独立生活。在这个案例中，似乎缺乏另一种重要服务，那就是帮助这个家庭了解可行的选择，并为 Kenneth 接受不易获得的社区服务的权利进行倡导。如果有了这些干预，Kenneth 或许就能为自己的残疾重构一个非常不同的意义——这就是不仅能够维护自己的自主权，且不会由此认为结束生命是最好的选择。由于不知道其他生活的选择，有人就会认为 Kenneth 不能够对他的未来做出明智的抉择。

这个案例中另一个棘手的问题是，我们很难把 Kenneth 的观点和他的父亲以及律师的观点区分开来。尽管法院对 Kenneth 应有自决权利以及我们应尊重他的自主权的争论摇摆不定，然而并没有任何关于 Kenneth 本人观点的书面记录，他也从未对媒体做出任何声明。虽然我们没有理由怀疑 Kenneth 的父亲和律师是出于最好的意愿，但是他们代替 Kenneth 出庭辩护仍然成为整个事件的焦点，人们势必会怀疑这样的辩护是否是在 Kenneth 未能进行自我辩护的情况下作出的。

从分析中我们可以看到，Kenneth Bergstedt 被悲惨地孤立起来，他在感情上近乎崩溃，并且得不到很好的社会服务和支持。但是这种现象的确真实存在于我们所治疗的许多弱势群体成员身上，比如市中心的少数族群儿童、受男朋友虐待的单身母亲或者刚从外国移入的难民。残疾人之所以与这些人不一样，是因为从医学、社会和法律角度看，我们更能够将死亡作为他们的一种解脱方式，而我们从不会暗示上述其他人去用死亡来解决问题。相反地，这些人应该努力与贫困、暴力侵害、种族歧视、社会地位和流离失所等生活困境作斗争。

七、学习练习推荐

本练习旨在帮助学生探究自己对残疾人所持的个人价值观，并且进行一场有关社会典范的开放式讨论。

学习练习 15.1

学生按要求组成一个小型社区医院的董事会。他们的社区遭遇了一种致死率 100％ 的新疾病——患者几乎在短短几小时内就会丧命。唯一成功的治疗方法是注射一种新研发的药物，效果迅速且明显。不幸的是，这种新药十分短缺，所以究竟谁能够得到治疗、而谁将因无法医治而死去，成了一个艰难的决定。医院近期收治了 10 位急需治疗的感染病人。但医院只收到了 5 剂新药物。"董事会成员"必须根据以下资料决定哪些患者将得到治疗：

1. 一位 65 岁的修女，一生在一个与世隔绝的女修道院诚心地祈祷，清贫度日。
2. 一位 44 岁的非洲裔美国人，单身，是 5 个难以安置的残疾孩子的养母，独自抚养孩子们长大。
3. 一位 24 岁的男模，最近被评为全美国十位最美丽人物之一。单身，刚拍摄了个人的第一部电影。
4. 一个 5 岁的西班牙裔美国孩子，又聋又哑，并且有智力缺陷。他适应良好，与妈妈、祖母和 6 个兄弟姐妹生活在一个温馨而安逸家庭。
5. 一位 23 岁的正在攻读社会工作硕士学位的女性，刚刚订婚。她在 10 年前的一次车祸中损伤了脊髓，因此只能依靠轮椅来行走，但能够独立地照顾自己。
6. 一位 77 岁的诺贝尔奖获得者，正在研究关节炎的治疗方法，并且在近几个月里获得了重大突破。
7. 一位 10 岁的高加索男孩，喜欢踢足球、玩电子游戏。他与父母和姐妹生活在城郊一个上层中产阶级的家庭中。他一直在学习关于残疾的知识，不时与冲动控制/愤怒管理作斗争。
8. 一位 50 岁的多才多艺的钢琴家，脾气不好，喜怒无常，以孤独者自称；未婚，朋友很少，为自己的音乐而活。

9. 一位 40 岁备受爱戴的美国女子奥林匹克垒球队教练，正在为 18 个月后即将举行的下一届奥林匹克运动会做准备。

10. 一位最近因贩毒而入狱的 21 岁非洲裔美国青年，6 个月后他将获得释放。在服刑的日子里，他完成了自己的普通教育（GED），并开始了一个有关帮助青少年远离犯罪团伙的创新项目。

在这个练习之后，董事会需要罗列出他们做出选择的决定性因素。年龄因素是否比生活方式更重要？智力水平是否比艺术能力更重要？没有明显残疾的病人是否比其他人得到了更公平的待遇？过去的行为是否比未来的潜力更关键？对于病人处理与他人关系的能力，我们有着怎样的价值观？假设董事会的抉择将经过社区的仔细审查，他们的若干决定会遭遇社区的不满甚至愤怒吗，为什么？

参考文献

Aguilera, D., & Messick, J. (1978). *Crisis intervention: Theory and methodology* (3rd ed.). Saint Louis, MO: Mosby.

Albrecht, G. (1992). *The disability business: Rehabilitation in America*. Newbury Park, CA: Sage.

American Psychiatric Association. (1994). *Diagnostic and statistical manual of mental disorders* (4th ed.). Washington, DC: Author.

Anderson, T. (1975). An alternative frame of reference for rehabilitation: The helping process versus the medical model. *Archives of Physical Medicine and Rehabilitation, 56*, 101–104.

Asch, A. (2001). Disability, bioethics and human rights. In G. Albrecht, K. Seelman, & M. Bury (Eds.), *Handbook of disability studies* (pp. 297–326). Thousand Oaks, CA: Sage.

Bach, J. R., & Tilton, M. C. (1994). Life satisfaction and well-being measures in ventilator assisted individuals with traumatic tetrapelgia. *Archives of Physical Medicine and Rehabilitation, 75*, 626–632.

Berube, M. (1996). *Life as we know it: A father, a family, and an exceptional child*. New York: Pantheon Books.

Bettleheim, B. (1967). *The empty fortress: Infantile autism and the birth of the self*. New York: Free Press.

Bickenbach, J. (2001). Disability human rights, law, and policy. In G. Albrecht, K. Seelman, & M. Bury (Eds.), *Handbook of disability studies* (pp. 565–584). Thousand Oaks, CA: Sage.

Boss, P. (2000). *Ambiguous loss: Learning to live with unresolved grief*. Cambridge, MA: Harvard University Press.

Braddock, D. (Ed.). (2002). *Disability at the dawn of the 21st century*. Washington, DC: American Association on Mental Retardation.

Charlton, J. (1998). *Nothing about us without us: Disability oppression and empowerment*. Berkeley: University of California Press.

Concise Medical Dictionary. (2002). *Oxford reference online*. Oxford, England: Oxford University Press. Retrieved December 15, 2004, from http://www.oxfordreference.com.ezproxy.galter.northwestern.edu.

Corbet, B. (1980). *Options: Spinal cord injury and the future*. Denver, CO: A. B. Hirschfeld Press.

Craig, A. R., Hancock, K. M., & Dickson, H. G. (1994). Spinal cord injury: Pt. 2. A search for determinants of depression 2 years after the event. *British Journal of Clinical Psychology, 33*, 221–230.

DeJong, G., & Basnett, I. (2001). Disability and health policy: The role of markets in the delivery of health services. In G. Albrecht, K. Seelman, & M. Bury (Eds.), *Handbook of disability studies* (pp. 610–632). Thousand Oaks, CA: Sage.

Elliot, T. R., Kurylo, M., & Rivera, P. (2002). Positive growth following acquired physical disability. In C. R. Snyder & S. J. Lopez (Eds.), *Handbook of positive psychology* (pp. 687–699). Oxford, England: Oxford University Press.

Engel, G. (1977). The need for a new medical model. *Science, 196*, 129–136.

Frankl, V. (1984). *Man's search for meaning: An introduction to logotherapy* (3rd ed.). New York: Simon & Schuster.

Fuhrer, M. J., Rintala, D. H., Kare, K. A., Clearman, R., & Young, M. E. (1992). Relationship of life satisfaction to impairment, disability, and handicap among persons with spinal cord injury living in the community. *Archives of Physical Medicine and Rehabilitation, 73*, 552–557.

Fujiura, G., & Rutkowski-Kmitta, V. (2001). Counting disability. In G. Albrecht, K. Seelman, & M. Bury (Eds.), *Handbook of disability studies* (pp. 69–96). Thousand Oaks, CA: Sage.

Gans, J. (1983). Hate in the rehabilitation setting. *Archives in Physical Medicine and Rehabilitation, 64*, 176–179.

Gerhart, K., Koziol-McLain, J., Lowenstien, S., & Whiteneck, G. (1994). Quality of life following spinal cord injury: Knowledge and attitudes of emergency care providers. *Annals of Emergency Medicine, 23*(4), 807–812.

Gill, C. J. (2004). Depression in the context of disability and the "right to die." *Theoretical Medicine, 25*, pp. 171–198.

Glastris, P. (1997, May 5). Spoiling a proper memorial. *U.S. News and World Report*, p. 9.

Goffman, E. (1961). *Ayslums*. New York: Anchor Books.

Gould, D. (2004). Measuring what matters: Levers for change. In C. Levine (Ed.), *Family caregivers on the job: Moving beyond ADLs and IADLs*. New York: United Hospital Fund of New York.

Grealy, L. (1994). *Autobiography of a face*. New York: HarperCollins.

Groce, N. (1985). *Everyone here spoke sign language: Hereditary deafness on Martha's Vineyard*. Cambridge, MA: Harvard University Press.

Gunther, M. (1969). Emotional aspects. In D. Ruge (Ed.), *Spinal cord injuries* (pp. 93–108). Springfield, IL: Thomas.

Gunther, M. (1994). Countertransference issues in staff caregivers who work to rehabilitate catastrophic-injury survivors. *American Journal of Psychotherapy, 48*(2), 208–220.

Halpérn, J. (2001). *From detached concern to empathy: Humanizing medical practice*. Oxford, England: University Press.

Harper, P. (2000). Personal experiences of genetic diseases: A clinical geneticist's reaction. In T. Marteau & M. Richards (Eds.), *The troubled helix: Social and psychological implications of the new genetics* (pp. 54–59). Cambridge, England: Cambridge University Press.

Johnson, M. (1990, September/October). Unanswered questions. *Disability Rag*(1), 16–26.

Johnson, M. (2003). *Make them go away: Clint Eastwood, Christopher Reeve and the case against disability rights*. Louisville, KY: Avocado Press.

Kahlback, D. (2001, June 1). *Faith and disability: Religion and ethics in America* (Radio out-take, Episode No. 440). Chicago: Educational Broadcasting Corporation.

Kappes, N. (1995). Matrix. In D. J. Meyer (Ed.), *Uncommon fathers: Reflections on raising a child with a disability* (pp. 13–28). Bethesda, MD: Woodbine House.

Kirschner, K. (2000, May 7). My view: Literature fumbles a tough lesson. *Chicago Tribune*, p. 13, 2.

Kübler-Ross, E. (1969). *On death and dying*. New York: Macmillan.

Larson, E. (1998). Reframing the meaning of disability to families: The embrace of para-dox. *Social Science Medicine, 47*(7), 865–875.

Lifton, R. (1986). *The Nazi doctors: Medical killing and the psychology of genocide*. New York: Basic Books.

Livneh, H. (1991). A unified approach to existing models of adaptation to disability: A model of adaptation. In R. Marinelli & A. Dell Orto (Eds.), *The psychological and social impact of disability* (3rd ed., pp. 241–248). New York: Springer.

Longmore, P. (1995). Medical decision making and people with disabilities: A clash of cultures. *Journal of Law, Medicine and Ethics, 23*, 82–87.

Marteau, T., & Anionwu, E. (2000). Evaluating carrier testing: Objectives and outcomes. In T. Marteau & M. Richards (Eds.), *The troubled helix: Social and psychological implica-tions of the new genetics* (pp. 123–139). Cambridge, England: Cambridge University Press.

McDonnell, J. (1993). *News from the border: A memoir*. Northfield, MN: Black Willow Press.

McKay v. Bergstedt, No. 21207, 1990 Supreme Court of Nevada. LEXIS, 801, at 2nd, 617.

McMillen, J. C. (1999). Better for it: How people benefit from adversity. *Social Work, 44*(5), 455–468.

National Council of Disability. (1997). *Equality of opportunity: The making of the Americans with disabilities act*. Washington, DC: Author.

Olkin, R. (1999). *What psychotherapists should know about disability*. New York: Guilford Press.

Olshansky, S. (1970). Chronic sorrow: A response to having a mentally defective child. In Nolland, R. (Ed), *Counseling parents of the mentally retarded: A sourcebook*. Springfield, IL: Charles C Thomas.

Pfeiffer, D. (1999). Eugenics and disability discrimination. In R. Marinelli & A. Dell Orto (Eds.), *The psychological and social impact of disability* (4th ed., pp. 12–31). New York: Springer.

Rolland, J. (1994). *Families, illness and disability: An integrative treatment model*. New York: Basic Books.

Seerman, D. (1995). The loneliness of the long-distance daddy. In D. J. Meyer (Ed.), *Un-common father: Reflections on raising a child with a disability* (pp. 79–90). Bethesda, MD: Woodbine House.

Shapiro, J. (1994). *No pity*. New York: Times Books.

Shapiro, M., Spece, R., Dresser, R., & Clayton, E. (Eds.). (2003). *Bioethics and law: Cases, materials and problems* (2nd ed.). St. Paul, MN: West Group.

Shontz, F. (1970). Physical disability and personality: Theory and recent research. *Reha-bilitation Psychology, 17*, 51–69.

Social Security Administration. (2003). *Social security: Disability benefits* (SSA Publication No. 05-11000). Baltimore, MD: Author.

Sprangers, M. A. G., & Aronson, N. K. (1992). The role of health-care providers and sig-nificant others in evaluating the quality of life of patients with chronic disease: A re-view. *Journal of clinical epidemiology, 45*(7), 743–760.

Switzer, J. V. (2003). *Disabled rights: American disability policy and the fight for equality.* Washington, DC: Georgetown University Press.

Thomson, R. (Ed.). (1996). *Freakery: Cultural spectacles of the extraordinary body.* New York: New York University Press.

Trattner, W. (1974). *From poor law to welfare state: A history of social welfare in America.* New York: Free Press.

Travis, G. (1976). *Chronic illness in children: Its impact on child and family.* Stanford, CA: Stanford University Press.

Trent, J. (2000). Disability, subculture (culture) of. In *The encyclopedia of criminology and deviant behavior: Self destructive behavior and devalued identity* (Vol. 4, pp. 213–216). London: Taylor & Francis.

Trieschmann, R. (1999). The energy model: A new approach to rehabilitation. In R. Marinelli & A. Dell Orto (Eds.), *The psychological and social impact of disability* (4th ed., pp. 32–42). New York: Springer.

Turner, B. (2001). Disability and the sociology of the body. In G. Albrecht, K. Seelman, & M. Bury (Eds.), *Handbook of disability studies* (pp. 252–266). Thousand Oaks, CA: Sage.

U.S. Census Bureau. (2000). *Disability status: 2000.* Retrieved December 15, 2004, from http://factfinder.census.gov/servlet.

Worden, J. (1991). *Grief counseling and grief therapy: A handbook for the mental health practitioner* (2nd ed.). New York: Springer.

World Health Organization. (1980). *International classification of impairments, disabilities and handicaps.* Geneva, Switzerland: Author.

Wright, B. A. (1983). *Physical disability: A psychosocial approach* (2nd ed.). New York: Harper & Row.

Zola, I. (1982). *Missing pieces: A chronicle of living with a disability.* Philadelphia: Temple University Press.

第十六章

肾病学社会工作

TERI ARTHUR BROWNE

终末期肾病（End Stage Renal Disease，ESRD）是一种需要终身进行肾替代疗法治疗（包括血液透析、腹膜透析或肾移植）的慢性疾病，它是美国的一项重要的公共卫生议题。同时也是一项重要的社会健康工作实践关注点，因为它是老年医疗保险制度（Medicare）唯一授权的针对一种疾病或治疗类别的社会工作硕士（MSW）服务。本章会对 ESRD 的心理-社会问题提供一个概览，并探讨肾脏病学社会工作者在这个复杂领域中的角色。

一、本章目标

- 探索肾衰竭及其治疗的心理-社会影响。
- 定义肾病学社会工作者的角色和职责。
- 探索肾病学社会工作在评估方法和干预方法上的建议。
- 肾病学社会工作在透析和移植治疗上应用的历史回顾。
- 定义肾病学社会工作者的专业问题。

二、作为公共卫生问题的终末期肾病

根据《美国肾病数据系统年度数据报告》证据显示（the U. S. Renal Data System Annual Data Report，2004，见图 16.1）ESRD 已成为一个重大的并持续增长的美国公共卫生议题：

- 在 2002 年，431284 名美国公民患有 ESRD（其中 308910 例接受透析治疗；122374 例接受肾移植）。预计到 2030 年，患 ESRD 的人数将增长至 224 万。
- 2002 年用于 ESRD 治疗的总花费是 252 亿美元，预计至 2012 将增加一倍。

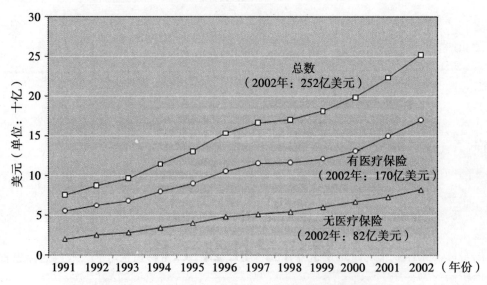

图 16.1　1991—1992 年 ESRD 患者的经济支出分布图

摘自美国肾病数据库年度数据报告. 2004，贝赛斯达，马里兰州：国家卫生研究院、国家糖尿病和消化道疾病和肾病研究院。

- ESRD 治疗占了联邦卫生保健开支的巨大比例，其中占了 2002 年老年医疗保险计划预算的 6.7%（10 年内增长了 41%）。

- 医疗保险计划对 ESRD 项目的贡献从 1991 年的 58 亿美元上升到了 2002 年的 170 亿美元。ESRD 治疗开支中的非老年医疗保险部分，包括来自贫困医疗补助计划（Medicaid）、私营保险公司和州级肾病项目，从 1991 年的 22 亿美元上升到 2002 年的 82 亿美元。

　　ESRD 是一种慢性疾病，它会导致肾衰竭，患者必须通过透析或肾移植进行肾替代的治疗。当一个人肾衰竭，新陈代谢的废物和液体聚集在体内，尿量减少（也可能完全无尿），红细胞生成减少。ESRD 可能是突发性的，也可能历经很多年。如果没有治疗，ESRD 患者就会死亡。ESRD 有很多病因，糖尿病和高血压是最主要的两种。其他可能的病因有：系统性红斑狼疮、痛风、化疗、癌症、物质滥用，以及肾疾病，比如肾小球性肾炎、肾炎和多囊肾等。

　　2002 年，平均每位 ESRD 患者每年的透析费用为 6.3 万美元；肾移植同年的费用大约是 10 万美元，而移植后每年的花费是 15700 美元（美国肾病数据系统，2004）。目前有两种可行的透析方法：血液透析和腹膜透析。现在，越来越多的大型国立营利性透析连锁机构提供透析，通常是以门诊的形式。移植则是由医院开展的。

　　血液透析的治疗方法需要连接患者和透析机，其方式是通过与患者胸腔内的外部导管连接的透析袋，或是通过插入永久性血管通路（叫做"瘘管"或"移植片"，通常在患者的手臂上）的与机器上的导管相连接的针头。血液透析机包括透析袋、透析液、监测仪和一个叫做"透析器"的装置，它将多余液体清除，并在血液通过透析袋和导管流回患者体内前将其净化。血液透析治疗通常每周三次，每次至少三小时，由门诊透析诊所的护士和技师提供服务。透析患者在接受治疗时会见其治疗团队。血液透析方法实施很多样，在家里透析、白天或晚上治疗都可供患者选择。

腹膜透析由患者自己实施。患者通过手术植入血液净化管，从腹部突出，用于将透析袋连入透析液容器，使透析液流入患者的腹部。运用患者腹腔周围的腹膜，该液体会过滤患者的血液，吸收多余液体，反复排空又充满。腹膜透析每天做一次，可以在白天做数次，或通过机器在晚上进行。腹膜透析患者在去医院时与治疗团队见面。

肾移植是一项将捐赠的肾植入 ESRD 患者体内的手术。捐赠的肾可能来自死亡或健在的捐赠人。在接受移植手术前，ESRD 患者必须接受严格的评估和测试。如果无法找到活体捐赠者，ESRD 患者则在名单上排队等待死者的肾。如果患者遇到了活体捐赠者，那么就可以安排时间接受手术。一个拥有健全肾功能的人能在仅有一个肾的情况下正常生活，这使得活体捐赠成为越来越普遍的移植形式。虽然患者和捐赠人常常具有一定的关系，但相互之间并不相识的利他主义捐赠也越来越常见。肾移植手术被认为是一种对终末期肾病的治疗（treatment），而不是一种治愈（cure），因为患者必须通过终生服用免疫抑制类药物来确保自己的身体不排斥获捐的肾，使这个肾的功能得以维持。肾移植也可能失败，这样患者必须恢复透析治疗。一个 ESRD 患者的人生可能同时经历这三种不同的治疗方法。

肾移植是一项最具有成本效益的 ESRD 治疗方法，给患者带来更好的生理和心理健康，特别是与透析相比较（Becker et al, 2000）。"2010 健康人计划"（Healthy People 2010）的一个目标就是提高透析患者中接受肾移植手术的人数。但是，移植在遇到患者在医学上有移植禁忌证或患者倾向于另一种治疗手段的情况下就不可行了。

第一例急性透析治疗实施于 20 世纪 40 年代，第一例肾移植手术则开展于 1951 年，长期门诊透析治疗则在 20 世纪 60 年代早期出现。在 1965 年，全世界只有 200 例透析患者，1972 年前，血液透析机还很稀有，并且透析治疗的费用通常由患者自己或捐赠的基金承担。（Fox & Swazey, 1979）。是否能够接受透析是由遴选委员会决定的，许多 ESRD 患者由于缺乏资金和治疗场地而无法接受透析。遴选委员会是由业外人士组成的，他们根据他们所体察的"社会价值"而选择透析患者，被选择的患者往往是家庭中的顶梁柱或社区领袖（Jonsen, 2000）。在 1972 年 10 月 30 日，全国 ESRD 研究项目，即《公共法》（Public Law）第92 章第 601 条，经过大量患者及其家属努力，以及针对社区透析治疗的配给的争取之后获得通过（Fox & Swazey, 1979）。这部法律为所有年龄阶段的 ESRD 患者提供了透析治疗或肾移植的医疗保险制度（Medicare）保险覆盖。这一保险覆盖是独特的，因为 ESRD 是唯一保证联邦医疗保险资格的疾病类别（患者或其配偶/父母须有足够的工作史）。

三、肾病患者的人口学

自从美国广泛的终末期肾病治疗的开始，肾病患者的人口学发生了戏剧性的变化。透析患者过去主要由比较年轻的患者组成，但是如今，65 岁或围绝经期的患者形成了最快增长的 ESRD 患者群体（Kutner, 1994）。患有 ESRD 的老年人比年轻人有更多的并发症、更大的心理问题和需求，以及更多的生理问题（Chen, Wu, Wang & Jaw, 2003）。

ESRD 对不同的美国社会群体影响比例不同。非洲裔美国人、美洲印第安人和阿拉斯加土著人比美国白人更有可能患上肾衰竭。还存在着肾移植不均衡的问题，男性美国白人在美国比任何其他群体都更容易获得肾移植机会，患 ESRD 的非洲裔美国人与美国白人相比，很少被转介给肾移植，在等候名单中等待肾源或是最终接受肾移植手术机会也少（美国肾病数据系统，2004）。这种不均衡的原因包括：缺乏预防保健、患者意愿、社会经济弱势地位及医疗原因。所以，对 ESRD 不均衡问题的进一步研究是很有必要的。

四、心理社会层面

89％的 ESRD 患者反映疾病会大大改变他们的生活方式（Kaitelidou et al，2005）。ESRD 的长期性和其所需治疗手段的侵入性给 ESRD 患者带来了诸多与疾病和与治疗相关的心理压力，从而影响了他们的日常生活（Devins et al，1990）。ESRD 的疾病入侵性（illness intrusiveness）被定义为"干扰患者生活的严重程度"（Landsman，1975，p. 328）。研究人员发现，心理问题会对患者的健康情况产生负面影响，并且会降低患者的生活质量（Auslander，Dobrof ＆ Epstein，2001；Burrows-Hudson，1995；Kimmel et al，1998）。社会工作者能够帮助患者排除在 ESRD 疾病治疗面前的障碍，比如：

- 对于疾病和治疗方法的适应和应对
- 并发症和问题
- 与疼痛、姑息治疗和临终关怀相关的议题
- 社会角色调整：家庭的、社会的和职业的
- 具体需求：经济损失、保险问题和处方保险覆盖
- 生活质量的降低
- 身体形象问题
- 多种损失，如经济保障、健康、性生活、体力、独立性、活动能力、自由度、睡眠、食欲和餐饮自由。

（一）与疾病相关的心理-社会问题

ESRD 会损害味觉、减少食欲和导致需要手术治疗并影响患者行走能力的骨科疾病。在血中积累的毒素能导致患者患上贫血症或尿毒症。贫血和尿毒症可引起譬如神志不清、嗜睡与失眠等具有心理-社会后果的症状。对 ESRD 患者来说，贫血是常见的一个症状，可妨碍日常生活、降低体力并影响生活的质量（Gerson et al，2004）。ESRD 患者的营养不良，以及随之产生的低白蛋白水平，都降低了患者的生活质量（Frank，Auslander ＆ Weissgarten，2003）。

此外，ESRD 通常会随着糖尿病与高血压等慢性疾病同时发生。这些疾病会带来它们各自的心理-社会问题，需要 ESRD 患者经常从一系列的社区资源中去寻求多种医疗服务（Merighi ＆ Ehlbrecht，2004c）。

由于肾衰竭以及其他健康问题，ESRD 患者往往有着复杂的药物治疗需求。在透析过程中，他们可能会需要用药和输血，以防治贫血和铁缺乏症。透析患者每餐都必须服用几种控制血磷的药物，并服用其他与 ESRD 及其治疗副作用（如痉挛、下肢震颤综合征）相关的药物。移植患者必须每天服用数十个药片来控制因移植带来的副反应，防止器官排异。

与该疾病相关的压力是巨大的。有研究人员发现，ESRD 患者的自杀率要比普通人群高很多（Kurella，Kimmel，Young ＆ Chertow，2005）。另一些人指出，ERSD 会导致焦虑与抑郁症。Auslander 等（2001）发现，有大约 52％的 ESRD 患者有严重的焦虑；Wuerth 和他的同事们（2001）发现有 49％的患者患有抑郁症。ESRD 患者的抑郁是一个严重的问题，

因为：

- Kimmel，Peterson，Weihs 和他们的同事们（2000）发现患有抑郁症的 ESRD 患者更有可能营养不良，并有着更高的死亡率。Koo 等（2003）也发现抑郁导致营养不良。抑郁的患者通常不会合理饮食。抑郁症与更高的死亡率有关联（Hedayati et al，2004）。此外，DeOreo（1997）发现，抑郁的患者比不抑郁的患者更不易于依从治疗方案，更容易有更高的发病率和死亡率。
- Paniagua，Amato，Vonesh，Guo 和 Mujais（2005）发现，抑郁的 ESRD 患者更有可能接受住院治疗。

抑郁症也会降低患者的生活质量（Frank et al，2003；Mollaoglu，2004）。这与公共政策有关，并且关系到公共健康，因为 DeOreo（1997）和 Mapes 等（2004）已经指出，ESRD 患者的低生活质量与更高的住院率、更高的发病率和更高的死亡率有关。

与总体人口相比，ESRD 患者功能状态较差，他们在日常（生活）活动方面可能需要帮助（Kimmel，2000）。ESRD 患者通常有失眠和其他睡眠问题（Valdez，1997）。同时，透析和药物的副作用也会给他们带来身体形象问题（Beer，1995）。血液透析的血管通路会在患者的手臂上显得很大和十分明显。用于腹膜透析的透析管要通过手术植入患者体内，并暴露在体外。药物，尤其是移植免疫抑制剂，可能会使患者体重增加或者是导致形体上的变化。

ESRD 患者的另一大忧虑在于由该疾病引起的性功能减弱（Wu et al，2001）。女性患者会发生生育能力的降低，因为疾病损害了生殖内分泌功能。这一受损的内分泌功能会导致多种妊娠并发症，因此 ESRD 患者通常很难成功受孕（Holley & Reddy，2003）。

ESRD 患者对疾病准备不足，可能会因 Landsman（1975）所说的"边缘人综合征"（the marginal man syndrome）而更加恶化。尽管患有慢性疾病，大多数 ESRD 患者可能显得很"健康"。其他人可能因此对他们的能力怀有不切实际的期望。朋友、邻居和同事可能无法理解为什么患者会因为肾病的忌口而无法参加某次比萨饼聚会，或是因为透析计划而不能出席其他社交活动。Landsman（1975）指出了面对这一概念的必然性，即"无法根治的永久治疗，徘徊在患者与健康人的世界之间，既不属于两者中的任何一个，却又同时是两者的一部分……（质疑）我到底是有病还是没病？"

所谓"下肢震颤综合征"，即患者的四肢持续颤抖，在 ESRD 患者中十分常见（Takaki et al，2003）。急性和慢性疼痛也很常见于 ESRD 患者，这将影响患者的生活质量（Devins et al，1990）。这些痛楚可能来源于手术、痉挛、穿刺、神经疾病和骨骼疾病。Iacono（2003，2004）发现，有 60% 的透析患者有慢性疼痛，其中 66% 使用处方药来止痛。一位 ESRD 患者和倡导者 Lori Hartwell（2002），这样描述自己与病痛斗争的经历：

> 在我的很多治疗过程中，我不得不忍受上百次的穿刺。当我年纪还小的时候，我从来没有抱怨过护士所做的众多穿刺，结果她们不停地夸奖我是多好的患者。然而事实上，这些针扎得很痛！我想要向那些对我扎针的人大喊大叫，但大多数时候我总是保持安静，尽量显得懂事、好相处。（p. 8）

姑息治疗和其他临终问题都是 ESRD 的普遍议题。患者的预期寿命相比同类非 ESRD 患者人群低 75%（Moss，2005）。结束透析是一种被认可的治疗选择，患者们可能会选择停止治疗，而这将意味着死亡。许多 ESRD 患者在临终前都有心理-社会问题和顾虑，包括在生命最后一周中的剧痛（Cohen, Germain, Woods Mirot, & Burleson, 2005）。

最后，患有 ESRD 的儿童还有着一些与疾病相关的特有问题。这些患儿和他们的家庭成员都面临着特有的心理-社会压力。先天患有 ESRD 的婴儿需要频繁的住院和复查。他们的发育能力受损，因此可能需要辅助喂养或插胃管。相比起正常儿童的父母，患儿的父母更有可能表现出紧张、抑郁和应对问题（Fukunishi & Honda, 1995）。这从某种程度上是因为 ESRD 改变了婴儿的抚育方式。比如说，当患病的婴儿没有排尿时就会引起父母的紧张（Brady & Lawry, 2000）。

患有 ESRD 的儿童和青少年可能因透析引起的体态问题而尤其令人担忧（Fielding et al, 1985）。除体态问题之外，他们对治疗方案和饮食制度的适应可能也不太容易。Kurtin, Landgraf 和 Abetz（1994）发现，59％的 ESRD 青少年医疗依从性非常差。

ESRD 对患者的家属也有着巨大的心理-社会影响（见资料 16.1）。透析患者的伴侣在应对疾病及其治疗上存有障碍（White & Greyner, 1999）。MacDonald（1995）发现，患者家属对于适应疾病对他们的生活方式的影响存在问题。其他作者也指出，患者的配偶或伴侣将会面临更大的压力，他们要面对角色转换的问题，并且承担因为家人患病而带来的更多责任（Gudes, 1995; Pelletier - Hibbert & Sohi, 2001）。家庭还必须承受因病带来的经济负担。由于照顾患者以及送患者去治疗需要耗费时间，患者的配偶或子女可能需要限制自己的工作时间。Kaitelidou 等（2005）发现，51％的 ESRD 家庭成员因为患者的病情而请假缺席。

ESRD 可能会使患者及其家属收入减少，这是另一个大问题（Wu et al, 2001）。研究表明，只有13％的患者能够在开始透析治疗后恢复工作（Dobrof, Dolinko, Lichtiger, Uribarri & Epstein, 2000）。在希腊的一组进行血液透析的患者样本中有60％的人因为患有 ESRD 不得不改变职业或是提早退休（Kaitelidou et al, 2005）。因此，对于肾病相关社会工作者来说，考虑患者的职业选择是极为重要的。在明确 ESRD 诊断后仍能保持工作和活跃的状态是有好处的。参与工作的患者相比不参与工作的患者沮丧程度稍低一些（Chen, Wu, Wang & Jaw, 2003）。有良好回归生活的状态，积极参与工作或其他活动的患者也能有更好的生活质量（Mollaoglu, 2004）。

（二）与治疗相关的心理-社会问题

ESRD 的治疗方案可能引起严重的心理-社会问题。透析治疗要求患者严格遵守饮食规定，因为他们不能处理高钾和高磷的食物，同时对钠的摄入也有限制。无法遵守标准肾病食谱将会导致严重的后果，因为钾含量超标可能引起心脏衰竭，磷含量过高可能导致永久性骨骼疾病并引起心脏的钙化。因此透析治疗患者的饮食严格限制香蕉、瓜类、干果、番茄、橘子、土豆、坚果、奶制品、可乐制品和钠盐。同时由于白蛋白含量低下，病患也必须摄入高蛋白的食物。但是常常由于患者食欲不振和味觉受损，难以达至最优化饮食。

资料16.1
一个 ESRD 案例

　　Dan 是一个 17 岁的腹膜透析患者。肾病社会工作者已经与 Dan 和他的父亲 Chris 一起交流了一年，旨在帮助 Dan 坚持遵循肾病食谱以及药物治疗，从而使他能够有足够好的身体条件来进行肾移植以及之后的康复。但 Dan 并没有将他正接受的控磷治疗和饮食结合起来，这意味着他可能无法坚持以后的抗排异药物服用的可能性。如果 Dan 不按照处方服用这些药物，那么他的肾移植失败的风险很大。Dan 的父亲已经和社会工作者见了好几次面，但对于这个问题仍收效甚微。既要承担两份工作又要独自抚养三个孩子，Chris 精神上已经疲惫不堪，没有精力再去按照要求持续的监控 Dan 的行动。

　　由于 Dan 是长子，而 Chris 通常不是在工作就是在睡觉，因此 Dan 从 7 岁开始就负责着照顾弟妹的主要任务。与年龄不相称的强烈责任感和青少年期正常的生长发展并没有得到很好的融合。Chris 对 Dan 的依赖性很强，并且认识到 Dan 的病是他们正常生活的主要障碍。因此尽管他带 Dan 去看病，但却显得不专心和愤怒，而且大多数情况下父子俩会引发公开的冲突。社会工作者多次探访诊所并介入，来缓和两人之间的矛盾冲突。

　　社会工作者成功地征得了 Dan 和他父亲的同意，让他们参加一个由她举办的为准备移植的患儿及父母提供教育和支持的活动。幸运的是，她的另一名具有挑战性的患者 Jeff 也和母亲一起参加了这个组织。Jeff 是一个 15 岁的孩子，正在与自己的问题作斗争。在社会工作者的咨询和帮助下，Jeff 在一年前成功地做了移植并坚持了自己的药物治疗。小组的活动在进行，但 Dan 却觉得这个小组"没有说服力"而想要离开。这个时候，Jeff 直接找到了 Dan，两个孩子面对面交谈。Jeff 的母亲 Denise 建议每天到学校给 Dan 送饭，保证他的控磷治疗和饮食结合。当 Denise 告诉他们她完全明白 Chris 正在经历什么，而她自己也在照顾 Jeff 的时候倍感痛苦时，Chris 落下了眼泪。社会工作者因此将讨论的方向定在了以一个良好的支持体系来面对挑战。

　　Dan 的学习成绩上去了，而父子俩也结束了原来的自我孤立状态。他们按时去复查，并且积极地分享他们做的新鲜事。在之后的几次小组讨论时，Dan、Chris、Jeff 和 Denise 都到场了。四人在自助餐厅共进晚餐时，Denise 问起 Dan 的治疗情况。Dan 并没有正面回答有多顺利，而是笑着随手拿出了一瓶药片。显然，这四个人已经联系到了一起，并且真正感觉到在互助小组里大家都能够帮助到对方，即使不在医院里情况也一样。在这一年里，Dan 体内的含磷量就达到了正常范围，而他自己在情绪上也做好了移植的准备。他在治疗计划中的坚持所表现出的责任感，俨然成为了他自己津津乐道的一项成就，也促使着他按时地参加小组的活动。

由 Sandra Coorough（凤凰儿科医院儿童肾病中心 Phoenix Children's Hospital Kids Kidney Center）提供。

　　由于患者无法有效排尿，对于食物中的流质也有着限制，每天只能摄入 48 盎司（约合 1420ml——译者注）。否则，体内过剩的液体将累积起来，导致患者四肢肿胀，肺部积水。在透析治疗期间极端的体重增加可能导致高血压，并引起血液透析时的不适；而去除体内积水则可能引发严重痉挛和低血压。口腔干燥和口渴对透析治疗的患者是很常见的现象。腹膜透析患者对饮食和流质摄入的限制相对较少，移植治疗的患者一般不需要遵守肾病的食谱，也不需要限制流质的摄入。

不坚持遵守 ESRD 的治疗方案可能给患者带来严重的并发症。不及时治疗或治疗中间体重异常增加或不稳定会提高透析治疗死亡率（Saran et al，2003）。不服用移植后的免疫抑制剂将引起排异现象（Russell & Ashbaugh，2004）。许多透析患者可能无法坚持在饮食、处方或是流质摄入上遵从医嘱（Friend，Hatchett，Schneider & Wadhwa，1997）。一项针对血液透析患者的研究显示：

● 27％～31％的患者每个月错过一次透析治疗。

● 35％～41％的患者在透析治疗中提早退出，没有完成全程治疗。

● 76％～85％的患者无法依从医嘱的食谱。

● 75％对疾病的应对情况不佳的患者容易错过治疗。

● 50％对疾病的应对情况不佳的患者没有依从流质摄入限制（Dobrof et al，2000）。

ESRD 的治疗方案具有侵入性和严格性（见资料 16.2）。患者可能难以旅行，因为透析治疗也在他们离家的那几天必须进行。而且要找到透析治疗的设施可能是相当困难的，尤其当旅行到偏远的乡村，或是到了患者数量超负荷的地方，或是到了缺少有经验的医生的地方。同时，对于旅行中需要透析治疗的患者来说，支付治疗费用是个挑战。一些私营的保险公司拒绝向网点以外的治疗支付费用。贫困医疗补助（Medicaid）的覆盖范围仅限于患者所居住的州。在美国以外的国家和地区，透析并不包含在医疗保险和最低医疗保障中。血液透析通常需要4～6个小时，包括来回交通、治疗以及治疗前后的准备和处理工作，同时要注意防范并发症。这个过程每周需要重复 3 次。

资料 16.2

一位血液透析患者的一天

　　Florence 是一位 65 岁的患者，每周一、三、五进行透析治疗。她的治疗从早晨 5：00 开始，因此她必须在凌晨 3：30 醒来，长途跋涉 25 英里（约 40 公里——译者注）到治疗中心。由于她同时患有糖尿病，所以她必须在离家之前吃完早餐。她必须在 4：45 之前到达透析治疗中心，这样她就能先称一下体重（治疗小组也就能知道在血液透析中需要从她体内抽出多少液体），测量一下血压，铺好治疗中要用到的枕头和毯子，把位于透析治疗椅上方的电视机调到她最喜欢的早间新闻频道，并且和她的病友们打个招呼，在这之后医疗人员就将针头扎入她的前臂，使她与透析机相连起来。在她接下来 4 个小时的治疗中，她的重要指标将被记录下来，拿到下阶段的药方，而且会见到自己的医生、护士、营养师和社会工作者。在完成透析之后，她有时候会发生出血过多或低血压的问题，因此她必须要等到情况稳定下来之后才能回家。她一般搭乘当地的老年市民专车回家（但因为这种车在早晨 9：00 之前不运营，所以她不得不付钱让邻居送她），而且一般要等超过 30 分钟才会有车来到透析治疗中心。很多时候车子并不把她直接送回家，因为车上还有很多其他人要去看门诊或是购物。正因如此，她通常要到中午才能到家。这也意味着她一早离家已经过了几乎 8 个小时。

血液透析的常见副作用包括痉挛、恶心和呕吐。腹膜透析的严重并发症是腹膜感染，会使患者疼痛，并且有时是致命的。移植需要大量的检查、频繁的术后随访以及多种日常服用的免疫抑制药物。移植是复杂的大型手术，可能导致并发症。而长期使用免疫抑制药物可能导致严重的副作用。

五、心理-社会问题的影响

许多心理-社会因素会对患者的营养状况和白蛋白管理产生负面的影响（Vourlekis & Rivera-Mizzoni，1997）。阻碍患者获得健康饮食的因素包括她的教育和文化水平，因为她可能无法准确理解饮食方面的指导。患者对推荐的营养补充品的需求，也可能无法通过保险得到满足。社会支持的可获得性，可能是决定 ESRD 患者膳食依从性的另一个心理-社会因素，因为他们在购买食品和准备膳食时可能需要帮助。由于抑郁或焦虑，患者也可能出现食欲下降的情况。这些因素是非常重要的，需要社会工作者来努力解决，因为在 ESRD 患者中，营养状况不良和死亡率之间已经有了明确的联系（Lowrie & Lew，1990）。

那些有着心理-社会问题的 ESRD 患者，如果不能清晰认知他们的疾病及其治疗，会更容易摄入过多的流质，或错过治疗，这些都会导致严重的健康后果。如果患者心理-社会状态不佳，难以执行治疗方案，则更容易住院，死亡率也更高（DeOreo，1997）。ESRD 患者如果愈发感觉到缺乏控制感，他们的应对能力就更差，生活质量也更低（Mapes et al，2004）。

ESRD 患者在患病的过程中，可能会经历多个不同的治疗方案，其中包括肾移植失败。他们要应付众多损失、生活方式反复调整，以及在移植和透析之间艰难的过渡时期，这些变化会加重疾病带来的负担（Levine，1999）。一位患者这样介绍她的经历：

> 我经历了透析治疗、三次移植和两次排异。每次移植都带给我新的希望，然而每次排异又把我推向绝境。在这似乎无穷无尽的坏消息中我用了很长时间来学会如何在频繁的诊断中控制情绪（Hartwell，2002，p. 7）。

六、社会工作干预

ESRD 患者及其家属所面临的重大心理-社会问题需要社会工作的干预，这被称为"肾病社会工作"（nephrology social work）或"肾社会工作"（renal social work）。ESRD 是美国唯一的有公共政策成员参与医疗团队的疾病类别并且要求社会工作者是硕士，在每一个透析中心或肾移植项目中，都需要配备合格的社会工作者（Federal Register，1976）。这些社会工作者着重于"改善患者的适应和应对慢性疾病的能力，帮助医疗系统提高满足病人需求的能力"（McKinley & Callahan，1998，p. 123）。

肾病医疗团队中包括社会工作者，此外还有肾科医生、护士、营养学家和患者照料技术人员。团队也可能包括移植外科医生和药剂师。把许多不同领域的专业人员包含在队伍中，反映了肾病患者所面临的需求和问题的复杂性。从经验上讲，这种组合方式与理想的服务传递相关（Goldstein，Yassa，Dacouris & McFarlane，2004）。例如 Lindber 等（2005）发现，当一个团队尝试把血管通路的知识教授给患者时，拥有社会工作者队伍的工作会比单学科的教育更成功。一份来自国立卫生研究院（National Institutes of Health）的关于透析发病率和死亡率的报告（1993，p. 17）中提到："透析患者的社会和心理福利及其生活质量会被……包含多学科的团队所积极地影响。"

肾病学社会工作干预越来越受到患者的认可。Siegal、Witten 和 Lundin 在其 1994 年关于 ESRD 患者的调研中发现，90％的受访者"相信获得肾病学社会工作者的服务是重要的"（p. 33），并且他们依赖肾病社会工作者帮助他们应对、调整和恢复生活。Rubin 等（1997）的调研中，透析患者将"有帮助的社会工作者"的重要性排在了肾病医生和护士之前。另一份调研显示，70％的患者认为，相比于护士和医生，社会工作者在治疗方法或手段上能够提供更有用的信息。这些研究者也发现，患者认为社会工作者在帮助他们选择使用血液透析还是腹膜透析作为治疗手段的过程中，所起到的作用是医生的两倍。

肾病学社会工作的任务

社会工作者通过与整个肾病医疗团队的协作，可以在多方面帮助肾病患者满足其心理-社会需求。肾病学社会工作者的任务包括评估、咨询、教育、危机干预、临终关怀、个案管理、回归生活的协助，以及为患者倡导。社会工作者也会在社区层面进行干预。

1. 评估 对 ESRD 患者的个人全面心理-社会评估在患者获得最佳治疗效果中具有核心地位（Fox & Swazey，1979）。肾病学社会工作者对患者的心理-社会状态进行评估以确认她的优势、需求以及需要社会工作干预的领域。社会工作评估是每个透析和移植患者都需要进行的，并且要全盘考虑他们的社会、心理、经济、文化和环境的需求。附录 16.1 提供了一个肾病社会工作的评估工具实例。

ESRD 社会工作具有一个独特的特征：它是长期的，而非阶段性的。能够在一个可以与患者建立长期关系的环境下工作，对于肾病社会工作者来说是幸运的。长期的关系给他们时间和机会来评价服务的效果，并对案主的需求进行再评估。

社会工作者同样对移植捐赠者进行评估。活体捐献肾（包括从陌生人处得到捐赠），在美国变得越来越普遍。社会工作者对捐赠者和受捐赠者作出评估，来评估任何会对捐赠者的决定产生影响的规范性压力，此外还要评估他们的动机以及他们做出知情同意的能力。这很重要，因为捐赠肾需要经历重大的手术和恢复。如果一个人是因为感到压力而捐赠肾，那么社会工作者会建议他不要捐赠，而等待进一步的评估。社会工作者会调查捐赠者与被捐赠者之间关系的性质、心理-社会的和精神健康情况以及发育和药物滥用史，来为移植团队提供合理的建议（Leo，Smith & Mori，2003）。

肾病学社会工作者广泛运用多种标准化的评估工具，它们具有经过检验的有效性和可靠性，其中包括用于衡量抑郁程度和生活质量的工具［例如：透析病人生活质量问卷；提高临终关怀质量，2002；肾病生活质量问卷；SF-36 量表（生存质量评定量表）、"抉择"健康经验问卷，Wu et al，2001］。

2. 咨询和教育 肾病学社会工作者提供情感支持、鼓励，并且向患者及其支持网络成员提供咨询。ESRD 患者及其家属在适应疾病和治疗体系方面可能存在困难。社会工作者可以通过针对个人的、家庭的、团队的咨询，包括通过支持小组来帮助他们应对。

社会工作者可以提供咨询和教育来减轻患者的抑郁。抑郁是 ESRD 患者经常遇到的严重问题。Chen，Wu，Wang 和 Jaw（2003，p. 124）建议"好的心理-社会支持项目应该被包含到对慢性肾病患者的治疗中，以减小抑郁症的可能性和严重程度。"在一项经验研究中，

Beder（1999）发现肾病学社会工作的咨询和认知行为教育干预极大地降低了患者的抑郁情绪。在实验性的研究中，Cabness（2005）发现，由社会工作者领导的认知行为干预教育小组与抑郁的缓解显著相关。Johnstone 和 LeSage（1998）发现，76％的患有抑郁症的透析患者表示，他们更愿意寻求来自治疗团队中的肾病学社会工作者的咨询，而不是外界的心理健康从业者处寻求帮助。

　　肾病学社会工作者帮助患者处理与 ESRD 相关的由诸多损失引起的情绪问题。这些包括失败的血管通路和移植、日程安排和食谱限制、病友的亡故、活力的减少，以及职业和专业上的损失。当肾移植患者因为在移植等候名单上久候而焦虑时，也需要社会工作的帮助来应对，因为这可能需要等候数年。移植患者也可能需要帮助来处理面对接受遗体器官的内疚。他们还会因为接受活体捐赠者的肾而忧虑，因为捐赠者可能会在手术中面临风险。

　　通过对患者的教育和其他干预，肾病学社会工作者成功地提高了患者对 ESRD 治疗方案的依从性（见资料 16.3）。例如，Rita-An Kiely 和她的社会工作者同事教育案主接受完整血液透析治疗的重要性，跟踪其出席情况，并不间断地鼓励他们依从于治疗方案。结果是，他们降低了 50％的血液透析缺席率（医学教育研究所 Medical Education Institute，2004）。Auslander、Buchs（2002）和 Root（2005）已经表明了社会工作咨询和教育使得患者因水肿而体重增加的情况有所减少。Jonhnstone 和 Halshaw（2003）发现社会工作的教育和鼓励使控制流质摄入的依从性改善了 47％。

資料 16.3

结果导向的肾病学社会实践

　　在美国圣地亚哥和加拿大的费森尤斯（Fresenius）医药公司，肾病社会工作者对结果导向的透析的干预，已经开创了很好的示范作用。他们为 ESRD 病人开设了"健康项目"的活动，同样也为癌症病人开展了相类似的活动。费森尤斯医药公司的健康项目聚焦的层面分为三部分的内容：首先此项目强调 ESRD 患者在肾病治疗团队中扮演着关键的角色，并邀请患者积极地参与到他们的治疗当中；其次，项目专注于提高生活技能，协助 ESRD 患者了解和管理复杂的医疗制度，目的是为了提高 ESRD 患者在患病过程中的生存和生命质量；最后，这些项目还协助和激励患者发展积极的意识对抗他们消极的医疗信念。"健康项目"的活动还帮助患者完善他们的控制感和自我效能，另外还有来自其他阶层的社会支持，因此这个项目被认为是改善患者治疗效果的关键。同时，社会工作者团队同样也开展了众多关于各种心理-社会干预的研究项目，也经常参与有关肾病类出版物的编写与演讲报告。

由 Stephanie Johnstone 编制（圣地亚哥费森尤斯医药公司）。

　　Beder、Mason、Johnstone、Callahan 和 LeSage（2003）进行了一个实验性的研究，来确定社会工作服务中认知行为学的作用。他们发现肾病学社会工作者对于患者的教育和咨询提高了用药的依从性。这项研究还表明这种干预可以改善患者的血压。Sikon（2000）发现了社会工作咨询可以减轻患者的焦虑水平。多位研究者确认肾病学社会工作咨询极大地提升了 ESRD 患

者的生活质量（Chang，Winsett，Gaber & Hathaway，2004；Frank，2003；Johnstone，2003）。

3. 危机干预 肾病学社会工作者在透析和移植部门提供危机干预服务。患者可能在血液透析过程中表现不妥当，如对员工或其他患者大叫，威胁使用暴力，或者尝试把针拔出手臂。社会工作者也要处理腹膜透析和移植患者的危机。社会工作者经常需要努力调解透析环境中的冲突（Johnstone，Seamon，Halshaw，Molinair & Longknife，1997）。Merighi 和 Ehlebracht（2004a）发现，超过 75％的肾病学社会工作者参与冲突调解。

4. 临终关怀 社会工作在 ESRD 患者的舒缓疗护和临终关怀中有着重要作用。社会工作者向患者及其家属提供与临终有关的信息（促进临终照顾水平，2002）。Yusack（1999）发现社会工作者为患者提供的有关预立指示（advance directives）的教育使这类文件的使用率提高了51％。临终阶段的 ESRD 患者及其家属表示他们希望从社会工作者那里获得更多的情感支持和其他干预，并请求社会工作者在他们死后继续和其家人保持联系（Woods et al.，1999）。

罗伯特伍德约翰逊基金会全国项目办公室（The National Program Office of the Robert Wood Johnson Foundation）在 2002 年建立了一个 ESRD 工作群，名为"促进临终照顾水平"（Promoting Excellence in End-of-Life Care）。它为肾病社会工作者提供了以下建议：

- 为 ESRD 患者及其家属提供姑息治疗和临终关怀方面的教育。
- 制订包括对病痛和症状管理的关注，预立医护规划，以及心理-社会和精神性支持的姑息治疗项目。
- 倡导采纳患者自决政策。
- 建立同伴教育活动和丧亲项目。

5. 个案管理 肾病社会工作者为患者及其家属提供他们所不知道的资源和信息（McKinley & Callahan，1998）。他们提供常规的病历管理服务，包括：信息、转介，以及与当地、州和联邦政府机构和项目的联系。

6. 康复的辅助 社会工作者帮助患者最大程度地提高他们康复（rehabilitation）的程度。这包括评估阻碍患者康复的原因，提供教育和鼓励，并与本地和州级职业康复机构一同管理个案。社会工作者也可以鼓励无法工作或不愿意工作的患者加入到其他活动中，例如志愿工作或锻炼。在一篇对于肾病学社会工作和康复的文献综述中，Romano（1981）勾勒出了在患者康复的过程中社会工作者的不同角色：

- 使能者/协助者：社会工作者可以鼓励患者尽可能活跃地参加工作、社会活动和锻炼。
- 教育者/倡导者：社会工作者可以告知患者及其家属可供 ESRD 患者使用的职业康复资源。他们也可以告知工作场所、学校和职业康复机构 ESRD 患者的需求，并且在这些环境倡导患者的权益。
- 管理者：社会工作者可以开发和管理为 ESRD 患者提供康复机会的项目，并开展相关的研究。在为 ESRD 人群提供康复信息的全国性组织"生命选项"（Life Options）中，有许多的社会工作者担任理事和顾问。

7. 团队合作 肾病学社会工作者与医疗团队进行合作，为患者提供关怀。他们参与质量保障项目和团队关怀计划，并且就心理-社会议题培训其他的医疗专业人员。

8. 倡导 社会工作者为他们的患者在医疗机构和社区机构进行倡议（见资料 16.4）。例如，一位社会工作者可以向护士解释一位患者的血液透析的时间表不能被改动，因为他想在下午参加电脑学习班。一个移植团队可能会因为患者的药物滥用史而犹豫是否为她进行移植，而社会工作者可以为该患者进行辩护，解释她4年的戒毒史和得到证明的3年对透析治疗的依从应使她被考虑予以移植治疗。社会工作者也在制度层面向多种组织和政府部门为患者倡导。Arthur、Zalemski、Giermek和Lamb（2000）发现，非肾病医疗专家，诸如家庭护理或护理院服务人员，对ESRD相关的心理-社会问题并不熟悉。肾病社会工作者可以帮助患者应对复杂的服务提供体系，教育非肾病社区护理人员与ESRD护理相关的独特问题，并替患者与不熟悉他们特殊需求的社区提供者进行倡导。

资料16.4

社会工作者作为倡导者的角色：改变健康政策

1982年，亚利桑那的医疗补助（Arizona Medicaid）对于器官移植的覆盖面还仅仅限制在肾移植上。有许多医疗补助下登记的有工作或没有工作的贫困的个人，他们需要心脏、肝和骨髓移植，但医疗补助并不覆盖这些挽救生命的治疗。到了20世纪80年代晚期和90年代早期，那些具有联邦政府基金，例如SSI（社会安全补助金）和AFDC（育儿家庭救助计划）资格的患者，其拯救生命的器官移植被医疗补助所覆盖。不过那些不被联邦承认而工作收入较差的个人，尽管他们在医疗补助中，且根据"低收入和高医疗花费"或者"消费低下"的条件是有资格的患者，但仍然不被拯救生命的器官移植覆盖。有一种情况并不少见，当一个患者丧失了功能，在之后的6个月因此获得SSI的补助，然后需要他们放弃SSI，而开始获得残疾人社会保险（SSDI）之后才能纳入医疗补助。患者在获得SSDI的补助之后必须等候两年才能享受医疗保险覆盖的拯救生命的移植。许多人并不能活那么长时间。1985年，来自亚利桑那移植医院的社会工作者撰写的文件指出，在之前的几年有超过50个拥有医疗补助资格的患者由于这条政策而死亡。

1994年11月，移植社会工作者与支持团队领导组成联合会，游说州立法院和政府，试图来改变这条对于贫困的患者推迟心脏、肝、骨髓移植的医疗补助（Thomas，1999）。这个联合会有规律地开会，并且将邀请信发给了亚利桑那州的每个移植支持团体、参与移植计划的部门、州立器官获取组织、捐赠者协会、大城市的健康部门、州健康与医疗补助部门、国家肾基金、美国肝基金、美国肾病患者联合会、各移植医院的游说者、美国议员联合会、国家立法游说者组织以及被此政策推迟移植的患者及其家属。来自移植中心的社会工作者发挥了社区组织者的功能。

Rothman（1968）社会工作实践的原则被广泛运用：如地方发展、社会规划和社会行动。地方发展主张利益相关者结成联合会。社会规划原则很重要，因为联合会有文件证明医疗补助如果不帮助患者进行心脏、肝或骨髓移植，在他们临终的时候将会花费更多。例如一个接受广泛医疗服务的患者，需要13万美元来进行骨髓移植，而当她死的时候医疗补助需要支付80万美元。这个联合会确认了三种可选择的资金来源：（1）附加的联邦基金；（2）每年医疗补助未使用的预算部分；（3）一项新烟草税的收入。社会行动包括建立一个政策大纲或白皮书来证明医疗补助是如何对贫困的移植患者"区别对待"的，联系媒体，并且训练联合会的成员以及其他人了解立法步骤，以及如何敦促立法会。

立法会和医疗补助系统对联合会要求的反应很慢，而许多联合会的成员有着迫切的移植需求。运用了 Alinsky（1971）的战略，"通常威胁要比事情本身更可怕，"联合会每当有享有医疗补助的患者因为推迟移植而死亡时就向媒体进行威胁。正如媒体在之前报道的，数位患者因此政策而死亡。联合会增加了与立法会、政府和媒体的直接对话。

1995 年 3 月，在联合会组建 5 个月之后，亚利桑那立法院通过了紧急法案，从烟草税中授权 820 万美元直接款项为 63 例心脏、肝和骨髓移植的贫穷患者买单。政府官员亲自来到州议会签署这份拨款的法律。1995 年 10 月，联合会又说服政府召集立法会召开特别会议，将一笔从烟草税中划拨的 270 万美元收益用于 17 例心肺和肺移植。1996 年，立法院将每年州肾医疗计划的拨款从 10 万美元提高到 25 万美元。1997 年，额外的 10 万美元也被增加到该计划中，总额达到每年 35 万美元。1998 年，立法会又通过新的法律，为非肾病的心脏、肝和肺移植建立每年 20 万美元的医疗计划。这些进程产生了一个意想不到的结果，一项新政策允许在移植等待名单上的患者在失去医疗补助资格后仍能保留原来的席位，并且医疗补助会为其在最终移植阶段买单。截止至 2004 年，超过 120 位贫穷的个人接受移植，平均每年花费该州 500 万美元。还有超过 400 万的州政府拨款帮助非常贫困的移植患者。移植社会工作者持续参与着社区组织活动。

由 Charles M. Thomas 编制（Banner Good Samaritan 医疗中心移植服务项目，美国凤凰城）。

9. 社区层面 ESRD 社会工作干预　肾病学社会工作者投身于与肾病患者利益相关的社会改革和对相关政策和项目的影响。亚利桑那透析社会工作者 Kay Smith 组织每周的跳蚤市场为患者筹款，并且持续地为非法移民获得透析服务而游说。因为这些活动，她被她所供职的营利性透析中心暂时停止了工作。Smith 女士被全国社会工作者联合会（NASW）评为 2003 年"年度社会工作者"。给她的颁奖辞如此写道："她在为案主倡导、社会政策、社会工作实践、项目开发、管理和研究这些领域作出了卓越贡献，同时显示了其卓越的领导能力，并贡献于树立社会工作者专业的正面形象"（NASW，2003）。社会工作者 Steve Bogatz（2000）成功地向一家管理式医疗组织进行倡导，减免了一名肾移植患者的医疗费。

在宏观层面上社会工作者也为 ESRD 社区服务的领域所聘用（见资料 16.5）。他们可能是治疗设施的临床管理者、透析企业的社会工作指导者、地区性社会工作统筹人、学术研究者、社区机构的理事会成员，或 ESRD 组织的独立顾问。肾病学社会工作者也受到包括医疗保险计划（Medicare）和医疗补助计划（Medicaid）服务中心、全国肾基金会（National Kedney Foundation）、美国肾基金（American Kedney Fund）、美国肾病患者协会（American Association of Kidney Patients）、ESRD 网络（ESRD Networks）、密苏里肾项目（Missouri Kidney Program）在内的非直接患者关怀组织（nondirect patient care organizations）的聘用。

资料 16.5

社会工作和终末期肾病（ESRD）网络

1972 年，ESRD 网络系统依法成立，目的是为了将有效和合理的优质医疗照顾传递给 ESRD 患者。作为医疗保险和医疗救助服务中心的承包商，18 家 ESRD 网络机构用计算机管理患者注册系统，通过持续的质量改进与数据分析确保照顾患者的生活质量，提供社区教育，处理受益患者的抱怨，以及给医务工作者提供常规的指导。ESRD 患者服务网络系统的职业使命是提供以患者为中心的设计和运行 ESRD 网络系统程序，以及通过确保照顾质量——比如沟通、教育和解决矛盾冲突——来满足 ESRD 患者的需求。

2003 年，老年医疗保险和医疗补助保险服务中心（Centers for Medicare and Medicaid Services，CMS）要求每个网络机构都有全职的病人服务协调员（Patient Services Coordinators，PSC）。要求规定 PSC 需要是硕士学历的社会工作者或同等资质的个人（经验丰富的肾病科护士或咨询师），大部分的网络机构雇佣社会工作者去负责陈述富有挑战性的患者情况。这些安排赋予了网络系统一个强烈的社会工作视角，给社会工作者提供了一个寻求帮助的联系场所。正因如此，网络机构被许多人视为一种资源远非常规的关怀照料机构可比。具有挑战性的患者被界定为那些不服从治疗安排，可能还有辱骂、人身威胁或肢体暴力。在一些情况下，工作人员的反应是不合适的，甚至使情况恶化。在任何情况下，所有的 PSC 承担积极的角色去防止情况恶化，协调以及排解困难患者/冲突事件。该角色可能也要求承担教育项目以帮助机构人员处理麻烦的事件，也可能需要在特定的情况下为个别患者或整个机构内的患者提供权益方面的辩护。

尽管由于地理、文化和人口密度等引起的区域差异导致了特定网络的 PSC 的特殊任务，但是总体目标是一致的。其中的一些任务包括访问当地机构，与患者、机构人员和管理者见面，患者的教育，人员的培训，调解不满，以参与人员或主讲人身份参加区域性会议，广泛发行患者通讯。一些网络结构有一个患者咨询委员会（Patient Advisory Committee，PAC），其中包括一些自愿帮助提高当地机构服务质量的患者。网络的 PSC 通常协调各个 PAC 的工作。

大部分 PSC 会把患者的不满输入到网络中，与机构沟通和跟踪随访，寻求解决方案，跟踪（发生率）趋势系统提供的数据库很有用。PSC 大部分的职责是努力协助当地机构鼓励患者重返工作以及参加运动项目。一些 PSC 与其他的专业机构相互交流网络系统的规章制度、问题和目标，其中包括国家肾基金会、美国肾和泌尿基金会、美国肾基金、美国肾病患者协会、健康关怀社会工作者领导层社团和全国和地区的肾病社会工作者委员会。

在这种环境下，PSC 不仅需要负责高质量的医药治疗，也要关注心理、社会情况。在关于肾病患者理疗事故的国家讨论中，这种社会工作已经使得越来越多的人意识到了患者的需求。这些讨论已经影响到了与 CMS 官员的会议，也影响了制定支持患者健康和关切（患者）生活质量的网络系统政策。

可以通过网站访问 ESRD 网络系统的资源和通讯。在 ESRD 网络系统的论坛网址中（www. esrdnetworks. org）可以找到所有的网络系统的链接。另外，社会工作的文化和其他的一些规章制度中已经融入了许多 PSC 的公开出版物，里面有很多关于肾病学的公开出版物和杂志的文章。（作者：E. Anderson, B. K. Campbell, M. Meir, K. Niccum, D. Perez, M. L. Pederson, R. Russo, R. Valdez）

由 Rick Russo 提供（纽约 ESRD 网站）。

七、肾病学社会工作者的专业化

社会工作者与为 ESRD 患者提供有效的干预非常有关。然而，目前肾病学社会工作者的专业存在着许多挑战，还面临被雇主指派一些不恰当的工作。这些工作要么是纯粹的文员工作，要么是和会费、账单、保险范围评定有关的工作。而这些不适当的工作妨碍了社会工作者自身的使命，即从事和履行其临床工作（Callahan，Witten & Johnstone，1997）。Russo（2002）发现他调研的所有肾病学社会工作者都感觉安排交通运输不是自己的任务，而53％的受访者负责安排患者的交通。Russo 还发现 46％的受访者需要负责在患者透析时做"临时安排"（包括复印和递送病历到城外的机构），而仅有 20％的社会工作者能够开展患者教育。在"促进临终关怀水平"（Promoting Excellence in End-of-Life Care）项目 2002 年的报告《终末期肾病工作组实务推荐》（End-Stage Renal Disease Workgroup Recommendations to the Field）中，他们提议透析机构不要再继续使用硕士水平的社会工作者从事文员工作，以保证他们有充足的时间来为患者及其家属提供临床服务。2005 年美国卫生及公共服务部（Department of Health and Human Services）关于 ESRD 机构保险覆盖服务所提出的条件。是这么认识这个问题的："我们认识到，透析患者也需要其他必要的服务，包括交通，以及与医疗保险制度补偿、医疗补助制度资格、住房和药物治疗相关的信息，但是这些任务应该由其他的机构人员来负责，以使 MSW（社会工作硕士）能够充分参与到服务患者的学科团队（interdisciplinary）中，从而取得最佳的治疗效果（Federal Register，2005）。"

Merighi 和 Ehlebracht（2004a，2004b，2005）在一项有 809 名随机取样的美国透析社会工作者的抽样调查中发现：

- 94％的社会工作者在做文员工作，这些调查对象中的 87％认为这些任务超出了社会工作培训的范围。
- 61％的社会工作者只负责安排患者的交通。
- 57％的社会工作者为中转的患者安排行程，这占去他们 9％的时间。
- 26％的社会工作者负责初步的保险确认。
- 43％的社会工作者负责跟踪医疗保险（Medicare）协调期。
- 44％的社会工作者主要负责完成患者入院信息包。
- 18％的社会工作者负责从患者那里收费。调查对象认为这样会极大地损害与患者的服务关系并减弱信任。
- 调查对象花费 38％的时间在保险、开票和文员工作上，而只有 25％的时间用于给患者提供咨询和评估。
- 只有 34％的社会工作者认为他们有足够的时间充分地处理患者的心理-社会需求。

研究同时发现，当肾病学社会工作者在保险、开票和文员工作上花费更多时间的时候，他们对工作的满意度也随之降低。这对于那些负责向患者收费的社会工作者来说尤其如此。肾病学社会工作者的职业满意度与他们用于咨询和患者教育的时间呈正相关，而与花在保险相关的文员工作上的时间呈负相关。在保险、开票、文员任务上花费时间更多的肾病学社会工作者反映出更多的情感耗竭。作者由此认为：向患者及其家属提供教育和直接咨询与社会工作者的职业培训和硕士的受教育程度更加相称，因此带给他们更多的满足感。

肾病学社会工作者的另一个职业问题是过高的案例负荷。一些透析社会工作者可能要负责多达 200 名患者，要负责多于一个机构，或者一片广大的区域。移植社会工作者可能要负责数百名患者。大规模的肾病学社会工作案例负荷已经导致降低了患者的满意度，折损了患者的康复成果（Callahan，Moncrief，Wittman & Maceda，1998）。社会工作者们反映：过高的案例负荷妨碍了他们提供充分的肾病学临床服务，尤其是咨询（Merighi & Ehlebracht，2002，2005）。

肾病学社会工作者委员会（CNSW；2002）推荐了一个社会工作者与患者比例，该比例基于病情严重程度，并将患者的心理-社会风险纳入考量并建议一名全职透析社会工作者最多负责 75 名患者。得克萨斯州规定每名全职社会工作者最多负责 75～100 名患者。内华达州也规定一名全职社会工作者负责 100 名透析患者。然而 Merighi 和 Ehlebracht（2004c）关于社会工作者的全国调查发现：只有 13％的全职透析社会工作者的案例负荷少于或等于 75 件，40％的人有 76～100 名患者，47％超过 100 名患者。2005 年以后，联邦政府没有再规定社会工作者负责比率。

最近的一项研究中发现，肾病学社会工作者反映，过大的个案负荷制约了他们提供临床干预的能力（Bogatz et al，2005）。此次研究中，社会工作答卷者反映最多负责了 170 名患者，72％的社会工作者有一个中值为 125 的个案负荷。研究发现，68％的社会工作者没有足够的时间去做个案工作或咨询，62％没有足够的时间去提供患者教育，36％的社会工作者说他们花费过多的时间在文员工作、保险和开票上。一名参与研究的社会工作者说："更复杂的个案构成和更高的个案负荷，使得遵守国家指导意见变得不可能。我相信我们的患者正被剥夺获得高质量的社会工作服务的机会"（p.59）。

八、肾病学社会工作者委员会

肾病学社会工作者委员会（The Council of Nephrology Social Workers，CNSW）是附属于全国肾基金会（National Kidney Foundation，NKF）的专业委员会，是世界上最大的肾病学社会工作者组织。这个组织的宗旨是：（1）发展和推广患者和公共教育；（2）支持和促进肾病学社会工作的职业化和教育水平；（3）影响监管和立法议题；（4）确保合格的社会工作者被 ESRD 机构所雇佣；（5）为肾病患者提供持续不断的支持和教育。2005 年，该组织有超过 800 名成员，大部分来自美国。超过 55 个地区 CNSW 分支坐落于全国各地，都受到了全国组织的监管。肾病学社会工作者也可能会属于其他的一些专业组织，包括：

- 移植社会工作者协会（The Society for Transplant Social Workers），成立于 1986 年，活跃于美国和加拿大。
- 欧洲透析和移植护士协会（The European Dialysis and Transplant Nurses Association），它有一个社会工作的部门。
- 加拿大肾基金会（The Kidney Foundation of Canada），它包括一个肾病学社会工作组织。

CNSW 在 1973 年成为一个全国性的实体，并成为全国肾基金会的咨询委员会。在此之前，肾病学社会工作者已经有地区性的会议，来讨论共同面对和共同关切的议题。早期的 CNSW 活动包括给 ESRD 联邦监管提供意见，以及游说要求把 MSW 加入到肾病学的医护团队中去。从那以后，CNSW 已经发展了一系列的专业资源，包括一个肾病学社会工作者的年度培训项目，以及《肾病学社会工作实践标准》（Standards of Practice for Nephrology Social Work）和《肾病学社会工作者的持续服务质量改进》（Continuous Quality Improvement for Nephrology Social Workers）等出版物。CNSW 与其他的全国肾基金会的专业委员会，比如肾病营养委员会（Council of Renal Nutrition）和肾病学科护士和技师委员会（Council of Nephrology Nurses and Technicians）一起在多个项目上合作，并出版了一份季度专业通讯。自 1981 年以来，CNSW 为由肾病学社会工作者发起的研究项目提供资金。2005 年，该组织为肾病学社会工作研究提供了 2 万美元。

CNSW 主要的工作重点在于应对这里所讨论的专业挑战和提供以结果为导向的肾病学社会工作服务。1995 年，CNSW 联手全国社会工作者协会（National Association of Social Workers，NASW）一起制定了《NASW/CNSW 肾病学领域社会工作和心理-社会服务指标》（NASW/CNSW Clinical Indicators for Social Work and Psychosocial Services in Nephrology Settings）这一套评估社会工作成果的指导标准。1999 年，CNSW 发起了一个 18 个培训单元的系列培训，名为"肾病社会工作再聚焦：成果培训项目"（Refocusing Nephrology Social Work：An Outcomes Training Program），包括现场演示、使用录像的区域性继续教育培训，以及一个基于互联网的有关如下话题的专业教育项目：

- 理解和评估 ESRD 患者的抑郁程度
- 理解治疗结果的心理-社会预告指标（predictor）
- 实施全面的临床评估
- 评估和管理有精神状况异常的患者
- 提供保护服务
- 处理抑郁
- 提供、评价并阐释生物-心理-社会工具，以加强评估，监测治疗结果，并指导持续的干预
- 提供个案管理服务
- 评估文化障碍，并设计有效的服务方案
- 临终问题
- 患者教育
- 开发个性化的生活康复计划
- 多学科团队的合作和教学
- 提供婚姻和家庭咨询，以协助患者适应疾病
- 实施干预以改善依从性
- 辅助支持性的、心理教育的和短期治疗（Brief Therapy）小组
- 持续的质量改进

CNSW 的一个工作重点是立法倡议。CNSW 是全国医疗保健社会工作组织联合体（National Consortium of Health Care Social Work Organizations，NHF）的活跃成员，他们和 NKF 一起游说要求提高对 ESRD 患者的健康保险覆盖面，以及扩大对移植接受者的医保覆盖范围（包括免疫抑制药物）。CNSW 的另一个工作重点是职业倡导。该组织已经编写了一批文件以明确界定肾病学社会工作者的角色，比如"合格的 ESRD 社会工作人员的定义"、

"透析患者的社会工作服务质量和可及性"、"ESRD 机构中社会工作者的持续质量改进"和"肾病学社会工作者对于提高 ESRD 患者治疗效果的作用"。在 2002 年，CNSW 发行了第一期刊物《肾病学社会工作者的专业化倡导》（Professional Advocacy for the Nephrology Social Worker）。该委员会有三个非常活跃的电子邮件组，分别针对普通成员、区域性分支机构负责人和儿科社会工作者。这些互联网资源允许成员能够快速与他们的同事联系。

2005 年 2 月，医疗保险计划（Medicare）发布了 30 年来第一个关于移植和透析医疗机构保险覆盖的条件。这些规定将被用来细化美国所有 ESRD 医疗机构提供的治疗，将在 2008 年最终完成制订。CNSW 组织了它的成员为这些条件提供意见，倡导对于 ESRD 患者的心理-社会问题的关注，以及在肾科医护团队中合理地使用社会工作硕士人员。

九、结　论

ESRD 是一个有着严重的生理-心理-社会后果的重大公共健康问题。肾病学社会工作干预已经表明对于改善 ESRD 患者的治疗是很有成效的。肾病学社会工作者同时在微观和宏观层面工作，服务于所有年龄和背景的患者。这一章提供了能够指导肾病社会工作实践，并能指导所有有关 ESRD 及其心理-社会议题的信息。

十、学习练习推荐

把学生分为 6 个小组。这些小组中，一半小组扮演肾病学社会工作者，通过问询另半个小组（可扮演以下的患者，或即兴发挥）来自本章附录中的评估工具中的问题来完成相关的社会工作评估。每个小组须报告给班级他们在角色扮演中发现的特定的心理-社会问题。如果时间允许，学生小组可以利用评估工具给假想患者制订一个干预计划。

案例 16.1

Edward 是一名 46 岁的白人男性，患有糖尿病，刚开始接受透析治疗。他不知道他的肾功能正在衰竭，在因为呼吸困难被送入重症病房后，他对于自己被送至 ESRD 医院非常吃惊。在医院一周后，他开始在血液透析诊所接受每周三次的门诊透析治疗。他已婚，有两个孩子，是全职建筑工人。他担心透析治疗计划如何能与他的工作相匹配，他同时也非常沮丧，因为他担心自己或许不能回到非常需要体力的工作中，因为他现在非常衰弱。他有一个和睦的家庭，和他的父母和兄弟姐妹住在一个镇上。

案例 16.2

Eric 是一位 32 岁的亚裔男性，已经接受腹膜透析治疗一年。他对肾移植感兴趣，去医院接受移植社会工作者的评估。他的家属已经作为可能的活体器官捐献者接受过检查，但是没有血型相匹配的，于是他必须等待遗体肾。他非常担心等待时间会太长，因为透析治疗诊所中的一些朋友已经等待肾源 4 年多了。他的透析治疗机构告诉移植诊所，Eric 没有完全依从他的透析治疗安排，因为他不是每天进行三次腹膜透析。这使移植机构产生疑虑，因为他们不确定如果 Eric 接受移植，他是否会服用所有的免疫抑制药物，这样会使他有排斥移植肾的风险。

案例 16.3

Brian 是一名 61 岁的非洲裔男性，已经腹膜透析 2 年。他想做肾移植手术，他的亲人告诉他，他应该接受他大女儿的肾，她是一位最佳的捐献候选人。他担心手术会危害他女儿的健康，并且担心他可能太老了以至于不能接受移植手术。

案例 16.4

Lauren 是一名 27 岁的白人女性，由于在肾移植手术 8 年后失败而再次授受透析治疗。她已婚，有一个 3 岁的孩子。她有高血压，因为抗高血压药物导致的性冷淡，她与丈夫之间存在一些问题。她对于必须继续接受透析治疗感到非常沮丧，她最担心的是当她透析治疗时如何安排她女儿。当她的医生告诉她应该避免再次怀孕时，她也非常担心。

案例 16.5

Tina 是一位 28 岁的西班牙裔女性，为了准备捐献肾给她的兄弟 Tomas，她来到移植中心接受社会工作者评估。她和 Tomas 生活在不同的州，而且她有 3 个孩子。所有兄弟姐妹和父母中，只有她的肾与 Tomas 的相配。家人说，这样的匹配简直是个"奇迹"。但是，对于移植肾，Tina 一直很矛盾，因为她担心旅行费用和子女抚养问题，这些都与她的检查、手术以及康复期相关。她和 Tomas 的关系也不是很亲近，感到自己是迫于家庭压力而捐肾给她兄弟的。

案例 16.6

Dorene 是一位 43 岁的非洲裔女性。她遇到一位名叫 Matthew 的教友需要可供移植的肾，她愿意去接受捐献人评估，因为她认为这是"神的感召"。尽管她对 Matthew 不了解，只是在教堂听说了 Matthew 的疾病，因为他的血型非常普遍，所以 Matthew 已经等了很久了。Dorene 对肾移植毫无了解，她的家人都认为把肾捐献给一个陌生人简直太疯狂了。但是 Dorene 在电视上看到一位肾病科医生把肾捐献给自己的患者，她也看到电视节目《欧普拉秀》（Oprah Show）中赞扬一位妇女把一个肾捐献给了一个同事。Dorene 坚定地计划接受测试，以作为 Matthew 的肾捐献者。

十一、资料推荐

肾病社会工作

加拿大肾病社会工作者协会（www.cansw.org）

国家肾病基金会（www.kidney.org/professional/CNSW/index.cfm）

移植社会工作者协会（www. transplantsocialworker. org/index. cfm）

肾病、社会心理问题和临床治疗方案

美国肾病患者协会（www. aakp. org）

美国肾病基金（www. akfinc. org）

美国肾病学协会（www. asn-online. org）

美国小儿肾病学协会（www. aspneph. com）

美国移植外科医生协会（www. asts. org）

医疗保险和医疗救助服务中心（www. cms. gov/providers/esrd/asp）

2010 健康国民（www. healthypeople. gov/Document/HTML/Volumel/04CKD. htm）

家庭透析中心（www. homedialysis. org）

"爱吾肾"在线（www. ikidney. com/iKidney/home. htm）

康复协会（www. rcep6. org/IRI _ PublicaNational Institute of Diabaetes and Digestive and Kidney Disease tions. htm♯27ᵗʰ）（www. niddk. nih. gov）

美国肾病和泌尿基金有限公司（www. kidneyurology. org）

肾病指南：多囊肾病研究（www. kidneydierections. com）

肾病学校（www. kidneyscholl. org）

"多彩生活"（www. lifeoptions. org）

国家肾病基金会（www. kidney. org）

肾元信息中心（www. nephron. com）

肾元在线（www. nephronline. com）

肾元之窗：世界肾脏学（www. nephroworld. com）

PKD 基金会：多囊肾病研究（www. pkdcure. org/home. html）

优化临终关怀（www. promotingexcellence. org/esrd/index. html）

肾病在线：信息交流中心（www. renalnet. org/renalnet/renalnet/cfm）

肾病网：世界透析网络中心网（www. renalweb. com）

美国器官信息共享网（www. unos. org）

美国肾病数据系统（www. usrds. org）

国际肾病学

血液透析国际协会（www. ishd. net）

肾病学国际协会（www. isn-online. org）

腹膜透析国际协会（www. ispd. org）

加拿大肾病基金会（www. kidney. ca）

澳大利亚肾病康复组织（www. kidney. org. au）

英国国家肾病研究基金（www. nkrf. org. uk）

英国国家肾病联盟（www. kidney. org. uk）

世界肾病基金（www. worldkidneyfund. org）

附录 16.1　肾病学社会工作评估工具[1]

以下评估方法适用于评估 ESRD 患者关于适应性方面的优势与劣势：

（一）个人发展史

1. 种族/文化背景
2. 母语/其他语言
3. 交流障碍
4. 疾病治疗中宗教的作用
5. 原生家庭
6. 与家庭成员的关系
7. 幼年时期重大疾病
8. 儿科：患儿母亲的怀孕和分娩，及患儿出生地点
9. 儿科：考察以下事件发生时患者的年龄：伸手拿熟悉的物品、能独立坐着或站着、独自行走、说简单的单词和短句、自行用餐、自行穿衣，形成大小便自控意识
10. 儿科：喂养和饮食史
11. 儿科：行为史，包括睡觉、走路、说话、聆听、如厕习惯、穿着及受惩罚等相关问题
12. 儿科：行为史，研究的问题，包括极度的焦虑或是恐惧、吸吮手指、乱发脾气、过于活跃、不够活跃、噩梦、啃指甲、打架、说谎、害羞、注意力不集中、行为笨拙、节律性撞头（head-banging）等
13. 儿科：家族史，包括父母年龄、健康状况、精神病史、药物使用、家庭角色的扮演、患者与兄弟姐妹父母的关系、养育史、与家庭分离、患者在家庭中的排行、与延伸家庭的关系以及支持程度

（二）教育史

1. 患者当前学习能力的鉴定
2. 患者对其治疗计划相关信息的理解能力的鉴定
3. 最高学历
4. 职业培训
5. 当前学习障碍
6. 教育目标（如果适用）
7. 患者对成功达成目标的能力的认知
8. 儿科：学前史
9. 儿科：个性化教育计划是否得到发展
10. 儿科：患者或家庭对患者未来达到教育和职业目标的能力的看法

---

[1] 来源：得克萨斯州 ESRD 网（2002），社会服务实践推荐规范。具有重印许可权。

（三）康复状况和目标

1. 功能状态

（1）功能状态包括日常活动的能力

（2）对个人护理协助的需求量

（3）辅助设备的使用

（4）运动（类型和频率）

（5）改善功能状态的积极性程度

（6）儿科：参与体育活动

（7）儿科：患者或家庭关于生理上局限性的认知

（8）功能康复机构的参与

2. 职业

（1）工作经历

（2）可转移的能力

（3）若已就业，现任职务（工作时数、工作满意度、上司姓名、雇主对员工的理解程度）

（4）薪金、福利

（5）协助患者维持就业状态的机构

（6）患者对自己能够重返工作岗位的动力和认知

（7）患者对（生理的、情绪上的、机能组建上的）障碍的认知

3. 家庭主妇

（1）对能够发挥未病期间家庭动力的认知

（2）患者关于履行责任的障碍的认知

（3）技能重建的相关机构

4. 志愿者

（1）组织

（2）小时数/天数

（3）对能够维持未病期间活动水平的动力和认知

（4）患者对志愿服务障碍的认知

5. 退休

（1）对能够维持未病时兴趣爱好的动机和认知

（2）活动水平和患者对退休生活活动障碍的认知

（四）财务

1. 家庭财务状况

2. 收入来源

3. 获得联邦和州政府相关福利的资格

4. 关于疾病对家庭生活水平所带来实际上或知觉上的影响

5. 商业保险以及获得医疗保险、医疗救助、州肾病项目救助的资格

6. 获得制药公司救助项目的资格

7. 为患者服务的金融机构

（五）居住情况/朋辈关系/社会问题/支持系统

1. 婚姻现况

2. 重要他人/配偶的姓名

3. 与重要他人或配偶的关系史、关系程度与持续时间

4. 婚姻关系结束的原因

5. 当前居住状况

6. 住房空间

7. 家务管理

8. 子女人数及所在地

9. 兄弟姐妹数量及所在地

10. 与重要朋友和邻居的关系状况

11. 患者关于重要他人对其疾病之反应的认知

12. 儿科：社会心理年龄与实际年龄的比较

13. 儿科：与朋辈互动和建立关系的能力

（六）病史/疾病适应/精神健康问题

1. 引起肾衰竭的原因及其他诊断

2. 诊断终末期肾病的时间

3. 外科手术史

4. 早先 ESRD 的治疗及持续时间

5. 疾病适应（包括外貌和体征的关注）

6. 患者对因健康问题所致的生理局限的认知

7. 患者对其情绪状态的描述

8. 早先的精神健康治疗

9. 家庭/支持网络的介入

10. 患者对遵从饮食、用药及处方要求的认知

11. 儿科：先前的儿童期疾病

12. 儿科：在服用药物方面存在的困难

13. 儿科：儿科医生的姓名和电话号码

（七）治疗方式的适用性

1. 对各种肾病替代疗法的熟悉度

2. 如果处于暴躁状态，选择既定治疗方案的原因

3. 如果适用，早先治疗方式的成功之处

4. 评估家庭训练、医疗中心治疗和移植手术对患者的适用性

    （1）医疗和心理两方面因素对决策和禁忌证的影响

    （2）患者对自身"不便"的认知

（3）支持系统

（4）环境资源，尤其是居家透析的环境

①充足的空间

②电源

③管道设施

④因居家透析而需调整家庭环境的可用资源

（5）到治疗机构的距离

（6）治疗的资源

（7）患者或其家属对治疗风险/"获益"的理解力

（8）对选择治疗方案的影响因素

（9）如果适用，活体捐献者的可获得性；患者/家庭/潜在捐献者对移植手术的感受

（10）移植手术的可行性

（八）临床评估/印象

1. 回顾社会心理障碍以达到美国国家肾基金会所制定的透析疗效品质的相关建议

2. 生命质量的测量

3. 决策能力

4. 现实检验

5. 认知功能

6. 智能

7. 独立性/依赖性

8. 洞察力

9. 主要的心理防御机制

10. 应对压力的方式

11. 运用支持系统或社区资源的能力

12. DSM 诊断分析（在适当的情况下）

13. 患者接受干预的程度

14. 可以加强或是阻碍医疗人员对病患进行有效治疗的背景或社会环境

15. 儿科：父母也可用以上准则进行评估

（九）建议

1. 建议医疗工作人员与患者一起工作，并完全遵守医疗建议和适应疾病的原则

2. 明确特定治疗方式的基本原理

（十）计划

治疗目标和适当的社会工作干预包括：

（1）教育干预：协助患者/家庭理解和认识疾病/治疗方法、治疗形式的选择、在机构中享有的权利/义务

（2）社会心理咨询/干预：协助患者/家庭适应疾病，让患者依从治疗医嘱的制度

(3) 康复干预：包括鼓励患者进行运动/健身，对需要身体、职业或社会心理方面康复的患者进行转介

(4) 提供周边信息/安排所需服务的干预：包括经济援助、个人护理、朋辈支持及交通信息

附录 16.2　肾移植受体的高风险类别

以下内容可结合社会心理评估用于移植患者更进一步的评估：

（一）行为

1. 过去由于不遵从医嘱而拒绝的行为
2. 目前或过去有物质滥用（酒精、毒品）
3. 有益健康的行为（体育锻炼、营养均衡）
4. 在遵守约定或遵从医嘱方面存在的困难

（二）社会心理问题

1. 缺乏支持系统或照顾者
2. 不会讲英语/文化对医疗干预的影响
3. 正处于狱中或是在押的犯人
4. 不健康或易受伤害的环境或条件

（三）精神问题

1. 过去或现在的精神疾病诊断（DSM Ⅳ）
2. 发育障碍/精神发育迟滞
3. 过去的应对经历
4. 应对疾病和治疗
5. 情感适应性
6. 认知能力

（四）经济

1. 缺乏保险
2. 如果重新回复能力，将摆脱残疾
3. 非法入境移民
4. 交通/住宿
5. 移植后缺乏足够的财政支持

（五）伦理注意事项

1. 遗体捐献与活体捐献比较

2. 与活体捐献者的关系

3. "等待名单" 的时间周期

附录 16.3　移植供体的评估建议

社会工作者除了要获取患者详细的社会心理史之外，在与潜在的肾供者面谈时还应考虑以下问题：

（一）最初的决定

1. 是谁告诉您需要捐献器官的？

2. 您最初的反应是什么？

3. 您是如何以及通过谁咨询捐赠方面问题的？

4. 当你决定捐赠的时候有多难？

（二）关于捐赠的知识

1. 您被告知了什么或捐赠会对自身造成的风险您都知道哪些？

2. 您是否从捐赠中心获得足够的信息（包括教育资料，与外科医生、医护人员的讨论，影像资料等）？

3. 您是否曾和其他捐赠者交谈过？您是否曾和移植接受者交谈过？他们都有哪些经验？

4. 您是否知道接受者可以通过透析或得到尸体器官移植来维持生命？

（三）与接受者的关系

1. 您是如何描述/形容您与接受者之间的关系的？

2. 您觉得接受者会如何看待您的捐赠行为？

3. 迄今为止，您和接受者关于捐赠都讨论了哪些内容？您是否觉得仍有未解决或未处理的问题想提出来吗？

4. 您觉得在手术之后您和接受者之间的关系会发生改变吗？如果会，那是为什么？

（四）与其他重要人员的关系

1. 您是否担心决定捐赠这件事会对您的家庭带来影响？

2. 当您决定捐赠时，您的配偶、重要他人、父母、兄弟姐妹、医生等人有什么反应？

（五）生活方式的转变

1. 您是否有一些可能会影响您捐肾行为的个人担忧？

2. 请您想想将来生活中会发生什么事情使您感到矛盾或阻碍您捐肾的行为吗？

3. 您的工作会影响您捐赠的决定吗？

4. 您有任何有关捐赠对经济方面影响的担忧或疑问吗？

（六）回顾

1. 在入院前、住院期间和住院后各个阶段捐赠者可能出现的一般感受
2. 其他人的移植经历
3. 复原和痊愈的时间
4. 出院后所需的准备工作和协助
5. 肾病相关的支持小组，支持网络和网站
6. 捐赠者及其家庭可获得社会工作、外科医生和其他团队的服务
7. 针对个人或家庭适当地提供更进一步的干预

参考文献

Alinsky, S. (1971). *Rules for Radicals.* New York: Random House.

Arthur, T., Zalemski, S., Giermek, D., & Lamb, C. (2000). Educating community providers changes beliefs towards caring for the ESRD patient. *Advances in Renal Replacement Therapy, 7*(1), 85–91.

Auslander, G. K., & Buchs, A. (2002). Evaluating an activity intervention with hemodialysis patients in Israel. *Social Work in Health Care, 35*(1/2), 407–423.

Auslander, G., Dobrof, J., & Epstein, I. (2001). Comparing social work's role in renal dialysis in Israel and the United States: The practice-based research potential of available clinical information. *Social Work in Health Care, 33*(3/4), 129–151.

Becker, B. N., Becker, Y. T., Pintar, T., Collins, B. H., Pirsch, J. D., Friedman, A., et al. (2000). Using renal transplantation to evaluate a simple approach for predicting the impact of end-stage renal disease therapies on patient survival: Observed/expected life span. *American Journal of Kidney Diseases, 35*(4), 653–659.

Beder, J. (1999). Evaluation research on the effectiveness of social work intervention on dialysis patients: The first 3 months. *Social Work in Health Care, 30*(1), 15–30.

Beder, J., Mason, S., Johnstone, S., Callahan, M. B., & LeSage, L. (2003). Effectiveness of a social work psychoeductional program in improving adherence behavior associated with risk of CVD in ESRD patients. *Journal of Nephrology Social Work, 22,* 12–22.

Beer, J. (1995). Body image of patients with ESRD and following renal transplantation. *British Journal of Nursing, 4*(10), 591–598.

Bogatz, S. (2000). Winning an HMO appeal: A case studying social work advocacy. *Journal of Nephrology Social Work, 20,* 61–67.

Bogatz, S., Colasanto, R., & Sweeney, L. (2005). Defining the impact of high patient/staff ratios on dialysis social workers. *Nephrology News and Issues,* Jan, 55–60.

Brady, D., & Lawry, K. (2000). Infants, families and end stage renal disease: Strategies for addressing psychosocial needs in the first 2 years of life. *Journal of Nephrology Social Work, 20,* 17–20.

Burrows-Hudson, S. (1995). Mortality, morbidity, adequacy of treatment, and quality of life. *American Nephrology Nurses Association Journal, 22*(2), 113–121.

Cabness, J. (2005). *National Kidney Foundation second quarter research progress report*. New York: National Kidney Foundation.

Callahan, M. B., Moncrief, M., Wittman, J., & Maceda, M. (1998). Nephrology social work interventions and the effect of caseload size on patient satisfaction and rehabilitation interventions. *Journal of Nephrology Social Work, 18*, 66–79.

Callahan, M. B., Witten, B., & Johnstone, S. (1997). Improving quality of care and social work outcomes in dialysis. *Nephrology News and Issues, 2*(4), 42–43.

Chang, C. F., Winsett, R. P., Gaber, A. O., & Hathaway, D. K. (2004). Cost-effectiveness of post-transplantation quality of life intervention among kidney recipients. *Clinical Transplantation, 18*(4), 407–415.

Chen, Y. S., Wu, S. C., Wang, S. Y., & Jaw, B. S. (2003). Depression in chronic hemodialysed patients. *Nephrology, 8*(3), 121–126.

Cohen, L. M., Germain, M. J., Woods, A. L., Mirot, A., & Burleson, J. A. (2005). The family perspective of ESRD deaths. *American Journal of Kidney Diseases, 45*(1), 154–161.

Council of Nephrology Social Workers. (2002). *Standards of practice for nephrology social work* (5th ed.). New York: National Kidney Foundation.

DeOreo, P. B. (1997). Hemodialysis patient-assessed functional health status predicts continued survival, hospitalization, and dialysis-attendance compliance. *American Journal of Kidney Diseases, 30*(2), 204–212.

Devins, G. M., Mandin, H., Hons, R. B., Burgess, E. D., Klassen, J., Taub, K., et al. (1990). Illness intrusiveness and quality of life in end-stage renal disease: Comparison and stability across treatment modalities. *Health Psychology, 9*(2), 117–142.

Dobrof, J., Dolinko, A., Lichtiger, E., Uribarri, J., & Epstein, I. (2000). The complexity of social work practice with dialysis patients: Risk and resiliency factors, interventions and health-related outcomes. *Journal of Nephrology Social Work, 20*, 21–36.

Federal Register. (1976). *Conditions for coverage for ESRD facilities*, 42 CFR Part 405, Subpart U., June 1976.

Federal Register. (2005). *Proposed conditions for coverage for ESRD facilities*, 42 CFR Parts 400, 405, 410, 412, 413, 414, 488, and 494.

Fielding, D., Moore, B., Dewey, M., Ashley, P., McKendrick, T., & Pinkerton, P. (1985). Children with end-stage renal disease: Psychological effects on patients, siblings and parents. *Journal of Psychosomatic Research, 29*, 457–465.

Fox, R. C., & Swazey, J. P. (1979). Kidney dialysis and transplantation. In E. Fox (Ed.), *Essays in medical sociology* (pp. 105–145). New York: Wiley.

Frank, A., Auslander, G. K., & Weissgarten, J. (2003). Quality of life of patients with end-stage renal disease at various stages of the illness. *Social Work in Health Care, 38*(2), 1–27.

Friend, R., Hatchett, L., Schneider, M. S., & Wadhwa, N. K. (1997). A comparison of attributions, health beliefs, and negative emotions as predictors of fluid adherence in renal dialysis patients: A prospective analysis. *Annals of Behavioral Medicine, 19*, 344–347.

Fukunishi, I., & Honda, M. (1995). School adjustment of children with end-stage renal disease. *Pediatric Nephrology, 9*, 553–557.

Gerson, A., Hwang, W., Fiorenza, J., Barth, K., Kaskel, F., Weiss, L., et al. (2004). Anemia and health-related quality of life in adolescents with chronic kidney disease. *American Journal of Kidney Diseases, 44*(6), 1017–1023.

Goldstein, M., Yassa, T., Dacouris, N., & McFarlane, P. (2004). Multidisciplinary predialysis care and morbidity and mortality of patients on dialysis. *American Journal of Kidney Diseases, 44*(4), 706–714.

Gudes, C. M. (1995). Health-related quality of life in end-stage renal failure. *Quality of Life Research*, 4(4), 359–366.

Hartwell, L. (2002). *Chronically happy: Joyful living in spite of chronic illness*. San Francisco: Poetic Media Press.

Healthy People 2010: Chronic kidney disease (n.d.). Retrieved March 16, 2005, from http://www.healthypeople.gov/document/html/volume1/04ckd.htm.

Hedayati, S. S., Jiang, W., O'Connor, C. M., Kuchibhatla, M., Krishnan, K. R., Cuffe, M. S., et al. (2004). The association between depression and chronic kidney disease and mortality among patients hospitalized with congestive heart failure. *American Journal of Kidney Diseases*, 44(2), 207–215.

Holley, J. L., Barrington, K., Kohn, J., & Hayes, I. (1991). Patient factors and the influence of nephrologists, social workers, and nurses on patient decisions to choose continuous peritoneal dialysis. *Advances in Peritoneal Dialysis*, 7, 108–110.

Holley, J. L., & Reddy, S. S. (2003). Pregnancy in dialysis patients: A review of outcomes, complications, and management. *Seminars in Dialysis*, 16, 384–388.

Iacono, S. A. (2003). Coping with pain: The dialysis patient's perspective. *Journal of Nephrology Social Work*, 22, 42–44.

Iacono, S. A. (2004). Chronic pain in the hemodialysis patient population. *Dialysis and Transplantation*, 33(2), 92–101.

Institute on Rehabilitation Issues. (2001). *Effective strategies for improving employment outcomes for people with chronic kidney disease*. Hot Springs, AR: Department of Education, Office of Special Education and Rehabilitation Services.

Johnstone, S. (2003). Evaluating the impact of a physical rehabilitation program for dialysis patients. *Journal of Nephrology Social Work*, 22, 28–30.

Johnstone, S., & Halshaw, D. (2003). Making peace with fluid social workers lead cognitive-behavioral intervention to reduce health-risk behavior. *Nephrology News and Issues*, 17(13), 20–27, 31.

Johnstone, S., & LeSage, L. (1998). *The key role of the nephrology social worker in treating the depressed ESRD patient: Patient utilization preferences and implications for on-site staffing practices*. Unpublished manuscript.

Johnstone, S., Seamon, V. J., Halshaw, D., Molinair, J., & Longknife, K. (1997). The use of medication to manage patient-staff conflict in the dialysis clinic. *Advances in Renal Replacement Therapy*, 4(4), 359–371.

Jonsen, A. (2000). *A short history of medical ethics*. New York: Oxford University Press.

Kaitelidou, D., Maniadakis, N., Liaropouls, L., Ziroyanis, P., Theodorou, M., & Siskou, O. (2005). Implications of hemodialysis treatment on employment patterns and everyday life of patients. *Dialysis and Transplantation*, 34(3), 138–147, 185.

Kimmel, P. (2000). Psychosocial factors in adult end-stage renal disease patients treated with hemodialysis: Correlates and outcomes. *American Journal of Kidney Diseases*, 35(Suppl.), 132–140.

Kimmel, P. L., Peterson, R. A., Weihs, K. L., Simmens, S. J., Alleyne, S., Cruz, I., et al. (1998). Psychosocial factors, behavioral compliance and survival in urban hemodialysis patients. *Kidney International*, 54, 245–254.

Kimmel, P., Peterson, R., Weihs, K., Simmens, S., Boyle, D., Verne, D., et al. (2000). Multiple measurements of depression predict mortality in a longitudinal study of chronic hemodialysis outpatients. *Kidney International*, 5(10), 2093–2098.

Koo, J. R., Yoon, J. W., Kim, S. G., Lee, Y. K., Oh, K. H., Kim, G. H., et al. (2003). Association of depression with malnutrition in chronic hemodialysis patients. *American Journal of Kidney Diseases*, 41(5), 1037–1042.

Kurella, M., Kimmel, P. L., Young, B. S., & Chertow, G. M. (2005). Suicide in the United States end-stage renal disease program. *Journal of the American Society of Nephrology, 16,* 774–781.

Kurtin, P. S., Landgraf, J. M., & Abetz, L. (1994). Patient-based health status measurements in pediatric dialysis: Expanding the assessment of outcome. *American Journal of Kidney Diseases, 24*(2), 376–382.

Kutner, N. G. (1994). Psychosocial issues in end-stage renal disease: Aging. *Advances in Renal Replacement Therapy, 1*(3), 210–218.

Landsman, M. K. (1975). The patient with chronic renal failure: A marginal man. *Annals of Internal Medicine, 82*(2), 268–270.

Leo, R. J., Smith, B. A., & Mori, D. L. (2003). Guidelines for conducting a psychiatric evaluation of the unrelated kidney donor. *Psychosomatics, 44*(6), 452–460.

Levine, B. J. (1999). "The emerald city complex" transitional depression in adjustment to organ transplant: A review of the literature and implications for transplant social work. *Journal of Nephrology Social Work, 18,* 12–17.

Lindber, J. S., Husserl, F. E., Ross, J. L., Jackson, D., Scarlata, D., Nussbam, J., et al. (2005). Impact of multidisciplinary early renal education on vascular access placement. *Nephrology News and Issues, 19*(3), 35–43.

Lowrie, E. G., & Lew, N. L. (1990). Death risk in hemodialysis patients: The predictive value of commonly measured variables and an evaluation of death rate differences between facilities. *American Journal of Kidney Diseases, 15,* 458–482.

MacDonald, H. (1995). Chronic renal disease: The mother's experience. *Pediatric Nursing, 21,* 503–507, 574.

Mapes, D., Bragg-Gresham, J. L., Bommer, J., Fukuhara, S., McKevitt, P., & Wikstrom, B. (2004). Health-related quality of life in the Dialysis Outcomes and Practice Patterns Study (DOPPS). *American Journal of Kidney Diseases, 44*(Suppl. 5), 54–60.

McKinley, M., & Callahan, M. B. (1998). Utilizing the case management skills of the nephrology social worker in a managed care environment. In National Kidney Foundation (Ed.), *Standards of practice for nephrology social work* (4th ed., pp. 120–128). New York: National Kidney Foundation.

Medical Education Institute. (2004). Social work project reduces missed treatments. *Control, 1*(3), S2, S8.

Merighi, J. R., & Ehlebracht, K. (2002). Advocating for change in nephrology social work practice. *Nephrology News and Issues, 16*(7), 28–32.

Merighi, J. R., & Ehlebracht, K. (2004a). Issues for renal social workers in dialysis clinics in the United States. *Nephrology News and Issues, 18*(5), 67–73.

Merighi, J. R., & Ehlebracht, K. (2004b). Unit-based patient services and supportive counseling. *Nephrology News and Issues, 18*(6), 55–60.

Merighi, J. R., & Ehlebracht, K. (2004c). Workplace resources, patient caseloads, and job satisfaction of renal social workers in the United States. *Nephrology News and Issues, 18*(4), 58–63.

Merighi, J. R., & Ehlebracht, K. (2005). Emotional exhaustion and workload demands in renal social work practice. *Journal of Nephrology Social Work, 24,* 14–20.

Mollaoglu, M. (2004). Depression and health-related quality of life in hemodialysis patients. *Dialysis and Transplantation, 33*(9), 544–555.

Moss, A. H. (2005). Improving end-of-life care for dialysis patients. *American Journal of Kidney Diseases, 45*(1), 209–212.

National Association of Social Workers. (2003). *Hospital social worker, Kay Smith, recognized as the NASW social worker of the year 2003.* Retrieved March 18, 2005, from: http://www.socialworkers.org/pressroom/2003/070103_swoty.asp.

National Institutes of Health. (1993). *Morbidity and mortality of dialysis: NIH Consensus Statement, 11*(2). Bethesda, MD: Author.

Paniagua, R., Amato, D., Vonesh, E., Guo, A., & Mujais, S. (2005). Health-related quality of life predicts outcomes but is not affected by peritoneal clearance: The ADEMEX trial. *Kidney International, 67*(3), 1093–2005.

Pelletier-Hibbert, M., & Sohi, P. (2001). Sources of uncertainty and coping strategies used by family members of individuals living with end stage renal disease. *Nephrology Nursing Journal, 28*(4), 411–419.

Promoting Excellence in End-of-Life Care. (2002). *End-stage renal disease workgroup recommendations to the field.* Missoula, MT: Robert Wood Johnson Foundation.

Raiz, L. (1999). Employment following renal transplantation: The employer perspective. *Journal of Nephrology Social Work, 19,* 57–65.

Romano, M. (1981). Social worker's role in rehabilitation: A review of the literature. In J. Brown, B. Kirlin, & S. Watt (Eds.), *Rehabilitation services and the social work role: Challenge for change* (pp. 13–21). Baltimore: Williams & Wilkins.

Root, L. (2005). Our social work group's process of conducting an outcomes-driven project. *Journal of Nephrology Social Work, 24,* 9–13.

Rothman, J. (1968). *Social work practice.* New York: Columbia University Press.

Rubin, H., Jenckes, M., Fink, N., Meyer, K., Wu, A., Bass, E., et al. (1997). Patient's view of dialysis care: Development of a taxonomy and rating of importance of different aspects of care. *American Journal of Kidney Disease, 30*(6), 793–801.

Rusell, C. L., & Ashbaugh, C. (2004). The experience of immunosuppressive medication on compliance: A case study. *Dialysis and Transplantation, 33*(10), 610–621.

Russo, R. (2002). The role of the renal social worker in the 21st century. *Nephrology News and Issues, 16*(3), 38, 40.

Saran, R., Bragg-Gresham, J. L., Rayner, H. C., Goodkin, D. A., Keen, M. L., Van Dijk, P. C., et al. (2003). Nonadherence in hemodialysis: Associations with mortality, hospitalization, and practice patterns in the DOPPS. *Kidney International, 64*(1), 254–263.

Siegal, B., Witten, B., & Lundin, A. P. (1994, April). Patient access and expectations of nephrology social workers. *Nephrology News and Issues, 40,* 32–33.

Sikon, G. M. (2000). Pre-dialysis education reduces anxiety in the newly diagnosed chronic renal failure patient. *Dialysis and Transplantation, 6*(346), 344–345.

Takaki, J., Nishi, T., Nangaku, M., Shimoyama, H., Inada, T., Matsuyama, N., et al. (2003). Clinical psychological aspects of restless legs syndrome in uremic patients on hemodialysis. *American Journal of Kidney Diseases, 41*(4), 833–839.

Thomas, C. (1999). The Arizona experience: Empowering patients and families. *Transplantation Proceedings, 31*(Suppl. 4A).

U.S. Renal Data System. (2004). *Annual data report.* Bethesda, MD: National Institutes of Health, National Institute of Diabetes and Digestive and Kidney Diseases.

Valdez, R. (1997). A comparison of sleep patterns among compliant and noncompliant chronic hemodialysis patients. *Journal of Nephrology Social Work, 17,* 28–36.

Vourlekis, B., & Rivera-Mizzoni, R. (1997). Psychosocial problem assessment and ESRD patient outcomes. *Advances in Renal Replacement Therapy, 4*(2), 136–144.

White, Y., & Greyner, B. (1999). The biopsychosocial impact of end-stage renal disease: The experience of dialysis patients and their partners. *Journal of Advanced Nursing, 30*(6), 1312–1320.

Woods, A., Berzoff, J., Cohen, L. M., Cait, C. A., Pekow, P., German, M., et al. (1999). The family perspective of end-of-life care in end-stage renal disease: The role of the social worker. *Journal of Nephrology Social Work, 19,* 9–21.

Wu, A. W., Fink, N. E., Cagney, K. A., Bass, E. B., Rubin, H. R., Meyer, K. B., et al. (2001). Developing a health-related quality-of-life measure for end-stage renal disease: The CHOICE health experience questionnaire. *American Journal of Kidney Diseases, 37*, 11–21.

Wuerth, D., Finkelstein, S. H., Ciarcia, J., Peterson, R., Kliger, A. S., & Finkelstein, F. O. (2001). Identification and treatment of depression in a cohort of patients maintained on chronic peritoneal dialysis. *American Journal of Kidney Diseases, 37*(5), 1011–1017.

Wuerth, D., Finkelstein, S. H., Juergensen, D., Juergensen, P., Steele, T. E., Kliger, A. S., et al. (1997). Quality of life assessment in chronic peritoneal dialysis patients. *Advances in Peritoneal Dialysis, 13*, 125–127.

Yusack, C. M. (1999). The effectiveness of a structured education program on the completion of advance directives among hemodialysis patients. *Journal of Nephrology Social Work, 19*, 51–56.

第十七章

肿瘤学社会工作

ALLISON WERNER-LIN and NANCEE M. BIANK

肿瘤学社会工作是一种特殊类型的社会工作实践。它旨在为癌症患者服务。肿瘤学社会工作的理论基础来自于心理肿瘤学（psycho-oncology），后者所研究和实践的内容主要是肿瘤对个体、家庭及社区的在心理、社会、行为和精神等方面的影响。心理肿瘤学是一个跨学科的领域，通过研究、教育和在医学界中建立对该学科的认知，社会工作者在为受到肿瘤影响的人们争取话语权的斗争中具有关键的地位。本章将介绍心理肿瘤学的基础，以及社会工作在将心理社会因素纳入肿瘤治疗的整体性（holistic）模型这一过程中所做出的独特贡献。

一、本章目标

- 介绍基本的肿瘤病因、治疗方法和术语。
- 向社会工作者介绍心理肿瘤学（也称为"心理社会肿瘤学"）的历史和理论基础。
- 概述肿瘤对个体、家庭和社区产生的心理社会、行为和精神的影响。
- 介绍在生命的不同阶段罹患癌症所产生的影响。
- 讲述对成人、儿童和家庭进行评估的基本心理肿瘤学技巧。
- 向社会工作者提供一个关于在专业发展和对案主进行教育和支持时可利用的资源的概览。

二、肿瘤学社会工作介绍

心理肿瘤学是一种处理受肿瘤影响的个人、家庭及其社区的独特的心理、社会和精神需要的研究和实务领域。在心理肿瘤学方面具有专业知识的社会工作者熟悉各种不同类型的肿瘤所具有的挑战，并且可以在病情发展的不同阶段熟练地对案主的适应性和心理社会需求进行介入。这些病情发展阶段包括确诊、治疗方法的决定、治疗的初始时期、应对治疗副作用、治疗的终止、存活期、复发或转移期,以及疾病的终末期。

从传统上来说,具有心理肿瘤学专业知识的社会工作者主要在医疗保健机构和社区中发挥临床作用(Christ,1983)。但是,生态或系统视角为肿瘤领域的社会工作者提供了一个独特的框架,它使得社会工作者不仅得以在宏观层面的政策和组织问题上有所作为,同时也使他们能接近这些问题对微观的或者说是个体和家庭层面的影响。除了这些功能以外,肿瘤领域的社会工作者还可以在心理肿瘤学原则的指导下开发和开展研究项目,同时,在专业发展和培训中发挥积极作用。

癌症治疗方法和医疗保健总体上的显著变化使得肿瘤领域社会工作者的工作变得复杂起来。这在医院环境中尤为突出,在那里,危机干预、病人宣教和出院计划是社会工作者最常规的工作。医疗技术的进步,治疗方案增多,伴随着病人在治疗决策中获得更大的自主权,给患者和家属都带来了额外的精神压力。此外,最近的几十年来,癌症由一种绝症转变成为一种慢性疾病,这意味着案主的需求也转变为承受长期由癌症和癌症治疗带来的影响,其中生活质量和对复发的恐惧变为重要的议题。这些癌症领域的发展促使肿瘤社会工作者开发新的干预手段来满足他们案主的需要(见资料17.1)。

资料 17.1

肿瘤学社会工作者协会实践范畴

作为在肿瘤学社会工作者协会(Association of Oncology Social Workers,AOSW)实践标准中已明确的实践范畴包括:

- 通过临床实践为任何阶段的癌症患者及其家庭、照顾者提供全方位综合的社会心理服务和项目。
- 为机构和组织提供关于社会心理、社会文化和精神因素方面的知识培训,以加强应对癌症和癌症所带来的影响;确保提供优质的社会心理项目和服务。
- 通过教育、咨询、研究和志愿活动的形式服务社区,促进和加强社区的服务、完善服务程序和社区资源,以满足癌症患者的需求。
- 为肿瘤社会工作者提供确切的专业定位、督导工作和评估方面的专业支持;参与和促进肿瘤社会工作学生的培养和专业教育;通过实践和其他形式的研究提升专业知识。

来源:http://www.aosw.org/mission/scope.html

虽然在肿瘤治疗机构中,包括社会工作者在内的跨学科团队越来越常见,但是,仍有一些较大的困难妨碍了社会工作者和其他一些对处理心理社会需求更加在行的实务工作人员成为癌症治疗中不可或缺的组成部分。首先,医护人员自古以来狭隘的以治疗生物学上疾病为目标,未能采用甚至接纳改善病人生活质量的努力。近年来,对生活质量的关注开始成为共识和实务标准。然而,与适应疾病相伴随的心理压抑同时也携带着一种社会污名(social stigma)，它使个人及其家庭讳疾忌医。另外，有限的资金以及缺乏有效的临床证明，对心理社会现象的评估成为研究者的障碍，这些也对越来越多从事肿瘤心理学文献工作的研究者带来压力（Holland，1998）。幸运的是，在过去的几十年中，这其中的许多方面都得到了改善。社会工作者对癌症给患者及其家庭带来的影响，也逐渐具有了更加广泛和更专业的认识。

三、心理肿瘤学的历史

想要了解患者、家庭和社区对癌症的反应，首先需要了解影响着癌症被赋予的意义，以及现有治疗手段疗效的文化、社会和历史因素。按照 19 世纪和 20 世纪之交时的医学教育和医疗技术水平，对癌症的明确诊断是困难的，因此癌症也就成为了一种不治之症。由于人们对癌症及其病因一无所知，导致了对癌症的恐惧心理广泛蔓延和对患者的社会歧视（Sontag，2001）。癌症患者常常由于缺乏止痛药物而面临着得不到控制的疼痛和身体的日渐衰弱；由于卫生条件有限，面对着散发出臭味的肿瘤，患者失去魅力和自信（Holland，1998）。由于严重的社会歧视，即使是对患者本人，癌症的诊断也通常是保密的。而讣告上也只是隐晦地提及"慢性疾病"。由于正式医疗措施的选择是有限的，家庭疗法就变得五花八门，包括：民间偏方、顺势疗法和脊椎按摩等。

麻醉药物的发明为外科治疗打开了大门，早期外科手术干预使肿瘤有了被治愈的可能。20 世纪 20 年代，随着放射线的发现及其与外科手术结合在一起的无创伤性应用，外科手术的作用得到了提升。在那个时期，精神科在医院里首次出现，标志着生理和心理的治疗首次在同一个医疗机构内被联合运用。同时，美国癌症控制协会（American Society for Cancer Control）成立，也就是美国癌症协会（American Cancer Society）的前身（www. cancer. org）并将癌症早期发现的公众教育作为其使命。他们开始使用公益广告的方式来鼓励医生消除对癌症治疗的悲观态度。20 世纪 40 年代，该协会开始对志愿者进行培训，他们大多是癌症的康复者，他们组成了一个探访小组，为那些即将接受治疗的癌症患者或者正在适应因癌症治疗所带来的严重身体功能受损的患者提供咨询和相关信息的服务。这些志愿者计划就是"达到康复"（Reach-for-Recovery）项目的前身，该项目在 20 世纪 50 年代即成为一项在全球获得成功的癌症患者自助项目。

然而尽管以上的努力为患者及其家庭提供了重要的社会支持，但是医学界对是否在癌症治疗中引入心理社会照顾仍然很犹豫。第二次世界大战以后，原来被政府作为化学武器开发的药物被发现可以成功地应用于急性白血病的治疗。在这之后，有效的化疗方法随即于 20 世纪 50 年代出现。

20 世纪 50 年代，美国十年大繁荣期间，关于当时被普遍接受的对癌症患者隐瞒诊断的做法，及其对医患信任的影响，发生了一场辩论。社会工作者和精神科医生认为应该对病人如实说出诊断以激发其应对能力，同时建立起医患信任；而医生则以从保护病人角度出发，认为只能将实情告诉患者家人，对患者本人则仍然应当隐瞒，以"缓解"其面对死亡的痛苦。Ruth Abrams 是肿瘤社会工作的先驱，她坚定投身于加强对肿瘤患者的照顾，她为改善医患沟通做了大量的工作。对于患者自主性和知情同意（informed consent）的考虑激发了这场辩论，它持续了几十年，直到告知病人诊断结果最终成为普遍做法。

在 20 世纪 60 年代和 20 世纪 70 年代，随着联合治疗方式的应用，肿瘤患者的生存率得到了很大的提高，这些联合治疗包括：与化疗、放疗相结合的外科手术。由于 Elisabeth

Kübler-Ross 的临床和科学研究，在近几十年来，出现了对死亡本质和有尊严的死亡的第一轮公共对话。同样在她工作的基础上，一门研究死亡的社会和心理层面的学科——死亡学（thanatology），首次成为了一个研究领域。这门学科的出现引发了全世界对临终关怀的关注，开启了最早的关于给临终患者的复苏指南（resuscitation guidelines）的对话。在这段时间里，心理肿瘤学机构迅速发展起来，着手处理各种人群的各种癌症经验。美国癌症协会是这场运动的领导者，推动了 20 世纪 80 年代最早的一批重要心理肿瘤学会议的举行。这些会议聚集起了一批方兴未艾的心理肿瘤学机构，并把医务社会工作者长期以来所熟悉的对于心理学的关注带向了医学和精神病学的前沿。

20 世纪末，心理肿瘤学领域的研究、资助和学术出版都有所增加，其中也包括专门预留给社会工作者的机会。这个领域涉及心理神经免疫学（psychoneuroimmunology，主要研究心理、认知和免疫功能之间相互影响的学科），通过以健康教育和生活方式改进为手段的癌症预防、生活质量评估、跨文化议题，以及癌症遗传学。到了 21 世纪初，心理肿瘤学日益成为癌症照顾的一个重要组成部分（Blum, Clark & Marusen, 2001）。肿瘤社会工作者在不同的环境中开展了大量的专业实践，包括研究机构、社区、教学医院和癌症照护中心、社区健康中心、宁养院（hospice），以及其他的培训机构。此外，全国性和国际性的肿瘤社会工作机构还为提高对癌症患者及其家人的社会心理照顾水平做出了很多的努力，其中包括：建立肿瘤社会工作者专业实务标准，发布有关安乐死和疼痛管理的意见书（position papers），召开全国性的会议和设立研究奖项，以及提供在临终关怀和以家庭为中心的服务领域的正规的继续教育（参见：www.aosw.org）。

四、癌症的流行病学和治疗

在平均的生命跨度中，1/2 的男性和 1/3 的女性可能罹患癌症（Ries et al, 2003）。如果考虑到我们的家庭和社区关系，这就意味着每一个人在某个时候都有受到癌症影响的可能性。"癌症"是一组失调的名称，其标志是人体内异常细胞的失控生长。癌症发生初期，它损害人类遗传物质，导致异常细胞的生长，这个过程也称为癌变（carcinogenesis）。这些癌变的细胞与正常细胞不同，它们排列没有规则，分裂更快，无法成熟并且不能正确实现正常的遗传功能。当癌细胞侵犯并破坏正常的组织或者在体内扩散时，这种细胞生长方式就被称为"恶性的"，于是癌症的诊断就确立了。如果癌细胞在某个器官中不停地生长，那么这个器官很快就会失去功能（Eyre, Lange & Morris, 2001）。对很多患有癌症的人来说，尤其是那些癌细胞快速生长的癌症病人，疾病将导致死亡。而对于另一些人来说，癌细胞生长缓慢，尤其是对于老年人，他们可能最终与癌症同死，而不是因癌症而死。一些类型的癌症比另一些更容易发现，一些癌症相对来说治疗起来更容易。如今，癌症的死亡率正在下降。虽然癌症的生存率与初诊时的病理类型和分期有关，但总体来说癌症患者因癌症而死亡的比例低于 50%（Eyre et al, 2001）。

一些风险因素与癌症紧密相关，包括：年龄、性别、家族史、地理、环境、经济和种族等。总体上，老年人比年轻人要更容易患癌症，因为年龄越大，机体容易受到致癌物质的侵犯，同时由于免疫功能的减退，对癌细胞的抵抗能力也逐渐减弱。虽然不同癌症影响男性和女性的比例不同，男性总体上比女性更容易患上癌症。

在某些情况下，癌症具有遗传性，癌症风险会在家族遗传基因中一代一代地传递。自然环境、社会环境、行为选择的影响，以及医疗保健的匮乏都会使癌症的发生率及相关死亡率增加（McGinnis，Williams-Russo & Knickerman，2002）。这包括暴露于有毒化学物质、放射线和病毒，以及饮酒或抽烟、饮食习惯和生殖行为等。乳腺癌的一个风险因素是在年龄较大时生育，以致使乳房组织过长时间暴露于不间断的雌激素的刺激。

地理区域对于看待癌症的宏观趋势也是重要的，它提示生活方式、环境质量和长寿影响着癌症的发展。最后，社会经济地位较低者和少数种族成员也是癌症的高发人群。例如，虽然美国白人女性乳腺癌高发，但是相对于有色人种妇女来讲，白人女性往往可以得到更早的确诊，从而获得较高的生存率（Ghafoor et al，2003）。虽然遗传因素在这种差别中起着重要的作用，但是缺乏预防筛查手段或医疗保险，以及对主流药物的怀疑和诊断后缺乏恰当的治疗等，都会使这些边缘人群的癌症生存率受到显著的影响。

癌症如何治疗？

癌症治疗的目的是清除肿瘤、预防扩散和复发，并在治疗手段和控制副作用、实现在生活质量之间找到最佳平衡。治疗方法首先取决于癌症的类型和分期。类型代表受影响的身体部位，分期代表着癌症在体内的发展程度。此外还需要考虑患者的总体健康状况，对将来生活质量的考虑，经济状况和医疗保险覆盖面，以及特定治疗带来的副作用（Eyre et al，2001）。

治疗癌症有许多常规的、试验性或者替代的治疗方法，癌症患者和他的医生可以从中选择。常规治疗包括外科手术、化疗和放疗等。外科手术可以用来预防、诊断和治疗癌症。手术中医生可以直视肿瘤或者取出组织进行实验室检查。当肿瘤组织比较容易看到和切除时，外科手术是最有效的治疗手段。

外科手术常与其他治疗手段联合使用，如放疗和化疗。放疗利用 X 线来杀死或破坏癌细胞。同时又对正常细胞的损害较小，于是它成为癌症治疗的主要手段之一（Eyre et al，2001）。放疗是利用能量粒子瞄准癌细胞，改变其遗传学密码，通常对生长活跃的肿瘤作用明显，因为它可以正中肿瘤部位的要害。与此不同，化疗则是在全身攻击肿瘤细胞，正常器官也常会受到影响。而放疗和化疗都可以用来进行姑息治疗或者是根治性治疗，并且根据肿瘤的类型和分期，与其他的治疗手段联合使用。化疗常包括多种抗癌药物的使用，以及一种治疗期限和强度的选择，以求达到治疗效果最大化和对患者健康器官副作用的最小化（Beers & Berkow，2004）。化疗的副作用有时非常严重，因此常常造成病人严重的焦虑。化疗的副作用主要有恶心、呕吐、脱发、口腔疼痛、体重增加、乏力，性欲减退和抑郁等。社会工作者可以帮助癌症患者应对这些副作用，手段包括教他们减压、应对技巧，以及癌症治疗过程，以缓解其焦虑情绪，坚持完成治疗。

试验性的癌症治疗方法常常被那些常规化疗效果欠佳，或是已经复发、转移或者向身体其他部分扩散的患者所选用（Eyre et al，2001）。患者可以通过参加临床试验，或者加入研究性的治疗方案来尝试这些新手段。大多数试验性的治疗都会为病人免除治疗费用，有些甚至可以报销与治疗相关的部分费用，比如路费或住宿费用等。然而，参与这些临床试验也存在障碍。首先，因为这些试验往往有着严格的研究方案，这意味着并非所有有望受惠于该试验的患者都会入选。其次，试验性的治疗往往与安慰剂或美国食品和药物管理局（FDA）批准的医疗方案进行对照研究，所以并非所有进入临床试验的患者都能够真正使用到新的药物。最后，临床试验往往是在研究型或教学医院进行的，它们大多坐落在城市。对于那些经济或行动能力有限的患者来说，旅行的需求足以阻碍他们参与试验。

一些癌症患者正在用生活方式的改变来补充常规治疗和试验性治疗。这些治疗通常包括：营养改革、支持小组（support groups）、冥想、身体锻炼和针灸等（Eyre et al，2001）。此外，一系列疗效未被验证或不被医生或主流癌症机构推荐的补充或替代疗法也存在着。当患者觉得绝望或被击垮时，他们会求助于这些治疗方法，而其中很多人不会将相关信息告知医生或肿瘤专家。补充性和替代性方法主要包括关注身心整体、能量治疗（energy-based medicine），以及顺势疗法等治疗方式。在美国，大约 1/3 的成年人使用某种补充或替代治疗。这些人群通常都有较高的教育水平、近期住过院以及女性。补充和替代治疗的主要思想是通过非医学的方法来战胜癌症，但是目前还没有足够的证据证实其有效性和对以后的生活造成的影响。社会工作者应该和医生一起，帮助患者在名目繁多的治疗手段中，选择既能够最大限度地治疗癌症，又能尽量保证患者生活质量的治疗手段。美国国家癌症补充和替代治疗中心（The National Center for Complimentary and Alternative Medicine）官方网站为社会工作者和感兴趣的癌症患者提供最可靠的信息资源（www. nccam. nih. gov）。

五、心理肿瘤学的理论基础

癌症诊断对患者的影响是巨大的。生理上、精神上、情感上和经济上的问题会涌现出来，他们会问：为什么是我？我还能继续工作吗？我要死了吗？患者在最初癌症确诊和调整适应期，社会工作者的主要任务就是帮助患者及其家人应对其对癌症诊断的反应，并聚集情感和实用性资源，以作出治疗决定。

新确诊的患者必须把自己融入到一种全新的语言中。他们必须很快掌握这种语言，以提出切题的问题，选择合适的资源，做出最优的治疗决定（Holland & Lewis，2000）。他们也可能被信息所淹没（Spencer，Carver & Price，1998）或者对家庭成员和朋友的善意帮助应接不暇。互联网的使用已经使患者及其家属获得的信息大为增加（Eysenbach，2002；Sharp，2001）。虽然医生往往比患者更加质疑网络上信息的质量，但是有研究显示，网上 95％的信息是准确可靠的（Eysenbach，2002）。

一旦治疗方案制定完毕，亲友通知完毕，社会工作者就可以着手向患者讲述他们即将面临的治疗过程，以及对疾病所欲达到的影响。在这个阶段，需要对患者及其家属在治疗方案的面前的功能运作进行持续的评估。每一种治疗方法都有其独特的过程，患者和家属都要为此做好心理和生理的准备。治疗的方案是有严格要求和限制的，因此也会带来很多的心理问题，比如抑郁和焦虑（Eyre et al，2001）。

生理上的治疗副作用常常带来心理影响。脱发和体重变化对患者心理-社会调适的影响巨大，因为他们能看到事情已发生变故的证据（Spencer，Carver & Price，2001）。癌症的诊断和治疗常常会剥夺患者重要的家庭和社会角色，导致所有相关的人产生情绪波动。一位需要别人的帮助来照看自己孩子的年轻母亲，或者一个不能再工作的家中顶梁柱，可能会被这些变故彻底击垮。在疾病发展的这个阶段，社会工作者必须留意由治疗副作用给患者造成的矛盾情绪。干预的手段可以是教育患者在治疗期间有所期待，聚焦那些可以控制和把握以抵抗自我评价降低的元素，以及协助患者家庭重新安排家庭结构和日常生活，以将病情的需求包括进去。具体解决问题的方法和亲子技巧在这个阶段是非常有用的，因为家庭成员正试图将癌症患者的需求与家庭需求进行平衡。

随着癌症的发展，经济问题会成为重点关注的方面，尤其是当家庭系统出现额外掣肘的时候。双亲家庭中即使是夫妻一方暂时失去收入，这个家庭就可能面临残酷的经济问题。而对于单亲家庭来讲，唯一的经济来源丧失了，如果没有医疗保险或病假补助金，经济的问题就会更为严重。这时，患者及其家属都必须很快熟悉保险政策（Smith，Walsh-Burke ＆ Crusan，1998）。申请社会保险需要大约 5 个月的时间，虽然如果申请被驳回就还会有一个申诉过程，但在这段时间里，疾病可能会发生急剧发展。因此，社会工作者面临的一项艰巨任务，就是和患者一起预见未来的需求，提前申请这些资源。

在完成一种规定的治疗时，患者往往会感到一种存在危机（Arnold，1999）。许多人认为由于他们不再积极地使用常规医疗手段和肿瘤做斗争，病情可能会复发（Holland ＆ Lewis，2000）。任何一项检查或测试都会让他们觉得自己还需要重启治疗。对复发的恐惧会让他们感到悲观。然而，癌症治疗非同寻常的繁重，使得复发的预想对癌症患者来说极其沉重。在疾病的这个阶段，社会工作者需要引导这些康复者说出他们对减少的病情监控的恐惧。在积极的癌症治疗结束以后，许多个人和家庭还需要面对在积极治疗期间未得到处理的其他负面情绪，很多家庭就是在这时候首次寻求社会工作者的帮助的。

（一）作为一种慢性病的癌症

据估计，目前全美大约有 900 万人带癌生存，四大主要癌症——肺癌、乳腺癌、前列腺癌和结直肠癌的死亡率也已经下降（Ries et al，2003）。既然大量的患者正在带癌生存，并在经历着癌症治疗的长期副作用，癌症就可以被更恰当地看做是一种慢性和偶发性的疾病，而不是一种绝症。社会工作者需要关注的关于带癌存活的主要议题包括：帮助案主适应一种新的常态，包括延续患病前的角色和活动。癌症对患者的长期影响轻重不一。轻者可能只是喉咙干燥或头发变卷，而重者可能产生严重的心脏病，永久性的手足麻木，甚至是肾功能衰竭，需要肾移植或终身透析（Kornbluth，1998）。

年轻的癌症幸存者面临着特殊的医疗和心理-社会问题。有研究表明，肿瘤治疗的副作用较常见，包括成年患者罹患二次肿瘤（Pizzo，2001）。青少年和年轻成年人罹患癌症的患者，也会影响他们的婚恋选择以及对未来的规划（Roberts，Turney ＆ Knowles，1998）。于是在治疗前，必须考虑他们对生育的打算，比如是否需要为他们保存卵子或精子，以备未来之用。让青少年或年轻的成人接受这点是极其困难的，首先是因为过高的费用，其次是，研究显示，约有一半的青少年患者不能依从治疗方案（Keene，Hobbie ＆ Ruccione，2000；Richardson ＆ Sanchez，1998）。社会工作者能够与医生及患者家属合作，提供关于癌症治疗对生育功能影响的教育，并创造一个安全、私密的讨论空间来讨论对于生育问题的选择。

（二）癌症的意义

癌症往往伴随着疼痛和身体的残缺，比如有时患者需要接受乳房切除术。这体现出患者在不加区分地打击身体器官和终止身体自然机能面前的脆弱性。癌症、患病和死亡在不同的文化信条中都有着特定的意义，包括人类主宰自然的观念，对决定我们生命的上帝或最高存在的崇拜，以及对运气或命运的信条等。罹患癌症可能让一些人感到羞耻，而对另一些人来说是运气不佳。

在美国社会中，癌症常被看成是邪恶的、掠夺性的或者是神秘的，这平添了这种疾病周围的神秘色彩（Sontag，2001）。我们社会谈论癌症的方式，给予了它生命、动机和控制力，这些都使人们在初次听见该诊断时垂头丧气。这也就是医生在过去的几十年中对患者本人隐瞒病情的理由。很多人将癌症患者看做是该病的受害者，强调了其脆弱性。因此，有些人希望隐瞒病情，以免"坏了正事"，或影响患者的成功机会。但是，当癌症被裹在秘密中时，它的影响不容易察觉。

有些人则将癌症归咎于自己的不良生活习惯，比如吸烟、不健康的饮食或工作压力过大。随着关于身心联系的新研究的出现，积极思想的力量被神化而占据相当空间。这种关于我们可以通过思想使身体变好的想法，同时也在非难那些身患癌症的人没能成功预防它，以及那些屈服于癌症的人没能心存足够多的希望。然而，随着病程的进展，希望的意义也会改变。虽然在最初，患者及其家庭都希望癌症能够治愈，然而当疾病逐渐进入终末期，这种希望就转变成了应该如何让患者有尊严且没有痛苦地离开人世。社会工作者在这个过程中可以起到独特的作用，他们可以与患者及其家属和社区一起就癌症的意义，以及面对癌症时希望的含义展开对话。另外，也有一项新的研究认为，社会工作者可以通过对个体不良行为的干预来帮助他们预防癌症的发生（Gotay，2005）。

癌症也能被看做是一种福。患病可以让人洞悉生活，珍惜他们拥有的一切，以一种积极的态度前行。因为患病，他们被允许只做自己认为重要的事，同时拥有对他人说"不"的权利。不管具体诊断是什么，癌症让患者适应一种新的生活方式。他们必须透过新的视角来看待自己、家人和朋友。归根到底，应对癌症的能力取决于他们如何能将患病前的生活融入患病以后的生活中去。

在癌症确诊后，当社会工作者评估患者及其家属的功能时，必须问问所有的家庭成员，依他们看，癌症为什么会发生。每个家庭成员都有一个故事，而其中也许有一种与羞耻和自我责备相关的有害的叙述。这些故事都蕴含着重要的世界观，对它们加以评估是社会工作者帮助整个家庭从癌症带来的心理阴影中走出来的基础。

精神和宗教信仰常影响着应对策略和支持性社区的可用性。许多人依靠着信仰度过生命中艰难的岁月（Wright，1999）。有些人甚至会依赖教义和精神指引来作出治疗的决定。宗教团体常常会为癌症病人提供重要的日常生活帮助，比如提供热饭热菜、照看孩子、往返医院的交通等。精神领袖和教会成员也在危机时为癌症家庭提供重要的情感支持。长期秉持的信仰在癌症确诊后被质疑。患者及其家人会感觉上帝放弃了他们。虽然会有多名家庭成员可能经历存在性的疑问（existential doubts），但是大多数人会把这些疑问深藏在心里，以避免更大的苦痛或造成额外的负担。关于信仰疑问的对话常常难以与宗教领袖和家庭成员们开展。许多患者和家庭成员都无处倾诉他们生理、情感、经济和精神上出现的问题。社会工作者可以通过检视这些领域来给予患者家庭以帮助。

支持小组为癌症患者、照顾者和他们的家属提供一个"论坛"以讨论和处理这些问题（Spiegel，Bloom & Gottheil，1983）。有研究表明，相比对照组，参与支持小组的成员对于癌症的抑郁情绪明显减少，他们解决相关问题的方法更有效（Spiegel & Classen，2000；Walker，Cella，Dysart & Biank，1999）。Spiegel 和他的同事关于患有转移性乳腺癌的女性的一系列随机实验发现：那些支持小组中的女性患者生存期在统计学上长于对照组（Lilliquest & Abramson，2002；Spiegel，Bloom，Kraemer & Gottheil，1989；Spiegel & Classen，2000）。尽管没有人继续复制 Spiegel 的开创性研究，但是这一开创性的发现常常被引用以证明支持小组疗法对癌症患者的治疗效果。

六、家庭成员和癌症

当父母一方罹患癌症的时候，将会在多个社会系统中产生影响。除了对家庭和朋友们的影响以外，癌症诊断会影响到他的工作单位、孩子的学校以及社区组织，比如教堂、运动团体和俱乐部等。

（一）如何告知孩子

家长首先考虑到的问题是应该怎样和何时告诉孩子事实。许多家庭都会选择尽量推迟披露此信息，以避免使孩子造成"伤痕"和带来负担。然而事实上，孩子们常常已经感受到家里有严重的事情发生了。如果没有得到他们信任的成人的解释，孩子们常常会依赖魔法想象来解释他们的所见所闻。在这种情况下，孩子们可能会把家长患病的原因怪到自己头上。(Biank & Sori, 2003)。孩子们越早被告知实情越好。社会工作者应该鼓励和辅导家长从事情的一开始，就让孩子们一起参与到关于癌症的讨论中来，这样，孩子们就能够信任他们在整个癌症经历中所接受的信息。

父母们应该和孩子们一起讨论从癌症诊断发展出来的迷信和错误认识。当孩子发现他的家长身患一种威胁生命的疾病时，他/她会有很多的疑问。这些疑问需要用清楚的、适合其年龄的方式回答，使他/她得到所需要的信息，并且鼓励他/她追问（Biank & Sori, 2003）。当家长准备与孩子开始谈论这些问题的时候，社会工作者对他们来说是一个很好的资源。比如说，拥有儿童发展方面专业知识的社会工作者可以帮助家长用适当的语言告诉孩子什么是癌症，并且解决不同年龄的孩子所遇到的普遍问题。比如说，孩子必须知道癌症是不会传染的，并不是他们引起自己的父母或者所爱的人罹患癌症。

对于一个家庭来讲，尤其是父母一方身患癌症期间，影响其应对能力和坚韧度的因素包括：家庭角色的灵活性和允许外界帮助的边界的灵活性，以及与此同时维持家庭功能的稳定性（Walsh, 1998）。当父母一方能够承担另一方在家庭中的角色的时候，家庭状况的紧张就可以得到缓解。在角色定位更加僵硬的家庭中，其他的家庭成员，比如青少年成员，将不得不承担其不能胜任的任务（Saler & Skolnick, 1992）。这种情况对于和患病家长相同性别的孩子来说尤为显著。比如说，十来岁的女孩通常会代替她们生病的母亲洗衣做饭，照看弟弟妹妹们。当家庭所接受的文化常规排斥外来帮助时，家庭成员就会在应对癌症这样的疾病时感受到更多的艰难。无论何时只要有可能，这些家庭都应该鼓足勇气维持正常的生活，并去发现生活中的快乐。

癌症经历同时伴随着婚姻压力。当夫妻将癌症看做是一项挑战的时候，他们必须共同面对它，于是这种严重的疾病带来的问题对其中任何一个人来说都是外在的，是可以被他们俩齐心协力对抗的（Rolland, 1994）。当一个家庭同时面对多个压力源，比如失业、照顾家中的长者的需要，癌症经历就更具挑战性了。信仰和精神上的指引能有助于增强家庭的凝聚力，并提供希望和安宁。

社会工作者可以帮助这些家庭与朋友、邻居和社区机构一起组成癌症支持小组，以缓解这些压力源的影响。这些小组的目的是为这些患者及其家庭提供实用性的和情感上的支持，让他们直面癌症带来的变化和挑战。癌症支持小组对每一个应对癌症的人来说都是有帮助的，但对为人父母的患者来说尤其如此。癌症心理支持小组可以帮助身患癌症的父母最好地运用他们的资源。由于有 60%～80% 的成年癌症患者都会经历他们自己的技能和所能找到的支持都所无法解决的沮丧和挑战，在治疗早期组建这个支持小组不仅可以提升家庭应对癌症的能力，也能提升家庭的功能（Helgeson，Cohen & Fritz，1998；Lewis & Hammond，1992；Spira & Kenemore，2002；Walker et al，1999）。一些具有特殊才能的朋友或家庭成员在危机发生的时候会起到很大的作用。确定谁具有何种才能——从开车、烹任、膳食规划，到研究治疗方案，再到建立和更新电子邮件列表等——对一个渴望在任何时候都能维持现状的家庭来说都是非常有用的。孩子们可以参与家庭中的一些选择，但是不要给他们太多的负担，比如让孩子们自己说由谁来照看他们，或者在家中帮忙完成一些简单的任务。

（二）癌症与养育年幼子女

一位家长对于癌症的反应经常随着用药、治疗和疾病的发展而有所改变。即使是在双亲家庭中，孩子常常有被遗弃的感觉，因为承担照护责任的一方家长为了维持生计既需要坚持工作，同时也需要在家庭中承担更多的任务，另外还要有更多的时间去照顾生病的配偶。其他的照护者则被迫回到工作中，以缓解癌症给家庭带来的经济负担。患病的家长已经不能够完全承担起他患病前的任务，因为他们自己还在疾病的恢复过程中（见资料 17.2）。

虽然许多孩子把他们的老师当成是可以倾诉的长辈，他们在学校里常常不能集中精力上课，因为他们挂念着家里发生的一切。需要记住：由于癌症是一种慢性病，它对一个家庭的影响可以是至少 3～5 年。那就是一个 10 岁孩子生命的一半时间。并且，由于癌症发生的年轻化，如果一个家长在孩子很小时即患上了癌症，那么孩子对家长健康时的样子就没有了记忆。

如果家长身患癌症，孩子的朋辈群体也有可能发生变化。孩子可能会不愿意和朋友们一起玩，因为他们害怕其他孩子问一些他们无法回答的问题。社会工作者可以帮助这些孩子和家庭解决这些烦恼，用孩子可以接受的语言告诉他们癌症的知识，以及在孩子和朋友们交流之前进行适当的角色扮演，让他们学会应对这些问题。

孩子们常常喜欢待在家里，怀念和父母在一起活动的时光，而不愿意出门和小朋友们玩耍。年幼的孩子尤其无法理解癌症及其治疗的副作用——比如乏力。有些孩子可能重复地问同样的问题，由于孩子对疾病的反应与他们所接受到的信息的呈现方式有关，因此，每一次他们问起这些问题的时候，我们都应当认真作答。社会工作者可以帮助家长草拟这些问题的答案，当孩子们问起的时候，他们对应该如何恰当地回答已经有所准备。社会工作者也可以建议或组织家庭会议，在其中所有家庭成员在一起讨论各种信息。这可以提供一个应对变化的框架。

（三）癌症与养育青少年

从心理发展角度而言，青少年所面对的家庭边界的伸缩性越来越大，使他们能够具有越来越强的走出家庭、走向外部世界的独立性。如果这时父亲或母亲身患癌症，就会将正应该走向独立和个人主义的青少年拉回到家庭中来（Erikson，1963）。青少年对于癌症的感受比他们的弟弟妹妹更深。他们担心自己的家庭再也不能像从前一样"正常"，担心生活会从此永远改变。有时候他们会被要求做出本不该在这个年龄做出的牺牲，比如放弃上大学，找一份工作来解决家庭的经济危机。学校既可以成为他们暂时的解脱，也可以提醒他们，生活已经变得非常不同了。青少年有时候会恼怒，拒绝家长要他们提供额外帮助的要求。他们这么做是为了刺激其父母变得和他们生病前一样。他们或许会认为，如果家长能够足够强大地去迎难而上，那么癌症就肯定不会那么严峻。在这种情况下，孩子甚至会否认癌症的存在。

资料 17.2
个案研究：班尼特一家

班尼特（Bennett）一家来到一家设在社区的癌症支持中心，是因为 41 岁的班尼特太太被诊断为Ⅲ期结肠癌。在过去的 12 年里，她的工作是社区中的一名幼儿园教师。班尼特先生是一家大型连锁酒店的安保负责人。在癌症确诊时，他们结婚已经 24 年了。他们有 4 个孩子，年龄分别是 5 岁、9 岁、12 岁和 15 岁。所有的孩子都难以接受母亲罹患癌症的诊断。班尼特夫妇最关注的是老大，他在母亲化疗期间，常常胃痛，并且坚持要待在家里而拒绝去学校，他 5 岁的妹妹粘着她哥哥，不愿母亲离开她的视线。

班尼特一家开始参加癌症支持中心的几个家庭支持小组。两个大孩子参加了一个流程驱动的（process-driven）青少年支持小组；两个小孩子则参加了一个心理教育小组，该小组同时有一个家长支持单元与之配合。在班尼特太太疾病发展和预后恶化的 16 个月里，这个家庭一直在这些小组中活动。在此期间，班尼特太太坚持全职工作。学校要求该中心的社会工作者为教师和家长举办一个癌症工作坊。然而由于班尼特太太不想为社区增加工作负担，坚持要求取消工作坊。

在这个家庭开始接受支持服务的 16 个月后，班尼特太太的病情进入了终末期。支持中心的社会工作者对班尼特一家进行培训，这样他们就知道如何告诉孩子们，他们的母亲即将离开人世。在接下来的几周里，社会工作者提供了个人咨询，并且组织了就如何接近她的死亡的家庭对话。此时，13 岁的女儿意识到：她的 8 年级毕业典礼将是母亲能陪伴她做的最后一件事。她为自己将不能与母亲一起去巴黎旅行，也不能一起准备她的婚礼而难过。负责孩子工作的社会工作者购买了婚礼杂志和一本关于巴黎的书，这样母亲可以在她最后的时光里和女儿讨论这些事情。大儿子说到他让母亲失望了。社会工作者辅导他去和母亲做最后的谈心，在其中母亲谈起了他是她的第一个孩子，以及她第一次看到他的面容时的喜悦。

那年的夏天，班尼特太太去世了。遗体被火化，几周后举行了葬礼。学校仍然难以接受失去这样一位备受爱戴的老师的事实，于是再次请求癌症支持中心进行干预。在新学年开学之初，曾经参与班尼特一家支持工作的社会工作者为学校的老师和学生家长们开展了一系列开放式的干预活动。为接替班尼特太太工作的老师提供额外的指导。这些社区干预工作处理了对于该如何与孩子谈论癌症和死亡的担忧，同时社会工作者也提供了在这些领域里针对孩子开展工作的一系列资源。社会工作者同时还建议并帮助在学校举行了一次纪念班尼特太太的追思会。学校的孩子们用自制的饰品将学校的节日树装饰起来以纪念班尼特太太，同时表示对癌症支持中心的感谢。

在班尼特太太去世后，班尼特先生和他们的 4 个孩子参加了癌症支持中心的丧亲课程（bereavement program）。社会工作者根据需要为他们提供了个人和家庭的心理疏导，并且与孩子们所在的学校一起帮助每一个孩子重返课堂。

当一个家庭的全部精力和注意力都放在战胜癌症上的时候，青少年正常的成长任务和他们所取得的成绩就会被忽视。社会工作者可以通过严格的家庭规则来帮助家长维护清晰的边界和家庭的持续性。社会工作者可以通过鼓励家长将未成年家庭成员吸纳到有关疾病和治疗的讨论中去，或者组织家庭会议，让每一位家庭成员都能在其中讨论各自有关癌症的经历，以此在未成年人问题上帮助家庭。青少年也需要自由的时间，社会工作者可以帮助家长和孩子在为家庭出力和维持社交生活之间找到平衡。

当单亲家庭中的家长身患癌症时，社会工作者应该密切关注任何遗弃的可能性。癌症一经确诊，单亲家庭就应该具有一个由家庭帮手组成的癌症支持小组，这样孩子们才不会感到太大的压力。为此可以通过讨论让他们明确：在任何紧急情况下，或是当家庭发生重大变故，他们的需求仍会被满足。整个癌症支持小组应该被包括在这个计划之中，包括：家人、孩子、好友和能作出贡献的邻居。整个支持小组的出现对孩子们来说是压力的缓解，因为他们觉得不再承受全部的照护负担。

社会工作者也可以为患病家长与支持性资源建立联系，这样他们就不再需要把孩子作为唯一吐露心声的对象（Cwikel & Behar，1999）。成为患病家长倾诉对象的孩子在情感上已经因为家庭变故和自己的恐惧而承受了过度的压力，而如果抑制家长的恐惧和担忧同样不合适，会增加孩子的负担（Hermann，2001）。儿童和青少年也应该享受相应的资源，比如一个合适的支持小组提供的帮助，在那里他们的需求可以得到满足（Christ，2000）。

（四）当孩子患上癌症

当家长被告知自己的孩子罹患癌症的时候，犹如晴天霹雳。巨大的无助感常常使他们发问："为什么得肿瘤的不是我？"他们受到的巨大的精神打击溢于言表。当他们意识到他们对孩子一切的希望和梦想将永远不会实现的时候，他们陷入了极度的悲痛。

最初，当家长们了解到孩子身患癌症，其治疗过程以及他们该如何照顾生病的孩子时，他们会不知所措。当他们亲眼目睹孩子反复住院、长期承受治疗的痛苦过程时，他们的情感再次受到挑战。家长们往往会为自己没有及时发现孩子发病的早期症状或者觉得自己未能恰当照顾孩子而感到内疚。他们可能会通过过度保护患病的孩子来化解自己的焦虑情绪。这样的行为反而会与孩子的就学经历相抵触，并影响孩子自信心的发展。家长们在努力照顾生病的孩子的同时，还必须上班、做家务和照看其他孩子，这导致他们产生分离焦虑（separation anxiety）。

有时出于必要，一些家庭会选择让孩子在别的城市接受治疗。这会让家庭分离，并在患儿和承担照护的家长之间建立起强烈的同盟感，重新组织家庭关系和同盟关系。这对于家庭中其他孩子来讲，他们会觉得自己被轻视，被忽略和抛弃（Hamama，Ronen & Feigin，2000）。所有的孩子，包括正常的和患病的孩子，他们都会受到家长情绪的影响。患病的孩子常会为给父母带来过多的忧虑而内疚，而健康的孩子则会隐藏自己的焦虑和恐惧，以免给家长带来更多的麻烦。社会工作者必须对家长的情绪反应及其给孩子造成的影响进行评估，并为不安的家庭成员安排咨询服务。

对于儿童来讲，严重的疾病往往会阻碍孩子的各个心理-社会发展阶段的正常任务的开展（见表17.1）。当一个孩子被诊断为癌症时，他们会经历焦虑、抑郁、孤独感和心理退化（regression）问题（Zebrack & Chesler，2001）。孩子可能通过强化饮食问题等机制来获得对处境的控制。很多孩子担心会因为再也不会有正常的外表而被取笑。他们为将来也许不会有一个正常的外貌而感到恐惧。其他的一些症状，如接受治疗前的恶心感和呕吐等则属于经典式条件反射（classical conditioning）和焦虑的结果。

表 17.1　心理-社会发展与儿童癌症

年龄	基于艾里克森心理-社会发展分期系统对癌症儿童发展影响的评估（Erikson, 1963；Sori & Biank, 2004）	受影响的优点
18 个月以下	离开父母、住院治疗和疼痛的经历可能影响患儿对他人的信任和依恋的建立。	希望
1～3 岁	患儿自我表达的机会会受到限制。家长的管理可能会加强，这加强了患儿的被动心理，影响其独立性。患儿可能感到自己无法控制生活。	意愿
4～5 岁	患儿可能会为生病使家长操心感到内疚，或因为比兄弟姐妹受到更多的关注而内疚。这可能导致患儿（对抗内疚的）能动性的过度压抑，并影响道德意识的发展。这些都有可能影响到学校的学习。 注意：对于刚入学的孩子，上述问题的发生率更高（可能因为一种威胁生命的疾病在这个发育阶段干扰了正常的分离和个性化）。	目的
6～11 岁	患儿可能感到自卑和缺陷，而不是像正常孩子一样迈向勤奋、有才艺和成就。	技能
青少年期	疾病可能干扰患儿对清晰自我角色和身份认同（包括性别认同）的概念，以及独立性和自我分化的建立。	忠诚
年轻成年期	疾病往往导致对生理症状和身体变化的关注，这导致自我沉溺和孤立感。	亲密和爱

　　对于青少年来讲，癌症会影响他们的性发育。精神性欲的（psychosexual）损失涉及生育能力、月经、阴毛、性欲和勃起功能。癌症也会影响到青春期患儿对自己的性别身份的认识，比如脱发使女孩失去部分的性别特征。半数以上的肿瘤患儿在与异性相处时会感觉不自在，他们常常回避约会（Zebrack & Chesler, 2001）。他们常常更久地待在家里，更少结婚或者在年龄较大时再结婚。他们恐惧复发，复发会影响到他们拥抱生活的冲动、对后代的渴望和对未来的憧憬。

　　社会工作者应该意识到：有 33% 的 13 岁以下儿童和 59% 的青少年都有治疗依从性差的情况（Keene et al, 2000；Richardson & Sanchez, 1998）。即使家长承担着患儿依从治疗的责任，孩子仍然会抗拒。如果孩子对治疗的抗拒开始成为问题时，必须通知医生。社会工作者首先可以将孩子对控制的需要引导向其他的、不那么有害的行为上；其次，需要评估家长的养育方式对孩子来说是否有问题。此外，癌症会造成对自己的身体和健康的自我沉溺（self-absorption）和过度警觉。尽管这种自我沉溺是正常青少年发育过程中的一个部分，那些经历严重疾病的孩子们在成年初期往往很难脱离它。这会导致患儿在以后的生活中以自我为中心，并在未来容易产生人际交往的困难。

（五）教室中的癌症

对于患有癌症的儿童，上学的经历对他们的成长和对他们的支持具有重大的影响。患儿常常上课时缺席，这让他们的学习进度和与同伴的关系都受到了影响。当孩子家中有人被确诊为癌症的时候，老师担当着第一道保护层的重要角色。因为老师是患儿关键的联系人，家庭必须转达关于孩子病情和治疗的准确信息。在尊重孩子意愿的同时，老师需要制订一份计划，来告知班级里同学及其家长这个孩子目前的状况，以及预计何时返校就学。社会工作者也可以参与培训教职员工，教会他们如何处理其他家长和孩子的关切，以及在需要时如何在学校照顾患儿。

从患儿确诊之日起，就应该鼓励他/她尽量和一两个好朋友保持联系。这对所有的孩子都有好处，患儿继续维持着他/她在学校中的人际纽带，朋友们也不会把他/她的癌症看做死刑（Biank & Sori，2001）。健康孩子在帮助朋友时感到快乐，而不是为抛弃朋友而感到内疚。社会工作者应尽量出席老师组织的关于癌症的讨论会。在这样的对话开始之前，应该先获得患儿家长的允许，但这些课程会被证明意义重大。

重返校园对于患儿本人及其家庭来说是一件大事。由于离开学校的时间较长，患儿返校后常常会碰到许多困难。对于学校社会工作者、校医和老师来说，帮助这样的孩子是一项重要的工作。肿瘤社会工作者需要和学校社会工作者一起，使患儿顺利度过返校的过渡期。

患儿所在班级的学生也应该做好准备去理解和接受同学生病后生理和情感的改变，并被教会该怎样帮助患病的同学。有时候，患儿的疲劳、口齿不清或脾气暴躁等治疗副作用需得到包容。如果有代课老师，他们必须被告知患儿的特殊需求。当帮助患儿重返校园时，老师应该把握好自己情感反应的分寸，对患儿过多地关注会让他感觉与众不同，并让他的同伴们与之疏远，而如果关注过少，会让他感到不安全。在老师和患儿之间可以有一些肢体语言的交流，比如说一个微妙的竖起大拇指的动作，就会有助于让彼此之间了解到对方的感受。

患儿返校时最大的障碍是他害怕看到同班同学见到自己时的反应（Shilds et al，1995）。学校的管理人员需要有足够的医学知识来击破谣言、迷信和消极的态度。患儿的家庭也应该了解学校的一些可能会影响到患儿的规定，比如说不许戴帽子、不许上课时吃零食等。学校需要和家庭做好沟通工作，让患儿在重返校园时尽量感觉舒适。对于这样的孩子，需要制定现实的标准，既要包括适宜的校规，使其保持正常化，也要有与疾病相关的特殊许可。家长应该被告知他们的孩子可获得的服务有哪些，比如：课外辅导、特殊的教室安排、家庭学校等。学校管理人员、校医、社会工作者、老师和患儿家长应定期举行座谈会。社会工作者也应该和校医保持紧密沟通，因为校医常常在患儿的家庭、课堂和医院之间进行联络。

对于癌症患儿来说，学校社会工作者是一种宝贵的资源。他们应当在患儿确诊时立即与其家庭建立联系。这样可以使孩子在治疗期间与学校保持联系，并在适当的时候协助患儿顺利返回学校。社会工作者需要对可能妨碍患儿返校的、在发病前的社会、学业和家庭因素进行评估。老师是这项评估中的不可或缺的一部分，而且应该给予充分的信息，使他们能够缓解其他学生及其家长的焦虑。由于患儿的兄弟姐妹常常受到癌症的负面影响，因此在教职人员培训时也需要向患儿的兄弟姐妹所在班级的老师通报孩子的现状（Hamama et al，2000）。

最后，肿瘤社会工作者需要和学校的社会工作者一起安排对患儿在治疗后的专业评估。同时应该鼓励学校的社会工作者积极参与医疗保健团队、教师和患儿家长的常规会议。由于化疗和放疗可能会给患儿造成学习障碍，学校的社会工作者需要定期与老师沟通，评估患儿的学业进展情况，同时也要评估患儿有无抑郁、焦虑情绪或家庭问题（Shilds et al.，1995）。如果患儿存在持续的社会、情感或者家庭方面的问题，对其进转介或心理治疗是必要的。

（六）患有癌症的老年家庭成员

老年人被诊断患有癌症的时候，他们面对一些独特的挑战。首先，虽然年龄是癌症最大的一个风险因素，很少有治疗项目或研究方案是针对或是包括老年患者的需要的。他们常因为年龄而被排除在临床试验之外，而医生也常常因为预先假设老年患者的身体无法承受副作用的影响，因此不愿为他们提供激进的治疗（Marcusen & Clark，2001）。

诸多方面（社会的、经济的和生理的）的能力下降对老年人来说的确是普遍的。癌症挑战着一张已然脆弱的社会性和功用性的支持网。当人们老去，许多朋友和家庭成员都已经去世或迁走，留下他们独自面对癌症。随着家庭成员的迁徙，老年人常常不再住得接近其扩展家庭（extended family），因此不便于依赖他们的帮助。对一个家庭来说，由于癌症而失去一位老年家庭成员可能是这个家庭的第一次重大损失。祖父母的去世对于孩子们来说是一个很大的精神创伤，特别是尚未理解死亡和疾病的孩子。父母的去世会让一个成年人感到脆弱和孤独，让他们感觉到疾病和死亡对自己的逼近。

经济收入的减少，包括退休后固定收入的下降，都会制约老年患者用于应对癌症的资源。无力支付未被老年医疗保险制度（Medicare）覆盖的治疗费用，往返医疗机构的交通问题，以及日常生活起居的照料的需求等，对于老年患者来说都是常见的挑战。如果一位患者没有医疗保险或保险不足，他们常常因为支付癌症医疗费用而破产或者被迫长久地等待由公共援助项目资助的治疗。即使患者有资格享受老年医疗保险制度，保险也只覆盖常规治疗。肿瘤社会工作者有责任及时跟上这些议题的形势，了解最新的州和联邦政府政策。

自然衰老引起的和由于癌症治疗而造成的体力衰退在老年人中是很常见的，都制约他们的独立性和行动能力。这些衰退中还包括性和自我认知——这些话题常常被医疗保健专业人士和善意的家庭成员忽略或回避（Rohan，Berkman，Walker & Holmes，1994；见第十二章，性行为）。脱发、失去乳房和勃起功能丧失都可能是巨大的打击。基于这些变化，我们能够理解为什么老年人更容易产生抑郁情绪。然而，老年人的抑郁常常被误诊为痴呆症（dementia）或被认为是年龄增长而产生的正常过程，这阻碍了老年人接受恰当的治疗（Macusen & Clark，2001）。

当人衰老，通常面临患有多种疾病的风险，也因此常常同时需要使用多种治疗方案。老年人罹患癌症时，容易错过早期的患病信号，症状常被误认为是由于年龄增长而引起的疼痛，或者是其他失调引起的症状。如果癌症在发展之前没有得到及时的诊断，那么成功治疗的可能性就会减小。老年人在自己力不从心的情况下，可能还承担着照顾患病配偶或者已经成年的患病子女的责任。由于经济条件和医学知识有限，老年人常常会不恰当的使用药物或超剂量用药，从而导致疾病及其相关的疼痛得不到合理的治疗。虽然许多老年人都经历过慢性疼痛，但这些疼痛常常是没有查明原因和没有得到治疗的（Rohan et al，1994）。在这些情况下，社会工作者可以代他们的案主去向医生倡议，协助患者与医生进行的谈话，保证疼痛能够得到正确的药物治疗，并且警惕老年人产生抑郁心理的征兆。

在过去的几十年中，医患关系的一项主要改变是：患者对于选择与癌症做斗争的方式拥有更大的控制权。虽然这给予了患者更大的权力，但很多老年患者不习惯这种自我倡导（self-advocacy），而宁愿维持一种传统的医患关系，接受医生的建议（Marcusen & Clark，

2001)。老年患者由于不习惯于这种消费者导向的医疗保健运动，会把医生看做专家和权威。他们也可能不习惯于专科医师（specialists），而更倾向于接受家庭医生（family physicians）的咨询。这样就导致了医疗服务的不协调和低疗效的治疗。社会工作者可以有效地通过对老年患者进行全面的评估来了解可以获得的支持网络和资源，并处理其抑郁和痛苦。对老年医疗保险制度规则的了解以及与社区项目的纽带，有助于在老年案主自己的社区帮助他们，保护其自主和尊严。

七、结　论

肿瘤学社会工作有着独特的挑战性。在患者及其家人中开展的直接实务工作常常在体力和情感上都是繁重的，而且即便我们作出最大的努力，也不会使癌症消失。由于患者家庭需要持久的干预和咨询，社会工作者就与他们建立了长期的联系，其中的许多人最终会因癌症而去世。在很多时候，我们的工作是与这些患者和他们的家人一起走过人生中充满荆棘的路途，协助他们走出选择生命长度和生命质量的两难境地和伦理困境。社会工作者的努力成果常常是看不见的，就好比为病患家人种下一颗种子，它将在与他们的联络中断很久之后才会萌生。这就强调患者需要有足够的自我照料和持续的朋辈支持。

自我倡导作为社会工作实践中的一块长期的基石，对于肿瘤社会工作者在实务工作中坚守是至关重要的，既具有个人意义，也具有专业意义（Stearns，2001）。医院的社会工作部门在普遍缩小，当肿瘤社会工作者拥有的资源变得稀缺的时候，资源对肿瘤患者来说就变得不可及。代表本专业和我们的案主进行机构的和社会的倡导对社会工作者维持充分的和高质量的服务是至关重要的。政治活动和政策发展，特别是与全国性机构联合下的此类活动一直是变革的有力工具，不仅有助于改善我们案主的生活状况，也有助于发展专业。

八、学习练习推荐

"帽子抽签支持小组"（Out-of-the-Hat Support Group）

支持小组是一种常见的帮助患者应对癌症的心理-社会干预方法。这些小组通常由正在对抗多种不同类型的癌症、并处于病情的不同阶段的参与者组成。小组成员将各自关于家庭和工作的独特关注带到小组中来讨论和分享。肿瘤社会工作者在这些干预活动中的角色是：为小组成员提供一个安全的地方好让大家说出这些关注，并且找出他们故事中的共同元素，以建立联系。

为了做这项练习，首先在课堂上选出 6 名学生来表演一个支持小组。6 个角色包括 1 名小组协助者（facilitator）和 5 名组员，角色的名称分别写在纸条上，放进一顶帽子里。纸条上要包括一种类型的癌症和人口学信息。协助者不需要扮演其中一个角色，但是需要根据自己以往的个人经历，模拟真实的临床场景。每一名学生从帽子里抽出一张纸条，并按照纸条提示扮演相应角色 10 分钟。当小组的角色扮演完成以后，学生需要再用 10 分钟的时间来讨论领导、参与和观察这个小组互动的经历，并相互提供反馈并讨论相关关注。

给教员的建议：这项活动可以改编以处理不同人群的问题，比如：压抑的照护者、肿瘤患儿或失去亲人的青少年等。

九、资料推荐

对肿瘤社会工作者而言，有许多可以利用的资源，比如：书籍、杂志、视听教材、热线电话、网站和聊天群等。这些资源可供社会工作者和案主加以利用，以获得可靠的有关癌症及其治疗和康复的信息。以下是可以为肿瘤社会工作者及其工作对象提供可靠信息和支持的部分全国性机构及其网址。

肿瘤社会工作者支持机构

美国心理社会肿瘤学协会（www. apos. org）

肿瘤社会工作者协会（www. aosw. org）

儿童肿瘤社会工作者协会（www. aposw. org）

国际心理肿瘤学协会（www. ipos. org）

行为医学协会（www. sbm. org）

美国国家癌症机构

美国癌症协会（www. acs. org）

（800）ACS - 2345

癌症照护，Inc.（www. cancercare. org）

（800）813 - HOPE

美国国立癌症研究所（www. cancer. gov）

（800）4 - Cancer

网址

美国临床肿瘤学协会（www. asco. org）

癌症在线资源协会（www. acor. org）

癌症新闻（www. cancernews. com）

美国国立补充和替代医学中心（nccam. nih. gov）

美国癌症生存者联盟（www. cansearch. org）

美国宾夕法尼亚大学癌症研究中心癌症信息网（www. oncolink. org）

十、术语表——摘自美国癌症协会

腺瘤（Adenoma）：非上皮来源的（癌变）的肿瘤。

脱发（Alopecia）：头发的脱落。

止吐药（Antiemetic）：一种可以预防或者缓解化疗的常见副反应恶心和呕吐的药物。

基底细胞癌（Basal cell carcinoma）：非黑色素瘤性皮肤肿瘤中最常见的一种。该肿瘤来源于表皮的最内层，即基底细胞层。它常发生在非阳光暴露的皮肤区域，进展缓慢并且较少转移到身体其他部位。

活检(Biopsy)：获取组织样本以明确是否发生癌变。

骨髓穿刺和活检(Bone marrow aspiration and biopsy)：将穿刺针刺入骨髓腔，取少量骨髓做检查的过程。

骨髓移植(Bone marrow transplant)：当癌症进展或复发时，亦或对白血病、淋巴瘤的一种治疗方法。患者本人或者供体的一部分骨髓被取出，清洁，治疗或储存起来。患者在接受高剂量强烈的化疗以杀灭体内的肿瘤细胞以后，将清洁过的骨髓输入（即移植）如患者体内，以其因移植前化疗所损伤的免疫防御功能。

BRCA1/BRCA2：当该基因受到损伤（即发生突变）时，存在该基因突变的妇女相对于未发生该基因突变的妇女来讲，发生乳腺癌和/或卵巢癌的概率会增加。

致癌物(Carcinogen)：任何一种化学的、物理的或病毒的可以导致癌症发生物质。比如说烟草烟雾和石棉。

癌(Carcinoma)：上皮细胞来源的发生在各个器官的恶性肿瘤。大约80％的恶性肿瘤为癌症。

化学预防(Chemoprevention)：使用药物、化学物质、维生素或矿物质预防或者逆转疾病。例如使用tamoxifen（他莫昔芬）预防乳腺癌的发生。

化疗(Chemotherapy)：使用药物治疗来杀灭肿瘤细胞。

临床试验(Clinical trials)：在一种新的治疗方法应用于人类之前，需在实验室中进行论证。如果实验室研究证明该治疗方法有效，则该治疗方法仍需要在病人身上试用。这种以人类为实验对象的研究称为临床试验。

基因治疗(Gene therapy)：一种使用正常基因替代有缺陷的基因的治疗方法。

基因检测(Genetic testing)：为检测某患者是否具有某种特定的基因改变，从而推测其恶性肿瘤的发病概率的检测。

免疫抑制(Immunosuppression)：机体免疫系统的功能减退的状态。这种状态可能是因某些恶性疾病化疗后引起的，比如肿瘤细胞杀伤的药物（细胞毒性药物）、放疗或骨髓移植等。

免疫治疗(Immunotherapy)：增强或支持机体免疫系统对恶性肿瘤等疾病进行应答的治疗方法。

白血病(Leukemia)：血液或造血器官的恶性疾病。白血病患者常常表现为白细胞的增高。

乳房肿瘤切除术（Lumpectomy)：外科手术摘除乳房肿块及其周围的一小部分正常组织。

淋巴瘤(Lymphoma)：淋巴系统的恶性肿瘤。淋巴系统是由分布于全身的一些细小的管道和淋巴结形成的网络，该网络使得机体可以对抗感染。淋巴瘤主要分为霍奇金淋巴瘤和非霍奇金淋巴瘤，两种类别的治疗方法有较大差别。

钼靶乳房检查(Mammogram)：乳房X线检查的一种方法，可以发现体检无法触及的乳房肿块。

乳房切除术(Mastectomy)：外科手术将乳房完全切除，有时需要同时切除其他的组织。

黑色素瘤(Melanoma)：起源于皮肤中产生色素的黑色素细胞的恶性肿瘤。黑色素瘤早期治愈率较高。

转移(Metastasis)：肿瘤细胞通过淋巴系统或血液循环扩散到身体的远隔部位。

姑息治疗(Palliative treatment)：以缓解诸如疼痛等症状为主要目的，而并非治愈肿瘤为目的的治疗。

原发部位(Primary site)：肿瘤来源的部位。原发肿瘤常根据其原发的器官命名。

预后(Prognosis)：对疾病结局的预测。

放射治疗(Radiation therapy)：使用高能量的射线（如 X 线）杀灭或减少肿瘤细胞的治疗方法。辐射可以来自身体的外部（外照射），或者将有放射性的物质置于肿瘤内（内部或植入放疗）。

复发(Recurrence/relapse)：治疗后肿瘤重新出现。

缓解(Remission)：经过治疗，肿瘤的症状及体征完全或部分消失，但缓解并非治愈。

肉瘤(Sarcoma)：来源于结缔组织的恶性肿瘤，比如软骨、脂肪、肌肉或者骨组织。

分期(Staging)：分期是明确肿瘤远处转移程度的过程。TNM 分期系统是目前公认的应用范围最为广泛的肿瘤分期方法。T 代表肿瘤的大小，以及肿瘤是否累及临近组织或器官。N 代表肿瘤是否转移到邻近的淋巴结。M 代表肿瘤是否发生远隔转移。而 T、N、M 之后的数字或字母则更为详尽的对这些因素进行了更为详尽的描述。一般来讲，数字越小（0/1），肿瘤远处转移越少。数字越大，比如 IV 期，则代表病情较严重，肿瘤扩散更远。

干细胞和干细胞移植(Stem cell and stem cell transplant)：骨髓移植的一种类型。先将未成熟的血细胞，即干细胞从患者血液中取出，然后在实验室中使用生长因子对其进行刺激，使产生更多的干细胞，然后回输到患者体内。

死亡学(Thanatology)：研究死亡和垂死过程中社会和精神方面因素的学科。

肿瘤(Tumor)：组织全部或大部分发生异常改变。肿瘤分为良性肿瘤和恶性肿瘤（癌症）。

参考文献

American Cancer Society. (2003). *Glossary.* Retrieved March 8, 2004, from http://www.cancer.org/docroot/GRY/GRY_0.asp.

Arnold, E. M. (1999). The cessation of cancer treatment as a crisis. *Social Work in Health Care, 29*(2), 21–38.

Beers, M. H., & Berkow, R. (2004). *The Merck manual of diagnosis and therapy* (17th ed.). Rathway, NJ: Merck.

Biank, N. M., & Sori, C. (2003). Tips for parents when there is illness in the family. In C. Sori & L. Hecked (Eds.), *The therapist's notebook for children and adolescents* (pp. 150–156). New York: Haworth Press.

Blum, D., Clark, E. J., & Marcusen, C. P. (2001). Oncology social work in the 21st century. In M. M. Lauria, E. J. Clark, J. F. Hermann, & N. M. Stearns (Eds.), *Social work in oncology: Supporting survivors, families, and caregivers* (pp. 45–72). Washington, DC: American Cancer Society.

Christ, G. (1983). A psychosocial assessment framework for cancer patients and their families. *Health and Social Work, 8,* 57–64.

Christ, G. (2000). *Healing children's grief: Surviving a parent's death from cancer.* New York: Oxford University Press.

Cwikel, J. G., & Behar, L. C. (1999). Organizing social work services with adult cancer patients. *Social Work in Health Care, 28*(3), 55–76.

Erikson, E. (1963). *Childhood and society.* New York: Norton.

Eyre, H., Lange, D. P., & Morris, L. B. (2001). *Informed decisions: The complete book of cancer diagnosis, treatment, and recovery.* Washington, DC: American Cancer Society.

Eysenbach, G. (2002). The impact of the internet on cancer outcomes. *CA: A Cancer Journal for Clinicians, 53*(6), 356–371.

Furman, E. (1974). *A child's parent dies.* New Haven, CT: Yale University Press.

Ghafoor, A., Jewel, A., Ward, E., Cokkinides, V., Smith, R., & Thun, M. (2003). Trends in breast cancer by race and ethnicity. *CA: A Cancer Journal for Clinicians, 53*(6), 342–355.

Gotay, C. C. (2005). Behavior and cancer prevention. *Journal of Clinical Oncology, 23,* 301–310.

Hamama, R., Ronen, T., & Feigin, R. (2000). Self-control, anxiety, and loneliness in siblings of children with cancer. *Social Work in Health Care, 31*(1), 63–83.

Helgeson, V. S., Cohen, S., & Fritz, H. L. (1998). Social ties and cancer. In J. C. Holland (Ed.), *Psycho-oncology* (pp. 99–109). New York: Oxford Press.

Hermann, J. F. (2001). Children of cancer patients: Issues and interventions. In M. M. Lauria, E. J. Clark, J. F. Hermann, & N. M. Stearns (Eds.), *Social work in oncology: Supporting survivors, families, and caregivers* (pp. 73–92). Washington, DC: American Cancer Society.

Holland, J. C. (1998). Societal views of cancer and the emergence of psycho-oncology. In J. C. Holland (Ed.), *Psycho-oncology* (pp. 3–15). New York: Oxford Press.

Holland, J. C., & Lewis, S. (2000). *The human side of cancer.* New York: HarperCollins.

Keene, N., Hobbie, W., & Ruccione, K. (2000). *Childhood cancer survivors: A practical guide to your future.* Cambridge, MA: O'Reilley.

Kornbluth, A. B. (1998). Psychosocial adaptation of cancer survivors. In J. C. Holland (Ed.), *Psycho-oncology* (pp. 223–241). New York: Oxford Press.

Lewis, F. M., & Hammond, M. A. (1992). Psychosocial adjustment of the family to breast cancer: A longitudinal analysis. *Journal of the American Medical Women's Association, 47*(5), 194–200.

Lillquest, P. P., & Abramson, J. S. (2002). Separating the apples and oranges in the fruit cocktail: The mixed results of psychosocial interventions on cancer survival. *Social Work in Health Care, 36*(2), 65–79.

Marcusen, C. P., & Clark, E. J. (2001). Cancer and the elderly population. In M. M. Lauria, E. J. Clark, J. F. Hermann, & N. M. Stearns (Eds.), *Social work in oncology: Supporting survivors, families, and caregivers* (pp. 269–278). Washington, DC: American Cancer Society.

McGinnis, J. M., Williams-Russo, P., & Knickerman, J. R. (2002). The case for more active policy attention to health promotion. *Health affairs, 21*(2), 78–93.

Pizzo, P. A. (2001). The medical diagnosis and treatment of childhood cancer. In M. M. Lauria, E. J. Clark, J. F. Hermann, & N. M. Stearns (Eds.), *Social work in oncology: Supporting survivors, families, and caregivers* (pp. 93–116). Washington, DC: American Cancer Society.

Richardson, J. L., & Sanchez, K. (1998). Compliance with cancer treatment. In J. C. Holland (Ed.), *Psycho-oncology* (pp. 67–77). New York: Oxford Press.

Ries, L. A., Eisner, M. P., Kosary, C. L., Hankey, B. F., Miller, B. A., Clegg, L., et al. (2003). (Eds.), *SEER cancer statistics review, 1975–2000.* Bethesda, MD: National Cancer Institute. Available from http://seer.cancer.gov/csr/1975_2000, 2003.

Roberts, C. S., Turney, M. E., & Knowles, A. M. (1998). Psychosocial issues of adolescents with cancer. *Social Work in Health Care, 27*(4), 3–18.

Rohan, E. A., Berkman, B., Walker, S., & Holmes, W. (1994). The geriatric oncology patient: Ageism in social work practice. *Journal of Gerontological Social Work, 23*(1/2), 201–221.

Rolland, J. S. (1994). *Families, illness, and disability: An integrative treatment model.* New York: Basic Books.

Saler, L., & Skolnik, N. (1992). Childhood parental death and depression in adulthood: Roles of surviving parent and family environment. *American Journal of Orthopsychiatry, 62,* 504–516.

Sharp, J. W. (2001). How to access oncology resources. In M. M. Lauria, E. J. Clark, J. F. Hermann, & N. M. Stearns (Eds.), *Social work in oncology: Supporting survivors, families, and caregivers* (pp. 317–336). Washington, DC: American Cancer Society.

Shilds, G., Schondel, C., Barnhart, L., Fitzpatrick, V., Sidell, N., Adams, P., et al. (1995). Social work in pediatric oncology: A family needs assessment. *Social Work in Health Care, 21*(1), 39–54.

Smith, E. D., Walsh-Burke, K., & Crusan, C. (1998). Principles of training social workers in oncology. In J. C. Holland (Ed.), *Psycho-oncology* (pp. 1061–1068). New York: Oxford University Press.

Sontag, S. (2001). *Illness as metaphor and AIDS and its metaphors.* New York: Picador USA.

Sori, C., & Biank, N. (2004, October). *When children are ill: Strength-based family treatment.* Paper presentation conducted at the National Conference for the American Association of Marriage and Family Therapy, Atlanta, GA.

Spencer, S. M., Carver, C. S., & Price, A. A. (1998). Psychological and social factors in adaptation. In J. C. Holland (Ed.), *Psycho-oncology* (pp. 211–222). New York: Oxford Press.

Spiegel, D., Bloom, J. R., & Gottheil, E. (1983). Family environment as a predictor of adjustment to metastatic breast carcinoma. *Journal of Orthopsychiatry, 1*(1), 33–44.

Spiegel, D., Bloom, J. R., Kraemer, H., & Gottheil, E. (1989). Psychological support for cancer patients. *Lancet, 2*(8677), 1447.

Spiegel, D., & Classen, C. (2000). *Group therapy for cancer patients: A research-based handbook of psychosocial care.* New York: Basic Books.

Spira, M., & Kenemore, E. (2002). Cancer as a life transition: A relational approach to cancer wellness in women. *Clinical social work Journal, 30*(2), 173–186.

Stearns, N. (2001). Professional issues in oncology social work. In M. M. Lauria, E. J. Clark, J. F. Hermann, & N. M. Stearns (Eds.), *Social work in oncology: Supporting survivors, families, and caregivers* (pp. 213–232). Washington, DC: American Cancer Society.

Walker, W. E., Cella, D. J., Dysart, M., & Biank, N. M. (1999, October 20–23). *The 1999 Wellness House needs assessment: A comprehensive assessment of psychosocial challenges and needs association with the cancer experience.* Paper presented at the Pan-American Congress of Psychosocial and Behavioral Oncology, New York. Monograph in preparation.

Walsh, F. (1998). *Strengthening family resilience.* New York: Guilford Press.

Wright, L. M. (1999). Spirituality, suffering and beliefs: The soul of healing with families. In F. Walsh (Ed.), *Spiritual resources in family therapy* (pp. 61–75). New York: Guilford Press.

Zebrack, B. J., & Chesler, M. (2001). Health-related worries, self-image, and life outlooks of long-term childhood cancer survivors. *Health and Social Work, 26*(4), 245–256.

第十八章

社会工作与慢性病：糖尿病、心脏病和获得性免疫缺陷综合征

WENDY AUSLANDER and STACEY FREEDENTHAL

本章将描述那些日益严重地挑战服务于患有慢性疾病的案主的社会工作者的实务议题。随着慢性病的发病率不断增高，心理-社会问题也随之而增加。慢性病患者在面对复杂而有压力的治疗过程时，会面临诸多困难。社会工作者作为具有心理健康和行为方面专长的医疗保健团队成员之一，在帮助慢性病患者方面具有独特的作用。本章就对慢性病患者案主工作中的关键的实务议题进行讨论。

　　首先，我们将对心脏病、糖尿病和艾滋病这三种社会工作者在医疗机构和社区里最常面对的疾病的流行病学现状进行综述。其次，我们将阐述促进患者坚持依从治疗方案的系统性的实务操作模式。第三部分将回顾一些有用的措施以帮助社会工作者提高患者对信息的掌握以及指导社会工作者如何扮演好"教育者"的角色。最后，本章将讨论慢性疾病和心理健康的关系。在服务慢性病患者案主时，社会工作者还将面临其他一些重要的实务工作问题，例如家庭和个人的应对方法、社会支持、与疾病相关的发展性议题以及影响病情控制的经济和文化方面的因素等。这些问题在本书的其他章节中都有详细讨论。

一、本章目标

● 了解心脏病、艾滋病和糖尿病在美国的流行病学现状，包括它们在不同人种和族群间的差异。
● 能识别和评估影响慢性病患者治疗依从性的心理社会因素。
● 能将一个系统性的针对慢性病患者依从性咨询模式纳入实务工作中。
● 了解在对慢性病患者进行教育和依从性咨询时沟通技巧的重要性。
● 了解心理健康和慢性疾病之间的关系。

二、目前慢性疾病的治疗趋势

近些年来发展趋势使美国人的健康状况在过去的一个世纪里发生了重大的变化。第一个趋势就是个人的寿命出现前所未有的增长。在过去一个世纪中，美国人的平均期望寿命增长了27岁——从1900年的49.2岁增长到2000年的76.5岁（Guyer，Freedman，Strobino & Sondik，2000）——主要原因归结于公共卫生方面的措施，如疫苗、抗生素和其他控制传染性疾病的方法的使用（疾病预防和控制中心［CDC］，1999a）；第二个趋势是由于人均期望寿命的延长和医疗领域的新技术不断进步，罹患慢性疾病的个体数量持续增长；第三个趋势是美国人的主要死因已由慢性疾病取代传染病（Guyer et al，2000）。举例来说，在1900年，最常见的死因为肺炎、肺结核和痢疾等肠道疾病（CDC，1999b）。上述的疾病加上白喉在一个世纪前占到了美国人死亡原因的1/3（CDC，1999b）。而如今，心脏病、糖尿病和艾滋病这样的慢性疾病成了主要死因。这些疾病虽然仍然无法完全治愈，但可以通过药物、手术及其他治疗方式对其进行控制。

随着美国慢性病发病率的增加，个人已经从以前的医疗保健的消费者转变成了医疗保健的供给者。慢性疾病的预防和控制的责任落到了个人和他们的家庭身上。慢性病患者和他们的家庭成为了医疗保健团队的一员，负责治疗方案中必要的日常活动。由于预期到这种转变，在过去20年里，对如何提高患者依从治疗的研究逐渐增多，尤其是对于心脏病、糖尿病和艾滋病等慢性病。这类疾病一旦确诊，便随即要求患者依从复杂又具挑战性的治疗方案。对此类疾病的预防，需要进行很多行为上的改变，如减轻体重、进行运动锻炼、改变饮食结构，以及减少不安全性行为等，然而这些都很难做到长期坚持。

除了了解患者对慢性病的预防和治疗方案的依从性外，社会工作者必须对慢性病及相关议题也有所认识。首先，像心脏病、糖尿病和艾滋病等慢性病目前没有完全治愈的方法，而且这些疾病会自然地随着时间而加剧。不同于残疾和一些急性病，慢性病会随着相关的并发症而发生症状的波动。一些慢性病特有的并发症可以被视为"可预见的危机"（Hamburg & Inoff，1983），即指根据人们所知的病情发展状况，能预料到它们会引起焦虑，以及打乱已有的生活节奏。其次，因为慢性疾病会自然地随着时间而加剧，患者和他的家庭必须适应治疗方案的经常改变。比如说，不断推出的新药会使患者一直遭受新的药物副作用。过去几十年中，治疗糖尿病的新技术不断推出（例如，胰岛素注射泵、家用血糖治疗仪），然而这些新技术除了带来益处外总会伴随着一些"代价"（例如经济上的负担和生理上的疼痛）。最后，由于慢性病往往会伴随患者一生，因此一些生长发育或生活方式的改变（如怀孕、青春期、离婚或上大学）常会影响或给慢性病患者带来额外的挑战。每一个挑战（如病情、治疗方案、生长发育上的改变）的影响对不同的慢性疾病都不同，这期间也为社会工作的介入提供了机会，并以此来帮助患者积极地适应和发展正面的应对行为。

三、糖尿病、心脏病和艾滋病的流行病学现状

社会工作者会在各种医疗机构中——包括急诊室、医院、诊所、社区卫生服务中心、宁养院、老人护理院和康复中心——遇到心脏病、糖尿病和艾滋病患者。在阐述对这些患者的社会工作者实务操作议题之前，让我们先对心脏病、糖尿病和艾滋病这三种在美国乃至全球

的主要致死病因的发病率、危险因素、其在个人种和族群间的差异，以及其他相关信息作如下介绍（见表 18.1）。

表 18.1　美国慢性病的流行病学现状

	心脏病	糖尿病	艾滋病
死亡（2001 年）[a]			
一排名	1	6	19[b]
一数量	700，142	71，372	14，175
在美国的百分比	29％	3.0％	0.6％
患病人数	1800 万	1340 万（6.6％）[d]～1670 万（8.3％）[c]	HIV 感染：80 万[e] AIDS：362，827[d]
可能的症状	胸痛或有紧缩感 呼吸急促 液体潴留	异常口渴 尿频 容易饥饿 非正常的体重下降 疲劳 视线模糊	快速体重下降 不断发热及盗汗 严重的疲乏 淋巴结肿大 慢性腹泻 肺炎
风险因素	糖尿病 高血脂 高血压 吸烟 缺乏锻炼 肥胖 老年 家族史	只针对 2 型糖尿病： 肥胖 缺乏锻炼 老年 家族史 黑人、西班牙裔、美国印第安人、阿拉斯加人 高血压	不安全的性行为 注射毒品
预防措施	锻炼 吃富含膳食纤维的食物，多吃水果和蔬菜 戒烟	只针对 2 型糖尿病： 控制体重 健康饮食	使用安全套 干净的注射器和针头 献血时筛查

[a] 网页资料：创伤统计及报告系统（WISQARS），疾病预防控制中心，2004b，检索于 2005 年 12 月 17 日，网址：http：//www.cdc.gov/ncipc/wisqars

[b] 艾滋病病毒感染在 15～54 岁人群中，占死亡原因的第 6 位。

[c] 参考文献：Cowie CC，Rust KF，Byrd-Holt D，et al. Prevalence of Diabetes and Impaired Fasting Glucose in Adults：United States，1990—2000. Morbidity and Mortality Weekly Report. 2003，52：833-837.

[d] 美国卫生及公共服务部. 美国成年人健康统计：全国健康调查：2002 年. 2004.

[e] 疾病预防控制中心（CDC）. 艾滋病监测报告. 2001，13：1-44.

（一）心脏病：首要致死性疾病

心脏病是所有心脏方面疾病的统称，包括冠状动脉疾病、充血性心脏病和心脏病发作。心脏病本身是一种心血管疾病，常常伴随着高血压和脑卒中。脑卒中在美国也是主要的死亡原因之一（CDC，2004b），其主要原因是由于大脑缺氧所致，通常是因为动脉中有斑块形成。虽然，脑卒中和高血压本身也是重要的公共卫生问题，但在这里主要讨论与心脏直接相关的慢性疾病（见表18.2）。

表18.2　心脏病的主要类型

名称	描述
冠状动脉疾病	动脉因为斑块样变化而狭窄和硬化，减少了心脏血液流量和氧的含量
急性心肌梗死（"心脏病发作"）	由于斑块阻断了心脏的血流，导致心肌的缺血和坏死
充血性心脏病	心脏未能有效地泵血，导致呼吸困难，液体积存和疲劳
先天性心脏病	在出生时心脏或周围的血管未能发育健全
心肌病	心肌脆弱
心绞痛	由于心脏血供不足导致的胸痛或不适，通常是由于动脉硬化所致（动脉的末端）

1. 性别和心脏病　许多人错误地认为心脏病主要发生在男性身上。事实上，心脏病也是女性死亡的主要原因（CDC，2004b）。男性因为心脏病致死的比例在逐年下降，但这一比例在女性中却不断增高（美国心脏病协会，2002）。虽然并不能确定这是否是一种因果关系，但是女性激素，特别是雌激素，保护了许多女性免受心脏病的侵袭直到她们绝经后（Barrett‑Connor，2003）。不过，研究也表明针对绝经期妇女的激素替代疗法反而会增加心脏病的患病风险（Manson et al，2003）。

2. 心脏病在种族和族群间的差异　和糖尿病及艾滋病一样，心脏病不同程度地影响着特定的种族和族群。在美国，2002年共有70万人死于心脏病，其中17.3%小于65岁。然而在美国的印第安人中，死于心脏病的人里33.8%小于65岁（CDC，2004b）。在非洲裔美国人和西班牙裔美国人中，这个比例为31.5%和23.5%（Oh et al，2004）。目前我们还不清楚为何在种族间存在这种差异，但可能的影响因素包括不同的医疗和急诊等服务的可及性、饮食习惯、运动、危险行为（如吸烟）和健康行为（如定期测量血压）。例如，美国的印第安人群中吸烟的比例是美国白种人的两倍；非洲裔美国人比美国白种人更易患高血压；非洲裔美国人、美国印第安人和西班牙裔美国人比美国白种人更容易缺乏医疗保险（Bolen，Rhodes，Powell‑Griner，Bland & Holtzman，2000）。医生的偏见也会影响不同种族间的心脏病的死亡率。一项采用录像记录、运用假设性的情景模拟的实验显示，尽管患者呈现相同的症状，医生对美国白种人和男性推荐相关的心脏病治疗程序的比例是对非洲裔美国人和女性的两倍（Schulman et al，1999）。

（二）糖尿病：新的流行病

糖尿病会影响机体的血糖代谢能力。健康人的胰腺能产生足够的胰岛素使细胞可以吸收的食物转化成血糖。而糖尿病患者的机体不能正常使用胰岛素或正常地产生胰岛素，因此许多糖尿病患者必须控制糖的摄入或使用胰岛素（自己注射或使用胰岛素泵）。如果糖尿病不进行控制，当血糖偏高时，患者会出现呼吸困难、恶心、呕吐、异常口渴，甚至出现一种威胁生命的症状——"酮症酸中毒"。即使糖尿病得以控制，也会因为注射了过多的胰岛素或药物过量，产生血糖过低的风险。低血糖的症状包括颤抖、易兴奋、心悸、饥饿和出汗。如果不进行治疗，严重的低血糖会导致失去意识、抽搐和昏迷。

许多糖尿病患者能存活和正常生活很多年。由于糖尿病症状的出现是渐进性的，许多人甚至没有意识到他们患有糖尿病。然而，糖尿病会对个人的健康和生活质量产生非常严重的损害。糖尿病患者通常会发生许多并发症，包括心血管疾病、视觉问题（包括致盲）、截肢、肾衰和神经损坏，最终将足以致命。2001年，糖尿病在美国导致了71372人死亡，居死亡原因的第六位（CDC，2004b）。糖尿病对许多脏器都有破坏作用，其对肺、组织及其他器官的损坏会导致心脏病、脑卒中、肾脏疾病等致死性疾病的发生，因此糖尿病的致命性的广度实则被低估了（国家健康统计中心［NCHS］，2004）。2/3的糖尿病患者会最终死于心脏病或脑卒中（国家糖尿病、消化和肾病研究中心［NIDDK］，2004）。

1. 糖尿病的类型 糖尿病主要有四种类型。

（1）1型糖尿病：以前叫做"青少年糖尿病"，主要发病于青少年和儿童中，占所有糖尿病患者的5％～10％。1型糖尿病是一种自身免疫系统疾病，即患者的免疫系统会不适当的攻击正常的组织。患有1型糖尿病的患者的免疫系统会破坏产生胰岛素的细胞，而胰岛素是控制血糖的激素。1型糖尿病患者必须每天使用注射器或胰岛素泵，有时是在每餐前注射胰岛素。

（2）2型糖尿病：占所有糖尿病的90％～95％（NIDDK，2004）。2型糖尿病以前也称为"成人糖尿病"。2型糖尿病患者的身体可能仍会产生胰岛素，但身体的细胞却不能吸收。因而胰腺会逐渐失去产生胰岛素的能力。这种类型的糖尿病往往会伴随着超重或缺乏锻炼。许多2型糖尿病患者可以通过控制饮食、减轻体重、经常锻炼和口服降糖药来控制血糖。只有1/3的2型糖尿病患者需要单独注射胰岛素或和口服药相结合注射胰岛素（CDC，2004a）。

（3）妊娠糖尿病：是一种对血糖不耐受、发生在14％的怀孕期妇女中的糖尿病（Kim，Newton & Knopp，2002）。这种症状一般会随着孩子出生而消失，但许多研究表明，取决于发病时间的长短，有2.6％～70％的妊娠糖尿病患者会发展成2型糖尿病（Kim et al，2002）。

（4）其他类型的糖尿病：包括因为基因缺陷、药物、感染或一些不常见的自身免疫性疾病引起的糖尿病（美国糖尿病协会，2004）。这些类型的糖尿病不太常见，仅占美国糖尿病的1％～5％（NIDDK，2004）。

2. 糖尿病的发病率 美国已有1300万人被诊断为糖尿病，相信另有520万人患有糖尿病，尽管他们自己还没有意识到（NIDDK，2004）。糖尿病的发病率近年来有所上升，在20世纪90年代上升了33％（Mokdad，et al，2000）。糖尿病发病率在美国乃至全世界上升如此之快，以至于世界卫生组织（WHO）将其视为在引起过早死亡上与艾滋病强度相当的疾病（WHO，2004）。每年全世界有超过300万人死于糖尿病或其并发症（WHO，2004）。在世界范围内，目前约有1.71亿人被诊断为糖尿病，在未来的25年，预计这一数字将达到3.6亿（WHO，2004）。美国的糖尿病患者到2050年预计将达到2900万（Boyle et al，2001）。

3. 引发糖尿病的风险因素 2型糖尿病被认为在很大程度上是可以预防的。在当今社会，2型糖尿病患病率的增长同步于肥胖人群的增加，糖和脂肪摄入量的增加以及缺乏运动现象的加重（Mokdad et al，2001）。发达国家的糖尿病患者几乎是发展中国家的2倍（Black，2002），这反映了与富足生活相随的是脂肪摄入的过量和运动量的减少。

4. 糖尿病在种族和族群间的差异　特定的人种和族群特别容易罹患糖尿病（Black，2002）。在美国相对于白种人，西班牙裔人群患糖尿病的可能性要高 1.5 倍，非洲裔要高 1.6 倍，印第安人或阿拉斯加人要高 2.3 倍（NIDDK，2004）。例如，65～74 岁的非洲裔女性中每四个人中就有一个患有糖尿病（Tull & Roseman，1995）。在美国的有些地区，印第安人中超过 1/3 的人患有 2 型糖尿病（Lee et al，2000）。在亚利桑那州南部的比马族印第安人中，糖尿病的发病率在全世界最高，这个部落中 1/2 的成员患有糖尿病（Black，2002；Knower，Saad，Pettitt，Nelson & Bennett，1993）。少数族群的高糖尿病发病率可以归因于医疗服务的可及性和基因上对血糖的耐受能力的差异，当然还有其他的危险因素，如高肥胖率和缺乏运动（Black，2002）。

美国的少数族群比白种人更易受到糖尿病的副作用的侵袭。比如，和白种人相比，非洲裔美国人和西班牙裔美国人糖尿病的死亡率是白种人的 2 倍，而美国印第安人则是白种人的 3 倍（CDC，2000）。

（三）人类免疫缺陷病毒/获得性免疫缺陷综合征（HIV/AIDS）：从末期疾病转为慢性疾病

第一例获得性免疫缺陷综合征（艾滋病）报告于美国 1981 年（国家感染性和过敏性疾病中心［NIAID］，2003）。仅仅 4 年时间，艾滋病在美国感染了 16000 人，其中 8000 人死于该病（传染病研究中心，1985）。过去，一旦被诊断为艾滋病病毒（人类免疫缺陷病毒）感染或艾滋病（获得性免疫缺陷综合征）等于宣告死亡。在 20 世纪 80 年代中期，诊断为艾滋病的患者的存活期为 11.6 个月（Jacobson et al，1993）。没有有效的治疗措施，患者不健全的免疫系统常使他们死于对一般年轻人而言非致命的感染，例如肺炎。

死于艾滋病的人数在 1996 年开始下降，那时患者开始服用强有力的药物，叫做"高效抗逆转录病毒疗法（HAART）"。这种治疗措施结合了多种不同类型的药物，又叫做药物的"鸡尾酒"疗法。这种疗法中的药物是一种转录酶的抑制剂，可以阻止病毒自我复制，控制 HIV 的蛋白酶传播具有感染性的病毒颗粒。抗逆转录病毒疗法并不能治愈艾滋病/HIV 感染，但可以降低病毒的数量，延长生命、改善生活质量。自从高效抗逆转录病毒疗法在美国问世以来，死于艾滋病的人数大幅度下降，从 1996 年的 31130 人下降到 1997 年的 16516 人（CDC，2004b）。同年，艾滋病跌出了引起死亡的前十名病因。

近年来，根据统计资料，艾滋病在美国呈稳步上升趋势，每年有 14000 人死于艾滋病，在主要死因的第 18 名到第 19 名之间波动。几乎所有艾滋病死亡病例发生在相对年轻的人群中；在美国 15～54 岁的青少年和成年人当中，艾滋病是第六大死因（CDC，2004b）。

1. 定义　HIV 和 AIDS 是两个不同但又相重叠的概念。HIV 影响人的免疫系统，特别是一种称为"T4 淋巴细胞"的细胞，这种细胞起着抵御感染及其他危险的作用。AIDS 是 HIV 感染的终极阶段，它被定义为一种特定的严重抑制人的免疫系统的疾病的症候群（CDC，2001）。当 HIV 阳性的患者体内每微升血中 T 细胞的数量＜200 时（正常人的每微升血中 T 细胞的数量＞1000），即诊断为艾滋病（NIAID，2003）。HIV 阳性患者可能需要 10 年或更久才会发展成艾滋病（NIAID，2003）。这段延迟的时间使病毒变得尤其危险，因为受感染的个体很可能在不知情的情况下将 HIV 传染给其他人。

HIV 通过接触受感染的血液传播，其传播途径包括通过性接触、共用针头或输血感染。女性同样会在怀孕或分娩时将病毒传染给胎儿。在性行为的过程中使用安全套可以预防

HIV 的传播。公共卫生中预防艾滋病的措施包括筛查献血的血液、提倡不共用针头、在大学校园里免费发放安全套。

2. 艾滋病全球性：引发死亡的主要原因　自从第一例艾滋病报告至今，在不到 25 年的时间里，每年全世界至少有 2000 万人死于艾滋病（联合国艾滋病规划署［UNAIDS］，2004）。这种毁灭在南部非洲尤其巨大。仅 2003 年，南部非洲就有 220 万人死于艾滋病（UNAIDS，2004）。新的高效抗逆转录病毒疗法价格昂贵，对于这些贫穷国家患者而言遥不可及。此外，艾滋病患病率将继续增长。2003 年，预计全世界有 420 万～630 万人新感染 HIV（UNAIDS，2004）——这意味着全世界每天有 1.4 万人新感染 HIV（Lamptey，2002）。

几乎所有的新发 HIV 感染（95％）都发生在世界上的贫穷国家，大多是通过异性间的性接触传染的。在非洲，80％感染 HIV 的女性是通过异性间的性接触感染的，其余的是通过母婴传播或输血感染（Lamptey，2002）。

3. 性别和艾滋病　在很长时间里，艾滋病曾在美国被贬损为一种"男同性恋疾病"（Herek & Glunt，1988），因为大多数与艾滋病相关的病例发生在与同性进行性行为时未使用安全套来防止性接触传播疾病的男性身上（CDC，2001）。然而，即使是在发现这种疾病的早期年间，艾滋病同样夺去那些与 HIV 阳性的男性进行性接触的妇女、艾滋病感染妇女生下的儿童、接受感染血液的输血者，以及共用污染针头的吸毒者的生命。

在美国，艾滋病仍然大多侵袭与同性发生性行为的男性，但情况正在发生变化。美国感染艾滋病的人群中 10％的男性和 60％的女性通过和异性的性接触而感染（CDC，2001）。在全美范围内，艾滋病仍然较普遍地发生在男性当中。在世界范围内，感染艾滋病的人群中几乎一半为女性，异性间的性接触为主要的传播途径（UNAIDS，2004）。例如，南部非洲的年轻人中感染 HIV 的有 75％是妇女和女孩（UNAIDS，2004）。性别不平等，包括对女性的暴力和男性拒绝使用安全套是非洲女性感染艾滋病的主要原因（UNAIDS，2004）。

4. HIV/AIDS 的种族和民族差异　在美国这样比较富裕、工业化程度比较高的国家中，自从高效抗逆转录病毒疗法诞生以来，各人种和族群死于艾滋病的人数都在下降，但这种下降在某些易感人群中不明显。下降最缓慢的是非洲裔美国女性，下降最多的是白人男性和富裕地区的人（Karon，Fleming，Steketee & DeCock，2001）。并且，HIV 感染率在非洲裔、西班牙裔、亚裔或太平洋岛民和美国印第安人中仍在增加（CDC，2001）。虽然非洲裔美国人占总人口的比例只有 13％，但 2001 年美国患有艾滋病的人群中有 42％是非洲裔美国人（CDC，2001）。一项对 25 个州的 HIV 感染人群的追踪调查发现，新确诊的 HIV 感染者中 51％的男性和 71％的女性都是非洲裔美国人。这种族群间的差异很大程度上反映了 HIV 检测和对新药物可及性上的差异（Karon et al，2001）。少数族群、女性、低收入人群相对来说较不容易获得针对 HIV 感染和艾滋病的有效的治疗措施（Andersen et al，2000）。

5. 艾滋病在美国：一个持续的公共卫生问题　虽然美国 HIV 阳性和艾滋病患者的存活率和生活质量随着高效抗逆转录病毒疗法大大提高了，但是这种疾病仍然是美国国家公共卫生的一个主要问题（Arias，Andersen，Kung，Murphy & Kochanek，2003）。2002 年，有 14095 人死于艾滋病或 HIV 相关的并发症（CDC，2004b）。即使死于艾滋病的人数在下降，但每年报告的 HIV 感染人数仍在上升（Karon et al，2001）。HIV 主要感染年轻人，尤其是少数族群。医学研究者警告，新药的推出已经导致了抗药性 HIV 的产生。即使"鸡尾酒"疗法是有效的和可及的，很多人还是因为复杂的剂量方案和副作用不能正确地使用该疗法（Fleming，Wortley，Karon，DeCock & Janssen，2000）。直接的副作用包括出疹子、周期性或慢性腹泻、呕吐和疲劳；长期影响包括胰腺、肺和肾脏的功能不全（Sax & Kumar，2004）。虽然没有详尽的记载，但可以相信新的有效的治疗方法使原先能保护自己免受 HIV 感染的高危人群降低警惕（Fleming et al，2000）。鉴于以上这些原因，服务于各类医疗卫生机构的社会工作者将会持续不断地遇到艾滋病患者或 HIV 感染者。

四、对治疗方案的依从性

对糖尿病、心脏病和 HIV 感染/艾滋病的成功管理取决于患者依从治疗方案和对自己疾病负责的程度。就其本身而论，促使患者依从治疗方案已成为在医疗卫生队伍中的社会工作者对慢性病人的主要职责。依从性广义地定义为患者的行为依照医嘱的执行程度（Meichenbaum & Turk，1987）。虽然"依从"和"顺从"有时会交替使用，但"依从"往往暗含一种积极的和愿意与医务人员共同合作的态度，而"顺从"则暗示一种被动的、顺从的角色。许多慢性病（如糖尿病、心脏病和 HIV 感染/艾滋病）的治疗效果很大程度上受患者的意愿和对复杂的治疗方案依从的能力的影响。

例如，在糖尿病的治疗方案中，1 型糖尿病患者每日需要多次进行胰岛素注射或使用胰岛素泵，2 型糖尿病患者每日需要多次服用口服降糖药，同时不同类型的糖尿病患者都需要进行日常血糖测量，按照规律进行饮食和锻炼。依从心脏病的治疗需要做到控制饮食、进行锻炼、使用口服药、监测血压和血脂，定期去心脏科医生那里做常规的压力测试和心电图检查。对于 HIV 感染/艾滋病患者，坚持预防行为（如使用安全套和清洁的针头）对于减少病毒的传播是非常必要的；一旦感染，依从治疗方案对减缓病情和延缓 HIV 并发症至关重要。目前的 HIV 感染的治疗推荐使用的高效抗逆转录病毒疗法（HAART）是一种非常复杂的、通常需要服用 3~4 种逆转录酶药物的方案（Deeks，Smith，Holodniy & Kahn，1997）。

对于不依从治疗方案的严重性的研究已经进行了几十年。一项对 50 年来、涵盖 569 项研究的回顾显示，依从治疗的百分比从 4.6%~100% 不等，平均为 75.2%（DiMatteo，2004）。这项回顾研究也显示，依从治疗的比例在最近的小型研究中、在用药物治疗而非需要调整行为的治疗中，以及在有较多资源如高学历和高收入的人群中比较高。

许多研究还调查了一些相关的和影响糖尿病患者依从治疗的因素，如家庭因素、个人心理-社会因素和人口学上的一些因素（Anderson，Auslander，Jung，Miller & Santiago，1990；Auslander，Thompson，Dreitzer，White & Santiago，1997；Glasgow & Toobert，1998；Jacobson et al，1990）。研究结果表明，糖尿病患者对治疗方案的某一部分的依从和对其他部分的依从无关（Glasgow，Wilson & McCaul，1985）。这些数据结果建议患者对治疗的依从受很多因素的影响，强调了促进慢性病患者改变行为的复杂性。

最近，对 HIV 感染者依从高效抗逆转录病毒疗法（HAART）的研究有所增多。这部分归因于这一疗法的有效性至少需要 95% 的依从度，只有这样才能降低病毒的寄生和预防 HIV 抗药性的出现（Chesney，2003）。因为在这一患者群的非依从性将显著提高死亡的风险，因此研究多关注于妨碍依从治疗和促进依从的因素（Chesney，2003；Garcia & Cote，2003；Steele & Grauer，2003）。已经确定的妨碍依从治疗的障碍包括复杂的药物剂量安排和饮食限制、药物的副作用和个人心理-社会因素（如药物滥用、抑郁、压力）以及与医务人员的不良关系（Chesney，2003）。

（一）系统的针对依从性的咨询模式

许多研究都关注于如何提高依从治疗方案的一些干预措施，尤其是针对糖尿病和 HIV 感染/艾滋病的患者（例如，Anderson, Brackett, Ho & Laffel, 1999；Smith-Rogers, Miller, Murphy, Tanney & Fortune, 2001；Wysocki et al, 2000），然而很少有研究详细地描述进行针对依从性的咨询的过程。在本章中描述的针对依从性的咨询方法是以"认知—行为理论"为取向并结合了 Becker（1974；Becker & Maiman 1980）、Meichenbaum 和 Turk（1987），以及 Marlatt 和 Gordon（1985）的经典理论。这一方法被社会工作者和心理学家在临床中应用于新诊断的 I 型糖尿病的儿童、需要遵从密集型治疗方案的成年人，以及对糖尿病控制不当的青少年人群中（Auslander, 1993；Auslander, Bubb, Peele & Rogge, 1989；Bubb, Auslander & Manthei, 1989；Lorenz et al, 1996）。这一咨询方法强调在执行一个可行的治疗计划中个人、家庭、社会、经济和工作因素的影响。表 18.3 显示社会工作者对患者进行依从治疗的咨询包括四个不同的阶段：（1）评估和界定依从治疗的问题；（2）制订治疗方案；（3）促进行为的改变；（4）维持患者的依从。

（二）第一阶段：评估和界定依从治疗的问题

评估阶段主要关注那些最易影响依从治疗的因素。临床经验和健康行为研究界定了几个与患者的依从治疗方案的意愿及能力有关的领域（Marlatt & Gordon, 1985；Meichenbaum & Turk, 1987）。这些领域包括社会支持、生活方式、经济状况、健康信念、心理健康、过去依从治疗的经验和对治疗方案的满意度（见表 18.3）。这些因素的评估对于制订一套实际而有效的用于提高患者依从治疗方案的可能性的计划提供了重要信息。

1. 社会支持　对家庭的评估是为了界定与依从相关的家庭的有利和危险因素。家庭评估应包括：（1）家庭的社会和经济状况；（2）家庭支持的意愿和能力（如家庭成员的疾病知识、技术、学习的能力、解决问题的能力、组织能力等）；（3）家庭的压力源，如离婚、再婚、失业、新生儿或家庭成员死亡等；（4）观察家庭成员间的互动，以提供家庭成员是否能一起工作解决冲突的信息。这是非常重要的方面，因为以往研究显示，家庭的特征和患者的坚持依从治疗有非常大的相关性（Anderson et al, 1990；Glasgow & Toobert, 1988；Thompson, Auslander & White, 2001a, 2001b）。患者有大量的时间在工作或在学校，以及在家中度过，他们需要与他们周围的人进行合作来创造一个利于他们依从治疗的环境。患者也需要在紧急的状况中得到有力的帮助。因此，对来自朋友、老师、同事、雇主和其他家庭成员以外的支持的评估同样非常关键。

2. 生活方式/日常计划　对患者和家庭的日常作息的评估会经常揭示生活方式和治疗方案之间的冲突，而这种冲突则会损害或妨碍患者的依从性。这种评估可以通过询问患者来完成，让患者回忆其日常生活是怎样的，从早晨醒来到晚上睡觉之间的每个小时都在干什么，同样询问他们周末和工作日的不同。这种称为"24 小时回顾法"的方法在糖尿病和心脏病的饮食评估中得到广泛的应用（Anding, Kubena, McIntosh & O'Brien, 1996；Johnson, Perwien & Silverstein, 2000）。通常情况下，通过对患者生活方面的细节的了解可以得知主要影响依从治疗的问题。

表 18.3 慢性病管理的依从性咨询

第一阶段：患者及其家庭的评估

　　社会支持

　　生活方式和日常作息

　　心理因素

　　健康信念

　　对以往治疗的依从和满意度

第二阶段：制订治疗方案

　　制订切合实际的治疗方案

　　鼓励患者参与制订计划

　　加强沟通

　　鼓励参与决策

第三阶段：促进行为的改变

　　发起新行为

　　——把治疗目标变为行为目标

　　——鼓励自我管理策略

　　——教会患者为危险状况制订计划

　　激活社会支持

　　——家庭支持：增加家庭的参与，鼓励责任分担

　　——增强情感支持

　　——家庭以外的社会支持

　　——提高患者发掘社会和医疗支持的能力

第四阶段：长期依从的策略

　　发展维持依从治疗的技能

　　应对依从中的失误

　　提高对医疗服务的可及性

　　强化正面的健康行为

3. 心理因素　　在本章的开始曾讨论过，有些心理问题和患者依从治疗方案有关：例如抑郁（Anderson，Freedland，Clouse & Lustman，2001；Lustman et al，2000；Starace et al，2002）、焦虑（Anderson et al，2002）、饮食障碍（Jones，Lawson，Daneman，Olmsted & Rodin，2000）和药物滥用（Arnsten et al，2002）。由于这些情况会影响患者坚持依从治疗，因此评估心理因素显得至关重要。

4. 健康信念　　Becker（1974，Becker & Mainman，1980）提出的健康信念模型指出，相对于医疗卫生服务的专业人士所提的建议，患者的健康相关的决策和行为更多地受到个人医疗经验、信念和态度的影响。医疗卫生队伍了解患者的健康信念是非常重要的，由此可以将那些影响损害依从性的错误信息和误解得以纠正。Becker 的模型涉及若干关键的评估方面：（1）患者对于是否认为疾病已足够严重从而保证努力依从治疗方案的信念。（2）患者对于治疗方案能否改善病情的可能性的信念。（3）患者对于治疗获益要超过依从治疗所遇到的困难和不便的信念。

5. 依从治疗史/治疗满意度　　由于医生会考虑患者过去依从治疗的行为来预测其未来对治疗的依从性，因此对于患者以往依从治疗的表现的回顾是非常重要的。对患者依从性行为

模式的评估可通过询问诸如他们按时服用处方药的频率这样一些特定问题来完成。举个例子，患者可能被问到前天、上周或上个月他们进行锻炼的频率。同时也可确定什么时间和地点是最难做到依从治疗。在评估患者过去的依从性时，社会工作者也可确认患者无法依从治疗方案中特定环节的原因。例如，社会工作者可以确定患者无法依从治疗是否是由于患者对处方的错误理解所导致。在进行以往治疗的依从性的评估时，确定患者对其依从治疗的表现的满意程度是非常重要的。如果患者不满意他们的表现，他们也许已有计划或有动力改变自己的依从性行为。相反，如果评估显示患者并未依从治疗，但患者本人却满意他们的表现，那么他们改变行为的意愿将极为有限。在这种情况下，需要医务人员与患者重新协商治疗的目标，这部分内容将在"第二阶段"进行讨论。

（三）第二阶段：制订治疗方案

社会工作者在制订治疗计划方面必须扮演着重要角色。社会工作者能确保患者的心理社会和行为因素不被忽略或轻视、增强治疗计划的有效性、提高患者的依从性。下面将简单介绍社会工作者在计划治疗规划中所承担的角色的关键方面。

1. 发展一项切实可行的治疗方案　通过鼓励患者和医疗卫生专业人员利用社会工作者对患者进行的依从性评估，制订切实可行的、符合患者实际生活状况的治疗方案。如果制订的治疗方案能符合患者的生活方式、较少需要改变行为、同时提高方便性，那么患者就更容易坚持依从治疗方案（Chesney，2003；DiMatteo，2004）。

2. 鼓励患者参与制订治疗方案　通过制订个性化的、能够反映患者偏好的治疗方案，患者的依从性便能得以加强。重要的是社会工作者需要督促医疗卫生团队积极地让患者参与决策，并且认真地考虑患者的意愿和期望。社会工作者应该确保患者被详细告知了所有的治疗方案，以及各种方案的风险和优势。

3. 促进沟通　多项研究发现，在医生的沟通方式和患者的理解、满意度以及对治疗的依从性之间存在着正相关（Roter & Hall，1997）。在社会工作者就患者的个人生活需求与依从性上的困难与医疗卫生团队进行咨询沟通之后，医生和其他医务人员可能会更有效地与患者进行交流。同时，患者必须愿意听从和理解他们的医生和其他医务提供者。为了确保理解的正确性，社会工作者应该鼓励医疗专业人员能够常规性的重申重要的医疗信息和指导，从而纠正错误的理解。在这章的最后部分，我们将回顾社会工作者用于帮助患者回忆所告知的信息的各种方法。

4. 鼓励联合决策　一旦确立了有效的沟通，社会工作者可以鼓励和指导医务人员与患者一起协商治疗方案。协商至关重要，因为患者自身的治疗目标可能与医务人员的治疗目标不同。例如，在治疗糖尿病的案例中，糖尿病治疗团队也许会针对控制患者血糖、恢复正常水平来制订治疗方案。而患者的目标可能在于预防低血糖所引起的不适症状，这就导致了患者会有目的地将血糖维持在正常水平以上。患者因而可能只会依从能达到他自己目标的行为，而不从医务人员的角度出发去依从医疗方案。

（四）第三阶段：促进行为改变

为了执行医生推荐的治疗方案，新诊断为慢性病的患者必须改变以往的行为、养成新的行为方式。为了促进行为改变，社会工作者可使用的方法分成三类。第一类是发起新的行为，第二类是激活社会支持，第三类是提升患者激活社会支持的能力。

1. 发起新的行为 在行为改变的过程中，早期的成功能够促进并激励患者。以下描述的一些技巧可以确保患者在他们开始建立新的依从性行为之后尽快地感到一种成就感（Meichenbaum & Turk，1987）。第一种技巧是协助患者将"治疗目标转化为行为目标"。为了实现他们的治疗目标，患者必须明确地理解他们所需要改变的行为和开始的新行为是什么。他们必须特别的、有针对性的计划在何时、何地及如何进行新行为的改变。如果治疗目标是增加锻炼，仅仅建议患者经常锻炼是没有效果的。相比较而言，指导他们制订一份详细的锻炼计划更加有效，例如详细计划锻炼活动的类型、锻炼的频率，以及参加活动的时间和场所。Meichenbaum 和 Turk（1987）在他们的研究中指出，这类计划应该有相对针对性，而不是对于最佳结果的生搬硬套。

第二种技巧是"鼓励患者使用自我管理的方法"。行为目标一旦确定，即应鼓励患者建立一套日常自我监测或自我记录的系统。行为的改变细分为每日的改变则较容易做到。每日的监测或记录通过给患者一种立即的成就感，可以强化他们所做的努力。此外，自我监测表所提供的信息使患者和医务人员更有效地管理其治疗方案。相比于大的变化，小的变化则更容易实现。如果患者能够渐进式的执行治疗计划，也就是说一步一步改变他们的行为，那么他们则更容易获得成功。例如，一位患者被告知需要一周进行五次锻炼，他/她也许会觉得不堪重负。但如果指导该患者先每周进行两次锻炼，然后逐渐增加活动量，这样可能不会太令其感到畏惧。另外一种自我管理的策略是通过改造家庭和工作场所来建造锻炼的环境。这通常包括鼓励患者进行简单的调整，例如拒绝那些高脂肪的食物"进家门"、将健身垫或血糖仪器放在便利的、伸手可及的位置。最后，"使用提示"是另一种能够成功提高患者依从性的自我管理策略。教会患者通过"使用提示"来提醒他们记住新行为。患者可以使用日常事件，例如一档最喜欢的电视节目或晚间新闻，作为自己服药的提示。将药盒分成每天的剂量也是十分有帮助的。发挥你的创造力，甚至幽默感来帮助患者寻找他们自己的提示方法。

第三种发起新的行为的技巧是教会患者"预防高危状况"（Marlatt & Gordon，1985）。在评估阶段，患者已经认识到或者察觉到那些有可能影响坚持依从治疗方案的行为、环境、事件或者人物。预料到这些会妨碍依从性的障碍，并找到克服这些障碍的方法是决定能否成功进行行为改变的关键策略。角色扮演和演习对帮助患者应对生活中每天的挑战能有所帮助。

2. 激活社会支持 大量研究结果证明，社会支持和社会关系对健康有正面的影响，其影响的机制有一部分是通过健康的行为方式实现的（Heaney & Israel，1997）。加强和拓展患者家庭内部和外部的支持网络是第三阶段的一个重要组成部分。

在最初评估阶段中发现的家庭的有利因素和危险因素能够帮助社会工作者集中对患者最需要的部分进行干预。通常来说，为了激活有效的家庭支持，社会工作者可以鼓励家庭参与并胜任此职，促进家庭成员之间共同分担责任以及加强家庭成员对患者的情感支持（Anderson et al，1990；Glasgow & Toobert，1988）。为了鼓励家庭参与并胜任此职，关键在于社会工作者应鼓励医疗卫生团队让家庭成员参与和疾病相关的教育和方案的制订，特别是对患者依从治疗起到关键作用的家庭成员。比如，在家中负责采购和做饭的家庭成员必须知道心脏病或糖尿病患者的饮食结构，从而可以帮助医疗团队制订患者在家的饮食。为了实现这种参与，相关的课程和会议应该安排在患者、医疗团队，以及患者家庭成员都有空的时间。如果家庭成员表现出不愿了解疾病或者对于帮助治疗方案的完成感到犹豫的时候，社会工作者可以与患者家人进行沟通并询问他们不愿参与的原因。是因为他们害怕医疗程序？或者他们不知如何帮助？还是因为他们对置于他们身上的要求感到怨恨？一旦确认原因，社会工作者和患者家人可以开诚布公地对这些问题进行解决。如果家庭成员知道他们的努力能够给患者带来变化，并且别人会感激他们所做的一切，那么他们会更愿意继续提供帮助。

3. 促使家庭成员共同承担责任　是另一种改善家庭支持的有效性方法。研究表明，家庭成员间对于所要承担的与病患相关的任务分工的不同意见会影响患者的依从性（Anderson et al，1990）。应鼓励患者和他们的家庭成员一起讨论和决定每个人愿意承担的任务和角色。由于家人对处理医疗紧急状况通常会感到焦虑，所以在第一次会面的时候就应帮助家庭成员计划在发生紧急情况时该做些什么，以及由谁来完成。

鼓励家庭成员之间分享各自的情绪有助于加强情感支持。在通常状况下，患者和家庭成员为了互相保护会试图掩饰内心痛苦的情绪，比如悲伤、后悔或焦虑。这种情况下他们便失去了一次互相安慰、增进感情的机会。社会工作者可以鼓励家人一起分享愤怒的情绪，如此便可协商分歧、化解冲突。许多研究表明，和睦的家庭有助于培养更好的依从性、更好的改善医疗效果（Hanson，De Guire，Schinkel & Kolerman，1995；Herskowitz et al，1995）。

如果心脏病、糖尿病或 HIV 感染者/艾滋病的患者有不知情的或无同情心的朋友、同事、老板或老师，那么他们对于治疗方案的坚持依从将会变得困难。鼓励患者至少让一到两个同事或同学知情则可以增强支持的氛围，从而提高他们依从治疗方案的可能性。患者让工作场所或学校里的其他人知情能使其获得来自他们的支持。对于患糖尿病的儿童，医疗卫生团队的成员和患者校方人员的接触有助于强化校方的家长教育。

经常将患者与支持系统联系在一起可以减少患者的孤独感，并且为他们提供学习处理依从性问题的实践方法。作为一种传统的重要的社会工作方法，把患者与合适的社区资源结合起来可以帮助患者得到对于提高治疗依从性的重要的供给和服务。

从长远角度看，如果患者学会如何激活自己的支持系统，他们将会得到更好的服务。通过让患者回忆过去帮助过他的人和让他们展望将来可能愿意帮助他的人，来引导患者确认那些能为其提供社会支持的人。社会工作者可以通过使用 Marlatt 和 Gordon（1985）所发明的角色扮演和演习的技巧，进一步帮患者准备如何寻求支持和应对拒绝。对那些不愿意麻烦医生的患者，可以培养他们的"患者积极性"和自信的能力来获得医疗支持。一种患者积极性的策略可以是鼓励患者在打电话给他的医生或去医生办公室之前，准备好一系列问题（Roter，1977）。其他的策略包括鼓励患者通过阅读他们的医疗表格来了解自己的病情、协助患者与医务人员讨论制订治疗方案。在一项关于糖尿病患者依从性的认知和行为决定因素的研究中，Amir，Rabin 和 Galatzer（1990）发现，有些患者有明确表明需要一名特定医生进行跟进工作的能力，而这种能力与治疗的依从性有着显著的联系。

（五）第四阶段：维持患者的依从性

Marlatt 和 Gordon（1985）观察到试图改变患者行为的高失败率可能源于缺乏强调治疗的维持阶段。慢性病患者的教育和管理项目通常缺乏对维持这个问题的关注。医疗卫生专业人员通常认为一旦患者已经接受了教育，开始了新的治疗方案，他们的工作便完成了。然而，对于患者，这时挑战才刚刚开始。接下来的策略对于促进长期的坚持依从将会有所帮助。

1. 协助维持技巧 之前提到的用于开始行为改变的策略对于维持行为改变同样有效。通常来说，帮助患者养成对自己的依从性负责，并帮助他们获得用于承担这份责任所需的技巧是最成功的策略（Meichenbaum & Turk，1985）。这些技巧中最关键的一项便是那种能预期和预防可能无法维持依从性的能力，这在之前的章节中已经阐述过了。这一技巧尤其重要，根据 Marlatt 和 Gordon 的发现，因为大部分无法坚持的时刻发生在几个有限的、针对个人的高危状况下。

其他能够帮助患者独立地维持其依从性的技巧包括问题解决能力、自信能力、人际交流能力和压力管理能力（Meichenbaum & Turk，1985）。当一位患者在这些方面有所欠缺的时候，社会工作者的角色便是要加强患者的这些能力。同时可介绍患者参加由社区机构开设的能力培训的项目。社会工作者由此可以帮助患者应用这些从培训项目中学到的知识和技能来维持他们对各自的治疗方案的依从。

2. 教会如何应对失误的技巧 为了维持长期的依从性，患者必须学会成功地应对依从过程中的失误。Marlatt 和 Gordon（1985）强调对于那些容易将依从过程中的失误看做一种个人能力的不足或者一种无法坚持的暗示的患者进行认知重建的重要性。那种患者很容易失去信心和动力。认知重建包括帮助患者将失误看做只是在学习新行为过程中的过失或小错误，而不是个人能力不足的标志。患者由此可以明白任何错误都有可能改正。社会工作者可以协助患者回顾、听取失误详情并找到失误的原因，制订策略防止失误的再次发生。Marlatt 和 Gordon（1985）同时建议进行"失误演习"这样一种技巧，可以使患者准备好如何处理在依从过程中发生的失误的问题。失误演习提供患者一个能预计坚持过程中的失误、想象处理失误时的反应，以及接受来自社会工作者的反馈和培训的机会。

3. 利用跟进的技巧 医疗卫生团队可采用许多直接的方法鼓励患者维持长期的依从性。这些方法包括患者和医护专业人员的持续沟通；以及采用定期的电访和提醒来帮助患者坚持下去。

社会工作者可以利用各种方法来减少医疗成本，例如找到低成本的药物来源和供给、为州级和联邦机构提供参考、给予经济和医疗上的协助。像 HIV 感染/艾滋病、糖尿病和心脏病这样一些慢性病的管理会非常昂贵，因为处方药、血糖监测设备、饮食限制、频繁的医生随访、药物运费、儿童照料以及实验室监测的费用昂贵。由于这些昂贵的费用会导致患者家庭一段时间内的生活困难，患者往往无法坚持他们的治疗方案。从长远角度考虑，患者会优先考虑其他费用的支出而非治疗费用。社会工作者应该意识到患者的依从性随时间改变可能是出于经济需要。

社会工作者必须始终如一地意识到和加强患者的积极正面的健康行为。如果患者意识到他们的成功是来自他们自身的努力而不是来自医务专业人员，那么这种信念对强化他们的正面的健康行为将更为有效（Meichenbaum & Turk，1987）。患者需要有自信和对于自我效能的信念，这样才能长久地坚持依从治疗方案。

（六）不同人群的适用性

这种方法同样适用于不同社会经济和种族背景的个人，因为它利用了生态学的方法来评估依从治疗的障碍因素和促进因素。这种方法同样考虑和检验了更为广泛的社会情境的影响，比如那些影响依从性行为的社会因素和文化因素。例如，在少数族群患者中，一些文化因素如健康观念和家族社会支持网络可能与大众文化不同，但这些因素的影响对进行成功的依从性咨询是至关重要的。除此之外，这种依存性咨询的方法也可用来防止新诊断患者或改变治疗方案的患者发生依从性问题。在慢性病患儿方面的科研和临床经验表明，相比改变已有的家庭内部的消极模式，预防由家庭所引起的依从性问题和疾病管理问题则比较容易（Auslander，Anderson，Bubb，Jung & Santiago，1990；Auslander，Bubb，Rogge & Santiago，1993）。

五、依从性和医患沟通

（一）基于积极医患沟通的成果

经过二十多年关于医患沟通的研究，研究成果一致认为，患者和医务人员互动的一些特性与依从治疗有关。例如，当医务人员采用更为积极正面而非消极的交谈、较少的提问、提供较多的信息时，患者则更有可能依从治疗。实际上，提供的信息越多，患者能记得更多，更有利于合作关系的建立（Hall，Roter & Katz，1988；Roter & Hall，1997）。虽然许多的研究是由医生执行的，但是用于提高沟通能力的基本原理和技巧同样可以被医疗卫生团队的其他成员（例如社会工作者、护士、营养师）所使用。

同样地，患者满意度的最佳衡量指标是患者得到了多少信息。简单地说，那些得到较多信息的患者，比起那些得到较少信息的患者，更满意他们的医疗质量（Hall et al，1988）。在信息量和满意度之间的密切联系来源于患者希望了解他们的身体状况的需要。这也可能源于患者认为能与他们分享提供更多信息的医生更能关怀和照顾他们。有些研究甚至将医患沟通与健康成果（例如术后恢复质量的提高和减少使用止痛药物）相联系（Roter & Hall，1997）。当慢性病患者对于他们的治疗和健康更负责时，他们对于信息的需求量也会提高。社会工作者可以引导医疗团队将医患之间的互动向着一种更具有合作性的沟通发展（进一步了解这部分议题请参考本书第九章的内容）。

（二）信息的提供和教育者的角色

慢性病患者将持续地应对和适应一系列变化，这些变化包括心理健康问题是否会随之出现、病情的变化、治疗方案的改变，或者发展方面和生活方式的改变等。所有的这些变化都需要患者继续探寻新的信息和学习新的应对方式。为了应对患者这种需求，社会工作者在给患者提供信息和教育患者与疾病相关的及心理社会的议题上起到了巨大的作用。大部分社会工作项目中强调要进行心理评估，但很少关注如何训练社会工作者们向患者提供信息。关于医患沟通的研究显示在以下三种情况下患者会感到不满意，并且不能依从治疗。（1）当他们无法理解被告之的内容、不提问时。（2）当他们忘记被告之的内容时。（3）当过多的时间被花在评估患者的个人历史上，却没有向患者提供教育时（Robbins et al，1993；Roter，1977；Roter，Hall & Katz，1987）。

（三）提高信息记忆的沟通技巧

很多患者在他们离开医院大楼的时候就已经忘了医生告诉他们的内容。为了增加患者能记住的信息量，接下来几种沟通技巧被视为在医疗领域是比较有用的。第一种方法是"使用清楚的分类"。当提供许多信息给患者的时候，应该将信息分类并先对每一类别进行描述。

比如这样说："我下面将告诉您有关您和您的家人可以获得的各种支持小组类型、参加这些支持小组的潜在的益处、每个小组的负责人和赞助人、每个小组的活动地点和时间，以及您如何参加这些小组的方法。"

第二种方法是"重复"。结合清晰的分类介绍，对患者和他们的家人反复重复那些最重要的信息也能提高记忆量。在一份关于医患沟通的开拓性研究中，研究者要求患者向医生重复那些告诉他们的信息来确保患者的理解掌握。任何被患者错误理解或者遗漏的信息将会重新告知。研究结果显示遵循这一要求的实验组的患者能够更好地记住医生的信息，并且更满意本次医访（Bertakis，1977）。

另一种提高患者信息回忆量的方法是"提供具体的指导"。相比较那些笼统抽象的信息，患者更能记住和容易接受那些细致具体的意见或信息。因为具体细致的信息比笼统抽象的信息能提供更多的意象记忆。例如，"您应该减少你饮食中的糖分"这样一种普遍笼统的表述经常被患者所忽视。这样的建议不但难以实现，而且并没有提供足够的具体的信息。更具体的表述应该是"在饮食中用新鲜水果和饼干代替甜点"。使用具体的建议，避免使用医学术语和难以理解的长句。

另一位进行患者信息研究的先驱 Ley（1982）探讨了给患者提供信息的次序。研究结果显示，患者往往更能记住他们最先被告之的和他们认为最重要的内容。医生往往在结束与患者会面的时候给患者提供信息和建议，但患者更有可能先忘记这一部分的信息。为此，Ley的早期研究成果显示社会工作者应该"在与患者见面的开始阶段把最重要的信息提供给患者"，这样患者更容易记住这部分信息。最后一点，医生应该"引出患者的期望并使其参与其中"。除非医生了解患者想要知道的是哪些信息，并且鼓励患者参与沟通，否则任何方法都无法提高与患者之间的互动。

之前那些关于依从性和医患沟通的研究告诉我们，当医护专业人员能采用合作性的方式与患者交流时，他们的作用最为有效。当患者选择不再依从他们的治疗方案，这种行为应该被视为一种合乎逻辑的、有驱动力的选择。解决这种行为的方法在于与患者再次协商已在执行的治疗方案，以此使患者能合乎现实情况地去遵循。从一项对 1 型糖尿病患者进行密集型治疗的多中心随机试验中得到的教训证明（Lorenz et al，1996），要确保密集型治疗的成功，医务专业人员必须与患者一同改变。

六、心理健康与慢性病的关系

服务慢性病患者的社会工作者所面临的最重要的问题之一是与慢性病同时发生的心理健康问题。相比普通人群，患有心脏病、糖尿病或感染 HIV/艾滋病的人群更容易发生情绪上的问题。慢性病会导致身体功能上的残疾、持续的疼痛、药物治疗的负担、对照顾者的依赖以及面对死亡。这些都会引起悲伤、焦虑和沮丧的情绪。但是心理疾病和慢性疾病的关系要远远比通常所认为的慢性病引起压力这样的易于解释的假设来得复杂。研究也显示这种关系可能是逆向的，即压力有可能是引起慢性病病因的一个因素。抑郁会通过直接和间接的方式增加心脏病、糖尿病和艾滋病的风险。

社会工作者带来一种整体的天人合一的理念来照顾那些慢性病患者。秉承这种理念需要懂得心理疾病和其他身体疾病是如何不可避免地汇聚在一起的。为了总结这部分知识，这节探讨心理疾病在心脏病、糖尿病或艾滋病患者中发病率、这些慢性病和心理疾病的双向关系、影响慢性病患者心理健康的因素，以及为那些有心理疾病的心脏病、糖尿病或 HIV 感染者/艾滋病患者提供社会工作者服务的方法。

（一）心脏病、糖尿病或 HIV 感染者/艾滋病患者心理疾病的流行

1. 心脏病　估计有 15％～20％的心脏病患者同时患有抑郁症，而在一般人群中抑郁症的发病率只有 4％～7％（Lett et al，2004）。研究表明抑郁症也会加重心脏病，这可能归因于抑郁症的产生的一些行为结果，如胃口不佳和缺乏锻炼，或者是因为生理上的联系，例如在抑郁症患者中的心率变化和血小板活动的减慢（Ferketich，Schwartzbaum，Frid-& Moeschberger，2000）。在 20 项对于心脏病患者长达 15 年之久的研究中，那些同时患有心脏病和抑郁症的患者死于心脏病并发症的概率是那些患有心脏病但没有抑郁症的患者的 2 倍（Barth，Schumacher & Herrmann-Lingen，2004）。研究显示，那些有冠状动脉疾病、急性心肌梗死、慢性心力衰竭或者经历过心脏外科手术并同时伴有抑郁症的患者死于心血管意外的概率是那些有心脏病而但没有抑郁症的患者的 1.5～2.5 倍（Lett et al，2004）。虽然抑郁症是引发自杀的主要的危险因素（Harris & Barraclough，1997），但一项关于自杀和疾病的研究回顾发现患有高血压和进行心脏移植等这类心血管问题并不会增加自杀危险（Hughes & Kleespies，2001）。

2. 糖尿病　研究一致显示，有 1 型或 2 型糖尿病患者患有抑郁症的概率比没有糖尿病的人高 2 倍以上（Anderson et al，2001）。这种影响对女性、男性、儿童和成人，以及不同类型的糖尿病患者是相同的。一项对 39 项包括 20218 名参与者的回顾显示，总体上有 11％的糖尿病患者同时患有抑郁症，另外有 31％的患者出现更多的抑郁症症状（Anderson et al，2001）。一项关于 1 型糖尿病儿童的长期追踪研究显示，在 10 年的时间里有 28％的患儿发生抑郁症（Kovacs，Goldston，Obrosky & Bonar，1997）。心理疾病通常发生在治疗后的第一年。糖尿病患者的抑郁症与营养不良、缺乏服药的依从性、健康问题的加重，以及较低的生活质量有关（Anderson et al，2001；Ciechanowski，Katon & Russo，2000）。各种研究显示在糖尿病患者中，抑郁症可能会增大高血糖、眼底病变、心血管疾病、住院治疗和其他并发症的发生率（Clouse et al，2003；Kovacs，Mukerji，Drash & Iyengar，1995；Lustman et al，2000；Rosenthal，Fajardo，Gilmore，Morley & Naliboff，1998）。糖尿病的严重程度和功能衰退程度可能会增加抑郁症的风险（de Groot，Anderson，Freedl and，Clouse & Lustman，2001；Lustman et al，2000）。

其他情绪问题和心理疾病，特别是焦虑和一般心理压力在糖尿病患者中的发生率也高于平均水平。焦虑在糖尿病患者发生率比平均水平高 2 倍（Kruse，Schmitz & Thefeld，2004），并且焦虑也和高血糖有关（Anderson et al，2002）。总体来说，14％的糖尿病患者有焦虑症，并且另外 40％有着明显的焦虑症状（Grigsby，Anderson，Freedland，Clouse & Lustman，2002）。一项对纽约市近 1 万人的研究显示，已被诊断为糖尿病的患者发生严重心理疾病的可能性是非糖尿病患者的 2 倍。这里所指的严重心理疾病包括至少 13 项症状：如焦虑、抑郁、精神分裂症和其他心理疾病（McVeigh，Mostashari & Thorpe，2004）。研究者还未充分地查明在不同人群和族群间的糖尿病患者中心理疾病的发生率是否一致（de Groot & Lustman，2001）。

最后，在一些糖尿病患者中，持续关注食物和锻炼可能会引起饮食紊乱。一些患有 1 型糖尿病的青少年和青年女性会使用所谓的"胰岛素净化"的方法（Rydall，Rodin，Olmsted，Devenyi & Daneman，1997）。这种方法是患者通过停止使用胰岛素来使得食物以脂肪的形式被储存，从而控制他们的体重。不过，糖尿病患者发生饮食紊乱的概率是否比一般人群更高还不得而知（Rubin & Peyrot，2001）。

3. 艾滋病病毒感染/艾滋病 HIV/AIDS 由于人类免疫缺陷病毒会侵犯中枢神经系统，因此大量的心理及精神方面的并发症会伴随着 HIV 感染和 AIDS 而发生（Forstein & Mc-Daniel，2001）。与 HIV 相关的痴呆和轻微认知运动障碍源于病毒侵入中枢神经系统。研究已经报道 HIV 感染/AIDS 在患有严重精神疾病的人群中具有较高的发病率（4%～19%），但是这些研究缺少随机样本或对照组（Lyon，2001）并且，HIV 感染者/艾滋病患者的自杀率比平均水平高出 2 倍（Dannenberg，McNeil，Brundage & Brookmeyer，1996；Marzuk et al，1997），而早期的研究得出过更大的估计值（Cote，Biggar & Bannenbergm 1992；Marzuk et al，1988）。一项对 20 世纪 90 年代早期纽约市 1504 综自杀案（其中包括 133 名 HIV 阳性患者）的调查结果显示在妇女和有色人种人群中 HIV 感染/AIDS 与自杀有着强烈的联系（Marzuk et al，1997）。

HIV 感染/AIDS 的治疗同样会引起精神问题。例如，抗反转录病毒治疗在一些患者中会引起精神分裂症，然而一旦放弃治疗或使用抗精神病药物，精神分裂的症状会减退（Foster，Olajide & Everall，2003）。同时，抗反转录病毒治疗也发现与艾滋病相关性痴呆发生的减少（Ferrando，van Gorg & Mcelhiney，1998）以及 HIV 感染/AIDS 患者抑郁症状的好转有关（Low-Beer et al，2000）。

（二）抑郁症和其他心理疾病：慢性病的致病原因还是结果？

慢性病可以造成巨大的压力和焦虑，从而影响一个人的心理状态。但是心理健康对慢性病病因的可能的影响是什么？事实上，有证据表明，不良的心理状态会增加发生慢性病的风险。尤其是抑郁症的影响最为显著。许多疾病的研究表明，抑郁症能直接和间接地增加患有某些疾病的风险。

1. 心脏病 研究发现抑郁症会导致心脏病发生的危险性平均增加 1.5～2 倍（Lett et al，2004；Wulsin & Singal，2003），几乎接近吸烟的影响水平——吸烟导致心脏病的危险性增加 2.5 倍（美国卫生与公共服务部，1983）。这一现象最早的研究之一——"关于流行病高发地区的研究"——发现在 1981 年没有心脏病史但有抑郁病史的患者到 1994 年比那些没有抑郁病史的人患心脏病的可能性高了 4.5 倍（Pratt et al，1996）。

抑郁症和心脏疾病并发症的关联对男性可能更具有深远的影响。一项研究显示，患有抑郁症的男性比没有抑郁症的男性发生心脏病的可能性高 2.75 倍，但是抑郁症并不增加女性患心脏病的危险性（Hippisley-Cox，Fielding & Pringle，1998）。

目前对于为何抑郁症会提高罹患心脏病和心血管相关性并发症的风险的原因尚不得而知。一种假说解释抑郁症的一些行为表现（特别是吸烟、酗酒或缺乏运动）和生理影响增加了罹患心脏病和其并发症的风险（Lett et al，2004）。抑郁对于个人驱动力、精力和希望的影响削弱了患者对于治疗的依从性，这可能会进一步影响健康结果。抑郁症的生理影响会引发心脏问题，包括血小板活动性的下降、5-羟色胺调节异常、感染，以及其他如糖尿病、肥胖和高血压等疾病（Lett et al，2004）。抗抑郁药物中的 5-羟色胺［如盐酸氟西汀（百忧解）、盐酸舍曲林（左洛复）和其他选择性 5-羟色胺再吸收阻抗剂］提供了支持 5-羟色胺与心脏病相关的证据。同时，Lett 和他的同事（2004）提醒需要更多的长期追踪研究来确立抑郁症和心脏病之间的因果联系。

2. 糖尿病 虽然我们知道通常糖尿病的诊断会随之伴有抑郁症，但是抑郁症也与增加罹患糖尿病的风险相关（Eaton, Armenian, Gallo, Pratt & Ford, 1996；Kawakami, Takatsuka, Shimize & Ishibashi, 1999）。目前还不清楚抑郁症增加罹患糖尿病的风险的原因。和心脏病一样，一种可能的解释是抑郁本身会导致食欲下降、缺乏锻炼、吸烟、社交孤立和压力——所有这些因素都可能导致糖尿病的发生（Barth et al, 2004；Rozanski, Blumenthal & Kaplan, 1999）。另一种可能性是抑郁会产生生物化学的改变。这些改变增加了个体对其他疾病的易感性，或者说抑郁症直接影响了心脏和新陈代谢的功能。

除了抑郁症，糖尿病也往往与其他心理疾病有关。精神分裂症患者，即使在没有服用那些可能会引起生理变化的抗精神分裂的药物时，也比一般人群发生糖耐量不耐受的风险要高（Ryan, Collins & Thakore, 2003）。事实上，那些服用抗精神分裂药物的患者发展成糖尿病的风险更大（Koro et al, 2002；Leslie & Rosenheck, 2004；Sacchetti et al, 2005）。这种相关性在服用新型治疗精神分裂症的药物［如奥氮平（再普乐）、利培酮（维思通）、喹硫平（思瑞康）］的人群中表现得更为显著。一项研究发现在最初服用喹硫平的 3 个月内便有 1% 的患者发生糖尿病（Koro et al, 2002）。

药物的另一个副作用——体重增加（Allison et al, 1999）有助于解释发生糖尿病的风险的增加。鉴于这些原因，服用治疗精神分裂症药物的患者定期接受医生检查、摄入低脂高纤维素饮食，以及注意预防显得尤为重要。另外，精神分裂症本身也能影响新陈代谢系统（Ryan et al, 2003），精神分裂症所引发的挑战也使得勤奋锻炼和饮食得当变得相当艰难。

3. HIV 感染/艾滋病 提到 HIV/艾滋病，这种传染性疾病是可以通过一定的行为方式（如使用避孕套）来预防，心理疾病间接地增加患这种性传播疾病的风险。抑郁症所带来的无助和沮丧会引发危险的性行为。在对于 460 名男同性恋者的研究中，那些有精神抑郁的人在过去的 6 个月内与非固定伴侣发生无保护的性行为的可能性是没有精神抑郁的人的 2.4 倍（Rogers et al, 2003）。认知方面的问题，特别是精神分裂，会妨碍人们对于 HIV/艾滋病的危害度和预防方法的理解（Lyon, 2001）。即使个人已感染 HIV，抑郁症与之同样存在联系。一项对 1716 名女性艾滋病病毒感染者的 7 年追踪研究发现，有着慢性抑郁症状，最终死于艾滋病的比例是那些偶尔有些抑郁症状的女性的 2 倍（Cook et al, 2004）。

（三）心理疾病和对治疗方案的依从性

抑郁症、焦虑症、精神分裂症、药物滥用和其他心理疾病毫无疑问会对个人依从治疗方案产生消极影响。抑郁症本身可能就是最大的影响治疗依从性的原因（DiMatteo, Lepper & Croghan, 2000）。抑郁症的特性会减少个人的驱动力、注意力、精力和希望。这些问题使得病人难以进行运动、健康饮食、定期检查血糖和服用药物（Ciechanowski et al, 2000；Rubin, Ciechanowski, Egede, Lin & Lustman, 2004）。

抑郁症能妨碍患者对心脏病、糖尿病和艾滋病等的治疗方案的依从（Ciechanowski et al, 2000；DiMatteo, et al, 2000；Starace et al, 2002）。在用抗逆转录病毒疗法治疗 HIV 感染的女性中，如果她们同时接受针对心理健康问题的治疗，则更有可能依从治疗（Cook et al, 2002）。

违禁药物的使用也会影响依从性。一项为期 6 个月对 85 名曾经或者目前吸毒的 HIV 感染者的研究显示，吸食可卡因的患者中只有 27% 的人依从治疗方案，而那些没有吸食可卡因的患者中有 68% 的人依从治疗方案（Arnsten et al，2002）。尽管抑郁症或其他精神疾病会影响人们依从膳食、运动和药物治疗方案的动力和能力，但是 Rubin 和 Peyrot（2001）强调，许多患有抑郁症的病人能依从治疗方案，同样许多没有抑郁症的病人却没有依从治疗方案。

（四）保护因素和慢性疾病中的心理健康

并不是每一个慢性病患者都会出现心理疾病。大多数患有心脏病、糖尿病或感染 HIV/艾滋病的病人都没有必要进行抑郁症诊断，尽管他们都要应付不断的精神压力和与疾病相关的恐惧感。

什么能帮助患者应对他们的病情而同时不遭受抑郁症、焦虑症或其他心理疾病的侵袭呢？研究发现，一般而言，婚姻、教育程度高、收入高和社会支持有助于减少与糖尿病相关的心理疾病（Blazer，Moody-Ayers，Craft-Morgan & Burchett，2002；McVeigh et al，2004；Peyrot & Rubin，1997）。对于糖尿病来说，血糖控制良好可以减少抑郁症的发生（Rubin & Peyrot，2001），就像降低体重、胰岛素治疗和高龄方面。美国白人比黑人（Blazer et al，2002）和其他人种（Katon et al，2004）出现抑郁症的可能性相对较小。

很难弄清楚抑郁症和不良的健康习惯（如血糖控制）哪个在先，因为这两者是相互影响相互作用的。同样，运动、饮食和睡眠有助于预防抑郁症，但这些因素也受到抑郁症的巨大影响。Rubin 和 Peyrot（2001）曾表示："与抑郁症有关的无助感和失望感可以导致严重的自我管理失调、血糖控制情况恶化以及抑郁症状的加重"（p.461）。当一个人同时有生理和心理疾病的时候，两者的交互影响便会发生：一个人的生理或社会心理疾患越严重，所导致的精神健康后果就越严重。心理、经济、社会和生理健康问题会相互作用，并在不同的处境下可能会引起恶性循环。

（五）改善慢性病患者心理健康的干预手段

社会工作者可以使用多种干预手段来帮助有心理健康问题的人。这里将会简要介绍医疗危机咨询、心理疗法和放松训练。这里不再讨论抗抑郁症的药物疗法，因为社会工作者没有处方权无法开处方药，社会工作者是和有处方权的心理医师和其他医生一起工作。但是熟知治疗心理疾病的药物的优缺点对于社会工作者来说也是很有帮助的，这样他们就可以教育和帮助病人。例如，抗抑郁药虽然可以有效地减轻抑郁症状，但同时也存在风险，其中包括服药的儿童、青少年和成年人偶然出现的自杀倾向（美国食品与药物管理局，2004；Wooltorton，2003）。

1. 医疗危机咨询　医疗危机咨询是一种短期的干预手段，其主要关注由个人的医疗状况所带来的恐惧、焦虑、残疾和其他问题（Pollin，1995）。进行医疗危机咨询的前提条件是出现这 8 种影响病人应付疾病能力的情绪：（1）失控；（2）失去自我形象；（3）依赖；（4）耻辱；（5）自暴自弃；（6）害怕表现生气；（7）孤立；（8）死亡。咨询一般持续 10 次或更少，并且强调一种主动的、解决问题的方法。社会工作者或其他治疗师的角色是"以解决问题为导向的促进者、问题解决者、健康教育者和教练"（p.537）。最终的治疗目的是帮助那些患有疾病的人感觉到自己能够控制自己的情况，最终能够更有效地进行应对。一项小型的随机对照试验表明医疗危机咨询能够帮助糖尿病患者、心脏病患者和其他患者在不增加医疗花费的同时提高他们的社会支持（Koocher et al，2001）。

2. 心理疗法　各项研究证实了心理疗法总体上的有效性（Craighead，Hart，Craighead & Ilardi，2002；Weisz，2003），但关于心理疗法和特定疾病患者之间的关系，研究并未给出一致的结论。心理疗法的效果会随着取向（认知行为上的或人际间的）、模式（个体的或集体的）、侧重点（认知变形、悲痛或压力）的不同而产生差异。

认知行为疗法可以有效地减轻 2 型糖尿病患者的抑郁症（Lustman，Griffith，Freedland，Kissel & Clouse，1998）。Rubin 和 Peyrot（2001）曾提议，人际间的心理疗法同样对糖尿病患者有益，因为糖尿病的多种控制措施都需要与他人合作才能完成。一项对压力减轻训练和心脏病结果之间的关系进行检验的早期研究显示，那些有过突发性心脏病并且接受过减轻压力训练的病人的死亡率比没有得到心理干预的病人的死亡率要低（Frasure-Smith & Prince，1985）。

但并不是所有的心理疗法都有正面的结果。一项针对近期发生过心脏病的 2328 人调查显示，无论是集体的心理疗法还是个人的心理疗法都没有有助于减轻抑郁，减低心脏病的复发和降低死亡率（Jones & West，2004）。一项针对抑郁症患者和新近突发心脏病的患者进行的个人和群体的认知行为心理疗法显示，该项干预手段有助于改善抑郁症状、增加社会支持。但是在随后平均为 29 个月的随访中，发现不管他们是否接受过心理疗法，还是有 1/4 的患者死亡（Berkman et al，2003）。对于不同类型、模式和侧重点的，尤其是针对慢性病患者的心理疗法的有效性还需要更多的研究进行评估。

3. 放松训练　有相当多的证据显示放松训练对慢性病患者有效。Benson（1976）在他的经典名著《放松反应》（*The Relaxation Response*）中提到，每天 10～20 分钟的冥想能够产生生理上的变化，比如降低血压和心率等。对于糖尿病患者而言，渐进性的肌肉放松有助于改善血糖的控制状况（Lammers，Naliboff & Straatmeyer，1984；Surwit & Schneider，1993）。深度放松训练可以帮助患有 1 型糖尿病的儿童和青少年减轻接受胰岛素注射和其他药物治疗时产生的恐惧感和焦虑感（Sewell，2004）。

放松训练有很多种。冥想需要一个人静静坐着，同时集中注意力进行数数、重复一些词组，或者注视某个物体。渐进性肌肉放松方法要求进行深呼吸，同时开始一次放松一部分肌肉，可以从头部开始一直到脚，也可以反向进行。催眠疗法也被称为深度放松训练（Sewell，2004），需要有一个人指导病人集中关注某一物体或图像来引导他们进行放松。具体运用放松技巧的过程请参阅 Bernstein，Borkovec 和 Hazlett-Stevens（2000）或 Payne（2000）。

七、总　结

所有医疗机构的社会工作者都会经常面临患有心脏病、糖尿病、HIV 感染/艾滋病或其他慢性疾病的案主。如本章所述，慢性病带给病人持续的挑战，尤其是在心理健康方面、治疗的依从性方面，以及在获得用于应对不停变化的病情的信息方面。慢性疾病会导致心理健康问题，例如抑郁症和焦虑症等，这些心理状况反过会加剧病情。心理疾病如抑郁症会消极地影响患者对药物、饮食和治疗方案其他方面的依从性。而依从医疗方案对于慢性病患者而言是至关重要的。病人每日的生活状况如何——他们是否饮食得当、是否进行运动、是否定期服药、是否采取预防措施——都会对疾病的发展和结果有深远的影响。

在与慢性病患者一起工作时，社会工作者有多种角色可以扮演——依从性咨询员、心理健康专家和教育者等。所有的这些角色都要求社会工作者除了独特的心理学知识外，也要对熟识病人的病情及其治疗方案。治疗"不依从"的角度也发生了变化——从一种"责怪"的角度转变为一种"选择"的角度，即指医生和病人应共同承担责任对已有的治疗方案进行再次协商。

医疗卫生的未来发展趋势可能会影响社会工作者在医疗机构和社区中担任的角色。例如，各年龄层中（甚至在儿童和青少年中）肥胖症和糖尿病发病率的上升将会增强社会工作者在促进生活方式的改变和改善依从性中所起的作用。新近的对于预防心脏病、糖尿病和艾滋病的关注将会强化社会工作者在以社区为基础的公共卫生场所（例如学校、基层诊所、心理健康和社会服务机构等）中所起的教育者的作用。最后，不同种族间持续的健康差距将更需要社会工作者发挥他们在影响健康的社会文化和家庭方面的专业知识。有关心脏病、糖尿病和艾滋病的知识对于社会工作者来说是非常重要的，因为社会工作者需要服务这些正在积极预防、应对、管理上述慢性病的日益增长的患者群。

八、学习练习推荐

读一本描写一个人如何应对或适应慢性疾病的书。这样的书可以是自己写的（例如自传），也可以是其他人写的。做一份个案研究演示或写一篇个案研究的论文，运用本章中阐述的"依从性咨询"模型来分析这个人控制疾病的能力。首先，描述这个疾病，包括病原、症状、治疗方法和病情的发展等。然后分析各种影响因素，如家庭和社会支持、生活习惯、文化因素、心理健康状况、对诊断的情绪反应、健康信念和治疗满意度等是如何影响他们管理自己的病情和依从治疗方案的能力。根据这个评估，描述社会工作者应该如何与这个病人和其家人一起工作来促进行为的改变，激活社会支持，并帮助他们更有效的应对疾病？

参考文献

Allison, D. B., Mentore, J. L., Heo, M., Chandler, L. P., Cappelleri, J. C., Infante, M. C., et al. (1999). Antipsychotic-induced weight gain: A comprehensive research synthesis. *American Journal of Psychiatry, 156*, 1686–1696.

American Diabetes Association. (2004). Diagnosis and classification of diabetes mellitus. *Diabetes Care, 27*, S5–S10.

American Heart Association. (2002). *Heart disease and stroke statistics—2003 update.* Dallas, TX: Author.

Amir, S., Rabin, C., & Galatzer, A. (1990). Cognitive and behavioral determinants of compliance in diabetics. *Health and Social Work, 15*, 144–151.

Andersen, R., Bozzette, S., Shapiro, M., St. Clair, P., Morton, S., Crystal, S., et al. (2000).

Access of vulnerable groups to antiretroviral therapy among persons in care for HIV disease in the United States. *Health Services Research, 2,* 389–416.

Anderson, B. J., Auslander, W. F., Jung, K. G., Miller, J. P., & Santiago, J. V. (1990). Assessing family sharing of diabetes responsibilities. *Journal of Pediatric Psychology, 15,* 477–492.

Anderson, B. J., Brackett, J., Ho, J., & Laffel, L. M. (1999). An office-based intervention to maintain parent-adolescent teamwork in diabetes management: Impact on parental involvement, family conflict, and subsequent glycemic control. *Diabetes Care, 22,* 713–721.

Anderson, R. J., Freedland, K. E., Clouse, R. E., & Lustman, P. J. (2001). The prevalence of comorbid depression in adults with diabetes: A meta-analysis. *Diabetes Care, 24,* 1069–1078.

Anderson, R. J., Grigsby, A. B., Freedland, K. E., de Groot, M., McGill, J. B., & Clouse, R. E. (2002). Anxiety and poor glycemic control: A meta-analytic review of the literature. *International Journal of Psychiatry in Medicine, 32,* 235–247.

Anding, J. D., Kubena, K. S., McIntosh, W. A., & O'Brien, B. (1996). Blood lipids, cardiovascular fitness, obesity, and blood pressure: Presence of potential coronary heart disease risk factors in adolescents. *Journal of the American Dietetic Association, 96*(3), 238–242.

Arias, E., Anderson, R. N., Kung, H., Murphy, S. L., & Kochanek, K. D. (2003). Deaths: Final data for 2001. *National Vital Statistics Reports, 52,* 1–116.

Arnsten, J. H., Demas, P. A., Grant, R. W., Gourevitch, M. N., Farzadegan, H., Howard, A. A., et al. (2002). Impact of active drug use on antiretroviral therapy adherence and viral suppression in HIV-infected drug users. *Journal of General Internal Medicine, 17,* 377–381.

Auslander, W. F. (1993). Brief family interventions to improve family communication and cooperation regarding diabetes management. *Spectrum, 6*(5), 330–333.

Auslander, W., Anderson, B. J., Bubb, J., Jung, K. G., & Santiago, J. V. (1990). Risk factors to health in diabetic children: A prospective study from diagnosis. *Health and Social Work, 15,* 133–142.

Auslander, W., Bubb, J., Peelle, A., & Rogge, M. (1989, August). *Intervention to improve family role sharing in high risk diabetic adolescents.* Paper presented at the annual meeting of the American Association of Diabetes Educators, Seattle, WA.

Auslander, W. F., Bubb, J., Rogge, M., & Santiago, J. V. (1993). Family stress and resources: Potential areas of intervention in recently diagnosed children with diabetes. *Health and Social Work, 18,* 101–113.

Auslander, W. F., Thompson, S., Dreitzer, D., White, N., & Santiago, J. V. (1997). Disparity in glycemic control and adherence between African American and Caucasian youths with diabetes: Family and community contexts. *Diabetes Care, 20*(10), 1569–1575.

Barrett-Connor, E. (2003). An epidemiologist looks at hormones and heart disease in women. *Journal of Clinical Endocrinology and Metabolism, 88,* 4031–4042.

Barth, J., Schumacher, M., & Herrmann-Lingen, C. (2004). Depression as a risk factor for mortality in patients with coronary heart disease: A meta-analysis. *Psychosomatic Medicine, 66,* 802–813.

Becker, M. H. (1974). The health belief model and personal health behavior. *Health Education Monographs, 2.*

Becker, M. H., & Maimon, L. A. (1980). Strategies for enhancing patient compliance. *Journal of Community Health, 6,* 113–135.

Benson, H. (1976). *The relaxation response.* New York: HarperTorch.

Berkman, L. F., Blumenthal, J., Burg, M., Carney, R. M., Catellier, D., Cowan, M. J., et al. (2003). Effects of treating depression and low perceived social support on clinical events after myocardial infarction: The Enhancing Recovery in Coronary Heart Disease Patients (ENRICHD) randomized trial. *Journal of the American Medical Association, 289,* 3106–3116.

Bernstein, D. A., Borkovec, T. D., & Hazlett-Stevens, H. (2000). *New directions in progressive relaxation: A guidebook for helping professionals.* Westport, CT: Praeger.

Bertakis, K. D. (1977). The communication of information from physician to patient: A method for increasing patient retention and satisfaction. *Journal of Family Practice, 5*(2), 217–222.

Black, S. A. (2002). Diabetes, diversity, and disparity: What do we do with the evidence? *American Journal of Public Health, 92,* 543–548.

Blazer, D. G., Moody-Ayers, S., Craft-Morgan, J., & Burchett, B. (2002). Depression in diabetes and obesity: Racial/ethnic/gender issues in older adults. *Journal of Psychosomatic Research, 53,* 913–916.

Bolen, J. C., Rhodes, L., Powell-Griner, E. E., Bland, S. D., & Holtzman, D. (2000). State-specific prevalence of selected health behaviors, by race and ethnicity: Behavioral Risk Factor Surveillance System, 1997. *Morbidity and Mortality Weekly Report, 49,* 1–60.

Boyle, J. P., Honeycutt, A. A., Venkat Narayan, K. M., Hoerger, T. J., Geiss, L. S., Chen, H., et al. (2001). Projection of diabetes burden through 2050: Impact of changing demography and disease prevalence in the United States. *Diabetes Care, 24,* 1936–1940.

Bubb, J., Auslander, W. F., & Manthei, D. (1989, November). *A model of adherence counseling for chronically ill patients.* Paper presentation at the annual meeting of the National Association of Social Workers, San Francisco, CA.

Centers for Disease Control and Prevention. (1999a). Achievements in public health, 1900–1999: Control of infectious diseases. *Morbidity and Mortality Weekly Report, 48,* 621–629.

Centers for Disease Control and Prevention. (1999b). Ten great public health achievements—United States, 1900–1999. *Morbidity and Mortality Weekly Report, 48,* 241–243.

Centers for Disease Control and Prevention. (2000). *Data on health disparities.* Washington, DC: National Center for Health Statistics.

Centers for Disease Control and Prevention. (2001). *HIV/AIDS Surveillance Report* (13th ed., Vol. 2). Atlanta, GA: Author.

Centers for Disease Control and Prevention. (2004a). *National diabetes fact sheet: United States, 2003.* Atlanta: U.S. Dept. of Health and Human Services.

Centers for Disease Control and Prevention. (2004b). *Web-Based Injury Statistics Query and Reporting System (WISQARS).* Retrieved December 17, 2005, from http://www.cdc.gov /ncipc/wisqars.

Center for Infectious Diseases. (1985). *Acquired immunodeficiency syndrome (AIDS) weekly surveillance report—United States.* Retrieved October 9, 2004, from http://www.cdc .gov/hiv/stats/surveillance85.pdf.

Chesney, M. (2003). Adherence to HAART regimens. *AIDS Patient Care and STDs, 17,* 169–177.

Ciechanowski, P. S., Katon, W. J., & Russo, J. E. (2000). Depression and diabetes: Impact of depressive symptoms on adherence, function, and costs. *Archives of Internal Medicine, 160,* 3278–3285.

Clouse, R. E., Lustman, P. J., Freedland, K. E., Griffith, L. S., McGill, J. B., & Carney, R. M. (2003). Depression and coronary heart disease in women with diabetes. *Psychosomatic Medicine, 65,* 376–383.

Cook, J. A., Cohen, M. H., Burke, J., Grey, D., Anastos, K., Kirstein, L., et al. (2002). Effects of depressive symptoms and mental health quality of life on use of highly active anti-retroviral therapy among HIV-seropositive women. *Journal of Acquired Immune Deficiency Syndromes, 30,* 401–409.

Cook, J. A., Grey, D., Burke, J., Cohen, M. H., Gurtman, A. C., Richardson, J. L., et al. (2004). Depressive symptoms and AIDS-related mortality among a multisite cohort of HIV-positive women. *American Journal of Public Health, 94,* 1133–1140.

Coté, T. R., Biggar, R. J., & Dannenberg, A. L. (1992). Risk of suicide among persons with AIDS: A national assessment. *Journal of the American Medical Association, 268,* 2066–2068.

Cowie, C. C., Rust, K. F., Byrd-Holt, D., Eberhardt, M. S., Saydah, S., Geiss, L. S., et al. (2003). Prevalence of diabetes and impaired fasting glucose in adults: United States, 1999–2000. *Morbidity and Mortality Weekly Report, 52,* 833–837.

Craighead, W. E., Hart, A. B., Craighead, L. W., & Ilardi, S. S. (2002). Psychosocial treatments for major depressive disorder. In P. Nathan & J. M. Gorman (Eds.), *A guide to treatments that work* (pp. 245–261). New York: Oxford University Press.

Dannenberg, A. L., McNeil, J. G., Brundage, J. F., & Brookmeyer, R. (1996). Suicide and HIV infection: Mortality follow-up of 4147 HIV seropositive military service applicants. *Journal of the American Medical Association, 276,* 1743–1746.

Deeks, S. G., Smith, M., Holodniy, M., & Kahn, J. O. (1997). HIV-1 protease inhibitors: A review for clinicians. *Journal of the American Medical Association, 277,* 145–153.

de Groot, M., Anderson, R., Freedland, K. E., Clouse, R. E., & Lustman, P. J. (2001). Association of depression and diabetes complications: A meta-analysis. *Psychosomatic Medicine, 63,* 619–630.

de Groot, M., & Lustman, P. J. (2001). Depression among African-Americans with diabetes: A dearth of studies. *Diabetes Care, 24,* 407–408.

DiMatteo, M. R. (2004). Variations in patients' adherence to medical recommendations. *Medical Care, 42,* 200–209.

DiMatteo, M. R., Lepper, H. S., & Croghan, T. W. (2000). Depression is a risk factor for noncompliance with medical treatment: Meta-analysis of the effects of anxiety and depression on patient adherence. *Archives of Internal Medicine, 160,* 2101–2107.

Eaton, W. W., Armenian, H., Gallo, J., Pratt, L., & Ford, D. E. (1996). Depression and risk for onset of type II diabetes: A prospective population-based study. *Diabetes Care, 19,* 1097–1120.

Ferketich, A. K., Schwartzbaum, J. A., Frid, D. J., & Moeschberger, M. L. (2000). Depression as an antecedent to heart disease among women and men in the NHANES I study. *Archives of Internal Medicine, 160,* 1261–1268.

Ferrando, S., van Gorp, W., & McElhiney, M. (1998). Highly active antiretroviral treatment in HIV infection: Benefits for neuropsychological function. *AIDS, 12,* F65–F70.

Fleming, P. L., Wortley, P. M., Karon, J. M., DeCock, K. M., & Janssen, R. S. (2000). Tracking the HIV epidemic: Current issues, future challenges. *American Journal of Public Health, 90,* 1037–1041.

Forstein, M., & McDaniel, J. S. (2001). Medical overview of HIV infection and AIDS. *Psychiatric Annals, 31,* 16–20.

Foster, R., Olajide, D., & Everall, I. (2003). Antiretroviral therapy-induced psychosis: Case report and brief review of the literature. *HIV Medicine, 4,* 139–144.

Frasure-Smith, N., & Prince, R. (1985). The ischemic heart disease life stress monitoring program: Impact on mortality. *Psychosomatic Medicine, 47,* 431–445.

Garcia, P. R., & Cote, J. K. (2003). Factors affecting adherence to antiretroviral therapy in people living with HIV/AIDS. *Journal of the Association of Nurses in AIDS Care, 14*(4), 37–45.

Glasgow, R. E., & Toobert, D. J. (1988). Social environment and regimen adherence among type II diabetic patients. *Diabetes Care, 11,* 377–386.

Glasgow, R. E., Wilson, W., & McCaul, K. D. (1985). Regimen adherence: A problematic construct in diabetes research. *Diabetes Care, 8,* 300–301.

Grigsby, A. B., Anderson, R. J., Freedland, K. E., Clouse, R. E., & Lustman, P. J. (2002). Prevalence of anxiety in adults with diabetes: A systematic review. *Journal of Psychosomatic Research, 53,* 1053–1060.

Guyer, B., Freedman, M. A., Strobino, D. M., & Sondik, E. J. (2000). Annual summary of vital statistics: Trends in the health of Americans during the twentieth century. *Pediatrics, 106,* 1307–1317.

Hall, J. A., Roter, D. L., & Katz, N. R. (1988). Meta-analysis of correlates of provider behavior in medical encounters. *Medical Care, 26,* 657–675

Hamburg, B. A., & Inoff, G. E. (1983). Coping with predictable crises of diabetes. *Diabetes Care, 6,* 409–416.

Hanson, C. L., De Guire, M. J., Schinkel, A. M., & Kolterman, O. G. (1995). Empirical validation for a family-centered model of care. *Diabetes Care, 18,* 1347–1356.

Harris, E. C., & Barraclough, B. (1997). Suicide as an outcome for mental disorders: A meta-analysis. *British Journal of Psychiatry, 170,* 205–228.

Heaney, C. A., & Israel, B. A. (1997). Social networks and social support. In K. Glanz, F. M. Lewis, & B. K. Rimer (Eds.), *Health behavior and health education* (pp. 179–205). San Francisco: Jossey Bass.

Herek, G. M., & Glunt, E. K. (1988). An epidemic of stigma: Public reactions to AIDS. *American Psychologist, 43,* 886–891.

Herskowitz, D. R., Jacobson, A. M., Cole, C., Hauser, S. T., Wolfsdorf, J. I., Willett, J. B., et al. (1995). Psychosocial predictors of acute complications of diabetes in youth. *Diabetic Medicine, 12,* 612–618.

Hippisley-Cox, J., Fielding, K., & Pringle, M. (1998). Depression as a risk factor for ischaemic heart disease in men: Population based case-control study. *British Medical Journal, 316,* 1714–1719.

Hughes, D., & Kleespies, P. (2001). Suicide in the medically ill. *Suicide and Life-Threatening Behavior, 31*(Suppl.), 48–59.

Jacobson, A. M., Hauser, S. T., Lavori, P., Wolfsdorf, J. I., Herskowitz, R. D., Milley, J. E., et al. (1990). Adherence among children and adolescents with insulin-dependent diabetes mellitus over a 4-year longitudinal follow-up: Pt. 1. The influence of patient coping and adjustment. *Journal of Pediatric Psychology, 15,* 511–526.

Jacobson, L. P., Kirby, A. J., Polk, S., Phair, J. P., Besley, D. R., Saah, A. J., et al. (1993). Changes in survival time after acquired immunodeficiency syndrome (AIDS): 1984–1991. *American Journal of Epidemiology, 138,* 952–964.

Johnson, S. B., Perwien, A. R., & Silverstein, J. H. (2000). Response to hypo- and hyperglycemia in adolescents with type 1 diabetes. *Journal of Pediatric Psychology, 25,* 171–178.

Joint United Nations Programme on HIV/AIDS. (2004). *2004 report on the global AIDS epidemic: 4th global report.* Geneva, Switzerland: Author. Retrieved September 29, 2005 from http://www.unaids.org.

Jones, D. A., & West, R. R. (2004). Psychological rehabilitation after myocardial infarction: Multicentre randomised controlled trial. *British Medical Journal, 313,* 1517–1521.

Jones, J. M., Lawson, M. L., Daneman, D., Olmsted, M. P., Rodin, G. (2000). Eating disorders in adolescent females with and without type 1 diabetes: cross-sectional study. *British Medical Journal, 320,* 1563–1566.

Karon, J. M., Fleming, P. L., Steketee, R. W., & DeCock, K. M. (2001). HIV in the United States at the turn of the century: An epidemic in transition. *American Journal of Public Health, 91,* 1060–1068.

Katon, W., Von Korff, M., Ciechanowski, P., Russo, J., Lin, E., Simon, G., et al. (2004). Behavioral and clinical factors associated with depression among individuals with diabetes. *Diabetes Care, 27,* 914–920.

Kawakami, N., Takatsuka, N., Shimizu, H., & Ishibashi, H. (1999). Depressive symptoms and occurrence of type 2 diabetes among Japanese men. *Diabetes Care, 22,* 1071–1076.

Kim, C., Newton, K. M., & Knopp, R. H. (2002). Gestational diabetes and the incidence of type 2 diabetes: A systematic review. *Diabetes Care, 25,* 1861–1868.

Knowler, W. C., Saad, M. F., Pettitt, D. J., Nelson, R. G., & Bennett, P. H. (1993). Determinants of diabetes mellitus in the Pima Indians. *Diabetes Care, 16,* 216–227.

Koocher, G. P., Curtiss, E. K., Pollin, I. S., & Patton, K. E. (2001). Medical crisis counseling in a health maintenance organization: Preventive intervention. *Professional Psychology: Research and Practice, 32,* 52–58.

Koro, C. E., Fedder, D. O., L'Italien, G. J., Weiss, S. S., Magder, L. S., Kreyenbuhl, J., et al. (2002). Assessment of independent effect of olanzapine and risperidone on risk of diabetes among patients with schizophrenia: Population based nested case-control study. *British Medical Journal, 325,* 243–251.

Kovacs, M., Goldston, D., Obrosky, D. S., & Bonar, L. K. (1997). Psychiatric disorders in youths with IDDM: Rates and risk factors. *Diabetes Care, 20,* 36–44.

Kovacs, M., Mukerji, P., Drash, A., & Iyengar, S. (1995). Biomedical and psychiatric risk factors for retinopathy among children with IDDM. *Diabetes Care, 18,* 1592–1599.

Kruse, J., Schmitz, N., & Thefeld, W. (2004). On the association between diabetes and mental disorders in a community sample: Results from the German National Health Interview and Examination Survey. *Diabetes Care, 26,* 1841–1846.

Lammers, C. A., Naliboff, B. D., & Straatmeyer, A. J. (1984). The effectives of progressive relaxation on stress and diabetic control. *Behaviour Research and Therapy, 22,* 641–650.

Lamptey, P. R. (2002). Reducing heterosexual transmission of HIV in poor countries. *British Medical Journal, 324,* 207–211.

Lee, E. T., Howard, B. V., Go, O., Savage, P. J., Fabsitz, R. R., Robbins, D. C., et al. (2000). Prevalence of undiagnosed diabetes in three American Indian populations: The Strong Heart Study. *Diabetes Care, 23,* 181–186.

Leslie, D. L., & Rosenheck, R. A. (2004). Incidence of newly diagnosed diabetes attributable to atypical antipsychotic medications. *American Journal of Psychiatry, 161,* 1709–1711.

Lett, H. S., Blumenthal, J. A., Babyak, M. A., Sherwood, A., Strauman, T., Robins, C., et al. (2004). Depression as a risk factor for coronary artery disease: Evidence, mechanisms, and treatment. *Psychosomatic Medicine, 66,* 305–315.

Ley, P. (1982). Giving information to patients. In J. R. Eiser (Ed.), *Social psychology and behavioral science* (pp. 339–373). Hoboken, NJ: Wiley.

Lorenz, R. A., Bubb, J., Davis, D., Jacobson, A., Jannasch, K., Kramer, J., et al. (1996). Changing behavior. *Diabetes Care, 19,* 648–652.

Low-Beer, S., Chan, K., Yip, B., Wood, E., Montaner, J. S., O'Shaughnessy, M. V., et al. (2000). Depressive symptoms decline among persons on HIV protease inhibitors. *Journal of Acquired Immune Deficiency Syndromes, 23,* 295–301.

Lustman, P. J., Anderson, R. J., Freedland, K. E., de Groot, M. K., Carney, R. M., & Crouse, R. E. (2000). Depression and poor glycemic control: A meta-analytic review of the literature. *Diabetes Care, 23,* 934–942.

Lustman, P. J., Griffith, L. S., Freedland, K. E., Kissel, S. S., & Clouse, R. E. (1998). Cognitive behavior therapy for depression in type 2 diabetes mellitus: A randomized, controlled trial. *Annals of Internal Medicine, 129,* 613–621.

Lyon, D. E. (2001). Human immunodeficiency virus (HIV) disease in persons with severe mental illness. *Issues in Mental Health Nursing*, 22, 109–119.

Manson, J. E., Hsia, J., Johnson, K. C., Rossouw, J. E., Assaf, A. R., Lasser, N. L., et al. (2003). Estrogen plus progestin and the risk of coronary heart disease. *New England Journal of Medicine*, 349, 523–534.

Marlatt, G. A., & Gordon, J. R. (1985). *Relapse prevention: Maintenance strategies for addictive behavior change*. New York: Guilford Press.

Marzuk, P. M., Tardiff, K., Leon, A. C., Hirsch, C. S., Hartwell, N., Portera, L., et al. (1997). HIV seroprevalence among suicide victims in New York City, 1991–1993. *American Journal of Psychiatry*, 154, 1720–1725.

Marzuk, P. M., Tierney, H., Tardiff, K., Gross, E. M., Morgan, E. B., Hsu, M. A., et al. (1988). Increased risk of suicide in persons with AIDS. *Journal of the American Medical Association*, 259, 1333–1337.

McVeigh, K. H., Mostashari, F., & Thorpe, L. E. (2004). Serious psychological distress among person with diabetes—New York City, 2003. *Morbidity and Mortality Weekly Report*, 53, 1089–1090.

Meichenbaum, D., & Turk, D. C. (1987). *Facilitating treatment adherence: A practitioner's guidebook*. New York: Plenum Press.

Mokdad, A. H., Bowman, B. A., Ford, E. S., Vinicor, F., Marks, J. S., & Koplan, J. P. (2001). The continuing epidemics of obesity and diabetes in the United States. *Journal of the American Medical Association*, 286, 1195–1200.

Mokdad, A. H., Ford, E. S., Bowman, B. A., Nelson, D. E., Engelgau, M. M., Vinicor, F., et al. (2000). Diabetes trends in the United States: 1990 to 1998. *Diabetes Care*, 23, 1278–1283.

National Center for Health Statistics. (2004). *Health, United States, 2003*. Hyattsville, MD: Author.

National Institute of Allergy and Infectious Diseases. (2003). *HIV infection and AIDS: An overview*. Hyattsville, MD: U.S. Dept. of Health and Human Services. Retrieved September 19, 2004, from http://www.niaid.nih.gov/factsheets/hivinf.htm.

National Institute of Diabetes and Digestive and Kidney Diseases. (2004). *National diabetes statistics fact sheet: General information and national estimates on diabetes in the United States, 2003*. Bethesda, MD: National Institutes of Health.

Oh, S. S., Croft, J. B., Greenlund, K. J., Ayala, C., Zheng, Z. J., Mensah, G. A., et al. (2004). Disparities in premature deaths from heart disease—50 states and the District of Columbia, 2001. *Morbidity and Mortality Weekly Report*, 53, 121–125.

Payne, R. A., Donaghy, M., & Bellamy, K. (2000). *Relaxation techniques: A practical handbook for the health care professional* (2nd ed.). Edinburgh, England: Churchill Livingstone.

Peyrot, M., & Rubin, R. R. (1997). Levels and risks of depression and anxiety symptomatology among diabetic adults. *Diabetes Care*, 20, 585–590.

Pollin, I. (1995). *Medical crisis counseling: Short-term treatment for long-term illness*. Evanston, IL: Norton.

Pratt, L. A., Ford, D. E., Crum, R. M., Armenian, H. K., Gallo, J. J., & Eaton, W. W. (1996). Depression, psychotropic medication, and risk of myocardial infarction: Prospective data from the Baltimore ECA follow-up. *Circulation*, 94, 3123–3129.

Robbins, J. A., Bertakis, K. D., Helms, L. J., Azari, R., Callahan, E. J., & Creten, D. A. (1993). The influence of physician practice behaviors on patient satisfaction. *Family Medicine*, 25(1), 17–20.

Rogers, G., Curry, M., Oddy, J., Pratt, N., Beilby, J., & Wilkinson, D. (2003). Depressive disorders and unprotected casual anal sex among Australian homosexually active men in primary care. *HIV Medicine*, 4, 271–275.

Rosenthal, M. J., Fajardo, M., Gilmore, S., Morley, J. E., & Naliboff, B. D. (1998). Hospitalization and mortality of diabetes in older adults: A 3-year prospective study. *Diabetes Care, 21,* 231–235.

Roter, D. L. (1977). Patient participation in the patient-provider interaction: The effects of patient question asking on the quality of interaction, satisfaction and compliance. *Health Education Monographs, 5*(4), 281–315.

Roter, D. L., & Hall, J. A. (1997). Patient-provider communication. In K. Glanz, F. M. Lewis, & B. K. Rimer (Eds.), *Health behavior and health education* (pp. 206–226). San Francisco: Jossey Bass.

Roter, D. L., Hall, J. A., & Katz, N. R. (1987). Relations between physicians' behaviors and patients' satisfaction, recall, and impressions: An analogue study. *Medical Care, 25,* 437–451.

Rozanski, A., Blumenthal, J. A., & Kaplan, J. (1999). Impact of psychological factors on the pathogenesis of cardiovascular disease and implications for therapy. *Circulation, 99,* 2192–2217.

Rubin, R. R., Ciechanowski, P., Egede, L., Lin, E. H. B., & Lustman, P. J. (2004). Recognizing and treating depression in patients with diabetes. *Current Diabetes Reports, 4,* 119–125.

Rubin, R. R., & Peyrot, M. (2001). Psychological issues and treatments for people with diabetes. *Journal of Clinical Psychology, 57,* 457–478.

Ryan, M. C. M., Collins, P., & Thakore, J. H. (2003). Impaired fasting glucose tolerance in first episode, drug naive patients with schizophrenia. *American Journal of Psychiatry, 160,* 284–289.

Rydall, A. C., Rodin, G. M., Olmsted, M. P., Devenyi, R. G., & Daneman, D. (1997). Disordered eating behavior and microvascular complications in young women with insulin-dependent diabetes mellitus. *New England Journal of Medicine, 336,* 1849–1854.

Sacchetti, E., Turrina, C., Parrinello, G., Brignoli, O., Stefanini, G., & Mazzaglia, G. (2005). Incidence of diabetes in a general practice population: A database cohort study on the relationship with haloperidol, olanzapine, risperidone or quetiapine exposure. *International Clinical Psychopharmacology, 20,* 33–37.

Sax, P. E., & Kumar, P. (2004). Tolerability and safety of HIV protease inhibitors in adults. *Journal of Acquired Immune Deficiency Syndromes, 37,* 1111–1124.

Schulman, K. A., Berlin, J. A., Harless, W., Kerner, J. F., Sistrunk, S., Gersh, B. J., et al. (1999). The effect of race and sex on physicians' recommendations for cardiac catheterization. *New England Journal of Medicine, 340,* 618–626.

Sewell, G. (2004). Using deep relaxation in children and adolescents with diabetes. *Journal of Diabetes Nursing, 8,* 309–313.

Smith-Rogers, A., Miller, S., Murphy, D. A., Tanney, M., & Fortune, T. (2001). The TREAT (Therapeutic Regimens Enhancing Adherence in Teens) Program: Theory and preliminary results. *Journal of Adolescent Health, 298,* 30–38.

Starace, F., Ammassari, A., Trotta, M. P., Murri, R., De Longis, P., Izzo, C., et al. (2002). Depression is a risk factor for suboptimal adherence to highly active antiretroviral therapy. *Journal of Acquired Immune Deficiency Syndromes, 31,* S136–S139.

Steele, R. G., & Grauer, D. (2003). Adherence to antiretroviral therapy for pediatric HIV infection: Review of the literature and recommendations for research. *Clinical Child and Family Psychology Review, 6,* 17–30.

Surwit, R. S., & Schneider, M. S. (1993). Role of stress in the etiology and treatment of diabetes mellitus. *Psychosomatic Medicine, 55,* 380–393.

Thompson, S., Auslander, W. F., & White, N. (2001a). Comparison between single-mother and two-parent families on metabolic control of youths with diabetes. *Diabetes Care, 24,* 234–238.

Thompson, S., Auslander, W. F., & White, N. (2001b). Influence of family structure on health among youths with diabetes. *Health and Social Work, 26,* 7–14.

Tull, E. S., & Roseman, J. M. (1995). Diabetes in African Americans. In National Diabetes Data Group (Ed.), *Diabetes in America* (NIH Publication No. 95-1468, 2nd ed.). Washington, DC: National Institute of Diabetes and Digestive and Kidney Diseases.

U.S. Department of Health and Human Services. (2004). *Summary health statistics for U.S. adults: National Health Interview Survey, 2002* (DHHS Publication No. PHS 2004-1550). Hyattsville, MD: Author.

U.S. Food and Drug Administration. (2004). "Black box" warning for antidepressants. *FDA Patient Safety News* (Show #34). Retrieved December 3, 2004, from www.access .data.fda.gov.

Weisz, J. R. (2003). *Evidence-based psychotherapies for children and adolescents.* New York: Guilford Press.

Wooltorton, E. (2003). Paroxetine (Paxil, Seroxat): Increased risk of suicide in pediatric patients. *Canadian Medical Association Journal, 169,* 446.

World Health Organization. (2004). *Diabetes action now.* Geneva, Switzerland: Author. Retrieved October 2, 2004, from http://www.who.int/diabetes.

Wulsin, L., & Singal, B. (2003). Do depressive symptoms increase the risk for the onset of coronary disease? A systematic quantitative review. *Psychosomatic Medicine, 65,* 201–210.

Wysocki, T., Harris, M. A., Greco, P., Bubb, J., Danda, C. E., Harvey, L. M., et al. (2000). Diabetes mellitus in the transition to adulthood: Adjustment, self-care, and health status. *Journal of Developmental and Behavioral Pediatrics, 25,* 23–33.

第十九章

社会工作和遗传学

DEBORAH R. SCHILD, SUSAN TAYLOR-BROWN,
and LUBA DJURDJINOVIC

2003 年 4 月，人类遗传学史上发生了两件重要的事件：一是诺贝尔（生理学或医学）奖获得者佛朗西斯·克里克（Francis Crick）和詹姆斯·沃森（James Watson）发表阐述脱氧核糖核酸（DNA）结构的里程碑式的文章 50 周年纪念，另一件是国际人类基因组测序协作组宣布"人类基因组计划"（Human Genome Project，HGP）正式完成（美国国家人类基因组研究协会［NHGRI］，2003）。同样在 2003 年 4 月，美国全国社会工作者协会（NASW）发布了"遗传学与社会工作实务相结合的标准"从而纪念了这两件大事（Stoesen，2003）。这项新标准反映了将人类基因组计划的研究成果整合进社会工作的理论、实务、政策倡导和研究中的重要性。

卫生保健领域中的社会工作者在历史上就帮助家庭应对遗传情况中的心理社会问题（Schild & Black，1984）。社会工作者帮助个人和他们的家人了解遗传的本质、家庭基因检测的意义，以及应对所获得的信息的方式。如今，社会工作专业在飞速发展的遗传学领域有着更多的发展机会。社会工作者从最初在遗传学领域，主要是智障领域中的工作，到目前在医学专业领域和心理健康领域中参与遗传相关的咨询工作。在美国，遗传学革命促使了生理健康和心理健康的融合，并带来了大量的机会使社会工作者能够参与到病人及其家人的综合性护理中，从而应对所有范围内的健康问题，'包括健康遗传方面的问题。

尽管协助个人和他们的家庭参与基因检测和诊断的过程可能是遗传学领域中健康社会工作实务的主要关注点，但是社会工作同时还关注其他领域。5000 多种单基因变异会导致疾病或残疾，而且通过基因检测是可诊断出来的。然而遗传学对一个人健康幸福的影响远远比这些单基因变异要复杂得多。总的来说，基因提供了生物表达的结构基础，而生物表达受到环境的制约，这些相互作用的复杂性很难解释。

能反映一个人身份的遗传基础既不确定也不固定。各种环境的变化会引起基因的突变，包括外部的和内在的生理和心理事件，例如压力。基因和环境相互作用的复杂性和重要性使社会工作专业在促进人口健康方面占据了独一无二的地位。

　　社会工作者越来越受到挑战，他们需要了解遗传对案主生活、健康和行为的影响。社会工作者同时也面临着关于遗传和环境是如何相互作用的新理论，他们在推进不断涌现的关于人类发展和行为中遗传与环境相互作用的知识基础也发挥着作用。

一、本章目的

- 探讨社会工作实务和遗传学的关系。
- 介绍遗传学的一些基本知识。
- 列举出一些把遗传学知识应用到实务当中的重要技巧。
- 关注遗传引起的伦理问题。
- 考察最新的关于遗传学的政策发展，介绍社会工作研究和遗传学的基本情况。
- 罗列出社会工作和遗传学未来会面临的问题。

二、遗传学简介

　　人们很早以前就意识到了孩子从父母那里遗传一些特性。当我们看到刚出生的婴儿时，我们可能会说"他有一双爸爸般的眼睛"或者说"她和妈妈长得简直一模一样"。孟德尔（Mendel）1866 年的论文首次解释了两代之间特性的传递，并称这种传递的过程为"基因遗传"。随着 1900 年孟德尔的这篇论文再次出现，基因科学研究大量出现并成倍地发展起来（Schild & Black，1984）。孟德尔关于决定特性的"因子"如何从父母辈传到子辈的论断一直是基因科学研究的基础。我们现在知道遗传的过程远比孟德尔所描述的要复杂。特性是由无数个基因共同作用决定的。我们现在也知道了更多关于引导遗传和基因表达的化学结构和过程。

（一）重要术语

　　我们每一个人都有一套独特的从父母那里遗传来的"基因组"。人类基因组计划已经表明所有人中 99.9％的遗传信息都是一样的，而 0.1％的差异造就了独特的个体。基因组是一个人所有基因的总和，一个人基因组的表达或基因型称作"表型"。基因组由基因构成，在母亲怀孕时，父母分别贡献一半基因。是母体基因和父体基因的混合决定了我们每一个独特的个体。

　　"基因"，曾被孟德尔称为"因子"，是遗传中最小的单位。基因由 DNA 构成，每一个基因都携带一套特定的指令来控制细胞的活动。这些指令合成蛋白质，从而控制其他基因的活动和引导细胞的发育和繁殖。人类基因组计划最近报道说，每个人都有约 2 万个基因（NHGRI，2003）。

　　DNA 是由两条双螺旋形的长链碱基对组成。这个模式由构成 DNA 的四个碱基以特定的配对方式形成。四个碱基分别是腺嘌呤（A）、胞嘧啶（C）、胸腺嘧啶（T）和鸟嘌呤（G）。这四个碱基就是构成 DNA 分子的"字母表"，遗传信息就储存在其中。特定的基因密码可以被细胞"识别"，从而合成特异蛋白。基因之间以组合的方式共同作用产生特性。一个基因可能在与其他基因的多种组合中保持活跃，从而成为不止一种特性定义的组成部分。

　　基因可能会由于 DNA 碱基对构造的差异而出现交替的形式。基因的交替形式称为"等位基因"。等位基因的不同组合表现出不同的特性。一些基因突变是良性的，如与眼睛、头发和肤色相关的变异。其他等位基因和疾病的形成有关。某个特定碱基被替换可能造成基因突变或蛋白质的转变，蛋白质功能则会改变从而导致某种医学疾病。基因突变可能是自发的，也可能是受到不同环境的影响。如果基因突变发生在生殖细胞，如卵子或精子，造成的突变基因就会传到下一代当中。如果基因突变发生在体细胞（即所有的非生殖细胞），这种变异就只能影响发生变异的个体，而不会遗传给后代。不是所有那些基因有特定遗传变化的个体都会有某种医学疾病的表现。

基因位于染色体上，而染色体是存在于所有细胞核中的构造。染色体是由紧密缠绕的DNA分子组成的。每个生物有机体都有独特的染色体数目和构成。人类有 23 对共 46 条染色体，一半来自精子，另外一半来自卵子。这 46 条染色体中有 44 条是常染色体，另外 2 条是性染色体，常染色体从大到小被命名为 1 到 22 号。2 条性染色体被命名为 X 染色体和 Y 染色体。X 和 Y 染色体上的一些基因在胚胎发育时能调节雌性激素和睾丸激素的生成并决定性别。如果没有其他中介因素，一个人有 2 条 X 染色体，就是女性；如果是 XY 基因型则为男性。

（二）遗传和基因条件的不同

在美国，先天畸形是婴儿死亡率和患病率的重要原因。大约 1/3 的住院婴儿都与先天缺陷有关（Lynberg & Khoury，1990）。导致先天缺陷的原因有很多，并且需要进行系统化的分析。有些是基因方面的问题，有些是遗传方面的问题，这两个术语对意识到现在已有的和将来可能有的风险是很关键的。

胚胎发育是遵循着基因编码的信息指导下精心编制的程序进行的。特定的基因决定着细胞分裂、胚胎发育和细胞生长。如果胚胎发育早期所需的原本配对好的基因序列发生了紊乱，就可能导致先天缺陷。这种紊乱至少通过两种机制发生：一是在不利的环境中暴露（如病毒和化学物质）；二是正常发育所需的正确基因序列的激活受到直接干扰。这种自发的和突发的遗传事件源于个体本身，与父母任何一方的遗传信息无关。如果这种遗传机制是婴儿重大先天缺陷的基础，它给以后妊娠带来的风险就会很小。

在一些家庭中，一个基因可能会以转变的形式存在，这会导致发育中的胎儿在高度配对的基因序列下发生剥离现象（fetus abruption）。这个转变基因会遗传给后代；这就是"遗传性"。家族史在决定一种疾病是否会在家族中重现的风险是很重要的。

（三）遗传模式

孟德尔描述了遗传的三种模式——常染色体显性遗传模式、常染色体隐性遗传模式和伴性隐性遗传模式。常染色体显性基因可以直接表现其变异性而无需其他转变基因配对。显性遗传在每一代中的表现都有特点。常染色体显性遗传病的例子有亨丁顿舞蹈症（Huntington's disease）、马方综合征（Marfan syndrome）和一些癌症。如果孩子的父母中有一位有常染色体显性基因，那么孩子就有 50% 遗传该基因的概率。这位携带常染色体显性基因的家长有一个转变的基因和一个未转变的基因。只有其中一个基因通过精子或卵子传给孩子。如果生殖细胞中的基因发生突变，那么后代就会携带这个转变基因。

常染色体隐性基因只有在第二个转变基因出现的情况下才会表现出来。隐性基因失调导致疾病的例子有囊性纤维症、镰状细胞贫血和戴萨克斯症（Tay-Sachs disease）。一个携带隐性基因的人将会表现出这个转变基因的显形，同时也是该特性的携带者。携带者不会有这个转变基因导致的疾病，但是可以把这种转变基因传给后代。如果父母均为携带者，他们的孩子有25％的可能性表现出这种转变基因导致的特性。父母双方的生殖细胞均有50％的可能性携带这个突变基因，因此这个基因的组合方式共有四种可能：（1）母方突变基因和父方正常基因的结合；（2）母方正常基因和父方突变基因的结合；（3）母方正常基因和父方正常基因的配对；（4）父母双方突变基因的配对。前两种组合导致父母任意一方为携带者。第三种组合中突变基因和相关特性都不会遗传给下一代。第四种组合会使后代表现出相关特性。第四种组合在家庭中出现的频率取决于家庭中这个基因的分布，因此两个携带者的孩子会有遗传的可能性。

X染色体隐性遗传和常染色体隐性基因作用的方式一样，唯一的区别就是它们在X染色体上，和在Y染色体上的基因不配对。这种不配对的转变基因会在男性而不是女性中表现出来，因为女性在第二条X染色体上有非转变的配对基因。男性更容易表现出X连锁隐性遗传性状，它所导致疾病的例子有血友病、色盲和纳氏（Duchene）肌肉萎缩症。因为转变基因是发生在X染色体上，携带此基因的母亲就会把X连锁隐性遗传特性传给儿子。所以这个母亲的每个儿子均有50％的可能性表现出这种特性。携带该转变基因的父亲将会把这种特性的基因传给他所有的女儿，因为父亲只有一条X染色体。

这三种遗传模式描述了单基因性状的传递。已经发现了超过5000种单基因遗传病。上文提到过，大多数性状都来自于无数基因的相互作用和外界环境的影响。这种多基因性状的遗传模式比孟德尔所描述的单基因遗传模式复杂得多。因而遗传风险也难以确定。

（四）基因检测

基因检测是一个医疗程序，它分析血液或细胞组织样本中能够反映遗传异常的代谢物，检查结构异常的染色体，并且试图把DNA突变鉴定为遗传标记。除了新生儿筛查，基因检测一般都是和遗传咨询同时进行的。在人类基因组计划实施后，能够用基因检测方法检查出的基因异常的数目迅速地增长。基因检测有多种方法，本章中将从生命期的视角讨论其中的6种方法。

1. 载体筛查

如果一对有遗传病家族史或者在一个遗传病高危群体中的夫妇准备怀孕生子，应当进行载体筛查。载体筛查能够筛查出的疾病包括戴萨克斯症（家族性黑蒙性白痴）、镰状细胞贫血和囊状纤维症。如果家族史中已知有隐性遗传病，那么家族中的人可以了解自己携带该疾病的载体状态。载体筛查可能检查出一个人是携带了遗传病的突变基因，而且如果其配偶也是突变基因的载体，那么他们就能确定后代遗传这种疾病的风险有多大。如果夫妇中只有一个是载体，那么这对夫妇的后代就不会受影响；因此，通过一个简单的检测可能就知道一对夫妇所有的问题。囊状纤维症的检测显示出载体筛查中一些潜在的困难。

2001年10月，美国妇产学院（American College of Obstetrics and Gynecology，ACOG）签署了关于对所有高风险孕妇进行囊状纤维症筛查的实施标准。1000多种基因转变都可以导致囊状纤维症，其中有99％的囊状纤维症案例都可以通过13个等位基因来确定（Shulman，2005）。囊状纤维症的表现取决于个体携带了哪些等位基因，以及这种基因转变是纯合的（来自父母双方的相同等位基因）还是杂合的（来自父方母方的等位基因不同）。

囊状纤维症在人口中的分布不是平均的。在美国的欧洲高加索人中发病率约为1/2500。所以这类人群中的携带率约为1/25。拉丁美洲人中的发病率约为1/8000；非洲裔美国人中的发病率为1/17000；美籍亚裔人中为1/32000（Shulman，2005）。美国妇产学院（ACOG）指定的应该积极接受囊状纤维症筛查的人群包括东欧犹太人（Ashkenazi）、非犹太欧洲高加索后裔、有囊状纤维症家族史的个人或配偶患有囊状纤维症的育龄期夫妇（Shulman）。

关于这个筛查的建议产生了两个伦理问题。一是由于囊状纤维症在非白种人群中发病率相对较低，对于这些人群就没有提供常规的载体筛查建议，因此一些少数群体认为不向他们提供检测是一种歧视。向他们解释清楚其中的风险状况是解决他们疑惑的最好的回应。

第二个伦理和操作上的问题是关于夫妇中接受检测的顺序。如果夫妇中有一个不是载体，那么他们的孩子就不会受影响。然而如果一个被检测出是载体的话，另外一个就必须得接受检测了。对夫妇的检测可以同时进行也可以按先后顺序进行。如果按顺序接受检测（这样可以节省成本），夫妇中哪一个应该先接受检测呢？现在没有任何关于这个顺序的规定准则，但通常是女性先接受检测。而女权主义者指出这会增加女性的负担，她们主张认为应该夫妇双方同时接受检测。

2. 孕前基因诊断 (*Preimplantation Genetic Diagnosis*，*PGD*)

孕前基因诊断最初是在1990年发展出来的，到了2005年早期，已经在超过3000例体外受精案例中运用，诞生了700多名孩子（Klipstein，2005）。孕前基因诊断是一个技术上复杂而且昂贵的医疗程序，通过体外受精产生的胚胎首先要检查是否有特定的遗传病。只有那些没有被检测出携带遗传病基因的胚胎才能被移植。孕前基因诊断能让有遗传病风险的夫妇在受孕开始时就知道胚胎是否携带遗传病基因。孕前基因诊断如今可以用于检测染色体异倍性（染色体异常的数量），诸如唐氏综合征（Down syndrome）（21-三体征）或特纳综合征（Turner syndrome）（X单染色体症）以及其他大约100种单基因遗传病。家族性黑蒙性白痴，囊状纤维症和亨丁顿舞蹈症就是通过孕前基因诊断检测出来的三种单基因遗传病。

3. 产前诊断

怀孕期间的基因诊断有很多不同的方式。一些州要求为孕妇验血，从而筛查可能会显示有染色体数目异常或神经管障碍的致命代谢产物。被检测出有异常值的孕妇将接受进一步检测从而确诊。

由于高龄（大于35岁）或有家族病史的有很高遗传病风险的孕妇应当对胚胎细胞进行产前诊断。绒毛取样和羊膜穿刺法移出和分离胚胎细胞，然后进行培养并检查以判断是否存在染色体异常、是否有基因异常的代谢产物和DNA的标志物。绒毛取样可以在怀孕的早期（10～13周之内）进行，早于羊膜穿刺法实施的时间（怀孕14周之后），但导致自发性流产的风险略有增加。

超声检查已经成为所有孕妇的常规检查手段。如果超声波检查显示有异常情况，这个孕妇可能会被转介去做胎儿的产前检测。

4. 新生儿筛查

所有的州均强制要求新生儿接受各种基因异常的检测。尽管所有的州均对新生儿进行苯丙酮尿症检查，每个州都有自己一套需要检测的基因异常的目录。当州政府要求的新生儿筛查呈现出代谢或基因异常时，这些结果将告诉婴儿的父母和儿科医生。儿科医生通常会建议孩子接受后续的遗传学服务，同时也会建议父母接受遗传咨询，以帮助他们更好地了解将来怀孕的风险。

5. 儿童和成人发病诊断检测

当孩子的生长发育出现异常的现象，或孩子呈现出可能与某种基因异常有关的身体异常时，儿科医生可能建议父母接受遗传咨询。当对孩子检测完后，儿科医生将根据遗传学家的咨询意见，继续为孩子提供初级和专科的保健。通常孩子们仅仅接受儿童期初发障碍的检测。遗传学家和基因学顾问的职业道德均不支持为孩子提供针对成人期初发障碍的检测，因为他们认为当这些孩子长大成人了，应该有权利来选择是否进行这些检测，也能够更好地理解这些检测结果。

来自已知有遗传风险家庭的成年人可以寻求遗传咨询，由于遗传学服务是由专科医生提供，人们可以通过那些初级保健提供人员的转介去接触这些服务。成人检测可以是以下两种检测中任意一个：对于特定疾病进行症状前诊断检测，或对于会增加某种疾病风险的易感基因的出现进行检测。

一些基因的转变，如家族性腺瘤息肉症（一种遗传性结肠癌）的转变基因，在症状出现之前就可帮助诊断该疾病。在这种情况下，携带这个转变基因的个体将在人生的后期得病，如果知道这个信息，将帮助他为即将到来的疾病做好准备。

其他一些转变基因并不能帮助诊断相应的疾病，但能够改变人们对于疾病的易感性。携带这种突变基因的个体将比普通人有更高的患上疾病的风险。众所周知 BRCA1 和 BRCA2 基因的转变会增加妇女患乳腺癌的风险。尽管 BRCA1 和 BRCA2 基因转变的发生在所有乳腺癌患者中仅占 5%～10%（McClintock, Conzen, Gehlert, Masi & Olopade, 2005），但那些携带 BRCA1 和 BRCA2 转变基因的人发生乳癌的概率高达 85%。需要强调的是，即使这两种基因中的一种发生了转变，有人依然可能永远不会患上乳癌。

三、相互关联：为什么社会工作者应该关注遗传学？

> 社会工作者在遗传学方面的首要工作目标不是预防遗传病。而是帮助那些受到遗传问题导致的任何局限和不利影响的个体提高生活质量，同时影响遗传学服务的发展，使这些服务在面对遗传病人需求时能够敏感并及时地做出反馈。（Schild & Black，1984，p.8）

关于社会工作实务领域最早的文献发表于大约 40 年前。两篇分别由 Schild（1966）和 Schultz（1966）撰写的生殖方面的文章讨论了遗传学的进展，以及如何对社会工作实务带来影响。两篇文章均强调个体及家庭在面对遗传病时对于心理社会支持的需要，并提出社会工作者尤其适合承担遗传学顾问的角色。自这两篇文章发表以后，遗传学领域发生了很多改变。

其中，社会工作者在遗传学领域最大的变化是把遗传学咨询发展成为了一个独特的专业。第一个遗传学咨询师硕士班 1971 年毕业于莎拉劳伦斯学院（Sarah Lawrence College），而这个领域的专业组织——美国国家遗传顾问协会（National Society of Genetic Counselors, NSGC）建立于 1979 年。截至 2004 年，来自美国和加拿大的 NSGC 成员已经接近 2200 人（NSGC, 2004）。今天，具备硕士水平的遗传咨询师和医学遗传学家一起，成为主要的遗传咨询服务提供者。

在过去的 40 年中发生的第二个重大的改变来自于人类基因组计划（HGP）。1990 年，HGP 正式启动来识别人类染色体上所有的基因以及和它们相关的疾病及特性。这项计划有望发展出预防、治疗和治愈遗传病的方法。然而今天，那些识别引发特殊遗传病的基因所需要的知识实际上已经大大地超过预防、治疗和治愈遗传病所需的知识。

虽然那些评估基因检测心理社会层面的研究目前还很有限，但却得出了些有趣的发现。在关于乳腺癌筛查的研究中，Lerman，Croyle，Tercyak 和 Hamann（2002）指出，个体在接受检测后，影响她们决策和情绪发展的是"感知风险"，而不是科学的风险。遗传病是生物-心理-社会的、代代相传的过程（McDaniel，2005）。这套复杂的相互关系的重要性已经得到认同，HGP 每年投入 5％ 的经费用于研究伦理、法律和社会意义。社会工作者可以为遗传病案主家庭提供教育、干预、研究和倡导。

不让遗传咨询师而是由社会工作者来承担遗传病咨询顾问的角色，且有很多重要的原因可以说明为什么社会工作者应该了解遗传学，并应当准备把他们的知识运用于实践中。社会工作理论认为人是生物-心理-社会的整体。同样的，个体的健康状态（生理的和心理的）与他/她的心理-社会需求有很大关系。进而，个人的心理-社会状态和他/她的健康也相互关联（Berkman & Kawachi，2000）。因此，当确定一个人的功能性状态时，人的三个组成部分——生物性、心理性和社会性状态必须得结合起来考虑。

一个人的天赋遗传对他/她的健康有显著的影响。因此如果要完全理解一个生理-心理-社会化的个体，社会工作者就需要对遗传学至少有个初步的了解。这个知识基础应包含理解基因学和遗传相关概念的含义、基因是如何发挥作用的、遗传的基本模式、患病倾向检测和预测性检查的区别，以及跨学科遗传学服务团队成员的不同角色。

（一）遗传学跨学科实务技能

我们现在缺乏有足够相关知识的保健专业人员，他们可以帮助个体和家庭应对遗传病问题。在 1994 年的"评估遗传风险"报告中，美国医学研究所（Institute of Medicine，IOM）指出，能够提供相关服务的专业的遗传学工作人员将紧缺，并呼吁在这一领域开展专业教育（美国医学研究所，1994）。社会工作者们有机会在这一快速扩张的领域致力于医疗保健工作，并且经过充分的准备来帮助应对现存的、预测中的专业人员缺乏的问题。美国遗传学教育健康专业人员联盟（National Coalition of Health Professionals for Education in Genetics，NCHPEG），这个起源于国家人类基因组研究所（NHGRI）内部的独立组织，是一个跨学科团队，包含了来自将近 120 个不同健康专业组织，以及消费者和志愿者团体、政府机构、私人企业、管理式医疗机构和遗传学专业社团的领导者。美国全国社会工作者协会（NASW）和美国社会工作者教育委员会（Council on Social Work Education，CSWE）均是创始会员组织。国家遗传学教育健康专业人员联盟（NCHPEG）致力于为医疗保健服务者提供教育，从而加快遗传学服务在美国的普及。NCHPEG 培育了所有专业人员的核心能力，它意识到跨学科的团队合作是为遗传病问题提供综合性医疗保健的关键。

跨学科团队的构成根据具体情况（对遗传病的定位）而变。例如，对于癌症的遗传保健服务，一位肿瘤学家、一位遗传学家/遗传咨询师、一位治疗癌症的外科医生，以及一位社会工作者就可构成团队。对于精神病的遗传保健服务将由一位精神病学家、一位心理学专家、一位社会工作者和一位遗传学家/遗传咨询师提供。当在一个初级保健诊所进行遗传咨询服务和检测时，就可能由初级保健医生、遗传学家/遗传咨询师和社会工作者来提供保健服务。无论团队的组合是怎样的精确，他们都应该提供综合的、生理-心理-社会的保健服务。

通过协作的方法提供保健服务，提高了个体和家庭做出对他们有益的决策的能力。医疗小组成员能够帮助心理社会小组成员理解医学含义，而后者能够评估家庭应对这些医学信息的能力，并为他们提供指导。虽然科学杂志每周都报告基因科学领域不断出现的新技术发现，对心理层面和人际关系层面的研究也是同等重要的（McDaniel，2005）。未来的研究需要关注遗传问题的心理社会层面。

（二）遗传学社会工作机构

在所有机构，特别是医疗保健机构和公共卫生机构中的社会工作者都可能遇到有遗传问题的案主。资料 19.1 中罗列了一些遗传学如何在非医疗机构中施加影响的例子。

资料 19.1

非医疗机构中的遗传学：问题和情境

● 儿童福利（例如收养和抚养）：

■ 在决定一个人是否具备成为养父母或收养人资格时是否应该考虑基因状态？现在，领养申请者的健康评估并未包含遗传筛查，然而人们越来越多意识到非常需要这项筛查。社会工作者承担着保护这些期望成为养父母的人们那些潜在的、但尚未解释清楚的健康问题的隐私的挑战。

■ 可能成为养父母的夫妇在确认收养之前，是否可以要求给孩子做遗传筛查？目前普遍认为养父母应当获知尽可能多的已知健康信息，如果被领养的孩子有某个已经确认了遗传诊断，这当然应当包含在健康信息中。社会工作者可以参与制订关于收养程序中遗传筛查的相关政策。

■ 有被虐待或被忽视的迹象是否就是遗传病的症状？一个和虐待相混淆的遗传病例子是成骨不全症（OI）。患有成骨不全症的人骨质脆弱易碎，骨骼常因很小的撞击就断裂。当孩子因多次骨折出现在急诊室时，有时候就会被误认为是遭到虐待。

● 心理健康服务：一个案主心理疾病潜在的遗传学病因是什么？遗传在多大程度上影响行为？如果考虑基因成分，病人的行为是否可能改变？具有共同基因成分的家族成员中患有心理疾病的潜在风险有多大？

● 老年医学服务：遗传是怎样控制衰老的？行为障碍、神经疾病和残疾在什么程度上和遗传有关？社会工作者可以采用什么方法进行干预，从而为面临遗传病的个体提供健康老龄化的支持性服务？

由于几乎所有的疾病都有一些遗传因素，卫生服务社会工作者可能想解决每一个病人遗传相关的问题。在许多大型的、地方医院，门诊中心专门为相对常见的遗传病提供保健服务。这些门诊为患有诸如囊状纤维症、镰状细胞贫血、肌肉萎缩症的病人提供了特殊的医疗服务。社会工作者也常常受雇于这些门诊，并为病人和他们的家属提供心理社会支持性服务。

那些三级医院，特别是那些与学术机构相联系的医院，可能设置专门的遗传病门诊为那些患有罕见的、复杂的遗传病（如视网膜母细胞瘤）患者提供服务。这些门诊中的跨学科团队包括医学遗传专家、遗传咨询师、护士，有时候还有社会工作者。特殊遗传病门诊提供以下几种类型的服务：

- 遗传咨询
- 对遗传病，特别是那些罕见的遗传病诊断的解释和确诊
- 风险评估
- 载体检测服务
- 预测性检测
- 患病倾向检测
- 产前诊断
- 向主治医生咨询讨论治疗方案
- 在病人整个寿命期跟进病情的发展，和其医学治疗的需求

（三）遗传服务转介

人们一般因以下几个原因被转介至遗传服务。计划怀孕的夫妇，有更高遗传病风险的孕妇可能被转介去接受载体检测。其他孕妇在常规超声检查中有所发现，就可能被转介去接受遗传咨询。新生儿筛查出现阳性结果，或者孩子出现生长发育或生理异常，将可能被转介去接受遗传诊断。成人出现遗传关联性的疾病或有成人期障碍风险时，可能被转介去接受遗传咨询和检测。由于遗传服务代表专业的保健服务，个人和家庭一般由他们的初级保健提供者转介至遗传病门诊。

以下列举了一些人可能被转介去接受遗传咨询的原因：

- 回顾家族临床诊断史，更全面地了解了疾病复发的风险。
- 可以通过临床和分子检测，帮助咨询医生确诊。
- 可以协助咨询医生评估遗传风险和进行基因检测的选择。
- 可以协助咨询医生做检测解释。
- 向病人和家属公布遗传筛查或检测的结果。

医学遗传学家是完成了儿科住院医师培训和遗传学研究学位的专业内科医生。他们与遗传咨询师密切配合提供遗传咨询和医疗保健服务。医学遗传学家对病人进行临床评估，从而对某个基因异常进行诊断。他们安排适当的检测来确诊，与病人和家属共同探讨诊断结果，并着重关注预后诊断和治疗的选择。遗传学家可以给予病人随访治疗，但通常只是作为咨询医生。

遗传咨询服务是一项独特的、结合探索和讨论的沟通过程，通常它以教育倾谈会的形式呈现，阐述和讨论病人所表现出症状背后的心理社会意义。遗传咨询服务的目的是帮助个体或家庭更全面了解遗传事件或家族中的遗传事件。

遗传咨询师是受过训练的专业人员，他们为由内科医生转介来的案主提供遗传咨询服务。大多数遗传咨询师都具有专业理科硕士学位，以及美国遗传咨询委员会颁发的资格证书。他们首要的工作是帮助人们对和遗传有关的医疗保健作出知情选择。大多数遗传咨询师与服务对象进行两个阶段的会面，每个阶段维持30分钟到1个小时。在第一阶段，他们收集个人和家庭的历史并构建一个家谱或家族基因图。家谱和社会工作者们所熟悉的生态图相似，可以用图表的方法生动地描述家庭成员和他们重要的健康史之间的关系。遗传咨询师使

用收集到的各种数据评估家庭的风险并建议案主进行恰当的检测。

经过检测之后，遗传咨询师与案主进行第二次会面。这次，遗传咨询师向案主解释检测结果，必要时也向他们的家属解释。第二阶段会谈之后，咨询师向案主提交一份详细描述和解释基因检测结果的信件，其中提供了关于病人随后被转介的咨询服务的必要文件说明并共享了医疗专业人士为他们提供保健服务的必要说明。

在遗传咨询师和案主相互沟通过程中，遗传咨询师对该案主及其家属的心理社会需求给予充分关注，咨询师在心理社会方面应达到的 5 个目标，包括：（1）理解案主所处的社会环境；（2）鼓励案主自我认知和觉悟；（3）培养案主在咨询互动中积极参与和互动；（4）获得案主启发性的社会叙述；（5）处理显现的情绪问题。据说遗传咨询师花费在案主身上的平均时间为 1～2 小时。因此他们几乎没有时间关注案主的心理社会需求，也几乎没有机会提供后续的心理社会保健服务。遗传咨询师虽然意识到了这些服务的需求，然而，如果有可能，他们就将案主转介给社会工作者或其他专业人员。在 Schild 和 Meier 的遗传咨询实务的定性研究（在审查中）中，咨询师要花费 10％的时间用于处理案主的心理社会问题。如果有社会工作者参与，咨询师将把他们的服务对象转介给社会工作者进一步探索遗传咨询服务所带来的心理社会影响。遗传咨询师所工作的地方如果没有社会工作者的参与，他们则表示需要一些他们可以转介病人的工作人员。这一发现与 James、Crandall、Rienzo 和 Trottier（1995）的研究结果相似，他们也发现那些提供遗传服务的内科医生、护士和遗传咨询师都认识到社会工作者在提供综合性服务中可以做出很多贡献。同时，这一研究也显示很多遗传服务提供者没有合适的途径找到社会工作者，并将病人转介给他们。

在遗传学实务中，社会工作者承担了重要的、补充性的作用。遗传咨询师集中关注健康教育，这和决定是否接受遗传检测有关，同时也关注遗传信息的初始心理社会影响。社会工作者特别适合为遗传病人提供心理社会服务，并适合采用符合病人文化背景的方式进行。作为高效的服务提供者，社会工作者需要加强他们遗传学方面的基础知识（Lapham，Kozma，Weiss，Benkendorf & Wilson，2000；Oktay，1998），并与遗传咨询师密切、有效地合作，从而保证案主能够接受最全面、最高效的服务。

四、运用在遗传问题中的社会工作技巧

基于遗传学社会工作先驱（Sylvia Schild，Rita Beck Black & Joan Weiss）工作的基础，美国社会工作者协会（NASW）继 2003 年发布的《遗传学实务标准》（Genetic Practice Standards）（见本章末附录）后，率先发布了遗传学实务升级版（Taylor-Brown & Johnson，1998）。这些实务标准为所有社会工作者提供了干预指导。社会工作者工作中独有的、侧重于“人在环境中”的观点支持了它在发展综合性遗传服务和与这些服务相对应的社会政策中的专业角色。

（一）评估

在社会工作实务中处理不确定性是遗传学工作的基石。检测的益处和风险并不总是很明显。帮助个体理解现有知识的局限性，并在处理不确定因素时提供帮助，是优质医护和治疗中一个重要方面。

社会工作者长期以来经常与案主交往，在帮助个体及其家庭面对遗传病诊断时做出必要的情绪和社会性调适、理解诊断的分支、应对伴随的问题，以及找到适当的服务方面都起着推动的作用（Bishop，1993）。Rolland（1994）描述了病人基因突变检测结果为阳性的 4 个症状前阶段：（1）危机前期，这个时期病人还没有意识到潜在的问题，或尚未积极地考虑是否需要检测；（2）危机第一阶段，这个时期病人开始积极地考虑接受检测；（3）危机第二阶段，这是检测过程中或刚刚完成检测的阶段；（4）长期适应期，期间要一直忍受相关疾病信息，直到该疾病真正发展起来。社会工作干预可以协助个体决定是否需要接受检测，以及分析在检测过程中的任何阶段对家庭带来的意义。检测可能是非常有压力的，有心理社会支持可能会非常有益处。当个体逐渐出现该疾病的症状，干预措施的重点应转移到帮助病人应对和适应。

人们接受遗传检测时常常带着美好的期望，但往往与科学检测结果大相径庭（Freedman，1998）。因而，需要非常有技巧的医护人员来帮助他们阐明这些检测的含义，并考虑如何来处理检测结果、可以将结果告诉谁，以及可能的负面结果（Oktay，1998）。

在收集和传播遗传信息时缺乏对家庭系统和家庭关系的关注会使个体和家庭处于更大风险中（Taylor - Brown & Johnson，1999）。必须要考虑到不同家庭成员的需求。一些人可能不想知道其他家庭成员的检测结果。另外一个影响家庭的因素是媒体对于遗传学研究发现的报道，可能引起人们对于治疗或治愈过高的期望，而事实上在研究发现和临床治疗之间可能有 10 年或更长的滞后时间差（Collins & Jenkins，1997）。以家庭为中心的、对个体和家庭成员的咨询服务可以帮助被指定的病人考虑疾病对他/她家庭带来的广泛的影响。社会工作者接受过培训，能够帮助家庭处理这个可能潜在影响整个家庭系统的复杂情形。

（二）家族图谱和生态图

家族图谱和生态图为家庭理解当前状况对家庭系统造成的影响提供了可视化的工具。跨学科的团队成员可能同样也会发现这个工具非常有用。

社会工作者接受过绘制家族图谱和生态图的训练。当考察某个遗传状况时，家族图谱简洁明了的说明则会非常有用。家族图谱通过图表形成家庭成员之间的生物学关系，并帮助每个人理解家庭成员之间的相互关系（见资料 19.2）。当社会工作者考察遗传状况造成的影响时，应当把已知的家族病考虑进来。同时应询问整个家庭可能影响他们应对这些信息的条件和状况。抑郁、焦虑和心理健康问题，或者性虐待史，均应该被评估（McDaniel，2005）。

资料 19.2

家族史的绘制——生成家族图谱或家谱

M 先生和 M 太太前来接受遗传评估，因为他们刚刚发现 M 太太怀孕了。医生告诉他们，他们的孩子很有可能有智力发展障碍，因为他们夫妻俩有亲戚关系。他们看上去非常苦恼。他们的英语说得不是很好，他们说是最近从欧洲搬到美国的。你收集到了以下信息和家族史。

这是夫妻俩的第二次怀孕。5 年不孕后的第一次怀的是一对双胞胎，第 25 周时就流产了。双胞胎都是男孩，其中一个"有很多问题"。M 太太家有姐妹三人，她是最小的一位。她的大姐有一儿一女，二姐有两个儿子，都很健康。M 太太的妈妈 50 岁了，也很健康，其实她是孤儿，对她原始家庭的情况一无所知。M 太太的父亲 45 岁时死于心脏病发作，他有一位兄弟和一位姐妹；兄弟患有高胆固醇血症，但姐妹很健康。这位兄弟和这位姐妹的孩子都健康。M 先生有两位健康的姐妹。姐姐有一儿一女，儿子在出生后不久就死于先天性心脏缺陷。妹妹身体健康，但有 3 次流产史。M 先生的妈妈是 M 太太父亲的姐妹，现在 59 岁，身体健康。M 先生的父亲 58 岁也很健康，他在婚前与另外一位伴侣有一个女儿。M 先生相信他的这位同父异母的姐姐已故，可能死于某种癌症。M 先生的父亲有一位智力迟钝的姐妹，在年幼时就被送走了。M 先生和 M 太太家庭中没有其他的先天缺陷、智力缺陷或遗传病历史。他们俩均来自前南斯拉夫，是犹太人的后裔。

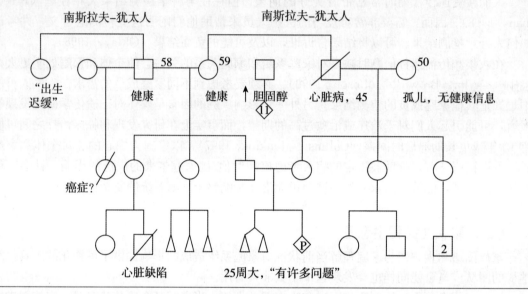

生态图可以强化家族图谱的功能，生态图可以描述家族关系的质量，从而引导干预措施的实施。另外，当考虑进行基因检测时，应评估一个家庭的发展阶段，以及每个家庭成员的发展阶段。在家庭发展中的较脆弱的阶段，如怀孕期间通常会考虑接受基因检测。检测带来的压力和相应的焦虑会给怀孕带来负面影响。

在发展家族图谱和生态图时，社会工作者能够得知家庭成员应对方式的相关信息，从而知道如何继续开展工作。家庭沟通模式将影响家庭处理基因检测的方式。基因检测的烙印将导致家庭成员对这一问题保密。因此询问一个家庭以前是如何处理这样的保密问题能够有助于处理现在的情形（Imber Black，1993）。

（三）干预

促进家庭关于基因检测及其潜在含义的沟通是非常有必要的。给正在经历检测和适应检测信息的家庭成员提供支持是非常重要的。由于这项工作尚处于发展初期，对遗传病问题中个人和人际关系对家庭造成的影响，以及对相应的心理社会干预措施的评估的研究很有必要。例如，Takahasi 和 Turnbull（1994）针对如何为处理精神性遗传病的社会工作者明确其角色定位提供了指导。

一个同伴支持团体能够为咨询服务提供有价值的附加帮助。社会工作者 Joan Weiss 创建的遗传学联合会（www. geneticalliance. org）作为全国各地支持团体的信息交流中心，可以帮助家庭和其他家庭之间相互联络。这些支持团体已经开始积极地倡导为患有遗传病的个体和家庭计划、发展和提供有效的服务。人类服务专业人员能够帮助遗传支持小组行动起来，调动改善的、必要的遗传服务和福利（Black & Weiss，1990；Weiss，1993）。

努力倡导处理隐私和歧视的问题，以及与社会公正相关联的问题如哪些人应该获得新兴知识等是关键。遗传学联合会（The Genetic Alliance）目前正积极推动美国国会通过遗传隐私权的立法。它的会员很多是社会工作者，了解最新的法律、法规，这样会员们就可以呼吁要求国会议员代表做出适当的回应。

五、提高技能

在任何机构中的社会工作者都必须学习基因遗传的过程，以及了解人们寻求遗传检测和咨询服务的主要原因。作为社会工作者应该了解遗传问题的主要类型，包括单基因异常、染色体异常和多因子疾病，以及有害的环境毒素对于成长的影响。此外，理解代与代之间遗传模式（常染色体显性遗传、常染色体隐性遗传和 X 连锁隐性遗传）对社会工作者实施家庭治疗是非常重要的（Taylor - Brown & Johnson，1999）。

现在的社会工作培训经过一定的调整可以适用于所有人群和所有社会工作者工作的机构。专业的社会工作者和社会工作专业的学生接受教育，把特定技能运用到遗传学案例中是非常重要的。社会工作者已经受到培训，以生物-社会-心理的视角审视个体，现在必须将这种视角整合在家庭系统框架中，特别是在评估的时候。为了识别一个家庭中某个疾病的类型，社会工作者可能需要绘制三代的家族图谱，并把它作为评估的一个部分（Taylor-Brown & Johnson，1999）。

六、伦理议题

基因检测引起了大量的伦理挑战。其中主要挑战之一是检测家庭成员中的一位的遗传状况，事实上这会同时指出家庭中其他也有风险的成员。虽然一些家庭成员可能准备好了处理关于是否决定接受检测的问题时，其他家庭成员可能还没有。谁的需求应优先考虑？医护人员应怎样帮助家庭成员采用对每一个人都尊重的方式处理这一问题？对于遗传学领域的社会工作者来说，尝试处理这些伦理困境必须同时参考 NASW 伦理守则（1996 年）和参考生物伦理学的主要准则，如尊重自主原则、行善原则、不行恶原则和正义原则（Richards & Taylor，1997）。遗传学的家族性特质，将现行的"以患者个人权利为中心"的范式转移至更宽泛的"以包含家庭成员的共同权利为中心"。本章接下来的部分强调了一些当今医护人员面临的更有挑战的伦理困境，包括知情同意、对未成年人的基因检测，以及遗传信息对家庭成员的保密。

NASW 的伦理守则（1996）为在遗传学领域的社会工作者提供了工作指导。社会工作者为了案主的利益促进了社会公正和社会变革。社会工作干预措施依据伦理标准实施，其中三条与遗传学有相当大的关系：

1. 关于"自决原则"的 1.02 部分；
2. 关于"知情同意"的 1.03 部分；
3. 关于"社会和政治行动"的 6.04 部分（Taylor-Brown & Johnson，1998）。

社会工作者必须为那些在遗传服务中没有足够代表性的人群倡导社会公正。随着基因检测变得越来越商业化，在那些能够获得大量保健的人和那些未投保的或保险额不足的人之间会出现越来越大的差距。在历史上社会工作者就一直倡导为那些没有足够代表性的人群提供保健服务，这一角色与遗传学领域密切相关。

（一）知情同意

当个体同意接受医疗检测时应给予知情同意书。这个"同意"必须是自愿的，并建立在获知充分而准确的信息基础之上。考虑接受基因检测的个人应该是自愿的，并能够表达他的选择意愿。接受基因检测时可能有来自于内在的压力（焦虑、害怕）或外在的压力（来自家庭成员或医疗保健提供者）。知情同意书中包含的信息可能使个人对于检测结果感到迷惑，或使人产生不现实的期望，甚至错误的假设（Freedman，1997）。关于个人多大程度上理解知情同意书的问题在一定程度上是主观的，也可能受到当时情绪状态的影响。检测结果的意义也同样难以被理解。正如前面讨论过的，当一位妇女 BRCA 1 和 BRCA2 基因突变的检测结果是阴性时，她仍然有可能患乳腺癌；在乳腺癌中只有 5%～10% 是由 BRCA 1 和 BRCA2 基因突变导致的。

迄今为止，大多数基因检测由严密控制的研究机构提供，需要对知情同意有正式的使用。虽然签署知情同意书不能保证个人完全理解这一操作过程，但的确能够保证知情同意的问题得到处理。由于遗传专家匮乏，初级医护人员越来越多地介入到基因检测服务中（Burke，2004；Hayflick & Eiff，1998；Touchette, Holtzman, Davis & Feetham, 1997）。随着基因检测逐渐从对知情同意有严格程序的研究机构转向初级医疗服务场所，在那里医生可能不做任何预先调查就进行检测，也没有或者很少有检测后的咨询，因而潜在的检测误用情况持续增加。初级医疗提供者面临着研究机构不会面临的时间限制问题。因此他们可能在病人没有完全理解检测的含意时下达检测医嘱。极端的情况是，不需要和临床医生有任何接触，就可在公共场所通过互联网获得基因检测（Williams‐Jones，2003）。随着对基因检测管控的减少，误解的可能性就增加，因而社会工作者的角色可能扩展到帮助保护案主不受误解的影响。

社会工作者能够帮助个人和家庭了解基因检测的意义和相关信息。如果碰到有损病人做知情决定和自愿行为的情况，社会工作者应该大胆指出。另外，与遗传学联合会配合直接告知病人及其家庭相关信息的做法也会使更多的人了解遗传服务。

（二）对未成年人的基因检测和其他有关检测时间选择的议题

儿童在基因筛查中是一个尤其弱势的群体，因为他们依赖于父母（Avard & Knoppers，2001）。有些父母可能会要求对他们的未成年孩子进行基因检测。许多家人担心他们的孩子是否会患上某个特定的家族遗传病。但是谁会从检测中受益呢？需要注意的是，基因检测会对儿童和青少年带来长期的社会心理风险，包括蒙上烙印和带来心理压力（Broadstock，Michie & Marteau，2000；Michie，1998）。必须要认真地考虑这种风险，因为孩子本人可能并不能决定是否接受基因检测。遗传学家和遗传咨询师的职业道德都不支持对孩子检测来筛查成人期的疾病，因为他们认为一个孩子在他成年后应该有权利选择是否要接受检测。如果对于某种遗传病还没有已知的治疗方法，那么对这种病进行检测就是不合适的（美国人类遗传学协会［American Society of Human Genetics，HSHG］，1995；美国医学遗传学院，

1997）。正如 MaDaniel（2005）所写道的："许多遗传学家如今都建议 18 岁以下的孩子不要做遗传病检测，除非他们已经出现症状，因为似乎他们一般不能得到知情同意"（p.33）。尽管对孩子进行基因筛查缺乏专业支持，但是家长们还是争取让他们的孩子接受检测，并且从为什么不在孩子最受关注时检测的解释中受益。Avard 和 Knoppers（2001）指出，初级保健医生认为家长应该能够要求对他们的孩子进行亨丁顿舞蹈症和阿尔茨海默病的遗传筛查。社会工作者可以帮助医生和家长了解对孩子和青少年进行检测的复杂性和检测之后可能出现的家庭问题。

对孩子进行基因检测的伦理困境并不仅局限于要求对孩子进行基因检测的父母们。随着我们对遗传知识了解的增多，将来会有进行早期检测的趋势，尤其对青春期或成年早期症状就会明显的精神疾病。通过儿科同意的概念，人们逐渐认识到孩子在决定医疗保健中的角色。美国儿科学会（American Academy of Pediatrics）（生物伦理委员会 Committee on Bioethics，2001）也针对儿童在决定接受医疗保健的角色方面明确了一些伦理标准。儿科学会认识到儿童做出决定的能力最好取决于心理社会层面的发展，而不是年龄。然而对复杂精神疾病进行遗传咨询的儿科同意所带来的意义，儿科学会还没有进一步发现。然而这似乎会带来以下问题：如果青少年有能力做出成熟的决定是否接受遗传服务，但是如果拒绝或限制他们做出这个决定的话，在伦理上是不合理的（NCHPEG，2000）。一般来说，当进行遗传筛查的时候，7 岁以上孩子的观点会被考虑，青少年的许可也会被认可（美国儿科学会，2000；HSHG，1995）。

如果可以得到对于精神疾病的预测性检测，那么对于未成年人的检测将成为比以往更受关注的伦理学焦点。医护人员需要和家长、孩子进行技巧性的商谈，以处理他们之间潜在的冲突。青少年应该得到相关的医疗关怀，以确保他们被告知相关信息，并逐步能够做出自己的决定。

（三）对家庭成员保密检测信息

遗传信息的使用有好的一面也有不好的一面。外行人了解更多的可能是遗传信息不好的方面（Freedman，1998）。过去的优生运动给遗传学带来了不好的影响。因此，围绕随即可得的新遗传信息的最大恐惧是这些遗传信息可能会被用于伤害这些本应得到帮助的个体（Hudson, Rothenberg, Andrews, Kahn & Collins，1995；Johnson，2004a，2004b，2004c，2004d，2004e），这种负面观点延伸至遗传干预。Singer, Corning 和 Lamias（1998）报道称，大多数的美国人都认为遗传工程的弊端大于好处。而保密性原则保护了这些遗传信息。

美国传统的医疗保健强调个人有隐私和保密的权利。法律规定（如《健康便利携带和责任法案》[Health Insurance Portability and Accountability Act，HIPAA]）医疗保健提供者不能向未经许可的渠道泄露病人健康信息。病人的健康相关信息也受到保护，不许他人获取。当病人状况牵涉到受辱，例如精神紊乱时，这种健康信息的保护就尤其重要。

医疗决策中的"以病人为中心的自主性"一直是伦理责任中主导的模式，而遗传学变革也促使人们对这种模式重新考虑（Clayton，2003）。许多关于除了本人以外还有谁能够获取遗传信息的问题不断涌现。在能够调解个人和家庭之间问题的看护人员或遗传学专业咨询师（McDaniel，2005）出现之前，遗传信息的家族特性毫无疑问会增加各类冲突的数量和强度。

任何一种基因检测都提供了了解家庭成员基因组成的渠道，同时也产生了隐私性和保密性的问题。对一个家庭成员的检测会了解到这个人家族中多代人过去、现在和未来的信息。当越来越多的遗传信息可以获得的时候，接受检测的个人的权利和其家族成员的权利之间可能存在冲突。那么谁的权利应该优先考虑呢？如今，一个病人可以拒绝和家族成员共享自己的遗传信息。许多家族成员可能对自己的遗传易感性毫无所知。每个家族成员可能对所知道的遗传信息有迥然不同的理解。因为对家族中任何一个人遗传状况的检测都可能对其他家庭成员带来影响，因而必须对可能造成的家庭影响深思熟虑后才能进行。如果受检测者不想把某个遗传因素的信息和其他也有该风险的亲戚共享，医疗保健提供者则受到很大的挑战。同样，一些亲属也不想知道检测的结果。临床医生有责任帮助病人了解到其家庭成员可能面临的风险（Clayton，2003）。但是如果病人不想把遗传信息告诉其他家庭成员，而如果他们知道的话可能会受益于治疗，这时医护人员应该怎么办？

一些检测出可能会患有癌症倾向的病人出于心理原因或者时间需要上的考虑而拒绝接受监督或其他的干预性治疗（Clayton，2003）。遗传信息可以改变家族关系，也会导致家族分裂。McDaniel，Speice 和同事们（McDaniel & Speice，2001；Speice，McDaniel，Rowley & Loader，2002）研究发现那些 BRCA1 或 BRCA2 基因突变检测结果为阳性的女性参加了心理治疗小组，但一致地都低估了结果为阳性对她们来说意味着什么。临床医生在与病人家属共享信息上的角色就更加不明确了。家人获得这些遗传信息是利还是弊一直都是问题。

精神障碍也有类似的问题，因为一个人如果有精神障碍的易感性，就会知道他的家属也会有同样的倾向。如今家属无法获取这种信息，但随着人们对精神障碍和治疗了解的深入，家属获取这些信息的需求会变得越来越迫切。现在倾向于病人权利优先于家属权利的生物伦理学文献中的共识可能将会被重新评估。医疗保健应该权衡考虑所有相关的人的需求，并对所有家庭成员都给予医疗保健服务。

尽管现在还没有大范围针对病人及其家属的心理社会学咨询服务（Oktay，1998），接受过家庭工作培训的社会工作者可能会是协助权衡基因检测利与弊的最佳专业人选。关于基因检测对家庭影响的严密监测是必要的，社会工作者也可以在此领域展开研究。

随着识别和治疗遗传疾病能力的提升，伦理挑战大量存在，伦理问题也发生了转变。社会工作者应该了解科技发展的最新情况，并权衡它们对当代伦理思考的影响。家族问题变得越来越突出，并且可能与长期以来处理关注个人权利的保密性问题同样重要。社会工作者可以促进家庭沟通，并且可以和医疗服务提供者一起合作把复杂的遗传信息以有意义的方式传递给家庭成员。

七、政策考量

政策制订者和相关利益群体认识到了需要有相关政策来管理关于新遗传学的很多方面的问题。把拥有遗传信息视为知识产权、歧视和遗传病的群体筛查都是近年来企图颁布实施的法律和政策建议的主题。美国全国州议会协会有一个遗传技术工程把遗传学相关的案情分析和摘要告知持续进行活动的政策制订者（Johnson，2004a，2004b，2004c，2004d，2004e，2004f）。另外一个组织，预防互助协会（Partnership for Prevention）已经发展了一套"国家政策指南"来帮助立法人员加强遗传相关的政策制订（French & Moore，2003）。由社会工作者和消费者群体成立的遗传学联合会，也在国会积极进行游说。接下来的这部分将集中探讨四个主要领域的问题：（1）保险和就业中的歧视；（2）遗传信息的隐私权；（3）基因检测和服务的可获得性；（4）新生儿筛查和群体筛查。还有很多其他的政策问题就不在这里展开深度讨论了，如关于干细胞、克隆研究的政府赞助，以及遗传信息的所有权和商品化等。

（一）保险和就业中的歧视

人们关于基因检测的疑问包括：

"如果我进行了基因检测，这会影响我得到医疗保险的资格吗？"

"如果要得到人寿保险，会要求我进行基因检测吗？"

"我的遗传状况会如何限制我得到长期的医护或残废保险？"

"未来雇主会因为我的遗传状况不雇用我吗？"

"我现在的雇主会根据我的遗传状况限制我的工作范围吗？"

历史上和当今社会都有大量与遗传信息使用有关的歧视事件发生。优生运动强调要控制社会中不良分子对遗传信息的传递。20 世纪 70 年代对非洲裔美国人的基因检测导致许多检测出有镰状细胞特性为阳性的人被解雇、从军队中解职或失去医疗保险（Schild & Black，1984）。近来，人类基因组计划提出了关于个人基因组成的特异性层级，从而导致了人们害怕这些信息会被用于威胁本应得到帮助的人（Hudson，Rothenberg，Andrews，Kahn & Collins，1995；美国卫生与公共服务部，1997）。因为遗传问题，关于在获取、支付和维持医疗保险方面的歧视问题已被报道。此外，据报道，经过遗传诊断以及家庭成员有过遗传诊断的个人在就业中也受到了歧视（Lapham，Kozma & Weiss，1996）。Hawkins（1997）报道了国家能源部滥用了雇员的遗传信息。为了保护和促进社会公正，保护个人权利的政策实施是很有必要的。

本节开头的每一个问题都在相关研究、经历和政策讨论中被提及。不幸的是，任何一个问题都没有简单的答案。保险和就业政策都是由各个州政府来制定的。一些联邦政策虽然有规定，但也不够全面。

美国国会在过去的几次会议上都引入了用于防止任何形式的保险和就业中关于遗传歧视的议案（Clayton，2003；Johnson，2004d，2004e）。尽管到现在还没有议案被成功确立，但这个问题已经得到了广泛的关注，大多数的政策制订者也期望更强大、更有效的联邦政策可以在 21 世纪的第一个十年内确立。

最初的防止遗传歧视的联邦政策是在 1996 年通过的《健康保险便利和责任法案》（HIPPA）（美国卫生与公共服务部，1997b）。HIPPA 修补了 1974 年的《员工退休保险保障法案》（ERISA），从而使得人们可以参加新雇员的团体保险计划，而不用（或者很少）受到先前存在状况的限制。如果员工的雇主受到 ERISA 的管理，HIPPA 中有一条款则保护员工保险的资格和比例不会受遗传诊断的影响。ERISA 规则一个很重要的局限只针对那些有 50 名或更多员工的单位，以及那些自己自我保险的单位（大多数大公司）。因此，只有约一半的美国人工作在受 ERISA 管理的单位中。

几乎所有的州（2004 年 8 月时有 47 个州）在为集体和个人医疗保险计划设置比例或确定资格时对遗传信息的使用设定了限制（Clayton，2003；Johnson，2004d）。在一些州，遗传信息可以用于保险统计数据；在其他州，遗传信息不能用于任何与健康保险有关的目的。

在人寿、残疾和长期医疗保险领域中关于遗传信息的保护并不多见。只有 18 个州在这些形式的保险中限制使用遗传信息（Johnson，2004e）。与健康保险不同，人寿、残疾和长期医疗保险是由个人而不是团体购买的。因此保险商认为有充分的理由来利用所有的信息，包括遗传信息，从而为投保人评估风险和估价。而那些反对使用遗传信息的人认为有些人可能会根据有潜在疾病的风险而不是根据目前健康状况而被排除在保险范围之外。保险公司担心如果他们被限制使用遗传信息的话，将面对不利的选择。最有风险的人会购买保险，但是保险商却不能获取这些信息。

如果保险统计能够证明遗传诊断风险是有差异的，一些州允许人寿保险领域使用遗传信息。在其他的州保险商禁止要求投保人进行基因检测，但是，如果存在的话，可以使用遗传检测的结果（Johnson，2004e）。

现行的政策中很少有更新的关于长期医疗保险市场的内容。由于阿尔茨海默病是最常见的与长期护理相关的老年神经退变性疾病，并且已经显示有遗传成分，现在人们也越来越对控制这种形式保险的遗传信息感兴趣（Johnson，2004e）。

在 2004 年，32 个州限制了雇主对遗传信息的使用（Johnson，2004c）。尽管雇主声称对遗传信息的使用对保护雇员免受有害工作环境的影响是重要的，从而可以提高生产力和减少旷工频率，但至少还有一个联邦法律和州立法规限制它的使用。1995 年，平等就业机会委员会（Equal Employment Opportunities Commission，EEOC）规定，基因易感性是受《美国残疾人法案》（Americans with Disabilities Act，ADA）保护的（Johnson，2004c）。然而应该注意的是，最近美国联邦最高法院关于《美国残疾人法案》的裁决可能使平等就业机会委员会的规定受到影响。

在保险和就业中由于遗传状态受到歧视的问题上，社会工作者被要求拥护案主的利益。社会工作者在实践过程中州立法规对展开有效的工作是很重要的。因此，通常在任何政策下，社会工作专业人员都应该站在前沿、倡导适当的立法来防止任何政体层面存在的遗传歧视问题。

（二）遗传信息的隐私权

病人所有的遗传信息都应该严格保密吗？遗传信息是否应该和其他医疗信息有不同的对待方式吗？如果是的话，应该用什么方式呢？在医患关系中，病人期望自己的健康信息被保密。而医生则受到法律和职业道德规范的制约来保护病人健康信息的隐私权。然而有时候医生会由于相关法律规定而被迫不再保密（Clayton，2003）。例如，一些传染性疾病必须得上报给公共卫生机构。如果病人对医生表现出威胁的话，医生也有责任通知第三方。

正如和其他任何医疗诊断一样，遗传诊断会直接影响到接受诊断的病人自身。然而遗传性基因诊断与其他诊断还是有所区别，因为它是家族性的诊断。尽管医生认为应该告诉病人他某个遗传疾病会对其他家庭成员带来风险，但是如果病人不愿意的话，医生则认为直接联系亲属是不明智的。现行的政策中没有迫使医生在这种情况下不再保密，《健康保险携带和责任法案》要求尊重病人隐私。同时，曾经有至少两例病人家属成功的起诉医生没有通知他们关于遗传病的风险的诉讼案件（Clayton，2003）。因此医生面临着法律也无法解决的难题。如果他们不保密并告知病人亲属可能存在的风险，他们就违反了《健康保险携带和责任法案》；如果他们不通知病人亲属的话，则有可能有遭到诉讼的风险。

遗传信息作为病史档案的一部分，也受到保护。病史档案的隐私权不仅在联邦一级，还在各个州都有《健康保险携带和责任法案》的保护。一些州有具体保护遗传信息的法律，从而把其与病史信息区分开。Johnson（2004a）指出，总体来说，州立遗传隐私法是为了提供更强的个人对信息的控制力，通过这样的方法来确保当事人同意，同时限制遗传基因信息的公开和民事补偿的权利。

（三）基因检测和服务的可获得性

基因检测和服务价格昂贵，并且通常不在医疗保险覆盖范围内。州政府提供的基因检测主要是新生儿筛查和儿童早期疾病检测。没有州政府规定基因检测是包含在成年期疾病的医疗保险范围内的，到如今也没有任何州政府考虑对此立法（Johnson，2004d）。随着检测技术越来越进步，基因检测的价格也会越来越容易承担。随着基因检测成本的下降，各州立法机构可能会让低收入人群接受基因检测更容易些。在考虑医疗保险覆盖某些基因检测的问题上，政策制订者很有可能考虑特定人群中这种疾病的发病率、这种检测的成本和这类人群接受相关治疗的储蓄。

与其他可能基于社会地位发生的疾病不同，遗传病的发生在人群中基本是平均分布的。然而，获取相关服务却是和社会地位相关联的。考虑到检测的高额费用，以及如果不提早筛查和采取适当的早期治疗，潜在的花费会更高，穷人可能是受遗传病压力最大的群体。

遗传病在不同种族、族裔和宗教团体中并不是平均分布的。例如在美国，镰状细胞贫血在非洲裔美国人中的比例是最高的。非洲裔美国人也比美国白人更容易死于心血管疾病、糖尿病和癌症。拉丁美洲人患糖尿病并且死于糖尿病的概率比白人高一倍（Bonham，Caldwell，Citrin，Hamilton & Lee，2001）。心血管疾病、糖尿病和癌症都有遗传组分。一些遗传病或遗传基因，例如家族性黑蒙性白痴、戈谢病（Gaucher），以及 BRCA1 和 BRCA2 基因在中欧犹太人中的普及率比其余白人要更高的。1995 年，三所大学——密歇根大学、密歇根州立大学和塔斯基吉大学成立了一个协会，目的是去确定不同种族社区在遗传学政策方面所处的位置（www. sph. umnich. edu/genpolicy，2001）。多种族社区和遗传学政策项目发展了一套政策建议来解决获取基因检测和服务、教育、克隆和基因工程、基因隐私性、基因研究、基因检测，以及其中涉及的信任和怀疑的问题。在每个地区，这个项目都建议每个种族社区都参与到政策的制订过程，并建议每个种族社区都是遗传服务平等的受益者。这个项目也强调了需要减少非洲裔美国人对政府机构和研究人员的不信任感。社会工作者应该倡导人们都有遗传学服务平等使用权，从而减轻社会文化团体中遗传病社会成本的不平等分配。

（四）新生儿筛查

自 20 世纪 60 年代起，州政府针对一些代谢紊乱疾病强制执行新生儿筛查（NBS）。第一个进行筛查的疾病是苯丙酮尿症（PKU），可以通过新开发的格思里试验（Guthrie test）检测出来（Koch & Guthrie，1997）。如果不进行治疗，苯丙酮尿症可能会导致不可逆的智力发育迟缓。然而，现在苯丙酮尿症完全可以治疗好，而且智力发育迟缓也可以通过无苯丙氨酸的膳食来得到彻底的预防。在格思里试验发明后，那些患有苯丙酮尿症的孩子家长起初试图呼吁联邦法对所有新生儿进行 PKU 筛查，但是没有成功。国会没有通过这个筛查的立法是因为对苯丙酮尿症的治疗功效尚未清楚。随后家长们又向州政府请愿申请新生儿 PKU 筛查，经过大量努力，他们终于达到了他们的目标。目前，所有州都进行苯丙酮尿症检测，并向检测结果为阳性的婴儿提供无苯丙氨酸膳食。苯丙酮尿症检测非常有效，因为其专一性和灵敏性都很强，并且对预防苯丙酮尿症不良反应的治疗也证明是有效的（French & Moore，2003）。

在苯丙酮尿症筛查之后，检测也扩展到了比它发病率高 5 倍的先天性甲状腺机能低下症

（CH）（McCabe et at，1996）。如今，遗传病检测的数量和种类在各个州都不一致。每一年都会有新的疾病被加入到筛查清单中。许多州还增加了新生儿听力检测，一些州是为了检测听力受损是否是由于遗传造成的。不同的州决定把哪些检测新纳入新生儿筛查清单的方法也有所不同。

密歇根州的新生儿筛查项目树立了州政府筛查项目运作的典范。其目的是为有罕见、严重但是可治愈疾病的新生儿提供快速的鉴别检测；确保早期的治疗从而促进正常的生长和发育；最终减轻个人、家庭和社会经济成本（Bach，2005）。在选择哪些疾病可以纳入新生儿筛查清单，密歇根项目有五条标准：（1）这种疾病必须严重；（2）必须有可靠的适合新生儿时期的实验室筛查检测方法；（3）检测价格必须合理；（4）必须有有效的治疗方法；（5）医疗机构必须提供能够确诊和可以治疗的医疗设施（Bach，2005）。密歇根项目现在共为 11 种疾病提供检测。并且随着疾病的检测和治疗可获得性越来越高，能够检测的疾病的名单也会不断增加。新生儿筛查是国家法律规定的，检测无需经过任何知情同意。检测样本在出生医院或儿科诊所时收集好，然后送到国家实验室进行检测。这些样本将被保存 21 年半，然后被销毁。州法律规定这些样本可以在保存期内用于医学研究。如果发现样本检测结果是阳性的，家长会在当天接到电话或传真通知。他们和本地的医生将接受指导对这种疾病进行恰当的医疗管理。

新生儿筛查的一个顾虑是将会检测出越来越多的遗传病或遗传易感性症状。一个叫做串联式质谱仪（MS/MS）的新技术提供了另一种低成本的技术鉴定法（McCabe，Bradford &. McCabe，2002），并且可以同时检测多达 200 种的遗传问题。一些检测只是能确定疾病的易感性但是却不能预测。另外，大多数遗传状况是由多个基因导致的，预测性检测是确定疾病易感性的。也就是说，一个或多个基因突变的阳性检测结果表明增加了患某种疾病的风险或易感性，但是不能确定这种病一定会发生（McDaniel，2005）。基因检测所提供的信息很复杂，往往病人甚至医疗保健提供者都不能完全理解。基因检测的结果通常在临床上没有用，则更进一步限制了它的使用。家属们可能会感到疑惑甚至倍感压力，因为新生儿筛查检测结果所提供的信息只告诉他们说，他们的孩子可能在某个时间会出现问题。家长就变得对孩子的健康过于警觉，甚至会把孩子在发育或行为中任何异常都归为是某个不良基因造成的，即使这些基因的影响还是未知的。一般来说，家人并不知道孩子成长的社会环境也会对他/她的基因表达产生一定影响。

一些人认为应该对串联质谱法（MS/MS）可能的用途进行最大程度的开发。各种基因突变基于人群的发生率对于推动基因突变的研究和理解是非常重要的。提倡者还进一步建议，家长和医疗保健提供者们没必要知道检验结果，因为谁是检验结果的受益者还尚未明确。因为样本会被保留较长时间，如果以后研究显示某个基因转变带来的临床意义和治疗方法的话，可以到时候再通知家属。

1999 年，美国儿科学会新生儿筛查小组建议健康服务和资源管理局（Health Services and Resources Administration，HRSA）开发和贯彻全国范围内新生儿筛查标准和实践。HRSA 下的妇幼保健署（MCHB）委托美国医学遗传学院（ACMG）来制订这样的标准。ACMG 召集了很多领域的专家来建立科学的流程，为标准化新生儿筛查检测小组制定了一系列建议（ACMG，2005）。新生儿筛查小组建议 29 种原发疾病和 25 种继发疾病都应该包含在检测中，其中 25 种继发疾病要进行差异诊断。决策的进程取决于疾病的严重性、治疗的可能性和疾病在人群中分布的频率等。小组的报告于 2005 年 3 月在网上公布，最终的建议结果会在 http：//www. mchb. hrsa. gov/screening 上公布。

八、研　究

基因研究最好是由跨学科团队完成。社会工作者给这个团队所带来的专业知识对于促进对基因-环境交互作用的理解是很必要的（Grigorenko，2005）。因为很多层面的因素都会"进入身体"并影响基因的功能（McClintock，Conzen，Gehlert，Masi & Olopade，2005），能够对社会环境及个人对他们工作和生活环境的反应进行完整的描述很重要。例如，Klinenberg（2003）探讨了邻里的社会生态学影响，正如可供公共使用的开放空间对健康的影响。

社会工作者可能想要更进一步了解遗传病是如何影响家庭的。如果孩子患有遗传病，家长会改变和他/她交流的方法么？如果家长知道孩子有遗传病易感性，他们会改变养育方法么？那些有过遗传诊断的家庭面临着什么样的心理社会负担？生育后代的决定是怎样改变的？

最重要的是，如果得知有新的遗传学研究成果的话，社会工作者必须要努力去了解。要这样做他们也必须得参与遗传学研究，在社会工作杂志上发表他们的研究成果。同时，社会工作者应该广泛阅读非社会工作领域的文献，拓展知识并继续推动专业知识基础的发展。

九、结　论

社会工作者与其他遗传学团体成员保持密切联系的需求越来越明显，因为越来越多的家庭寻求为遗传状况进行风险评估。在将来，能够将药物治疗、检测和治疗与基因组成中正常变异的独特形态对应的（DNA多态性）的个性化医疗指日可待。对新的遗传信息的使用必须是公正和公平的。但是对遗传信息误用的可能性总是存在的。社会工作者经常对不断涌现的困境和挑战提供自己的帮助。

另外，对风险信息和基因状况的心理社会调适将会给一些人情绪上带来巨大的挑战。不可避免一些人会对关于风险的统计学分析，以及关于风险更加主观的存在性意义感到有负担。对这些人进行咨询干预除了有初始的遗传咨询经验外，还需要专业技术团队对基因的指导。

社会工作者需要继续支持和尊重存在差异性的制度体系，并且需要继续挑战那些想要尽力消除在观念、地位、看法上存在差异的团体。对遗传和疾病的种族文化的理解必须得到尊重，也必须为适当的社区争论提供机会，并且促进对医疗保健新型选择的适应力。胚胎选择的增多和妊娠头三个月早期的筛查可能会改变一些疾病状况的发生率。对新技术的应用必须依旧是自愿的，并且是对个人和团体都是有利的。

遗传风险的评估和检测目前在一些大型医疗中心和专科中心进行。日常医疗实践中，遗传信息和检测的快速结合将会使人们对社会工作专业人员的需求不断增长，社会工作者在初级卫生保健中心可以向病人家属提供遗传风险评估和检测过程的指导。另外，最近出现的基于网络的针对一系列健康状况的基因检测，从血红蛋白沉着症到癌症，这给信息查找者和他们的医疗保健提供者都带来了两难困境。

社会工作再次在遗传信息和基因检测的直接应用上发挥了作用。公共政策和公共卫生团体正在组织解决基因检测的可用性和歧视性的问题，以及如何在个人和社会议题间取得平衡的问题。随着遗传技术的发展，未来很多年，社会工作者都有机会促成相关的争议、项目和政策的发展。社会工作者也必须均衡考虑基因决定论和影响健康和幸福的无数社会和心理因素。

十、学习练习推荐

阅读下面的练习材料，然后讨论你如何才能帮助案主处理他们的遗传问题。

学习练习 19.1

杰米和汤姆·汤姆逊在等待他们孩子的出生，但这个孩子有着许多先天缺陷。杰米今年22岁，这是她第一次怀孕。杰米和汤姆刚刚从超声波检测结果中得知他们正在发育的胎儿有严重的医疗并发症。还有8个礼拜孩子就要出生了。

汤姆已经有个10岁大的女儿萨拉，和一个6岁大的儿子威尔，都是与前妻所生，这两个孩子会每隔一个礼拜来他们家里的。

杰米感到很不安，因为她几乎不清楚她的胎儿的状况，她想要也需要了解为什么会发生这样的事情。汤姆逊夫妇见过一位来自医学研究中心的产科专家，并确认了她的产科医生的检测结果和猜测。

汤姆逊夫妇得知他们的孩子患有一种罕见的遗传疾病。这个诊断是根据这个孩子的主要先天缺陷的特定模式，以及无数案例中毫无症状的父母却有一个以上的孩子有这种疾病的病史得知的。基因咨询专家研究了杰米和汤姆的家族病史，发现三代以内都没有死产或新生儿死亡的记录。汤姆逊夫妇被告知他们都携带一种基因形式，并且他们都把这个基因传给了他们的孩子，两个转变基因将会导致胚胎发育紊乱。目前还没有"基因检测"可以确诊。将来他们生的每个孩子患病的概率是25%。以后发育中的胎儿有75%的可能只遗传这个重要的发育基因的一种或没有转变的形式。

杰米非常担心她的孩子，也不完全了解将来孩子所要面临的风险。杰米经常哭泣，同时又感到生气，因为她要等到孩子出生以后再能知道具体情况。汤姆也睡不好觉，并开始和杰米积极讨论生下一个孩子的时间表和计划。

1. 这个遗传诊断的关键信息是什么？

- 遗传模式是什么？
- 画出这个家庭的家谱。
- 这个孩子可能的结果是什么？
- 解释将来这对夫妇生孩子的风险性。

2. 请罗列出这对夫妇可能要面临的心理社会问题。
3. 把这些问题按重要程度排序，这样你就可以和他们一起决定如何解决这些问题。
4. 你认为这个家庭需要什么样的干预措施？

学习练习 19.2

凯伦和迈克尔8个月以来都在尝试怀孕。凯伦今年39岁了，她很担心自己的年龄和生育能力。凯伦要求被转介给一位不孕症专科医生，于是开始了解其他夫妇在保育诊所的经验以及可用选择。迈克尔和凯伦在第一次约见专家时提前准备好了问题，并且迫切感越来越强烈。他们咨询后进行了好几次检测预约，好消息是没有发现任何明显的临床状况。

凯伦和迈克尔约见的这位遗传咨询专家向他们解释，他们所处的特殊年龄可能会有自发性染色体事件的风险。有稍大于 1% 的可能性使他们任意一次受孕都有携带染色体综合征的风险。凯伦非常担心这种风险，想采取一些她能做的事来减小这种风险。迈克尔倒是对这种风险有些放心。他对风险的阐释更积极，因为有 99% 的可能在他们这个年纪的受孕会有平衡的染色体组。

迈克尔告诉遗传专家，他的第二个堂/表兄妹被确定为智力发育迟缓，并在一次事故中意外地去世了。迈克尔担心他的家族史会影响他和凯伦孩子。在得到迈克尔三代家人的病史后，专家鼓励迈克尔向家人询问他这个堂/表兄妹的信息。凯伦在得知自己年龄特殊性所具有的风险和迈克尔的家族史后更加焦虑了。她认为这次可能是她唯一的怀孕机会了。她想亲自处理这件事情。她向不孕症专科医生询问通过体外受孕和胚胎植入前的基因检测是否可以增强生育能力。胚胎植入前的基因检测可以在把受精卵放入母亲子宫前评估它的基因组成。

迈克尔感到意外和困惑。他需要等到 12 个月的周期之后。他们没有明显的生育力上的顾虑，只是有年龄效应的影响。他们被鼓励尝试 12 个月周期的妊娠，之后再考虑选择的问题。凯伦不同意，并且对迈克尔很失望，开始表现出严重的焦虑。她和迈克尔都被建议进行咨询。

1. 请清晰地描述这个案例中的主要问题。
2. 你将会用何种方式和这对夫妇讨论风险的概念？
3. 论述有一个残疾孩子所带来的负担问题，以及这对夫妇将会如何解决这个问题。
4. 这对夫妇在生育能力方面会有什么顾虑？社会工作者应该如何帮助他们应对这个顾虑？

学习练习 19.3

珍妮弗今年 19 岁，这是她第一次怀孕。在她怀孕第 18 周进行常规超声波检查时，得知在她可视胚胎的一段肠子有冷光，这就是肠管回声增强。她被转介至一个遗传咨询师那去检查她的状况和决定是否需要另外的检测。

珍妮弗独自前去咨询。她非常焦虑，同时也透露出没有其他任何人知道她怀孕了。遗传咨询专家认识到接下的几周她可能会面临新的挑战，珍妮弗的身边将会需要支持系统，并强烈鼓励她去约见当地产前诊所的社会工作者。珍妮弗担心这样会导致上下班迟到早退。

现在珍妮弗需要认识到超声波检查所带来的问题了。发育中胚胎的肠冷光可能是数种疾病状况的预兆。好消息是通过这样的超声波扫描图检测的结果不一定预示着某种疾病状况。然而还是有一些因素需要考虑。通常有两种最常见的状况，一是染色体综合征，像唐氏综合征。像珍妮弗这样年纪的孕妇，约有 1/800 分娩的孩子会带有这种疾病。

另外一种可能会出现胚胎肠冷光的状况是囊状纤维症（CF）。近来，美国妇产科学院鼓励孕妇和她们的伴侣参加对夫妇俩每个人任意两个基因进行的基因转变筛查。珍妮弗进行筛查结果没有任何问题。尽管珍妮弗的阴性检测结果减少了她是恶性囊状纤维症基因载体的总体概率，她仍然不能被排除风险。珍妮弗现在面临着一个新的困境，如果要评估她正在发育中胎儿患病的概率，最好对她的伴侣也进行筛查。她也可以进行羊膜穿刺术直接对羊水中的胎儿细胞进行检测。珍妮弗意识到自己有很多重要的问题要考虑，感到有些不知所措。于是她决定约见社会工作者。

1. 请罗列出本案例中的遗传问题。
2. 其他的主要问题是什么？并按照重要性对它们进行排序。
3. 如果珍妮弗约见你寻求帮助，你会如何解决她对上班会迟到早退的担忧问题？
4. 在这个案例中还有哪些其他的干预措施是重要的？包括那些与这个遗传问题无关的干预措施。
5. 模拟一个社会工作者和珍妮弗之间两段式的鱼缸练习。每一段结束后讨论你们之间的交流，然后计划下一部分如何进行是最好的。

十一、资料推荐

http：//www.genome.gov/10002096#d
http：//www.medterms.com
www.allwords.com
www.dnapolicy.org

1. 美国家庭医生学会（American Academy of Family Physicians，ACF；http：//www.aafp.org/x25023.xml）
   与全美遗传学教育者同盟（NCHPEG）一起，美国家庭医生协会提供有资格申请CME学分的遗传学教育课程，还包括医生和病人工具，一个以实践为基础的质量改进，并且有网络资源导航。
2. 美国医学学会（American Medical Association，AMA；www.ama－assn.org/ama/pub/category/11832.html）
   美国医学学会向医生和其他医疗保健专业人员提供关于基因检测的免费教学CD。
3. 遗传学平等联盟（Coalition for Genetic Fairness；http：//www.geneticfairness.org）
4. 遗传学联合会（Genetic Alliance；http：//www.geneticalliance.org）
   遗传学联合会帮助提升遗传学进步团体实现自身使命的能力，权衡数百万患有遗传病的个人和家庭的意见。该联盟有年会，联合了支持者团体和包括特别问题团体（如关于遗传服务对人们的开放性、差异性等问题）在内的倡导性资源以及相关新闻。
5. 遗传学和罕见疾病网（Genetic and Rare Conditions Site；http：//www.kumc.edu/gec/support/groups.html）
   堪萨斯大学医学中心联合了百姓倡导与支持团体，并可以向专业人员、教育工作者和个人以及国家和国际性组织提供遗传疾病/先天缺陷的信息。
6. 遗传家族史实践（Genetic Family History in Practice；www.nchpeg.org）
   新一期的简报已经在全美遗传学教育者同盟（NCHPEG）网站上发布，并可以免费下载和转载。这期简报中的话题包括家族史和突发性心脏衰竭，州政府关于家族史的研究，美国医学学会（AMA）最新的家族史工具，以及作为教学工具的著名家族史案例。
7. 网上遗传资源（Genetic Resources on the Web，GROW）Listserv

要想收到最新的关于最前沿的遗传学研究的论文和其他遗传学相关的新闻，请订阅这个 Listserv，并发送邮件至 listserv@listserv. geneticsresources. org。

8. 遗传和公众政策中心（Genetics and Public Policy Center；http：//www. dnapolicy. org/about/visitors. jhtml♯directions）

   1717 Mass. N. W.，Conference Room 500

9. 遗传病基金会（Hereditary Disease Foundation；http：//www. hdfoundation. org）
   遗传病基金会集中关注亨丁顿舞蹈症，一个致命的会导致不自主运动、严重的精神异常以及认知功能衰退等状况的常染色体显性神经性疾病。

10. 人类基因组计划（Human Genome Project，HGP）（http：//www. ornl. gov/sci/techresources/Human _ Genome/home. shtml）
    人类基因组计划的官网主页上有 1990—2003 年期间不同方面项目的链接。

11. 全美遗传学教育者同盟（National Coalition of Health Professional Education in Genetics；http：//www. nchpeg. org）
    该网站经常有更新，为健康专业人员提供遗传学领域的核心信息。

12. 美国国立卫生研究院下属的国家人类基因组研究所（National Human Genome Research Institute，NHGRI）（http：//genome. gov）
    国家人类基因研究所是美国国立卫生研究院（NIH）下属的 27 个研究所和研究中心之一，NIH 是隶属于美国卫生及公共服务部的。NHGRI 的政策法规数据库在 NHGRI 的网站上可以看到。这个免费并且可供检索的数据库目前集中在下列领域：基因检测和咨询、保险和就业中的歧视、新生儿筛查、遗传信息的隐私权和保密性、知情同意、遗传信息的商业化和专利权等（www. genome. gov/legislativedatabase）

13. 国家基因咨询师协会（National Society of Genetic Counselors；http：//www. nsgc. org）
    这个网站提供了关于遗传咨询的信息，并且为人们找到遗传咨询专家提供了搜索服务。

14. 国家基因咨询师协会 www. nsgc. org/consumer/geneticdiscriminationresource. asp
    这个网页为关心遗传歧视的病人提供了相关资源。

15. 我们的基因，我们的选择（Our Genes Our Choices；http：//www. pbs. org/fredfriendly/ourgenes/index. html）
    这个网站以同样的名字为三个视频提供支持信息。三个视频分别是："谁应该知道？遗传学和隐私权"、"生出更好的孩子，遗传学和生育"、"基因试验，遗传学、行为和法律"，均由 Fred Friendly Seminars 制作，是一个 PBS 系列节目。在 PBS 上可以看到。

16. 了解基因检测（Understanding Gene Testing；http：//www. accessexcellece. org/AE/AEPC/NIH）
    这个资料来源于国家癌症研究所和国家人类基因研究中心，它提供了关于基因检测的基本信息和主要的遗传学概念。这本册子也解答了很多关于基因检测的科学性、潜在的益处和可能的风险等常见问题。

17. 堪萨斯大学医学中心（University of Kansas Medical Center；http：//www. kumc. edu/gec/geneinfo/html）

这个网站为遗传学专业人士提供了关于基因临床、科研的信息，并为遗传咨询专家、临床遗传学家和医学遗传学家提供了教育方面的资源。这个网站有以下几乎所有的资源链接。

期刊杂志

《美国人类遗传学杂志》（American Journal of Human Genetics）

《美国医学遗传学杂志》（American Journal of Medical Genetics）

《美国公共卫生杂志》（American Journal of Public Health）

《行为遗传学》（Behavior Genetics）

《基因组学和遗传学周刊》（Genomics and Genetics Weekly）

《卫生与社会工作》（Health and Social Work）

《遗传心理咨询杂志》（Journal of Genetic Counseling）

《母子健康杂志》（Maternal and Child Health Journal）

《新遗传学与社会》（New Genetic and Society）

十二、术语表

常染色体显性遗传模式（Autosomal dominant mode of inheritance）：遗传模式的一种，患有常染色体显性遗传病的个体的常染色体中有一个复制的基因是转变的，另外一个是正常的。父母把该转变基因，也就是该常染色体显性遗传病传给后代的概率是50％。

常染色体隐性遗传模式（Autosomal recessive mode of inheritance）：一种只发生在那些同时拥有两个复制的转变基因的个体中的遗传病，这两个复制基因分别来自父方和母方。如果父母都携带该转变基因，那么孩子有25％的概率患上这种疾病。与父母一样，孩子只携带一个转变基因并成为载体的可能性是50％，孩子遗传了两个正常基因的概率是25％。

常染色体（Autosomes）：除了性染色体之外的所有染色体。人类共有22对常染色体。

碱基（Base，DNA的基本单位）：DNA分子共由四种碱基组成：腺嘌呤（A），鸟嘌呤（G），胸腺嘧啶（T）和胞嘧啶（C）。这些子单位被称作碱基，这些碱基形成的序列（如CAG）称为遗传密码。这些碱基是解释遗传密码的"字母"。

碱基对（Base pairs）：两个碱基构成DNA的梯级。每个台阶都是由两个碱基（碱基对）构成。碱基对总是按照下列方式配对：A和T，G和C。

载体（Carrier）：如果一个人携带有某个特殊疾病的基因，但没有这种疾病的症状或征兆，那么他就是载体，并可能把这个基因传给后代。

载体筛查（Carrier screening）：检测个体是否携带有复制的转变基因（特定基因的突变）。载体筛查用于确定以后的妊娠会遗传两个相同的复制的转变基因的风险。这就会导致常染色体隐性遗传病。一个常见例子是囊性纤维症（CF）。

染色体（Chromosomes）：是遗传物质在显微镜下可视的结构。染色体由脱氧核糖核酸（DNA）和蛋白质组成，在显微镜下成杆状/线状。人类一般都有46条染色体，其中44条是常染色体（非性染色体），2条是性染色体，其中男性是XY性染色体，女性是 XX 性染色体。

遗传病诊断/遗传病确诊检测(diagnostic/confirmatory testing)：用于识别或确认受影响个体的某个疾病或状况。诊断检测也有助于预测疾病的发展过程和决定治疗的选择。

DNA（DNA）：即脱氧核糖核酸，是生物有机体细胞核内携带遗传指令的化学物质。DNA 分子的化学结构是双螺旋形的，常被形容为"扭曲的梯子"。"梯子的台阶"提供了每个基因的具体的遗传指令。

脱氧核糖核酸的多态性(DNA polymorphism)：一种常见的人体 DNA 序列变异。DNA 变异不一定产生疾病。

基因(Gene)：一条染色体上 DNA 的一个片段，它为某个特定的蛋白编码。

基因组(Genome)：一个生物体或细胞内所含的所有 DNA。

人类基因组计划(Human Genome Project)：是一项全球性的合作，用于识别并测序人类基因组中的所有碱基。美国国立卫生研究院（NIH）和美国能源部（DOE）资金赞助美国参与这项不朽的计划。

突变(Mutation)：DNA 分子发生的永久性改变。某些特定的改变可能也可能不会改变 DNA 的完整性。

新生儿筛查(Newborn screening)：是对新生儿进行的，通常是州公共卫生项目的一部分，用于检测某些遗传病以确定哪些早期诊断和治疗是需要的。

家谱(Pedigree)：用一套符号图示的家族健康史，用来表示家族中的各个成员，他们之间的关系以及患病的成员等。

表型(Phenotype)：一个生物体的表型特征，例如头发的颜色，疾病的出现或没有疾病。表型特征不是必然会遗传的。

预测性检测(Predictive testing)：用来确定有或没有某种疾病家族史的健康的个体发展这种疾病的可能性。

患病倾向检测(Predisposition testing)：检测某种基因转变（突变），这种转变（突变）增加了一生中发展某种遗传疾病的风险性。例如，BRCA1 和 BRCA2 基因（两种有患乳腺癌倾向的基因）。

孕前基因诊断(Preimplantation genetic diagnosis)：用于在体外受孕后诊断植入前的胚胎是否患有某种遗传疾病或状况。

产前诊断(prenatal diagnosis)：用于诊断发育中的胚胎是否患有某种遗传病或状况。

症状前检测(Presymptomatic testing)：检测那些很可能导致个体患有某些遗传疾病的基因突变。例如，亨丁顿舞蹈症是一种常染色体显性疾病，每个孩子有 50％的概率遗传此病。

X 染色体(X-linked)：X 染色体上所携带的基因/特性/症状。

附录：遗传学与社会工作实务相结合的
美国社会工作者协会（NASW）标准

Terry Mizrahi, PhD, President, Elizabeth J. Clark, PhD, ACSW, MPH, Executive Director
遗传学与社会工作实务标准工作组
Joan Weiss, ACSW, Chair, Phyllis N. Black, DSW, Nancy Weissman, ACSW,

Julianne Oktay，PhD，Gisela Rodriguez，ACSW，Ann M. Johnson，PhD，ACSW，
Vicky Holets Whittemore，PhD（consumer）.

员工

Toby Weismiller，ACSW，Rita Webb，ACSW，DCSW（2003 美国社会工作者协会）

美国社会工作者协会（NASW）
标准-遗传学与社会工作实务相结合

（一）前言

当前及不断进步的遗传学为人们健康和幸福的提升带来了很大的希望，也为社会工作者为此做出巨大的贡献提供了良好的机会。由于遗传学（对单基因和它们效应的研究）和基因组学（对基因组中所有基因功能和相互作用的研究）的研究发现持续地识别常见病的基因组成，例如阿尔茨海默病、糖尿病、癌症、心脏病、心理疾病，甚至行为特征，几乎每个人都会受到遗传学的影响，包括我们的案主甚至我们自己（Guttmacher & Collins，2002）。了解自己或某个家庭成员的基因构成信息可能会带来巨大的困境，并且可能会导致慎重考虑另外的人生计划。基因检测可提醒人们提前检查和管理某些疾病，但是现在对遗传病检测的能力通常超过科学预防和治疗疾病的能力。社会工作者鼓励病人成为自己权利的拥护者，鼓励他们把遗传问题放在高质量医疗保健中最重要的位置，社会工作者的这个角色在人类基因组计划（HGP）完成之后逐渐地确立起来，人类基因组计划则是对人体内所有基因进行描记和排序的全球化努力的结晶。

社会工作者常常是第一个向患有遗传病的个人及其家属提供心理社会服务的人。因此，社会工作者急需了解更多的与遗传诊断、基因检测和遗传学研究等相关的伦理、法律和心理社会层面的含义，这样才能使这些个人及其家属与公民一样积极地争取自己的权利。另外，社会工作者专业必须继续在公共政策和组织政策的形成上积极发挥自己的作用。如果没有专业的培训，社会工作者去承担遗传咨询师的角色是不合适的，但是他们在社会工作实务范围内依旧可以做出重大的贡献。社会工作者可以在确保案主在健康和人寿保险、就业以及收养等方面不受到遗传歧视。社会工作者在遗传学领域专业发展的机会越来越多，他们应该主动去找出那些资源。

当遗传学领域内出现重要问题时，例如关于基因治疗、干细胞研究、生殖技术、组织克隆等的利与弊，社会工作者应该了解更多这方面的信息，并对那些对他们的案主有帮助的相关的伦理、法律、心理社会方面的信息要敏感。同样重要的是社会工作者应当熟知所在社区内的遗传资源。

遗传学知识的爆炸式增长以及它所带来的积极的和有挑战性的结果给社会工作这个专业带来了巨大的机遇。社会工作者会越来越多地被号召去参与发展，同时也面临着不断涌现的与基因检测和治疗相关的政策。

美国社会工作者协会（NASW）已经意识到把遗传学知识整合到 NASW 伦理守则（1999）背景下的社会工作实务中的必要性。这本册子中描述的伦理标准是将遗传学与社会工作实务相结合的基础。

（二）社会工作者和遗传学的历史

40多年以来，社会工作作为一个专业一直都意识到遗传病与社会工作实务和教育相联系的重要性。由美国国立卫生研究院赞助、并由两名社会工作者领衔的人类基因组教育模型（HuGEM）工程，在1997—2001年在全国各地向社会工作者和其他学科领域开设了关于遗传学的学习班和培训课程（Lapham，Kozma，Weiss，Benkendorf & Wilson，2000）。美国社会工作者协会积极地参与了这个工程，并激发了越来越多的人加入这个领域。全美遗传学教育者同盟（NCHPEG）成立于1996年，分别代表美国社会工作者协会和社会工作教育委员会（CSWE）的两名社会工作者成为了NCHPEG的指导委员会的成员。NCHPEG已经为所有医疗保健专业人员培养了遗传学领域的核心能力；这些能力在社会工作实务标准的发展方面发挥了很大作用（Jenkins et al，2001）。

除了努力加强遗传学领域的社会工作教育之外，社会工作实践团体还清楚阐述了社会工作在遗传学领域的作用。1998年，美国社会工作者协会的《社会工作实务更新版》（Social Work Practice Update）规定了社会工作者在遗传学领域内的作用，并强调了实践、政策和伦理问题（Taylor-Brown & Johnson，1998）。NASW关于遗传学的政策声明给所有社会工作者提供了可以用来了解基因检测和研究当中的伦理和实践问题的理解框架（NASW，2003）。在这些NASW文件中，很清楚地提到所有领域的社会工作者都需要去了解与基因检测相关的伦理和实务问题，包括知情同意权、保密性、自决性、平等享有，以及知道自己基因组成的含义。更新的条例强调了社会工作者帮助个人及其家庭权衡基因检测和治疗选择的正面与潜在的负面影响的重要性。政策声明包括NASW的承诺，包括继续建立社会工作专业在遗传学领域的领先位置，继续支持专业课程、培训的发展，继续向社会工作者提供最新的遗传学信息以帮助案主，以及支持保护案主免受就业和保险中歧视的政策。

（三）NASW标准的目标

NASW标准把遗传学视为对社会工作者来说知识不断扩展的领域，并强调对这个特殊领域的说明、理解和教育的必要性。

这些标准的制定是为了增强社会工作者对技能、知识、价值观、方法和敏感性的意识，这些对于社会工作者与案主及其家属、医疗保健提供者以及社区展开有效的合作所需要的，并且这些能增加社会工作者对遗传学领域对他们已经带来和即将带来的影响的理解。

希望这些标准能带来明确的指导方针、目的和目标的发展，从而扩展现在和未来社会工作实务、研究和遗传学政策的发展领域。

这些标准的具体目标是：

- 使社会工作者了解遗传学是社会工作知识不断拓展的领域。
- 提高针对患有遗传病的个人及其家庭的社会工作服务的质量。
- 提供遗传学继续教育材料和课程发展的基础。
- 确保社会工作者对遗传疾病案主的服务是在NASW伦理守则的指导下进行的。
- 倡导案主有自我决定、自身保密性、对遗传服务的可得性以及不受歧视的权利。
- 鼓励社会工作者参与制订和改良（联邦和州政府层面上的）相关公共政策，包括和遗传研究、遗传服务以及对在遗传学角度上诊断出易患病或有遗传问题人群的治疗相关的公共政策。

标准 1：伦理和价值观

当把社会工作实务和遗传学相结合的时候，社会工作者应该依照 NASW 伦理守则中所阐述的伦理原则和专业标准行使自己的职责（NASW，1999）。

诠释

社会工作者可以通过推动人道的和伦理的方法为遗传学领域做出巨大贡献。目前在这个领域和社会工作专业相关的伦理问题有：

- 遗传服务的平等的获取，包括基因检测和治疗，以及这些程序的费用。
- 个人遗传信息的隐私权和保密性，特别是在保险行业和雇主中。
- 自决，包括以一种非强制、无偏见的方式允许案主选择或拒绝基因检测和治疗；允许案主有了解或拒绝了解遗传信息的权利。
- 知情同意，包括在病人清楚了解基因检测和研究的风险和益处的前提下，维护他们做出关于基因检测和研究决定的权利。
- 自愿的基因检测与治疗。
- 考虑到儿童及受到损伤的成年人的利益，为基因检测决定进行适当授权。
- 保护那些已确定患有遗传疾病的个人的权利。

由于历来社会工作者都致力于服务那些处境困难的人群，给予他们权利，并致力于推动人权的发展和社会公正，因而他们非常适合解决那些随着新遗传学知识而产生的伦理挑战。NASW 伦理守则（1999）为有伦理的社会工作实务提供了一个哲学框架，以及一套用来规定可接受的专业行为的伦理标准。这个标准中强调了文化能力，也规定了医护人员需要提供文化敏感性服务。尽管跨越种族、民族群体范围的所有人的基因组成都大同小异，NASW 伦理守则认识到不同文化来源的个人会有独特的规范、传统和应对策略，这些必须都得到理解和尊重。病人的隐私权、保密权、自决权、不受歧视的权利和社会公正都在 NASW 伦理守则中有详述。遗传服务应该是跨学科的，从而向病人提供整体的医疗保健。在这种情况下，这些标准强调了同行之间相互尊重的关系。

NASW 伦理守则也认识到了伦理困境的复杂性，这样的问题也没有简单的答案。伦理守则建议对于那些似乎矛盾的困境最好通过结合了伦理理论、适当的同行合作、跨学科的咨询和监督在内的详细合理的、系统的过程来解决。

标准 2：遗传学知识

社会工作者应该学到关于遗传学作为一门科学和一个研究领域的最基本的知识，具体包括其生物学、心理社会学、伦理学和法律等方面的知识。

诠释

对人类基因组科学认识的进步使人们对常见和罕见疾病的理解加深了，最终会带来更加有效的遗传疾病的诊断和治疗。因为遗传学知识发展迅速，并且大多数社会工作者没有遗传学的背景知识，他们应该对常见疾病的易患病体质和遗传疾病的模式有个基本的了解。社会工作者也必须要随着新知识的出现不断更新自己对这些知识的理解。

社会工作者需要熟悉人类遗传学中的常见术语和生物遗传的基础模式，以及遗传因素在保持健康和预防疾病方面的作用。因为现在我们了解到许多疾病都是由多种病因结合导致的，包括但并不局限于遗传，社会工作者应该了解社会、行为、文化、经济和环境因素是如何与生物学因素相互作用从而影响人类健康的。在做家庭工作的时候，社会工作评估也应该把相关的家庭病史考虑进来。家族史在确定遗传诊断和预测家庭成员以后会受到的影响是非常重要的。因此社会工作者在这个领域会有很大的作用，尤其是他们知道什么时候应该把家庭成员转介给遗传咨询师和遗传诊所。

尽管有关遗传学的新信息加深了我们对生理和心理疾病的病因学的了解，但遗传病的预防和治疗领域的信息还很局限。这就给人们造成了艰难的困境，因为他们正在决定要不要对自己或孩子进行遗传检测。那些有患遗传病风险的人将会有更多的选择使用遗传学新信息去指导他们的生殖行为。然而，许多可能的事情都会导致严重的道德问题，如产前诊断、异常妊娠的选择性终止、子宫内治疗、体外受精、选择性胚胎移植的性状选择等。

随着对常见疾病遗传基础的不断了解，社会工作者对基因检测的意义和该检测的转介资源有更深刻的了解是尤其重要的。如果进行基因检测，社会工作者需要了解遗传学知识可能会对个人、家庭和社区带来的好处以及风险。参与收养过程的社会工作者应该意识到基因检测对各方的影响，并把新生儿和孩子的利益放在第一位。

基因检测的心理社会反应、认知反应和应对策略对社会工作者来说都是重要的知识领域，尤其在家庭问题中。基因检测可能会告知人们关于生殖决定和健康行为的信息。因为环境会影响基因表达，基因检测也会提醒人们是否需要改变他们的生理和社会环境——而这是社会工作者尤其擅长帮助人们所做的。

美国基因检测的发展并不平衡，社会工作者应该对此有所熟悉，并且理解遗传信息如何有益或被滥用的。他们应该理解并且倡导关于禁止遗传歧视和防止不恰当的遗传信息泄漏的立法。一直做案主工作的社会工作者应该通过继续教育或在职培训努力了解有关遗传的法律和立法的最新发展。

社会工作者需要探索他们所在社区和其他任何地区的遗传资源。

他们应该对遗传咨询以及与其他咨询的区别有充分的认识。在向案主解释他们可以从遗传专家和社会工作者分别得到什么时，这方面的知识就很有帮助。社会工作者还应该知道何时需要转介案主，以及知道遗传学服务中的保险覆盖范围。

标准3：个人、家庭、小组和社区工作实务技巧

社会工作者应该使用合适的工作实务理论、技巧和能反映他们对遗传因素了解程度的干预措施来进行个人、家庭、小组和社区的工作。

诠释

社会工作的基本技巧可以用来向个人、家庭、小组和社区提供遗传服务。进行专业的遗传学继续教育对把目前的以及最新的遗传信息和技术成果运用到社会工作机构中是必需的。社会工作者的生物、心理和社会性视角对于他们作为健康专家、案主、案主倡导者和心理社会支持服务提供者之间的联络人这一角色是非常理想的。社会工作干预可以识别个人对医疗转介和遗传咨询服务的需要，并且应该包括直接提出转介。社会工作者应该是案主利益的倡

导者，帮助个人及其家庭适应慢性健康问题，建立和维护适合的自助团体，解决丧亲问题，并在社区水平对遗传隐私权和潜在的遗传歧视问题采取措施。

更具体地说，社会工作者应该培养工作实务技巧：

- 收集相关家族遗传病史信息，包括涵盖父母、孩子、兄弟姐妹、祖父母、叔舅姑姨、堂（表）兄弟姐妹等在内的多代家族遗传病史。
- 识别那些可能从遗传服务转介中获益的案主。
- 与案主恰当地交流关于遗传服务的目的和各个遗传学专家的角色。
- 对那些有（或可能有）遗传病风险的案主提供文化敏感性服务。
- 向遗传学家或同行的支持性资源寻求帮助或将案主转介给他们。
- 与案主探讨他们或其他家庭成员接受或拒绝遗传信息所带来的可能的情绪影响范围。
- 协助案主和他的家庭进行遗传决策过程，以及协助他们在生命周期中适应遗传信息。
- 讨论遗传服务的费用和相应的保险赔偿费。
- 讨论保险、就业、收养和其他领域中受到歧视的潜在风险。
- 在可能的范围内保护遗传信息的隐私权和保密性。
- 促进遗传服务案主建立并维护支持性资源。
- 为自己、同行和案主从可靠的资源途径获取最新遗传信息。
- 在遗传学政策问题方面给案主、专业人员和社区提供教育。
- 倡导以案主为本的遗传学公共政策。
- 协助案主理解参与遗传研究的局限和好处，以及知情同意的重要性。

标准 4：案主/医护人员协作模式

社会工作者应该能够与案主合作，以相互尊重、共享信息和有效的交流来解决遗传方面的顾虑。

诠释

那些有遗传方面顾虑的个人与家庭和为他们服务的社会工作者有个共同的目标，就是要为每个人提供高质量的服务。案主熟知自己和家庭的情况。社会工作者应该和那些受遗传病影响的案主建立友好合作关系，从而共同建立新的遗传资源、与遗传歧视做斗争，并确保有遗传顾虑的案主及其家庭的需求得到满足。

社会工作者可以帮助个人和家庭理解他们基因组成的信息。当案主要考虑选择医疗保健或者其他遗传服务的话，他们需要加入合作小组。社会工作者应该意识到个人和家庭做遗传决定时的心理动力状况。另外，社会工作者和那些有遗传状况的案主应该共享知识、技巧和经验从而推动所需要的项目或服务的进行。

标准 5：多学科实务

社会工作者应该加入能够提供综合遗传服务的多学科团队。

诠释

遗传状况的复杂性要求整体研究再进行干预。患有遗传病或有遗传病风险的个人或家庭需要从彼此协作的不同的健康专家那里获得相关服务来确保达到最佳效果。多学科合作对于新兴的、充满活力的遗传科学是重要的（Weiss，Bernhardt & Paul，1984）。当多学科团队和患有遗传疾病的个人及家庭共享专业知识的话，他们所提供的服务会更有效。

由于受到专业教育和培训，社会工作专业人员非常适合加入多学科团队。社会工作者擅长鉴别和协调服务，并且擅长在服务提供者中弥补专业化沟通的隔阂。

所有学科的共同目的都是向受遗传病影响的个人和家庭提供优质的服务。特别值得注意的是，所有学科必须得配合有遗传状况的个人的情绪和社会需求。医疗保健专业人员，如社会工作者、心理学家、精神病学家和护士在为个人和家庭提供心理服务时，可以把遗传问题考虑进来。其他健康专业人员，如听力学家、语言治疗师、营养学家、职业治疗师、理疗师和特殊教育工作者也可以向患有遗传疾病的人们提供重要的服务。在帮助那些必须应对这些疾病的案主或病人方面，有很多东西是大家可以相互学习的。

社会工作者和一个协作团队，可以在案主和健康专业人员（如遗传咨询学家、医学遗传学家和初级保健医生）之间搭建沟通的桥梁。另外，支持小组/专业伙伴关系在赋予有遗传病的个人和家庭以权利方面是必要的。

标准 6：自我意识

社会工作者应该具备并且继续发展他们在关于遗传学和遗传治疗方面对自己的个人、文化和精神价值观以及信仰的理解。

诠释

遗传知识和社会工作实务可能和案主甚至社会工作者的基本信仰有冲突。为了能有效地帮助案主，社会工作者必须不断地审视自己的背景、确认自己对人类生殖和医学干预和那些患有重大疾病的人生价值方面的担当、价值观和信仰。社会工作者必须要意识一个事实，即案主是来自于不同的文化和宗教背景的，并且可能会与自己的文化和宗教背景有很大不同。

要成为有自我意识和不断反省的医护人员，应该审视对和自己观点不同的群体的偏见。社会工作者应该努力培养对不同意见的理解，并且避免评论那些和自己有不同价值观的案主。社会工作者必须了解医护人员是如何通过措辞的选择，非语言的表达和反应来潜移默化地影响那些有不同信仰的案主的，同时社会工作者应该学会避免在自己的工作实务中这样做的技巧。在实际工作中社会工作者可能会出现自己难以有情感上的共鸣或不能保持客观的情形。自我意识的含义就是承担起识别这些情形的责任，做好自己的本职工作，这样就不会干预案主自己的决策。在有些社会工作者不能实现自我意识的情形下，案主就会被转介给那些在这个高敏感性工作环境下帮助案主的同时又能保持中立的其他社会工作者。

标准 7：遗传学和跨文化知识

社会工作者应该具备并不断发展专业知识，并且了解遗传病相关的案主群体的病史、文化传统、价值观和家庭系统。

诠释

社会工作者应该具备关于案主的种族、文化、价值观、宗教和健康信仰、经济状况可能带来的影响的专业知识，从而理解他们的案主对遗传信息和遗传服务的使用。在提供临床服务过程中，社会工作者可以通过与案主共同挖掘，从而获取和案主们相关的社会文化信息，通常从了解他们的家族史或健康问题入手。社会工作者需要对案主对某个健康问题的态度给予评估。这种文化探索的过程对于帮助某类遗传信息的决策，以及对于该决策对个人、家庭、社区和更广大社会背景下造成的影响是必要的。

NASW 制定了《社会工作实务的文化能力 NASW 标准》（NASW Standards for Cultural Competence in Social Work Practice），从而为社会工作实务提供了操作指南（NASW，2001）。

遗传服务方面有很多社会文化的隔阂。当和案主及其家庭讨论遗传信息时，社会工作者应该使用并推动合适的语言和知识水平。当探索某个遗传家族史时，社会工作者应该具有文化敏感性，并注意自己的语言和潜在的情绪表达。就遗传信息的理解和遗传相关决策中的问题做个人及其家庭的工作时，社会工作者应该关注文化上的因素。作为案主的倡导者，社会工作者必须妥善处理遗传信息的隐私权和保密性的问题，并且意识到某个案主或一个群体遗传信息中可能的文化内涵和社会烙印。

总的来说，社会工作者可以通过以下方式克服文化隔阂，从而提供遗传服务：

- 在和案主及其家属交流遗传信息时，使用并提倡合适的语言和知识水平。
- 在获取遗传家族史的时候具有文化敏感性。
- 在协助个人及家庭做出遗传相关决策和适应遗传信息时，要意识到文化方面的因素。
- 妥善处理遗传信息隐私权和保密性的问题，并且意识到某个案主或某个群体遗传信息中可能的文化内涵和社会烙印。
- 在服务提供和医疗卫生体制内倡导文化能力。

标准 8：研究

社会工作者应该致力于、支持并了解基于研究的和与实务相关知识的发展，包括社会心理学、文化、经济，以及遗传学对于个人、家庭和社会的伦理意蕴。

诠释

在遗传学革命进程中，关于如何促进个人、家庭和社会的健康和幸福还有很多问题有待研究。个人和家庭知道自己的遗传风险状态时会如何反应？他们根据所了解到的信息是如何做出决策的？社会如何确保遗传信息是用于公共利益的？这些研究都是必须的。研究可以让我们理解遗传信息是如何给我们社会中不同的文化和种族群体带来不同的影响的，以及我们应该如何对这些差异具有文化敏感性。NSAW 伦理守则（NASW，1999）指出，社会工作者应该"对该专业的知识基础做出贡献［5.01（d）］"，并且应当"推动和促进该领域的评估和研究从而带来专业知识的发展"［5.02（b）］。此外，该守则也指出了"当公认的标准不再适应新兴领域的实务时，社会工作者就应该主动采取负责的措施（包括适当的教育和研究）确保他们能够胜任自己的工作，并保护案主免受伤害"［1.04（c）］。

社会工作的"人在环境中"的观点可以对理解遗传信息对我们社会的影响带来独特的贡献（Germain & Gitterman，1995）。理论上来说，社会工作者非常适合观察遗传信息对个人、家庭和社会的影响；得出初步的归纳总结；并且形成可以通过研究验证的理论知识，从而增强社会工作者工作实务能力。社会工作者可以在案主群体中展开调查并记录基因检测带来的潜在问题，如保险和就业中的歧视问题。

美国社会工作者协会（NASW）伦理守则（1999）规定，社会工作研究必须在道德和文化原则的制约下进行。促进案主的健康幸福是社会工作者的首要责任。知情同意、受试者的平等选择、隐私权和保密权、退出研究的权利、避免受伤害都是伦理研究中必要的标准［国家生物伦理咨询委员会（National Bioethics Advisory Commission），2002］。必须要考虑到研究的结果，并且在项目发展早期阶段要考虑咨询伦理审查委员会。社会工作者还必须对其他专业的最新研究有所了解，并和其他感兴趣的专业进行跨学科研究，如医学、护理、遗传咨询、心理学和法学等。

标准 9：倡导

社会工作者应该保护案主遗传信息的隐私权和保密性，在合适的时候与案主一起倡导公平的社会政策和获取优质的遗传服务。

诠释

社会工作者深知保护案主遗传信息隐私权的重要性，这些遗传信息可能会带来遗传歧视问题，社会工作者还深知，社会倡导和社会行动的必要性，因为这可以更好地赋予案主和社区权利。

为了保护案主，社会工作者必须意识到基因检测信息保密的局限性。保险公司、雇主、刑事司法系统和其他政府机构有着无数的经济激励措施来获取人们的遗传信息。联邦政府和州政府可能不会充分地保护人们的基因检测结果不被用于保险和就业中的歧视。而社会工作者尤其要关注的是把案主标签化，并且拒绝给那些患有遗传症状的病人提供服务。

保密权扩展到了是否要做检测的决定和谁可以看到检测结果的决定。社会工作者应该在遗传信息泄露前告知案主泄露的可能性以及可能的后果。

公共政策在逐渐规定遗传服务的获取和资金支持，社会工作者必须是这个政策制订过程的积极参与者。社会工作者也应该不断了解联邦政府和州政府关于遗传的法律、法规，同时也鼓励案主去了解相关的法律、法规。

参考文献

American Academy of Pediatrics. (2000). Serving the family from birth to the medical home: A report from the newborn screening task force, convened in Washington, DC, May 10–11, 1999. *Pediatrics, 106,* 383–427.

American College of Medical Genetics. (1997, February 28). *Principles of screening: Report of the Subcommittee on Screening of the American College of Medical Genetics Clinical Practice Committee.* Available from http://www.acmg.net/resources/policies/pol-026.asp.

American College of Medical Genetics. (2005, March 8). *Newborn screening: Toward a uniform screening panel and system.* Retrieved June 8, 2005, from http://www.mchb.hrsa.gov/screening.

American Society of Human Genetics. (1995). Points to consider: Ethical, legal and psychosocial implications of genetic testing in children and adolescents. *American Journal of Human Genetics, 57,* 1233–1241.

Avard, D., & Knoppers, B. (2001). Screening and children-policy issues for the new millennium. *ISUMA, 2*(3). Retrieved June 8, 2005, from http://www.isuma.net.

Bach, J. (2005, January). *An overview of Michigan's newborn screening program.* Paper presented to University of Michigan, School of Medicine, Genetics Counseling Program, Ann Arbor, MI.

Berkman, I. F., & Kawachi, I. (Eds.). (2000). *Social epidemiology.* New York: Oxford University Press.

Bishop, K. K. (1993, April). Psychosocial aspects of genetic disorders: Implications for practice. *Families in Society: Journal of Contemporary Human Services, 74,* 207–212.

Black, R. B., & Weiss, J. O. (1990, May). Genetic support groups and social workers as partners. *Health and Social Work, 15,* 91–99.

Bonham, V. L., Jr., Caldwell, C., Citrin, T., Hamilton, T. N., & Lee, R. (2001). *Communities of Color and Genetics Policy Project* [Position papers]. Available from Communities of Color and Genetics Policy Project, 2001.

Broadstock, M., Michie, S., & Marteau, T. (2000). Psychological consequences of predictive genetic testing: A systematic review. *European Journal of Human Genetics, 8,* 731–738.

Burke, W. (2004). Genetic testing in primary care. *Annual Review of Genomics and Human Genetics, 5,* 1–14.

Clayton, E. W. (2003). Ethical, legal and social implications of genomic medicine. *New England Journal of Medicine, 349,* 562–569.

Collins, F. S., Jenkins, J. F. (1997). Implications of the human genome project for the nursing profession [Monograph]. In F. R. Lashley (Ed.) *The genetics revolution: Implications for nursing.* Washington, DC: American Academy of Nursing.

Committee on Bioethics. (2001). Policy statement: American Academy of Pediatrics—Ethical issues with genetic testing in pediatrics. *Pediatrics, 107,* 1451–1455.

Freedman, T. (1997). Genetic susceptibility testing: A therapeutic illusion? *Cancer, 79,* 20063–20065.

Freedman, T. (1998). Genetic susceptibility testing: Ethical and social quandaries. *Health and Social Work, 23,* 214–233.

French, M. D., & Moore, J. B. (2003). *Harnessing genetics to prevent disease and promote health.* Washington, DC: Partnership for Prevention.

Germain, C., & Gitterman, A. (1995). Ecological perspective. In R. L. Edwards (Editor-in-Chief), *Encyclopedia of social work* (19th ed., Vol. 1, pp. 816–824). Washington, DC: National Association of Social Workers Press.

Grigorenko, E. L. (2005). The inherent complexities of gene-environment interactions [Special issue 1]. *Journal of Gerontology: Psychological Sciences, 60B,* 53–64.

Guttmacher, A., & Collins, F. S. (2002). Genomic medicine: A primer. *New England Journal of Medicine, 347,* 1512–1513.

Hawkins, D. (1997, June 21). A bloody mess at one federal lab: Officials may have secretly checked staff for syphilis, pregnancy, and sickle cell. *U.S. News & World Report,* 26–27.

Hayflick S., & Eiff, M. (1998). Role of primary care providers in the delivery of genetic services. *Community Genetics, 1,* 18–22.

Hudson, K., Rothenberg, K., Andrews, L., Kahn, M., & Collins, F. (1995). Genetic discrimination and health insurance: An urgent need for reform. *Science, 270,* 391–393.

Imber-Black, E. (1993). Secrets in families and family threapy: An overview. In E. Imber-Black (Ed.), *Secrets in families and family therapy* (pp. 3–28). New York: Norton.

Institute of Medicine. (1994). *Assessing genetic risks: Implications for health and social policy.*

Washington, DC: National Academies Press.

James, D. C. S., Crandall, L. A., Rienzo, B. A., & Trottier, R. W. (1995). Roles of physicians, genetic counselors and nurses in the genetic counseling process. *Journal of the Florida Medical Association, 82*, 403–410.

Jenkins, J., Blitzer, M., Boehm, K., Feetham, S., Gettig, E., Johnson, A., et al. (2001). Recommendations of core competencies in genetics essential for all health professionals (National Coalition for Health Professional Education in Genetics, Core Competency Working Group). *Genetics in Medicine, 3*, 155–159.

Johnson, A. (2004a). *Genetics privacy: Genetics brief—Briefing papers on important genetic issues of the day, 3*(1). Washington, DC: National Conference of State Legislatures.

Johnson, A. (2004b). *Genetics testing: Genetics brief—Briefing papers on important genetic issues of the day, 3*(2). Washington, DC: National Conference of State Legislatures.

Johnson, A. (2004c). *Genetics and employment: Genetics brief—Briefing papers on important genetic issues of the day, 3*(3). Washington, DC: National Conference of State Legislatures.

Johnson, A. (2004d). *Genetics and health insurance: Genetics brief—Briefing papers on important genetic issues of the day, 3*(4). Washington, DC: National Conference of State Legislatures.

Johnson, A. (2004e). *Life, disability and long-term care insurance: Genetics brief—Briefing papers on important genetic issues of the day, 3*(6). Washington, DC: National Conference of State Legislatures.

Johnson, A. (2004f). *Reproductive genetics: Genetics brief—Briefing papers on important genetic issues of the day, 3*(8). Washington, DC: National Conference of State Legislatures.

Klinenberg, E. (2002). *Heat wave: A social autopsy of disaster in Chicago.* Chicago: University of Chicago Press.

Klipstein, S. (2005). Preimplantation genetic diagnosis: Technological promise and ethical perils. *Fertility and Sterility, 83*, 1347–1353.

Koch, J., & Guthrie, R. (1997). *The PKU story: Crusade against mental retardation.* Pasadena, CA: Hope Publishing House.

Lapham, E. V., Kozma, C., & Weiss, J. (1996). Genetic discrimination: Perspectives of consumers. *Science, 274*, 621–624.

Lapham, E. V., Kozma, C., Weiss, J. O., Benkendorf, J. L., & Wilson, M. A. (2000). The gap between practice and genetics education of health professionals: HuGEM survey results. *Genetics in Medicine, 2*, 226–231.

Lerman, K., Croyle, R., Tercyak, K., & Hamann, H. (2002). Genetic testing: Psychological aspects and implications. *Journal of Consulting and Clinical Psychology, 70*, 784–797.

Lynberg, M. C., & Khoury, M. J. (1990). Reports on selected racial/ethnic groups special focus: Maternal and child health contribution of birth defects to infant mortality among racial/ethnic minority groups, United States, 1983. *MMWR Surveillance Summaries, 39* (SS-3; 1–6, 8–12). Retrieved October 22, 2005, from http://www.cdc.gov/mmwr/preview/mmwrhtml/00001671.htm.

McCabe, E., Biesecker, L., Cassidy, S., Chavkravarti, A., Grody, W., Juengst, E., et al. (1996). ASHG report: Statement on informed consent for genetic research. *American Journal of Human Genetics, 59*, 471–474.

McCabe, L., Bradford, T., & McCabe, E. (2002). Newborn screening: Rationale for a comprehensive, fully integrated public health system. *Molecular Genetics and Metabolism, 77*, 267–273.

McClintock, M. K., Conzen, S. D., Gehlert, S., Masi, C., & Olopade, F. (2005). Mammary cancer and social interactions: Identifying multiple environments that regulate gene expression throughout the life span [Special issue 1]. *Journal of Gerontology: Psychologi-*

cal Sciences, 60B, 32–41.

McDaniel, S. (2005). Psychotherapy of genetics. *Family Process, 44*, 25–44.

McDaniel, S., & Speice, J. (2001). What family psychology has to offer women's health: The examples of conversion, somatization, infertility treatment, and genetic testing. *Professional Psychology: Research and Practice, 32*, 44–51.

Mendel, G. (1866). *Versuche über plflanzenhybriden: Verhandlungen des naturforschenden vereines in brünn, Bd. IV für das Jahr 1865, Abhandlungen*, 3–47 (1996 Electronic Scholarly Publishing Project). Retrieved October 22, 2005, from http://www.esp.org/timeline.

Michie, S. (1998). Predictive genetic testing in children: The need for psychological research. In A. Clark (Ed.), *The genetic testing of children* (pp. 169–182). Oxford, England: BIOS Scientific.

National Association of Social Workers. (1996). *Code of ethics.* Washington, DC: Author.

National Association of Social Workers. (1999). *Code of ethics of the National Association of Social Workers.* Washington, DC: Author.

National Association of Social Workers. (2001). *NASW standards for cultural competence in social work practice.* Washington, DC: Author.

National Association of Social Workers. (2003). Genetics. In *Social work speaks: National Association of Social Workers Policy Statements, 2003–2006* (6th ed., pp. 161–166). Washington, DC: Author.

National Bioethics Advisory Commission. (2002, August). *Ethical and policy issues in research involving human participants* (Summary). Bethesda, MD: Author.

National Coalition for Health Professional Education in Genetics. (2000). *Core competencies in genetics essential for all health-care professionals.* Retrieved June 7, 2005, from http://www.nchpeg.org/nchpeg.html?http://www.nchpeg.org/eduresources/core/core.asp.

National Human Genome Research Institute. (2003, April 14). *International Consortium Completes Human Genome Project.* Retrieved October 19, 2004, from http://www.genome.gov/11006929.

National Society of Genetic Counselors. (2004). *Annual report.* Wallingford, PA: Author. Retrieved October 22, 2005, from http://www.nsgc.org/pdf/NSGC-AnnualReport_2004.pdf.

Oktay, J. S. (1998). Genetics cultural lag: What can social workers do to help? *Health and Social Work, 23*, 311–315.

Richards, F., & Taylor, S. (1997, December). Social work and genetic testing: Ethical issues encountered in predictive testing for Huntington disease. *Australian Social Work, 50*(4), 61–67.

Rolland, J. (1994). *Families, illness, and disability.* New York: Basic Books.

Schild, S. (1966). The challenging opportunity for social workers in genetics. *Social Work, 11*, 22–28.

Schild, S., & Black, R. B. (1984). *Social work and genetics: A guide for practice.* New York: Haworth Press.

Schild, D., & Meier, E. (under review). Exploring Families' Psychosocial Needs after Genetic Diagnosis: Perceptions of Genetic Counselors, submitted for review to *Health and Social Work*, September 2003; Revision resubmitted October 2005.

Schneider, G. (2005, January 27). *Program for education of health professionals in genetics.* National Coalition of Health Professionals for Education in Genetics annual meeting, Bethesda, MD. Available from http://www.nchpeg.org.

Schultz, A. (1966). The impact of genetic disorders. *Social Work, 11*, 29–34.

Serving the family from birth to the medical home—Newborn screening: A blueprint for the future—A call for a national agenda on state newborn screening programs. (2000).

Shulman, L. (2005). Cystic fibrosis screening. *Journal of Midwifery and Women's Health, 50*, 205–210.

Singer E., Corning, A., & Lamias, M. (1998). The polls: Trends—Genetic testing, engineering, and therapy: Awareness and attitudes. *Public Opinion Quarterly, 62*, 633–664.

Speice, J., McDaniel, S. H., Rowley, P. T., & Loader, S. (2002). Family issues in a psychoeducation group for women with a BRCA mutation. *Clinical Genetics, 62*, 121–127.

Stoesen, L. (2003). Genetic standards issued. *NASWNews, 48*(6). Retrieved July 15, 2003, from http://www.socialworkers.org/pubs/news/2003/06/genetics.asp?back=yes.

Takahasi, E. A., & Turnbull, J. E. (1994). New findings in psychiatric genetics: Implications for social work practice. *Social Work in Health Care, 20*, 1–21.

Taylor-Brown, S., & Johnson, A. (1998). *Social work's role in genetic services* (Social work practice update). Washington, DC: NASW, Division of Professional Development and Advocacy.

Touchette, N., Holtzman, N. A., Davis, J. G., & Feetham, S. (Eds.). (1997). *Toward the twenty-first century: Incorporating genetics into primary health care.* Cold Spring Harbor, NY: Cold Spring Harbor Laboratory Press.

U.S. Department of Health and Human Services (1997a, July). *Health insurance in the age of genetics.* Bethesda, MD: National Human Genome Research Institute. Available from http://www.genome.gov/10000879.

U.S. Department of Health and Human Services. (1997b). Health Insurance Portability and Accountability Act of 1996 (Pub. L. No. 104-191, codified in part at 26 U.S.C. §§ 9801-9806; 29 U.S.C. §§ 1162-1167, 1181-1191c; and 42 U.S.C. § 300gg). Bethesda, MD: Author.

Weiss, J. O. (1993, April). Genetic disorders: Support groups and advocacy. *Families in Society: Journal of Contemporary Human Services, 74*, 213–220.

Weiss, J. O., Bernhardt, B. A., & Paul, N. W. (Eds.). (1984). *Genetic disorders and birth defects in families and society: Toward interdisciplinary understanding* (Birth defect original article series, Vol. 20, No. 4). New York: March of Dimes.

Williams-Jones, B. (2003). Where there's a web, there's a way: Commercial genetic testing and the internet. *Community Genetics, 6*, 46–57.

---

第二十章

临终关怀

Yvette Colón

本 章的目标是提供临终关怀（end-of-life care）社会工作实务的基础知识。姑息治疗（palliative care）是一种聚焦于患有慢性疾病或危及生命疾病的患者的生理、心理、社会和精神层面的需要进行全面管理的跨学科照护模式。这是一个处在发展中、并且非常重要的专业实务领域，是由受过良好训练的医生、护士、社会工作者和其他专业人员从事的。社会工作者对处在疾病终末期的个人及其家人、爱人和其他医疗提供者有着重要的影响。但是，社会工作者不仅需要向越来越多的处于疾病终末期的病人（患有慢性疾病或威胁生命的疾病的儿童和成年人）提供临终关怀，同时也需要服务那些照顾这些患者的人们。通常他们并没有为临终关怀涉及的大量复杂议题做好准备。尽管社会工作者越来越多地参与为濒死的患者提供重要的心理-社会服务，但他们并没有在他们的本科和研究生教育中接受相关的训练。

本章主要探讨临终关怀的个人、社会和组织语境，同时探讨生物-心理-社会层面的评估和干预、社会-文化因素、症状管理、多学科合作以及同情疲劳（compassion fatigue）。

一、本章目标

- 定义生命末期的姑息治疗。
- 描述社会工作者在临终关怀中可以扮演的角色。
- 描述有效沟通的重要性，它可以使患者和家属表达自身的需求，获得更为适当的临终关怀服务。
- 了解临终关怀规划的过程，包括利用预立指示（advance directives），以促进知情选择权，并协助患者和家人清晰此过程和沟通他们的选择。
- 展示对文化群体和弱势个体的死亡和临终体验的影响因素的理解。
- 描述当代关于哀伤和丧失的理论。

　　随着社会和技术的进步，过去几十年内，死亡和濒死的历程发生了极大的改变。医学科学和技术的发展带来的平均期望寿命的增加（美国国家卫生统计中心，2004）影响了我们对于生命和死亡的信念和态度——死亡曾经紧随着一些疾病的开始，而如今，典型的病死则是长期拖延后的结果。死亡发生的地点已经从家和社区转移到医院、护理院或其他机构。这些改变给临终关怀和在该领域工作的社会工作者（包括姑息治疗机构和宁养院）带来极大的挑战。

二、姑息治疗

　　姑息治疗是着眼于对患有慢性疾病或危及生命的疾病的患者及其家属的生理、心理、社会和精神需求进行全面管理的跨学科照料模式。它被定义为"对于其病情已对治愈性治疗手段无反应的患者进行的积极的和全面的照护"。控制疼痛和其他症状，以及社会、心理和精神等方面的问题是至关重要的。姑息治疗的目标是帮助患者及其家人实现尽可能好的生活质量（世界卫生组织，1990）。姑息治疗寻求通过确定患者的生理、社会-心理和精神性问题，同时管理其痛苦和其他造成痛苦的症状，以提升患者的生活质量。

　　这种模式应用于疾病的全程，它试图在疾病的各个阶段处理影响末期病患生命质量和濒死质量的生理、心理-社会和精神性议题，同时包括意在维持患者和家属生活质量的干预方式。尽管工作重点在患者生命末期，但是提供宽慰并关注患者及其家人的心理-社会关切在疾病的整个过程中仍然是重要的。但在这种模式理想化的实施过程中，患者和家属的价值观和决定得到尊重，实质性的需要会被得到回应，心理-社会和精神性的苦痛会得到管理，而当个体走向生命终点时，则会得到宽慰照料。

　　姑息医学是致力于发展优质的姑息治疗的专科医学。包括社会工作者在内的姑息治疗专家们，通常以团队形式工作，在患者的病情恶化，预计生存期有限，医疗和心理-社会关切变得复杂和紧急时介入照护。在实践中，这些问题通常与未被控制的症状、相互冲突的或不清晰的照护目标、与濒死过程相关的悲痛，以及不断增加的家庭压力相关。社会工作者可以进行患者和家庭的教育工作，使其了解预期发生的症状及控制方法、关于医疗流程和药物的信息，协助他们和医疗团队进行沟通，帮助他们在家庭面临实质性和经济上的改变时做出决定，平复其情绪，并教给他们有效的应对技巧。

三、宁养院

　　宁养照顾（hospice care）的重点是通过控制疼痛和其他症状，使患者在生命末期感觉舒适。它回归到采用自然的方法来照护濒死患者，而非依赖根治性的措施和技术。姑息治疗注重疼痛的控制，而非治愈，而且通常患者在家中接受服务。宁养照顾也在独立的宁养中心、医院、护理院和其他长期照顾设施中开展。不同年龄、宗教、种族和疾病的患者都可以接受宁养服务。联邦老年医疗保险计划（Medicare）、联邦医疗补助计划（Medicaid）、绝大多数私立保险计划、健康管理组织（HMOs），以及其他管理式治疗组织（managed-care organizations)都将宁养照顾涵盖其中［国家宁养和姑息照顾组织（National Hospice and Palliative Care Organization），2003］。

　　美国的宁养运动起源于20世纪60年代，英国内科医生 Cicely Saunders 夫人当时在耶鲁大学介绍了临终关怀的概念。她来到美国为濒死患者介绍缓解症状的方法，并且讨论了创立于英国伦敦的首家现代宁养中心圣·克里斯多佛（St. Christopher's）住院式宁养院。Saunders 夫人向耶鲁大学医学和护理专业的师生介绍了现代临终关怀的概念。此后，耶鲁大学护理学院院长 Florence Wald 在耶鲁-纽黑文医院（Yale-New Haven Hospital）创建了一支多学科的团队，尝试效仿圣·克里斯多佛的模式来改变他们照顾临终患者的方式。1975年，美国第一家宁养中心在康涅狄格州成立，就是这支小型团队努力的成果（Saunders，1999）。

临终关怀的有效开展存在着一些主要阻碍，其中包括：患者及其家属对于死亡和濒死的态度、患者和医疗团队之间沟通上的不一致、医疗团队受训不充分、医生缺乏照顾经验、患者缺少获得照顾的渠道，以及费用偿付的不稳定。美国科学院（The National Academies of Science）通过它的医学研究所（Institute of Medicine，IOM）发布了一份重要的报告《接近死亡：生命末期的照顾》（Approaching Death：Care at the End of Life）（2002），其中有几点建议：

- 姑息治疗应该被认可是一个明确界定的专业技能、教育和研究领域。
- 应该向生命末期患者及其家人提供可靠的和熟练的支持性照顾。
- 医疗保健专业人员应该知晓和应用有效的介入措施，以预防和缓解疼痛和其他症状。
- 应当教育公众有关临终关怀和事前照顾计划（advance care planning）的知识。
- 应当发展有助于提升患者生活质量的工具，并且要求医疗保健机构使用这些工具。
- 应当改进医学教育，以确保与临终关怀相关的态度、知识和技能被纳入教学内容。
- 应当开展科研工作以增强临终关怀的知识基础。

尽管这些建议已努力付诸于不少实践以提高现有服务的水平，但进展一直缓慢。

四、预期临终

生命末期的患者会给自身和身边的照顾者带来痛苦的各种经历。尽管不同个体和家庭所经历的濒死过程各不相同，但生命末期在身体上、生理上和情感上发生的一些改变是可以预料的。疾病恶化可以导致诸如呼吸困难、失眠、食欲下降、疼痛、恶心、便秘等。患者也可能经历强烈的焦虑、抑郁、愤怒或情感淡漠。理解这些在临终患者身上经常出现的症状的本质，帮助他们及其亲友掌握应对的技巧，对于有效地提供临终关怀社会工作者服务至关重要。社会工作者应该把握机会，协助患者及其家人如何控制这些生理症状和心理反应。

在这个重要的照料阶段，社会工作者扮演一个向导的角色，引领患者及其家人为生命终点做好准备。对于社会工作者来说，了解生命终点应当预料什么很重要，这样，他们可以在患者去世之前、弥留期间和去世后的不同阶段管理患者和家人的需要。社会工作者通过提供前瞻性的指导和专业的心理-社会照料，以增进临终患者及其家人在生理和心理上的舒适。

五、多学科的团队工作

生命末期患者常常在不同的医疗保健环境之间转移——从家里到急诊或长期照顾场所，门诊或住院治疗（治愈性治疗或姑息治疗），家庭医疗保健，或者是在疾病恶化时转入宁养机构。整个疾病过程中，他们可能接受多位不同的医生、护士和其他医疗保健人员的照顾。在不同的环境之间转移过程中协调所有必需的照顾，是患者、家人和医疗保健提供者面对的相当大的挑战。多家不同机构和不同支付来源的参与，可能成为提供最优的临终关怀服务的障碍。

多专业的姑息治疗或临终关怀团队介入服务，是解决照顾的协调问题的优良方案。这个团队通常包括：

- 患者
- 患者的家人或照顾者
- 姑息治疗或临终关怀医生
- 患者的私人医生
- 护士
- 社会工作者
- 神职人员/牧师
- 药剂师
- 家庭健康助理
- 受过训练的志愿者
- 如有需要，还包括物理、职业疗法（occupational）和语言治疗师（therapists）

在宁养院和姑息治疗的住院服务机构中，多专业团队很常见。团队定期碰头讨论患者的照顾问题，并且制订个性化的照顾计划，以求更好地关注每一位患者的安康，以及管理疼痛和其他症状的需要。私立和公共保险公司在不同程度上为有需要的患者支付临终关怀服务费用，诸如：提供全面的宽慰照料所必需的药物与治疗、医疗设备、各种程序和检查。全面照顾包括护理、医生、家务协助等照顾、个人照料（例如沐浴和穿衣），以及社会工作服务。

六、沟通：谈论死亡和濒死

患者、家属和社会工作者有时会受一些关于死亡和濒死的误区的影响。他们会相信谈论死亡是压抑的，或者濒死患者及其家人只希望谈论积极的话题。他们会认为谈论濒死可能造成患者和家人的沮丧和愤怒，患者通常不知道自己正在接近死亡，或者濒死的儿童不知道怎样说出自己的担忧和恐惧。这些误区和错误的观念经常阻碍与患者及其亲友的有效沟通。为了在患者的生命末期进行有效的沟通，社会工作者服务应当致力于提供能够支持患者的临床照顾，并强调家庭价值观和意义。有效的沟通对于理解他人的体验至关重要。

传统上，社会工作重视通过积极的倾听来进行治疗性的沟通。为了与末期患者及其照顾者进行有效沟通，所有社会工作者必须掌握的第一个技巧是倾听。在沟通对象面前保持充分的"在场"是有效沟通的必要条件。提问或征求意见时需要真正地倾听对方的回应。倾听不仅包括注意言语表达，还包括关注沟通中同时出现的其他语言或非语言的线索，无论多么微妙。大量信息可以通过倾听语言的内容和风格、措辞、停顿、沉默、身体姿势、语气和面部表情来获得。

开放性的问题有助于从患者及其家人处搜集信息。与只能用"是"、"不是"或者另一个固定答案回答的封闭式问题相比，开放式问题向患者及其家人提供了一个契机或邀请，使他们能够分享自己认为重要的信息。建立对患者的担忧和沟通风格的了解，有助于社会工作者以更便于患者理解的方式提供他们所期望的信息（Byock，1998）。相对封闭式问题，社会工作者可以问一些能够唤起更多信息的问题，例如："能否告诉我您怎样理解您爱人的病情的改变？"反射陈述（reflective statements）也有助于澄清社会工作者和患者之间的理解。一个反射陈述的例子是："我听到您刚才讲_____。是这样的吗？这是您想表达的吗？"

进行同理心陈述（empathic statements）的能力，是指对他人的感受、想法和体验（但并不具有与另一个人同样的感受、想法和体验）的意识和敏感性。这对有些人容易，对有些人难，但它是一个可以进行学习和演练的简单技巧。倾听患者及其家人，与之交换关于他们的艰难处境的反射评论，承认他们的害怕和忧惧，表示关心并且（如果合适的话）注视他们的眼睛，这些都是表达对患者体验的理解的简单做法。更多的搜集信息的技巧可在本手册的第六章找到。

对于家人和医疗保健人员来讲，与濒死儿童沟通是一个特别的挑战。儿童的死亡是一种独特的悲剧，包括社会工作者在内的成年人，都会非常想保护儿童远离伴随着濒死过程的损失、痛苦和煎熬。出于这些和其他许多原因，与濒死儿童沟通是困难的，随之而来的不安可能会阻碍一名社会工作者去了解患儿及其家长的重要的需求和关切。

七、儿童临终关怀问题

社会工作者擅长于帮助父母及家人满足濒死儿童的情感需求。父母和其他家庭成员担心很多问题，包括担心自己没有办法给孩子提供和在医院里由医疗团队所提供的一样的照料。他们需要认识到，自己正在为濒死儿童尽力提供所有自己能够提供的照料。

在照顾末期儿童患者及其家人的过程中，社会工作者所面对的个人和专业挑战应当得到处理。如果这点处理得好，社会工作者就能够更好地为医疗团队中的其他成员提供支持。医疗保健人员，特别是医生，常常发现告诉父母其孩子已经无法被治愈是一件非常困难的事。可是，如果父母能够在获得支持的情况下与医护人员讨论结束治愈性治疗并转入姑息治疗的问题，大多数医疗人员将能更为直接和有效地与之沟通。对于社会工作者来说，关键在于认识到鼓励和支持父母表达他们内心真正的感受、忧虑和目标的意义。

孩子永远不会因为年龄太小而不适合被告知他们自己或他们的亲人即将死去（Silverman，1999）。濒死儿童通常清楚自己即将死亡。否认死亡，会给孩子和照顾他们的成人之间带来障碍。患病儿童有一个常见的幻想，即他们自己对患病负责，生病可被解释为是对自己的惩罚。很多选择不讨论痛苦感受的患儿，可能是在试图保护自己的父母和兄弟姐妹，不让他们承受更多的痛苦。如果没有诚实的讨论，沉默只会强化这种由患儿及其兄弟姐妹制造出来的错误认知。它孤立了患儿，并且限制了他们对他们需要用以应付极端艰难的处境的经验分享。濒死儿童所经历的感受与濒死成人所经历的相类似，即焦虑、恐惧、孤独、抑郁，以及希望和爱。儿童需要知道他们不对自己的疾病负责。采用适合于他们认识和发育状况的方式来分享信息是必要的。

任何年龄的濒死儿童以及他们的兄弟姐妹都有能力清晰地就他们的担忧进行沟通。儿童沟通的方式取决于他们的年龄和发育阶段。与孩子沟通时，语言必须在概念层面上适合儿童，并且采用儿童能理解的词汇。儿童可能直接、间接或象征性地表达出自己的恐惧、忧虑和担心。除直接对话外，他们还可以有很多别的沟通方式。音乐、艺术/绘画、戏剧/讲故事以及游戏，都是可用于促进与儿童进行有效沟通的表达性治疗方法。

八、灵性

面对死亡常常迫使个体考虑灵性或存在性的议题，这是临终关怀的中心内容。灵性可以成为应对来自生命和死亡的各种挑战的巨大资源。在临终关怀的临床实践中，社会工作者一定要对患者这方面的关切保持敏感，并且愿意协助他们进行精神性的探索。

根据《韦氏字典》（1995）的定义，宗教（religion）是"对于上帝或某种超自然力量的信仰和崇拜，一种对宗教信仰或宗教仪轨的投身和信奉，或一套个人化的或惯例化的宗教态度、信念和实践体系。"相比之下，灵性被定义为对于宗教价值的敏感性或情感，一种灵性的品质和状态。灵性与物质和物理之物形成对照，与人类的精神相关。在讨论灵性和精神健康实践的整合问题的文献中，可以找到宗教和灵性的定义。Mauritzen（1988）将精神性定义为"超越于生命的生物、心理和社会层次的一个人类特征。它是整合一个人的同一性和完整性的原动力（agent）。非常综合地讲，灵性特征是个体作为人而存在的策动力。"（p. 116-117）

但是，为灵性构建一个普适定义是困难的。但是，了解患者及其家庭的灵性信仰系统及了解并肯定患者的灵性取向对于临终关怀两者是至关重要的。迫近的丧失和死亡的现实会动摇他们的灵性信念，并可能令他们感到愤怒或绝望。对于信徒和非信徒、无神论者或不可知论者，让迫近的死亡变得可以被理解的需求，对于患者在生命最后阶段寻求意义的努力至关重要。

从事临终关怀也会引发社会工作者自己的灵性议题。目睹他人的痛苦，或是应对服务于濒死患者及其家人所带来的压力，可能会挑战社会工作者基本的宗教和灵性信念。这需要这名社会工作者能够处理与受苦和死亡相关的反移情（countertransference）议题（Cornett，1998）。在社会工作者能够处理这些存在性关切之前，他们必须了解自己的灵性和宗教信念，以及这些信念对他们的职业和个人生活的影响。当患者和照料者表达出宗教和灵性的关切时，社会工作者的角色是倾听，这样她才能帮助他们找到办法来应对他们的需求。

九、临终关怀中的多样性和健康不均等

每个人的生活经历都在很大程度上告诉了我们，每个人都会面对临终问题的复杂性和独特性。这些经历塑造了我们对于健康、疾病、死亡和濒死的期望和信念。末期行动联盟多元委员会（Diversity Committee of the Last Acts Coalition）（2001）提倡认可、接受并支持其关于个体与种族，历史性压迫，战争及其后果，文化、宗教和精神性实践，情感倾向，歧视以及贫穷相关的经历的建议。多样性的真正涵义（特别是当它影响到临终问题）是关于这些独特的、影响思考方式的体验，正如它同样也是关于那个更狭义的，而又更加常见的关注于族裔和宗教的概念（p. 3）

不同种族或族裔群体以及弱势群体的死亡和濒死问题给社会工作者带来巨大的挑战。文

化和经济因素在医疗保健、健康照顾决策和临终体验中扮演着重要的角色。医疗保健的可及性对于弱势群体比较差，这些群体包括有色人种、移民、老人、儿童、妇女、穷人和未投保者，以及那些身处服务或收容机构中的群体（例如：养老院和监狱。Smedley，Stith & Nelson，2002）。

由于健康的群体间差异，美国国会要求国家科学院医学研究所（IOM）提供一个报告。报告发现：在不同的疾病区域、各种临床服务和临床环境下，不均衡现象（disparities）一致存在（Smedley et al，2002）。IOM 报告重点关注有意识或无意识的歧视或偏见，及其给医疗保健服务提供带来的影响。IOM 的总体建议是提升社会大众、关键利益相关方和医疗保健人员对于不均衡状况的认识。他们在一些关键领域给出了具体建议，这包括患者教育及赋权增能，在医疗专业中的跨文化教育，法律、监管和政策性的干预，以及医疗体系的介入。

医疗保健提供者和患者之间的沟通对有效的临终关怀至关重要。患者对于自己的不治之症的了解程度会影响他的姑息治疗的过程。医疗保健人员一定要意识到在语言、口头和非口头沟通，以及对痛苦的表达中的细微的文化差异（van Ryn & Burke，2000）。他们必须要理解患者及其家人的种族和精神信仰对于其日常生活的影响。

文化影响着什么会被看做是健康问题，症状是怎样被表达和讨论的，医疗保健的资讯如何被接受，应提供何种形式的照料，以及如何行使权利和保护（见本书第六章）。此外，医疗保健的决策也受人口学因素的影响，例如教育水平、其他社会-经济地位因素、地理区域（城市、乡村）以及在美国的居住时间。

Kleinman（1998a）提出，通过在疾病进程的不同阶段向患者或照顾者提出一系列经过设计的问题，得知他们对于目前处境的理解，从而得出患者或照顾者对于疾病的解释模式。这些问题包括：

- 你把这个问题叫做什么？
- 你认为是什么造成了这个问题？
- 当它发生的时候，你为什么认为它发生了？
- 你认为这个病影响了些什么？它是怎样发生作用的？它怎样影响你的身体？
- 这个病有多严重？它会是长期的还是短期的？
- 你期望获得什么样的照顾？你希望通过照顾获得的最重要的结果是什么？
- 这个病造成的最主要问题有哪些？
- 对于这个病你最害怕的是什么？

提供有文化能力的照顾已经在很多领域被强调，即为了提供最优的临终关怀，尊重个体文化、种族、性别、性取向和社会-经济地位，并对它们保持敏感。在 2001 年，美国社会工作者协会（NASW）制定了《社会工作实务中的文化能力标准》（Standards for Cultural Competence in Social Work Practice），NASW 将文化能力定义为"个人或制度通过承认、确定和重视个人、家庭和社区的看法，保护其中任何一方的尊严的方式，尊重的和有效的回应属于各种文化、语言、阶级、种族、族裔背景、宗教信仰和其他多样性因素的过程。"（p.11）该准则主要着眼于以下领域：伦理和价值观、自我意识、跨文化知识、跨文化技能、服务提供、赋权增能和倡导，多元化的队伍、专业教育、语言多样性，以及跨文化领域。

十、预立指示

预立指示（advance directives）是个人确立有关自己所愿意接受的医疗方式及医疗保健决策，特别是临终照顾以及是否使用维持生命的治疗手段的措施的书面文件。它提供一个途径令个体可以传达自己关于末期治疗的意愿。最常见的预立指示是《医疗委托书》（Health Care Proxy）（即医疗持久授权书，durable power of attorney for health care）和《生前预嘱》（Living Will）。

《患者自我决定权法》（The Patient Self - Determination Act）对于提高预立指示的利用率和知晓率发挥了很大作用。该法令于 1990 年 11 月颁布，并于 1991 年 12 月生效（Federal Register，1990），适用于美国全部 50 个州。该法要求所有接受联邦老年医疗保险计划（Medicare）和联邦医疗补助计划（Medicaid）报销的机构必须与新入院患者讨论医疗指示，提供一份关于本州医疗指示相关法律的书面解释，同时提供一份关于本医院实施这些法律的政策的说明。医疗机构还被要求要将患者的医疗指示保存于他们的病历中。除此之外，这些机构还必须对其员工和他们所服务的社区开展有关预立指示的教育，并确保患者不会因为是否设立了预立指示而遭受歧视。这为社会工作者扮演指导者和领导者角色提供了绝佳的机会。

医疗持久授权书在法律上指定另一个人为患者的代理人，以在患者丧失行为能力的时候替患者做出决定。持久授权书有很多种，涵盖商业、财务和医疗等方面的决定。在法律上指定他人作为医疗代理人的目的，是保证在患者没有能力做决定的时候，其个人意愿还是能够被尊重。被指定的代理人会确保医疗工作者了解患者的意愿，并且执行这些意愿。代理人应该是患者信任并且愿意坦然与之讨论自己愿望的人。被指定监督患者医疗意愿的可能是其配偶或情侣、亲属或好友。作为代理人，应该了解与预立指示相关的法规以及其中的变动。除此之外，他们还必须意识到，当与医疗团队或其他家庭成员意见不一致时，自己可能需要为维护患者的意愿而斗争。

生前预嘱（Living Will）是一种给医生和医疗保健团队的指示，声明当患者失去表达自己意愿的能力的时候，应该保留还是撤除何种生命维持手段。生命维持手段包括使用机械通气、输血、透析、抗生素，以及人工营养和水分供给。生前预嘱可以被看做是一种指示医生在合理的范围内向患者提供他们所想要的医疗服务的方式。

任何有完全行为能力的成人都可以拟定预立指示。指示必须由它们所适用于的个人来完成（比如，一名亲属即使是患者的医疗代理人，也不能代替患者来拟定这份指示）。预立指示可以在任何时候以任何理由被撤销。它们应该在有人证的情况下被妥善地签署，但是并不是必须通过律师来完成或撤销一份有效的预立指示。患者应该保留预立指示的副本，并且提交副本给指定代理人和合适的医疗服务提供者。请注意，中上社会-经济地位的白人与较低社会-经济地位或少数民族或种族人士比，更经常使用预立指示。社会工作者可能需要主动教育弱势人群了解预立指示的价值，并且协助他们规划临终照顾。研究显示，美国的很多少数种族和族裔人士担心在生命末期被拒绝给予有益的治疗远甚于害怕被过度治疗，因此他们不太会拟定预立指示（Crawley，Marshall，Lo & Koenig，2002）。

社会工作者应该与他们服务的每一位患者讨论预立指示。他们可以教育患者及其家人预立指示的用处和好处，并拥护他们的选择。他们也可以协助患者完成指定医疗代理人和设立生前预嘱，确保这些信息会存放于患者的病历，鼓励患者将自己的意愿告知指定的代理人，如果患者要求，也可以帮助患者和指定的代理人讨论他的临终照料的意愿。美国律师协会的网站（http：//www. abanet. org/aging）上有一份可供下载的《医疗预立规划消费者工具箱》（Consumer's Tool kit for Health Care Advance Planning）。各个州的预立指示和关于预立照料规划的信息都可以在全国临终关怀及姑息治疗组织（National Hospice and Palliative Care）的 Caring Connections 网站上找到（http：//www. caringinfo. org/i4a/pages/index. cfm? pageid＝1）。

十一、理解损失

面对临终问题的个人和家庭，除了迫近的死亡，还会经历许多种损失。这包括由于患者病情逐渐加重并脱离他/她原来的生活和活动而造成的多重损失（在下面列出）。了解人们常见的、自然的对损失的反应，有助于使社会工作者能够以用预见性的辅导来帮助患者及其家人做好准备，并帮助他们将可能出现的哀伤表达正常化。

通常，人们将损失与失去重要的爱人和自己所珍视的人联系起来。这可能包括：

- 自我（迫近的或未来的）
- 配偶、情侣、兄弟姐妹、子女（包括堕胎、流产或死胎），其他亲属
- 密友
- 合作者、生意伙伴、同事、熟人
- 知名人士或社会名流（例如约翰·肯尼迪总统、戴安娜王妃）
- 宠物
- 损失也可能由其他方式造成，例如分离或离婚
- 暂时或长期被安置于养老院、医院、宁养机构、军队、领养或寄养家庭，或者监狱
- 由于工作调动或军队指派任务而造成的地理迁徙

对于濒死的人来讲，生命之末还会造成部分自我的损失，这包括生理、心理和社会性的损失。生理层面的损失指的是部分肢体的缺失（例如侵入性的医疗程序或手术）以及功能的损失（例如灵活性的损失，膀胱或肠功能受损，或者性功能衰退）。心理层面的损失同样会发生在处于生命末期的病人身上，通常包括损失独立性、尊严、自尊和自我概念，丧失记忆或心智敏锐度，以及丧失机会、目标、希望和梦想。社会层面的丧失包括丧失工作或收入，丧失社会角色（比如爱人/配偶或父母的角色）。

一个人生命中的每一种损失都是独特的经历，因为它受多重因素的影响，包括个体的个性，与逝者关系的性质，损失是如何发生的，以及过去带来的影响。

损失的"阶段"（stages）概念产生了很多的争议，部分因为它意指一种贯穿一个哀伤过程的线性运动。最新的理论认为：哀伤存在一个均质的过程，人们以某种无知的状态度过它。哀伤（grief）是对于损失的自然反应。它不仅仅是面对损失时的悲伤（sadness）和哭泣。

有多种不同的概念框架用来解释哀伤经历。Rando（1984）将哀伤分为三大类型：逃避（avoidance）、面对（confrontation）和重建（reestablishment）。逃避包括"震惊、否认、不信、情感麻木、困惑、麻痹、错乱（disorganization），以及在理智上对死亡的接受。"面

对是"一种强烈的情感状态，哀伤在其中被最强烈地感知。"重建是"哀伤逐渐减弱，开始从情感层面和社会层面逐步回归到日常生活世界"。（p. 28-29）哀伤者的任务继而是：

- 承认、接受和理解损失的现实。
- 经历哀伤之痛，并对与所损失的人/事的分离采取反应。
- 适应一种新的生活方式。
- 重新投入一种新的生活方式。

有些人可能会怀疑是否应该表达如此多的情感，可能会抵触向他人表达情感的做法。哀伤者可能被其情感强度压倒，被这个过程中搞得精疲力竭。他们可能回避或压抑与逝者相关的想法、感受或记忆。他们可能会抗拒或否认死亡，或者有种不现实或人格解体（deper-sonalization）的感觉。

影响个体应对损失的因素包括：童年、青春期和成年阶段的损失经验，以及这些损失的新近程度，成功的或不成功的解决损失的经验，先前的心理健康问题（比如抑郁），以及目前的损失发生之前就有的生理健康问题、生活危机或变故。与逝者之间的关系在应对损失中也有一定影响：包括关系类型（爱人/配偶、子女、父母），关系持续的时间，逝者扮演的角色，情感依恋的强度以及依赖的程度。

另外，也需要考虑损失是怎样发生的。围绕着损失的情境，对失去亲友的准备（预期哀伤），哀伤者对损失是否可预防的看法，他们对逝者的生命是否圆满的看法，以及与逝者的关系中是否存在未完成的事项等，都对哀伤的过程有一定影响。这些因素令哀伤成为一个非常个人化和个性化的过程。

哀伤辅导包含将哀伤者的感受和行为正常化，帮助哀伤者识别和表达自己的情绪，确认损失，提升其在没有逝者陪伴下生活的能力，重新投入生活，并在整个过程中提供持续的支持。社会工作者在提供辅导给患者及其家人，将他们常常艰难的哀伤反应正常化的同时，也需要警惕复杂化和危急的哀伤的症状。正常的哀伤是一种虽然痛苦，但是哀伤者逐渐能够接受损失并且增强继续生活下去的能力的哀伤反应。与此相对照，复杂化哀伤的表现包括：难以接受死亡的事实，对逝者有异常的思念和不舍，感到自己无用，或者觉得未来缺乏目的。

十二、预期性哀痛

开始于死亡之前的哀伤被称为预期性哀痛（anticipatory mourning）。它在生理和情感上的反应通常和正常的哀伤一样。Rando（2000）定义预期性哀痛为"包围着七种通用操作的现象，它们是：哀伤和哀痛、应付、互动、心理-社会重整、规划、平衡相互冲突的需求，以及辅助一种适宜的死亡，它们在一种由损失和伤痛的经历造成的适应性需求的语境中，被激发出来以回应病人或其亲友对威胁生命疾病或末期疾病的意识，或是与存在于过去、现在和未来的损失的认识"（p.51）。

使全家人参与到患者的照料和治疗中能够减轻焦虑感，并提供一种控制、参与和支持的感觉。与全家人集体见面并和每个家庭成员建立个人关系（如果可能的话）是至关重要的。在自己的能力范围内，社会工作者能够帮助家庭适当地表达他们的预期性哀痛，并发展或保持开放的沟通。同样重要的是就疾病和死亡的实际问题给患者家庭以建议。濒死患者可能会非常关心一些实际问题，不希望给他们所爱的人带来负担。社会工作者可以帮助患者及其家人计划未来的照料需要，以及葬礼的选择和相关经济问题的安排。这些帮助末期病患重拾控制感，并确保他们的意愿得到尊重。

十三、被剥夺权利的哀伤

Doka（2002）将"被剥夺权利的哀伤"（disenfranchised grief）定义为"来自于不为社会所承认，未能公开分享，或获得通常仪式的支持的损失的哀伤"。损失的重要性或是没有得到承认，或者逝者与失去亲友者之间的关系得不到社会的认可，蒙受丧失痛苦的人很少有或没有机会进行公开哀悼。这种经历通常发生在关系不被认可的情况下（情人、前配偶、同性恋爱人、亲密的朋友），或者当损失本身不被认可时（死产、流产、堕胎、收养、失去宠物），或者哀伤者本身不被认可（非常年轻、非常年老、发育残疾）。死亡的方式本身可能就具备剥夺权利的特性（谋杀、自杀、艾滋病）。当这些死亡被看做不太重要的失丧时，哀伤的过程就变得更加困难。与逝去患者关系密切的社会工作者也可能成为被剥夺权利的哀悼者。他们自己的哀伤体验应该被承认和处理。通常同一地区的社会工作者会成立支持团体，或者为在一段时间内去世的所有患者举办简短的追念仪式。

十四、复杂的哀伤

有时区分复杂的哀伤和不复杂的哀伤是困难的。Worden（2001）列出了四种复杂的哀伤的反应：

1. 慢性的哀伤：哀伤的时间持续过长，而且无法获得一个令哀伤者满意的结果。
2. 延迟的哀伤：被抑制的、压抑的和推迟的感情。一项后来发生的损失可能会勾起一种夸张的反应，因为丧失者同时在为两起损失而哀伤。
3. 夸大的哀伤：恐惧、绝望、抑郁或其他症状变得非常严重，以至影响了丧失者的日常生活。
4. 蒙蔽的哀伤：一个人不能认识到其症状和行为与丧失相关。

社会工作者的任务是识别可能指示复杂的哀伤的症状或反应，包括过度的负罪感、悔恨、自责，延迟超过 6 个月才开始的哀伤，过长的哀伤万程，对逝者照料者的敌意，通过过度活跃来逃避损失，逃避情感表达，严重的抑郁或失眠，或者自我伤害行为（Worden，2001）。

十五、姑息治疗中的社会工作

Reese 和 Raymer（2004）提供的证据显示：社会工作介入姑息治疗与患者照料的费用的显著降低相关。他们对于社会工作参与姑息治疗成效的研究包括了在全美国随机抽样选出的 66 所宁养中心的社会工作者和中心主任，他们完成了问卷并回顾了 330 名患者的资料。研究清晰地显示在姑息治疗的所有方面，社会工作介入对患者及其家人以及服务管理本身都具有益处。此外，社会工作者资质、姑息治疗人员配备和预算政策也都是重要的变量。更好的成效是与更资深的社会工作者、更高的社会工作者工资以及更高的社会工作者配备比率呈正相关的。作者建议社会工作介入从入院评估开始贯穿整个持续照顾过程，目的是预防危机、减轻所预见的问题的严重性、促进有效的痛苦和症状控制、提供专业的心理-社会介入，提供最大化的机会使患者及其家人在生命末期维持良好的生活质量。

开放社会研究所（The Open Society Institute）的"美国死亡研究项目"（Project On Death in America，PDIA）创立了"社会工作领袖发展奖"（Social Work Leadership Development Awards Program），目的是发现和支持致力于改善临终者和丧失者的照料，并具有突出表现的社会工作部门和个人。该项目主要推动了由社会工作学院和实务场所之间合作的、有助于推动临终关怀领域社会工作实务、教育和培训的持续发展的创新性的研究和培训项目。这些奖项提升了投身于临终关怀服务的社会工作者的能见度和声望，提升了他们作为学术领袖、行为榜样和未来一代社会工作者导师的效能。在 2000—2004 年之间，共有 42 名社会工作者被授予该奖（获取 PDIA 社会工作者名单，请访问 http：//www.Soros.org/initiatives/pdia）。

"临终关怀与姑息治疗社会工作高峰会议"（The Social Work Summit on End - of - Life and Palliative Care）于 2002 年 3 月举行。社会工作和临终关怀服务的专家们举行了为期 3 天的高峰会议，制订用以提升对临终患者及其家人照料质量的社会工作议程。这份议程呼吁建立系统的专业领导力、实务标准，以及加强在社会工作教育的所有层面的准备。来自超过 30 家全国性社会工作组织、社会工作学院、宁养中心、医院、政府机构及临终关怀倡导团体的领导人出席了会议。社会工作者在向临终患者及其家属提供必要的情感和社会服务中占有主要地位，这些服务包括指导设立预立指示，为患者及其家人提供情感支持，协助寻找医疗保健和经济资源。但是，在本科和研究生阶段的临终关怀的教育中长期存在不足，并且缺少在实务、教学、倡导和研究领域成为领袖的通道。这次高峰会议由最后行动联盟（Last Acts）、杜克临终关怀研究所（the Duke Institute on Care at End of Life）和索罗斯基金会（Soros Foundation）的"美国死亡研究项目"联合赞助。

临终关怀与姑息治疗社会工作高峰会议于 2005 年 6 月再次举行。与会者继续完善临终关怀/姑息治疗社会工作网络（Social Work Hospice/Palliative Care Network），这是一个由致力于发展临终关怀和姑息治疗社会工作的组织和领袖人物组成的新兴网络（http：//www.swhpn.org）。

作为全美社会工作领袖峰会（National Social Work Leadership Summit）的产物，美国社会工作者协会（NASW）在 2003 年启动了一项举措，以提升社会工作者对于临终问题的认识，为一线工作人员创造和呼吁更多的教育和培训机会，并且在姑息治疗、宁养服务及其他临终关怀实务领域中弘扬社会工作的价值观。NASW 还从美国死亡研究项目获得资助，以开发姑息治疗、临终关怀和哀伤工作的实务标准，作为社会工作者的伦理的和有效的实践的指引（NASW，2004），并制订一份关于此标准的综合性的政策声明，以及开发一套配有用以检验知识获得情况的事前测验和事后测验的关于该标准的网络教学课程。这些举措对 NASW 的其他有关临终决策中的案主自决、卫生保健、宁养服务、长期照顾和管理式照顾（managed care）的政策声明形成了有益的补充。

十六、同情疲劳

从事临终关怀的社会工作者和其他健康照顾人员经历着大量的疾病和死亡带来的创伤。这给他们在专业层面和个人层面带来短期或长期的影响，这些影响可以是非常巨大的。社会工作者营造和培育着一个与患者及家人的治疗同盟，在这个过程中，作为倾听痛苦的故事的结果，他们可能会受到严重的影响。同情疲劳（compassion fatigue），也被称为"二次创伤"（secondary trauma），是来自于帮助受到心理创伤的和痛苦的对象的一种自然的、可预知的、可治疗的和可预防的压力（Frigley，1994）。

一些专业人员对同情疲劳的免疫力可能会比其他人更低，因为他们经历诸多损失经验、未解决的个人创伤，或者不足的恢复时间。社会工作者也会哀伤并需要支持。每一个社会工作者都有自己的专业风格及应对方式，这些可能会掩盖症状和妨碍应对。他们需要有效的自我照料策略及压力管理技巧，来处理同情心疲劳的症状。有效预防和处理同情心疲劳的策略包括督导、个人心理治疗、员工哀伤支持、压力管理，以及在个人和专业职责之间维持平衡。

十七、总　结

很多临终关怀相关问题超越了本章的范围。例如姑息治疗中的疼痛控制，以及无效医疗、保留或撤除药物治疗、协助自杀、安乐死和末期镇静等伦理问题（详细内容请见本书关于疼痛管理和社会工作伦理的章节）。对于社会工作者和其他医疗保健人员来讲，难以面对的是，在运用了其可观的技能却不能改变威胁生命疾病带来的最终结果。经验告诉我们，当患者接近死亡的时候，社会工作者常常感到他们无法再发挥什么作用。他们可能想从患者及其家人的身边走开。最艰巨的任务之一是在没有什么可以做的时候仍然提供情感上的陪伴。拥有一个有情感投入的社会工作者在旁作为他们痛苦的见证者，常常是患者及其家属所需要的一切。承认我们能力的限制，与患者和家人坐在一起，对于患者、家人和社会工作者人员都可以是重要和有意义的经验——无论是对患者及其家属还是对社会工作者。培养在此时陪伴患者和家人的能力，见证他们在生命临终时的个人挣扎是最困难的，但也是对社会工作者非常重要和有益的技能。

十八、学习练习推荐

练习 20

Maria 是一名波多黎各妇女，在 35 岁的时候被诊断为乳腺癌。在诊断后生存的三年半时间内，她接受了一家癌症支持组织的一系列服务，包括由社会工作者提供的每周一次的个别支持性咨询，以及团体治疗。在诊断出癌症的时候，她与丈夫 Joseph 已经结婚 13 年。治疗产生了生育能力问题。Maria 告诉社会工作者，这是造成夫妻间冲突的主要原因，她感觉不到来自丈夫 Joseph 的情感支持。

Maria 从 17 岁开始在一家银行工作，30 岁时晋升至中层管理人员职位。诊断后的 2 年内，她一边全职工作，一边每 3 周接受一次化疗，拒绝为她的癌症治疗请假。她报告自己有严重的抑郁、愤怒，并担忧癌症复发。在诊断后的 6 个月内，她就开始再次体验先前的损失，最重要的是自己 10 岁的时候妈妈由于乳腺癌病逝。她说自己一直以来的信念是化疗可以治愈她的妈妈，但当妈妈去世的时候感到被上帝抛弃了。负责 Maria 个案的肿瘤社会工作者建议转介她至精神科医生处，以解决不断恶化的抑郁症状，但是 Maria 谢绝了，说她不想服用抗抑郁药物。

最后，Maria 同意接受干细胞移植，并在 1 年的病假之后离开了工作职位。她同意去看精神科医生并接受一次性的辅导，但始终拒绝抗抑郁药物。社会工作者报告她变得越来越疲倦、抑郁，并患有恐旷症（恐慌发作之后她不能独自外出）。她的癌症在 1 年后复发，她于 18 个月后去世。

请根据你对 Maria 个案的诠释，回答以下问题：

1. 你认为 Maria 如何定义"好的生活质量"？
2. 你认为在支持像 Maria 这样的案主获得好的生活质量以及好的死亡质量的过程中，社会工作者应扮演什么样的角色？
3. Arthur Kleinman（1988b）提供了一个疾病解释的模型，可以用于培养一些敏锐的方法来帮助类似 Maria 的案主。你会如何使用他的方法来从 Maria 身上获得信息，以最好地帮助她？回忆一下 Kleinman 建议采用如下问题：

   ● 你把这个问题叫做什么？
   ● 你认为是什么造成了这个问题？
   ● 当它发生的时候，你为什么认为它发生了？
   ● 你认为这个病影响了些什么？它是怎样发生作用的？它怎样影响你的身体？
   ● 这个病有多严重？它会是长期的还是短期的？
   ● 你期望获得什么样的照料？你希望通过照料获得的最重要的结果是什么？
   ● 这个病造成的最主要问题有哪些？
   ● 对于这个病你最害怕的是什么？

4. 你认为 Maria 面对的最紧迫的医疗、心理-社会和精神层面的问题是什么？你会采用怎样的优先次序来处理这些问题？
5. 如果要为 Maria 制订一个照料计划，这份计划要能考虑到她的文化和精神性视角，并重视她自己对于高品质生活的定义，你会如何制订？

十九、资料推荐

网站

1. 有尊严地衰老网站/《五个愿望》 （Aging with Dignity, Five Wishes, http：//www. agingwithdignity. org）
   The Aging with Dignity（有尊严地衰老）网站包含了《五个愿望》，该文件是处理临终患者整体需求的预立指示。
2. 美国疼痛基金会（American Pain Foundation，http：//www. painfoundation. org）
   美国疼痛基金会（APF）是一家提供信息、倡导和支持的非营利组织，服务于所有受疼痛折磨的人。他们的使命是通过分享实用信息，提升公众对疼痛的认知和理解，并倡导以消除实现有效治疗的障碍，来提高那些受疼痛影响的人士的生活质量。

3. 美国卓越临终关怀（Americans for Better Care of the Dying，ABCD；http：//www. abcd－caring. org）

   有关政策改革趋势的最新报道，网站含有讨论组、资源和社区外展活动。

4. 死亡教育与咨询协会（Association for Death Education and Counseling，http：//www. adec. org）

   死亡教育与咨询协会（ADEC）致力于提高死亡教育的质量，促进相关理论和研究的发展和交流，并向其会员和正在与死亡相关的领域学习和工作的人们提供支持、激励和鼓励。

5. 癌症关爱公司（Cancer Care, Inc. ，http：//www. cancercare. org）

   癌症关爱是美国最大的向癌症患者、其爱人和照料者提供免费的情感支持、实用信息和帮助社会服务机构。机构网站设有临终关怀和丧亲关怀的特别专栏，并包括供患者、照料者以及专业人士的教育信息和资源。

6. 姑息治疗促进中心（Center to Advance Palliative Care，http：//www. capc. org）

   姑息治疗促进中心（CAPC）提供给有兴趣开发临终关怀项目的医院和其他医疗保健机构的资源。

7. 临终关怀中心（Center to Improve Care of the Dying，http：//www. gwu. edu/～cicd）

   该中心致力于促进研究、公共倡导和教育活动以改善临终关怀服务。

8. 临终服务医师教育资源中心（End-of-life Physician Education Resource Center，http：//www. eperc. mcw. edu）

   协助医师教育者及其他相关人员找到高质量的、同行评审的培训教材。包括一个全面的链接版块。

9. 寻找我们的方式：在美国与临终问题共存（Finding Our Way：Living With Dying in America，http：//www. findingourway. net）

   "The Finding Our Way"公众教育行动致力于为美国公众提供有关临终及相关问题的实用信息。

10. 成长之家（Growth House，http：//www. growthhouse. org）

    Growth House 是一个提供有关危及生命的疾病与临终关怀资源的国际性门户网站，它的主要使命是通过公众教育和专业合作来改善临终关怀服务的质量。

11. 美国临终关怀和姑息照顾组织（National Hospice and Palliative Care Organization，http：//www. nhpco. org）

    该官方网站代表了全美临终关怀专家的旨趣。它包括了本地服务项目的信息，立法行动和资源。

12. 姑息照顾准则（Precepts of Palliative Care，https：//www. aacn. org/AACN/practice. nsf/Files/ep/＄file/2001Precep. pdf）

    该文件的意图是提供医疗保健专家一个姑息照顾的工作框架，并确定姑息照顾覆盖的广泛领域，它包括姑息照顾的服务发展，教育项目和政策举措。

13. 美国死亡研究项目（Project on Death in America，PDIA，http：//www. soros. org/initiatives/pdia）

    该网站提供了 PDIA 的使命陈述、资助项目、媒体和出版物、在线新闻邮件，关于"社会工作领袖发展奖"（Social Work Leadership Development Awards）的信息，学者奖学金项目，以及人文与艺术项目。

14. 姑息治疗中的社会工作（Social Work in Palliative Care Listserv，要加入请联系邮件组协调人 Terry Altilio，ACSW，http：//www. stoppain. org/for _ professionals/content/information/listserv. asp）

    该邮件系统由以色列医院疼痛与姑息治疗部门主持，为肿瘤学、老年学、艾滋病、宁养院、肾病学和儿科学等相关领域的社会工作者提供建立专业网络并讨论与姑息治疗和临终关怀相关的多方面问题。

读物

1. Berzoff，J，& Silveman，P. R.（2004）.《与死亡相伴：临终关怀卫生保健从业者手册》（*Living with dying：A handbook for end-of-life healthcare practitioners*）. 纽约：哥伦比亚大学出版社.

2. Bowlby，J.（1980）.《依附和丧亲：丧亲，悲哀和沮丧》（*Attachment and loss：Loss，sadness and depression*）. 纽约：基础图书出版社.

3. Doka，K. J.，& Davidson，J.（Eds.）.（1998）.《与哀伤相伴：我们是谁？我们如何悲哀》（*Living with grief：Who we are，how we grieve*）. 费城：泰勒及弗兰西斯出版社.

4. Fadiman，A.（1997）.《膜拜神灵：一个苗族孩子，她的美国医生和两种文化的碰撞》（*The spirit catches you and you fall down：A Hmong child，her American doctors，and the collision of two cultures*）. 纽约：Farrar，Straus and Giroux 出版社.

5. Field，M. J.，& Behrman，R.（2003）.《当孩子死亡：为孩子和家庭缓解哀伤，改善姑息治疗和临终关怀》（*When children die：Improving palliative and end-of-life care for children and their families*）. 华盛顿：美国学术出版社.

6. Hilden，J. M.，Tobin，D. R.，& Lindsey，K.（2002）.《重创的庇护：呵护处于危及生命状况下的孩子》（*Shelter from the storm：Caring for a Child with a Life-threatening condition*）. 费城：Perseus 出版社.

7. Rando，T. A.（1991）.《至爱逝去，如何继续生活》（*How to go on living when someone you love dies*）. 纽约：班登图书公司.

参考文献

Byock, I. (1998). *Dying well: Peace and possibilities at the end of life.* New York: Riverhead Books.

Cornett, C. (1998). *The soul of psychotherapy: Recapturing the spiritual dimension in the therapeutic encounter.* New York: Simon & Schuster.

Crawley, L. M., Marshall, P. A., Lo, B., & Koenig, B. A. (2002). Strategies for culturally effective end-of-life care. *Annals of Internal Medicine, 136*(9), 673–679.

Doka, K. J. (2002). *Disenfranchised grief: New directions, challenges, and strategies for practice.* Champaign, IL: Research Press.

Federal Register. (1991). *Federal patient self-determination act 1990.* Retrieved September 27, 2004, from http://www.fha.org/acrobat/Patient%20Self%20Determination%20Act%201990.pdf.

Field, M. J., & Cassell, C. K. (Eds.). (1997). *Approaching death: Improving care at the end of life.* Washington, DC: National Academies Press.

Figley, C. (1994). *Compassion fatigue: Coping with secondary traumatic stress disorder in those who treat the traumatized.* New York: Brunner/Mazel.

Kleinman, A. (1988a). *The illness narratives: Suffering, healing and the human condition.* New York: Basic Books.

Kleinman, A. (1988b). *Rethinking psychiatry: From cultural category to personal experience.* New York: Free Press.

Last Acts Coalition. (2001). *Statement on diversity and end-of-life care.* Retrieved April 29, 2004, from http://www.lastacts.org/files/publications/Diversity1.15.02.pdf.

Mauritzen, J. (1988). Pastoral care for the dying and bereaved. *Death Studies, 12*(2), 111–122.

Merriam-Webster. (1995). *Merriam-Webster's desk dictionary.* Springfield, MA: Author.

National Association of Social Workers. (2001). *Standards for cultural competence in social work practice.* Retrieved August 27, 2004, from http://www.socialworkers.org/practice/standards/NASWCulturalStandards.pdf.

National Association of Social Workers. (2004). *Standards for social work practice in palliative and end-of-life care.* Retrieved August 27, 2004, from http://www.socialworkers.org/practice/bereavement/standards/default.asp.

National Center for Health Statistics. (2004). Estimated life expectancy at birth in years, by race and sex: Death-registration states, 1900–1928, and United States, 1929–2001. *National Vital Statistics Reports, 52*(14). Retrieved July 27, 2004, from http://www.cdc.gov/nchs/data/dvs/nvsr52_14t12.pdf.

National Hospice and Palliative Care Organization. (2003). *What is hospice and palliative care?* Retrieved August 4, 2004, from http://www.nhpco.org/i4a/pages/index.cfm?pageid=3281.

Project on Death in America. (2001). *Report of activities: January 1998–December 2000.* New York: Open Society Institute.

Rando, T. A. (1984). *Grief, dying, and death: Clinical interventions for caregivers.* Champaign, IL: Research Press.

Rando, T. A. (Ed.). (2000). *Clinical dimensions of anticipatory mourning.* Champaign, IL: Research Press.

Reese, D. J., & Raymer, M. (2004). Relationship between social work involvement and hospice outcomes: Results of the national hospice social work survey. *Social Work, 49*(3), 415–422.

Saunders, C. (1999). Origins: International perspectives, then and now. *Hospice Journal, 14*(3/4), 1–7.

Silverman, P. R. (1999). *Never too young to know: Death in children's lives.* New York: Oxford University Press.

Smedley, B. D., Stith, A. Y., & Nelson, A. R. (Eds.). (2002). *Unequal treatment: Confronting racial and ethnic disparities in health care.* Washington, DC: Institute of Medicine.

van Ryn, M., & Burke, J. (2000). The effect of patient race and socio-economic status on physicians' perceptions of patients. *Social Science and Medicine, 50*(6), 813–828.

Worden, J. W. (2001). *Grief counseling and grief therapy: A handbook for the mental health practitioner* (3rd ed.). New York: Springer.

World Health Organization. (1990). *Cancer pain relief and palliative care: Report of a WHO expert committee* (WHO Technical Report Series, No 804). Geneva, Switzerland: Author.

第二十一章

疼痛管理与姑息治疗

TERRY ALTILIO、HIRLEY OTIS-GREEN、SUSAN HEDLUND、
& IRIS COHEN FINEBERG

指引着社会工作实务的目标和视角的独特价值观对于提供高质量的姑息治疗（palliative care）和综合性的疼痛管理（comprehensive pain management）至关重要。一直以来，社会工作者都将缓解痛苦视为自身使命的一部分，这反映在支持社会工作服务的伦理规范中，如社会公平、尊重个体的尊严和价值、人际关系的重要性、正直诚实和专业能力［美国社会工作者协会（National Association of Social Workers，NASW）Code of Ethics，1999］。这些理念早已融入到姑息治疗和疼痛管理这两个孪生领域，但遗憾的是社会工作在这两个领域的涉足尚浅。为增强社会工作在该领域的影响力，除了共有的价值观之外，还需要一定的专业知识和技能。在本章中，我们将讨论价值观和知识的结合点，并通过整合患者-家属的叙述，详细介绍姑息治疗和综合性疼痛管理领域的社会工作者所面对的机会的丰富性。

本章的目的是讨论社会工作价值观与姑息治疗和疼痛管理的原则和实务的结合。

一、本章目标

- 定义姑息治疗。
- 定义并区分病痛和症状控制，两者分别是姑息治疗和社会工作实务的重点。
- 从历史视角提供并确定社会工作价值观是姑息治疗和疼痛管理原则的核心。
- 确定社会工作在该实践领域的独特机遇，并且探讨实现这些机遇的障碍。
- 讨论《全美优质姑息治疗共识计划》（National Consensus Project for Quality Palliative Care）所定义的姑息治疗的领域和导则。
- 讨论在制订照顾计划时，如何进行生理-心理-社会和精神层面的评估。
- 定义介入，并通过患者叙述说明介入的有效性。

● 讨论与姑息治疗和疼痛管理相关的伦理原则。
● 讨论不同模式的团队合作。
● 探讨工作压力的重要性、它的产生原因，以及专业人员自我照顾的方式。

二、姑息治疗和疼痛管理——概述

本章首先关注的是姑息治疗及其用于照顾患有威胁生命疾病的患者的整体性方法。虽然病痛和症状管理被作为姑息治疗的一种核心技术而包括其中，我们会有单独一节将疼痛管理作为一个独立的子专业领域来讨论。从根本上讲，这两个实践领域都是对患者及其家人独特体验的多维度关注，这些体验包括生理、情感、认知、社会-经济、文化和精神方面。正是在它们之间的连接点上，需要社会工作的专业能力。

（一）姑息治疗

按照《美国传统词典》（American Heritage Dictionary）的解释，"姑息"（palliative）意为"缓解但不治愈"。世界卫生组织修改了这个基本定义，姑息治疗（palliative care）通过预防和缓解痛苦来改善患有威胁生命疾病的患者及其家人的生活质量，其中可能会包括对痛苦及其他的生理、心理和精神压力的评估和治疗。姑息治疗适用于疾病的各个阶段，也可与以延长生命为目的的缓解病情疗法结合使用。例如，在一些肿瘤医疗机构，姑息治疗可与化疗和放疗联合进行。对于慢性肾病患者，它可与透析一起进行。根据疾病病程的改变，需要调整介入手段，比如当缓解病情的疗法失去作用或不再适用的时候，姑息治疗就可以变成介入的首要选择。姑息治疗肯定生命，但将濒死视为一个正常的过程。临床工作者通常以团队形式开展工作，以支持患者及其家人，包括孩子，尽可能积极地生活，拥有优质的生活质量。在整个疾病过程及丧亲的哀伤期，患者家属应当得到帮助以应对困境（世界卫生组织，2002）。病痛和症状控制是姑息治疗的必不可少的组成部分，因为未被控制的病痛和症状不仅塑造着患者、家人乃至工作人员的生活体验，而且会影响家属的丧亲哀伤，乃至终究会进入家族叙事的疾病所留下的心理烙印。家人们会通过一些言论表达这种担忧，例如，"我母亲曾经历可怕的病痛；我不忍想象我丈夫也会遭受像她那样的痛苦。"

患者可能在整个疾病进程中接受姑息治疗，并通过转介到宁养服务，使服务质量得以补充和强化（例如，为生存预期不超过 6 个月的患者提供跨专业的照料、支持和哀伤辅导服务）。

（二）疼痛管理

虽然病痛和症状管理是姑息治疗的重点，但是疼痛管理作为一个专业领域，已经超越了威胁生命疾病的范围，而扩展至慢性疾病，例如偏头痛、纤维肌痛、关节炎和背痛。据估计大约有 9％ 的美国成年人受到中度至重度病痛的折磨（Roper Starch Worldwide Inc.，1999）。虽然并不必然危及生命，但是这些病症会迫使患者改变生活方式，而姑息治疗的评估和处置通常基于一种由患者及家人共同参与的生理、社会心理和精神性照顾模式。作为一个通用概念，疼痛管理同时适用于慢性和急性病痛。本章所聚焦的群体包括因身患威胁生命疾病而遭受病痛的人们和受到慢性病痛影响的人们。

国际病痛研究协会（International Association for the Study of Pain）定义病痛为"一种与实际上或潜在的组织损伤相联系，或被描述为此类损伤的相联系的不愉快的感官和情感体验。虽然这无疑是身体局部的感觉，但它总是令人不愉快，是一种情绪体验"（Mersky & Bogduk，1994）。这个定义清楚地说明：病痛涉及个人的生理和情绪层面。急性病痛和慢性病痛的不同之处是：它有一个清晰的开端，并且或者已经短暂地持续了一段时间（从几秒钟到几个星期），或者可预期在这个时间范围内结束。急性病痛通常与组织损伤相联系，并且大体上与组织的复原同步，例如牙疼或骨折。慢性病痛则主要从时间上定义。因为它通常与组织损伤相伴随，找不到客观的损伤总是让缺乏临床经验的医生感到困扰。他们会怀疑患者病痛主诉的可信性。这令期望能找到病因的患者感觉烦恼。慢性病痛的一种定义是指在急性组织损伤愈合后继续持续达 1 个月，在此后的几个月中频繁反复出现，或者是间歇发生，但是与一种无法痊愈的身体伤害相联系的病痛。

从患者的角度来看，慢性疼痛的一个关键特点是它会变得像慢性疾病（Portenoy，2005）。就是说，与急性病痛不同，慢性疼痛的处置重点从寻找病因和治愈方法转变为控制病痛本身。虽然急性病痛通常伴随一些客观的生理体征，如高血压和心跳加速，而慢性病痛却很少伴有这些体征。客观体征的缺失可能导致缺乏临床经验的医生错误地认为患者并没有他所主诉的疼痛（美国疼痛协会，American Pain Society，2003）。对疼痛的评估和处置应涵盖生理、心理、社会、文化和精神层面，其目标是最大限度地降低疼痛和疼痛带来的负面影响，提升患者的功能和生活质量。

（三）挑战和机遇

姑息治疗和疼痛管理的根本原则和价值观在很大程度上与社会工作大有共同之处。对两者而言，全面的质量评估都是以患者和家庭为中心的、个性化的和多元化的，同时包括影响患者及其家人，并有助于理解他们体验的生理、社会、心理、精神和环境等因素。这个过程中基本的价值观是尊重人际关系的重要性，并在其所有表现形式中坚持"人在情境中"（Person-in-environment）的范式（Roy，1981）。考虑患者及其家人的价值观、需求、信仰和目标，无疑是尊重个人尊严和价值原则的内容。历史上，医务社会工作者一直倡导环境、社区和家庭是患者疾病体验的重要组成部分。Ida M. Cannon，麻省总医院的首个社会工作部的负责人（见本书第一章），将帮助医务人员懂得社区和社会语境的重要性视为社会工作必不可少的任务。社会工作者专业的这个独特视角同时也成为姑息治疗和疼痛管理领域的核心要素。该领域中出现的众多的介入方式、伦理问题和政策问题，都邀请富有同理心和专业能力的社会工作者人员参与，医务社会工作者这一角色的潜能也从中得到释放（Roff，2001）。

姑息治疗和疼痛管理既为医务社会工作者带来了巨大挑战，也为我们提供了丰富的机遇。尽管导致社会工作者在这两个领域缺乏参与的原因看起来有很多，但缺少充分的训练应该是最显著的原因。很少有社会工作者接受过成熟的姑息治疗或临终关怀咨询的指导。社会工作学院在课程大纲设计上做着艰难的、复杂的决定。尽管死亡是一个普遍经验，但这个主题通常还是被作为选修课。疼痛通常被视为生理问题，对生理-心理-社会-精神性的关注基本上只是来自于精神病学和心理学领域。很少有社会工作者参与疼痛管理项目，并得以在其中应用"人在情景中"和关于"优势"的视角。很多医务社会工作者还在为缩短患者住院天数、不同的事务优先级和增加中的个案数量负担而斗争。在缺乏人员配备的管理式医疗的环境下，临终咨询和疼痛管理的社会工作介入似乎不具备可持续发展的可能（见本书第五章，对于管理式医疗的解释）。与医生和护理人员相比，社会工作者较少被要求提供循证性干预（evidence-based interventions）。同样的，跨环境和跨专业的社会工作标准化实践也不存在，结果是很多社会工作者并不被期待能够长期工作中维持和提升他们的技能。与此同时，一些监管机构例如国际医疗机构认证联合委员会（Joint Commission on Accreditation of Healthcare Organizations）开始将疼痛管理、姑息治疗和临终关怀纳入专业标准，为有能力的社会工作者创造了参与进去并领导制度改革，扩展社会工作者服务领域，提升照顾品质的机会。当前全球人口老龄化趋势预示对姑息治疗的需求日益增长，不同实务机构经过专门训练的临床社会工作者要行动起来，积极回应这个需求。

在任何环境从业的社会工作者——例如：医院、公共机构、宁养院、美沙酮维持治疗项目、监狱、护理院、私人机构或政府项目——都有机会参与优化对患者的照顾，以及优化受慢性疾病和威胁生命疾病影响的患者及其家人的应对当中去。这些实践环境范围之广阔，允许这种关键的工作从正式的医疗机构转移至社区。虽然这些环境意味着十分具体的挑战，但是通用能力和价值观支撑着社会工作应对这些挑战。了解社区、文化、机构及家庭动力如何影响姑息治疗问题或病痛体验，可以影响和指导处理问题。例如在农村社区，病痛通常伴随着体力劳动同时发生，所以可以想象：病痛经常被忽视或者被认为不重要，直到它影响了劳动。在监狱人群里，对病痛的忍耐会被视为力量的象征和对脆弱的拒绝。甚至在罹患威胁生命的疾病时，表达需要或者提出照顾要求也可能被视为软弱。因犯会远离任何可能会影响他们对外界环境的警觉性和认识程度的药物治疗。在监狱这个充满了缺少控制感的环境中，一些运用内心过程的应对技巧，例如放松、想象和凝神呼吸，有可能帮助因犯们找回部分控制感和提升内心的舒适感，从而减少痛苦（Enders，2004）。

三、历史的观点

指导姑息治疗和病痛治疗的原则和行为发源于古代人类，并且发挥重要的社会功能。社会对于远离病人、伤残者和死者的渴望，和我们对于弱者需要扶助的认识之间，存在着历史性矛盾。逃离的需要来源于害怕他人的不幸降临到自己头上。同时，帮助脆弱和受苦的人，源于我们会需要他人以成就我们自己的最佳生存状态的同理心。照顾受苦者增强了社会纽带及同理能力。历史上，每一个社会都会发展一些特别的方式来照顾受苦、濒死和丧亲的成员。

例如，在危机时刻，巫师和治疗师会禁止某些行为，或者提供具体的行为指引。这些"知道该做什么"的人能够安抚大众的情绪，这些治疗师可能会被看做是社会工作的鼻祖，他们所提供东西可被视为早期的心理教育和精神性的支持及专业。从人类生活起源开始直到20世纪中叶抗生素和其他疗法的出现，影响病程的医疗干预手段非常有限，所以缓解病痛和痛苦是人们最能指望的事情。姑息治疗是针对罹患严重疾病者的唯一医疗干预方法。这些最早期治疗者综合精神性、草药和行为干预方法，将焦虑平息，为垂死者及其家人提供支持。即便人们会意识到可能无法控制治疗结果，为患病或受伤者提供富于同情心的支持也是一项必做的工作。

"宁养院"（hospice）和"医院"（hospital）两个词的起源可追溯至公元4世纪。在中世纪时期，宁养院被建在通往宗教圣地路上的主要十字路口。这些庇护所帮助着朝圣者，他们当中很多人前往宗教圣地寻求疾病康复，但很多人死于朝圣的途中。返回的十字军战士通常生病或受伤，也会死于这些庇护所中，更强化了宁养院作为濒死者和穷困者之地的关联（Koppelman，2003）。

此外，除了以上的语言学历史，哲学观点也被注入了医学革新及疾病照顾模式的变革。例如，17世纪的律师和数学家笛卡尔（Renee Descartes）推广了二元机制模式，提出身体属于科学的领域，精神属于宗教的领域（Koppelman，2003）。这开创了对濒死的医学化处理，到20世纪中期，几乎80％的美国人死于医院或疗养院（nursing home）。有关死亡的这一变化与抗生素的广泛使用同时发生。伴随着青霉素的发现和其他医学的进步，例如麻醉术使更加大胆的手术成为可能，医疗领域开始关注于更大的治愈可能性。与此相矛盾的是，传统上对于姑息治疗和疼痛管理的关注对主流医疗提供者而言变得有些不太重要。

在这个时代以前，止痛药物的本质主要都是草药，人们把酒精和吗啡作为治疗严重不适的最有效的药物。19世纪中期，阿片酊（吗啡的人工合成形式）非常容易获得，并且变得十分流行。这些药物之容易获取，使得自行服药和成瘾成为一种满载着污名的社会之恶。后来，监管法律被制定颁行以保护公众。这种对于止痛药成瘾的恐惧，以及与成瘾、与阿片类药物使用相关联的污名，持续影响着专业行为、患者和家属对疾病和治疗的看法，以及公共政策。

在19世纪60年代的伦敦，一位名为Cicely Saunders的曾经受到过护理和社会工作训练的医生，创立了第一家现代化的宁养院（Saunders，1996）。她首创了"整体痛苦"（total pain）概念，认为痛苦是社会、心理、精神性和生理层面的综合体验，需要一支跨专业团队的照顾。她改革了病痛的治疗方法，为了控制持续的病痛，采用定时服用阿片类药物的方法，而非只是当患者感觉疼痛时才服用药物。她推动鼓励患者自己评估病痛，并且让家人参与照顾（Forman，1998；Saunders，2001）。1969年，伊丽莎白·库伯勒-罗丝（Elizabeth Kübler-Ross）的著作《论死亡与临终》（On Death and Dying）将美国带入临终关怀的革命性阶段，将姑息治疗发展成为一门医疗专科，也掀起了人们对于更先进的疼痛和症状管理策略的新的兴趣。近几年，一些诸如Jimmie Holland医生的先锋人士率先将肿瘤心理学发展成为一门独特的专业知识，探索将疾病的生物-心理-社会和精神性因素结合为一体。这种模式的典型代表是全美综合癌症治疗网络（National Comprehensive Cancer Network）决定鼓励应用"痛苦温度计"作为标准筛查工具，用于测量癌症患者的生理病痛和心理痛苦。

遗憾的是，社会工作者未能在这些专业领域里贡献其专业知识，而留下了一个正在由对心理-社会问题敏感的心理学家、牧师、护士和医生们填补的真空。社会工作领袖在姑息治疗和疼痛管理领域的显著缺席存在于各个方面：政策、研究、教育和临床实践。

四、美国姑息治疗共识项目

由于患有使人衰弱和威胁生命疾病的人口日益增加，姑息治疗项目的数量也快速增长。此外，一些报告例如医学研究所（IOM）的《濒临死亡：当儿童死亡时》（Approaching Death，When Children Die）（2003）、《跨越质量的断层》（Crossing the Quality Chasm）（2001）呼吁在照料的过程中和疾病的任何阶段提高姑息治疗的可及性。美国优质姑息治疗共识项目（National Consensus Project for Quality Palliative Care）的目的是建立临床实践指南，以推广一致的和高质量的照顾，使它们能够指导姑息治疗服务的发展。项目的参加者包括专业人士、健康照顾机构、政策和标准的制订者，以及支付者。

　　共识文件将姑息治疗描述为可能会伴随延长生命治疗的，在全科和专科两个层面均有应用的干预手段。这意味着初级医疗保健提供者需要学习基本的姑息治疗知识，这要求包括社会工作者在内的所有医疗保健服务提供者都应该学习其核心技术。将姑息治疗整合入全科医疗，有可能影响从生病到临终的整个过程中对患者和家属的照顾。

　　资料21.1中的领域和指南主要将以下目标操作化：

资料 21.1

美国优质姑息治疗共识项目的医疗领域和指南

领域1：照护的结构和过程

准则1.1：照护方案的制订应建立在对患者及家属进行综合性学科间（interdisciplinary）评估的基础上。

准则1.2：照护方案的制订应该建立在已经发现的和为患者及家属表达的价值观、目标及需要的基础上，并且在决策中具备专业指导和支持。

准则1.3：由一支学科间团队按照服务方案为患者及家人提供照护服务。

准则1.4：学科间团队中可包括受过适当培训和督导的义工。

准则1.5：学科间团队如有需要可以获得教育和培训支持。

准则1.6：姑息治疗项目应致力于从临床和管理两方面的实践中提升服务品质。

准则1.7：姑息治疗项目应认识到，照护身患威胁生命疾病的患者及家人会给姑息治疗团队带来情绪上的影响。

准则1.8：姑息治疗项目应该与一个或多个宁养院和其他社区资源保持关系，以确保在疾病进展过程中高质量姑息治疗的持续性。

准则1.9：提供姑息治疗的物理环境应尽可能适应患者及其家人的偏好、需要和处境。

范围2：照护的生理层面

准则2.1：有技巧、有系统地应用当前可获得的最佳证据，并在此基础上对病痛、其他症状和副作用进行管理。

范围3：照护的心理和精神病学层面

准则3.1：有技巧、有系统地应用当前可获得的最佳证据，并在此基础上对心理和精神病问题进行评估及管理。

准则3.2：在经评估的服务需求的基础上，可为患者及家人提供哀伤支持及丧亲支持项目。

范围4：照护的社会层面

准则4.1：通过综合性学科间评估确定患者及家人的社会性需求，并开发一个服务计划以尽可能有效地回应这些需求。

范围5：照护的精神性、宗教和存在性（existential）层面准则5.1：有技巧、有系统地应用当前可获得的最佳证据，并在此基础上对精神性和存在性问题进行评估及回应。

范围6：照护的文化层面

准则6.1：姑息治疗项目评估并试图回应患者及家人的特定文化需求。

范围7：对临终患者的照护

准则7.1：识别濒死的迹象和症状并与患者家属沟通，为处于这个阶段的患者及家人提供恰当的照护。

范围8：照护的伦理和法律问题

准则8.1：在联邦和各州法律许可的范围内，尊重患者的目标、偏好和选择，并将此作为照护计划的基础。

准则8.2：姑息治疗项目应该意识到并处理在照护罹患威胁生命疾病的患者时会遇到的复杂的伦理议题。

准则8.3：姑息治疗项目了解与姑息治疗相关的法律和规定。

　　姑息治疗的目标是在整个疾病的过程中，支持患有使人衰弱和威胁生命疾病的各个年龄的患者及其家人，无论病情持续时间长短，直到治愈或死亡，并贯穿失丧哀痛期。姑息治疗的实施包括：对病痛及其他痛苦症状熟练和学科间的处置，情绪上的、精神性的和实用性的支持，协助复杂的医疗决策，以及在医疗机构间的协调。其目标是帮助患者及其家人依照其价值观、需要和偏好，达到尽可能好的生活质量。这些优质姑息治疗项目指南基于现有的科学证据和专家观点，代表了美国主要姑息治疗机构和领袖的一致意见。（美国共识项目，Executive Summary，2004，p. 21）

　　《指南》后面所附的标准对这些领域做了进一步的定义和阐述。文件中的一些中心原则虽然尚未经过实验研究的验证，但为医务人员提供了实现优秀临床实践的基本框架（美国共识项目，2004，p. 42）。尽管《指南》描述了临床实践的一般特性，但对患者及其家庭一些特定议题的关注却是社会工作专业所特有的。它们处于社会工作评估的核心，后者一直把对患者及其家人的个体经验的尊重作为基础。下面的内容将讨论社会工作评估的各个方面。

五、生理-社会-心理及精神评估

　　综合性、持续的生理-心理-社会的及精神性的评估是医疗环境中社会工作者的主要职能，也是制订有效治疗方案的基础。不同方式的评估过程是干预的开始，因为我们对待患者的方式和提出的问题，都会对临床医患关系质量和服务内容优先排序有潜在影响。在任何临床环境中，评估的范围会根据语境、患者的当前需求和目标而修订。对患有慢性病痛和威胁生命疾病的个体进行评估，包括收集与症状和疾病相关的生理或生物方面的深度信息，明确正在接受的治疗，同时辅以有效的医疗管理。所建立的家庭史应当包括之前的病痛和患病经历，曾经的和最近的失丧经验，与病痛和疾病相关的行为，以及与家庭角色、结构、运作状况、沟通和冲突、社会支持和资源、文化和精神价值观和网络等有关的信息。

独特的家庭因素和与疾病相关的变量会影响家庭的功能和反应。疾病是逐步演变而来还是突然出现？患者的角色是什么？这家庭是一个团结的单元吗？他们的的适应能力如何？是否有扩大家庭或社会网络的支持？是否存在什么生命周期（life cyle）问题？家庭是否正在经历一些压力，例如经济拮据、原本存在的冲突或疾病？什么因素可能影响家庭的适应能力，互相支持还是利用社区资源？

病痛或威胁生命疾病的出现，给家庭生活带来大量的需求和挑战。这些需求和挑战包括：了解疾病，它的治疗和预后；发展控制病痛和疾病影响的策略；应对和学习专业照顾者及照顾机构的工作语言；在不断调整以适应患者需求及其家庭改变的同时维持家庭生活的稳定性；处理家庭的反应和个体的情绪、哀伤，以及特定家庭成员的适应能力；在改变、不确定性和死亡的可能性中，为家庭生活的延续性而设计；寻找作为家庭和作为个人的意义。

慢性病痛和慢性进行性疾病患者及其所爱的人在向与痛苦和疾病相关的大量失落妥协的时候，他们会经历哀伤（grief）。Monica McGoldrick 对这些失落带来的无所不在的影响进行了概括，他将失落既描述为一个时间中的事件，但也是一种在时间上同时向前和向后延展的结构性改造者，给家庭带来永久性的改变（McGoldrick，2003）。很多慢性病痛患者面临相似的失落体验，虽然疾病不足以威胁生命，但同样会唤起哀伤，需要多重层面的改变和适应（MacDonald，2000）。

与疾病相关的行为和反应产生于特定的家庭、文化、社会、健康照料和政治制度语境中，它们会影响疾病经验中的受苦部分。受苦（Suffering），在《韦氏字典》中的定义是"屈从或被迫忍受被认为是不可避免的失去或伤害，忍受死亡、痛苦或不幸。"受苦是透过个人的生活、价值观、视角和优先选择等来看事物，并且与寻求意义紧密相关的一种主观体验。它可能包括躯体病痛，但也可以排除躯体症状而独立呈现（Cassell，1991）。在缺少意义、超越于疾病之治愈之外的希望没有重新被建立的情况下，尽管有良好的疼痛管理和疾病治疗，受苦依然存在（Barkwell，1999）。Viktor Frankl 在他的著作《活出意义来》（Man's Search for Meaning）中提出"意义治疗"（Logotherapy），这种疗法的基础是：它相信找到意义能使人们超越失落和受苦（Frankl，1984）。对于那些受到疾病和病痛的威胁而生活脱离轨道的人们，这种观念非常管用。临床医务人员可以创造一个支持性的空间，让患者可以在其中温和地、谦恭地探索替代性的意义来源（OtisGreen，Sherman，Perez & Baird，2002）。

慢性疾病患者可能会经历忧伤和一些抑郁的症状。当这些症状影响到正常功能和生活质量，持续和普遍存在时，应当考虑采用包括药物和咨询在内的一些积极处置。同样，久而久之，照顾者和其他家庭成员也会疲惫不堪，在生理和心理上面临危机（Schulz & Beach，1999）。在姑息治疗模型中，照料的单位同时包括患者和家人，因此临床医务人员将处理照顾者和家人的需要作为持续的评估和干预中的必需环节。应当让患者的家人参与综合性照顾，他们作为观察者，有时也是慢性病痛体验的参与者（Glajchen，2003）。

患者、家人和医疗人员的认识、评价及体验都是独特的，所以应当考虑到存在于观察和评估之间的差异性，并着手应对。比如，临床医务人员和家庭照顾者对患者病痛的评估可能与患者自己的评估结果不一致（Lobchuk & Degner，2002；Miaskowski，Zimmer，Barrett，Dibble & Wallhagen，1997）。有证据证明临床医务人员通常会低估患者的疼痛强度，特别当疼痛严重的时候（Cleeland et al, 1994；Grossman, Sheidler, Swedeen, Mucenski & Piantadosi，1991；Von Roenn，Cleeland，Gonin，Hatfield & Pandya，1993)。由于评估结果通常受到评估者的经历、受苦经验，以及认知和情绪上痛苦的过滤，于是正确的评估就对保证给正确的人以恰当的干预特别重要（Redinbaugh，Baum，DeMoss，Fello & Arnold，2002)。例如，当患者主诉自己感觉有点舒适时，身边的家庭照顾者却可能认为自己心爱的人的病痛已经无法控制。照顾者的看法会受到疲惫、恐惧和无助感的影响。这时候，社会工作者和团队应当重新评估照顾方案，通过实用性和心理上的处置来提升对家属的支持，而非提高患者的药物剂量。

个人和家庭对于病痛、疾病和死亡的态度及行为，必须在文化背景下认真考量。过去的一个世纪，人们对于健康、疾病和死亡的社会态度，除了受不断变化的医疗实践的影响之外，还受到各种各样伦理、宗教和哲学信条的影响。虽然照顾疾病和健康的标准化医学方法很大程度上建立在西方生物伦理学模式的基础上，如自主、自决权和知情同意，但是在美国这个多元文化的社会里，可以找到来自不同价值观的理念和行为。关于患者和家人行使自决权，接受事先预嘱背后的价值观，并成为知情的权益的自我主张者，可能代表了一种医务人员决定的关注点，而并不必然能够反映患者及其家人独特的和个性化的经验。进行心理-社会的评估，应认识到文化价值观和细微差别会影响到患者及家人对病痛、症状、疾病和死亡的理解与适应，而照料服务也应当与之相适应（Crawley，Marshall Lo & Koenig，2002；Kagawa-Singer & Blackhall，2001；Koenig & Gates-Williams，1995)。下面的案例向我们展示了当医疗人员面对与传统西方生物伦理学模式不同的文化信仰时涉及问题的复杂性。

案例

M 太太，33 岁，一位来自尼日利亚的穆斯林妇女，被诊断为卵巢癌，并因为疼痛、恶心和虚弱而入院治疗。她几乎不会讲英语，主要通过自己丈夫或通过 AT&T 语言翻译服务与他人沟通。虽然自己是一个有足够能力的成人，但 M 太太却要求医务人员将所有医疗信息都告诉自己的丈夫，并由他代为制订医疗决策。这给习惯于西方传统的知情同意、病人自我决定模式的医务人员带来很大困扰。一位姑息治疗咨询机构的社会工作者给了 M 太太的医疗团队一些意见，请他们考虑到当一个人将医疗决策权交给他人时，可以仍然保留自主权。M 太太住院期间，这位社会工作者扮演了文化中介者的角色。接下来，他们举行了一场讨论，大家认为如果强行告知患者本人预后情况，这可能会被夫妇看做是对在危机时刻支撑着他们的信条的侵犯。随着手术的可能性增加，这种困境逐渐升级。患者、她的丈夫和医疗团队探讨了文化、制度和法律层面的问题，并达成协议：如果病人同意，丈夫就同意在有见证的情况下在同意书上画"×"表示认可。社会工作者协助医疗团队完成以下的干预和调试，以为这对夫妇提供有尊严的照顾：（1）采用可视化疼痛评估工具，结合对患者非语言行为的观察，帮助医务人员评估和控制 M 女士的疼痛；使 M 先生被确认即使自己不在场，对他太太的疼痛评估和管理也不会受到语言差异的影响；（2）有关预后，按照文化和宗教信仰，并没有和患者本人讨论，因为患者丈夫和 AT&T 翻译人员都认为讨论死亡会给患者带来痛苦及负面影响，会被患者解读为是对真主意愿的挑战；（3）与一位阿訇讨论患者死后的需求和仪式，并告知护理人员以做好准备为其提供尊重的照顾。

姑息治疗评估的范围（见资料 21.2）很大程度上类似于综合性疼痛评估——它们都包括生理、情绪、社会-经济、认知、文化、行为、精神性或存在性以及环境领域。高质量的姑息治疗也会关注事先预嘱的制订和严重的失丧反应的风险。

考虑到对于家人和照料者的必然影响，综合性评估应该由患者本人和他们的"重要之人"（significant others）共同参与，尽力识别他们的需要，了解他们之间任何看法和理解上的差异，这会给家庭和照顾者带来重要影响。

资料 21.2
姑息治疗的评估

生理：诊断和预后；疼痛和疾病史；症状；对功能、睡眠、情绪和亲密行为的影响。

情绪：抑郁、焦虑、沮丧、恐惧、愤怒、哀伤、悲伤、认命、内疚、羞耻、失控感、无助感、绝望、原有或与疾病共生的精神病问题，以及因应技巧。

社会经济：收入来源与稳定性；服务可及性；服务享有权；保险问题；与经济劣势或少数民族相关的潜在问题；无劳动能力的影响及象征意义；诉讼。

认知：态度、信念和价值观；影响对病痛和疾病的反应的期望；有关病痛、疾病和治疗的内在对话及象征重要性；所归结的意义；对自我效能、自我形象和心理控制点（locus of control）的影响。

文化：沟通、性别和语言问题；文化适应、同化或代际差异的程度；与疾病、疼痛、决策制订、真相的告知和死亡相关的信仰；民间偏方和本土治疗师的使用。

行为：语言和非语言沟通；自觉或非自觉的身体反应，如痛苦表情、烦躁不安，或哭泣；倒退、依赖和宣泄；有问题的药物处理方式，和不能配合治疗方案。

存在性/精神性：与意义、绝望、信念和精神安慰有关的议题；生命回顾、希望和未来目标；建造留给后人东西的可能与疾病、疼痛和痛苦相关的信念，如救赎、忍耐和宽恕；影响治疗决策和平静死亡的宗教或精神性信仰。

环境：物理环境的情感意义，包括因为病痛或疾病相关问题而需要进行的改变，例如在家里需要仪器和医疗人员的协助；医疗人员、朋友或家人的一些可能增加患者痛苦的行为。

六、干　预

疼痛管理和姑息治疗领域为社会工作者提供新的机会，让我们除了应用所受训练的整套常规技巧之外，还有机会学习其他技巧来提升照顾质量和服务成效。社会工作介入会关注政策和公众倡导，也会关注患者的家庭体验的临床领域。

（一）倡导

倡导（Advocacy）是一项持续的工作；伴随着需求和痛苦的变化，随着患者和家人应对持久的疾病，诸如病痛和厌倦等的症状，以及伴之而来的无助感和无望感，他们自我倡导的能力逐渐衰退。无法辨识和解除的病痛，与家人或医务人员之间的误解，都需要社会工作的倡导技巧来协助解决。患者及其家属常常需要协助以争取（一种"倡导"）合理的出院计划，并与医疗保险公司协商。当患者及其家属的状态不那么焦头烂额时，可以适当教导他们一些倡导的技巧，以提升他们的自我效能（self-efficacy）（McCaffery & Pasero, 1999）。此外，在机构内部，在制度和政策层面，都还有很多机会可以寻求制度变革。

（二）支持性咨询干预

支持性咨询干预（Supportive counseling）的技巧包括澄清（clarifying）、探索（exploring）、部分化（partializing）、确认（validating）和问题解决（problem solving）。患者和家人可能被有关疾病的问题，比如疼痛、制订关键医疗决策等压得喘不过气来。这些支持性咨询和激进的症状医疗管理手段，提供了一个医患间的信任基础，因为在社会工作者试图发现病人及其家属的优势和应对能力时，他们希望发现患者及其家人当下的需要和担忧，并帮助他们感受到被理解，同时辨识他们的力量和因应能力。

（三）教育和预期辅导（Anticipatory Guidance）

教育是帮助人们掌控环境的必不可少的手段。在医疗环境中，教育通常意味着在疼痛、疾病和焦虑的背景下学习医疗的语言。医疗机构有责任提供一个亲切的、迎合患者需要的环境，并且以增进患者能力的原则提供资讯。临床医务人员对患者及其家人即将面临的挑战应有预见性，抢先一步为他们提供教育和支持，包括与他们探讨设立事先预嘱。

案例 1

在 S 先生即将入院接受心脏手术的时候，Maria 向他的家庭介绍自己，告诉他们自己将作为这个家庭的社会工作者参与进来提供支持。除了询问这个家庭当下的问题和需要之外，她还为他们提供了一个文件夹的信息，并告诉他们随着治疗的进展，这些信息会有用。她让家人了解不同的因应方式，并与他们讨论如何有效利用资源，例如参加支持小组或寻求有效的咨询。结束时，Maria 表示自己将乐于和这个家庭讨论他们所关心的问题，例如治疗对家庭的影响，带来的副作用，以及对性功能、经济和精神信仰的影响。

本章前面谈到的病痛的情感（affective）及认知（cognitive）部分会受到所提供的有关病痛、疼痛管理技术和因应策略的教育和资讯的影响。很多人熟悉急性病痛，但急性病痛转化为慢性病痛的过程通常是逐步和细微的。于是，患者和家人因应慢性病痛所必需的情感和认知调试就可能会延迟。如果缺乏明晰的教育，患者和家人在持续抱有治愈的期望的同时，会不断地经历失败和失望之后。教育可以帮助患者和家人学会区分药物的预防性使用和成瘾、身体依赖和耐受性。由于各人的学习方式不同，信息应该根据病人及其家人的需求而量身定制。

案例 2

W 先生是一位 33 岁的未婚男士，与从特立尼达岛来美国的父母居住在一起。他在超市工作时因为搬货而伤到后背，现在已有 2 年没有工作。由于一直在竭力争取职工赔偿保险，他变得具有很强的自卫性，他将病痛评估视为对自己信用和病痛真实性的挑战。W 先生的母亲曾经为他寻求治愈的途径。但当病痛还是继续时，她开始怀疑儿子是否同时患了精神疾病。她找到了一个慢性病痛项目的帮助，随着时间推移，教育性干预处理了以下相互关联的问题：（1）W 先生的病痛体验包括生理、心理、文化和系统性部分，多维度病痛评估的目的不在于减低他的病痛，而是将他看做包括但并不局限于身体自我的一个"全人"。诊断和医疗评价显示，病痛已不再是他进一步伤害自己身体的信号。（2）W 先生母亲的行为，基于其自身的文化和角色，需要被重新聚焦为支持儿子的独立和康复，而非"照顾她的儿子"。W 先生背部的病痛由急性病痛被重新定义为慢性病痛，需要一种"照料"（care - giving）的方法来鼓励他恢复和身体功能最大化。（3）开具药物以减低他的疼痛，同时象征性地证明临床医务人员相信他的病痛主诉。（4）W 先生不需要等他的疼痛消失，现在就可以考虑参与职业康复计划。

（四）认知行为干预

认知行为技术（cognitive behavioral techniques）认为生理、认知、行为和情绪层面的经验是相关的，任何一个方面的介入都有可能改变整体经验。患者自身和家庭成员间的内部对话是丰富的诊断信息来源；身体、心灵和情绪之间的关系可作为一种帮助最大程度提升控制感、自我效能感和调适症状的途径。认知行为干预可以是症状的医疗管理的附属品，它们经常被联合使用，或者在处理慢性病痛时作为主要的干预方法。在一些会给患者带来精神痛苦和失控感的医疗程序和诊断测试过程中，认知行为方法会很有帮助。

干预策略的选择与患者的目标、条件和能力有关。对于那些不堪负荷、在生理和精神上已经精疲力竭的患者，临床医务人员会尽量选择一些所需努力较小的干预方式，例如录音带和音乐等，帮助患者建立成功的经验。这些干预技巧可以教授给个人和家庭，或者被纳入小组经验。教育通常是这些干预技巧的基础。认知行为干预协助服务对象将情绪和行为反应正常化，有助于患者和家人更为轻松地整合运用这些技巧。为此，将意象与有控制的白日梦相比，或将注意力分散与被一场激动人心的电影所吸引，能够在强化熟悉事物的同时，让新的技能被介绍。将这些技能作为将注意力从痛苦的刺激因素上转移开来的自然能力的延伸加以介绍是有帮助的，但这并非表示痛苦不存在，或者是来源自心理因素（Altilio，2004；Berlin，2001；Devine，2003；Jacobsen & Hann，1998；Loscalzo & Jacobson，1990）。

（五）认知重构

认知重构（cognitive restructuring）包括监测和评估一个人对事件的解释，以减轻痛苦、无助和无望的感觉。探索患者的内心对话有助于识别导致病痛、症状强度和悲痛恶化的想法及感受。这种技能使我们能够在探索恐惧和错误认知的同时，重新阐释想法，以提升患者及其家人的放松感及控制感（Bradley，1996；Syrjala，Donaldson，Davis，Kippes & Carr，1995）。

案例

K 先生，51 岁，拉丁美洲裔人，已婚并育有 2 个成年子女。他因为背部疼痛而入院。在 5 天内，他被诊断为肺癌，并已转移至肝脏和骨骼。K 先生的姐姐（妹妹）能讲英语，是一个自信坚定的、具有相关知识和意识的权利主张者，是家庭中与医疗团队沟通的主要发言人。K 太太只会讲西班牙语，被吓坏了，不断哭泣，这让一直以来视自己为家庭保护者和支撑者的患者感觉很痛苦。K 先生的呼吸状况陡然衰退，在他指认一位医疗代理人之前，他就被安上呼吸机而无法再沟通。诊断工作继续，医生使用抗生素来缓解 K 先生的呼吸系统症状。社会工作者和姑息治疗团队在整个危急关头为患者和家人提供持续的服务。他们提供支持性咨询，协助 K 先生和家人整合这快速变化的医疗状况。其中包括关于诊断和治疗的教育，解释与这场医疗和家庭危机相关的一系列情绪、担忧和问题，并且澄清医疗团队的意图和目标。在一次家庭会议中，K 太太被确定为代理医疗决策人，虽然决策还是由家庭内部的一致认识作出的。社会工作者保证，K 太太会有一个翻译，以确保相关信息会直接翻译给她，而非经由他们痛苦的家庭成员来转达，以确认她的角色和参与的重要性。除了对现状的了解，这名社会工作者和医生研究了病人之前表达过的信条和价值观，这些东西可能会影响为他所做的决定。这点尤其重要是因为 K 先生的家人有一个重要的观点：如果他们同意移除呼吸机，等同于"杀了"K 先生。家属们曾提到：K 先生曾经说过不希望用机器来维持生命。他还曾经和团队中的牧师说过，自己拥有过美好的生活，对于他而言生命的质量远比生命的长度重要。应用认知重构的方法，家人被要求将不继续使用呼吸机看做是对 K 先生的价值观的尊重，而非对它的"杀害"，他们是在允许死亡发生，这与 K 先生的指示相一致。最后，家庭成员允许医疗团队移除呼吸机。整个过程中社会工作者的功能是在呼吸机被移除的时候向患者家属提供预期指导（anticipatory guidance），使他们能够表达他们自己的决定，同时就这个陌生的程序教育他们，运用呼吸和意象方法，既使他们为亲人的死亡做好准备，也提升他们的应对能力。

（六）应对陈述

应对陈述（coping statements）是内心的或口头表达出来声明，用来转移注意力、提升应对能力，或弱化来自环境或曾经经历的威胁（McCaul & Malott，1984；Syrjala et al，1995）。

灾难性的和让人倍感挫败的有关痛苦的陈述可以用有助于提升应对能力的内心对话来替代。

（七）注意力分散

注意力分散（distraction）是指将注意力重新聚焦于其他刺激物而非病痛，或者是聚焦于自我的其他方面，包括精神活动（内心的），如祈祷、阅读；躯体活动（外部的）如呼吸、韵律；或者是投入到谈话中（美国疼痛协会，2005；Broome，Rehwaldt & Fogg，1998）。讲故事、音乐、生命回顾、祈祷、小声或大声地阅读等活动都可能具有治疗的价值，同时能将注意力从疼痛和其他痛苦的源头移开（Altilio，2002；McCaffrey & Pasero，1999）。

（八）自我监控技巧

自我监控技巧（Self - monitoring techniques）例如写日记等，有助将个人的思想、行为和感受外在化和客观化，从而建立个人的生活史。辨清自己的态度、想法和信念，使人们得以重新定义生活经验中的威胁因素，从而迈向减轻悲苦的感受和反应。这种方法适用于不同个性和目标的人群，可以持续一周或几个月，可以电报格式书写，也可大段书写，为临床治疗者提供与患者之间的一种连接（Altilio，2004；美国疼痛协会，2005）。有时，日记和录音带会有额外的意义，因为它们象征性地代表了治疗关系，并由此延伸了这种关系中暗含的治疗作用和安抚作用（Winnicott，1971）。

日记有助于了解治疗对象的包括疼痛、失眠、焦虑和抑郁在内的很多症状的众多方面，所以能指导临床干预（Kelly& Clifford，1997）。

案例

上午 11 点：这一夜我睡得相对比较好。醒来时，我没有打开电视，而是打算继续睡下去。我告诉自己，如果花 15～20 分钟时间还是睡不着的话，才起床或看电视。结果两次我都再次睡着了。（应对陈述方法与睡眠卫生学方法相结合，给患者增能并降低对于睡眠的无助感。）

下午 2 点：感觉很沮丧，因为本应该去城里晚餐，但因为感觉非常糟，我把计划给取消了。我也很担心自己会陷入非常糟糕的病痛……所以我取消了。但是现在我感觉很抑郁，因为我感觉到病痛已经控制了我的整个生命。（患者"灾难化的思维"和对病痛的预期控制了其行为，加重了他的无助感和痛苦。）

4 月 8 日，下午 4 点半：真的对所有事情都感觉到沮丧。病痛让我感觉自己快要死了【自己】。并不是它真的那么早——并不是——它其实相当温和，但我就是感觉被各种事情压垮了，那些我必须做的决定。（患者区分了病痛、病痛和感受的象征性意义，以及由有待做出的决定带来的精神痛苦。）（Altilio，2004）

（九）放松技巧

19 世纪 70 年代，一位名叫 Herbert Benson 的心脏病研究专家发明了一种简单的放松技巧（relaxation technique），它结合了肌肉放松与有规律的呼吸，目的是引发一种放松反应，来矫正人们在遇到威胁时"要么斗争，要么逃跑"（fight-or-flight）反应，亦即，人们在遭遇威胁时的一种应激反应，期间身体分泌儿茶酚胺（或者叫压力激素），让人准备好战斗或逃跑。当面对严重威胁时，比如可怕的诊断测试，这种反应是必要的，但当压力为慢性的时，比如威胁是一种内部体验的时候，比如疼痛或呼吸困难等，这种反应就没有帮助（Benson，1975）。

很多患者运用呼吸技巧，无论是否配合肌肉放松的方法，来逆转自己在生理、情绪和行为上对压力和病痛的反应。方法的选择乃是基于临床评估的结果。大多数放松练习组合了对词语、短语或呼吸，可结合也可不结合意象，通过安静的环境和安全舒适的姿势来增强效果。一些治疗师会将个性化的放松练习和意向录制在磁带中，给他们的案主在治疗环境之外使用，以将治疗效果延伸到家中（GalloSilver & Pollack，2000；Loscalzo & Jacobson，1990）。

（十）意象

意象（imagery）是运用心理表征（representation）来协助控制症状，促进放松和舒适感，或让自己与问题保持距离或者获得对它的洞见。意象通常包括放松练习。虽然视觉化是最为普遍的形式，很多想象还通过结合味觉、嗅觉、听觉和触觉来加以丰富化。意象可被用来对即将发生的具有威胁性的活动或感受进行心理上的排练（Graffam & Johnson，1987；Luebbert，Dahme & Hasenbring，2001；Sheikh，1983）。从案主心中勾起的画面可能代表了其个人记忆或是想象的地方，并有可能增强干预的治疗效果。

（十一）催眠

催眠（hypnosis）是一种诱导人进入提升的意识状态、更强的暗示可感性和集中的注意力的技能，可用于改变个体对病痛的感知，减低相关的恐惧和焦虑，有时甚至能控制病痛本身（Kirsch，Montgomery & Sapirstein，1995；Montgomery，David，Winkel，Silverstain & Bovbjerg，2002）。自我催眠依次在全身运用温暖、沉重和放松等自我暗示，可协助减低疼痛和促进放松（Sternbach，1987）。希望掌握催眠技巧的临床治疗师需要经过专门的培训。

（十二）生命回顾和遗产建立

被诊断为末期疾病常会让一个人逐渐意识到人毕竟难免一死。Erikson（1963）推测面对死亡之人试图解决在"自我完善"和"绝望"之间的冲突。藉由帮助病人聚焦于具有传承性的生命回顾（life review）（持续地参与到有意义的活动中去），可以协助患者在生命的脆弱时期建立一个积极思考的平台。当人开始考虑余生有限或无法摆脱慢性病痛的折磨时，对"生命的意义"这一存在性问题的关注就开始具有优先性。此时，社会工作者可以协助患者将焦虑和担忧正常化（normalize），和患者一同进行生命回顾，并从旁提供资源以辅助回顾过程。很多工具可被用来记录生命故事，如录影和录音、日志和剪贴簿，或者其他的艺术手法（Babcock，1997；McPhelimy，1997；Otis - Green & Rutland，2004）。对于患者而言，这种努力可以带来极大的情感宣泄；对于患者的亲人而言，这些活动作为一种有意识的"遗产建立"（legacy building）实践，同样具有重要价值。当患者和家人反思自己目前的生活和未来的希望由于慢性病痛而发生的改变，生命回顾会自然而然地成为整合这些经验的一部分。

案例

Tanisha 一直不太情愿去医院参加每月一次的"曲折之路"（Detours）团体聚会。当医生告诉她这是一个专为复发病人开设的小组时，她鼓足勇气去参加了一次聚会。当看到这么多人抓吃点心和寻找座位时，她松了一口气。作为小组的主持人，一位社会工作者邀请参与者分享自己生活中的"曲折"。当 Tanisha 听到那么多和自己相似的故事时，感觉放松了很多。她描述自己得知病情复发后，感到好像"被卡住了"，不知道该做什么。社会工作者鼓励团体中每位成员思考对她来说生命中最重要的是什么，并思考如何确信对自己最重要的东西仍然没有丢失。Tanisha 举手发言，她向小组坦陈自己最重要的是三个孩子，并请求伙伴们给她建议"如何保护他们不受伤害"。后来 Tanisha 告诉医生，小组帮助她清楚认识到：即使她不可能继续保护孩子们，但至少现在可以清楚地思考如何更好地帮助他们面对这一切。在接下去的会谈里，Tanisha 制定了一套监护方案，并且制作了录影带和一本回忆录，作为留给孩子们的纪念。

（十三）整合性策略：表现艺术的应用

社会工作者可以运用表现艺术（expressive art）为自己创造大量机会，以与服务对象进行具有文化敏感性的互动。对于正在遭受痛苦的服务对象，整合性介入（integrative interventions）对转移注意力特别有帮助。虽然有很多儿科从业者已经认识到应用表达艺术的好处，但成人医疗机构还是较少在日常服务中运用艺术、音乐或游戏的方法。医务社会工作者完全可以在医院内推荐和协调一些综合性服务项目（Otis-Green，2003），例如，手部和足部按摩非常适合有经验的护理人员的环境；音乐项目可能会适用于 ICU（重症监护病房）；视觉艺术可以与现有的支持小组相结合。这项策略成功的要素，只不过发展出一套积极寻找将表现艺术整合入传统环境的思维方式。

案例

Hsing 患有慢性肾病和严重的糖尿病神经病变，他经常参加由医务社会工作者部主办的"触摸竖琴"音乐会和工作坊。当被问到这些聚会对他有什么重要性时，Hsing 经常容光焕发地回答是音乐让他的病痛消失了，尽管自己的手指缺少数字敏感性，但"弹奏竖琴总是听起来那么的甜蜜"。当他的病情越来越严重以至于不能参加工作坊时，社会工作者人员安排了竖琴演奏者来到病房为他演奏。Hsing 的家人后来说，他们在 Hsing 弥留之际一边守夜一边为他弹奏竖琴，并且计划在他的葬礼上播放竖琴的 CD，因为这一直以来带给 Hsing 那么多宽慰。

（十四）儿童/青少年的具体干预

在过去，儿童经常被排除在他们的家庭成员的疾病经验之外，缺少参与和互动。这些善意的排斥本意在于保护儿童远离痛苦和困惑。现在我们理解：向儿童提供与他们年龄相符的信息，并允许他们适当地参与，有助于增强他们对家庭变故和损失的适应能力，以及面对慢性病痛、进行性疾病和死亡进行适当的自我调整（Harpham，2004）。

大部分儿童具备相当的觉察力，但是他们缺乏足够的认知能力去理解家庭当中发生的变故，以及可以用来讨论这些事情的语言。虽然文化差异性会影响到不同家庭中儿童和青少年的参与程度，但是临床医务人员可以通过询问相关的问题来把注意力聚焦在孩子和少年的应对状况，将其作为一个全体评估的一部分，这个全体评估不仅是关于直系的或核心家庭的成员，它同时也包括孙辈、侄甥这些任何与患者有情感联系的人。由情感上具有重要性的成年人（significant adults）向儿童/少年提供年龄适宜的资讯，能够增进理解、驱散迷信、恐惧和焦虑，并帮助儿童理解自己和他人的感受。很多儿童担心是自己造成了亲人的病痛和患病，因为出于他们这个发展阶段所容易有的"魔幻想法"。他们会害怕失去自己的健康，对类似的症状如病痛反应过激；会担心如果没有收入，如果父母一方生病或去世，未来由谁照顾自己。允许孩子们提问、表达自己的感受和恐惧，会让他们感觉到安全和被关心。一些方法如游戏疗法、艺术疗法、讲故事和写日记等都会尤其有帮助。孩子身上出现行为退化或提不起兴趣的征兆虽然在孩子们身上比较普遍，可能会让已经焦头烂额的大人们尤感不安。让孩子树立信心和维持生活常规，常常十分有帮助（Heiney，Hermann，Bruss & Fincannon，2000）。

青少年（adolescents）处于一个特别脆弱的发展阶段，当家中成人生病或遭受慢性病痛时，会给青少年带来复杂的影响。对朋辈交往的需要、对控制不确定性和焦虑的需要，以及对一定程度的解放和独立的渴望等青少年常见的想法，在当医疗问题和角色转变创造出额外的焦虑，需要青少年限制其朋辈活动，在家承担更多的责任的时候，就会变得难以实现。可能造成的行为结果包括退缩、沉默或发怒，也可能造成很多情绪反应，例如尴尬、伤心、内疚、抑郁和焦虑。对此，社会工作的介入可以包括：

- 教育家人了解青少年的特别议题。
- 通过与其年龄相符的方式，让青少年参与和了解医疗境况。

- 鼓励成人继续讲述发生了什么（即使是独白），在改变发生时增强青少年的稳定感。
- 密切关注孩子的学校表现，与他们的朋辈和有重要影响力的成年人互动。
- 斟酌将家庭发生的事件告知学校工作人员（老师、心理咨询师）的利弊，确保他们在提供额外支持的时候，能够尊重孩子们保密的需要。
- 鼓励孩子们在生活中与情感上具有重要性的大人们经常联络，如姑妈（姨妈）、叔叔（舅舅），以及教练等。
- 评估孩子们的抑郁和焦虑，以及睡眠和食欲的变化。

（十五）家庭会议

在家庭取向的临床、姑息和临终关怀服务中，家庭会议是一种有效的治疗工具。在医院环境中，这样的家庭会议可被定义为"由家庭成员、患者和医务人员共同参与，讨论患者的病情、治疗、出院计划或院外照顾方案"（Hansen，Cornish & Kayser，1998，p. 58）。家庭会议不同于家庭治疗（family therapy）（Meyer，Schneid & Craigie，1989），但是它们能够帮助和加强治疗工作。与患者家属的有效沟通尤其具有挑战性，因为家庭成员通常是"隐性的病人"（hidden patients），他们同时在提供，也在需要关怀（Kristjanson & Aoun，2004）。随着家庭系统理论观点的发展，在姑息治疗和临终关怀领域，家庭会议作为一种整体性的方法受到重视，但在整个医疗体系内还远未普及（Erstling & Devlin，1989）。

家庭会议经常处理一些会引起强烈情感反应的讨论话题，例如事前医护计划（advance care planning）、疼痛和症状管理，以及伦理议题等。这些通常是在医院、ICU 和诊所内进行决策的重要论坛（Atkinson，Stewart & Gardner，1980；Curtis et al，2001；Hansen et al，1998；Kushner，Meyer & Hansen，1989；Meyer et al，1989）。不仅如此，家庭会议也为患者、家属和医疗保健提供人员的集体讨论提供了机会（Ambuel，2000；Liebman，Silbergleit & Farber，1975），这种集体讨论能够促进对患者和家属的接纳，邀请家庭成员成为积极的照顾参与者（Atkinson et al，1980），使有效传播讯息和澄清误解成为可能，增进医务人员之间的协调以利于减少提供给患者和家人的冲突信息。这一点在慢性病痛照顾中尤为重要。因为在从期待病痛消失的急性照顾模式过渡到认识到患者所经历的是慢性病痛的过程中，很多时候家人需要教育和鼓励，以从感情和认知上接受这种转变。为了使这些干预手段适合各种不同的家庭架构和文化传统，可以选择多种不同的患者、家庭成员和医务人员的组合来出席家庭会议。

七、与病痛和姑息治疗相关的伦理问题

从古希腊名医希波克拉底（Hippocrates）的时代到 20 世纪中叶，医学伦理惊人地连续和一致。在近年，科学、技术与社会的进步，带来了很多传统的伦理实践和医护实践职责的快速改变。医疗照顾、与慢性病痛共生，常常还包括垂死过程，都已因为我们时代的高度技术化而相互脱节的服务体系变得更加复杂。有时候，似乎我们的医疗技术能力已经超越了我们对其使用作出伦理决定的能力。伦理学是哲学的一个分支，它寻求确定人类行动该被认定为"是"还是"非"。对伦理的研究意味着人类的头脑是评判行动的根本途径（Beauchamp & Childress，1989）。因此，与道德神学或宗教伦理不同，伦理只运用理性，而不引用宗教信条作为结论的依据。伦理也不同于法律。虽然法律主要关注公共利益和保护个人权益，而伦理学则进一步关注个体对自身、他人和社会的义务。

在医学实践领域，这些义务与目标密切相关。Pelligrino（1979）认为，医疗的目的是为特定患者的利益而采取的正确的和恰切的治疗（healing）行动。Kass（1983）强调，治疗疾病是医学的首要目标，并承认追求健康、预防死亡和缓解痛苦是次于治疗的目标。任何试图探索和扩展这些价值观及概念的对话，都需要基于对所使用的术语的共同的理解。

支撑和指导医疗伦理决策的四个基本原则是自主（autonomy）、善行（beneficence）、不伤害（nonmaleficence）和公正（justice）。以下定义确立起一种作为合作和讨论的基础的通用语言。

1. 自主（autonomy） 来源于希腊文字 autos（自我）和 nomos（规则、管理或法律）。医疗照顾中的自主原则被表述为：应当在患者或其法定代理人知情同意的情况下方能实施治疗，但紧急情况除外。与自主原则紧密相关的价值观是：尊重他人、自我决定和知情同意。

尊重他人背后的潜在信念是每个人都有其自身的价值，同时它也考虑其社会、经济和文化的差异性。对他人的尊重包括尊重其自决权。对于具有完全能力的案主而言，他们保有决定自己接受医疗干预的程度的权利，以及当病情变化时更改医疗意愿的权利，这一权利强调知情同意。

2. 善行和无害原则 作为一种底线要求，善行原则意为"做好事"（doing good）。同样的，不伤害原则告诉我们应避免恶。有伦理的医学决策是一个非常复杂的过程，通常在面对模棱两可的和不确定的后果的时候，并不总是能够确定什么是"做好事"。此外，基于不同的个人观点、文化和精神信条，以及社会偏好，"做好事"的概念会有差异，这在本章前面M太太案例的描述中已得到体现。

伦理学家为具有挑战性的情景制定了明确指南。例如，指导用以控制棘手症状的姑息镇静措施的方针是"双重效果"（double effect）原则。这个原则认为：具有单一意图（管理症状）的单一干预（用药物缓解症状或镇静）可能会有两个效果：其一，缓解疼痛；其二，可能存在的呼吸抑制。所预见的益处（症状缓解）必须等于或大于所预见的害处（可能的呼吸抑制）（Coyle，1992；Lo，2000）。双重效果原则提出一个人如果确认了以下四点条件的话，那么他/她才可以采取一种有风险的行为：（1）行为本身须是向善的，或者道德中立的；（2）行为人的意图必须是产生益处，而非害处；（3）害处不能作为实现益处的手段；（4）在益处和害处之间必须具有一定的均衡性。

同样的原则适用于疾病治疗，例如癌症，所渴望的疾病缓解或治疗好处通常是通过化疗或造血干细胞移植等方法来实现的。这些治疗会造成可预见的伤害性毒副作用，但是在预期疗效相权衡之后，这些副作用是可以接受的（均衡性）。虽然双重效果原则有助于指导生命末期棘手症状的管理，但是安乐死和由医师协助的自杀，或加速死亡则会更加难以评判。

3. 安乐死 是由医生或其他个体而非患者本人，出于仁慈目的，例如缓解痛苦，而刻意结束患者生命的行动。这一行动是依照具有行为能力的患者本人明确要求而执行的。"非自愿安乐死"（involuntary euthanasia）是在没有获得患者的明确要求或充分的知情同意之下，故意的导致其死亡的用药或其他干预行为。"无意愿安乐死"（nonvoluntary euthanasia）是当患者不具备行为能力和不能表达明确意愿的时候，故意采取用药物或其他干预行为导致其死亡的行为，在美国任何形式的安乐死都是不合法的。

4. 医助自杀 是由医生提供药物或指导，协助患者得以结束自己的生命。它是由患有末期疾病且具有行为能力的成人为了加快死亡而服用药物。病人本人是结束其自己生命的直接行为者，但是使用他人所提供的手段。在美国，只有俄勒冈州法律上允许这种行为，在该州 1998 年生效的《死亡尊严法》（Death with Dignity Act）中规定这是一种可选择的办法（http：//ohsu. ethics. edu）。

5. 公正　是一种涉及医疗服务提供过程中物资和服务分配的可及性和分配问题的一项重要伦理原则。社会有义务确定一种对保护个体尊严所必须的、公平的，或者至少是合理的物质分配方式。当我们把"物资分配"概念，将疼痛管理的技巧和药物纳入其中，如果老人、妇女和少数民族不能得到和其他群体同等优质的疼痛管理时，那就违背了公平和仁慈的原则（Bonham，2001；Cleeland et al，1994；Tarzian & Hoffman，2004）。分配问题关注的是稀缺资源。需求有时会超过供应，这是一种在美国的医疗保健体系中变得尤其复杂的现实，在该体系中，供应也受到被地理、财务、社会-经济地位所影响的服务可获得性和可及性的影响。

6. 无效医疗（medical futility）　是指对特定的治疗无法获得所欲的受益的判定。无效医疗意味着非常差的预后，和对患者生活质量的单方面的和负面的评价。对"无效"的阐释并不存在普遍性定义并存在地区间差异。这是一个复杂而且重要的领域，因为对无效的判断权从患者或其代理人手中落到医生手中，后者也需要考虑患者的价值观、信仰和所感知到的、由病人定义的生活质量。与此同时，医生们不必为了提供他们自己也认为无效和有害的治疗而违背他们自己的伦理和道德价值观（Lynn，1989）。

八、疼痛管理——概述

在姑息治疗中所呈现的机会之外，很多遭受慢性疼痛折磨的人所具有的需求是在社会工作实践的视野之内的。2003 年，美国进行了一次全国性电话调查，1004 位受访者中有 57％承认在过去一年中有慢性疼痛或再发性疼痛（Hart，2003；www. painfoundation. org）。这次调查包括了例如背痛、膝痛、关节痛、头痛和偏头痛等慢性疼痛情形。被调查者中有 76％曾经历过疼痛，或者是亲身经历，或者是来自身边亲人、朋友的体验。慢性疼痛导致工作、居住、个人自由和出行能力的改变。应对疼痛的措施包括申请残障资格和寻求日常生活协助。这些发现反映出调适和损失的经历会影响不仅是患者，而且是其家庭成员和朋友的个人自视、身份认同、角色运作，以及社会和经济的稳定。除了对个人和家庭的影响之外，2001 年美国生产力审计（American Productivity Audit）的数据估计，超过半数（52.7％）的劳动力报告在接受调查的两周前存在疼痛情形。在这两周期间，12.7％的被调查者失去过劳动时间，平均每周失去约 4.6 小时，相当于每年损失约 612 亿美元。这指向了一个主要人群的健康和经济上的忧虑（Stewart，Ricci，Chee，Morgenstein & Lipton，2003）。

疼痛是人类生存必需的保护性感受，它通常会有，但并不总是，提示身体损伤或疾病的存在，告知个人去采取相应行动。虽然疼痛是一种普遍体验，但是与此同时，很多个人，包括临床医务人员，都透过文化、家庭、社会-政治和精神性的价值观来体验疼痛。例如，疼痛可以被看做是一种不幸、一种脆弱、一种救赎的途径，或者是一种惩罚的形式。一些人相信面对疼痛的合理反应应该是坚韧地忍受，另一些人将疼痛看做求医的信号，并期待得到家人和朋友的帮助或照顾；虽然很多人期待能通过医疗干预获得治疗，但另外一些人却坚信最好的控制疼痛的办法是祈祷，或心理学的或补充性的干预。那些患有慢性疼痛的人，无论其疼痛是或不是可观测到的组织损伤，有时会被指责为了夸大病痛和失能，从而谋求获益；

但是，的确很多人为依靠他人以及需要向经常挑战其申请人的正直的制度申请残疾资格而感到羞耻或被贬低。我们开始认识到综合性临床评估和干预对于协助患有病痛的个人的复杂性和重要性。病痛可能会给他们的身份认同、生活质量和他们家人和朋友的生活质量以巨大的影响。这对于慢性疼痛和伴随着不可治愈的逐渐恶化疾病的病痛而言，千真万确。

作为一种主观体验，疼痛是一种独特的症状，与其他身体感觉如高血压、体温升高或高血糖水平不同，疼痛是不能客观测量的（美国疼痛协会，2003）。临床医务人员和家属都必须依赖患者对疼痛水平和影响程度的主观陈述。社会工作者专业所强调的"从案主的现状着手"和在案主所处的环境中评估他们，可以作为一个参考框架，这个框架意味着对个人对于其自身经验的尊重和对他们作为一个"全人"（whole person）的价值的看重。这种全人观包括但不限于人的身体。在疼痛管理中，一种与之相类似的原则是相信患者的疼痛主诉；在姑息治疗中，与之相类似的要求是理解患者的全面体验——包括影响患者和家人生活的价值观、信仰和文化。社会工作者的主要任务是用疼痛管理和姑息治疗的专业能力来补充尊重案主尊严和尊重其个人价值的价值观，为社会工作者专业增能，使之能够同时在临床、机构、政策和研究层面开展介入活动。

伴随威胁生命和不可治愈的慢性疾病的疼痛

在姑息治疗环境中，癌症、多发性硬化症和艾滋病等疾病为疼痛经验及其管理都带来了多重挑战。下面统计的提供了这些疾病的抽样结果，对于这些疾病，富于同情心的照料要求解决其疼痛和姑息治疗需求。

疼痛发生于：

- 50％的多发性硬化症患者（Moulin, Foley & Ebers, 1988；Vaney, 1990；Warnell, 1991）
- 40％的帕金森症患者（Ford, 1998；Goetz, Tanner, Levy, Wilson & Garron, 1986）
- 65％的脊髓损伤患者（Siddall & Loeser, 2001）
- 49％的儿科癌症患者（Collins et al, 2000）
- 30％～90％的艾滋病患者（Breitbart et al, 1995；Vogl et al., 1999）
- 30％～40％的接受主动疗法（active therapy）的癌症患者（Greenwald, Bonica & Bergner, 1987；Larue, Colleae, Brasseu & Cleeland, 1995）
- 70％～90％的重症癌症患者（Greenwald et al, 1987；Larue et al, 1995）

疼痛和其他症状，如呼吸短促、认知缺损和厌食等，给患者、家人和照顾者带来巨大挑战，从而加重了由威胁生命和不可治愈的逐渐恶化疾病所带来的痛苦和无助感。下面的案例展现了疼痛、疲劳和认知缺损等给患者带来的影响，它们超越了病人的直接经验。

案例 1

D 太太，65 岁，寡居，非洲裔美国人，被诊断为慢性肾病。在她所属的大家庭里，她曾经是感情和管理上的核心人物，但她现在变得越来越疲倦，要花更多的时间躺在床上，很少参与和指导家庭事务。她的疼痛被采用强硬的手段控制，而医生开具的药物导致了她的认知损伤。医生预期随着 D 太太的身体逐渐耐受药物，她的认知问题会有所好转。家人们日趋苦恼，期望她变得清醒、活跃和认知清楚。他们对姑息治疗医生很恼火，因为他们认为，是因为他缺少用药经验才导致 D 太太的认知损伤。诊断评估结果显示，疲倦的症状反映了不可逆的进展性肾衰竭。社会工作者的干预包括：（1）评估该家庭对患者疾病状况的认知和理解；（2）探讨可能造成了家人对医生愤怒的多种原因，包括对止痛药物测试和调整过程的缺乏了解，种族关系的紧张或是误解，对患者受到的损害大于益处的担心；（3）探讨母亲变得意识模糊，乃至离开他们对于这个家庭的象征性意义；（4）通过召集家庭与医疗团队一起举行会议和了解他们自己对于病人病情变化的观察，来协助家人整合医疗信息；（5）协同医疗人员，帮助家人对患者可能越来越嗜睡的可能性做好思想准备，同时在她清醒的时候，他们应该珍惜并抓紧时间和她开展互动；（6）承认并了解个人和家庭对可能的丧亲的反应，同时加强可能对他们有所帮助的社区和精神性支持；（7）承认变化中的家庭结构是一种损失的经验，并帮助家庭成员思考如何带着各自的角色和责任继续前行。

D 太太的案例显示了一个多维度的关于症状的视角能够成为评估和介入过程的核心。在慢性或潜在威胁生命疾病的情境下，不同的个人和家庭对同样的症状有不同的体验。下面的案例中涉及同样的症状：疼痛、疲乏和认知损伤。但是显示出病因、影响、象征性意义和干预方式可能会有所不同。

案例 2

J 太太，意大利人，35 岁，已婚并育有 3 个 3～8 岁的子女。背部疼痛经常令她感觉虚弱，并影响到照顾子女、工作，以及和丈夫的亲密行为。她参与一项多模式治疗计划，包括药物试验、物理治疗和认知行为疗法。在医生的指导下，她逐渐提高了阿片类药物的用量，但疲乏、嗜睡和认知缓慢等副作用的影响日益严重。丈夫 J 先生和亲戚担心她受损伤太大，以至于不能照顾孩子们，后者在变得越来越"失去控制"。J 先生的嫂子不清楚她正在服用阿片类药物止痛，将她的行为误解为药物成瘾症状，于是打电话报告给儿童保护服务处（Child Protective Service）。

由于她行动力不从心，难以为家庭的安全负责，并在被判危害儿童之后最终导致伤痛和家庭冲突，在这种语境下，J 太太的症状，原本其实是药物副作用，陷入一种紧急情况。疼痛管理团队如果能采取前瞻性和预防性的措施，这种伤害性结果是可以避免的。社会工作介入方案包括：（1）评估孩子们的行为、J 太太的症状和副作用，以及不断增强的家庭紧张气氛之间的关系；（2）与该家庭和儿童保护服务处合作，应对孩子们的需要，并确保在药物用量稳定后，家庭有能力提供支持和监护；（3）与家庭成员会面，包括 J 先生的嫂子，教育他们了解药物成瘾、耐受性、身体依赖以及与药物副作用相关的行为之间的区别；（4）鼓励家庭成员作为有知识的支持者参与到对 J 太太的照料计划中，该计划涉及多模式治疗，包括持续的药物测试和调整。

九、弱势群体和不同环境

病痛的缺乏治疗（undertreatment）是一个涉及很多方面的问题，包括教育、监管和医保赔付等方面的障碍，同时，信仰、价值观和行为也会影响个人和病痛、药物及医疗人员之间的关系。糟糕的疼痛管理会给很多人造成不必要的痛苦，尤其是那些比较脆弱的群体。如果难以进行病痛评估，例如，如果患者来自不同的语言和文化背景，或者是婴儿、儿童、老年人、痴呆或精神残障患者时，缺乏治疗的风险就会提升（美国疼痛协会，2003）。社会工作者的优良服务传统，其对于公正的追求与恪守，以及为受压迫群体的呼吁，要求我们发展出发现和为这些人进行倡导的能力，他们的脆弱性和无力感可能会因为病痛、疾病，以及从一个越来越反应麻木的医疗制度中获取医疗服务所暗含的和逐渐提升的困难而被加强（Mendenhall，2003）。

（一）老年病学

未被辨识和控制的症状，例如疼痛和抑郁，给老年人造成不必要的痛苦；除姑息治疗团队外，老年社会工作者也应该承担起责任（Beekman，Geerlings & Deeg，2002；Bernabei et al，1998；Fox，Raina & Jadad，1999；Jerant，Azari，Nesbitt & Meyers，2004；Liao & Ferrell，2000）。老年人可能患有多种慢性疾病，这不仅影响他们的生活质量，也影响了家人和照顾者的生活。未被控制的病痛会导致抑郁和其他情感障碍、焦虑、失眠、功能和食欲的减退，孤立感和跌倒危险增加（美国老年医学协会关于老年人持续性疼痛的研究，2002；Stein，2001；世界卫生组织，2004）。老年人通常相信病痛是可期的，当被问及时，他们会否认"病痛（pain）"，但是会承认疼痛（"aches"或"soreness"）。额外的障碍包括：对药物成瘾的不了解和误区，担心费用和药物的副作用等。评估的重点常常会从生理性疼痛扩展到存在性问题，例如自己和朋友的必死性以及生命的意义。照顾这些脆弱人群时，认知损伤会让表达、评估和疼痛管理变得复杂化，并增加临床医疗团队调整针对诸如骨质疏松症和威胁生命疾病的评估和治疗方法的责任。（Sachs，Shega & Cox-Hayley，2004；Stein，2001）。

姑息治疗和慢性病痛处置应根据老年人的特殊需要进行适当调整，这既是在个人层面，通过调整评估使之适应视觉或听觉等功能性障碍；也是在团体、社区和社会层面，通过建立替代的姑息治疗模式，回应那些在慢性和缓慢进展性疾病过程的老年人对照顾的需要（Jerant et al，2004）。

（二）性别问题

个人对疼痛的体验和对它的反应受到多方面因素的影响，这些因素包括生理、文化、情感和认知。有证据证明男性和女性的疼痛体验存在差异，无论是慢性疼痛（Hoffman & Tarzian，2001），还是如癌症和艾滋病的病症（Breitbart et al，1995；Cleeland et al，1994），女性更容易无法得到充分治疗。对疼痛的性别差异的研究涉及如此多的领域：

- 生理因素，例如阿片受体的机制、交感神经系统功能，以及激素的影响。
- 心理因素，例如认知评价和意义解释。
- 行为反应，例如应对机制、沟通风格、与健康相关活动，比如包括寻求治疗和服药。
- 那些同时影响患者和医疗人员的反应、感知、思想和行为的文化和社会因素（Unruh，1996）。

虽然尚不清楚其病因学和因果关联，但目前研究发现女性的疼痛主诉相比男性来说更加不为认真对待，女性的疼痛主诉更容易被看做是情绪上的和心理上的而被轻率对待，而且女性接受的激进（aggressive）治疗要更少。这种差异违背了伦理上的公平原则和尊重个人尊严的原则（Hoffman & Tarzian，2001）。

（三）少数民族

2001 年，Bonham 回顾了多项关于种族、族裔和社会-经济地位之间的病痛治疗差异的研究。虽然研究结果并非完全一致，但确实发现，有大量的证据支持少数种族和族裔人群接受更少的针对急性和慢性病痛的治疗这一令人不安的结论（Anderson et al，2000；Bonham，2001；Cleeland et al，1994；Dannemiller 教育纪念基金会，2004）。导致这种不平等的因素可能存在于临床医务人员、患者、家庭和制度等不同层面，涉及低效沟通、不信任、种族主义、经济或教育劣势，以及一个支持切断联系（disengagement）、缺乏服务连续性，并且没能为临床接触提供足够的时间，以弥合差别并增强信任的医疗制度。

此外，语言差异会导致患者无法与医疗人员顺畅地讨论自己的需要，从而增加误会和焦虑。有研究显示，居住在弱势社区的人群会进一步受到如下现实的困扰，那就是本地药房通常不储备用于治疗中度或重度疼痛的阿片类药物，这给受到疼痛困扰的人群带来额外挑战。知情的社会工作者会通过鼓励患者与药房联络以确保处方开具的药物有存货，或者通过替代性方法来确保它们的供应，从而协助患者和团队同事们预防危机的发生（Morrison，Wallenstein，Natale，Senzel & Huang，2000）。

（四）药物滥用

据估计，有 6%～15% 的美国人口存在物质使用障碍（substance use disorder），可能涉及违法药物的滥用或处方药物的误用（Collier & Kopstein，1991；Groerer & Brodsky，1992；Zachny et al，2003）。一些用于控制慢性病痛和姑息治疗的药物属于管制类药物，这些药物和一些其他等级的药物有可能被滥用或外流。这导致医生给有药物滥用史的患者开处方时会非常警惕。对于目前或曾经有过成瘾史的患者的治疗，会涉及以下临床、社会、监管和政策层面的挑战：

- 混淆或者缺乏对成瘾、身体依赖、耐受性和假性成瘾的了解。假成瘾看上去像成瘾的行为，可能会被解读为寻找毒品的行为，而非寻求缓解的行为。这些行为会在病痛得到适当控制后消失（Weissman & Haddox，1989）。
- 提供者对开具阿片类镇痛药的过程和结果心存恐惧，这被称为"阿片恐惧"（opiophobia）（Morgan，1986；Shine & Demas，1984）。
- 害怕监管、执法和医疗委员会的监察。
- 患者、家人和临床医生害怕造成病情复发，或诱发潜伏的成瘾性疾病。
- 担心可能发生外流。
- 对病痛和有药物使用问题行为的患者进行评估、治疗和监测的过程中，缺少所需的时间、技术和学科间的支持。

很多成瘾者有多种医疗问题，并表现出明显的症状。他们通常是一些缺乏支持的社会边缘群体。他们不仅需要最大化得益和缩小害处的症状控制，还需要对他们的成瘾和有问题的用药行为进行专业的和尊重的治疗。对这一类群体的照料需要同时评估这两个方面，但同时通晓这两个领域的专家很少，一些网络资源为此提供了指引，例如 www.stoppain.org（Portenoy，2005）。一个疼痛治疗项目应该提供结构、持续性及心理-社会层面的干预，以最大限度地成功处理疼痛和成瘾性疾病的双重问题。

（五）政策问题——倡导和领导力的契机

1998 年，据美国国立卫生研究院（NIH）估计，在美国，由于疼痛治疗不当而造成的经济损失每年超过一千亿美元，其中包括医疗开支、赔偿和诉讼费用。疼痛治疗不当除了对患者及其家人的生活质量造成多方面影响外，是一个公共卫生问题的财务后果。

举例来说，虽然疼痛管理和姑息治疗的照顾标准都是一种重视满足服务对象的心理-社会需求的多维度方法，而目前的医疗费用的偿付额度不足以支持这种质量水平的照料。因此，有必要与承保人和立法者合作，来呼吁研究经费，并记录姑息治疗干预对于给患者、家人和照顾者的所提供的照料的质量和成本造成的影响。这种照顾模式通常需要照顾者的体力、经济和情感上相当大的付出，而最终是医疗制度的出台（Levine，2004）。公众对于安乐死和医助自杀的讨论要求深思熟虑的和全面的社会工作分析，因为它们反映了深刻和复杂的伦理及道德问题。立法的努力包括从要求设立专业教育的疼痛管理法案，到推荐监控项目的法案，它要求医生将为患者开具的处方信息上传至中央数据库。虽然它的目标是减少处方药物的滥用和流失，但对社会工作者专业的核心理念和人类的价值观构成挑战，诸如隐私、自决、自主和保密性。这些立法努力是社会工作参与的广泛领域，无论是作为临床工作者、倡导者、社区组织者、政策制订者还是研究者，这些领域都亟需社会工作者的参与。

（六）多学科和跨学科团队

拥有来自一系列不同专业的实践者的多学科（interdisciplinary）团队是最佳姑息治疗实践的关键（Lickiss，Turner & Pollock，2004；世界卫生组织，1990），而且是慢性病痛照料的核心。与不同专业人员各自独立提供照料的"多学科（multidisciplinary）"方法相比，"学科间实践指的是有着不同专业训练背景的人员为了共同的目标一起工作，为以病人为中心的照顾做出差异性的和互补性的贡献"（McCallin，2001，p. 419）。一支跨专业团队通过合作而非独立工作的方式，应用多重学科的技术和能力实现双重效益，从而满足患者和家人生理、心理、情绪、社会和精神性层面的需要。学科间团队的特点是团队成员通力合作，包括信息交换和共同协商制订照料计划，这种照顾模式将患者及其家人置于团队关注的核心，最大限度地发挥每个成员的独特贡献（Connor，Egan，Kwilosz，Larson & Reese，2002）。一些干预技能，比如由患者、家庭成员和医疗团队成员参与的家庭会议，促进了这种经协调的学科间实践。

一些高度协调的学科间姑息治疗团队可能会使用跨学科（transdisciplinary）的方法。跨学科团队的特征是团队成员在功能上有很多重叠的部分，他们在为团队作出本专业之特定贡献之外，还会分担其角色。虽然团队专业岗位不可互换，但他们在评估和处理患者及家人的照护议题的时候，会共同承担责任。"在跨学科团队工作中……每一位团队成员的角色是模糊的，正如他们的专业功能是相互重叠的。每一位成员必须充分熟悉同事的观念和方法，以便能够承担相当一部分其他成员的角色"（Hall & Weaver，2001，p. 868）。

团队合作要求每位成员必须同时既是独特的贡献者又是团队的一员。这种双重角色可能给医疗人员带来相当大的挑战，但却有助于提供强有力的照顾形式。团队成员应能够向团队伙伴、患者及家属用言语表达和解释他们的职责，同时他们应该灵活地履行他们的专业职责，并注意不能因为过分守护专业"地盘"而给患者和家属的照顾打折扣。在医疗系统内经济紧张的情形下，团队成员可能会过度保护自己的"地盘"，以确保职业安全。这个问题应该在团队内部公开讨论，这样它才能被消融和弱化。

运作良好的团队会发展出有效的内部沟通和互信机制。良好的内部协调能尽可能减少向患者及其家属提供相互矛盾的和让人困扰的信息——尤其是在姑息治疗和临终关怀的敏感性语境下。团队应该致力于团队建设，比如增进彼此之间的了解，认识到观点上的差异和共同点，彼此尊重和开放地处理冲突，以及发展团队内部非等级式的沟通模式。最后这一点在生物医学模式造就的层级观念盛行的医疗环境下，尤其具有挑战。

（七）自我照顾

姑息治疗和疼痛管理领域的工作人员经常目睹照顾对象的愤怒、伤心和痛苦，特别是当患者在面临慢性病痛和生命之末的时候。

当治疗失败时，仍然陪伴患者的社会工作者人员可能会经历沉重的情感负担，与此同时要为患者提供更深入和更富有同情心的舒适照料。社会工作介入在情感、现实和精神上所能达到的深度，取决这一专业对于自我的运用，以及见证和与案主的痛苦"坐在一起"的能力。这种强烈个人化和深入的临床介入，需要有意识地和真诚地关注实务工作者在如何预防同情疲劳，特别是当长期从事这项工作的时候。所有临床工作人员面临的挑战包括着维护脆弱的专业边界，在其中对病人及其家属进行真实的情感投入，但又不会过分消耗精力。这种在亲近和距离之间平衡允许工作人员能够提供真诚、有意义且熟练的照顾，又不至于会消耗实务工作者太大精力而造成同情疲劳。经历情感耗竭和同情疲劳的社会工作者都是长期从事失衡的实务工作，它将他们内在的情感资源都用尽，以至于达到冷漠和无法提供移情的和投入的照料。

良好的自我照顾需要在社会工作者的个人生活和职业生活之间维持平衡。临床工作者应该在个人生活和职业生活之间建立并维持一定的界线。这并不意味着刻意的分隔，而是努力丰富一个具有人际关系、兴趣、嗜好和活动的丰富的个人生活，并发展出一种享受个人生活而无须经常被有关工作的思绪打扰的能力。有能力享受个人生活而不被工作所侵入和打扰。投入这样一种充满了肯定生命的活动的个人生活，其中，对于更新自我和长期工作非常重要。

十、总　结

Sieppert（1996）、Christ 和 Sormanti（1999），以及 Raymer 和 Csikai（2005）的研究揭示了慢性病痛和姑息治疗领域对教育、研究和领导力的需要。临终关怀和姑息治疗社会工作高峰会议（The Social Work Summit on End-of-Life and Palliative Care）分别于 2002 年和 2005 年召开，并指出实务人员、教育者和研究人员之间合作的必要性。姑息治疗和疼痛管理相关内容被收入这本手册，即是朝向扩大社会工作在该领域的参与和影响迈开的重要一部。在英国，从 20 世纪 60 年代起，姑息治疗就已经成为一个专业焦点。这在 Monroe（2004）、Saunders（2001）和 Sheldon（1999，2000）著作中可以找到佐证；但在美国，社会工作在这些领域的进展跟随着医生和护理人员的步伐。美国临终关怀医生教育协会（Education of Physicians in End-of-Life Care，EPEC，1999）和临终关怀护理教育联盟（End-of-Life Nursing Education Consortium，ELNEC，2001）这些正式设定的课程最近与原先由索罗斯基金会支持的"社会工作临终关怀课程项目"（Social Work End-of-Life Curriculum Project）这一继续教育项目相结合（Raymer & Csikai，2003）。由美国索罗斯基金会死亡研究项目

(the Soros Foundation Project on Death) 提供的社会工作领袖发展奖金，重点关注临终关怀和姑息治疗领域，并将疼痛和症状控制作为临床社会工作者的核心技能。除一些社会工作学院设立的社会工作者硕士课程之外，其他社会团体，例如癌症关怀（Cancer Care）、美国社会工作者协会（NASW）和美国肿瘤社会工作者协会（AOSW）都设置了综合性的继续教育课程。自从 20 世纪 70 年代以来，社会工作作者们（例如：Glajchen, Blum & Calder, 1995；Hudgens, 1977；Loscalzo & Amendola, 1990；Roy, 1981；Subramanian & Rose, 1988）都引领和鼓励了社会工作者专业介入疼痛管理领域。本手册对这些专业领域的囊括，进一步确认了社会工作实践者在这些实践领域中的角色、责任和机遇。

自从其起源，社会工作高举了一系列重要的价值，比如：公正、坚定地服务于缺少服务的人群和脆弱人群，以及尊重人的健全和价值。疼痛管理和姑息治疗领域就像一块挂毯，这些价值被缝入它的每一个层面。身患威胁生命疾病或慢性病痛的群体，在与一个本质上不健全的医疗制度相抗争。他们是脆弱的，并且常常无法享受到充分的服务。我们希望这一章的内容有助于提醒社会工作者们，我们有大量的可能和机会为这些弱势群体的生活带来改变。

十一、学习练习推荐

学习练习 21. 1

举例说明通才社会工作者的技巧如何应用到疼痛管理和姑息照顾社会工作实践之中。

学习练习 21. 2

挑选一位队友，进行角色扮演。一人扮演住院病人，另一位扮演被要求去评估病人烦躁不安原因的健康社会工作者。病人告诉社会工作者她刚知道治疗对自己已不再有效果，并且预后很差。针对上述情况，考虑一个可行的生物-心理-社会的和精神上的综合评估方案。

学习练习 21. 3

采访一位从事疼痛管理或临终关怀的社会工作者。问题如下：

- 您为何要选择这个行业？
- 您是如何进行自我照顾的？
- 您做这份工作的动力是什么？

参考文献

Altilio, T. (2002). Helping children, helping ourselves: An overview of children's literature. In J. Loewy & A. F. Hara (Eds.), *Caring for the caregiver: The use of music and music therapy in grief and trauma* (pp. 138–146). Baltimore: American Music Therapy Association.

Altilio, T. (2004). Pain and symptom management: An essential role for social workers. In J. Berzoff & P. Silverman (Eds.), *Living with dying* (pp. 380–408). New York: Columbia University Press.

Ambuel, B. (2000). Conducting a family conference. *Principles and Practice of Supportive Oncology Updates, 3*(3), 1–12.

American Geriatric Society Panel on Persistent Pain in Older Persons. (2002). The management of persistent pain in older persons. *Journal of the American Geriatric Society, 50,* 1–20.

American Pain Society. (2003). *Principles of analgesic use in the treatment of acute and cancer pain* (5th ed.). Glenview, IL: Author.

American Pain Society. (2005). *Guideline for the management of cancer pain in adults and children.* Glenview, IL: Author.

America speaks: Pain in America. (2003). Retrieved May 15, 2005, from, www.researchamerica .org.

Anderson, K. O., Mendoza, T. R., Valero, V., Richman, S. P., Russell, C., Hurley, J., et al. (2000). Minority cancer patients and their providers: Pain management attitudes and practices. *Cancer, 88*(8), 1929–1938.

Atkinson, J. H., Jr., Stewart, N., & Gardner, D. (1980). The family meeting in critical care settings. *Journal of Trauma, 20*(1), 43–46.

Babcock, E. N. (1997). *When life becomes precious: A guide for loved ones and friends of cancer patients.* New York: Bantam Books.

Barkwell, D. P. (1991). Ascribed meaning: A critical factor in coping and pain attenuation in patients with cancer related pain. *Journal of Palliative Care, 7,* 5–14.

Beauchamp, T., & Childress, J. (1989). *Principles of biomedical ethics.* New York: Oxford University Press.

Beekman, A. T., Geerlings, S. W., Deeg, D. J., Smit, J. J., Schoevers, R. S., deBeurs, E., et al. (2002). The natural history of late life depression: A 6 year prospective study in the community. *Archives of General Psychiatry, 59,* 605–611.

Benson, H. (1975). *The relaxation response.* New York: Avon.

Berlin, S. B. (2001). *Clinical social work: A cognitive-integrative perspective.* London: Oxford University Press.

Bernabei, R., Gambassi, G., Lapane, K., Landi, F., Gatsonis, C., Dunlop, R., et al. (1998). Management of pain in elderly patients with cancer. *Journal of the American Medical Association, 279,* 1877–1882.

Bonham, V. L. (2001). Race, ethnicity and pain treatment: Striving to understand the causes and solutions to the disparities in pain treatment. *Journal of Law, Medicine, and Ethics, 29,* 52–68.

Bradley, L. A. (1996). Cognitive behavioral therapy for chronic pain. In R. Gatchel & D. C. Turk (Eds.), *Psychological approaches to pain management: A practitioners handbook* (pp. 131–147). New York: Guilford Press.

Breitbart, W., Rosenfeld, B. D., Passik, S. D., McDonald, M. V., Thaler, H., & Portenoy, R. (1995). The undertreatment of pain in ambulatory AIDS patients. *Pain, 65*(2/3), 243–249.

Broome, M. E., Rehwaldt, M., & Fogg, L. (1998). Relationship between cognitive behavioral techniques, temperament, observed distress and pain reports in children and adolescents during lumbar puncture. *Journal of Pediatric Nursing, 13*(1), 48–54.

Cassell, E. J. (1991, May/June). Recognizing suffering. *Hastings Center Report,* 24–31.

Christ, G., & Sormanti, M. (1999). Advanced social work practice in end-of-life care. *Social Work in Health Care, 30*(2), 81–99.

Cleeland, C. S., Gonin, R., Harfield, A. K., Edmonson, J. H., Blum, R., Stewart, J. A., et al. (1994). Pain and its treatment in outpatients with metastatic cancer. *New England Journal of Medicine, 330,* 592–596.

Collier, J. D., & Kopstein, A. N. (1991). Trends in cocaine abuse reflected in emergency room episodes reported to DAWN. *Public Health Report, 106,* 59–68.

Collins, J. J., Byrnes, M. E., Dunkel, I., Foley, K. M., Lapin, J., Rapkin, B., et al. (2000). The Memorial Symptom Assessment Scale (MSAS): Validation study in children aged 10 to 18. *Journal of Pain and Symptom Management, 19*(5), 363–370.

Connor, S. R., Egan, K. A., Kwilosz, D. M., Larson, D. G., & Reese, D. J. (2002). Interdisciplinary approaches to assisting with end-of-life care and decision making. *American Behavioral Scientist, 46,* 340–356.

Coyle, N. (1992). The euthanasian and physician assisted suicide debate: Issues for nursing. *Oncology Nursing Forum, 19,* 41–46.

Crawley, L. V., Marshall, P. A., Lo, B., & Koenig, B. A. (2002). Strategies for culturally effective end of life care. *Annals of Internal Medicine, 136,* 673–679.

Curtis, J. R., Patrick, D. L., Shannon, S. E., Treece, P. D., Engelberg, R. A., & Rubenfeld, G. D. (2001). The family conference as a focus to improve communication about end-of-life care in the intensive care unit: Opportunities for improvement. *Critical Care Medicine, 29*(Suppl.), N26–N33.

Dannemiller Memorial Educational Foundation. (2004). The role of race, ethnicity and gender in the treatment of pain. *Pain Report, 7,* 9–11.

Devine, E. C. (2003). Meta-analysis of the effect of psychoeducational interventions on pain in adults with cancer. *Oncology Nursing Forum, 30*(1), 75–89.

Emanuel, E. J., & Emanuel, L. L. (1992). Proxy decision making for incompetent patients: An ethical and empirical analysis. *Journal of the American Medical Association, 267,* 2067–2071.

Enders, S. (2004). End of life care in the prison system: Implications for social work. In J. Berzoff & P. Silverman (Eds.), *Living with dying* (pp. 609–627). New York: Columbia University Press.

Erikson, E. (1985). *Childhood and society.* New York: Norton.

Erstling, S. S., & Devlin, J. (1989). The single-session family interview. *Journal of Family Practice, 28*(5), 556–560.

Ford B. (1998). Pain in Parkinson's disease. *Clinical Neuroscience, 5,* 63–72.

Forman, W. B. (1998). The evolution of hospice and palliative medicine. In A. Berger, R. Portenoy, & D. Weissman (Eds.), *Principles and practice of supportive oncology* (pp. 735–739). New York: Lippincott-Raven.

Fox, P. L., Raina, P., & Jadad, A. R. (1999). Prevalence and treatment of pain in older adults in nursing homes and other long term care institutions: A systematic review. *Canadian Medical Association Journal, 160,* 329–333.

Frankl, V. E. (1984). *Man's search for meaning.* New York: Simon & Schuster.

Gallo-Silver, L., & Pollack, B. (2000). Behavioral interventions for lung cancer-related breathlessness. *Cancer Practice, 8*(6), 268–273.

Glajchen, M. (2003). Role of family caregivers in cancer pain management. In E. Bruera & R. K. Portenoy (Eds.), *Cancer pain* (pp. 459–466). New York: Cambridge University Press.

Glajchen, M., Blum, D., & Calder, K. (1995). Cancer pain management and the role of social work: Barriers and interventions. *Health and Social Work, 20*(3), 200–206.

Goetz, C. G., Tanner, C. M., Levy, M., Wilson, R. S., & Garron, D. C. (1986). Pain in Parkinson's disease. *Movement Disorders, 1*(1), 45–49.

Graffam, S., & Johnson, A. (1987). A comparison of two relaxation strategies for the relief of pain and distress. *Journal of Pain and Symptom Management, 2,* 229–231.

Greenwald, H. P., Bonica, J. J., & Bergner, M. (1987). The prevalence of pain in four cancers. *Cancer, 60,* 2563–2569.

Groerer, J., & Brodsky, M. (1992). The incidence of illicit substance use in the United States, 1962–1989. *British Journal of Addiction, 87,* 1345.

Grossman, S. A., Sheidler, V. R., Swedeen, K., Mucenski, J., & Piantadosi, S. (1991). Correlation of patient and caregiver rating of cancer pain. *Journal of Pain and Symptom Management, 6,* 53–57.

Hall, P., & Weaver, L. (2001). Interdisciplinary education and teamwork: A long and winding road. *Medical Education, 35,* 867–875.

Hansen, P., Cornish, P., & Kayser, K. (1998). Family conferences as forums for decision making in hospital settings. *Social Work in Health Care, 27*(3), 57–74.

Harpham, W. S. (2004). *When a parent has cancer: A guide to caring for your children.* New York: HarperCollins.

Hart, P. D. (2003). *America speaks: Pain in America.* Available from Peter D. Hart Research Associates, http://www.painfoundation.org/page.asp?file=Library/PainSurveys.htm.

Heiney, S., Hermann, J., Bruss, K., & Fincannon, J. (2000). *Cancer in the family: Helping children cope with a parent's illness.* Atlanta, GA: American Cancer Society.

Hoffman, D. E., & Tarzian, A. J. (2001). The girl who cried pain: A bias against women in the treatment of pain. *Journal of Law, Medicine and Ethics, 29,* 13–27.

Hudgens, A. (1977). The social worker's role in a behavioral management approach to chronic pain. *Social Work in Health Care, 3,* 149–157.

Jacobsen, P., & Hann, D. M. (1998). Cognitive behavioral interventions in psycho-oncology. In J. Holland (Ed.), *Psycho-oncology* (pp. 717–729). New York: Oxford University Press.

Jerant, A. F., Azari, R. S., Nesbitt, T. S., & Meyers, F. J. (2004). The TLC model of palliative care in the elderly: Preliminary application in the assisted living setting. *Annals of Family Medicine, 2,* 54–60.

Kagawa-Singer, M., & Blackhall, L. J. (2001). Negotiating cross cultural issues at the end of life "You got to go where he lives." *Journal of the American Medical Association, 286*(23), 2993–3002.

Kass, L. (1983). Professing ethically: On the place of ethics in defining medicine. *Journal of the American Medical Association, 249*(10), 1305–1310.

Kelley, P., & Clifford, P. (1997). Coping with chronic pain: Assessing narrative approaches. *Social Work, 42*(3), 266–277.

Kirsch, I., Montgomery, G., & Saperstein, G. (1995). Hypnosis as an adjunct to cognitive-behaviorial psychotherapy: A meta-analysis. *Journal of Consulting and Clinical Psychology, 63*(2), 214–220.

Koenig, B., & Gates-Williams, J. (1995). Understanding cultural differences in caring for dying patients. *Western Journal of Medicine, 163,* 244–249.

Koppelman, K. (2003). For those who stand and wait. In G. R. Cox, R. A. Bendiksen, & R. G. Stevenson (Eds.), *Making sense of death: Spiritual, pastoral, and personal aspects of death, dying and bereavement* (pp. 45–54). Amityville, NY: Baywood.

Kristjanson, L. J., & Aoun, S. (2004). Palliative care for families: Remembering the hidden patients. *Canadian Journal of Psychiatry, 49,* 359–365.

Kübler-Ross, E. (1969). *On death and dying.* New York: Macmillan.

Kushner, K., Meyer, D., & Hansen, J. P. (1989). Patients' attitudes toward physician involvement in family conferences. *Journal of Family Practice, 28*(1), 73–78.

Larue, F., Colleae, S. M., Brasseur, L., & Cleeland, C. S. (1995). Multicenter study of cancer pain and its treatment in France. *British Medical Journal, 310,* 1034–1037.

Leonard, D., & Wright, M. D. (2004). Complementary and alternative medicine for hospice and palliative care. *American Journal of Hospice and Palliative Medicine, 21*(5), 327–332.

Levine, C. (2004). *Always on call: When illness turns families into caregivers.* New York: Vanderbilt University Press.

Liao, S., & Ferrell, B. A. (2000). Fatigue in an older population. *Journal of American Geriatric Society, 49*, 426–430.

Lickiss, J. N., Turner, K. S., & Pollock, M. L. (2004). The interdisciplinary team. In D. Doyle, G. Hanks, N. I. Cherny, & K. Calman (Eds.), *Oxford textbook of palliative medicine* (3rd ed., pp. 42–46). New York: Oxford University Press.

Liebman, A., Silbergleit, I.-L., & Farber, S. (1975). Family conference in the care of the cancer patient. *Journal of Family Practice, 2*(5), 343–345.

Lo, B. (2000). *Resolving ethical dilemmas: A guide for clinicians.* New York: Lippincott Williams & Wilkins.

Lobchuk, M. M., & Degner, L. F. (2002). Symptom experiences: Perceptual accuracy between advanced-stage cancer patients and family caregivers in the home care setting. *Journal of Clinical Oncology, 20*(16), 3495–3507.

Loscalzo, M., & Amendola, J. (1990). Psychosocial and behavioral management of cancer pain: The social work contribution. In K. M. Foley, J. J. Bonica, & V. Ventafridda (Eds.), *Advances in pain research and therapy* (Vol. 16, pp. 429–442). New York: Raven Press.

Loscalzo, M., & Jacobsen, P. (1990). Practical behavioral approaches to the effective management of pain and distress. *Journal of Psychosocial Oncology, 8*, 139–169.

Luebbert, K., Dahme, B., & Hasenbring, M. (2001). The effectiveness of relaxation training in reducing treatment related symptoms and improving emotional adjustment in acute nonsurgical cancer treatment: A meta-analytical review. *Psychooncology, 10*(6) 490–502.

Lynn, J. (1989). *By no extraordinary means: The choice to forgo life sustaining food and water.* Bloomington: Indiana University Press.

MacDonald, J. E. (2000). A deconstructive turn in chronic pain treatment—A redefined role for social work. *Health and Social Work, 25*(1), 51–57.

McCaffery, M., & Pasero, C. (1999). *Pain: Clinical manual* (2nd ed.). New York: Mosby.

McCallin, A. (2001). Interdisciplinary practice: A matter of teamwork—An integrated literature review. *Journal of Clinical Nursing, 10*, 419–428.

McCaul, K. D., & Malott, J. M. (1984). Distraction and coping with pain. *Psychology Bulletin, 95*, 516–533.

McPhelimy, L. (1997). *The checklist of life.* Rockfall, CT: AAIP Publishing.

Mendenhall, T. (2003). Psychosocial aspects of pain management: A conceptual framework for social workers in pain management teams. *Social Work in Health Care, 36*(4), 5–51.

Mersky, H., & Bogduk, N. (Eds.). (1994). *Classification of chronic pain* (2nd ed.). Seattle, WA: IASP Press.

Meyer, D. L., Schneid, J. A., & Craigie, F. C. (1989). Family conferences: Reasons, levels of involvement and perceived usefulness. *Journal of Family Practice, 29*(4), 401–405.

Miaskowski, C., Zimmer, E. F., Barrett, K. M., Dibble, S. L., & Wallhagen, M. (1997). Difference in patient and family caregivers' perceptions of the pain experience influence patient and caregiver outcomes. *Pain, 72*, 217–226.

Monroe, B. (2004). Social work in palliative medicine. In D. Doyle, G. W. C. Hanks, N. Cherny, & K. Calmen (Eds.). *Oxford textbook of palliative medicine* (3rd ed., pp. 1005–1017). New York: Oxford University Press.

Montgomery, G .H., David, D., Winkel, G., Silverstein, J. H., & Bovbjerg, D. H. (2002). The effectiveness of adjunctive hypnosis with surgical patients: A meta-analysis. *Anesthesia and Analgesia, 94*(6), 1639–1645.

Morgan, J. P. (1986). *American opiophobia: Customary underutilization of opioid analgesia.* New York: Hawthorne.

Morrison, R. S., Wallenstein, S., Natale, D. K., Senzel, R. S., & Huang, L. (2000). "We don't carry that": Failure of pharmacies in predominately nonwhite neighborhoods to stock opioid analgesics. *New England Journal of Medicine, 342,* 1023–1026.

Moulin, D. E., Foley, K. M., & Ebers, G. C. (1988). Pain syndromes in multiple schlerosis. *Neurology, 38*(12), 1830–1834.

National Association of Social Workers. (1999). *Code of Ethics.* Retrieved May 15, 2005, from www.socialworkers.org/pubs/code.asp.

National Consensus Project for Quality Palliative Care. (2004). *Clinical practice guidelines executive summary.* Available from http://www.nationalconsensusproject.org.

National Institutes of Health. (1998). *New directions in pain research* (PA98–102). Washington, DC: U.S. Government Printing Office. Available from www.painfoundation.org/page_fastfacts.asp.

Otis-Green, S. (2003). Legacy building. *Smith Studies in Social Work, 73*(3), 395–404.

Otis-Green, S., Sherman, R., Perez, M., & Baird, P. (2002). An integrated psychosocial-spiritual model for cancer pain management. *Cancer Practice, 10,* S58–S65.

Pelligrino, E. (1979). *Humanism and the physician.* Knoxville: University of Tennessee Press.

Portenoy, R. K. (2005). *Personal communication.* Retrieved May 15, 2005, from www.stoppain.org.

Raymer, M., & Csikai, E. (2005). Social workers educational needs in end-of-life care. *Social Work in Health Care, 41*(1), 53–72.

Redinbaugh, E. M., Baum, A., DeMoss, C., Fello, M., & Arnold, R. (2002). Factors associated with the accuracy of family caregiver estimates of patient's pain. *Journal of Pain and Symptom Management, 23,* 31–38.

Roff, S. (2001). Analyzing end of life care legislation: A social work perspective. *Social Work in Health Care, 33*(1), 51–68.

Roper Starch Worldwide. (1999). Chronic pain in America: roadblocks to relief [Survey]. Available from http://www.painfoundation.org/page.asp?file=Library/PainSurveys.htm.

Roy, R. (1981). Social work and chronic pain. *Health and Social Work, 6*(3), 54–62.

Sachs, G. A., Shega, J. W., & Cox-Hayley, D. (2004). Barriers to excellent end of life care for patients with dementia. *Journal of General Internal Medicine, 19*(10), 1057–1063.

Saunders, C. (1996). Hospice. *Mortality, 1*(3), 317–322.

Saunders, C. (2001). Social work and palliative care, the early history. *British Journal of Social Work, 31,* 791–799.

Schultz, J. H., & Luthe, W. (1969). *Autogenic therapy: Autogenic methods* (Vol.1). New York: Grune & Stratton.

Schulz, R., & Beach, S. R. (1999). Caregiving as a risk factor for mortality: The caregiver health effects study. *Journal of the American Medical Association, 282*(23), 2215–2219.

Sheikh, A. A. (1983). *Imagery: Current theory, research and application.* New York: Wiley.

Sheldon, F. M. (1999). Education for social workers. In D. Doyle, G. W. C. Hanks, & N. McDonald (Eds.), *Oxford textbook of palliative medicine* (pp. 1209–1212). New York: Oxford University Press.

Sheldon, F. M. (2000). Dimensions of the role of the social worker in palliative care. *Palliative Medicine, 14,* 491–498.

Shine, D., & Demas, P. (1984). Knowledge of medical students, residents and attending physicians about opioid abuse. *Journal of Medical Education, 59,* 501–507.

Siddall, P. J., & Loeser, J. D. (2001). Pain following spinal cord injury. *Spinal Cord, 39*(2), 63–73.

Sieppert, J. D. (1996). Attitudes toward and knowledge of chronic pain—A survey of medical social workers. *Health and Social Work, 21*(2), 122–130.

Stein, W. (2001). Assessment of symptoms in the cognitively impaired. In E. Bruera & R. K. Portenoy (Eds.), *Topics in palliative care* (Vol. 5, pp. 123–133). New York: Oxford University Press.

Sternbach, R. A. (1987). *Mastering pain.* New York: Putnam Books.

Stewart, W. F., Ricci, J. A., Chee, E., Morganstein, D., & Lipton, R. (2003). Lost productive time and cost due to pain conditions in the U.S. workforce. *Journal of the American Medical Association, 290*(18), 2443–2454.

Subramanian, K., & Rose, S. D. (1988). Social work and the treatment of chronic pain. *Health and Social Work, 13*(1), 49–60.

Syrjala, K. L., Donaldson, G. W., Davis, M. W., Kippes, M. E., & Carr, J. E. (1995). Relaxation and imagery and cognitive-behavioral training reduce pain during cancer treatment: A controlled clinical trial. *Pain, 63*(2), 189–198.

Tarzian, A. J., & Hoffman, D. E. (2004). Barriers to managing pain in the nursing home: Findings from a statewide survey. *Journal of the American Medical Directors Association, 5*(2), 82–88.

Unruh, A. (1996). Gender variations in clinical pain experience. *Pain, 65,* 123–167.

Vaney, C. (1990). Pain in multiple sclerosis: Clinical aspects in therapy. *Schweiz Med Wochenschr, 120,* 1959–1964.

Vogl, D., Rosenfeld, B., Breitbart, W., Thaler, H., Passik, S., McDonald, M., et al. (1999). Symptom prevalence, characteristics and distress in AIDS outpatients. *Journal of Pain and Symptom Management, 18,* 253–262.

Von Roenn, J. H., Cleeland, C. S., Gonin, R., Hatfield, A. K., & Pandya, K. J. (1993). Physician attitudes and practice in cancer pain management: A survey from the Eastern Cooperative Oncology Group. *Annals of Internal Medicine, 119,* 121–126.

Walco, G. A., Cassidy, R. C., & Schechter, N. L. (1994). Pain, hurt and harm: The ethics of pain control in infants and children. *New England Journal of Medicine, 331*(8), 541–543.

Walsh, F., & McGoldrick, M. (2004). *Living beyond loss: Death in the family.* New York: Norton.

Warnell, P. (1991). The pain experience of a multiple sclerosis population: A descriptive study. *Axone, 13,* 26–28.

Weissman, D. E., & Haddox, J. D. (1989). Opioid pseudoaddiction: An iatrogenic syndrome. *Pain, 36,* 363–366.

Winnicott, D. W. (1971). *Objects and transitional phenomena in playing and reality.* Harmondsworth, Middlesex: Penguin Books.

World Health Organization. (1990). *Cancer pain relief and palliative care* (WHO Technical Report Series 804). Geneva, Switzerland.

World Health Organization. (2002). *National cancer control programmes: Policies and managerial guidelines* (2nd ed., pp. 83–91). Geneva, Switzerland: Author.

World Health Organization Collaborating Center for Policy and Communications in Cancer Care. (2004). Aging, pain, and cancer: The role of geriatrics. *Oncology and Palliative Care, 17*(1/2), 1–12.

Zachny, J., Bigelow, G., Compton, P., Foley, K., Iguchi, M., & Sannerud, C. (2003). College on problems of drug dependence taskforce on prescription opioid non-medical use and abuse: Position statement. *Drug Alcohol Dependence, 69*(3), 215–232.

第二十二章

常规医疗环境中的替代医学、补充医学和整合医学

Penny Block

替代医学（alternative medicine）在美国的应用既未呈现为一时趋势，也不属于边缘化的社会现象。20 世纪 90 年代，美国全国性的调查（Astin，1998a；Eisenberg et al，1993；Eisenberg et al，1998）显示，美国人正大量地使用替代疗法（alternative treatment），并且这个数字逐步递增。但是，该调查所获得的关于替代疗法典型使用人群的数据仅仅源于一个有限的人口采样。同时，该调查错误地认为寻求替代疗法的成年人以拥有高学历和高收入的中年白人妇女为主。随后的一份修正报告显示，该报告以代表范围更加广泛的人口统计数据为依据的研究提出了一个不同的结论：至少有一种替代疗法在各族裔、各收入水平及各年龄段中（MacKenzie，Taylor，Bloom，Hufford & Johnson，2003）使用。只有不同族裔所偏好的治疗有所区别。因此，面对不同族裔和社会背景的案主，为了更有效地发挥我们的专业作用，即用真正的尊重和有益的体恤来对待那些正处于医疗环境中的具有不同文化背景的人们。至关重要的一点是，超越我们自身所具有的生物医学信念并深化对不同健康哲学和实践的理解。我们要了解并尊重案主所看重的非常规治疗模式（nonconventional modality），这是提高自信、建立相互信任和相互尊重的先决条件。通过融合常规思维与个人健康信念的分离，强化并增强对综合治疗和个性化治疗方案的依从性的治疗同盟（therapeutic alliances），有助于案主/病人参与到治疗规划中去。了解各种治疗方法之间相互配合、相互作用的利弊之后，社会工作者可以更加圆满地协调服务以实现医疗保健的最佳效果。

一、本章目标

- 了解不同人群在使用替代/补充疗法方面的模式和普遍性。
- 区分替代疗法、补充疗法和整合疗法。

- 讨论替代医学包含的不同健康模式和疗法。
- 理解使用原理、支撑研究的实例，以及有效的应用。
- 了解使案主参与个人健康实践的开放讨论中去的意义。
- 确定将身心疗法作为有效解压工具的恰当方法。
- 为更详细地了解和评估非对抗疗法（nonallophatic therapy）提供资源。

二、替代医疗和补充医疗在美国的应用

许多专家曾预测，非常规医疗的受欢迎程度可能会逐步减退。但是却有越来越多的美国人在追寻现代西方医学以外的健康疗法。与普通医师就诊相比，美国成人更愿意访问非常规疗法的治疗师（每年6亿人次）。继1993年震惊的调查报告之后，1998年，Eisenberg及同事的记录表明，美国人使用替代疗法的数量增长了25%。从1990年的33%增长到1997年的42.1%。在同一时期，估计每年前往非常规医疗治疗师处就诊的人次数大约从4.27亿增加到6.29亿，攀升了47.3%，或者说大约比当年美国所有初级医师（primary care physicians）接诊次数多出2.43亿。此外，到了1997年，美国替代医疗的使用者在非常规疗法上自付费用将近270亿美元，比1990年增长了45.2%，这个数字略高于支付给普通医师的所有自费支出（Eisenberg et al, 1998）。在对453位患有不同癌症的病人进行的调查中，报告显示（在调查的前一年中），有69%的人使用至少一种非标准疗法或药物（Sparber et al, 2000）。非标准疗法在儿科中的使用呈现出不同的比例，一些调查显示大约有21%的父母将替代或补充疗法用于自己孩子的治疗，但在对癌症患儿的治疗中，寻求非常规治疗模式的比例占到73%（Noonan, 2002）。

在这些调查中出现的一系列非常规疗法包括放松疗法（relaxation technique）、草药疗法（herbal treatment）、按摩疗法（massage therapy）、脊椎推拿（chiropractic practice）、精神愈合（spiritual healing）、大剂量维生素疗法（megavitamins）、自助团体（self-help group）、意象疗法（imagery）、饮食计划（dietary plan）及他种生活方式计划（lifestyle program）、民俗疗法（folk remedy）、能量愈合疗法（energy healing）、顺势疗法（homeopathy）、催眠（hypnosis）、生物反馈疗法（biofeedback）和针灸疗法（acupuncture）（Eisenberg et al, 1998）。虽然生物反馈疗法、催眠、意象引导（guided imagery）、放松疗法、生活方式改进、饮食计划和维生素补充更接近于常规医学（conventional medicine）的延续——看起来更容易被治疗特定慢性疾病的主流医学所吸纳和接受，但这些疗法在替代医疗医师的接诊中只占不足10%（Eisenberg et al, 1998）。通常促使人们走向常规医疗手段的是那些未能被对抗性（allopathic）方法缓解的慢性疾病（如背部问题、过敏、疲劳、关节炎、头痛、颈椎问题、高血压、失眠症、皮肤问题、消化不良、抑郁症和焦虑）。而持续的背部疼痛和讨厌的过敏反应则是被非常规技术治疗的最常见疾病（Eskinazi, 1998）。

上述一系列数据反映出当前医疗保健领域正蓄势待发的一场由消费者所驱动的革命——并非仅仅是对外来疗法或短暂时尚的某种迷恋，而是反映出当前有限的常规医疗资源已经无法满足日益增长的公共需求，人们需要更广泛的医疗手段。作为对如此令人震惊的调查数据和某种政治压力的回应，1998年，美国国会授权美国国立卫生研究院（NIH）将其替代医学办公室（Office of Alternative Medicine, OAM）改组为美国补充与替代医学国家中心（National Center for Complementary and Alternative Medicine, NCCAM），分配的预算从

1992 年最初的 200 万美元跃升至当前的 1 亿多美元，专门用于研究替代疗法的功效，以及设立一个公共信息交流中心（Goldberg, Anderson & Trivieri, 2002）。

然而，尽管患者将非常规疗法和常规疗法配合使用的情形大量增加，但只有一小部分患者向医生如实透露或与医生讨论他们使用替代疗法的情况：上述 1998 年的报告显示，1/3 的成年人在向常规医师咨询其主要病情的同时在使用一种替代疗法，但这些患者中只有不到 40％的人会向医师提及这种疗法，具体来说，1990 年，透露给常规医师的替代性疗法的比例是 39.8％，1997 年则为 38.5％，略有下降（见表 22.1；Eisenberg et al, 2001）。或许更成问题的是，根据一项 1994 年的评估（Brown, Cassileth, Lewis & Renner, 1994），83％经诊断患有一种严重疾病的患者将非常规疗法和常规疗法结合起来使用，但常常暗中进行，更确切地说，这些患者中 72％的人向其医师隐瞒了这些信息。许多患者相信其初级护理医师既不会对补充和替代疗法（complementary and alternative medicine，CAM）感兴趣，也不会赞同该疗法，并会草率地加以否定，或者感到太尴尬，并且认为他们所采取的传统或替代疗法与医疗对话无关，因此在就诊中往往不会引入此类话题（Brown et al, 1994；Richardson, Sanders, Palmer, Greisinger & Singletary, 2000）。

表 22.1　不公开的原因

医生知道与否不重要	61％
医生从不询问	60％
不关医生的事	31％
医生不会理解	20％
医生不支持也不鼓励使用替代疗法	14％

来源：D. M. Eisenberg et al. 同时使用两种疗法的成年人对与常规疗法相关的补充疗法的看法：从一次全国性调查得出的结论. 2001，内科医学年鉴. 2001，135（5）：344-351.

Eisenberg DM, et al. Perceptions about complementary therapies relative to conventional therapies among adults who use both: results from a national survey. Annals Internal Medicine, 2001，135（5）：344 – 351.

与上述信息不公开局面相伴随并加剧合理医疗担忧的是，统计数据显示，对草药疗法的使用呈猛增态势。在上文所描述的时期，采用草药疗法的美国人比例几乎是原先的 4 倍，对大剂量维生素补充疗法的使用也猛增了 130％，Sullivan（2000）对此的估计是，大约有 1500 万成年人冒着可能有副作用的风险同时服用处方药（prescription medicines）和辅助药物。特定的辅助药物可能会产生药物抑制作用从而大大影响药效，或扩大某些药物的生物利用度（bio-availability）从而产生严重的并发症（之后的章节会举例说明），这些情况都需要引起关注。但是在医疗环境中一些禁忌实践（contraindicated practices）还常常保持着不为人知和不被说明的状态。正是在这里——即替代性疗法及其医疗含义之连接点上——社会工作者可以以其专业角色代替患者进行介入，与医疗服务提供者进行沟通/协调，这对于满足案主个体更大的健康需求至关重要。

替代疗法在少数族裔中的使用　在数项调查中反复出现但却不同于预期的一个发现是，替代疗法的使用在少数族裔中并不常见。虽然 Eisenberg 的数据（1993，1998）将补充和替代疗法（CAM）的典型使用者描述为具有较高学历和社会经济地位的白人女性，但此数据掩盖了我们对民族医学（ethnomedicine）的认识，并与医疗人类学的研究数据（Becerra & Iglehart，1995；MacKenzie et al，2003）及不同族群使用各自传统疗法的经验相抵触（Culliton & Kiresuk，1996）。Eisenberg 的团队承认，他们的数据库不够翔实，涵盖面也不足以囊括不同族裔，因此不足以反映少数族裔人群的使用情况（MacKenzie et al，2003）。并且，早期针对"替代和补充医学应用趋势"的三次全国性调查只有英语版本（Astin，1998；Eisenberg et al，1993；Eisenberg et al，1998），然而 MacKenzie 的数据（2003）则来源于包括英语在内的多语言版本的调研（如西班牙语、普通话、粤语、越南语、韩语）。通过对 1995 年少数族裔医疗保健全国性比较调查的分析，MacKenzie 小组发现各族裔在使用非标准疗法上并无区别，被调研的成年人中有 43.1% 至少使用一种替代疗法，从统计学角度看该比例与非洲裔美国人、拉美裔美国人、亚裔美国人、印第安人和非西班牙裔白人没有明显差异。他们分析并得出结论：早期关于替代疗法普遍性的研究报告认为补充和替代疗法在少数族裔中——尤其在经济社会发展水平较低的人群中——没有医学上的重要性，这是不准确的。各族裔人群之间所能发现的区别也仅仅是对具体替代疗法的偏好有所不同——如草药疗法（herbal medicine）、针灸疗法、脊椎推拿、传统疗法（traditional healer）和家庭疗法（例如，在亚裔美国人和印第安人中更流行使用草药配方，而美国白人则更经常地接受脊椎推拿服务）。

因此，MacKenzie 的调查表明，关于补充和替代疗法使用情况的汇总统计忽视了各不相同的治疗模式，进而模糊了不同少数族裔对该疗法的实际使用情况。为了使数据反映出使用者的真实概况，调查必须区分那些涵盖在替代/补充疗法之下的不同治疗方法（见表 22.2）。

表 22.2　替代疗法模式在族裔群体中的使用

疗法类别	使用普遍性
草药疗法	亚裔美国人的使用率是美国白人的 3 倍
	拉美裔美国人的使用率是美国白人的 2 倍
	非洲裔美国人的使用率是美国白人的 1.5 倍
针灸疗法	亚裔美国人的使用率是美国白人的 12.84 倍
	未参保者的使用率是参保者的 2 倍
传统疗法[a]	高中以上学历者使用率大约会提高 2 倍
家庭疗法	非洲裔美国人的使用率是美国白人的 1.24 倍
	女性的使用率是男性的 1.24 倍
	未参保者的使用率是参保者的 1.5 倍

[a]该术语与通常所使用和理解的术语——如"愈疗者"（curandero）、"巫医"（medicine man）或"草根工作者"（rootworker）——相比更加学术化，如果使用那些通常的术语，很有可能会改变调查结果。

来源：来自"补充和替代疗法（CAM）在少数族裔中的使用：关于 CAM 使用概率的一项全国性调查"[Ethnic Minority Use of Complementary and Alternative Medicine（CAM）：A National Probability Survey of Cam Utilizers]，作者 E. R. Mackenzie，L. Taylor，B. S. Bloom，D. J. Hufford，and J. C. Johnson，发表于 2003 年《替代疗法》（Alternative Therapies），9（4），p. 50-60.

他们总结道，补充和替代疗法的使用情况不能被归结为任何单一的人口统计学指标，它既不同于族裔、收入、年龄等，也非仅凭"国外出生"这一因素就能预测——因此理解这些

不同疗法及其事实上的普遍性对于提供具有文化意涵的医疗保健服务而言是必不可少的。即便 MacKenzie 团队的调查更为完整详细，他们还是注意到某些数据的疏漏所导致的记录偏差：既没有调查宗教或精神愈合疗法——这是大多数传统医学的基石，也没有调查家庭疗法和特殊饮食疗法。此外，与不同族裔人群所使用的普通术语，如"助疗者"（curandero）、"巫医"（medicine man）或"草根工作者"（root-worker）——相比，"传统治疗者"（traditional healer）是一个更加学术化的指称，由于这种专业词汇上的隔膜，使用该术语不大可能得出真实的使用者人数。撇开个别问题，MacKenzie 调查出的信息还是引人注目的，它提醒我们，医学始终是一种文化建构，生物医学仅仅是源于欧洲科学的一个医学模式，同时许多美国人继续遵循那些源于非对抗医学哲学的医疗保健方法。最后一点需注意的是，掌握各族裔医疗模式不同偏好方面的数据固然重要，但社会工作者不能因掌握了各族裔的文化规范而对个体差异视而不见，该差异只能通过同情式询问以问答的方式来识别（Becerra & Iglehart，1995；Krajewski-Jaime，1991）。

（一）术语的定义：替代疗法、补充疗法和整合疗法之间的区别

在指称非标准疗法方面，替代疗法、补充疗法和整合疗法三个术语往往不那么严格地交替使用。但当试图对不同疗法的优点作出区分时，这种变化多端、难以捉摸和意义重叠的术语总是带来混淆和含糊。令人惊奇的是，尽管过去十年中寻求非常规疗法的美国人比例大量增加，尽管政府部门以增幅巨大的联邦资金投入此类疗法的研究，尽管针对这些疗法的保险覆盖面迅速扩张，但界定清晰且前后一致的替代医疗的定义并未出现。专家们仍然在摸索一些否定的概念化方法，其中最突出的例子就是把这些疗法定义为：美国医学院教学中没有出现的和保险不予偿还的部分（Eisenberg et al，1993）。然而到 1997 年，美国 75 家医学院的课程设置中出现了替代疗法的课程，一些保险公司的业务也开始覆盖替代疗法的费用（Wetzel，Eisenberg & Kapchuk，1998）。

使用"替代的"、"非常规的"和"未被证明的"这些术语来指称不使用西医手段的其他疗法，实际上是在暗中谴责这些疗法（Scholten & Van Rompay，2000）。术语所暗示的内容可以巧妙而有效地破坏，或者大大影响该术语的可接受性和可信度。例如，由于"公认的"（accepted）、"许可的"（approved）、"既定的"（established）以及"标准的"（standarded）等词汇往往被理解成"正统的"（orthodox）一词的同义词，因此用"正统"（orthodox）一词来指称当前美国占主导地位的医疗系统，其本身便赋予该系统以不言自明的权威性。而"生物医学的"（biomedical）一词则假定，本模式下的所有疗法都基于科学确证，这掩盖了关于人类机体不仅只是一种生化实体的其他证据，进而导致对身心疗法的价值不予考虑（MacIntosh，1999）。接下来的讨论主要是帮助理清替代疗法、补充疗法和整合疗法含义上的混乱，从而使社会工作者在与同事的专业对话以及与案主的面谈中少受误解的困扰。

1. 替代医学 替代医学并非单一的习惯或传统，而是从迥然不同的医疗哲学中衍生出来的医疗保健分支系统和方法。替代医学体系（alternative medical systems）是有独特理论基础的一套完整的诊疗方法，比如那些非西方文化的传统疗法［例如中医（TCM）和印度草药医学（ayurveda）］，以及西方文化背景下发展起来的疗法，如顺势疗法和自然疗法。与替代医学体系不同之处在于，替代疗法（alternative practices）是独立于任何综合性或一贯性医学体系的具体的、离散的疗法或模式（MacIntosh，1999）。替代疗法和替代医学体系迥然有别，二者的主要共性是它们与现代生物医学在某方面明显不同，因此均被视为对主流医

疗范式的一种挑战。实际上，"替代"一词通常用来表示那些代替现代医学治疗的疗法，比如虹膜诊断法（iridology）作为一种诊断技术代替常规的血液化验。

除了刚才提到的定义方面的特征外，替代疗法还有一些明确的、共同的前提条件：（1）将人的机体视为一个不可分割的系统、一个生态整体。其基本假设是身、心、灵三者密不可分，它们动态地相互关联——因之康复过程便是一个不可分割的系统。与之不同的是，西方医学模式假设灵魂和肉体是应区别对待的相互独立的实体，认为一个器官的紊乱与另一个器官的功能障碍毫不相关。同样地，生物医学认为人体是一部机器——由相互配合而又半独立的结构组件所构成——并表现出通常而言相互之间不发生作用的医学特性；（2）持有一种核心理念，即人体具有自我愈合的内在潜力，而医学养生法（medical regimen）仅仅用来促进或支持这一愈合过程；（3）将最佳健康状态和完全康复作为基本目标，而非现病史体征或症状的消失。西医专注于身体不适；然而疾病和恢复健康并不是同义词。Jonas（1998）将这种对健康的非对抗性强调称为"健康生成"（salutogenesis），而非生物医学所关注的是"发病机理"（pathogenesis）；（4）具有与许多传统医学体系一样的前提预设，即不健康源于生命力或能量［比如，中医中的"气"，发音为"chee"；韩国和日本医学中的"Ki"，印度医学中的"Prana"，以及顺势疗法或其他传统西方医疗体系中的"活力"（vital force）］受到干扰或失去平衡——而这种生命力或能量在西方医学解剖中并不存在对应物。恢复生命力的平衡将使生命体完全康复；（5）秉持一个原则，即患者在康复过程中积极参与或合作；（6）具有一个相同假设，即灵性与身心健康不可分离，并且灵性对于那些西医医师仅仅作为生物紊乱（biological disorder）进行诊疗的疾病的完全康复至关重要（见第六章，有充分的讨论）。替代疗法背后的这种灵性的支撑反映了每一种文化的主要宗教信仰和宇宙哲学信仰，例如中医与道教联系在一起，印度草药医学建立在印度教信仰体系上，藏医药遵循佛教戒律（Eskinazi，1998）。

在某些情况下，那些被无意中贴上"替代性"标签的疗法实际上有可能与主流医疗模式有效衔接［例如，用于治疗癌症的硫酸肼疗法（hydrazine sulfate treatments）］，因此有可能被更准确地视为一种补充附属物。对抗性原则仍决定着医疗保健结构——辅之将草药或植物性药材作为常规处方药的替代或补充——但是诊断类别和基本的治疗方案仍与正统西方医学保持一致（Pietroni，1994）。

2. 补充疗法　由于某些替代疗法（如针灸疗法、包括冥想在内的身/心疗法、放松及生物反馈疗法、脊椎推拿和按摩疗法）已经获得了进入现代医学中心/医学主流的入场券，所以新的地位衍生了新的专业术语（Brown et al，1994）。实际上，补充医学是名不副实的，并非一个全面的健康保健系统，而是各式各样数以百计的治疗模式归并在同一术语下。这些疗法往往与常规治疗联合使用而非取而代之，它们常常被用来缓解由现代医学干预所引起的不适感或并发症（secondary consequences）（如特定草药与处方药疗法一同使用有助于减轻副作用，或者在手术或化疗的同时辅以放松疗法可以减轻症状）。在应用时，西方医学模式仍然胜过补充疗法（Pietroni，1994）。虽然很多时候"补充"和"替代"可以交替使用，但是从定义看"补充"是指某种用来补足或提供所缺部分的事物（Merriam-Webster，2003），而"替代"指某种与他者相互排斥的事物，"在两个不相容的进程中选其一。"如果某种被判断为替代性的疗法被内化，即与主流医疗方案（medical protocol）相联合且被制度化，那么它就被赋予一种边缘性或辅助性角色，因此也就不再被视为具有竞争性或会对主导医疗模式构成挑战。因此，"补充"一词更多地是对不同治疗方法与主流健康系统二者关系的一种命名，而非对不同疗法的事实描述。与被视为主流医疗方案有效辅助的替代性疗法一道，"补充"这一新的混合标签被用来对（与主流医疗模式）不相关的补充和替代疗法（CAM）进行重新定位，该标签的出现缓解了替代疗法的边缘地位。

在补充和替代疗法使用记录中，最常见的健康疾病是那些似乎不间断的身体不适，如慢性背痛、失眠、关节炎、头痛、肌肉骨骼失调（musculo-skeletal difficulties）和心理抑郁（Campion，1993）。在那些由于更加严重的健康问题而寻求补充和替代疗法的患者中，绝大多数人（83%）继续接受常规医师的治疗。但72%使用非标准疗法的患者选择向医生隐瞒该情况（Eisenberg et al，1993）。令人惊讶的是，在Cassileth早前的报告中，60%补充和替代疗法的从业者是职业医师（physician）——也就是说，那些提供非正统疗法的人并非是未受过训练、墨守陈规的"江湖郎中"——并且该比例已向职业医师稳步倾斜，但其中很少有肿瘤科医生（Cassileth & Chapman，1996；Cassileth，Luck，Strouse & Bodenheimer，1984）。正是在这些情况下——也即当常规治疗和非标准治疗相互不协调时——补充和替代疗法可能是最有害的。

癌症患者往往会选择使用补充和替代疗法；但是这些患者很少会中断常规治疗（Campion，1993）。根据Campion（1993）的报告，足有58%的患者深信这些疗法有可能治愈自己的疾病。1984年的调查数据显示，美国一家大型癌症中心54%的受访患者是补充和替代疗法的追随者，并且至少有40%的患者曾经一度放弃常规治疗而专门使用补充和替代疗法（Cassileth & Chapman，1996）。随之而来的主要担忧是，如果患者放弃了具有潜在疗效的常规治疗，只使用替代疗法——即使这些疗法作为常规疗法的补充确实对治疗很有帮助——那么此后这位患者可能会迷失在一条冒不必要风险的治疗道路上。大多数分析似乎都持相同观点，即补充和替代疗法在癌症上的应用是一个全球性现象——包括饮食疗法，康复放松方案，代谢疗法，针灸疗法，顺势疗法，徒手和身体疗法（manual and body therapies），维生素、草药、植物性药物或其他补给化合物（supplemented compound）疗法（如Iscador），以及其他疗法——该现象不能被轻易忽视。Eisenberg承认补充和替代疗法是现代医疗保健领域一个"无形主流"（invisible mainstream）（Cassileth，1998a；Eisenberg，1997）。

3. 整合疗法 整合疗法是当前的一个流行术语，指这样一种医疗保健方法：即在细致的治疗方案中将主流医疗与某些显示出安全性和潜在疗效的补充疗法相结合。整合疗法并非建立于特定哲学或理论基础上的某个具体的传统医疗保健体系，相反，该疗法与那些受过对抗疗法方面的正规训练，并同样精通或了解相关替代医疗模式的服务提供者并存不悖。为了形成一个真正具有融合性的整合治疗方案（protocol of integrative care），整合医疗从业者在将先前未经整合的疗法与常规医疗进行结合时，必须对所可能产生的利弊有足够的精通及预见力。即便自成一体，整合医疗领域也有某些一贯的识别标准：整合疗法对常规疗法和替代疗法进行精心混合，目的在于引导人体自身的康复过程；它对西方对抗疗法以外的医疗模式保持开放心态，着眼于达到最佳健康状态这一更大目标，而非仅仅改善特定病症；并且其出发点是在医疗服务提供者和患者之间建立一种合作关系（根据亚利桑那大学整合医疗项目）。最后一项原则回应并与社会工作的一项关键性实践宗旨相一致，它再次证明医疗保健社会工作者在整合医疗领域具有真正的专业适应性。

如果养生法（regimen）能够被适当整合并满足每一位患者特殊的健康需求，那么拥护者们便可以假定该疗法具有治疗优势。这就意味着每一位患者的治疗方案有赖于常规疗法

（如处方药物）和替代疗法（如草药/植物性药物）的一种合理结合，同时该结合受到循证信息（evidence-based information）的引导，时刻警惕潜在的问题性交互反应（problematic interaction）（由于医疗干预或病人医疗状况方面的特殊情况，某些疗法的结合是被禁用的）。整合医疗方案总体上会产生一种"优于各部分相加"（better-than-sum-of-its-parts）的结果，也就是说，一个综合且连贯的治疗方案可以产生足够好的增效作用，而不仅仅是对分离的、外来疗法的简单附加。然而，一个始终徘徊于整合疗法狂热意图头顶的一个无解迷题是：由不同的、非对等的健康医疗模式所塑造的不同治疗系统是否能够完全融合？

（二）寻求替代疗法的原因

Eisenberg 形成初始报告（1993）十余年之后，围绕补充和替代疗法（CAM）真实决定因素的争论仍然难以平息。讨论这场争论并非简单地为争辩而争辩，而是通过讨论使我们熟悉所提及的理由以促进与案主之间开放而广泛的讨论，使我们在接受治疗的患者与医疗团队之间发挥信息联络作用，并在有效的治疗方案中针对文化和医学多元化所作出的行政性反馈（administrative response）施加影响。

部分论者在调查的基础上认为，对正统疗法的不满并非使用替代疗法的一个重要预兆。Astin（1998）引用的数据显示，54%使用替代疗法的患者对所接受的常规治疗非常满意。Astin 的结论支持某种"哲学一致性理论"（philosophical congruence theory），也就是说，患者认同的是全面性治疗——该治疗以促进健康为目的，而非完全定位于病理学（pathology）或疾病——以及在自我保健方案（self-care program）中对饮食、身心和生活方式等因素的重视（Borins，2002a）。以该角度观之，现代医学对健康问题而言是一种必要但不充分的回应。

其他论者辩称，哲学一致性理论也可以被解释为对正统疗法失望的一个标志。尽管大多数补充和替代疗法使用者对主流医疗既非不信任也非完全不满，但许多人赞同如下看法：选择使用某种替代疗法本身就意味着对常规医疗手段（conventional armamentarium）治疗结果的某种不满——常规疗法并非完全有效，这促使患者寻找其他更多的治疗方法（Baldwin，1998）。以此角度观之，选择补充和替代疗法的行为显示：虽然患者并没有摒弃常规治疗，但他们对自己所经历的主流医疗治疗并非完全满意。有人争论道，由于 Astin（1998a）的调查缺乏一个关于感知疗效（perceived efficacy）的直接提问（如，"常规疗法对你有用吗？"），并且治疗满意度是患者个人医疗选择的一个主要决定因素，因此 Astin 研究结论的基础数据并不充分。以 Baldwin（1998）的话来说，"患者一般不会在常规医疗保健之外大笔花钱，除非他们觉得自己正在取得更佳的治疗效果"（1998，p.1660）。

虽然标准西方医学在如外伤和急救护理这样的危机干预，以及对抗微生物疾病（microbial disease）方面具有无与伦比的优势，但它在确定如何实现及保持最佳健康状态，或如何应对一直存在且不会缓解的慢性疾病方面却不那么成功。毫无疑问，促使人们采用补充和替代疗法的动力具有很强的异质性（idiosyncratic），但某些一再出现的话题同样将人们引向非正统疗法：（1）医疗机构设置普遍缺乏人情味，令人不适；（2）对将人类健康假设为机械论和还原论模型（mechanistic and reductionistic model）的技术程序感到不满（Borins，2002a，2002b）；（3）尚未解决的慢性疾病（如关节炎和过敏，它们往往对常规医疗干预无反应），以及对为消除恼人的健康问题而出现重大医学突破所持有的较低确信（Jonas，1998）；（4）对精神层面的健康日益迷恋；（5）对侵入性治疗（invasive medical practice）的潜在毒性及不良后果日益不安（Jonas，1998），与此同时对大多数替代疗法的低毒性/更大安全性充满信心；（6）在与常规医疗提供者的沟通中反复出现令人沮丧或敷衍了事的情形；（7）渴望在医疗护理的方向及过程上重获一点点自主权。

上述最后一个原因——收回治疗抉择和医疗保健的自主责任、不再扮演医疗干预和侵入性技术（invasive technology）被动接受者角色的意图——常常促使癌症患者采用非标准疗法（Lerner & Kennedy，1992）。除了避免可怕的副作用和医源性后果（iatrogenic consequence）之外，许多恶性肿瘤患者怀疑污染、饮食习惯和紧张性刺激（stressor）是导致其疾病的病原，因此符合逻辑的康复策略要求改变食物摄入并采取一种改变生活方式的个人养生法（Borins，2002b）。虽然43％的癌症患者相信在与癌症的斗争中其所采取的补充治疗方案是一个真正有效的策略（Cassileth et al，1984），但是在选择替代或补充医疗模式时，他们通常不会仅限于选择某个单一的补充和替代疗法。癌症患者应对癌症的时间越长，其使用补充和替代疗法的可能性就越高（Lerner & Kennedy，1992）。此外，肿瘤患者选择将这些疗法相结合的原因是，从统计数据来看，常规疗法一直维持着很低的治愈率和缓解率——预期疗效的数据表现非常令人沮丧——并且似乎不能带来期望的治疗结果。上述所有情况都预示着不满——如果并非完全失望的话（Borins，2002a；Leerner & Kennedy，1992）。进一步加剧这些问题的是，随着在标准医学（standard medicine）领域经历的积累，在病人——以及相当数量的医生——之间产生了一种日益上升的挫折感，贯穿其间的是一种被操控的护理经济学（managed care economics），该经济学所允许的诊疗时间（physician time）少之又少，同时纵容一种常常给人以冷漠之感的医疗系统（Weil，2001）。因此，尽管大多数替代疗法的使用者可能并非真的对主流医疗不信任——事实上他们仍然坚持常规疗法（conventional regimen），同时采用替代和补充治疗方案——但他们对常规医疗模式的治疗结果也并非完全满意。

（三）系统和实践

与熟悉每一种医疗实践、药剂或疗法的名称和类型同等重要的，是了解不同健康医学的文化模式，这些模式是具体的替代医疗干预（alternative intervention）的哲学基础。（分类见表22.3）

表 22.3　美国药物摄入所致的死亡人数（1982—1993 年）

	年平均数	11 年的总数
草药	0	0
膳食补充剂（dietary supplement）[a]	3	3
非处方药（OTC Drug）	320	3,520
食源性疾病（food-borne illness）	9,000	99,000
处方药	110,000	1,210,000

[a]包括1989年受污染的左旋色氨酸（L-tryptophan）和铁中毒（iron poisoning）。

资料来源：美国毒物控制中心协会（AAPCC），美国食品和药物管理局（FDA），美国农业部，《美国医学会杂志》（JAMA）和《新英格兰医学杂志》（NEJM）。

1. 传统的或本土的医疗保健系统 该类系统源于数世纪之久的医疗保健哲学原则和基础，明显不同于具有实证基础的生物医学模式。它们脱胎于古代文本和古代医学思想体系——扎根于并反映了每一种文化特殊的传统和社会精神信仰。因此，中医与道教相关联，印度草药医学建立在印度教信仰系统之上，藏医则遵循佛教戒律（Eskinazi，1998）。

2. 中医 (Traditional Chinese Medicine) 中医医学系统将健康理解为：气（vital energy）沿着生物电路网络畅通无阻地流动，这与西方解剖学模式无确切关联。此外，健康还意味着阴阳这两种宇宙间对立的力量在所有系统中——包括身、心、灵——以及与更大的外部环境之间保持平衡。为了恢复平衡并达致最佳健康状态，中医医师会开具一个复杂的养生法药方，包含膳食调整，静心体能练习（meditative physical exercise）（如太极和气功），推拿治疗（specific massage treatment），草药配方（herbal formulation）和针灸。这些建议是根据每个人的诊断［如肝火偏盛（hot liver excess）］量身制定的，中医的诊断与西医的疾病类别没有精确对应，中医通过把脉（pulse evaluation）（同样不同于西医的测脉搏或量血压）和观察其他体征（如舌苔、声调、肤质等）来诊断疾病。在诊断中，医生确定导致身体失调的潜在病因，而该病因只针对此时此刻的某个特定患者。例如，被诊断患有虚寒症（cold-deficiency disease）的患者将被施以一种称之为"温性"（body-heating）的特殊食物养生法（a regimen of specific foods）［"暖身"并非发热（temperature）的同义词，而是一种能增强血液循环的特性］。

3. 针灸 由于能量（即"气"——译注）流动受阻被中医视为疾病的根源，因此该疗法是用非常细的针插入受阻节点或特定经络穴位（meridian point），以疏通或恢复经络中的能量流动。理论上说，人体有超过 2000 个穴位连接着特定的脏器系统。虽然针灸在美国被视为替代疗法，但在中国它却是一种传统的、标准的治疗方法，起源于经典的中医文献《黄帝内经》（大约成书于 2500 年前）。目前，针灸已成为世界上最常用的医学疗法，在亚洲文化中它被用作一种完整的诊疗方法（NCCAM，2000；Gerber，1998）。

1998 年发表的一个报告指出，美国每年前往针灸医师处就诊的人数大约超过 500 万人次（Eisenberg et al，1998）。对针灸的研究主要集中于它对不同程度和类型的不适感的缓解效果，随着研究的深入，针灸逐渐获得常规医学的认可，用于对特殊疼痛症状的治疗（NIH，1972）。虽然对其特殊机理依然无法作出科学解释，但有力的证据表明，在下面几个方面针灸的有效性超过了安慰剂（placebo）：缓解慢性和急性疼痛（Jackson，1997；Takeda & Wessel，1994），减轻撤药反应（severity of drug withdrawal）（Ghandi，1996），减少化疗引起的恶心和呕吐（Beinfield & Korngold，2003）。当作为脑血管疾病的辅助疗法时，针灸的应用超越了镇痛剂和麻醉剂，它使患者的康复时间缩短 50%，并为每位患者节省医疗成本 26000 美元（Johansson，Linmdegren，Widner，Wiklund & Johansson，1993）。在更广的医疗环境中，针灸作为治疗哮喘和胃肠道疾病、慢性疲劳（Sullivan，2000）的一种疗法，作为治疗盗汗（night sweat）、腹泻、呕吐、消化困难、失眠及其他导致免疫力降低的艾滋病症状的一种有效方法，正在获得青睐，尤其是当它与艾灸疗法（moxibustion）（即在穴位上涂一些特别加热过的草药）和草药配方结合使用时（Hudson，1996）。但对于那些确实对针刺感到恐惧的患者而言，抗拒针灸可能会影响和妨碍预期的疗效（Lu，Lu & Kleinman，2001）。

4. 阿育吠陀医学 (Ayurvedic medicine) （或印度草药医学）这种传统医学体系植根

于有着四千年历史的印度文献，与中医类似，它将疾病解释为生命活力或 prana 的和谐与平衡被打破。恢复健康——即重建平衡——依赖于个性化的饮食、草药、按摩和冥想疗法，这些疗法要与个人体质或身体的新陈代谢类型相符合，这些体质和新陈代谢类型称之为朵萨（dosha），如卡法（Kapha）、皮塔（pitta）和瓦塔（vatta）（Chopra，1989）［译注：dosha 是指身体里一种精神、情绪和身体特质的混合概念。阿育吠陀医学认为，造成人们生病的原因是由于体内三大生命能量（称为"doshas"）失去平衡造成的。人体中的三大能量分别是瓦塔（Vata）、皮塔（Pitta）和卡法（Kapha）。自然界和人体由乙醚、空气、火、水、土五种元素构成。人体内的三大能量也是由这五种元素构成：乙醚和空气结合形成瓦塔（Vata），火和水结合形成皮塔（Pitta），水和土结合形成卡法（Kapha）；一旦这三大生命能量太多或是不足够都会使到人们生病〕。印度草药医学治疗方案并非仅仅关注于疾病特征及其特殊治疗方法，相反它对系统的预防性保健和健康最优化有着同样的关注。

（四）替代医疗保健系统

1. 顺势疗法 这一完整的医疗系统起源于 18 世纪 90 年代末至 19 世纪初的德国，其理论基础是"同类相治"（like cures like，类似于"以毒攻毒"——译注），又称之为 similia similibus curantur（系拉丁语，意为"类似的物质可以治疗该物质引起的类似症状"或"同类相治"——译注）或"相似法则"（law of similars）（Moore & Schmains，2000）。在 19 世纪至 20 世纪初的德国，顺势疗法不仅大受欢迎，而且作为一整套医疗方法得到高度的专业性评价。到 1900 年，德国顺势疗法机构已包括 22 所医学院、约 200 所医院，并且 15% 的医生是顺势疗法医生。对抗疗法标准（allopathic standard）的问世、美国经验主义文化理念的普遍影响，以及美国医学会的支配地位——即它对可接受疗法的支配权和决定权（wharton，1999）——削弱了顺势疗法的重要性，这是医疗模式具有文化社会性的另一个明证。然而，顺势疗法在全球的应用比其他任何医疗保健体系都更为广泛，它在西欧仍被广泛使用（Sullivan，2000），并且在美国再一次吸引了研究兴趣并受到倡导。

顺势疗法的原则看起来自相矛盾，并且无法从常规药理学上进行解释。更确切地说，顺势疗法通过施以经稀释的小剂量天然物质——包括矿物质、植物提取物（plant extract）甚至致病菌（disease-producing germ）——来治疗健康疾病，这些物质用纯水或酒精加以稀释（Goldberg et al，2002），如果过量的话将产生令人不快的症状或疾病。该疗法的教义（doctrine）被称为"极小剂量原理"（the law of infinitesimal doses）：该原理认为，高稀释度剂量配方［30 倍连续稀释（30 successive dilutions）］比低稀释度剂量配方（6 倍连续稀释）更加有效（Moore & Schmais，2000）。其基本假设是，这些经精确配制的微小剂量通过激活人体内在的愈合机制来祛除疾病根源。在该医疗系统中，症状被视为机体进行自我矫正或自我愈合的一种机能尝试（functional attempt）（Taylor，1995），因此，症状不是治疗的主要目标。例如，两位经西医诊断患有相同疾病的患者可能会有非常不同的症状表现。经过仔细分析其他细微的相关指标，并指出患者各自不同的疾病起因，医师会建议（在数百种疗法中挑选）完全不同的顺势疗法——这与西医精确的治疗规则（algorithm）截然相反，西医的规则是单一诊断对应单一治疗方案。

虽然顺势疗法的假设与西医规则相矛盾，但 80 多个随机试验表明，顺势疗法对一些疾病颇有疗效，如严重幼儿腹泻（Jacobs et al，1994）、哮喘，皮炎（dermatitis），以及中耳

炎 (otitis media) (Sullivan, 2000)。荟萃分析 (meta-analysis, 对所发表的经验研究进行的全面分析) 发现，顺势疗法在治疗多种疾病方面具有明显疗效，如花粉症 (hay fever)、哮喘、流感等 (Kleijnen, Knipschild & Riet, 1991)。

2. 自然疗法 (naturapathic medicine) 历尽历史沧桑，自然疗法正重新赢得大众的兴趣和认可，并在美国 11 个州获得正式许可。自然疗法起源于 20 世纪初的美国 (由 Benjamin Lust 首创，随后由 Henry Lindlahr 在其关于自然疗法的著作中加以系统化)，是一门关于无毒养生法 (nontoxic regimen) 的医疗学科，这些无毒养生法来自世界各地不同的愈合系统 (healing systems)。其治疗方案旨在提高人体的内在愈合能力 (vis medicatrix naturae, 此系拉丁语，意为"自愈力"——译注)，并建立在对治疗性饮食 (therapeutic diet)，自然疗法基础原理 (naturopathic cornerstone)，草药 (herbal medicine)，顺势疗法，针灸，解毒疗法 [detoxification therapy, 如结肠灌洗 (colonic irrigation)，海水浴 (salt-water bath) 和节制饮食 (fasting)]，水疗 (hydrotherapy)，物理疗法 (physical therapy)，脊柱/软组织推拿 (spinal-soft tissue manipulation) 和高温疗法 (hyperthermia) 等进行精细混合的基础之上，上述一揽子疗法皆源自各种各样的传统愈合系统。自然疗法最常用于治疗慢性和退行性疾病 (degenerative problems)，而并非用于治疗急性或创伤疾病。

自然疗法的一个基本原则 (primum nonocere, 此系拉丁语，意为"首先不要造成伤害"，是自然疗法的六大原则之一——译注) 认为，疾病的症状是人体的内在机制试图对不健康的人体非平衡状态进行矫正。例如，该原则认为，退烧 (reducing a fever) 或者施药以炎症——发烧和炎症都仅仅是人体不平衡的表现——而非消除体温上升或炎症发作的根本病因 (tolle causam, 此系拉丁语，意为"主要致病因"——译注)，将使疾病持续存在并最终形成慢性病。在旨在祛除病因的治疗方案 (therapeutic regimen) 实施过程中，患者往往会经历疾病的急性发作或某种"愈合危机" (healing crisis)，根据自然疗法原理，这意味着一种对治疗的预期反应，同时表明治疗正在起作用。该疗法认为，伴之以前述症状的放大，对人体不利的病症也将自然消失 (Goldberg et al, 2002)。

（五）民间医药 (folk medicines)

在字典里，民间医药 [或民俗医药 (lay medicine)] 是指在具备共同文化和/或族裔身份的群体中以口头和模仿来传承的传统健康信念和疾病疗法 (Hurdle, 2002；Merriam Webster, 2003)。这个术语令人错误地联想到这样一种观念，即民间医药是流行于农村或未同化 (nonacculturated) 种群中的一套奇特疗法。然而，在 1995 年的一篇论文中，Becerra 和 Iglehart 揭示，那些明明能够获得现代科学医疗干预的不同城市人群也在使用民间医药，尤其是用它来治疗一些轻微疾病或作为疾病预防手段。因此，美籍华人在继续遵循现代医学建议的同时，可以选择性地使用中医疗法，他们相信对每一种疗法而言，疾病不同，疗效各异。令人惊讶的是，在对来自不同族裔群体（美籍华人、非洲裔美国人、墨西哥裔美国人、非西班牙裔白人）的父母进行的调查中，Becerra 和 Iglehart (1995) 注意到，父母们的同化水平 (level of assimilation) 并非是判断其对民间医药依赖度的可靠预兆，但孩子们在之前 6 个月内所遭受的人身伤害 (personal injury) 或所患的疾病则是可靠判断标准。为什么这些药物仍然吸引着忠实的拥护者，即便在现代城市社会中也仍然保持着韧性？首先归因于其对特定疾病的疗效，同时还由于人们不愿意放弃文化遗产和传统，希望在个人健康、支付能力和精神信仰系统的一致性上保留自我决定权 (Neff, 2004)。

虽然民间医药包含的具体治疗手段（specific remedies）或"疗法"（cures）往往与常规医学结合使用，但这些治疗不能轻易被视为补充疗法。也就是说，民间医药疗法可能不符合对抗医疗模式——其理论基础，进而其诊疗类型（diagnostic and healing category）与生物医学的理念不相容。民间医药代表前后一致和连贯的治疗模式，并非治疗和预防手段的杂乱搭配（disordered assortment）。每一种民间医药体系都反映了各自文化根源对疾病的独特解释模式（见第九章关于健康信念模式的充分讨论），它明显不同于西方生物医学的疾病解释模式，西方生物医学模式将精神和宗教含义从疾病病原学（disease etiology）和疾病治疗中分离出来。

这些民间诊断和治疗方法似乎有着共同的信念，即病人的病症及随后的健康状况植根于周遭环境中，而该环境同时具备社会、生态及精神三个维度［该宗旨与"人在环境中"（person-in-environment）这一专业社会工作的基本原则相呼应、相一致］。另一个重要区别是，民间医药系统在找到确切病因之前不会对疾病进行治疗，这一点不同于对抗医学——即便在病因未知或不确定之时，对抗医学也会加以施治（Krippner，1995）。

本章不可能对民间医药这一复杂话题展开充分讨论，因此下面举出某些事例来集中审视不同医疗系统之间的某些区别，并找出现代医疗理念与民间医疗模式之间可能的不同点——这些不同点反映了二者在健康和疾病问题上极为不同的解释方式。对于医疗保健社会工作者而言，熟悉民间疗法有助于消除不同医疗文化之间的鸿沟并带来相互尊重，以便更有效地提供服务。

举例来说，在墨西哥裔美国人中，中美洲巫医（curanderismo）或民间疗法是家庭医疗保健中一种持续且稳定的疗法（Becerra & Iglehart，1995）。它并非各种疗法的零碎搭配，而是一种以宗教为核心要素的综合性医疗传统，其医疗实践源于一种对疾病的详尽分类。这些疾病在正统医学中没有确切的推论，进而无法通过西方医学技术加以解决，因此需要民间治疗师（curandera 或 curandero）的干预。虽然疾病的出现并未被理解为上帝的惩罚，但神圣的上帝却被视为缓解痛苦和疾病康复的根源所在（Becerra & Iglehart，1995）。最常见的是，民间治疗者（curandera）往往通过观察患者的疾病先兆（aura）或能量体（energy body），向患者及其家人询问疾病迹象或症状以及患者奇怪的行为方式，最终凭借梦境中灵性指引（spirit guide）所提示的信息来作出疾病诊断（Krippner，1995）。在中美洲巫医的诊断中，有 5 种主要的民间疾病（folk sickness），其中 4 种被认为是自然疾病（natural disorder）［"男性的自然疾病"（males naturale）］：caida de la mullera ［因母亲疏忽而导致的婴儿囟门凹陷（fallen fontanel）］，empacho ［消化不良（digestive disorder）］，mal ojo ［以妒忌或渴望眼神凝视时所出现的邪恶之眼（evil eye）］，susto（震惊或害怕）——还有一种源于巫术或魔法的疾病，即 mal puesto，起因于某种不祥之物（hex）（Becerra & Iglehart，1995；Krippner，1995）。症状结构会很复杂，包括发热、头痛、呕吐，以及由于 mal ojo 而导致的眼下垂（drooping eyes），但这些症状本身不能界定为疾病。根据诊断，治疗方法包括草药、咒语（incantation）、推拿（manipulation）和灵性疗法（spiritual practice），灵性疗法伴随民间治疗师（curandera）的持续在场以求得神灵帮助或有益灵性的介入（the intercession of helpful spirits）（Krippner，1995）。

城市中也持续存在着其他民间疗法。譬如，当疾病被归因于神灵惩罚或归因于自然或神秘力量时，非洲裔美国人在不放弃现代医疗保健的情况下，可能会特意寻求草药疗法［"根系"药材（"root"work）］或灵性疗法来治愈疾病［"不幸"（misery）］。相较而言，非西班牙裔美国白人似乎更依赖于特定食物制剂（specific food preparation）和手工敷用搽剂（mechanical applications）［如泥敷剂（poultice）而非草药］作为治疗药物；但英裔美国人中流行的疗法（正如 Becerra 和 Iglehart 对其所作的分类那样，1995）与现代医学类似，这些疗法将精神仪式（spirit ritual）和身体健康治疗分离开来。这两位作者暗示，虽然英裔美国人的治疗方法不像其他民间医药疗法那样缜密而有规则，但由于它实现并回应了独立自主的价值，这些疗法仍得以保持连续性。

在许多美国印第安人的疗法中，严密的逻辑贯穿医疗实践，并且事实上，在医疗人类学家看来，皮玛印第安人医疗模式（Piman Indian model，皮玛族是北美印第安人之一族，居住于美国亚利桑那州南部及墨西哥北部——译注）及其专业和亚专业的精密程度，或许与西方医学理论同样发达（Krippner，1995）。然而不能单纯地进行比较，因为若不以特定文化视角观之，许多诊断类别（diagnostic categories）便无法理解。皮玛医疗模式认为，某类疾病对外部治疗有反应，但他类疾病也许只能靠身体内在机制才能愈合甚或可能无法医治，例如，婴儿畸形（Krippner，1995）。根据皮玛理论，每位患者的身体好比积累着各种有利和不利因素的储藏库，在患者被指定接受其他医师适当医疗干预之前，印第安巫师（shaman）要在慈悲神灵的指引和帮助下对患者的身体进行评估分析。特定举止会向巫师启示诊断结果。在该系统中，"游走性疾病"（wandering sickness）（即妨碍人体机能的不洁之物，如细菌、脓或发热等）依据发烧、麻疹（hives）、痔疮（piles）、溃疡（sore）等迹象来辨别，以草药和祈求治愈的神灵来加以治疗。另一类疾病是"逗留性疾病"（staying sickness）（系冒犯自然神祇的禁止性行为的表现），该疾病在人体中持续存在，因为患者违背了神圣戒律。该类疾病包括"风疾"（wind sickness）、"鹿疾"（deer sickness）和"兔疾"（rabbit sickness），其治疗需要巫师诵经，举行患者病体毒素清除仪式，并常常伴以画沙（sand painting）和/或特殊筵席（Krippner，1995）。在有些情况下，疾病被认为是无药可治的——即性格所引致的内在状况——这免除了不必要的医疗干预，该干预反而会妨碍患者具体的必要的生活磨炼（life lesson）（Cohen，1999）。

补充和替代疗法（CAM）　如前所述，通常所称的补充医疗并非一种真正意义上的医疗体系，而是在对抗医疗模式中可以适用的非标准疗法，也即，该疗法与常规医疗方案相契合，而非取而代之。常规生物医学模式和理论仍决定着其用途（MacIntosh，1999）。而补充和替代疗法模式的详尽清单过于庞大，非本章篇幅所能涵盖，此处仅提及一些更加常见的疗法，以增加熟悉度（Loveland-Cook，Becvar & Pontious，2000）。

（1）身体按摩疗法（body and massage therapies）［徒手疗法（manual therapies）］：

该治疗模式包括多种不同疗法，这些疗法主要通过身体接触来进行诊断和治疗（Loveland-Cook et al，2000），其中代表性的疗法包括：

①脊椎推拿：该疗法首先是一个脊柱矫正（spinal adjustment）系统。据估计，美国每年拜访脊椎推拿治疗师的人数在 2300 万～3800 万之间（Goldberg et al，2002）。虽然脊椎推拿的主要功效是治疗背部疼痛——背部疼痛是美国最普遍的健康疾患之一，仅次于感冒——但在美国的一些州（如伊利诺伊州），脊椎推拿治疗师（chiropractor）却有可能获准使用某些非侵入性治疗工具如咽喉培养（throat culture），并获准对轻微健康问题进行治疗（Rattenbury，1995）。因此，脊椎推拿治疗师（DCs）已不再被蔑称为"背脊破坏者"（back crackers）。根据脊椎推拿的指导性预设（guiding premise），健康与否最终取决于中枢神经系统（central nervous system）；被称为"半脱位"（subluxation）的脊椎错位带来疼

痛和其他健康问题，需要通过多种方法和设备来进行脊柱矫正，以恢复更健康的神经功能。许多研究发现，与常规医师们（medical doctors）的治疗相比，脊椎推拿在缓解背部疼痛方面的疗效更好更持久（Meade，Dyer，Browne，Townsend & Frank，1990），并能大幅度降低治疗成本（Jarvis，Phillips & Morris，1991）。

②推拿疗法（naprapathy）：是一种与脊椎推拿相关的背部/身体物理疗法（modality），但该疗法是通过对结缔组织（connective tissue）和肌肉而非骨骼的推拿来治疗肌肉骨骼疼痛。推拿治疗师（DNs）最常医治的疾病包括肌肉痉挛（muscle spasm）、关节疼痛（joint pain）、炎症，以及瘢痕组织（scar-tissue）（Rattenbury，1995）。

③反射疗法（reflexology）：是另一种徒手疗法，其基础假设是，每个身体器官或系统都有一个或几个相对应的手足穴位。通过对这些穴位施以精确按压，治疗师可以打通中断的能量路径，正是这些路径的中断导致了疼痛或某种得不到缓解的结构性疾病（structural disorder）。研究表明，对于慢性偏头痛（chronic migraine）和紧张性头痛（tension headache）而言，反射疗法是一种有效的治疗方法（Launso，Brendstrup & Amberg，1999）。

④治疗性抚触（therapeutic touch，TT）：其基本原理是，生物电能量场（bioelectrical energy fields）构成了每个人的身体和灵魂，而这些能量场与环境因素相互作用便产生了健康问题。此疗法包括对能量场失衡状态的重新排列和重新平衡。关于疗效的研究发现，温和的治疗性抚触有利于早产新生儿（premature neonatal）体重的增加（Harrison，Olivet，Cunningham，Bodin & Hicks，1996）；有助于平息儿童住院期间的烦躁情绪（Kramer，1990）；其他数据显示，治疗性抚触能够强化那些有利于提升免疫反应（immune response）的因素，尤其是能够增加辅助细胞（helper）T4 细胞的数量并减少抑制细胞（suppressor）T8 细胞的数量（Quinn & Strelkauskas，1993）。此外，治疗性抚触还能够减轻紧张性头痛（Keller & Bzdek，1986），并且已在超过 200 家医院中得到应用（Goldberg et al，2002）。

⑤芳香疗法（aromatherapy）：该疗法利用从植物油中提炼的精油（essential oil），以减轻和缓和疾病症状及治疗的副作用，并且更一般而言，通过嗅觉系统（olfactory system）提高整体健康水平。芳香疗法的常用治疗方式是，以雾化器（diffuser）调配精油使患者吸入或直接将精油用于皮肤按摩。后一种方法需要专业知识的指导，因为某些精油如桂皮和丁香可能会灼伤/刺激皮肤。另外要注意的是：即便纯度最高的精油也不应吞服，因为它们可能有很强的毒性。然而该疗法的益处多多：薰衣草（lavender）使人保持平静，对脑电波活动（brain wave activity）也有几乎相同的镇静效果（Birchall，1990），并且非常有助于解决睡眠障碍（sleep disorder），特别是难以入睡问题。在分娩过程中，薰衣草和柠檬能够缓解产程早期的紧张，而在产程后期，薄荷可用来减轻恶心和呕吐（Burns & Blarney，1994）；在重症监护病房（ICU），与单纯按摩相比，芳香疗法与按摩治疗相结合可以为病人带来更大程度的、可观测的缓解和放松（Dunn，Sleep & Collet，1995）。

⑥治疗性按摩及肌体疗法（therapeutic massage and bodywork）：该类别包括多种疗法——瑞典式按摩（Swedish）、深度按摩（deep tissue）、运动疗法（sports）和淋巴按摩（lymphatic massage）——估计每年大约有 2 千万美国人使用这些疗法（Goldberg et al，2001）。对不同形式徒手疗法（manual therapy）所进行的研究形成了大量记录，这些记录表明按摩疗法可以缓解心理压力并振奋情绪（Corley，Ferriter，Zeh & Gifford，1995；Dunn et al，1995；Sims，1986）。生理上讲，按摩可以促进血液和淋巴循环，并增强副交感

神经的反应（parasympathetic response）（例如，降低心率和呼吸频率，缓解肌肉紧张，并降低血压）。按摩还能够改善胃肠功能，减少对止痛药的依赖，并提升主动功能水平（active functional levels）（DeGood，1996）。在关注点不同的另一项研究中，早产儿也能从按摩中受益，该研究显示，每天的按摩使早产儿体重显著增加，并缩短住院时间（Field et al，1986）。其他身体推拿疗法——因本章篇幅所限无法全部论及——包括像罗尔芬健身法（Rolfing）这样进行身体修复的深度按摩，或温柔的颅骶疗法（craniosacral therapy），以及按压穴位的技术如指压按摩（acupressure），或通过菲登奎斯（Feldenkrais）方法的姿势再设计（movement redesign）来增强健康意识。

⑦身心疗法（mind/body）：是一个较为宽泛的疗法类型——包括冥想、催眠、生物反馈、自律训练（autogenic training）、腹式放松呼吸（relaxed abdominal）、意象引导（guided imagery）、渐进性肌肉放松（progressive muscle relaxation）——其基础原理是：心与身是一个相互关联的、动态的、统一的系统。自发的肌肉骨骼系统与精神神经内分泌系统（psychoneuroendocrine system）之间通过神经递质（neurotransmitter）所进行的双向通信（bidirectional communication）意味着，应激原（stressor）会对生理系统（physiology）和生化机能（biochemistry）产生有害影响，相反地，减轻应激原的影响能够对人的身体和总体健康产生有益影响。

美国杜克大学的 Blumenthal 及其同事（1997年）对参与为期16周身心治疗项目的心绞痛患者进行了评估，发现这些患者比对照组的患者较少出现不良反应（subsequent episode）。虽然引发破坏性生理反应的应激原可能得不到有意识的觉察或处理，但急性和慢性心理困扰（psychological distress）却会产生诸如脉搏加快、血压升高、呼吸频率加快、血小板凝聚（platelet aggregation）、胰岛素水平升高、钠滞留和免疫反应减弱等症状（Seaward，1997；Wells-Federman et al，1995）。具有实证支撑的有利于抵消应激反应（stress）破坏性后果的疗法包括：

- 意象引导：该疗法已显示出其有效性，但意象导引提供的是个性化定制（personal customization），如唤起某种详尽的心理意象（mental image），使用所有感官——视觉的、听觉的、嗅觉的、触觉的——为特定患者描绘一个安宁的康复环境。据称，该疗法与慢性疼痛的缓解及影响免疫力疾病（immune influenced disease）的改善之间存在密切关联。（Benson & Stuart，1993；Hillhouse & Adler，1991）。在癌症治疗场合，对于癌症Ⅱ期、Ⅲ期、Ⅳ期的女性患者而言，与单纯的鼓励性沟通（supportive communication）相比，意向引导与渐进性肌肉放松相结合能够更有效地减轻疼痛程度（Sloman，1995）；癌症患者经过意向引导训练，能减少化疗后严重的口腔黏膜炎疼痛（Pan，Morrison，Ness，FughBerman & Leipzig，2000）；在另一项针对女性乳腺癌患者的研究中，研究者观察到，意象引导与增强杀伤细胞活性（killer cell activity）及改善患者情绪之间存在关联（Fawzy et al，1993；Newton，1996）；同样在乳腺癌患者中，与对照组相比，意象引导大大地提高了这些乳腺癌患者的干扰素水平，同时改善了她们的体力和健康状态（Justice，1996）；此疗法在肿瘤治疗中还有另一项应用，即缓解化疗引起的恶心和呕吐（Troesch，Rodehaver，Delaney & Yanes，1993）。
- 冥想：在许多文化中是一种传统疗法，在技术上各具特色，但当去掉宗教或文化外衣后，其实质共性显露出来：基本原则是，保持心境平和，集中注意力于当下，减少对过去的痛苦沉思和对未来的无端焦虑。关于冥想中保持专注的方式，一种方法是将注意力集中于呼吸，集中于对特殊词汇、短语或声音（咒语）的反复念诵，或集中于图像；或者，采取正念法（mindfulness），该方法引导人进入精神领域（mindscape），鼓励观察意念，但不掺杂私念（nonjudgmentally）。正念减压法（mindfulness-based stress reduction，MBSR）——该疗法是由马萨诸塞大学的 John Kabat-Zinn 及其团队发展起来的一种冥想规则，已在 100 多所美国医院中得到应用——所显示的疗效包括：缓解迄今为止不间断的慢性疼痛（Cassileth，1998；Hafner，1982；Kabat-Zinn，Lipworth & Burney，1985）；将牛皮癣的治愈速度提升 4 倍（Kabat-Zinn et al，1998），以及缓解焦虑和压力及相伴而来的生理益处（如降低高血压）等。

- 催眠：是这样一种疗法，即通过选择性注意（selective attention）诱发一种特殊的改变状态（altered state）[即昏睡状态（trance）]，这种状态增强了意识过程与潜意识过程（unconscious process）之间的沟通（如自主神经系统的运作），有利于实现治疗效果。事实上，所有的催眠都是自我催眠（self-hypnosis）——也就是说，要产生一种催眠状态，案主/患者必须作为一名自愿参与者积极参与进来，而治疗师只是一个协助者。虽然人们认为大脑边缘系统——该系统影响情绪并控制那些被认为不受意志控制的身体功能——对催眠暗示有反应，但关于催眠干预的精确作用机制，仍然无法作出科学解释。直到 1991 年，至少有 15000 名保健专业人员在医疗实践中将催眠疗法与常规医学相结合，以促进多种病情的改善（Goldberg et al，2002）。催眠疗法有助于：加速愈合（Ginandes，Brooks，Sando，Jones & Aker，2003），引发内源性抗炎化学反应（endogenous anti-inflammatory chemistry）的释放；抑制溃疡患者过多的胃酸分泌；缓解慢性和急性疼痛（Montgomery，DuHamel & Redd，2000）；减轻化疗的副作用，如恶心和呕吐（Levitan，1992；Lynch，1998；Marchioro et al，2000；Syrjala，Cummings & Donaldson，1992）；加速恢复肠蠕动，减少与手术相关的出血及疼痛用药需求（Disbrow，Bennett，& Owings，1993；Enqvist，1991），促进哮喘的缓解（Hackman，2000），以及为其他困难的病情治疗提供重要缓解（Goldberg et al，2002）。一项研究表明，如果烧伤病人在受伤后马上被引导进入轻度昏睡状态，其愈合速度更快，并且疼痛更少（Findlay，Fodolsky & Silberner，1991）。在儿科，催眠有助于周期性偏头痛（recurrent migraine）及镰状细胞贫血症（sickle cell anemia）等疾病的治疗（Goldberg et al，2002）。与早期估计相反，近乎 94% 的患者从催眠中得到了某些缓解，并且那些更容易被催眠的患者实质获益更多（Podolsk，1991）。

- 生物反馈：是一个无痛过程，用带有电极的传感器在患者手指上滑动，或将传感器环扣住上臂，同时患者/案主在电脑显示器上观测信号，该信号显示他/她能够达到的一种理想状态，如心率降低，紧张性头痛缓解，外周体温（peripheral temperature）升高等（Long，Machiran & Betell，1986）。该疗法包含这样一个过程：即当患者练习放松技巧时，要学习控制表面上无意识的身体机能（如皮肤温度、脑电波形态）。人们发现该疗法可以用于治疗雷诺病（Reynaud's disease）（即便处于较为凉爽——并非严寒——的条件下，手指也会感到寒冷彻骨）。许多保险公司承保该疗法的治疗费用（Goldberg et al，2002）。

　　身心疗法与社会工作的目标——即通过患者/案主的自我管理来为其自身赋权，以便实现积极的改变——相一致，并与社会工作尊重和贴合个体需求的价值取向相吻合，因为每一种身心疗法都服从于个别性调适（individual adjustment）。此外，通过专业培训项目和工作坊，身心疗法可以被添加到临床技能中，并被纳入专业的社会工作实践之中。通过使患者/案主参与到这些补充疗法中——即对那些通过身心疗法可以使健康获益的患者个体进行训练和治疗——社会工作者延伸并超越了其患者权益倡导者（patient advocate）及医疗联络者（medical liaison）的临床角色，并且从治疗的理想形态上回应了社会工作的基本原则。

（2）营养和生活方式养生法（nutrition and lifestyle regimen）

传统医疗系统非常依赖于饮食调整（dietary adjustment），以恢复或保持被视为健康本质的平衡状态。根据环境因素及个人的精力状况（energetic status），患者选择食用特定食物，同时精心规避或减少其他食物的摄入。

①长寿养生法（macrobiotic regimen）：是一种来自日本禅宗（Japanese Zen）的生活方式和饮食规则，所开药方是个性化的养生法，以恢复阴阳能量的平衡。其饮食指南以新鲜的全食物（whole food，指天然的、未经加工处理的食物——译注）为基础，如全谷物类（whole cereal grain）、新鲜蔬菜、豆类、种子类、坚果类、水果和某些鱼类，搭配上进行某些调整以对个人特定的能量不平衡——这种不平衡通过评估健康状况和体质来确定——进行对症施治，同时与随时发生的气候骤变保持一致。

②生活方式心脏试验（lifestyle heart trial）：该疗法显示，当严重冠心病患者遵从于无压练习（nonimpact exercise）及放松策略（relaxation strategy）相结合的某特定低脂膳食方案时，其动脉粥样硬化将明显消退（ornishi et al，1998）。从流行病学观测研究中所获得的其他饮食信息表明，素食通过切断触发性的蛋白质的摄入，可以缓解类风湿性关节炎症状，并可降低关节炎发病率并减少过敏问题（Adam，1995）。此外，高纤维类及其他类食物如全谷物类、蔬菜、豆类和新鲜水果的摄入，与更健康的胃肠道功能及更低的心血管疾病和特定癌症的发病风险相关联（Block，1999；Burkitt，waiker & Painter，1974）。

③营养补充剂（nutritional supplementation）：数十年来，尽管尚存在医学争议（Murry & Pizzorno，1996），但营养补充剂在美国的使用呈现出持续的急剧上升势头，再次证实公众持有如下确信：他们认为植物性药材、草药及营养素的确带来了空前影响，并且总体而言它们比医疗用药的毒性更低。即便在媒体的喧闹中，下述看法也几乎未受到丝毫质疑：特定营养补充剂能够提升对某些传染病的抵抗力并延长传染病病程（Hemila，1994），即便对老年人亦然（Chandra，1992）。营养补充剂可以强化对抗严重疾病的预防手段（例如预防心脏病和某些癌症），尤其是维生素 E、维生素 C 以及类胡萝卜素（Loveland-Cook et al，2000）。初步证据也肯定了辅酶 Q_{10} 对于心血管疾病如充血性心脏衰竭的治疗价值（Gany，1999），保护了如多柔比星（阿霉素，adriamyacin）这样的心脏毒性化疗药物（Mortensen，Aabo，Jonsson & Baandrup，1986），并证明铬有助于治疗 2 型糖尿病（Sullivan，2000）。

④生物电子疗法（bioelectronic therapies）：其理论假设是，所有生物体都受到电磁场（electromagnetic，BEM）的影响且存在于电磁场之中，该假设指导了生物电磁（bioelectromagnetic，BEM）治疗。该假设认为，电磁场疗法的疗效——即通过改变个人的生物电磁能

量（BEM energy）来达到生理上的缓解——通过在个人生物电磁场（BEM field）与某种微弱的、非热能性电磁场（nonthermal EM field）之间建立起肉体上的联系（bodily contact）来实现，这种联系可以增强血液和淋巴循环，促进细胞氧合作用，以及加强排毒，进而缓解痛苦，加快愈合过程并增强活力。生物电子疗法对骨折愈合的强化作用在 1984 年的研究报告中得到验证（Barker，Dixon，Sharrard & Sutcliffe），该能量治疗模式还可以加速伤口愈合（Basset，1993；Lee，Canaday & Doong，1993）。但试图将磁体应用于人身时疗效进行验证的研究却未产生具有统计显著性的研究结果。

⑤生物疗法（biological treatments）：是指用于注射或口服的化学制剂——该方剂理论上能够实现非常特殊的生理反应，如增强特定免疫因子（immune factors）——而非以祛除致病菌（disease-producing organisms）或疾病过程为目标的医疗用药。例如，螯合疗法（chelation therapy）包含一种可注射物质（即乙二胺四乙酸，EDTA），该物质据称会附着人体内的有毒物质（如铝和铅），随后这些有毒物质会被排出体外，而不会被重新吸收。螯合疗法已经在铅中毒病例中显示出疗效，该疗法对其他健康问题的疗效也正在被评估（Chappell，1995）。乙二胺四乙酸（EDTA）已被用作治疗动脉粥样硬化问题——其中包括脑卒中和外周血管病——的有效辅助药物（Goldberg et al，2002）。

（3）草药［药用植物学（botanical medicine）］：草药的应用已有 6 万年的历史，事实上它是最古老的医疗形式，据考证可追溯至尼安德特人时代（neanderthal era）（Solecki，1975）。与美国医学相比，草药疗法在欧洲是一个久负盛名的传统疗法，并且更为普遍地被纳入标准治疗方案。然而即便在整个美国，随着长期以来的医疗民俗假设逐渐被科学所证实，草药养生法（herbal regimen）也正在逐步融入主流医疗方案。草药是植物物质，包括根、花、茎、种子或叶，以提升或纠正不当的机体功能，代表了中医、印度草药医学和自然疗法的一个核心治疗要素。举个例子，大蒜（及其化合物）是具有最普遍公认药用价值的一种药草（Blumenthal，Goldberg & Brinckmann，2000，Goldberg et al，2002），它在多种应用中居于领先地位：食用大蒜可减少胆固醇异常和血压升高问题（Vorberg & Schneider，1990；Warshafsky，Kramer & Sivak，2000）；大蒜所具有的抗菌特性（Sullivan，2000）使其通常被广泛用作治疗痛风和风湿病的一种解毒剂（Foster，1991），并能有效逆转动脉斑块（Koscielny et al，1999）；并且大量的流行病学研究表明，适度摄入大蒜与降低肠癌发病率之间有统计上的关联（Lawson，1997）。直到 1998 年，在大蒜具有的令人印象深刻的有益活性方面，共有多达 1990 篇研究报告（Goldberg et al，2002）：其中一项针对心脏病患者的研究发现，每天摄入 6 毫克大蒜能降低 35％的心脏病发作概率，并能降低 45％的死亡率，这与安慰剂形成了鲜明对比（Lawson，1997）。

（六）研究困境

在进一步提升对补充和替代疗法（CAM）及综合疗法优势的重视和理解方面，最可能的方法是持续的控制性研究。经济问题和现实的方法论难题阻碍了全面的调查。反对全面研究的偏见也很强大，因为与单纯医疗用药的试验不同，从补充和替代疗法的研究中获得财政收益的可能性微乎其微，然而其开发却异常巨大。加之，大多数替代医疗系统、补充和替代疗法治疗方案以及综合疗法均难以进行研究，因为它们通常涉及复杂的、多方面的规划，这些规划难以以单一疗法为参照进行评估，同时也似乎对单病灶研究努力（unifocal investigative efforts）这一最常见的医疗科学研究方法构成了挑战。还有另一个难题——如何为特定疗法（如冥想）设计一种真实的双盲研究（double-blind study，双盲是指临床或其他实验时，受试者与治疗者均无法得知任一特定受试者接受的是何种疗法——译注），也即，真正的安慰剂对照是什么？同时，寻找对照组也是一个棘手的任务，因为调查告诉我们，大量患者正主动且秘密地接受替代疗法治疗。最后，甚至替代疗法系统中的诊断类别往往与生物医学的诊断类别不相一致，因此二者的对照有可能不准确。

问题/关注　治疗细节之间的巨大差异（例如，中国针灸 *vs* 韩国针灸）干扰了权威性的循证（definitive evidence base）。举例来说，如果依据随机对照试验所记录的数据，就"针灸疗法对肌肉骨骼疼痛的治疗价值"向案主提供专业咨询，那么不同医疗实践之间的差异就很成问题，因为无法确定当地针灸治疗师所用之方法论与研究所测试之方法论二者之间真正的一致之处。或者，另举一个例子，对治疗偏头痛而言，无法清楚判定究竟哪些针灸穴位最有效、针刺入后需要保持多久，或需要几次治疗（Vickers，2003）。

一个悬而未决的困惑困扰着不同疗法之间的充分融合：即不同的医疗模式能够有效且真正地融合吗？也就是说，当各种诊疗系统基于生物和哲学异常不同的假设时，不同治疗方案能否成功融合？例如，西医称之为胃癌的单一疾病表现，在中医系统中却可能指向数个异常不同的疾病，如因胃热而导致的胃阴虚，因气滞而导致的血瘀，或者胃阳虚（Beinfield & Korngold，2003），而每种疾病都需要一种不同甚至不相容的治疗。尽管美国医生针对胃癌治疗会合理且近乎自动地建议患者接受具有特定治疗目的的化疗程序，但中医医师面对相同的胃癌，却可能建议患者采用非常相异的治疗方案，这取决于不同的中医诊断类别。

另一个持续性关注是，美国 50 个州之间在对补充和替代疗法（CAM）从业人员的正规培训、资格审查及从业许可的监管和要求方面，标准不尽相同（其中的一个例外是脊椎推拿，只要达到特定培训标准，在所有州都可获得从业许可）。另外，即便大多数草药制剂的毒性风险通常很小——原因在于许多草药配方含有多种化学物质，据信这些物质会协同提升潜在疗效（therapeutic potential）——但仍有可能发生中毒后果，以及草药与药物之间有害的交互作用（adverse herb-drug interaction）。然而，与处方药相比，补充剂——无论草药还是滋补药——都会带来少量危害（因补充剂而致死亡人数的对比见表 22.3）。此外，专家们承认，至少 51% 的处方药会产生严重副作用，这些副作用甚至在药物批准使用前的对照性试验中都未被检出（Moore，Psaty & Furberg，1998）。

由于膳食补充剂是以食品复合物（found compound）的名义出售，因此它不受美国食品及药物管理局（FDA）标准的限制。对于对医药领域一无所知的公众而言，质量问题是一种持续性担忧（De Smet，1999；Marrone，1999）：如药物污染以及在含量和生产工序上的变化。一些上市销售的药物配方所含确定性关键成分的分量没有药用价值，许多药物在服用后甚至不溶解或不分解，大多数药物没有标准化，因此，即便某药物（如黑升麻［black cohosh］）得出了正面的研究成果，显示该药物安全且有益，也不能保证另一种不同的升麻药物会产生同样疗效，因为二者的实际配料可能不一样。

当然，一些更激进的替代疗法确实有可能带来令人不快的后果（untoward consequences），但与药品或更具侵入性的治疗程序相比，大多数补充和替代疗法产生真正严重副作用的可能性似乎仍相形见绌；并且，如果操作娴熟，运用得当，补充和替代疗法产生不利影响的可能性就会降到最低（Jonas，1998）。这方面的考虑并未否认对替代疗法与常规药物之间问题性交互作用的担忧，该担忧有限却真实。这方面的一个例子是，使用特殊的葡萄柚制剂（grapefruit preparation）（正如 2003 年 10 月来自牙买加的非正式报告那样）来减少高血压症状。大家所熟知的是，经常食用葡萄柚汁（grapefruit juice）可以降低细胞色素 P450———一种在人体中发挥药物代谢功能的酶（Beinfeld & Korngold，2003）———进而会增加特定抗高血压药、抗组胺剂及抗抑郁药的血容量（blood volume）。可能具有草药禁忌（herbal contraindication）的一个例子是对贯叶连翘（hypericum perforatum）的使用（St. John's Wort），贯叶连翘在保健品商店有售，在大众科普读物中通常被认为可以安全有效地治疗轻中度抑郁症状。这种通常意义上的良性药草被认为可以（1）加强蛋白酶抑制剂的代谢从而降低血液中该类药物的浓度；（2）提升人体血清素水平，以加强单胺氧化酶（MAO）及选择性 5-羟色胺再吸收抑制剂（SSRI）之类抗抑郁药的影响；（3）干扰环孢霉素和茶碱之类药物药效的充分发挥（Croom，2000）。另一种不欲的草药-药物并发症是，银杏叶——通常被用于增强记忆力和认知力——可以抑制血小板凝聚（与大蒜相同），提高某些处方药的抗凝血效应。然而，诸如此类的警示均源于将每种草药作为单一药剂所进行的科学评估。当草药或营养素作为多重复方制剂的一种成分时，所观测到的影响是温和的，这就是为何，其他草药的出现使任何抗凝血方面的担忧得以减轻的原因所在。减轻假设药物或补充剂问题的一个建议是服药与进食分开进行，以避免发生不良的消化道交互影响（Blumenthal et al，2000）。

（七）保险覆盖问题

据报道，目前个别第三方保险公司将癌症患者 25％的补充和替代疗法（CAM）治疗费用纳入保险范围（Campion，1993）。对美国消费者而言，替代疗法的吸引力之一是其经济性；许多替代疗法的治疗成本低于常规疗法；例外情况可能是像抗肿瘤肽（antineoplaston）之类的干预措施（Ernst，1994，1995）。事实上，在关于少数族裔替代疗法使用情况的报告中，MacKenzie 及其团队（2003）注意到，未保险——即需自掏腰包——预示着患者有更大的可能性选择非常规疗法。然而，面对激烈的竞争，管理式医疗保健公司也开始追逐非常有利可图的补充和替代疗法市场，吸引那些对曾经含糊不清或看似很奇特的治疗方法迷恋的民众成为其公司会员。公众对卫生维持组织（health maintenance organization，HMO）限定性的认识日益清醒，管理式保健公司应对该情形的一个营销策略是，在一般性政策上增加一条包含某些替代医疗选项的附加条款。其他公司也在非常规医疗服务的获取上提供折扣——如在脊椎推拿、针灸疗法等方面减免 25％的费用（Rauber，1998）。到 2000 年，已有 43 家保险公司将替代性医疗保健纳入保险范围，而数年前仅有两三家；另外一些公司提供包含让利在内的配套保险服务（Pelletier & Astin，2002）。

三、结　论

当前的卫生保健领域是一个医疗偏好（medical preferences）和医疗实践的混合物，反映了国家的文化多元性。令人鼓舞的证据表明，根深蒂固的偏见可能会逐渐消失，一个新的共识将出现，该共识认为在替代医疗和常规医疗之间进行区分是有害的（Fontanarosa & Lundberg，1998）。更广泛的医疗哲学的倡导者认为，只有好的医学和坏的医学之分，所有的健康专业人士都必须在"什么才有可能对每一位患者最为有利"这一问题上积极保持一种开放心态。根据这一原则，MacKenzie 及其合著者（2003）尖锐地问道："我们所创造的健康系统与我们希望服务的对象之间的适应程度到底如何呢？"（p.56）解决该问题的一个尝试是，针对语言问题作出纠正性回应——即对复杂的医学术语进行梳理及重述，并在如何将疾病及治疗信息更好地传达给背景各异的患者方面，提升专业人员的沟通技能。但这种努力很大程度上被如下医疗需要所推动：即说服患者服从对其而言似乎陌生且充满误解的治疗方案（MacKenzie et al，2003）。尽管医疗专业人员已开始努力寻求医疗用语更大的一致性，但承认并更好地将不同医疗实践及医疗思想要素整合进我们的生物医学模式的需求仍未被满足。为了有效地服务和支持每位案主——他们信奉文化上不同或异质的健康信念，但却可能迷失在技术性及个性特质的医疗思想迷宫中——我们作为社会工作者，在特有的专业角色中被号召建立一种对不同疗法的深入熟识，以之作为实现更佳医疗保健的桥梁。本章是一个介绍和概述，以激励每位读者进一步和持续的探索。

四、学习练习推荐

应用本章所涉及的几方面知识，结合第 6 章关于医疗保健灵性层面话题的论述以及第 9 章关于健康信念的知识，来讨论你如何使下述人物中的一位参与到一个关于个人健康实践的开放性和支持性对话中，以实现更好的护理。一位 40 岁的墨西哥裔美籍（或华裔美籍）妇女被诊断患有乳癌 II 期，通过化疗可以进行有效治疗，但两次预约她均未出现。本作业假设，你已帮她找到适当的实际支持（practical support），并且在治疗的价值以及用药以抵抗副作用方面与其进行了有效沟通，但你想知道还有哪些因素阻止她继续采纳肿瘤医师的建议。在理解文化的健康价值（cultural health value），尊重个人偏好（individual predilection），并检视自身医疗倾向（medical predisposition）的基础上，描述你的初步思考以及与她之间的交流。在与她实际会面之前，你有哪些考虑，会提出哪些问题和建议？然后，描述你将如何向其治疗医生（physician）表达她之所以选择使用当前疗法——该疗法有可能被医生视为成问题的"替代疗法"——的理由，以及医生如何才能最大限度地提出兼顾文化性和个人适应性的医疗建议。

作为另一个选项，假设有一位 50 岁的非洲裔美籍男性患者，其所患的高血压似乎对药物治疗无反应，或者正如他的医生所暗示的，他不遵循自己的医疗方案；或者假设一位具有相同情形的美国印第安人，但所患的是糖尿病，针对这种情形，设想一下你的事先思考及随后与他们的谈话。哪些替代性医疗建议值得考虑和研究，哪些因素可能会阻碍医疗效果？

五、资料推荐

1. Beinfield, H. , & Korngold, E. (1992).《天地之间：中医指南》(*Between heaven and earth：A guide to Chinese medicine*). 纽约：Ballantine Books 公司.

2. Blumenthal, M. (2003).《草药的 ABC 临床指南》(*The ABC Clinical Guide to herbs*). 奥斯汀市：美国植物学委员会 (American Botanical Council).

3. Goldberg, B. , Anderson, J. W. , & Trivieri, L. (Ed.). (2002).《替代医学：权威指南（第二版）》(*Alternative medicine：The definitive guide* (2nd ed.). 加州伯克利：Ce-

lestial Arts 出版社.

4. Moss，D.（Ed.）.（2003）.《初级卫生保健的身心医学手册》（*Handbook of Mind-Body Medicine for Primary Care*）. Thousand Oaks，CA：Sage 出版社.

5. 美国补充医学和替代医学中心（NCCAM）——在 NIH 交换中心中：免费电话：（888）644－6226；电传打字机（为聋哑人士或听力障碍者提供的）：（866）464－3615；电子邮件：info@nccam. nih. gov；美国国家医学图书馆期刊文献检索系统（PubMed）中有关补充和替代疗法（CAM）的链接：www. nim. nih. gov/nccam/ camonpubmed. html.

参考文献

Adam, O. (1995). Anti-inflammatory diet in rheumatic diseases. *European Journal of Nutrition, 49*(10), 703–717.

Angell, M., & Kassirer, J. P. (1998). Alternative medicine: The risks of untested and unregulated remedies. *New England Journal of Medicine, 339*(12), 839–341.

Asamoah, Y. (1996). Culturally sensitive service delivery: Imperatives for the future. *Journal of Multicultural Social Work, 4*(4), 1–6.

Astin, J. A. (1998a). In reply. *Journal of the American Medical Association, 280*(19), 1661.

Astin, J. A. (1998b). Why patients use alternative medicine: Results of a national study. *Journal of the American Medical Association, 279*(19), 1548–1553.

Atwood, K. C., IV. (2003, December). Naturopathy: A critical appraisal. *Medscape, 305*(4). Available from www.medscape.com.

Baldwin, L. (1998). Letter to the editor. *Journal of the American Medical Association, 280*(19), 1659–1660.

Barker, A. T., Dixon, R. A., Sharrard, W. J., & Sutcliffe, M. L. (1984). Pulsed magnetic field therapy for tibial non-union: Interim results of a double-blind trial. *Lancet, 1*(8384), 994–996.

Bassett, C. A. (1993). Beneficial effects of electromagnetic fields. *Journal Cell Biochemestry, 51*(4), 387–393.

Baur, J. L. (1998). Some thoughts on the cultural bases of the debates about complementary medicine. *Journal of Alternative and Complementary Medicine, 4*(4), 469–471.

Becerra, R. M., & Iglehart, A. P. (1995). Folk medicine use: Diverse populations in a metropolitan area. *Social Work in Health Care, 21*(4), 37–58.

Beinfield, H., & Korngold, E. (2003). Chinese medicine and cancer care. *Alternative Therapies, 9*(5), 38–52.

Benson, H., & Stuart, E. (1993). *The wellness book: The comprehensive guide to maintaining health and treating stress-related illness.* New York: Simon & Schuster.

Berkman, B., Bonander, E., Kemler, B., Rubinger, M. J., Rutchick, I., & Silverman, P. (1996). Social work in the academic medical center: Advanced training—A necessity. *Social Work Health Care, 24*(1/2), 115–135.

Birchall, A. (1990). A whiff of happiness. *New Scientist, 127*, 45–57.

Block, E. (1986). Antithrombotic agent of garlic: A lesson from 5,000 years of folk medicine. In R. P. Steiner (Ed.), *Folk medicine: The art and the science* (pp. 125–137). Washington, DC: American Chemical Society.

Block, G., Patterson, B., & Subar, A. (1992). Fruit, vegetables, and cancer prevention: A review of the epidemiological evidence. *Nutrition Cancer, 18*(1), 1–29.

Block, K. I. (1999). Nutritional biotherapy. In W. B. Jonas & J. S. Levin (Eds.), *Essentials of complementary and alternative medicine* (pp. 490–521). Philadelphia: Lippincott, Williams, & Wilkins.

Blumenthal, J. A., Jiang, W., Babyak, M. A., Krantz, D. S., Frid, D. J., Coleman, R. E., et al. (1997). Stress management and exercise training in cardiac patients with myocardial ischemia: Effects on prognosis and evaluation of mechanisms. *Archives Internal Medicine, 157*(19), 2213–2223.

Blumenthal, M. (Ed.). (1998). *Complete German Commission E Monographs—Therapeutic guide to herbal medicines.* Austin, TX: American Botanical Council, Integrative Medicine Communications.

Blumenthal, M., Goldberg, A., & Brinckmann, J. (2000). *Herbal medicine: Expanded Commission E Monographs.* Newton, MA: Integrative Medicine Communications.

Bonta, I. L. (2002). Acupuncture beyond the endorphin concept? *Medical Hypotheses, 58*(3), 221–224.

Borins, M. (2002a). *Complementary medicine.* Available from melborins.com.

Borins, M. (2002b, June). *Taking care: Perspectives on complementary and alternative medicine.* Symposium conducted at the meeting of the College of Physicians and Surgeons of Nova Scotia, Canada. Available from www.cpsns.ns.ca/2002-symposium.

Brody, J. E. (1998, April 28). Alternative medicine makes inroads, but watch out for the curves. *New York Times*, p. F7.

Brown, H., Cassileth, B. R., Lewis, J. P., & Renner, J. H. (1994, June, 15). Alternative medicine: Or quackery? *Patient Care*, 80–81, 85–86, 88, 91–92, 94, 97–101.

Buckle, J. (2003). Aromatherapy for health professionals. *Beginnings, 23*(1), 6–7.

Burkitt, D. P., Walker, A. R., & Painter, N. S. (1974). Dietary fiber and disease. *Journal of the American Medical Associaton, 229*(8), 1068–1074.

Burns, E., & Blarney, C. (1994). Using aromatherapy in childbirth. *Nursing Times, 90*, 54–60.

Caldwell, V. (1998). A primer on acupuncture. *Journal of Emergency Nursing, 24*(6), 514–517.

Campion, E. W. (1993). Why unconventional medicine? *New England Journal of Medicine, 328*, 282.

Cassileth, B. R. (1998a). Overview of alternative/complementary medicine. *Cancer Practice, 6*(4), 243–245.

Cassileth, B. R. (1998b). Resources for alternative and complementary cancer therapies. *Cancer Practice, 6*(5), 299–301.

Cassileth, B. R., & Chapman, C. C. (1996). Alternative cancer medicine: A 10-year update. *Cancer Investigation, 14*(4), 396–404.

Cassileth, B. R., Luck, E., Strouse, T., & Bodenheimer, B. (1984). Contemporary unorthodox treatments in cancer medicine: A study of patients, treatments, and practitioners. *Annals of Internal Medicine, 101*, 105–113.

Caudell, K. A. (1996). Psychoneuroimmunology and innovative behavioral interventions in patients with leukemia. *Oncology Nursing Forum, 23*(3), 493–502.

Chandra, R. K. (1992). Nutrition and immunity in the elderly. *Nutritional Review, 50*(12), 367–371.

Chappell, L. T. (1995). EDTA chelation therapy should be more commonly used in the treatment of vascular disease. *Alternative Therapies Health Medicine, 1*(2), 53–57.

Cherkin, D. (1998). Letter to the editor. *Journal of the American Medical Association, 280*(19), 1660.

Chez, R. A., Jonas, W. B., & Eisenberg, D. (1999). The physician and complementary and alternative medicine. In W. B. Jonas & J. S. Levin (Eds.), *Essentials of complementary and alternative medicine* (pp. 31–45). Philadelphia: Lippincott, Williams, & Wilkins.

Chopra, D. (1989). *Quantum healing: Exploring the frontiers of mind/body medicine.* New York: Bantam.

Christ, G. H. (1991). A model for the development of psychosocial interventions. *Recent Results Cancer Research, 121,* 301–312.

Cohen, K. ("Bear Hawk"). (1999). Native American Medicine. In W. B. Jonas & J. S. Levin (Eds.), *Essentials of complementary and alternative medicine* (pp. 233–251). Philadelphia: Lippincott Williams & Wilkins.

Colt, G. H. (1996, September). See me, feel me, touch me, heal me. *Life,* 35–48.

Corley, M. C., Ferriter, J., Zeh, J., & Gifford, C. (1995). Physiological and psychological effects of back rubs. *Applied Nursing Research, 8*(1), 39–42.

Coss, R., McGrath, P., & Caggiano, V. (1998). Alternative care, patient choices for adjunctive therapies in a cancer center. *Cancer Practice, 6,* 176–181.

Cowley, G. (2002, December 2). Now, "Integrative Care": As science rigorously examines herbs and acupuncture, a new blend of medicine emerges. *Newsweek,* 46.

Croom, E. M. (2000, April 14). Major herbal medicines for which clinical studies appear promising. In D. M. Eisenberg & D. Foster. *Recent advances in complementary and alternative medicine* (Symposium, course code PN 12).

Culliton, P. D. (1997, November 3–5). *Current utilization of acupuncture by United States patients* (National Institutes of Health Consensus Development Conference on Acupuncture, Program and Abstracts). Bethesda, MD: National Institutes of Health.

Culliton, P. D. (1998, June 20). Who is using acupuncture? *Townsend Letter for Doctors and Patients.*

Culliton, P. D., & Kiresuk, T. J. (1996). Overview of substance abuse acupuncture treatment research. *Journal of Alternative and Complementary Medicine, 2*(1), 149–165.

Cwikel, J. G., & Behar, L. C. (1999). Social work with adult cancer patients: A vote-count review of intervention research. *Social Work in Health Care, 29*(2), 39–67.

Davenport, L. (1996). Guided imagery gets respect. *Healthcare Forum Journal, 39*(6), 28–32.

DeGood, D. (1996). Effect of massage therapy and post-surgical outcomes. *Research grant abstracts and results.* Rockville, MD: NIH Office of Alternative Medicine.

De Smet, P. A. (1999). The safety of herbal products. In W. B. Jonas & J. S. Levin (Eds.), *Essentials of complementary and alternative medicine* (pp. 108–147). Philadelphia: Lippincott, Williams, & Wilkins.

Disbrow, E. A., Bennett, H. L., & Owings, J. T. (1993). Effect of preoperative suggestion on postoperative gastrointestinal motility. *West Journal Medicine, 158,* 488–492.

Dunn, C., Sleep, J., & Collett, D. (1995). Sensing an improvement: An experimental study to evaluate the use of aromatherapy, massage and periods of rest in an intensive care unit. *Journal Advances Nursing, 21*(1), 34–40.

Eappen, S., & Robbins, D. (2002). Nonpharmacological means of pain relief for labor and delivery. *International Anesthesiology Clinic, 40*(4), 103–114.

Eisenberg, D. M. (1997). Advising patients who seek alternative medical therapies. *Annals Internal Medicine, 127*(1), 61–69.

Eisenberg, D. M., Davis, R. B., Ettner, S. L., Appel, S., Wilkey, S., Van Rompay, M., et al. (1998). Trends in alternative medicine use in the United States, 1990–1997: Results of a follow-up national survey. *Journal of the American Medical Association, 280*(18), 1569–1575.

Eisenberg, D. M., Kessler, R. C., Foster, C., Norlock, F. E., Calkins, D. R., & Delbanco, T. L. (1993). Unconventional medicine in the United States: Prevalence, costs, and patterns of use. *New England Journal of Medicine, 326*(4), 246–252.

Eisenberg, D. M., Kessler, R. C., Van Rompay, M. I., Kaptchuk, T. J., Wilkey, S. A., Appel, S., et al. (2001). Perceptions about complementary therapies relative to conventional therapies among adults who use both: Results from a national survey. *Annals Internal Medicine, 135*(5), 344–351.

Engebretson, J., & Wardell, D. (1993). A contemporary view of alternative healing modalities. *Nurse Practitioner, 18*(9), 51–55.

Enqvist, B. (1991). Preoperative hypnotherapy and preoperative suggestions in general anesthesia: Somatic responses. *Hypnosis, 28,* 72–77.

Epp, T. (1998, December). Stuck on magnets. *Vegetarian Times,* 40.

Ernst, E. (1994). Complementary medicine: Common misconceptions [Editorial]. *Journal Research Sociology of Medicine, 88*(5), 244.

Ernst, E. (1995). Complementary cancer treatments: Hope or hazard? *Clinical Oncology, 7*(4), 259–272.

Ernst, E., & Cassileth, B. R. (1998). The prevalence of complementary/alternative medicine in cancer: A systematic review. *Cancer, 83*(4), 777–782.

Eskinazi, D. P. (1998). Factors that shape alternative medicine. *Journal of the American Medical Association, 280*(18), 1621–1623.

Eskinazi, D. P., & Hoffman, F. A. (1998). Progress in complementary and alternative medicine: Contribution of the National Institutes of Health and the Food and Drug Administration. *Journal of Alternative and Complementary Medicine, 4*(4), 459–467.

Fawzy, F. I., Fawzy, N. W., Hyun, C. S., Elashoff, R., Guthrie, D., Fahey, J. L., et al. (1993). Malignant melanoma: Effects of an early structured psychiatric intervention, coping, and affective state on recurrence and survival 6 years later. *Archives General Psychiatry, 50*(9), 681–689.

Field, T. M., Schanberg, S. M., Scafidi, F., Bauer, C. R., Vega-Lahr, N., Garcia, R., et al. (1986). Tactile/kinesthetic stimulation effects on preterm neonates. *Pediatrics, 77*(5), 654–658.

Fillmore, C. M., Schanberg, S. M., Bach, R., & Park, Y. (1999). Nutrition and dietary supplements. *Physical Medicine Rehabilitation Clinical North America, 10*(3), 673–703.

Findlay, S., Podolsky, D., & Silberner, J. (1991, September 23). Wonder cures from the fringe. *U.S. News & World Report,* 68–71, 73–74.

Finger, W., & Arnold, E. M. (2002). Mind-body interventions: Applications for social work practice. *Social Work in Health Care, 354,* 57–78.

Fisher, P. S. (1997). Folk medicine. *West Virginia Historical Quarterly, 11*(1). Available from www.wvculture.org/history/wvhs1041.

Folk Medicine. (2004). *The handbook of Texas online.* Available from www.tsha.utexas.edu /handbook/online/articles/view/FF/sdfl.

Fontanarosa, P. B., & Lundberg, G. D. (1998). Alternative medicine meets science. *Journal of the American Medical Association, 280*(18), 1618–1619.

Foster, S. (1991). *Garlic botanical series 311.* Austin, TX: American Botanical Council.

Gaby, A. R. (1998, December). New England Journal of Medicine bashes alternative medicine. *Townsend Letter for Doctors and Patients,* 123.

Gaby, A. R. (1999). Orthomolecular medicine and megavitamin therapy. In W. B. Jonas & J. S. Levin (Eds.), *Essentials of complementary and alternative medicine* (pp. 459–471). Philadelphia: Lippincott, Williams, & Wilkins.

Gaudet, T. W., & Liebowitz, R. S. (2001). *Integrative medicine: Insights and issues.* Available from dukehealth.com.

Gerber, R. (1988). *Vibrational medicine: New choices for healing ourselves.* Sante Fe, NM: Bear & Company.

Ghandi, R. (1996). The uses of auricular acupuncture in the field of substance misuse. *Psychiatric Care, 3,* 40–41.

Ginandes, C., Brooks, P., Sando, W., Jones, C., & Aker, J. (2003). Can medical hypnosis accelerate post-surgical wound healing? *American Journal of Clinical Hypnosis, 45*(4), 333–351.

Goldberg, B., Anderson, J. W., & Trivieri, L. (Eds.). (2002). *Alternative medicine: The definitive guide* (2nd ed.). Berkeley, CA: Celestial Arts.

Gruzelier, J., Smith, F., Nagy, A., & Henderson, D. (2001). Cellular and humoral immunity, mood and exam stress: The influences of self-hypnosis and personality predictors. *International Journal of Pyschophysiology, 42*(1), 55–71.

Hackman, R. M., Stern, J. S., & Gershwin, M. E. (2000). Hypnosis and asthma: A critical review. *Journal of Asthma, 37*(1), 1–15.

Hafner, R. J. (1982). Psychological treatment of essential hypertension: A controlled comparison of meditation and meditation plus biofeedback. *Biofeedback Self-Regulation, 7*(3), 305–316.

Han, J. S. (1997, November). *Acupuncture activates endogenous systems of analgesia.* Paper presented at the National Institutes of Health Consensus Conference on Acupuncture, Program and Abstracts, Bethesda, MD.

Harrison, L., Olivet, L., Cunningham, K., Bodin, M. B., & Hicks, C. (1996). Effects of gentle human touch on pre-term infants: Pilot study results. *Neonatal Network, 15*(2), 35–42.

Hemila, H. (1994). Does vitamin C alleviate the symptoms of the common cold? A review of current evidence. *Scandinavian Journal of Infectious Disease, 26*(1), 1–6.

Henderson, L. (2000). The knowledge and use of alternative therapeutic techniques by social work practitioners: A descriptive study. *Social Work Health Care, 30*(3), 55–71.

Hillhouse, J., & Adler, C. (1991). Stress, health, and immunity: A review of the literature and implications for the nursing profession. *Holistic Nurse Practitioner, 5*(4), 22–23.

Hudson, C. (1996, Spring). Acupuncture and traditional Oriental medicine in the treatment of HIV and AIDS. *STEP Perspective, 8*(1), 2–3.

Hurdle, D. E. (2002). Native Hawaiian traditional healing: Culturally based interventions for social work practice. *Social Work, 47*(2), 183–193.

Jacobs, J. J. (1999). Complementary alternative medicine in the twenty-first century. In J. W. Spencer & J. J. Jacobs (Eds.), *Complementary/alternative medicine an evidence-based approach* (pp. 5–10). St. Louis, MO: Mosby.

Jacobs, J., Jimenez, L. M., Gloyd, S. S., Gale, J. L., & Crothers, D. (1994). Treatment of acute childhood diarrhea with homeopathic medicine: A randomized clinical trial in Nicaragua. *Pediatrics, 93*(5), 718–725.

Jackson, D. A. (1997). Acupuncture for the relief of pain: An overview. *Physical Therapy Reviews, 2*, 13–18.

Jarvis, K. B., Phillips, R. B., & Morris, E. K. (1991). Cost per case of back injury claims: Chiropractic versus medical management for conditions with identical diagnosis codes. *Journal of Occupational Medicine, 33*(8), 847–852.

Johansson, K., Lindgren, I., Widner, H., Wiklund, I., & Johansson, B. B. (1993). Can sensory stimulation improve the functional outcome in stroke patients? *Neurology, 43*(11), 2189–2192.

Jonas, W. B. (1998). Alternative medicine: Learning from the past, examining the present, advancing to the future. *Journal of the American Medical Association, 280*(18), 1616–1617.

Justice, B. (1996). Alternative medicine's relevance to public health practice and research. *Alternative Therapies and Health Medicine, 2*(3), 24–25.

Kabat-Zinn, J., Lipworth, L., & Burney, R. (1985). The clinical use of mindfulness meditation for the self-regulation of chronic pain. *Journal Behavioral Medicine, 8*(2), 163–190.

Kabat-Zinn, J., Wheeler, E., Light, T., Skillings, A., Scharf, M. J., Cropley, T. G., et al. (1998). Influence of a mindfulness meditation-based stress reduction intervention on rates of skin clearing in patients with moderate to severe psoriasis undergoing phototherapy (UVB) and photochemotherapy (PUVA). *Psychosomatic Medicine, 60*(5), 625–632.

Kaptchuk, T. J., & Eisenberg, D. M. (2001). Varieties of healing: Pt. 1. Medical pluralism in the United States. *Annals of Internal Medicine, 135*(3), 208.

Keller, E., & Bzdek, V. M. (1986, March-April). Effects of therapeutic touch on tension headache pain. *Nurse Researcher, 35*(2), 101–106.

Kelwala, S. (1998). Letter to the editor. *Journal of the American Medical Association, 280*(19), 1660–1661.

Kleijnen, J., Knipschild, P., & Riet, G. (1991). Trials of homeopathy. *British Medical Journal, 302*(6782), 960.

Koscielney, J., Klussendorf, D., Latza, R., Schmitt, R., Siegel, G., & Kiesewetter, H. (1999). The antiatherosclerotic effect of Allium sativum. *Atherosclerosis, 144*(1), 237–249.

Kosslyn, S. M., Cacioppo, J. T., Davidson, R. J., Hugdahl, K., Lovallo, W. R., Spiegel, D., et al. (2002). Bridging psychology and biology: The analysis of individuals in groups. *American Psychology, 57*(5), 341–351.

Krajewski-Jaime, E. R. (1991). Folk-healing among Mexican-American families as a consideration in the delivery of child welfare and child health care services. *Child Welfare, 70*(2), 157–167.

Kramer, N. A. (1990). Comparison of therapeutic touch and casual touch in stress reduction of hospitalized children. *Pediatric Nursing, 16*(5), 483–485.

Krippner, S. (1995). A cross-cultural comparison of four healing models. *Alternative Therapies, 1*(1), 21–29.

Launso, L., Brendstrup, E., & Amberg, S. (1999). An exploratory study of reflexological treatment for headache. *Alternative Therapies in Health and Medicine, 5*(3), 57–65.

Lawler, M. K. (1998). Letter to the editor. *Journal of the American Medical Association, 280*(19), 1660.

Lawson, L. D. (1997, May). *The science and therapeutic effects of garlic and other allium species* (Program book, Functional Foods for Health, Sixth Annual Retreat). University of Illinois at Chicago and the University of Illinois at Urbana-Champaign.

Lee, R. C., Canaday, D. J., & Doong, H. (1993). A review of the biophysical basis for the clinical application of electric fields in soft tissue repair. *Journal of Burn Care and Rehabilitation, 14*, 319–335.

Lerner, I. J., & Kennedy, B. J. (1992). The prevalence of questionable methods of cancer treatment in the United States. *CA: A Cancer Journal for Clinicians, 42*(3), 181–191.

Levin, J. S., Glass, T. A., Kushi, L. H., Schuck, J. R., Steele, L., & Jonas, W. B. (1997). Quantitative methods in research on complimentary and alternative medicine: A methodological manifesto (NIH Office of Alternative Medicine). *Medical Care, 35*(11), 1079–1094.

Levitan, A. A. (1992). The use of hypnosis with cancer patients. *Psychiatric Medicine, 10*(1), 119–131.

Loizzo, J. J., & Blackhall, L. J. (1998). Traditional alternatives as complementary sciences: The case of Indo-Tibetan medicine. *Journal of Alternative and Complementary Medicine, 4*(3), 311–319.

Long, J. M., Machiran, N. M., & Bertell, B. L. (1986). Biofeedback: An adjunct to social work practice. *Social Work, 31*, 476–478.

Loveland-Cook, C. S., Becvar, D. S., & Pontious, S. L. (2000). Complementary alternative medicine in health and mental health: Implications for social work practice. *Social Work in Health Care, 31*(3), 39–47.

Lu, D. P., Lu, G. P., & Kleinman, L. (2001). Acupuncture and clinical hypnosis for facial and head and neck pain: A single crossover comparison. *American Journal of Clinical Hypnosis, 44*(2), 141–148.

Lynch, D. (1998). Applications of clinical hypnosis in cancer therapy. In W. Mathews & J. H. Edgette (Eds.), *The evolution of brief therapy: An annual publication of the Milton H. Erickson Foundation* (p. 161–203). New York: Brunner/Mazel.

MacIntosh, A. (1999, July). Understanding the differences between conventional, alternative, complementary, integrative and natural medicine. *Townsend Letter for Doctors and Patients,* 60–62.

MacKenzie, E. R., Taylor, L., Bloom, B. S., Hufford, D. J., & Johnson, J. C. (2003). Ethnic minority use of complementary and alternative medicine (CAM): A national probability survey of CAM utilizers. *Alternative Therapies, 9*(4), 50–56.

Mannix, L. K., Chandurkar, R. S., Rybicki, L. A., Tusek, D. L., & Solomon, G. D. (1999). Effect of guided imagery on quality of life for patients with chronic tension-type headache. *Headache, 39,* 326–334.

Marchioro, G., Azzarello, G., Viviani, F., Barbato, F., Pavanetto, M., Rosetti, F., et al. (2000). Hypnosis in the treatment of anticipatory nausea and vomiting in patients receiving cancer chemotherapy. *Oncology, 59*(2), 100–104.

Marrone, C. M. (1999). Safety issues with herbal products. *Annals Pharmacotherapy, 33*(12), 1359–1362.

McKinney, M. (2000, June 30). Many cancer patients use alternative medicine without physician's knowledge. *Reuters Medical News.* Available from ftp: reuter/prof/2000/06/06.30/20000630clin007.

Meade, T. W., Dyer, S., Browne, W., Townsend, J., & Frank, A. O. (1990). Low back pain of mechanical origin: Randomized comparison of chiropractic and hospital outpatient treatment. *British Medical Journal, 300*(6737), 1431–1437.

Merriam-Webster's Collegiate Dictionary. (2003). (11th edition). Springfield, MA: Merriam-Webster.

Molsberger, A. F., Mau, J., Pawelec, D. B., & Winkler, J. (2002). Does acupuncture improve the orthopedic management of chronic low back pain—A randomized, blinded, controlled trial with 3 months follow up. *Pain, 99*(3), 579–587.

Money, M. (2001). Shamanism as a healing paradigm for complementary therapy. *Complementary Therapy Nurse Midwifery, 7*(3), 126–131.

Montgomery, G. H., DuHamel, K. N., & Redd, W. H. (2000). A meta-analysis of hypnotically induced analgesia. *International Journal of Clinical and Experimental Hypnosis, 48*(2), 138–153.

Moore, K., & Schmais, L. (2000, November/December). The abc's of complementary and alternative therapies and cancer treatment. *Oncology Issues,* 20–22.

Moore, T. J., Psaty, B. M., & Furberg, C. D. (1998). Time to act on drug safety. *Journal of the American Medical Association, 279*(19), 1571–1573.

Mor Barak, M. E. (2000). Beyond affirmative action: Toward a model of diversity and organizational inclusion. *Administration in Social Work, 23*(3/4), 47–68.

Mortensen, S. A., Aabo, K., Jonsson, T., & Baandrup, U. (1986). Clinical and non-invasive assessment of anthrcycline cardiotoxicity: Perspectives on myocardial protection. *International Journal of Clinical Pharmacological Research, 6*(3), 137–150.

Murguia, A., Peterson, R. A., & Zea, M. C. (2003). Use and implications of ethnnomedical health care approaches among Central American immigrants. *Health Social Work, 28*(1), 43–51.

Murray, M. T., & Pizzorno, J. (1996). *Encyclopedia of nutritional supplements: The essential guide for improving your health naturally.* New York: Random House.

Myers, L. L., & Thyer, B. A. (1997). Should social work clients have the right to effective treatment. *Social Work, 42,* 288–298.

National Cancer Institute, National Center for Complementary and Alternative Medicine. (2003). Complementary and alternative medicine in cancer treatment: Questions and answers. *Cancer Facts.* Available from http://cis.nci.nih.gov/fact/9-14.

National Center for Complementary and Alternative Medicine (NCCAM). (2000, June). *General information about complementary and alternative medicine and the National Center for Complementary and Alternative Medicine* (Pub. M-42). Silver Spring, MD: NCCAM Clearinghouse.

National Center for Complementary and Alternative Medicine (NCCAM). (2003). *Acupuncture.* Available from nccam.nih.gov/health/acupuncture.

National Institutes of Health. (1992). *Alternative medicine: Expanding medical horizons.* Washington, DC: U.S. Government Printing Office.

National Institutes of Health. (1995, October). *Integration of behavioral and relaxation approaches into the treatment of chronic pain and insomnia* (Technology Assessment Conference Statement, 1995). Available from odp.od.nih.gov/consensus/ta/017.

Naturopathic Medicine. (2004). *MN Naturopathic Medicine Network.* Available from www.pandamedicine.com/medicine.

Neal, R. (2001). Report by David M. Eisenberg, MD on educational issues pertaining to complementary and alternative medicine in the United States. *Journal of Alternative and Complementary Medicine*(Suppl. 1), S41–S43.

Nee, L. E. (1995). Effects of psychosocial interactions at a cellular level. *Social Work, 40*(2), 259–262.

Neff, N. (2004). *Folk medicine in Hispanics in the southwestern United States* (Module VII). Available from www.rice.edu/projects/HispanicHealth/Courses/mod7/mod7.

Neimark, J. (1997, January/February). On the front lines of alternative medicine. *Psychology Today,* 53–57, 67–68.

Newton, P. (1996). Hypnotic imagery and immunity. *Research grant abstracts and results.* Rockville, MD: NIH Office of Alternative Medicine.

Noonan, D. (2002, December 2). For the littlest patients. *Newsweek,* 58–62.

Ornish, D., Scherwitz, L. W., Billings, J. H., Brown, S. E., Gould, K. L., Merritt, T. A., et al. (1998). Intensive lifestyle changes for reversal of coronary heart disease. *Journal of the American Medical Association, 280*(23), 2001–2007.

Ornish, D., Scherwitz, L. W., Doody, R. S., Kesten, D., McLanahan, S. M., Brown, S. E., et al. (1983). Effects of stress management training and dietary changes in treating ischemic heart disease. *Journal of the American Medical Association, 249*(1), 54–59.

Padgug, R. A. (1995). Alternative medicine and health insurance. *Mt. Sinai Journal of Medicine, 62*(2), 152–162.

Pan, C. X., Morrison, R. S., Ness, J., Fugh-Berman, A., & Leipzig, M. (2000). Complementary and alternative medicine in the management of pain, dyspnea, and nausea and vomiting near the end of life: A systematic review. *Journal of Pain and Symptom Management, 20*(5), 374–387.

Pelletier, K. R., & Astin, J. A. (2002). Integration and reimbursement of complementary and alternative medicine by managed care and insurance providers: 2000 update and cohort analysis. *Alternative Therapies in Health Medicine, 8*(1), 38–39.

Pietroni, P. C. (1994). The interface between complementary medicine and general practice. *Journal of the Royal Society of Medicine*(Suppl. 22), 28–30.

Pizzorno, J. (1996). *Total wellness.* Rocklin, CA: Prima Publishing.

Podolsky, D. (1991, September 23). Big claims, no proof. *U.S. News & World Report, 77.*

Quinn, J. F., & Strelkauskas, A. J. (1993). Psychoimmunological effects of therapeutic touch on practitioners and recently bereaved recipients: A pilot study. *Advances in Nursing Science, 15*(4), 13–26.

Rattenbury, J. (1995, January). The other health care reform: From acupuncture to massage therapy and beyond—A guide to alternative treatments that are winning patients and even, in some cases, the grudging acceptance of the medical establishment. *Chicago,* 63–65, 116, 118, 120, 122–125.

Rauber, C. (1998). HMO: Open to alternatives. *Modern Healthcare, 28*(36), S7.

Redd, W. H., Dadds, M. R., Futterman, A. D., Taylor, K. L., & Bovbjerg, D. H. (1993). Nausea induced by mental images of chemotherapy. *Cancer, 72,* 629–636.

Rhead, J. C. (2003). The deeper significance of complementary and alternative medicine. *Journal of Alternative and Complementary Medicine, 9*(4), 455–457.

Richardson, M. A., Masse, L. C., Nanny, K., & Sanders, C. (2004). Discrepant views of oncologists and cancer patients on complementary/alternative medicine. *Support Care Cancer* [Electronic publication].

Richardson, M. A., Sanders, T., Palmer, J. L., Greisinger, A., & Singletary, S. E. (2000). Complementary/alternative medicine use in a comprehensive cancer center and the implications for oncology. *Journal of Clinical Oncology, 18,* 2505–2521.

Roberts, C. S., Piper, L., Denny, J., & Cuddeback, G. (1997, May 22). A support group intervention to facilitate young adults' adjustment to cancer. *Health and Social Work*(2), 133–141.

Roesler, J., Steinmuller, C., Kiderlen, A., Emmendorffer, A., Wagner, H., & Lohmann-Mathes, M. L. (1991). Application of purified polysaccharides from cell cultures of the plant Echinacea purpurea to mice mediates protection against systemic infections with Listeria monocytogenes and Candid albicans. *International Journal of Immunopharmacology, 13,* 27–37.

Rubik, B. (1995). Energy medicine and the unifying concept of information. *Alternative Therapies, 1*(1), 34–39.

Rubkin, B. (1995). Can Western science provide a foundation for acupuncture? *Alternative Therapies, 1*(4), 41–47.

Scholten, R., & Van Rompay, M. (2000, January). *Complementary and alternative medical (CAM) therapies: Information resources for health professionals.* Beth Israel Deaconess Medical Center, Center for Alternative Medicine Research and Education.

Seaward, B. L. (1997). *Managing stress: Principles and strategies for health and well-being* (2nd ed.). Boston: Jones and Bartlett.

Sierpina, V. S. (2001). Use of herbal medications before surgery. *Journal of the American Medical Association, 286*(20), 2543–2544.

Sims, S. (1986). Slow stroke back massage for cancer patients. *Nursing Times, 82*(13), 47–50.

Sloman, R. (1995). Relaxation and the relief of cancer pain. *Nursing Clinics of North America, 30*(4), 697–709.

Solecki, R. S. (1975). Shanidar IV, a Neanderthal flower burial of northern Iraq. *Science, 190*(28), 880–881.

Sparber, A., Bauer, L., Curt, G., Eisenberg, D., Levin, T., Parks, S., et al. (2000). Use of complementary medicine by adult patients participating in cancer clinical trials. *Oncology Nurses Forum, 27*(4), 623–630.

Spencer, J. W., & Jacobs, J. J. (1999). *Basic foundations: Complementary/alternative medicine an evidence-based approach.* St. Louis, MO: Mosby.

Spiegel, D., Stroud, P., & Fyfe, A. (1998). Complementary medicine. *Western Journal of Medicine, 168*(4), 241–247.

Spiegelblatt, L. (1994). The use of alternative medicine by children. *Pediatrics, 94,* 811–816.

Stevinson, C., Pittler, C., & Ernst, E. (2000). Garlic for treating hypercholesterolemia. *Annals of Internal Medicine, 133,* 420–429.

Sullivan, M. J. (2000, October). Integrative medicine: Making it work for you. *Emergency Medicine,* 76–83.

Syrjala, K. L., Cummings, C., & Donaldson, G. W. (1992). Hypnosis or cognitive behavioral training for the reduction of pain and nausea during treatment: A controlled clinical trial. *Pain, 63*(2), 189–198.

Takeda, W., & Wessel, J. (1994). Acupuncture for the treatment of pain of osteoarthritic knees. *Arthritis Care and Research: The Official Journal of the Arthritis Health Professions Association, 7*(3), 118–122.

Tangenberg, K. M., & Kemp, S. (2002). Embodied practice: Claiming the body's experience, agency, and knowledge for social work. *Social Work, 47*(1), 9–18.

Taylor, E. (1995). Homeopathic medicine. *Alternative Therapies in Health and Medicine, 1*(1), 72–73.

Trivieri, L., Jr. (2001). *The American holistic medical association guide to holistic health.* New York: Wiley.

Troesch, L. M., Rodehaver, C. B., Delaney, E. A., & Yanes, B. (1993). The influence of guided imagery on chemotherapy-related nausea and vomiting. *Oncology Nursing Forum, 20,* 1179–1185.

Tsuruoka, K., & Kajii, E. (1998). Letter to the editor. *Journal of the American Medical Association, 280*(19), 1660.

Usichenko, T. I., Ivashkivsky, O. I., & Gizhko, V. V. (2003). Treatment of rheumatoid arthritis with electromagnetic millimeter waves applied to acupuncture points: A randomized double blind clinical study. *Acupuncture Electrotherapy Research, 28*(1/2), 11–28.

van Wormer, K., & Boes, M. (1997). Humor in the emergency room: A social work perspective. *Health Social Work, 22*(2), 87–92.

Vickers, A. (2003). *Introduction to evidence-based complementary medicine.* Center for Evidence-Based Medicine, University Health Network, Mount Sinai Hospital. Available from www.cebm.utoronto.ca/syllabi/comp/intro.

Vorberg, G., & Schneider, B. (1990). Therapy with garlic: Results of a placebo-controlled, double-blind study. *British Journal Clinical Practice Supplementation, 69,* 7–11.

Wallace, K. G. (1997). Analysis of recent literature concerning relaxation and imagery interventions of cancer pain. *Cancer Nursing, 20*(2), 79–87.

Warshafsky, S., Kramer, R., & Sivak, S. (1993). Effect of garlic on total serum cholesterol: A meta-analysis. *Annals of Internal Medicine, 119*(7), 599–605.

Weinstein, M. M. (1998, April 19). Checking medicine's vital signs. *New York Times Magazine,* 36–37.

Weil, A. (2001). CAM and continuing education: the future is now. *Alternative Therapies in Health and Medicine, 7*(3), 32–34.

Wells-Federman, C. L., Stuart, E. M., Deckro, J. P., Mandle, C. L., Baim, M., & Medich, C. (1995). The mind-body connection: The psychophysiology of many traditional nursing interventions. *Clinical Nursing Specialist, 9*(1), 59–66.

Wetzel, S., Eisenberg, D. M., & Kaptchuk, T. J. (1998). Courses involving complementary and alternative medicine at U.S. medical schools. *Journal of the American Medical Association, 280*(9), 784–787.

Wharton, J. C. (1999). The history of complementary and alternative medicine. In W. B. Jonas & J. S. Levin (Eds.), *Essentials of complementary and alternative medicine* (pp. 16–45). Philadelphia: Lippincott, Williams, & Wilkins.

Williams, E. E., & Ellison, F. (1996). Culturally informed social work practice with American Indian clients guidelines from non-Indian social workers. *Social Work, 41*(2), 147–151.

Williamson, A. T., Fletcher, P. C., & Dawson, K. A. (2003). Complementary and alternative medicine: Use in an older population. *Journal of Gerontology Nursing, 29*(5), 20–28.

Windhorst, C. E. (1998). Alternative medicine's potent attraction for boomers and seniors. *Healthcare Strategies, 2*(10), 7–8.

Winsor, R. M. (1993). Hypnosis: A neglected tool for client empowerment. *Social Work, 38*(5), 603–608.

Wolpe, P. R. (1999). From quackery to "integrated care": Power, politics, and alternative medicine. *Center for Frontier Sciences, 8*(1), 10–12.

Wu, B., Zhou, R. X., & Zhou, M. S. (1994). Effect of acupuncture on interleukin-2 level and nk cell immunoactivity of peripheral blood of malignant tumor patients. *Chung Kuo Chung His Chieh Ho Tsa Chich, 14*(9), 537–539.

Zastrow, C. (1987). Using relaxation techniques with individuals and with groups. *Journal of Independent Social Work, 2*(1), 83–95.

后 记

CANDYCE S. BERGER

众多事物的变化给卫生保健领域带来了巨大的影响，本书对这些改变给予了很大的关注。我们生活在形容为"无序、动荡且变化着"的时代（Berger, Robbins, Lewis, Mizrahi & Fleit，2003；Dombovy，2002；Fairfield, Hunter, Mechanic & Flemming，1997；Ross，1993）。许多因素促成了这种局面，如财政的压力、科技的迅猛发展、伦理的挑战、心理的关注与消费者的期待都显著影响了卫生保健服务的供给。尽管社会工作实践已随这些变化做了相应的调整，但是研究表明，我们受到的冲击并没有改善，正经历着主要是不良后果的负面影响，比如精简和分权（Berger et al，2003）。第一章追溯了健康领域社会工作的百年历史，而第二章探究了社会工作角色的演变和形成因素。这些章节为我们描绘了当前研究环境的大背景。由于财政上的优先权、有购买能力的消费者与用户至上主义给社会工作带来了挑战，我们不得不付出前所未有的努力。事实上，如今的许多卫生保健社会工作项目不得不削弱他们的创造力和技能以同时满足当前及未来社会工作的角色及定位，保护社会工作目前以及未来的地位（Mizrahi & Berger，出版中）。

我们在卫生保健领域的不安很多源自成本上的失控，而且成本的提高并未带来在健康事业上的显著改善。从卫生保健事业的各个方面进行国际间比较，美国的排名远远落后，尽管支出排名仍然保持第一。卫生保健消费几乎占国内生产总值的14％，但是仍有超过4500万美国人没有医疗保险，还有更多人必须为得到间断性或极少的医疗保险而努力。第五章批判性地调查了影响卫生保健政策和服务的财政、调控与行政问题。如果不对美国卫生保健政策和服务系统进行根本的改变，那么我们将发现，多种成本控制策略不得不被用于维护卫生保健系统在财政上的可行性，这些策略包括关闭医院、合并医院、重建和调整措施、大力推进以社区为基础的实践等，它们将影响医疗中心人员配置，服务输送和社会工作角色的整合（Berger et al，2003；Globerman, Davies & Walsh，1996；Ross，1993）。因此，卫生领域社会工作者在确保临床实务技巧的同时，也需要拓展一些必需能力，这包括以社区为中心的临床干预，对自主实践来说必不可少的宏观实务技巧，以及有助于我们获得数据来支持实践的研究技巧。倡导技能将变得更关键，尤其需要挑战财政、政策和制度限制可能带来的病人服务质量的降低。

一、向社区的延伸

当这些变化造成恐惧和不安的同时，社会工作的新机遇已经出现且将层出不穷。在20

世纪，急诊治疗主导了卫生保健领域，使医院成为卫生保健系统的核心。当我们展望 21 世纪时，我们的重心则首先偏向一个新项目——慢性病管理。这会促使以社区为基础的保健系统的拓展，在该系统中预防策略将被提高到一个更高的高度与重要程度。许多健康社会工作领域的学者相信，和过去一样，将来的专业性在于我们在社区内工作的能力，以及成功发展保健系统间的服务网络（Berkman，1996；Davidson，1990；Rehr，Rosenberg & Blumenfield，1998）。

本书追溯了卫生保健社会工作的角色变化，紧急照护与以社区为基础的实务模式运动之间的平衡与转变。这种转变将需要更多对以健康提升和疾病预防为目标的干预的理解（Berkman，1996；Davidson，1990），以及对形成健康状况的个人、家庭和社区行为的关键角色有更清晰的认识。第七章提供了理解健康行为所需的理论基础，以帮助设计并执行有效的，以社区为基础的策略。这些章节详细论述了以社区为基础的实务和公共健康，通过检查形成社会工作社区实践水平的系列问题来增进学习。这些章节内有丰富的理论、技巧和实务应用，将会提升以社区为基础的社会工作实务的发展和延伸。

二、扩展的临床基础

由于我们从管理紧急事件的医疗服务到慢性病管理的转变，我们的焦点将转向如何识别健康状况受到不良健康行为、环境挑战和遗传因素危害的风险人群。在紧急水平上的有效和高效的临床干预将仍旧是社会工作服务者的首选，但是他们需要进一步拓展在简单评估、短期治疗、公共倡导服务、个案管理、健康促进和疾病预防等领域的临床技巧。这种实践需要增加对健康行为和风险影响因素的理论理解，比如社会经济状况、环境、心理健康、物质滥用、种族、文化、心理、家庭系统和性，实际上所有这些方面在这本手册中都被论述到了。社会工作实践发展于人们对管理大量患者越来越重视，因为他们的角色贯穿连续的卫生保健整体之中。这就要求社会工作从业者对于知识和技能常备不懈，并且能够广泛地用于更大的卫生服务系统。第二部分和第三部分摘取了许多此类问题，演示了生物-心理-社会因素对健康行为和健康结果的最关键的影响。面对前面的挑战将需要哪种类型的从业者？

将来对临床技巧的需求是毋庸置疑的，然而争论涉及哪种才是最有效的方法——通才还是专家。通才的方法强调了社会工作的基础技能，这些技能能够适用于不同机构和人群。专家的方法可能在以社区为基础的照顾模式中，或在急诊、内科、外科或儿科等需要更广泛了解疾病，疾病的社会心理意义和照顾系统的医疗机构中更加有效。通才方法尤其与以社区为基础的实践相关，社区需要不同的技能来有效操控由服务提供者、支付者和案主组成的复杂系统（Ross，1993）。但这并不意味着我们不需要专家。

专家模式起源于大的专科医院，那些医院里的社会工作者基于特定范围的专业技术（如疾病或人口专家）得到了人们的认可和专业性的进步。如果要成功，社会工作者需要了解疾病详细的专业诊断和病人及其家属的生理—心理—社会分支；他们需要掌握一些专业知识，包括最可能受影响的人群，为解决疾病相关问题可能调动的卫生保健资源和特殊的系统知识（Ross，1993）。

在一次著名的卫生保健领导者会谈中（"怎样经营医院"，2004）呼吁了描述和提升卫生保健系统独特能力之重要性；他们需要开拓市场生存空间。建议卫生保健系统应该确定三到四种服务行业（比如：癌症、心血管、创伤）作为卫生保健的优先项目（也就是"卓越中心"）而不是将有限的资源平均投入到所有服务中去。因为社会工作者是这些专科中心的卫生保健团队成员，他们需要掌握专业知识和技能以高效地提供社会心理服务，这样他们才有能力成为团队中不可或缺的成员。通过阅读论述专科疾病或特定人群的学术文章或书本，个人常常可以掌握专业面。而潜在专科领域的复杂分析通过书籍的概述来展现是不现实的，著者们做了一项杰出的工作，就是把一些重要领域中一名社会工作者可能会涉及的专科知识编排在一起（见本书的第三部分）。

三、自主开业者

当社会工作者扩展他们的知识和技能时，他们在宏观层面干预的熟练度必须像他们在临床实践中一样（Berger & Ai, 2000）。许多卫生保健系统都摒弃了"单一"的组织架构（例如部门集权化管理）而选择发展方案结构。社会工作者能够在更多自治、多学科机构中寻找到实践的机会，那些机构的领导可能不是一名社会工作者。此外，复杂的卫生保健系统形成了，为了在如此复杂的系统中游刃有余，从业者必须天衣无缝地把微观实务和宏观实务贯穿在一起。

正如本书第一部分所述，这些变化需要社会工作者有大量财务预算和流程的相关知识，提高评估机构环境的能力。这种知识需要与决策、冲突管理、计划、社区组织、营销和项目管理等技能的提高相结合。要在卫生保健资源（如，资金、员工、技术）紧缺、反复无常的政策环境中生存，保持政治敏锐度是非常重要的。

四、关于实务研究的必要性

由于卫生保健覆盖了整个医疗照顾系统，从业者需要吸收相关的研究技巧。四个因素形成了研究作为实务重要元素之一的需求。第一，人群干预依赖于以人群为基础的研究——传染病学（Berger & Al, 2000；Berkman, 1996）。这种类型的研究将会对识别高危人群和了解不同人群的卫生保健需求尤为重要。第二，在卫生保健机构和社区系统中有效评估和干预的能力将取决于准确而及时的数据。第三，健康领域的社会工作从业者和教育者不能继续忽视循证实践的要求。许多健康学科已经涵盖了这种哲学，社会工作将需要尽快转到这个方向以维持或拓展其作用。历史上社会工作依赖于记载他们干预的过程而非干预结果。社会工作作为服务提供者将无法生存，除非他们能够利用可获得的经验信息来设计和支持我们的实践模式，并且教授学生循证决策的相关技能。这就要介绍可信且有效的评估和测量结果做工具（Berger & Ai, 2000；Berkman, 1996）。最后一点，经验主义研究是有效倡导的重要要素。尽管本书没用单独一章节来阐述该研究的一些方法，但是这个内容贯穿于整本书，强调了它与专科机构，疾病和人群之间关系的重要性。

五、倡导的角色

倡导是渗透整本书的另一议题，确认了它作为卫生保健领域社会工作者首要责任的重要性。当财政优先权威胁到医疗质量时，社会工作者必须行动起来去影响政策法规的变化。我们必须拥护社会工作价值、责任和伦理，确认什么时候财政优先权向这些专业实践原则妥协。作为卫生保健专业人士，我们必须联合那些最受变化影响的群体——病人及其家庭——并且与其他卫生保健学科和倡导团体发展成为联盟，一起鼓动健康相关政策的改变。

结论上，卫生保健领域能够被描述为一种混乱动荡的环境，变化对此来说是常态。在这种新环境下社会工作者整装待发，从新旧事物之中有所借鉴。为了将来的卫生保健服务更加出色，我们的实践必须建立在理论和数据的基础上。我们需要变得有战略，越来越强调记录下我们干预的结果。我们需要释放我们的创造性潜能来严格检查我们所做的工作，设计和执行贯穿卫生保健连续统一体的创新战略。我们需要愿意且有能力地冒一些可预计的风险，大胆步入新的卫生保健领域以及结合新的角色。根据 Cowles 和 Lefcowitz（1995）所表述，"如果我们没有为创造未来而积极地工作，那么我们会完全失去未来的机会（p. 14）"我们必须建立起富有创造性的从业者的名誉，并且承担掌握我们卫生保健从业者专业命运的重任。

这本手册的著者们将非常好的资源集中起来，和大家一起分享，为社会工作者们面对当前和将来的卫生保健社会工作实践的挑战做准备。我们需要认清历史，凭借我们卫生保健从业者的经验，从中汲取力量。我们的历史性意义在于以社区为基础的干预手段，结合我们对文化能力的优势视角和敏感性，让我们成功立足于卫生保健多变的环境之中。强大的价值与伦理是我们后盾，当我们面对新的挑战和伦理困境时，它们支持着我们的专业目标和方向。

参考文献

Berger, C. S., & Ai, A. (2000). Managed care and its implications for social work curricula reform: Policy and research initiatives. *Social Work in Health Care, 31*(3), 59–82.

Berger, C. S., Robbins, C., Lewis, M., Mizrahi, T., & Fleit, S. (2003). The impact of organizational change on social work staffing in a hospital study: A national, longitudinal study of social work in hospitals. *Social Work in Health Care, 37*(1), 1–18.

Berkman, B. (1996). The emerging health care world: Implication for social work practice and education. *Social Work, 41*, 541–551.

Cowles, L. A., & Lefcowitz, M. J. (1995). Interdisciplinary expectation of the medical social worker in the hospital setting: Pt. 2. *Health and Social Work, 20*(4). Retrieved January 29, 2005, from InfoTrac.

Davidson, K. (1990). Role blurring and the hospital social worker's search for a clear domain. *Health and Social Work, 15*(3), 228–234.

Dombovy, M. L. (2002). U.S. health care in conflict: Pt. 1. The challenges of balancing cost, quality and access. *Physician Executive, 28*(4). Retrieved March 14, 2005, from InfoTrac.

Fairfield, G., Hunter, D. J., Mechanic, D., & Flemming, R. (1997). Implication of managed care for health systems, clinicians, and patients. *British Medical Journal, 314*, 1895. Retrieved March 14, 2005, from InfoTrac.

Globerman, J., Davies, J. M., & Walsh, S. (1996). Social work in restructuring hospitals: Meeting the challenge. *Health and Social Work, 21*(3). Retrieved January 29, 2005, from InfoTrac.

How are hospitals financing the future? Where the industry will go from here (Report 6: Executive summary). (2004). *Healthcare Financial Management, 58*(9). Retrieved March 14, 2005, from InfoTrac.

Mizrahi, T., & Berger, C. S. (in press). A longitudinal look at social work leadership in hospitals: The impact of a changing health care system on styles and strategies over time. *Health and Social Work.*

Rehr, H., Rosenberg, G., & Blumenfield, S. (1998). *Creative social work in health.* New York: Springer.

Ross, J. W. (1993). Redefining hospital social work: An embattled professional domain [Editorial]. *Health and Social Work, 18*(4). Retrieved January 29, 2005, from InfoTrac.

主题词索引

（以汉语拼音为序）